Krankenhaus-Report 2025

Jürgen Klauber · Jürgen Wasem · Andreas Beivers ·
Carina Mostert · David Scheller-Kreinsen
Hrsg.

Krankenhaus-Report 2025

Versorgung Hochbetagter

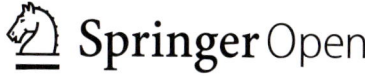

Hrsg.
Jürgen Klauber
Wissenschaftliches Institut der AOK
Berlin, Deutschland

Prof. Dr. Jürgen Wasem
Alfried Krupp von Bohlen und
Halbach-Stiftungslehrstuhl für
Medizinmanagement
Universität Duisburg-Essen
Essen, Deutschland

Prof. Dr. Andreas Beivers
Hochschule Fresenius München
München, Deutschland

Carina Mostert
Wissenschaftliches Institut der AOK
Berlin, Deutschland

Dr. David Scheller-Kreinsen
Wissenschaftliches Institut der AOK
Berlin, Deutschland

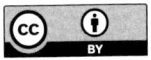

ISBN 978-3-662-70946-7 ISBN 978-3-662-70947-4 (eBook)
https://doi.org/10.1007/978-3-662-70947-4

Die Deutsche Nationalbibliothek verzeichnet diese Publikation in der Deutschen Nationalbibliografie; detaillierte bibliografische Daten sind im Internet über http://dnb.d-nb.de abrufbar.

© Der/die Herausgeber bzw. der/die Autor(en) 2025

Open Access Dieses Buch wird unter der Creative Commons Namensnennung 4.0 International Lizenz (▶ http://creativecommons.org/licenses/by/4.0/deed.de) veröffentlicht, welche die Nutzung, Vervielfältigung, Bearbeitung, Verbreitung und Wiedergabe in jeglichem Medium und Format erlaubt, sofern Sie den/die ursprünglichen Autor*in(nen) und die Quelle ordnungsgemäß nennen, einen Link zur Creative Commons Lizenz beifügen und angeben, ob Änderungen vorgenommen wurden.
Die in diesem Buch enthaltenen Bilder und sonstiges Drittmaterial unterliegen ebenfalls der genannten Creative Commons Lizenz, sofern sich aus der Abbildungslegende nichts anderes ergibt. Sofern das betreffende Material nicht unter der genannten Creative Commons Lizenz steht und die betreffende Handlung nicht nach gesetzlichen Vorschriften erlaubt ist, ist für die oben aufgeführten Weiterverwendungen des Materials die Einwilligung des/der betreffenden Rechteinhaber*in einzuholen.
Das Werk einschließlich aller seiner Teile ist urheberrechtlich geschützt. Jede Verwertung, die nicht ausdrücklich vom Urheberrechtsgesetz zugelassen ist, bedarf der vorherigen Zustimmung des Verlags. Das gilt insbesondere für Vervielfältigungen, Bearbeitungen, Übersetzungen, Mikroverfilmungen und die Einspeicherung und Verarbeitung in elektronischen Systemen.
Die Wiedergabe von allgemein beschreibenden Bezeichnungen, Marken, Unternehmensnamen etc. in diesem Werk bedeutet nicht, dass diese frei durch jedermann benutzt werden dürfen. Die Berechtigung zur Benutzung unterliegt, auch ohne gesonderten Hinweis hierzu, den Regeln des Markenrechts. Die Rechte des jeweiligen Zeicheninhabers sind zu beachten.
Der Verlag, die Autoren und die Herausgeber gehen davon aus, dass die Angaben und Informationen in diesem Werk zum Zeitpunkt der Veröffentlichung vollständig und korrekt sind. Weder der Verlag noch die Autoren oder die Herausgeber übernehmen, ausdrücklich oder implizit, Gewähr für den Inhalt des Werkes, etwaige Fehler oder Äußerungen. Der Verlag bleibt im Hinblick auf geografische Zuordnungen und Gebietsbezeichnungen in veröffentlichten Karten und Institutionsadressen neutral.

Planung: Dr. Fritz Kraemer
Fotonachweis Umschlag: © izusek.istockphoto.com

Springer ist ein Imprint der eingetragenen Gesellschaft Springer-Verlag GmbH, DE und ist ein Teil von Springer Nature.
Die Anschrift der Gesellschaft ist: Heidelberger Platz 3, 14197 Berlin, Germany

Wenn Sie dieses Produkt entsorgen, geben Sie das Papier bitte zum Recycling.

Vorwort und Einführung

Hochbetagte Menschen im Krankenhaus sind eine besonders vulnerable Patientengruppe. Sie sind oft multimorbid und häufiger liegen geriatrische oder dementielle Erkrankungen vor. Dies stellt die Versorgung in den Kliniken vor spezifische Herausforderungen – sei es in der Notfallversorgung oder auf der Normal- und der Intensivstation, sowohl mit Blick auf die ärztliche und pflegerische Versorgung als auch auf die gesamte Versorgungskette.

Generell gewinnt das Thema der stationären Versorgung Hochaltriger mit der demographischen Entwicklung hin zu einer alternden Bevölkerung, in der nun die Babyboomer ins Rentenalter eintreten, immer mehr an Gewicht. Zugleich nehmen Hochbetagte alters- und krankheitsbedingt das Gesundheitswesen häufig umfangreich in Anspruch, sodass den sektorenübergreifenden Versorgungsverläufen besondere Bedeutung zukommen.

Der Nachfrage der Hochaltrigen stehen im Krankenhaus wie auch an den Schnittstellen zum Teil spezifische Versorgungsstrukturen und -angebote gegenüber, beispielsweise mit Blick auf Geriatrie und Psychiatrie oder Rehabilitationserfordernisse. Generell stellt sich auf der Angebotsseite die Frage, welche Strukturen benötigt werden, welche Angebote geeignet sind und wie diese finanziert werden.

Deshalb nimmt sich der diesjährige Krankenhaus-Report der Versorgung Hochbetagter in seinem Schwerpunkt an und stellt folgende Aspekte in den Mittelpunkt seiner Untersuchungen:

a) **Gesundheitsökonomische Analysen** zur Krankenhausversorgung hochbetagter Menschen
b) **Die Versorgung von Hochbetagten an verschiedenen Stellen im Versorgungspfad**
c) **Spezifische Versorgungsfragen und Managementherausforderungen sowie**
d) **Vermeidbare Krankenhausbehandlung und -aufenthalte**

Die **gesundheitsökonomische Relevanz** (a) des Themas erschließt sich intuitiv: Die durchschnittlichen Kosten der Versorgung von hochbetagten Menschen im Krankenhaus sind hoch: Es werden häufig mehr medizinische Leistungen beansprucht, die Verweildauern von Krankenhausaufenthalten sind länger und erfordern oftmals spezialisierte Therapien und Rehabilitationsmaßnahmen. Die gleichzeitige Behandlung mehrerer chronischer Krankheiten kann zusätzlich den Bedarf an Medikamenten, diagnostischen Verfahren und Pflege erhöhen.

Ob und inwiefern die Alterung der Bevölkerung zwingend zu einer massiven Ausweitung der stationären Ressourcennutzung führen muss – wie oftmals unterstellt –, bedarf jedoch einer differenzierten empirischen Überprüfung. Die Untersuchungen im vorliegenden Krankenhaus-Report liefern hier wichtige Erkenntnisse. Sie zeigen, dass mit einem Anstieg der Morbidität zu rechnen ist, aber kein Grund für Fatalismus oder Resignation besteht. Schaut man auf die zurückliegenden 10 bis 15 Jahre, so ist schon in diesem Zeitraum der Versorgungsanteil von Hochbetagten im Krankenhaus enorm gestiegen (vgl. Beitrag von Storz-Pfennig und Krause im vorliegenden Band). Gleichwohl ist in der vorpandemischen Dekade nur etwas mehr als ein Fünftel des stationären Fall- bzw. Ausgabenwachstums auf nachfrageseitige Faktoren (insbesondere die Veränderung der Morbidität sowie die Altersstruktur) zurückzuführen (vgl. Beitrag von Krämer und Schreyögg). Wesentlich entscheidender für die beobachteten Fall- und Ausgensteigerungen sind laut der von Krämer und Schreyögg durchgeführten Analyse angebotsseitige

Faktoren. Demnach stellt der zukünftig erwartbar noch weiter steigende Anteil von hochaltrigen Patienten in den Kliniken zwar eine enorme Herausforderung dar, muss aber nicht zwingend zu einer finanziellen und personellen Überforderung der klinischen Strukturen und des Gesundheitswesens führen. Es bestehen stattdessen Gestaltungsperspektiven, die jedoch dringend genutzt werden müssen. Denn auch das ist klar: Ohne Anpassung der Versorgung von hochaltrigen Menschen im Krankenhaus ist aus gesundheitsökonomischer Perspektive mit massiven Ausgabensteigerungen zu rechnen, was Breyer seinem Beitrag nachdrücklich herausarbeitet.

Dies unterstreicht somit die gesundheitspolitische Bedeutung des Themas: Es besteht die Notwendigkeit, die medizinischen und pflegerischen Versorgungsstrukturen aktiv zu gestalten, um der wachsenden Zahl älterer Patientinnen und Patienten gerecht zu werden und die personellen und finanziellen Ressourcen des Gesundheitswesens nicht zu überdehnen. Becker et al. zeigen auf, dass dabei auch auf internationale Erfahrungen aus dem europäischen Ausland zurückgegriffen werden kann, wo in der jüngeren Vergangenheit insbesondere der prä- bzw. poststationäre Bereich gestärkt wurde, um den stationären Sektor zu entlasten, und damit bessere oder gleichwertige gesundheitliche Outcomes erzielt werden. Daneben werden auch die schon etablierten Instrumente der geriatrischen Rehabilitation nicht ausreichend und bundesweit kaum kohärent genutzt (vgl. Beitrag von Meinck et al.). Der Report nimmt daher eine systematische Bewertung der Vergütung, Planung und Regulierung von geriatrischen Versorgungsleistungen im Krankenhaus sowie eine Bestandsaufnahme bzgl. der intensivmedizinischen wie auch der stationären psychiatrischen Versorgung vor.

Neben der Analyse der Strukturen und der aktuellen wie zukünftigen Bedarfe adressiert die vorliegende Ausgabe des Krankenhaus-Reports auch die **Versorgung von hochbetagten Patienten an verschiedenen Stellen im Versorgungspfad** (b): unter anderem in der Notaufnahme, der intensivmedizinischen und geriatrischen Versorgung sowie der Palliativversorgung. Dabei stellen die Multimorbidität von Patienten, aber auch Krankheitsbilder und Zustände wie Demenz, Verwirrtheit und Fragilität besondere medizinische und pflegerische Anforderungen an die Kliniken, die einer Anpassung der Versorgungsprozesse bedürfen. Wesentlich wird es nach den Untersuchungen der vorliegenden Beiträge u. a. sein, durch Schulungen und konsequenten Wissensaufbau Handlungssicherheit der Beschäftigten im Umgang mit herausforderndem Verhalten zu erreichen, das beispielsweise oftmals mit dementiellen Erkrankungen einhergeht (vgl. Beitrag von Kirchen-Peters). Dabei ist auch kritisch zu hinterfragen, dass der ganz überwiegende Anteil geriatrischer Patienten im Krankenhaus ohne jede geriatrische Versorgungsbeteiligung in internistischen und chirurgischen Abteilungen versorgt wird.

Handlungssicherheit im Umgang mit dementiell erkrankten Patienten stellt auch eine große Herausforderung für die Notfallambulanzen dar, die zudem auch verstärkt Konzepte für den Umgang mit unspezifischer Symptomatik und multidimensionalen Risikofaktoren etablieren müssen (vgl. u. a. Beitrag von Singler und Dormann).

Einen weiteren Schwerpunkt bilden die **spezifischen Versorgungsfragen und Managementherausforderungen** (c), die für die Versorgung von Hochbetagten eine besondere Bedeutung haben: Dazu zählen beispielsweise eine ausgeprägte Fragilität, die schon genannte häufige Demenz oder das postoperative Delir (vgl. Beitrag von Halzl-Yürek et al.). Fast schon ein Klassiker in diesem Feld, aber immer noch nicht flächendeckend sinnvoll umgesetzt ist das digitale Medikamenten-Management für einen verbesserten Umgang mit Polypharmazie (vgl. Beitrag von Thürmann). Hier gilt es praxisorientierte Handlungsempfehlungen und Best-Practice-Beispiele operativ und in der Breite in den Kliniken umzusetzen, um das Auftreten von unerwünschten Arzneimittelwirkungen und deren Konsequenzen frühzeitig zu identifizieren oder ganz zu vermeiden. Weniger im Fokus stehen bislang u. a. die besonderen psychosozialen und demenzspezifischen Versorgungsbedarfe von Hochbetagten, die oftmals in den allgemeinen Abteilungen der Grund- und Regelversorgung behandelt werden und adäquate pflegerische und medizinische Prozesse und Betreuung benötigen (vgl. Beitrag von Schäufele und Hendlmeier). Auch zeigt sich, dass in zentralen medizinischen Leistungsbereichen, wie beispielsweise der Orthopädie, die spezifischen Implikationen der Fragilität oder hohe Anforderungen an die kontinuierliche Nachsorge bislang nur unzureichend berücksichtigt werden (vgl. u. a. Beitrag von Wulf et al.). Nicht zu vernachlässigen ist, dass auch der Klimawandel in der Krankenhausversorgung hochbetagter Menschen zunehmend spezifische Therapiekonzepte und flexible Versorgungsstrukturen erfordert. Denn zukünftig sind u. a. vermehrt hitzebedingte Hospitalisierungen zu erwarten, die hohen saisonalen Schwankungen unterliegen (vgl. Beitrag von Hertig et al.).

Krankenhausaufenthalte gehen für hochbetagte Patienten oftmals mit gesundheitlichen Risiken einher, die sich nicht nur aus dem ursprünglichen Behandlungsanlass ableiten (Infektionen, Komplikationen, Verwirrtheit). Daher ist die **Untersuchung von vermeidbaren Krankenhausbehandlungen und -aufenthalten** (d) der vierte Analyseschwerpunkt des vorliegenden Bandes. Ein wesentlicher Untersuchungsgegenstand sind hier dysfunktionale Versorgungsschnittstellen zwischen den Sektoren, die sich sowohl beim Übergang vom Krankenhaus in die stationäre geriatrische Rehabilitation wie auch bei der Schnittstelle Krankenhausbehandlung und Altenpflege beobachten lassen und sich oftmals in sogenannten Drehtüreffekten ausdrücken (vgl. u. a. Beitrag von Behrendt et al.). Zur Vermeidung wird der stationär-ambulante Grenzbereich eine zentrale Rolle spielen müssen, was sich bei den ambulant-sensitiven Krankenhausfällen zeigt (vgl. Beitrag von Pioch et al.). Hier belegen die Untersuchungen, dass insbesondere bei den häufigen Indikationen wie Herzinsuffizienz, COPD/Asthma oder Diabetes Versorgungsdefizite bei Hochbetagten bestehen, die bislang nur unzureichend gelöst werden. Eine bessere ambulante, oftmals primärärztliche Versorgung bzw. eine bessere Verzahnung und Integration der Behandlungsketten sowie eine Harmonisierung der Anreize können wesentlich dazu beitragen, Krankenhausbehandlung und -aufenthalte zu vermeiden (vgl. Beitrag von Walker und Simon). Dabei sind auch die Bedingungen im häuslichen Umfeld bzw. in der stationären Altenpflege zu berücksichtigen.

Ein wichtiges Thema ist in diesem Feld auch die Ausweitung ambulanter Operationen für Hochbetagte, die helfen können, längere Krankenhausaufenthalte zu vermeiden. Allerdings birgt die Durchführung von Operationen im ambulanten Setting besondere Herausforderungen mit Blick auf die psychosozialen und pflegerischen Bedarfe (vgl. Beitrag von Hagenlocher et al.). Dies schließt nahtlos an das zentralen Handlungsfeld des Entlassmanagements an, das durch ein verstärktes Case-Management und eine multiprofessionelle Ausrichtung dazu beitragen kann, die bestehenden Versorgungsschnittstellen in den Kliniken und darüber hinaus prozessual besser zu begleiten (vgl. Beitrag von Schäufele und Hendlmeier).

All dies zeigt die per se große und zunehmende Bedeutung des diesjährigen Themenschwerpunktes in seinen unterschiedlichen und komplexen Dimensionen, was die Herausgebenden dazu bewegt hat, die stationäre Versorgung hochbetagter Menschen im Krankenhaus-Report 2025 in den Mittelpunkt zu stellen. Eine Vielfalt von unterschiedlichen Beiträgen führt durch das Thema und zeigt auf Basis von empirischen Analysen den Handlungsbedarf sowie auch zentrale Gestaltungsansätze und Lösungskonzepte auf.

In seiner Rubrik **„Zur Diskussion"** befasst sich der Krankenhaus-Report mit
- dem aktuellen Stand der Krankenhausreform,
- einer empirischen und ordnungspolitischen Analyse der Krankenhausinsolvenzen und
- der Festlegung von Standorten für die Integrierten Notfallzentren.

Daneben umfasst der Krankenhaus-Report wie gewohnt eine Übersicht des Statistischen Bundesamtes über die Grund- und Diagnosedaten der Krankenhäuser sowie die bewährte Krankenhauspolitische Chronik, die zentrale krankenhauspolitische Entwicklungen des vergangenen Jahres nachzeichnet.

Wie in jedem Jahr enthält der Report auch die krankenhauspolitische Chronik. Ein Krankenhaus-Directory ist in diesem Jahr nicht Bestandteil des Buches, da der Stand der Budgetvereinbarungen dies nicht sinnvoll zulässt.

Den Mitgliedern des Editorial Boards gilt unser besonderer Dank. Die Anregungen der Expertinnen und Experten und ihr Engagement von der konzeptionellen Gestaltung bis zur praktischen Umsetzung haben auch den diesjährigen Krankenhaus-Report in seiner vorliegenden Form erst möglich gemacht. Dem Springer-Verlag danken wir wie immer für seine professionelle und erfahrene verlegerische Betreuung des Projekts. Schließlich gebührt großer Dank auch den Mitarbeiterinnen und Mitarbeitern des WIdO für die umfängliche Unterstützung, insbesondere Susanne Sollmann und Gregor Leclerque für die redaktionelle Betreuung.

Jürgen Klauber
Jürgen Wasem
Andreas Beivers
Carina Mostert
David Scheller-Kreinsen
Berlin, Essen und München
April 2025

Inhaltsverzeichnis

I Ausgangslage/Strukturen/medizin-ethische Grundsatzfragen

1 Alte Menschen im Krankenhaus: Empirische Bestandsaufnahme und Vorausberechnung ... 3
Philipp Storz-Pfennig und Franz Krause
1.1 Einleitung ... 5
1.2 Datengrundlagen ... 6
1.3 Methodisches Vorgehen ... 8
1.4 Ergebnisse zur aktuellen stationären Versorgung ... 9
1.5 Vorausberechnete zukünftige stationäre Versorgung ... 17
1.6 Diskussion ... 23
Literatur ... 25

2 Erkrankungshäufigkeiten und die Inanspruchnahme des Gesundheitssystems alter und hochbetagter Menschen im Überblick ... 27
Caroline Schmuker, Jozef Leporis und Christian Günster
2.1 Einleitung ... 28
2.2 Methoden ... 30
2.3 Ergebnisse ... 32
2.4 Zusammenfassung ... 46
Literatur ... 47

3 Messung des Einflusses einer alternden Bevölkerung und anderer nachfrageseitiger Determinanten auf die Inanspruchnahme stationärer Leistungen ... 49
Jonas Krämer und Jonas Schreyögg
3.1 Einleitung ... 51
3.2 Übersicht bisheriger Studien zum Einfluss einer alternden Bevölkerung auf die Krankenhausausgaben ... 52
3.3 Wie kann man den Einfluss einer alternden Bevölkerung auf die Inanspruchnahme von Krankenhausleistungen oder die Krankenhausausgaben messen? ... 53
3.4 Implementierung des Schätzmodells nach Krämer und Schreyögg (2019a) ... 55
3.5 Ergebnisse ... 58
3.6 Diskussion ... 63
3.7 Schlussfolgerung ... 64
Literatur ... 65

4 Alterung der Bevölkerung und Nachfrage Hochbetagter nach Krankenhausbehandlung ... 67
Friedrich Breyer
4.1 Einleitung ... 68
4.2 Hat es eine Kompression der Morbidität gegeben? ... 69
4.3 Die Kontroverse um den „Red Herring" ... 70
4.4 Die Nachfrage Hochbetagter nach Versorgung im Krankenhaus und Pflegeheim ... 73

4.5	Schlussfolgerungen	77
	Literatur	78

5 Geriatrische Versorgung im Krankenhaus im Spiegel von Vergütung, Planung und Regulierung ... 81
Matthias Meinck, Friedemann Ernst und Norbert Lübke

5.1	Einleitung	82
5.2	Historische Entwicklung in Deutschland	82
5.3	Stand geriatrischer Krankenhausversorgung in Deutschland	85
5.4	Implikationen für die derzeitige Versorgung geriatrischer Patienten	89
5.5	Aktuelle Impulse zur Neustrukturierung geriatrischer Versorgung	92
5.6	Fazit und Vorschläge für die Weiterentwicklung	96
	Literatur	97

6 Alte Menschen in der intensivmedizinischen Versorgung: Herausforderungen und Perspektiven ... 99
Nick Weidner, Ralf Kuhlen und Heinrich Groesdonk

6.1	Einleitung	100
6.2	Epidemiologische Entwicklungen	100
6.3	Medizinische und pflegerische Herausforderungen, Multimorbidität und Polypharmazie	101
6.4	Frailty und funktionelle Kapazität	101
6.5	Ethik und Entscheidungsfindung	101
6.6	Perspektiven und Lösungsansätze	102
6.7	Diskussion	102
6.8	Fazit	103
	Literatur	103

II Management und Prozesse

7 Demenz als pflegerische Herausforderung im Krankenhaus ... 107
Sabine Kirchen-Peters

7.1	Relevanz der Thematik	108
7.2	Herausforderungen hinsichtlich Pflege- und Betreuungsaufwand	109
7.3	Handlungsansätze zum Aufbau von Demenzsensibilität im Krankenhaus	110
7.4	Fazit und Diskussion der Ergebnisse	117
	Literatur	118

8 Zentrale Notaufnahmen und alte Menschen: Besondere Herausforderungen und Bedarfe ... 121
Katrin Singler und Harald Dormann

8.1	Die Zentrale Notaufnahme im Kontext der Demographie	123
8.2	Triage bei geriatrischen Patienten in der Notaufnahme	125
8.3	Notfallmedizinische Versorgung einer sehr heterogenen Personengruppe	125
8.4	Worin liegen die Unterschiede zwischen jüngeren und alten Menschen in der Notfallversorgung?	126
8.5	Frailty und weitere Parameter der Risikoeinschätzung	127

8.6	Herausforderungen in der Erstversorgung und Behandlung geriatrischer Patienten in der Notaufnahme	129
8.7	Polypharmazie – ein weiterer multidimensionaler Risikofaktor	129
8.8	Reformbedarf mit Blick auf Behandlungsprozess und die Patientensteuerung	130
8.9	Zusammenfassung	132
	Literatur	133

9 Polypharmakotherapie und digitales Medikamentenmanagement ... 137
Petra A. Thürmann

9.1	Einleitung	138
9.2	Polypharmakotherapie in der Notaufnahme	139
9.3	Polypharmakotherapie vor elektiven operativen Eingriffen	141
9.4	Polypharmakotherapie während des stationären Aufenthalts	141
9.5	Gesundheitsökonomische Aspekte von Nebenwirkungen und Medikationsfehlern im stationären Bereich	142
9.6	Ansätze zur Optimierung der Arzneimitteltherapiesicherheit bei Polypharmakotherapie im Krankenhaus	143
9.7	Closed Loop Medication Management	144
9.8	Fazit	146
	Literatur	146

10 Management des postoperativen Delirs (POD) im Krankenhaus: Probleme und Lösungsoptionen ... 151
Fatima Halzl-Yürek, Maurice Breithaupt, Antje Kirchstein, Andreas Hölscher, Laerson Hoff, Franziska Braune und Claudia Spies

10.1	Einleitung	153
10.2	Was ist eigentlich ein postoperatives Delir (POD)?	155
10.3	Hintergrund zu Delir bei hochbetagten Patienten: Ein relevantes Problem in der stationären Versorgung	156
10.4	Versorgungslücken in der aktuellen Versorgungspraxis	156
10.5	Qualitätsverträge als Handlungsoptionen und Lösungsansätze zur Vermeidung von POD	161
10.6	Zukunftsvision Digi-POD: Wie der Einsatz klinischer digitaler Entscheidungsunterstützungssysteme (CDSS) die Transformation des Delirmanagements fördert	164
10.7	Fazit	166
	Literatur	166

11 Versorgung von Pflegeeinrichtungsbewohnern in Krankenhäusern: Über-, Unter- und Fehlversorgung ... 169
Benedikt Simon und Marco Walker

11.1	Einleitung	171
11.2	Die Versorgungskosten	172
11.3	Die Eskalationskette	173
11.4	Digitale Versorgungselemente als Unterbrechungspunkte der Eskalationskette	177
11.5	140a-Verträge: (K)ein Weg zur nachhaltigen Implementierung?	181
11.6	Fazit/Diskussion	182
	Literatur	183

12	**Die Versorgung älterer Patienten im Kontext der Ausweitung ambulanter Operationen**	185
	Jana Hagenlocher, Silke Arnegger, Jule Craayvanger, Ingo Neupert und Christian Schütte-Bäumner	
12.1	Chancen, Herausforderungen und Relevanz ambulanter Operationen bei älteren Patientinnen und Patienten	186
12.2	Versorgungslage bei ambulanten Operationen	187
12.3	Soziale Unterstützung als Bestandteil der Versorgungsstruktur älterer Menschen	189
12.4	Entwicklung und Erprobung eines Erhebungsinstruments	190
12.5	Potenziale zur Förderung eines erfolgreichen Ambulantisierungsprozesses	195
	Literatur	198
13	**Kliniksozialdienst und Entlassmanagement: Besondere Herausforderungen im Umgang mit älteren und hochbetagten Menschen**	201
	Martina Schäufele und Ingrid Hendlmeier	
13.1	Einleitung	203
13.2	Herausforderungen für Sozialdienst und Entlassmanagement bei der Begleitung älterer Patientinnen und Patienten	205
13.3	Zentrale Handlungsfelder von Kliniksozialdienst und Entlassmanagement für eine Verbesserung der Versorgung von älteren und hochbetagten Patientinnen und Patienten	211
13.4	Zusammenfassung und Fazit	215
	Literatur	216

III Versorgungsschnittstellen

14	**Stationäre Geriatrische Rehabilitation: Bestandsaufnahme und kritische Würdigung**	221
	Stefan Grund und Clemens Becker	
14.1	Wirksamkeit und zukünftiger Bedarf der Geriatrischen Rehabilitation	222
14.2	Verfügbarkeit der stationären Geriatrischen Rehabilitation als medizinische Versorgungsstruktur und Bedarfsdeckung	223
14.3	Anmeldung/Zugangsvoraussetzungen zur Geriatrischen Rehabilitation	224
14.4	Effizienz und Dauer der Geriatrischen Rehabilitation	225
14.5	Prä- und poststationäre geriatrische und rehabilitative Versorgung vor und nach der Geriatrischen Rehabilitation	225
14.6	Fazit	226
	Literatur	226
15	**Krankenhausversorgung älterer Menschen im internationalen Vergleich – ein Expertenblick auf die Policy-Entwicklungen in Dänemark, den Niederlanden und in der Schweiz**	229
	Clemens Becker und Melissa Böttinger	
15.1	Einleitung	231
15.2	Methodisches Vorgehen	233
15.3	Länderbeispiele	235

15.4	Deutschland: Status quo und Perspektiven	243
15.5	Fazit	249
	Literatur	249

16 Ambulant-sensitive Krankenhausfälle: Fokus alte Menschen 251
Philipp Hengel, Ulrike Nimptsch und Reinhard Busse

16.1	Einleitung	252
16.2	Methodik	254
16.3	Ergebnisse	255
16.4	Diskussion	260
	Literatur	263

17 Schnittstelle Krankenhausbehandlung und Langzeitpflege: potenziell vermeidbare Krankenhausfälle 267
Susann Behrendt, Chrysanthi Tsiasioti und Antje Schwinger

17.1	Potenzielle Vermeidbarkeit von Krankenhausaufenthalten bei Gepflegten	268
17.2	Empirische Deskription potenziell vermeidbarer Hospitalisierungen bei Gepflegten	272
17.3	Diskussion und Fazit	280
	Literatur	282

IV Versorgungsforschung

18 Palliativbehandlung alter Menschen im Krankenhaus 287
Bernd-Oliver Maier

18.1	Palliativbehandlung im Krankenhaus	288
18.2	Herausforderungen, Probleme und Verbesserungspotenziale	290
18.3	Zusammenfassung	293
	Literatur	294

19 Fragilitätsfrakturen: Empirische Bestandsaufnahme, Ursachen und Hintergründe sowie Handlungsempfehlungen 297
Jan Wulf, Carsten Schöneberg und Carl Neuerburg

19.1	Einleitung	299
19.2	Osteoporose-assoziierte Fragilitätsfrakturen und deren Behandlung	300
19.3	Der Circulus vitiosus der Frailty	305
19.4	Probleme an den Schnittstellen der Versorgungskette	305
19.5	Handlungsempfehlungen	307
19.6	Fazit und Ausblick	308
	Literatur	309

20 Versorgung älterer Personen im Krankenhaus in Zeiten der Pandemie ... 313
Carolina Pioch, Ulrike Nimptsch und Reinhard Busse

20.1	Einleitung	314
20.2	Daten und Methode	315
20.3	Veränderungen in der Krankenhausversorgung von 2019 bis 2023	315
20.4	Diskussion	323
20.5	Fazit	326
	Literatur	326

21	**Klima und die Krankenhausversorgung alter Menschen**	329
	Elke Hertig, Mathias Schlögl, Bastian Wein und Pablo Escrihuela Branz	
21.1	Hitzebedingte Hospitalisierungen, regionale Variation und Prognose der Entwicklung	330
21.2	Gesundheitsbezogene Auswirkungen des Klimawandels auf alte Menschen am Beispiel von Hitzewellen	332
21.3	Herausforderungen für die Krankenhäuser	333
21.4	Fazit	335
	Literatur	335

V Zur Diskussion

22	**Empirische und ordnungspolitische Analyse der Krankenhausinsolvenzen**	341
	Adam Pilny, Andreas Beivers, Boris Augurzky und Jürgen Malzahn	
22.1	Ausgangslage	342
22.2	Aktualisierte Sonderanalyse „Insolvenzen bei Krankenhäusern" des Krankenhaus Rating Reports 2024	344
22.3	Weitere Einflussfaktoren von Klinikinsolvenzen	348
22.4	Aktuelle (juristische) Debatten im Kontext des Insolvenzgeschehens	348
22.5	Vor- und Nachteile staatlicher Subventionierung eines von Insolvenz bedrohten Klinikbetriebs: Eine ordnungspolitische Betrachtung	350
22.6	Fazit	351
	Literatur	353
23	**Standortbestimmung von Integrierten Notfallzentren**	355
	Kathleen Lehmann, Daniela Männicke, Charlotte Vogt, Kerstin Bockhorst und Julian Dilling	
23.1	Einleitung	356
23.2	Integrierte Notfallzentren an der Sektorengrenze	358
23.3	Welcher Bestandteil von Integrierten Notfallzentren ist planungsrelevant?	360
23.4	Modell des GKV-Spitzenverbandes zur Angebotssteuerung	361
23.5	Ergebnisse	368
23.6	Fazit	386
	Literatur	387
24	**Reform der Krankenhausversorgung: was vom ursprünglichen Vorschlag bleibt und was die nächsten Schritte sind**	391
	Reinhard Busse und Christian Karagiannidis	
24.1	Einführung: Das KHVVG	392
24.2	Versorgungsstufen (Level)	393
24.3	Leistungsgruppen	395
24.4	Zeitplan zur Umsetzung	396
24.5	Fazit	400
	Literatur	401

VI Krankenhauspolitische Chronik

25 **Krankenhauspolitische Chronik** 405
Dirk Bürger und Martina Purwins

VII Daten und Analysen

26 **Statistische Krankenhausdaten: Grunddaten der Krankenhäuser 2023** .. 439
Ute Bölt
26.1 Vorbemerkung... 440
26.2 Kennzahlen der Krankenhäuser 441
26.3 Die Ressourcen der Krankenhäuser 445
26.4 Die Inanspruchnahme von Krankenhausleistungen 463

27 **Statistische Krankenhausdaten: Diagnosedaten der Krankenhauspatienten 2023** 467
Sophia Behrens
27.1 Vorbemerkung... 469
27.2 Kennzahlen der Krankenhauspatienten 470
27.3 Strukturdaten der Krankenhauspatienten 473
27.4 Struktur der Hauptdiagnosen der Krankenhauspatienten 479
27.5 Entwicklung ausgewählter Diagnosen 2018 bis 2023 494
27.6 Ergebnisse der DRG-Statistik zu Covid-19-Pandemie 497
27.7 Ausblick 499

Serviceteil... 501
Die Autorinnen und Autoren 502
Stichwortverzeichnis.. 537

Herausgeberinnen und Herausgeber, Editorial Board sowie Autorinnen und Autoren des Krankenhaus-Reports 2025

Herausgeberinnen und Herausgeber

Jürgen Klauber Wissenschaftliches Institut der AOK, Berlin, Deutschland

Prof. Dr. Jürgen Wasem Alfried Krupp von Bohlen und Halbach-Stiftungslehrstuhl für Medizinmanagement, Universität Duisburg-Essen, Essen, Deutschland

Prof. Dr. Andreas Beivers Hochschule Fresenius München, München, Deutschland

Carina Mostert Wissenschaftliches Institut der AOK, Berlin, Deutschland

Dr. David Scheller-Kreinsen Wissenschaftliches Institut der AOK, Berlin, Deutschland

Editorial Board

Prof. Dr. Boris Augurzky hcb Institute for Health Care Business GmbH, Essen, Deutschland

Prof. Dr. med. Reinhard Busse Fachgebiet Management im Gesundheitswesen, Technische Universität Berlin, Berlin, Deutschland

Prof. Dr. med. Saskia Drösler Hochschule Niederrhein, Krefeld, Deutschland

Hans-Jürgen Firnkorn Weil der Stadt, Deutschland

Prof. Dr. Alexander Geissler Lehrstuhl für Management im Gesundheitswesen, Universität St. Gallen, St. Gallen, Schweiz

Prof. Dr. med. Max Geraedts Institut für Versorgungsforschung und Klinische Epidemiologie, Fachbereich Medizin, Philipps-Universität, Marburg, Deutschland

Dr. Christopher Hermann Berlin, Deutschland

Dr. Wulf-Dietrich Leber Abteilung Krankenhäuser, GKV-Spitzenverband, Berlin, Deutschland

Prof. Dr. Günter Neubauer IfG Institut für Gesundheitsökonomik, München, Deutschland

Prof. Dr. Julia Oswald Fakultät Wirtschafts- und Sozialwissenschaften, Hochschule Osnabrück, Osnabrück, Deutschland

Prof. Dr. Holger Pfaff Institut für Medizinsoziologie, Versorgungsforschung und Rehabilitationswissenschaft (IMVR), Universität zu Köln, Köln, Deutschland

Prof. Dr. med. Bernt-Peter Robra Hannover, Deutschland

Prof. Dr. Jonas Schreyögg Lehrstuhl für Management im Gesundheitswesen, Universität Hamburg, Hamburg, Deutschland

Prof. Dr. Eberhard Wille Abteilung Volkswirtschaftslehre, Universität Mannheim, Mannheim, Deutschland

Autorinnen und Autoren

Prof. Dr. Silke Arnegger Wiesbaden Business School – Hochschule RheinMain, Wiesbaden, Deutschland

Prof. Dr. Boris Augurzky hcb Institute for Health Care Business GmbH, Essen, Deutschland

Prof. Dr. med. Clemens Becker Geriatrisches Zentrum am Universitätsklinikum Heidelberg, Netzwerk Alternsforschung (NAR) der Universität Heidelberg, Heidelberg, Deutschland

Susann Behrendt Wissenschaftliches Institut der AOK, Berlin, Deutschland

Sophia Behrens Statistisches Bundesamt, Bonn, Deutschland

Kerstin Bockhorst GKV-Spitzenverband, Berlin, Deutschland

Ute Bölt Statistisches Bundesamt, Bonn, Deutschland

Melissa Böttinger Geriatrisches Zentrum am Universitätsklinikum Heidelberg, Netzwerk Alternsforschung (NAR) der Universität Heidelberg, Heidelberg, Deutschland

Franziska Braune ChariteCentrum für Anästhesiologie und Intensivmedizin, Klinik für Anästhesiologie und Intensivmedizin, Campus Charité Mitte & Campus Virchow-Klinikum, Charité – Universitätsmedizin Berlin, Berlin, Deutschland

Dr. med. Maurice Breithaupt ChariteCentrum für Anästhesiologie und Intensivmedizin, Klinik für Anästhesiologie und Intensivmedizin, Campus Charité Mitte & Campus Virchow-Klinikum, Charité – Universitätsmedizin Berlin, Berlin, Deutschland

Prof. Dr. Friedrich Breyer Fachbereich Wirtschaftswissenschaften, Universität Konstanz, Konstanz, Deutschland

Dirk Bürger AOK-Bundesverband, Berlin, Deutschland

Prof. Dr. Reinhard Busse Fachgebiet Management im Gesundheitswesen, Technische Universität Berlin, Berlin, Deutschland

Jule Craayvanger Wiesbaden Business School – Hochschule RheinMain, Wiesbaden, Deutschland

Dr. Julian Dilling GKV-Spitzenverband, Berlin, Deutschland

Prof. Dr. med. Harald Dormann Zentrale Notaufnahme am Klinikum Fürth, Fürth, Deutschland

Dr. med. Friedemann Ernst Kompetenz-Centrum Geriatrie (KCG) beim Medizinischen Dienst Nord, Hamburg, Deutschland

Pablo Escrihuela Branz Funktionsbereich Interventionelle Kardiologie, Universitätsklinikum Augsburg, Augsburg, Deutschland

Prof. Dr. med. Heinrich Groesdonk Klinik für Interdisziplinäre Intensivmedizin und Intermediate Care, Helios Klinikum Erfurt, Erfurt, Deutschland

Dr. med. Stefan Grund Geriatrisches Zentrum am Universitätsklinikum Heidelberg, Agaplesion Bethanien-Krankenhaus Heidelberg, Heidelberg, Deutschland

Christian Günster Wissenschaftliches Institut der AOK, Berlin, Deutschland

Jana Hagenlocher Wiesbaden Business School – Hochschule RheinMain, Wiesbaden, Deutschland

Dr. med. Fatima Halzl-Yürek ChariteCentrum für Anästhesiologie und Intensivmedizin, Klinik für Anästhesiologie und Intensivmedizin, Campus Charité Mitte & Campus Virchow-Klinikum, Charité – Universitätsmedizin Berlin, Berlin, Deutschland

Ingrid Hendlmeier Fakultät für Sozialwesen, Hochschule Mannheim, Mannheim, Deutschland

Philipp Hengel Fachgebiet Management im Gesundheitswesen, Technische Universität Berlin, Berlin, Deutschland

Prof. Dr. Elke Hertig Lehrstuhl für Regionalen Klimawandel und Gesundheit der Medizinischen Fakultät, Universitätsklinikum Augsburg, Augsburg, Deutschland

Laerson Hoff ChariteCentrum für Anästhesiologie und Intensivmedizin, Klinik für Anästhesiologie und Intensivmedizin, Campus Charité Mitte & Campus Virchow-Klinikum, Charité – Universitätsmedizin Berlin, Berlin, Deutschland

Andreas Hölscher BARMER, Wuppertal, Deutschland

Prof. Dr. med. Christian Karagiannidis Abteilung Pneumologie, Intensiv- und Beatmungsmedizin, Kliniken der Stadt Köln gGmbH, Köln, Deutschland

Dr. Sabine Kirchen-Peters Institut für Sozialforschung und Sozialwirtschaft (iso) e.V., Saarbrücken, Deutschland

Antje Kirchstein CharitéCentrum für Anästhesiologie und Intensivmedizin, Klinik für Anästhesiologie und Intensivmedizin, Campus Charité Mitte & Campus Virchow-Klinikum, Charité – Universitätsmedizin Berlin, Berlin, Deutschland

Dr. Jonas Krämer Hamburg, Deutschland

Franz Krause GKV-Spitzenverband, Berlin, Deutschland

Prof. Dr. med. Ralf Kuhlen Fresenius SE & Co. KGaA, Bad Homburg, Deutschland

Kathleen Lehmann GKV-Spitzenverband, Berlin, Deutschland

Jozef Leporis Wissenschaftliches Institut der AOK, Berlin, Deutschland

Dr. med. Norbert Lübke Kompetenz-Centrum Geriatrie (KCG) beim Medizinischen Dienst Nord, Hamburg, Deutschland

Dr. med. Bernd-Oliver Maier, MSc Klinik für Palliativmedizin und interdisziplinäre Onkologie, St. Josefs Hospital Wiesbaden, Wiesbaden, Deutschland

Dr. med. Jürgen Malzahn AOK-Bundesverband, Berlin, Deutschland

Daniela Männicke GKV-Spitzenverband, Berlin, Deutschland

Dr. PH Matthias Meinck Kompetenz-Centrum Geriatrie (KCG) beim Medizinischen Dienst Nord, Hamburg, Deutschland

Prof. Dr. med. Carl Neuerburg Campus Großhadern, MUM – Muskuloskelettales Universitätszentrum München, München, Deutschland

Prof. Dr. Ingo Neupert Fachbereich Sozialwesen – Hochschule RheinMain, Wiesbaden, Deutschland

Dr. Ulrike Nimptsch Fachgebiet Management im Gesundheitswesen, Technische Universität Berlin, Berlin, Deutschland

Dr. Adam Pilny hcb Institute for HealthCare Business GmbH, Essen, Deutschland

Carolina Pioch Fachgebiet Management im Gesundheitswesen, Technische Universität Berlin, Berlin, Deutschland

Martina Purwins AOK-Bundesverband, Berlin, Deutschland

Prof. Dr. Martina Schäufele Fakultät für Sozialwesen, Hochschule Mannheim, Mannheim, Deutschland

PD Dr. Mathias Schlögl Klinik und Pflegezentrum Barmelweid, Barmelweid, Schweiz

Caroline Schmuker Wissenschaftliches Institut der AOK, Berlin, Deutschland

Prof. Dr. med. Carsten Schöneberg Klinik für Orthopädie und Unfallchirurgie, Alfried Krupp Krankenhaus, Essen, Deutschland

Prof. Dr. Jonas Schreyögg Lehrstuhl für Management im Gesundheitswesen, Universität Hamburg, Hamburg, Deutschland

Prof. Dr. Christian Schütte-Bäumner Fachbereich Sozialwesen – Hochschule RheinMain, Wiesbaden, Deutschland

Dr. Antje Schwinger GKV-Spitzenverband, Berlin, Deutschland

Dr. Benedikt Simon Asklepios Kliniken GmbH & Co. KGaA, Hamburg, Deutschland

Prof. Dr. med. Katrin Singler Klinik für Geriatrie, Klinikum Fürth, Fürth, Deutschland

Prof. Dr. med. Claudia Spies ChartéCentrum für Anästhesiologie und Intensivmedizin, Klinik für Anästhesiologie und Intensivmedizin, Campus Charité Mitte & Campus Virchow-Klinikum, Charité – Universitätsmedizin Berlin, Berlin, Deutschland

Dr. Philipp Storz-Pfennig GKV-Spitzenverband, Berlin, Deutschland

Prof. Dr. Petra A. Thürmann Lehrstuhl für Klinische Pharmakologie, Department Humanmedizin - Fakultät für Gesundheit, Universität Witten/Herdecke, Witten, Deutschland

Chrysanthi Tsiasioti Wissenschaftliches Institut der AOK, Berlin, Deutschland

Dr. Charlotte Vogt GKV-Spitzenverband, Berlin, Deutschland

Marco Walker Asklepios Kliniken GmbH & Co. KGaA, Hamburg, Deutschland

Dr. med. Nick Weidner Klinik für Interdisziplinäre Intensivmedizin und Intermediate Care, Helios Klinikum Erfurt, Weaning Zentrum Erfurt, Erfurt, Deutschland

Dr. med. Bastian Wein Funktionsbereich Interventionelle Kardiologie, Universitätsklinikum Augsburg, Augsburg, Deutschland

Jan Wulf Campus Großhadern, MUM – Muskuloskelettales Universitätszentrum München, München, Deutschland

Ausgangslage/Strukturen/ medizin-ethische Grundsatzfragen

Inhaltsverzeichnis

Kapitel 1 Alte Menschen im Krankenhaus: Empirische Bestandsaufnahme und Vorausberechnung – 3
Philipp Storz-Pfennig und Franz Krause

Kapitel 2 Erkrankungshäufigkeiten und die Inanspruchnahme des Gesundheitssystems alter und hochbetagter Menschen im Überblick – 27
Caroline Schmuker, Jozef Leporis und Christian Günster

Kapitel 3 Messung des Einflusses einer alternden Bevölkerung und anderer nachfrageseitiger Determinanten auf die Inanspruchnahme stationärer Leistungen – 49
Jonas Krämer und Jonas Schreyögg

Kapitel 4 Alterung der Bevölkerung und Nachfrage Hochbetagter nach Krankenhausbehandlung – 67
Friedrich Breyer

Kapitel 5 **Geriatrische Versorgung im Krankenhaus im Spiegel von Vergütung, Planung und Regulierung – 81**
Matthias Meinck, Friedemann Ernst und Norbert Lübke

Kapitel 6 **Alte Menschen in der intensivmedizinischen Versorgung: Herausforderungen und Perspektiven – 99**
Nick Weidner, Ralf Kuhlen und Heinrich Groesdonk

Alte Menschen im Krankenhaus: Empirische Bestandsaufnahme und Vorausberechnung

Philipp Storz-Pfennig und Franz Krause

Inhaltsverzeichnis

1.1   Einleitung – 5

1.2   Datengrundlagen – 6
1.2.1   Daten der Krankenhausversorgung – 6
1.2.2   Bevölkerungsdaten (gegenwärtiger und vorausberechneter Bevölkerungsstand) – 7

1.3   Methodisches Vorgehen – 8
1.3.1   Fälle der aktuellen stationären Versorgung – 8
1.3.2   Vorausberechnung der zukünftigen stationären Versorgung – 8

1.4   Ergebnisse zur aktuellen stationären Versorgung – 9
1.4.1   Gesamtzahlen der Fälle, Einwohner, Geschlecht, Altersgruppen – 9
1.4.2   Fälle nach Bundesländern – 12
1.4.3   Fälle nach Erkrankungsgruppen – 14
1.4.4   Fälle nach Erkrankungen – 14

© Der/die Autor(en) 2025
J. Klauber et al. (Hrsg.), *Krankenhaus-Report 2025*, https://doi.org/10.1007/978-3-662-70947-4_1

1.5		**Vorausberechnete zukünftige stationäre Versorgung – 17**
1.5.1		Fallzahlen und Aufwand – 17
1.5.2		Fälle nach Bundesländern – 19
1.5.3		Fälle nach Erkrankungsgruppen – 20
1.6		**Diskussion – 23**
		Literatur – 25

Zusammenfassung

Die medizinische Versorgung alter und hochaltriger Patientinnen und Patienten ist von großer Bedeutung, da die Häufigkeit, die Dauer und der Behandlungsaufwand mit dem Alter zunehmen und der Anteil der Älteren an der Bevölkerung steigt. Herz-Kreislauf-Erkrankungen, insbesondere Herzinsuffizienz und Muskel-Skelett-Erkrankungen sowie Frakturen und andere Sturzfolgen, sind neben weiteren internistischen Erkrankungen und Beschwerden wie Volumenmangel und gestörtem Elektrolythaushalt in hohen Altersgruppen von großer Bedeutung. Deutliche Unterschiede in der Krankenhausinanspruchnahme diesbezüglich sind zwischen den Bundesländern erkennbar. Prognosen auf demographisch hochgerechneter Basis über zukünftige Fallzahlen und Aufwände zeigen, dass die etwa für das Jahr 2050 erwarteten Fallzahlen nach einigen Modellen nicht oder nur begrenzt über denen bis zum Jahre 2019 erreichten Werten liegen könnten. Die Ergebnisse machen dennoch deutlich, dass unter Berücksichtigung der zukünftigen Entwicklung von Morbidität und Behandlungsmöglichkeiten auch Krankenhausstruktur, Finanzierung und Entgeltsystem anzupassen sind, um langfristig eine bedarfsgerechte Versorgung sicherzustellen. Hierbei sind auch die in dieser Übersichtsdarstellung nicht im Einzelnen berücksichtigten spezifischen Versorgungsentwicklungen in Bezug auf ambulante Behandlungsmöglichkeiten, neue Versorgungsformen z. B. in der Geriatrie oder Palliativmedizin von Bedeutung.

Healthcare for older people is of huge importance since frequency, duration and expenditure increase with age and the proportion of older people in the population is growing. Cardiovascular diseases, in particular heart failure, musculoskeletal diseases, fractures and other fall-related sequelae as well as internal diseases and complaints such as dehydration and disorders of electrolyte balance are of primary importance in high age groups. Clear differences in hospital utilisation can be seen between the German federal states. Forecasts of future utilisation based on demographic projections show that according to some models, expected utilisation figures for about 2050 are unlikely to be higher, or only slightly higher, than those observed in 2019. Nevertheless, the results make it clear that regarding future morbidity and treatment options, the adaptation of hospital structure and modalities of financing and payment systems will be important to ensure adequate care in the future. Developments of care settings such as increasing outpatient care as well as e.g. of geriatric and palliative care which are not considered in detail in the present overview, are also important.

1.1 Einleitung

Die Versorgung älterer und hochaltriger Menschen ist von besonderer Bedeutung für die Krankenhausversorgung. Für eine Vielzahl – wenn nicht eine Mehrzahl – von Krankheiten mit hoher Inzidenz bzw. Prävalenz, gravierenden Komplikationen und Folgen für Mortalität und Lebensqualität gilt, dass diese insbesondere im hohen Lebensalter auftreten oder zunehmende Auswirkungen zeigen. Medizinischer und hygienischer Fortschritt sowie insbesondere viele Veränderungen der Lebensweise haben bisher generell dazu geführt, dass die Lebenserwartung immer weiter gestiegen ist. Zudem führen medizinische und technische Entwicklungen dazu, dass Behandlungsmöglichkeiten zunehmend auch für sehr hochaltrige Patientinnen und Patienten verfügbar werden. So können z. B. offen-chirurgische durch weniger invasive Verfahren ersetzt werden und stehen für größere Gruppen von Erkrankten potenziell zur Verfügung. Die Alterung der Gesellschaft und die daraus erwachsenden demographischen Herausforderungen führen in vielen Bereichen zu Anpassungsbedarfen. In diesem Beitrag soll der Fokus auf das stationäre Behandlungsgeschehen gelegt werden, das insgesamt den größten Ressourcenanteil in der Gesundheitsversorgung in Anspruch nimmt.

Hier wird daher als Ergänzung zu der Vielzahl einzelner Beiträge im vorliegenden Band eine Übersicht über wesentliche Kennzahlen zu Krankenhausfällen gegeben, gegliedert primär nach Alter, insbesondere in hohen Altersgruppen. Für die Beschreibung des Krankenhausversorgungsgeschehens sind dabei nicht lediglich die Fallzahlen und die diesen entsprechenden Krankenhausverweiltage von Bedeutung. Es geht wesentlich auch um den Personal- und Sachaufwand, den diese verursachen. Die Anpassung der Entgeltsysteme im Krankenhaus als Reaktion auf medizinische und technische Entwicklungen, die Morbidität und das zur Verfügung stehende medizinische Personal ist fortlaufend erforderlich, um eine möglichst gute und angemessene sowie wirtschaftliche Versorgung der Bevölkerung zu erreichen. Eine wesentliche Herausforderung ist absehbar der demographische Wandel, der in den kommenden Jahren ganz besonders durch das Altern der geburtenstarken Jahrgänge der 60er Jahre des 20. Jahrhunderts geprägt sein wird.

Im Folgenden wird ein Überblick über verschiedene aktuelle Aspekte der Versorgung gegeben, der angesichts des Umfangs der möglichen Ergebnisse jedoch auf einige wichtige Bereiche beschränkt bleiben muss. Von besonderer Bedeutung ist darüber hinaus die in der Zukunft zu erwartende Situation. Daher wird auf Grundlage der einschlägigen Szenarien zur demographischen Entwicklung des Statistischen Bundesamtes (koordinierte Bevölkerungsvorausberechnungen bis 2070) auch die zukünftige Entwicklung des stationären Leistungsgeschehens abgeschätzt. Zudem werden zur besseren Einordnung Zahlen zur historischen Entwicklung präsentiert. Da sich sowohl die aktuelle Situation als auch insbesondere die demographische Entwicklung zwischen den Bundesländern deutlich unterscheiden können und die Krankenhausplanung Länderaufgabe ist, erfolgt die Analyse auch differenziert nach Bundesländern. Eine vertiefte Analyse einzelner Erkrankungen, spezieller Gruppen von Patientinnen und Patienten sowie spezifischer Versorgungsstrukturen und -ansätze, z. B. der Geriatrie oder Palliativmedizin, sind nicht Teil der vorliegenden Überblicksdarstellung.

1.2 Datengrundlagen

1.2.1 Daten der Krankenhausversorgung

Grundlage der Analysen sind die Daten nach § 21 des Krankenhausentgeltgesetzes (KHEntgG), die alle wesentlichen Fallinformationen zu allen Krankenhausfällen in zugelassenen deutschen Krankenhäusern beinhalten. Lediglich Fälle von Bundeswehrangehörigen in Bundeswehrkrankenhäusern und Fälle mit berufsgenossenschaftlicher Trägerschaft in BG-Kliniken sind nicht Teil der Auswertungen. In diesem Beitrag werden v. a. das Alter, das Geschlecht, die Hauptdiagnosen, die Bundesländer des Wohnortes und die Entlassungsgründe einer Betrachtung unterzogen. Untersucht werden ausschließlich vollstationäre somatische Krankenhausfälle. Soweit Angaben zu jüngeren Patienten gemacht werden, schließen diese auch Fälle von Gebärenden und Neugeborenen mit ein.

Um regionale Aussagen zu ermöglichen, wurden Fälle von Menschen mit ausländischem Wohnort aus der Analyse ausgeschlossen. Das Bundesland des Wohnortes wurde über die Postleitzahl ermittelt. Die Fälle mit bundeslandübergreifenden Postleitzahlen wurden dem Bundesland zugeordnet, in dem die Mehrheit der Personen dieses PLZ-Gebietes leben. Fälle ohne Postleitzahlangaben wurden soweit möglich anhand des Wohnortes einem Bundesland zugewiesen. Gleiches gilt für die Identifikation der im Ausland lebenden Patienten mit 62.583 Fällen, von denen 64 % jünger als 60 Jahre waren und die in jeder Alters- oder Geschlechtsgruppe weniger als 1 % der Fälle ausmachten. Fälle, bei denen diese Zuordnung nicht möglich war, wurden gewichtet nach der relativen Verteilung der bekannten Wohnorte der Patientinnen und Patienten des jeweils behandelnden Krankenhauses zufällig auf die Bundesländer verteilt. Fälle mit der Geschlechtsangabe „divers" oder ohne Geschlechtsangabe wurden dem weiblichen Geschlecht zugewiesen. Im Jahr 2023 waren dies 1.608 Fälle.

Bei der Berechnung der Inanspruchnahmewerte pro Einwohner wurde für alle Alters- und Geschlechtskategorien der Mittelwert der Einwohnerzahlen am Ende des Behandlungsjahres und am Ende des Vorjahres zugrunde gelegt. Soweit erwartete Werte für einzelne Bundesländer berechnet wurden, erfolgte dies auf Grundlage der in den einzelnen Altersjahren und Geschlechtern ermittelten Bundeswerte.

Der personelle und materielle Behandlungsaufwand wird durch genormte Eurowerte beschrieben. Diese wurden ermittelt, indem alle Fälle des Jahres 2023 durch einen zertifizierten DRG-Grouper einer DRG des Systemjahres 2023 zugeordnet wurden. Die sich daraus ergebenden fallspezifischen DRG-Relativgewichte wurden mit dem Bundesbasisfallwert des Jahres 2023 multipliziert. Die entsprechenden Pflegebewertungsrelationen wurden mit der Pflegebezugsgröße des InEK-Datenjahres 2023 bewertet. Für unbewertete Fallpauschalen wurden auf Grundlage der tatsächlich abgerechneten tages- und fallbezogenen Entgelte entsprechende durchschnittliche DRG-spezifische Werte unterstellt. Die Summe dieser Eurobeträge geht als genormter Behandlungsaufwand, der unabhängig von verschiedenen Landesbasisfallwerten, periodenfremden Ausgleichen und krankenhausspezifischen Pflegebudgets ist, in die Analysen ein. Aufwände und Kosten z. B. für Zusatz- und NUB-Entgelte (neue Untersuchungs- und Behandlungsmethoden) werden nicht berücksichtigt. Deshalb ist zu beachten, dass der Aufwand, soweit er in Euro beziffert wird, ca. 12 % unter den Ausgaben der Krankenkassen für die entsprechenden Fälle liegt.

Zur Berechnung der Verweildauer wurden die Berechnungstage herangezogen, d. h. alle Tage der Krankenhausbehandlung, die für die Vergütung berücksichtigt werden. Mit Ausnahme von Stundenfällen, die am gleichen Tag aufgenommen und entlassen werden, sind dies alle vollstationären Behandlungstage außer dem Entlassungstag.

1.2.2 Bevölkerungsdaten (gegenwärtiger und vorausberechneter Bevölkerungsstand)

Die Daten zur gegenwärtigen Bevölkerung Deutschlands und der Bundesländer beruhen auf der Fortschreibung des Bevölkerungsstandes durch das Statistische Bundesamt (DESTATIS 2024a) jeweils zum Stichtag 31.12. eines Jahres, gegliedert nach Bundesländern, Geschlecht und Einzelaltersjahren, wobei über 90-Jährige als eine Gruppe zusammengefasst wurden.

Die Annahmen zur zukünftigen Bevölkerung Deutschlands für die Jahre von 2022 bis 2070, differenziert nach Geschlecht, Altersjahren und Bundesländern, basiert auf der 15. Koordinierten Bevölkerungsvorausberechnung des Statistischen Bundesamtes (DESTATIS 2024b). Diese beruhen auf unterschiedlichen Annahmen zu den drei Dimensionen der Geburtenzahlen, der Entwicklung der Lebenserwartung sowie der Binnen- und Außenwanderung. Hieraus ergeben sich grundsätzlich eine Vielzahl möglicher Kombinationen und daraus folgender Modellvarianten.

Bezogen auf die Gliederungsebene der Bundesländer werden durch das Statistische Bundesamt lediglich fünf Hauptvarianten ausgewiesen. Diese sind Grundlage der hier beschriebenen Analysen (DESTATIS 2024b, DESTATIS 2024c):

- Variante 1: Moderate Entwicklung der Geburtenhäufigkeit und Lebenserwartung bei niedrigem positivem Wanderungssaldo
- Variante 2: Variante 1 mit moderater Entwicklung des Wanderungssaldos
- Variante 3: Variante 1 mit der Erwartung eines hohen Wanderungssaldos
- Variante 4: Relativ alte Bevölkerung
- Variante 5: Relativ junge Bevölkerung

In die Varianten gehen jeweils bestimmte ausgewählte Kombinationen zu den drei bestimmenden Faktoren Geburten, Lebenserwartung und Wanderungen ein. Eine „relativ alte Bevölkerung" resultiert aus der Annahme eines Geburtenrückgangs bis 2032, danach einer konstanten Entwicklung, einem starken Anstieg der Lebenserwartung und einem eher geringen positiven Wanderungssaldo. Eine „relativ junge Bevölkerung" resultiert aus der Annahme eines Geburtenrückgangs bis 2032, danach eines Anstiegs, einem geringen Anstieg der Lebenserwartung und einem höheren positiven Wanderungssaldo.

Im Folgenden werden jeweils entweder alle fünf Varianten separat ausgewiesen oder die in Bezug auf die erwarteten Fallzahlen jeweils extremen Varianten, die somit die Spannweite in Bezug auf die zukünftig erwarteten Fallzahlen abbilden.

1.3 Methodisches Vorgehen

1.3.1 Fälle der aktuellen stationären Versorgung

Wie oben dargestellt (s. ▶ Abschn. 1.2) enthalten die fallbezogenen Abrechnungsdaten der Krankenhausversorgung umfangreiche und detaillierte Angaben zu Verweildauer, Diagnosen, Prozeduren und weitere krankenhaus- und fallbezogene Informationen und ermöglichen daher sehr differenzierte Analysen. Die vorliegende Übersichtsdarstellung beschränkt sich im Wesentlichen neben den demographischen Merkmalen und das aktuelle Jahr 2023 auf eine regionale Differenzierung (Deutschland insgesamt und die Bundesländer) sowie eine Unterscheidung nach Hauptdiagnosen. Demographisch wird das Hauptaugenmerk auf hohe Altersgruppen gelegt. Die Darstellung wird nach den folgenden Altersgruppen gegliedert, sofern nicht Einzelaltersjahre genutzt werden: unter 60, 60 bis unter 70, 70 bis unter 80, 80 bis unter 90, 90 Jahre und älter. Eine weitere Differenzierung der höchsten Altersgruppe ist aufgrund einer mangelnden Datenverfügbarkeit entsprechender Bevölkerungsdaten nicht möglich und angesichts relativ geringer Fallzahlen von begrenzter Aussagekraft. Die der Behandlung zugrunde liegenden Erkrankungen wurden auf zwei unterschiedliche Weisen gegliedert ausgewertet: zum einen bezogen auf einschlägige ICD-10-GM-Kapitel, zum anderen für ausgewählte, in hohen Altersgruppen bedeutende Erkrankungen auf Ebene der ICD-Dreisteller. Mit Ausnahme der Kapitel 15 bis 18 und Kapitel 22, die u. a. Schwangerschaft, perinatal verursachte Zustände und angeborene Fehlbildungen umfassen, wurden alle ICD-10-GM-Kapitel als einschlägig angesehen. Diejenigen Hauptdiagnosen, bei denen der beobachtete Anstieg der Fallhäufigkeit in höheren Altersgruppen gegenüber jüngeren Altersgruppen besonders hoch war, wurden einzeln ausgewiesen.

Für die vorliegende Übersichtsdarstellung werden neben der Fallzahl die Verweildauertage sowie insbesondere der Aufwand (s. ▶ Abschn. 1.2.1) herangezogen. Der Aufwand dient dabei als einheitliche Größe, um sowohl die gegenwärtigen als auch die geschätzten zukünftigen Kosten und Personalaufwendungen in einem einheitlichen Maß zu quantifizieren.

1.3.2 Vorausberechnung der zukünftigen stationären Versorgung

Die Vorausberechnung künftiger Werte für Inanspruchnahme und Behandlungsaufwand erfolgt auf der Grundlage der Leistungsdaten des letztverfügbaren Jahres 2023 (s. ▶ Abschn. 1.2.1) und der Daten der Bevölkerungsvorausberechnung (s. ▶ Abschn. 1.2.2). Darüber hinaus werden ebenfalls historische Fallzahlen der Jahre 2005 bis 2022 dargestellt. Die Abschätzung erfolgt in regionaler (Bundesländer) und zeitlicher Gliederung (Jahre 2022–2070). Zudem wird die abgeschätzte Fallzahlentwicklung auch für die wesentlichen Erkrankungsgruppen (einschlägige ICD-Kapitel) separat ausgewiesen. Die Ergebnisse für die verschiedenen Varianten der Bevölkerungsvorausberechnung werden gesondert analysiert. Die Vorausberechnung der zukünftigen Werte erfolgt jeweils für ein bestimmtes Jahr, eine bestimmte Region bzw. eine bestimmte Erkrankungsgruppe separat für jedes Geschlecht und Einzelaltersjahr mit Ausnahme der über 90-Jährigen, die als eine Gruppe zusammengefasst wurden, durch Fortschreibung der gruppenbezogenen bundesweiten Raten des Jahres 2023. Der zukünftig abgeschätzte Wert wird als Produkt dieser Raten mit den Bevölkerungszahlen der Alters- und Geschlechtszellen in der jeweiligen Variante der Vorausberechnung ermittelt.

1.4 Ergebnisse zur aktuellen stationären Versorgung

1.4.1 Gesamtzahlen der Fälle, Einwohner, Geschlecht, Altersgruppen

Alte Menschen sind für die Inanspruchnahme von Krankenhausbehandlungen von herausragender Bedeutung. Wie ◘ Abb. 1.1 zeigt, verursachen die hohen Altersgruppen den größten Teil des Gesamtaufwandes der somatischen Krankenhausbehandlung. Bei den Frauen liegt die Grenze, jenseits der 50 % des Aufwandes entstehen, zwischen 68 und 69 Jahren, bei den Männern zwischen 66 und 67 Jahren.

◘ Tab. 1.1 gibt einen Überblick über den Umfang der stationären Inanspruchnahme in den einzelnen Altersgruppen. Trotz mit zunehmendem Alter stark abnehmender Bevölkerungszahl unterscheiden sich Fallzahl, Verweildauertage und Aufwand in den Altersdekaden zwischen 60 und 89 Jahren in absoluten Zahlen relativ wenig. So weisen Männer zwischen 60 und 69 Jahren 10,1 Mio., zwischen 70 und 79 Jahren 11,1 Mio. und zwischen 80 und 89 Jahren 10,6 Mio. Behandlungstage auf. Demgegenüber steigen die Verweildauertage pro 1.000 Einwohner mit zunehmendem Alter von 478 bei Männern unter 60 Jahren auf 6.284 bei 90-Jährigen und älteren. Bei Frauen ist die gleiche Tendenz zu beobachten. Mit Ausnahme der Altersgruppe unter 60 Jahren ist die Inanspruchnahme der Frauen jedoch in allen Altersgruppen deutlich geringer als die der Männer. So ist z. B. der Aufwand bei den Frauen zwischen 80 und 89 Jahren mit 3.047 € pro Einwohner um 19 % geringer als bei den Männern der gleichen Altersgruppe.

Eine noch differenziertere Sicht auf die einzelnen Größen und das gesamte Altersspektrum ist in ◘ Abb. 1.2 wiedergeben. Das Altersprofil der Fallzahlen und anderer Größen zeigt (hier für die Frauen) nach höheren Werten in der dritten Altersdekade aufgrund von Fällen in Zusammenhang mit Schwangerschaften eine Zunahme der Fälle etwa ab dem 50. Lebensjahr, die sich bis etwas über das 80. Lebensjahr hinaus fortsetzt.[1] In noch höherem Lebensalter sinken diese Anteile wieder. Dies ist auf die geringen Bevölkerungsanteile in den sehr hohen Altersgruppen zurückzuführen. Das zeigt der Quotient aus Fall- und Bevölkerungszahl, der auch in den höheren Altersgruppen weiter ansteigt. Der Vergleich der Krankenhaustage und des Behandlungsaufwandes nach Altersjahren mit der Fallzahl zeigt für letztere geringere Anteilswerte in den Lebensaltern bis etwa zum 50. Lebensjahr. In höherem Alter kehrt sich dies um, d. h. die Behandlung dauert länger und ist aufwändiger. Beim Vergleich der Anteile des Behandlungsaufwandes mit den Anteilen der Verweildauertage weist der Behandlungsaufwand höhere Werte in den Altersjahren bis etwa Mitte 70 auf, während sich dies in den höheren Altersjahren umkehrt. Pro Tag sinkt der Aufwand also, bzw. er verteilt sich auf eine längere Anzahl von Behandlungstagen. Der Verlauf bei den Männern (hier nicht dargestellt) ist im Grundsatz ähnlich.

Die durchschnittliche Verweildauer, der Verlegungsanteil und der Anteil der Todesfäl-

---

1 Der „Einbruch" etwa mit dem 70. Lebensjahr ist ein Effekt der sehr geburtenschwachen Jahrgänge unmittelbar am Ende des 2. Weltkrieges.

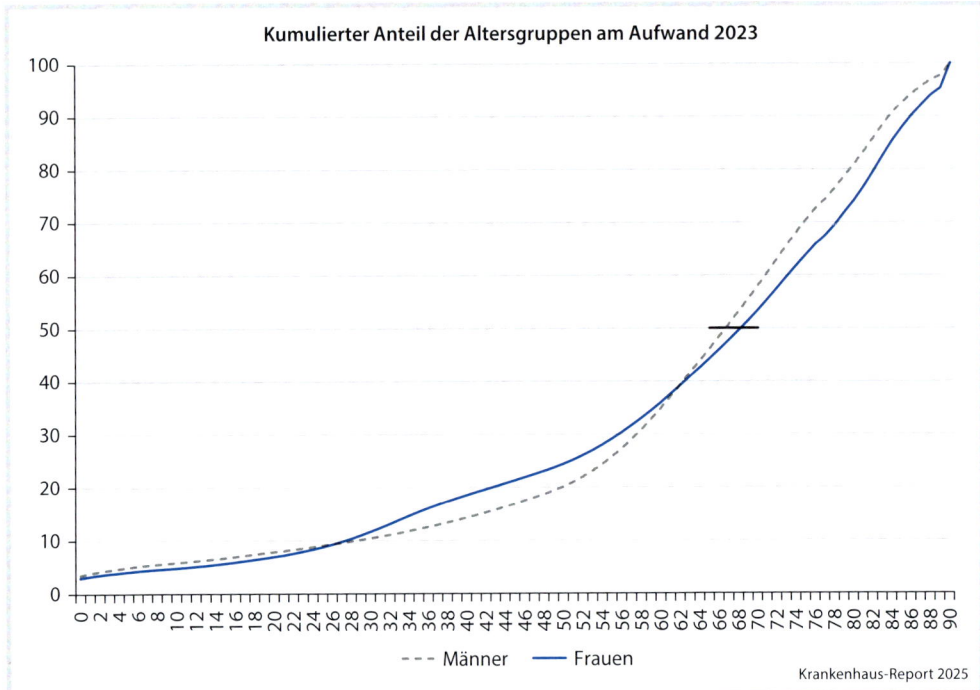

Abb. 1.1 Kumulierter Anteil am Aufwand der Krankenhausbehandlungen 2023 nach Geschlecht

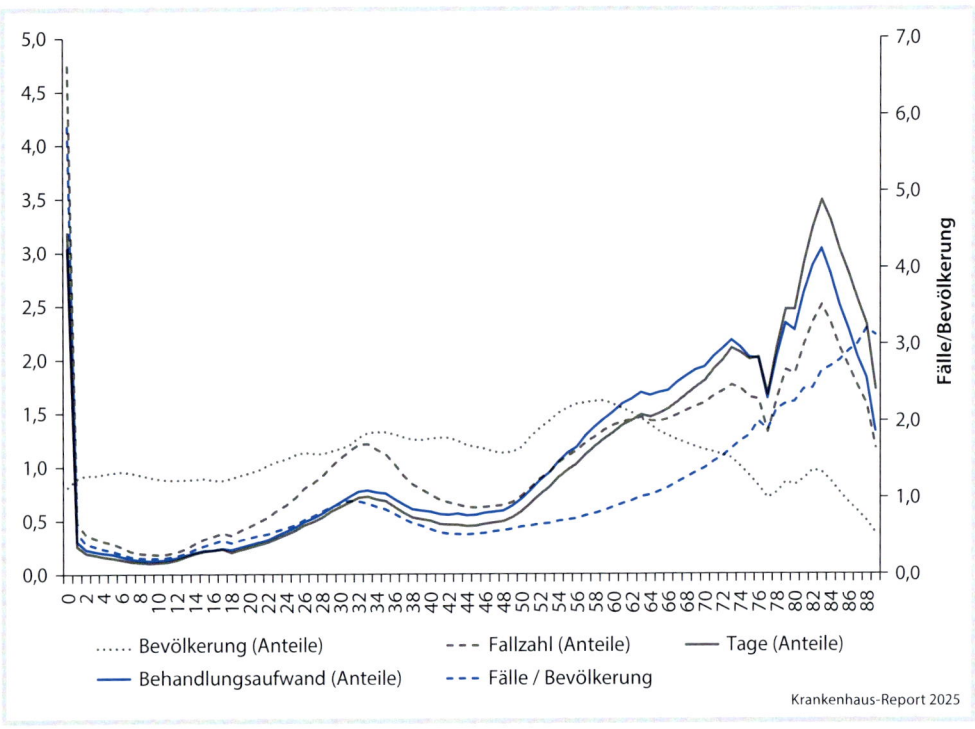

Abb. 1.2 Bevölkerung, Krankenhausfälle und -tage sowie Behandlungsaufwand 2023 nach Altersjahren (Frauen)

Kapitel 1 · Empirische Bestandsaufnahme und Vorausberechnung

Tab. 1.1 Fallzahlen, Einwohner, Verweildauer und Aufwand 2023 nach Altersgruppen und Geschlecht

Altersgruppe	Geschlecht	Einwohner	Fallzahl	Fallzahl pro 1.000 Einwohner	Tage Verweildauer	Tage Verweildauer pro 1.000 Einwohner	Aufwand (Euro)	Aufwand pro Einwohner (Euro)
Unter 60	m	30.298.971	3.247.238	107	14.488.625	478	13.893.585.407	459
	w	29.142.392	3.849.465	132	15.455.364	530	14.057.928.707	482
60–69	m	5.559.813	1.582.122	285	10.101.488	1.817	9.642.464.260	1.734
	w	5.876.337	1.252.349	213	7.608.821	1.295	6.952.940.447	1.183
70–79	m	3.426.460	1.569.299	458	11.110.532	3.243	9.820.293.195	2.866
	w	4.080.367	1.424.779	349	10.118.306	2.480	8.316.550.477	2.038
80–89	m	2.141.812	1.372.937	641	10.684.623	4.989	8.024.985.209	3.747
	w	3.156.790	1.695.182	537	13.963.395	4.423	9.618.275.151	3.047
90 und älter	m	243.476	189.155	777	1.529.908	6.284	974.775.967	4.004
	w	586.152	374.050	638	3.128.847	5.338	1.918.465.167	3.273

Krankenhaus-Report 2025

Tab. 1.2 Verweildauer, Verlegungen und Anteil Todesfälle 2023 nach Altersgruppen und Geschlecht

Altersgruppe	Geschlecht	Durchschnittliche Verweildauer	Anteil Verlegungen in ein anderes Krankenhaus [%]	Anteil Todesfälle [%]	Anteil der Todesfälle im Krankenhaus an allen Todesfällen [%]
Unter 60	m	4,5	2,7	0,7	43,0
	w	4,0	1,9	0,4	53,0
60–69	m	6,4	3,8	2,5	48,7
	w	6,1	3,0	1,9	51,8
70–79	m	7,1	4,5	3,9	51,8
	w	7,1	4,3	2,9	49,8
80–89	m	7,8	5,1	6,7	46,4
	w	8,2	5,4	5,0	39,9
90 und älter	m	8,1	4,7	12,1	35,3
	w	8,4	4,9	9,7	25,8

Krankenhaus-Report 2025

le liegen in den hohen Altersgruppen deutlich über den Werten der unter 60-Jährigen (Tab. 1.2). Die Verweildauer von Frauen verdoppelt sich sogar bei den über 90-Jährigen gegenüber der Gruppe der unter 60-Jährigen. In den Altersgruppen ab 80 Jahren ist sie auch deutlich höher als die der Männer, während sie in den Altersgruppen unter 70 Jahren geringer ist. Bei den Verlegungen ist das Bild ähnlich: Jüngere Altersgruppen zeigen bei den Männern einen höheren Verlegungsanteil, ältere Altersgruppen bei den Frauen.

Erwartungsgemäß steigt der Anteil der Todesfälle mit zunehmendem Alter sehr stark an. Im Alter von über 90 Jahren enden Krankenhausaufnahmen zu 12,1 % bei den Männern und zu 9,7 % bei den Frauen mit dem Tod. Vergleicht man die Todesfälle im Krankenhaus mit der Gesamtzahl der Sterbefälle im selben Jahr (DESTATIS 2024d), so zeigt sich, dass in den höheren Altersgruppen ein erheblicher Teil der Menschen im Krankenhaus verstirbt. Demgegenüber verliert in der höchsten Altersgruppe (90-Jährige und ältere) das Krankenhaus als Sterbeort etwas an Bedeutung, wobei dieser Trend bei Frauen stärker ausgeprägt ist.

1.4.2 Fälle nach Bundesländern

Betrachtet man regionale Unterschiede des Anteils Älterer an der Krankenhausinanspruchnahme, zeigen sich deutliche Unterschiede zwischen den Bundesländern, die sich im Zeitverlauf zudem deutlich verändert haben (◘ Abb. 1.3).

Die Anteile der Fälle der 80-Jährigen und Älteren an allen Fällen 2023 unterscheiden sich zwischen den Bundesländern (zwischen 20,9 % in Bremen und 24,7 % in Sachsen). Diese Anteile sind in allen Bundesländern von 2005 bis 2023 erheblich gestiegen, teilweise liegen sie aktuell mehr als doppelt so hoch wie noch 2005. Auch die Rangfolge zwischen den Bundesländern hat sich geändert. So wiesen z. B. Bremen und Hamburg im Jahr 2005 die

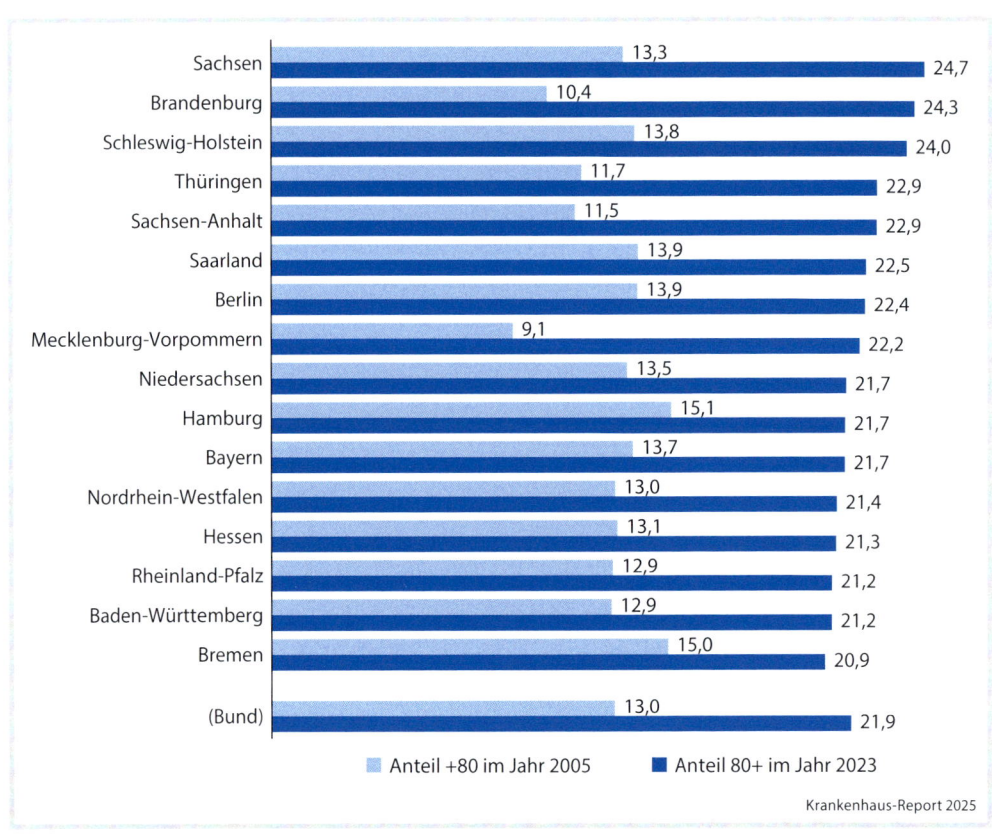

◘ **Abb. 1.3** Anteil der 80-Jährigen und Älterer an allen Krankenhausfällen in den Jahren 2005 und 2023 nach Bundesländern

höchsten Raten an Fällen von über 80-Jährigen auf, während die Raten in diesen Ländern 2023 eher im mittleren und unteren Bereich liegen. Im Unterschied dazu wiesen Mecklenburg-Vorpommern, Brandenburg, Sachsen-Anhalt und Thüringen 2005 verhältnismäßig geringe Raten im Ländervergleich auf, während sie 2023 zur Spitzengruppe gehören.

In erheblichem Maße gehen die Unterschiede zwischen den Bundesländern auf verschiedene Alters- und Geschlechtsstrukturen zurück. Bereinigt man diese analytisch durch Standardisierung, gibt es darüber hinaus Abweichungen, denen andere Ursachen zugrunde liegen müssen (◘ Tab. 1.3). So liegt die stationäre Behandlungshäufigkeit in Bremen und v. a. in Baden-Württemberg für beide Geschlechter und in allen Altersgruppen deutlich unter den entsprechenden Bundeswerten. Demgegenüber weisen Nordrhein-Westfalen und etwas weniger ausgeprägt das Saarland für alle Gruppen deutlich überdurchschnittliche Fallzahlen auf. In einigen Bundesländern sind deutliche Unterschiede zwischen den Altersgruppen erkennbar. So weisen Mecklenburg-Vorpommern, Sachsen-Anhalt und Thüringen vor allem bei den jüngeren Altersgruppen stark über dem Bundesdurchschnitt liegende Werte auf, die sich mit zunehmendem Alter jedoch stark verringern und teilweise sogar umkehren.

◘ Tab. 1.3 Relative Abweichung der Fallhäufigkeit der Bundesländer pro Einwohner vom nach Alters- und Geschlechtsverteilung erwarteten Wert (indirekt standardisiert nach Bundeswerten)

Bundesland	Unter 60		60–69		70–79		80–89		90 und älter	
	m [%]	w [%]	m [%]	w [%]	m [%]	w [%]	m [%]	w [%]	m [%]	w [%]
Schleswig-Holstein	−6,8	−5,4	−11,7	−6,2	−9,1	−4,5	−4,9	−2,5	−1,8	−2,2
Hamburg	−16,2	−13,4	−15,7	−12,0	−11,5	−4,2	−6,7	−3,9	−8,9	2,6
Niedersachsen	1,0	2,2	−5,5	−3,3	−5,8	−3,7	−4,1	−3,3	−1,0	−2,4
Bremen	−13,3	−5,9	−15,8	−13,1	−15,3	−15,3	−16,5	−15,1	−20,4	−15,6
Nordrhein-Westfalen	12,5	13,3	11,0	17,3	11,2	16,2	11,4	13,5	11,6	11,7
Hessen	−2,5	−1,3	−3,5	−1,0	−1,5	2,2	−0,5	2,6	−2,9	−0,4
Rheinland-Pfalz	7,2	7,9	1,4	4,0	1,5	2,9	3,9	5,0	0,7	0,0
Baden-Württemberg	−17,2	−14,2	−18,4	−21,2	−15,5	−18,2	−15,3	−18,6	−18,1	−20,4
Bayern	−4,1	−4,0	−4,3	−5,3	−1,8	−1,1	0,3	1,0	3,8	5,9
Saarland	13,2	13,6	7,3	9,2	7,1	7,9	9,8	10,1	9,7	11,1
Berlin	−15,0	−14,5	−1,2	−1,8	2,9	0,9	2,3	1,7	4,0	8,4
Brandenburg	6,9	1,0	10,6	2,8	7,1	−1,6	5,4	2,5	4,3	3,8
Mecklenburg-Vorpommern	16,1	6,0	15,0	5,0	7,6	−2,8	2,8	−2,5	−3,4	−4,7
Sachsen	−0,6	−7,2	3,9	−6,8	−1,4	−12,2	−7,7	−11,9	−7,5	−11,5
Sachsen-Anhalt	19,6	10,2	16,7	6,6	7,9	−0,9	1,8	−3,5	3,3	−6,1
Thüringen	18,9	11,5	22,8	12,5	14,1	7,2	8,0	6,4	6,0	0,7

Krankenhaus-Report 2025

Tab. 1.4 Ausgewählte Erkrankungsgruppen (ICD-10-Kapitel) 2023

Erkrankungsgruppe (ICD-10-Kap.)	< 60 [%]	60–< 70 [%]	70–< 80 [%]	80–< 90 [%]	90 + [%]	Fälle (ges.)	Anteil Fälle [%]
01 Infektionen	45	13	16	21	5	515.153	3,7
02 Neubildungen	29	27	25	17	2	1.763.425	12,5
03 Blut-Erkrankungen/Immunsystem	31	14	20	28	7	116.322	0,8
04 Endokrine Erkrankungen/Stoffwechsel	34	15	18	26	7	498.255	3,5
05 Psychische und Verhaltensstörungen	69	12	8	9	2	198.967	1,4
06 Krankheiten des Nervensystems	46	18	18	16	2	597.687	4,2
07 Krankheiten der Augen	27	23	26	22	2	306.628	2,2
08 Krankheiten der Ohren	55	18	15	11	1	125.397	0,9
09 Krankheiten des Kreislaufsystems	18	21	26	30	5	2.610.350	18,5
10 Krankheiten des Atmungssystems	42	16	18	20	5	1.227.681	8,7
11 Krankheiten des Verdauungssystems	44	19	17	17	3	1.706.723	12,1
12 Krankheiten der Haut	59	14	12	12	2	245.399	1,7
13 Krankheiten des Muskel-Skelett-Systems	38	24	22	14	1	1.432.087	10,1
14 Krankheiten des Urogenitalsystems	42	18	19	18	3	1.018.650	7,2
19 Verletzungen	41	14	15	23	7	1.746.551	12,4

Krankenhaus-Report 2025

1.4.3 Fälle nach Erkrankungsgruppen

Die zahlenmäßige Bedeutung der Fälle der einzelnen Erkrankungsgruppen (relevante ICD-10-Kapitel) unterscheidet sich deutlich voneinander (Tab. 1.4). Am häufigsten sind (Herz-)Kreislauf-, Krebs-, Verdauungssystem- und Muskel-Skelett-Erkrankungen sowie Verletzungen. Von diesen Diagnosen haben die 80-Jährigen und Älteren bei den (Herz-)Kreislauf-Erkrankungen mit 30 % bzw. 5 % (90-Jährige und ältere) die höchsten Anteile an den Fallzahlen. Ähnlich hohe Raten verzeichnen Erkrankungen der Blutbildung (28 % bzw. 7 %), Endokrine Erkrankungen (u. a. Diabetes, 26 % bzw. 7 %) und Verletzungen (z. B. infolge von Unfällen, 23 % bzw. 7 %). In diesen Gruppen sind auch die Anteile der besonders hohen Altersgruppe (90-Jährige und ältere) am höchsten. Die absolute zahlenmäßige Bedeutung dieser Gruppen ist jedoch z. T. erheblich geringer. Die hohen Raten bei den 80-Jährigen und älteren bei Erkrankungen des Blutes sind insbesondere auf Eisenmangel- und andere Anämien zurückzuführen, die vermehrt im hohen Lebensalter auftreten. Die höchsten Altersgruppen sind bei psychischen Erkrankungen, Muskel-Skelett-Erkrankungen und auch Krebserkrankungen (Neubildungen) dagegen von verminderter Bedeutung.

1.4.4 Fälle nach Erkrankungen

In Tab. 1.5 sind ausgewählte Erkrankungen (3-stellige ICD-Hauptdiagnosen) mit den höchsten absoluten Anstiegen der einwohnerbezogenen Fallhäufigkeit gegenüber der davor-

Kapitel 1 · Empirische Bestandsaufnahme und Vorausberechnung

Tab. 1.5 Erkrankungen (3-stellige ICD-10-Hauptdiagnosen) mit den jeweils höchsten Anstiegen der Fallhäufigkeit gegenüber jüngeren Altersgruppen nach Altersgruppen und Geschlecht

Geschlecht	Altersgruppe	Hauptdiagnose	Bezeichnung Hauptdiagnose	Fallzahl pro 1.000 Einwohner	Fallzahl	Relativer Anstieg gegenüber der vorangehenden Altersdekade [%]	Absoluter Anstieg der Häufigkeit pro 1.000 Einwohner gegenüber der vorangehenden Altersdekade
Männer	60–69	I48	Vorhofflimmern und Vorhofflattern	9,6	53.317	207	4,9
		C34	Bösartige Neubildung der Bronchien und der Lunge	6,9	38.476	309	4,7
		I70	Atherosklerose	6,7	37.507	307	4,6
		J44	Sonstige chronische obstruktive Lungenkrankheit	6,5	36.076	313	4,4
		I25	Chronische ischämische Herzkrankheit	7,4	41.281	224	4,1
	70–79	I50	Herzinsuffizienz	17,1	58.725	288	11,2
		I48	Vorhofflimmern und Vorhofflattern	15,9	54.603	166	6,3
		I63	Hirninfarkt	10,4	35.782	188	4,9
		I25	Chronische ischämische Herzkrankheit	12,1	41.435	163	4,7
		C61	Bösartige Neubildung der Prostata	9,9	33.887	180	4,4
	80–89	I50	Herzinsuffizienz	46,7	100.122	273	29,6
		S72	Fraktur des Femurs	13,4	28.759	304	9,0
		J18	Pneumonie, Erreger nicht näher bezeichnet	16,0	34.300	228	9,0
		E86	Volumenmangel	12,2	26.069	354	8,7
		N39	Sonstige Krankheiten des Harnsystems	14,6	31.313	216	7,9
	90 und älter	I50	Herzinsuffizienz	91,3	22.226	195	44,5
		S72	Fraktur des Femurs	35,3	8.589	263	21,8
		J18	Pneumonie, Erreger nicht näher bezeichnet	32,3	7.853	201	16,2
		E86	Volumenmangel	27,5	6.685	226	15,3
		S06	Intrakranielle Verletzung	24,2	5.892	216	13,0

◻ Tab. 1.5 (Fortsetzung)

Geschlecht	Alters-gruppe	Haupt-diagnose	Bezeichnung Hauptdiagnose	Fallzahl pro 1.000 Einwohner	Fallzahl	Relativer Anstieg gegenüber der vorangehenden Altersdekade [%]	Absoluter Anstieg der Häufigkeit pro 1.000 Einwohner gegenüber der vorangehenden Altersdekade
Frauen	60–69	J44	Sonstige chronische obstruktive Lungenkrankheit	5,4	31.756	311	3,7
		I48	Vorhofflimmern und Vorhofflattern	5,3	31.228	304	3,6
		M17	Gonarthrose [Arthrose des Kniegelenkes]	6,6	39.020	212	3,5
		M16	Koxarthrose [Arthrose des Hüftgelenkes]	5,7	33.236	238	3,3
		C34	Bösartige Neubildung der Bronchien und der Lunge	4,9	28.911	266	3,1
	70–79	I48	Vorhofflimmern und Vorhofflattern	14,0	57.223	264	8,7
		I50	Herzinsuffizienz	11,3	46.137	403	8,5
		S72	Fraktur des Femurs	6,7	27.390	341	4,7
		I63	Hirninfarkt	6,9	28.102	250	4,1
		M17	Gonarthrose [Arthrose des Kniegelenkes]	10,6	43.415	160	4,0
	80–89	I50	Herzinsuffizienz	38,8	122.608	343	27,5
		S72	Fraktur des Femurs	22,4	70.810	334	15,7
		E86	Volumenmangel	13,3	41.887	406	10,0
		I63	Hirninfarkt	15,1	47.781	220	8,2
		S06	Intrakranielle Verletzung	10,5	33.173	342	7,4
	90 und älter	I50	Herzinsuffizienz	74,8	43.864	193	36,0
		S72	Fraktur des Femurs	49,6	29.056	221	27,1
		E86	Volumenmangel	27,7	16.255	209	14,5
		S06	Intrakranielle Verletzung	21,8	12.805	208	11,3
		J18	Pneumonie, Erreger nicht näher bezeichnet	18,3	10.743	197	9,0

Krankenhaus-Report 2025

liegenden Altersdekade nach Altersgruppen und Geschlecht dargestellt. So steigt z. B. die Krankenhausaufnahmehäufigkeit wegen Vorhofflimmern und Vorhofflattern bei den 60- bis 69-jährigen Männern gegenüber der Altersgruppe der 50- bis 59-Jährigen (nicht dargestellt) um 4,9 Fälle pro 1.000 Einwohner, was einer Steigerungsrate um 207 % entspricht. Die stationäre Behandlungshäufigkeit der Herzinsuffizienz bei Frauen vervierfacht sich in der Altersgruppe der 70- bis 79-Jährigen gegenüber der Altersdekade davor, verdreifacht sich ein weiteres Mal bei den 80- bis 89-Jährigen und verdoppelt sich schließlich bei den über 90-Jährigen auf 74,8 Fälle pro 1.000 Einwohner.

In der Altersgruppe der jüngeren Alten (60–69) gehören bei Männern und Frauen Vorhofflimmern und Vorhofflattern, bösartige Neubildung der Bronchien und der Lunge sowie COPD zu den Erkrankungen mit den höchsten Anstiegen. Bei Frauen dieser Altersgruppe gibt es auch besonders starke Anstiege aufgrund von Gonarthrose und Koxarthrose. In den höchsten Altersgruppen steigen die Aufnahmehäufigkeiten bei beiden Geschlechtern v. a. aufgrund von Herzinsuffizienz, Femurfrakturen, Pneumonie, Volumenmangel und Intrakranieller Verletzung.

Erkennbar ist auch, dass gravierende Krankheiten mit bekannt hoher Prävalenz bzw. Inzidenz, z. B. die chronische ischämische Herzkrankheit (bei Männern ab 80) und Formen von Neubildungen (bei Frauen ab 70 und Männern ab 80), in den hohen Altersgruppen nicht mehr unter den Erkrankungen mit den jeweils höchsten Anstiegen der Fallhäufigkeit gegenüber jüngeren Altersgruppen zählen.

1.5 Vorausberechnete zukünftige stationäre Versorgung

1.5.1 Fallzahlen und Aufwand

Die vorausberechnete Fallzahl ohne Differenzierung nach Alters- und Geschlechtsgruppen, Bundesländern oder Erkrankungsgruppen

Tab. 1.6 Vorausberechneter Aufwand bis 2070 nach Prognosevarianten gegenüber dem Basisjahr 2023

Jahr	Status quo (Mrd. Euro)	Variante 1 (Mrd. Euro)	Anstieg zu Status quo [%]	Variante 2 (Mrd. Euro)	Anstieg zu Status quo [%]	Variante 3 (Mrd. Euro)	Anstieg zu Status quo [%]	Variante 4 (Mrd. Euro)	Anstieg zu Status quo [%]	Variante 5 (Mrd. Euro)	Anstieg zu Status quo [%]
2023	83,2	–	–	–	–	–	–	–	–	–	–
2030		86,3	3,7	86,8	4,4	87,3	4,9	86,6	4,1	86,9	4,5
2040		90,4	8,6	91,5	10,0	92,5	11,2	91,6	10,1	91,3	9,7
2050		90,9	9,3	93,0	11,8	94,8	14,0	93,5	12,3	92,3	10,9
2060		88,2	6,1	91,8	10,4	95,1	14,3	91,6	10,1	91,7	10,2
2070		87,7	5,4	93,3	12,2	98,6	18,5	91,6	10,2	94,4	13,5

Krankenhaus-Report 2025

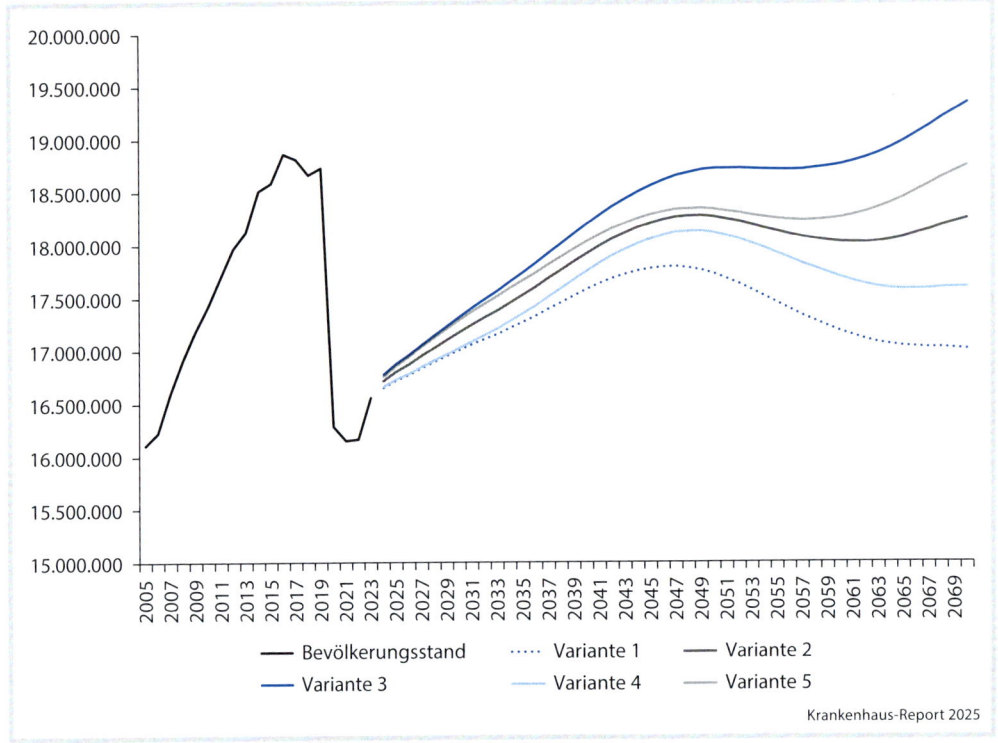

Abb. 1.4 Tatsächliche und vorausberechnete Fallzahlen in den Jahren 2005 bis 2070

zeigt unterschiedliche Entwicklungen abhängig von den Varianten der Bevölkerungsvorausberechnung (Abb. 1.4). Gemeinsam ist den Varianten, dass diese einen Anstieg von der Gegenwart bis etwa zum Ende der 2040er-Jahre prognostizieren, danach einen moderaten Rückgang und ein erneutes Anwachsen, letzteres jedoch nicht in allen Varianten.

Die erwarteten Fallzahlen übertreffen jedoch nur in der Variante mit dem höchsten Anstieg (Variante 3 mit mittleren Annahmen zu Geburtenzahl und Lebenserwartungen und hohem Wanderungssaldo) das bereits in den Jahren 2016 bis 2019 erreichte Niveau, und dies auch nur gegen Ende des Horizonts der Vorausberechnung jenseits des Jahres 2060. Bis etwa Mitte der 2040er-Jahre würde in dieser Variante etwa das Fallzahlniveau von 2016 bis 2019 vor der Corona-Pandemie erneut erreicht, in allen anderen Varianten bliebe es darunter. Allerdings ist dieses Ergebnis vom verwendeten Basisjahr 2023 abhängig, in dem das prä-pandemische Fallzahlniveau weiterhin deutlich unterschritten wird.

Zwar überschreiten die vorausberechneten Fallzahlen somit vielfach nicht das Niveau des Jahres 2019 (vgl. Abb. 1.4). Da allerdings eine erhebliche Verschiebung in der Alterszusammensetzung aufgrund der der Vorausberechnung zugrunde liegenden Bevölkerungsvorausberechnung erwartet wird, steigt der erwartete zukünftige Behandlungsaufwand in allen Varianten und für alle vorausberechneten Zeiträume an (Tab. 1.6). Das Ausmaß des Anstiegs erreicht maximal rund 14 % für das Jahr 2050 (Variante 3), minimal rund 9 % (Variante 1) sowie für das Jahr 2070 maximal rund 18,5 % und minimal rund 5 % (Varianten 3 bzw. 1) gegenüber dem Basisjahr 2023.

1.5.2 Fälle nach Bundesländern

Die vorausberechnete Fallzahlveränderung unterscheidet sich erheblich zwischen den Bundesländern. Deutliche Steigerungen um 20 % bis 40 % werden bis 2050 und in noch höherem Maße bis zum Ende des Vorausberechnungszeitraums im Jahre 2070 in den norddeutschen Stadtstaaten Bremen, Hamburg und Berlin sowie in Baden-Württemberg und Bayern erwartet, in etwas geringerem Ausmaß in Niedersachsen, Hessen und Schleswig-Holstein (◘ Tab. 1.7). Ein deutlicher Rückgang um etwa 20 % bis 30 % zeigt sich insbesondere in Sachsen-Anhalt, Thüringen und Sachsen sowie im Saarland. Für die übrigen Ländern ergeben sich dazwischen liegende Werte. Insbesondere bei den Prognoseergebnissen für die Stadtstaaten ist zu beachten, dass ein nicht unerheblicher Teil der Fälle in deren Krankenhäusern von Bewohnerinnen und Bewohnern der umliegenden Bundesländer verursacht wird. Da sich die Prognosen auf die Wohnorte der Patienten und nicht auf deren Behandlungsorte beziehen, spielen für eine Abschätzung der Nachfrage nach Krankenhausbehandlungen in diesen Bundesländern auch die demographischen Entwicklungen in der Nachbarschaft und potenzielle Änderungen des Grades der Umlandversorgung eine Rolle.

◘ **Tab. 1.7** Vorausberechnete relative Veränderungen der Fallzahlen gegenüber 2023 nach Bundesländern

Bundesland	2030		2040		2050		2070	
	min. [%]	max. [%]	min. [%]	max. [%]	min. [%]	max. [%]	min. [%]	max. [%]
Brandenburg	98	99	102	105	100	105	92	103
Berlin	111	115	115	122	121	132	132	157
Baden-Württemberg	125	128	131	136	135	142	131	149
Bayern	108	110	113	117	116	123	113	130
Bremen	115	118	117	122	119	129	121	141
Hessen	104	106	108	112	110	117	107	122
Hamburg	117	119	122	127	128	136	134	151
Mecklenburg-Vorpommern	95	97	98	101	93	98	82	92
Niedersachsen	105	107	109	113	109	116	104	120
Nordrhein-Westfalen	90	92	93	96	94	98	89	100
Rheinland-Pfalz	99	101	103	106	103	109	97	111
Schleswig-Holstein	111	113	115	118	116	122	109	122
Saarland	90	92	90	93	87	91	79	90
Sachsen	104	105	103	106	100	105	92	104
Sachsen-Anhalt	90	91	88	90	82	86	70	79
Thüringen	87	88	86	88	80	85	69	80

Krankenhaus-Report 2025

1.5.3 Fälle nach Erkrankungsgruppen

Ein Anstieg des Anteils der Älteren (80-Jährige und ältere) wird in allen Varianten der Vorausberechnung für alle betrachteten zukünftigen Zeitpunkte und Erkrankungsgruppen erwartet (◘ Tab. 1.8). Damit setzt sich fort, was bereits im Vergleich der Jahre 2005 und 2023 erkennbar war. Dieser Anstieg fällt für die Erkrankungsgruppen jedoch unterschiedlich aus. Für Bluterkrankungen (u. a. Anämien), endokrine Erkrankungen (u. a. Diabetes), Herz-Kreislauf-Erkrankungen, Infektionen und Verletzungen (u. a. Frakturen) werden in den Jahren 2050 bis 2070 Anteile der 80-Jährigen und älteren von maximal rund 40 % bis 50 %, minimal immer noch von etwa 30 % bis 40 % erwartet. Für alle Erkrankungen gilt, dass im Zeitraum von 2050 bis 2070 der Anteil dieser Altersgruppe mindestens etwa 20 % aller Fälle ausmacht. Die Rangfolge der gemessen an den Fallzahlen bedeutendsten Erkrankungsgruppen bleibt über den Vorausberechnungszeitraum weitgehend unverändert.

Die vorausberechnete Entwicklung der Fallzahlen zeigt in den Jahren 2050 und 2070 Anstiege der Fallzahlen in fast allen Erkrankungsgruppen (◘ Tab. 1.9). Die Steigerungen sind bei Fällen zur Behandlung von Herz-Kreislauf-Erkrankungen, Erkrankungen der Blutbildung und des Immunsystems und bei Stoffwechselerkrankungen und Verletzungen größer als bei anderen Erkrankungsgruppen.

◘ **Tab. 1.8** Vorausberechnung des Anteils 80-Jähriger und Älterer an allen Fällen nach Erkrankungsgruppen

Erkrankungsgruppe (ICD-10-Kap.)	2005 [%]	2023 [%]	2040 min. [%]	2040 max. [%]	2050 min. [%]	2050 max. [%]	2070 min. [%]	2070 max. [%]
01 Infektionen	13	26	27	30	32	39	30	41
02 Neubildungen	10	19	20	21	24	27	22	29
03 Blut-E./Immunsystem	24	35	36	39	42	49	40	51
04 Endokrine E./Stoffwechsel	19	33	35	38	41	47	39	50
05 Psychische und Verhaltensst.	9	11	12	14	14	18	13	20
06 K. d. Nervensystems	12	18	19	21	23	27	21	29
07 K. d. Augen	23	24	24	26	29	33	27	34
08 K. d. Ohren	5	12	12	14	15	18	14	20
09 K. d. Kreislaufsystems	22	35	36	38	43	47	40	49
10 K. d. Atmungssystems	15	24	26	29	31	37	29	40
11 K. d. Verdauungssystems	13	20	21	23	25	30	24	32
12 K. d. Haut	10	15	16	19	19	24	18	27
13 K. d. Muskel-Skelett-Systems	8	16	17	18	20	23	19	24
14 K. d. Urogenitalsystems	11	22	23	26	28	33	26	35
19 Verletzungen	16	30	31	35	37	44	35	47

Krankenhaus-Report 2025

Tab. 1.9 Vorausberechnung Fallzahlen nach Erkrankungsgruppen 2050 und 2070

Erkrankungsgruppe (ICD-10-Kap.)	2023 Fälle	Anteil [%]	2040 min. Fälle	Veränderung zu 2023 [%]	2040 max. Fälle	Veränderung zu 2023 [%]	2050 min. Fälle	Veränderung zu 2023 [%]	2050 max. Fälle	Veränderung zu 2023 [%]	2070 min. Fälle	Veränderung zu 2023 [%]	2070 max. Fälle	Veränderung zu 2023 [%]
01 Infektionen	515.153	3,7	551.351	107	572.948	111	565.978	110	598.911	116	547.427	106	619.537	120
02 Neubildungen	1.763.425	12,5	1.898.420	108	1.928.003	109	1.850.501	105	1.920.874	109	1.777.830	101	2.005.531	114
03 Blut-E./Immunsystem	116.322	0,8	130.121	112	132.860	114	135.490	116	141.074	121	132.852	114	146.396	126
04 Endokrine E./Stoffwechsel	498.255	3,5	548.308	110	560.082	112	573.247	115	596.710	120	558.905	112	618.413	124
05 Psychische und Verhaltensstörungen	198.967	1,4	196.549	99	209.447	105	192.137	97	212.755	107	181.348	91	217.498	109
06 K. d. Nervensystems	597.687	4,2	626.481	105	648.877	109	615.810	103	654.565	110	589.223	99	676.604	113
07 K. d. Augen	306.628	2,2	336.254	110	341.451	111	330.193	108	341.927	112	317.517	104	355.783	116
08 K. d. Ohren	125.397	0,9	125.691	100	131.862	105	122.029	97	132.023	105	115.089	92	135.122	108

Tab. 1.9 (Fortsetzung)

Erkrankungs-gruppe (ICD-10-Kap.)	2023		2040					2050					2070				
	Fälle	Anteil [%]	min. Fälle	Veränderung zu 2023 [%]	max. Fälle	Veränderung zu 2023 [%]		min. Fälle	Veränderung zu 2023 [%]	max. Fälle	Veränderung zu 2023 [%]		min. Fälle	Veränderung zu 2023 [%]	max. Fälle	Veränderung zu 2023 [%]	
09 K. d. Kreislaufsystems	2.610.350	18,5	2.930.770	112	3.053.055	117		2.995.168	115	3.202.784	123		3.004.504	115	3.283.757	126	
10 K. d. Atmungssystems	1.227.681	8,7	1.319.898	108	1.367.982	111		1.351.631	110	1.424.606	116		1.310.197	107	1.480.224	121	
11 K. d. Verdauungssystems	1.706.723	12,1	1.785.921	105	1.845.736	108		1.780.899	104	1.888.331	111		1.704.760	100	1.952.402	114	
12 K. d. Haut	245.399	1,7	247.340	101	261.202	106		245.603	100	267.185	109		233.499	95	273.933	112	
13 K. d. Muskel-Skelett-Systems	1.432.087	10,1	1.494.516	104	1.532.020	107		1.444.084	101	1.521.287	106		1.367.880	96	1.567.691	109	
14 K. d. Urogenitalsystems	1.018.650	7,2	1.086.279	107	1.120.279	110		1.089.029	107	1.148.308	113		1.052.285	103	1.193.499	117	
19 Verletzungen	1.746.551	12,4	1.885.782	108	1.949.993	112		1.967.756	113	2.072.421	119		1.907.097	109	2.139.475	122	

Krankenhaus-Report 2025

1.6 Diskussion

Die Ergebnisse zeigen, dass die Häufigkeit von Krankenhausaufenthalten sowie deren mittlere Dauer und deren Aufwand grundsätzlich mit dem Alter zunehmen. Männer verursachen dabei höhere Aufwände als Frauen in den gleichen Altersgruppen. Dies sind im Wesentlichen bekannte und erwartbare Ergebnisse. Eine regional differenzierte Betrachtung zeigt deutliche Unterschiede zwischen den Bundesländern und unterschiedliche Entwicklungen im Zeitraum von 2005 bis 2023. Diese Unterschiede beruhen nur teilweise auf unterschiedlichen demographischen Bevölkerungsstrukturen. In welchem Maße sie auf unterschiedlicher stationärer Leistungsinanspruchnahme oder unterschiedlicher Morbidität beruhen, lässt sich im Rahmen dieser Arbeit nicht klären.

In den hohen Altersgruppen sind neben den hochprävalenten Erkrankungen des Kreislaufsystems insbesondere die mit dem Alter stark zunehmende Herzinsuffizienz sowie die Folgen von Stürzen, insbesondere Femurfrakturen, zu beobachten. In sehr hohen Altersgruppen sind zudem auch Krankenhausbehandlungen aufgrund von Lungenentzündung, der Störung des Elektrolythaushaltes oder eines Volumenmangels häufig. Insgesamt bestätigen diese Ergebnisse den vorliegenden Erkenntnisstand zu Erkrankungen und körperlichen Einschränkungen im hohen und höchsten Lebensalter.

Die Vorausberechnungen zu zukünftig erwarteten Krankenhausfallzahlen und mit diesen verbundenen Aufwänden, auch vor dem Hintergrund der Entwicklung zwischen 2005 und 2023, zeigen dagegen ein nicht unmittelbar zu erwartendes Ergebnis. Die zukünftig erwarteten Fallzahlen überschreiten nämlich, abhängig von der zugrunde gelegten demographischen Vorhersagevariante, entweder nicht oder nur mäßig die bereits in der Vergangenheit beobachteten Fallzahlen. Insbesondere die im Verlauf etlicher Jahre bis einschließlich 2019, also vor der Corona-Pandemie, erheblich gestiegenen Fallzahlen waren vergleichbar hoch. Erst etwa um das Jahr 2050 erreichen sie gemäß der hier vorliegenden Hochrechnung wieder ein entsprechendes Niveau. Der erwartete Aufwand steigt dabei stärker als die Fallzahlen und in der Variante mit dem höchsten Anstieg gegenüber 2023 im Jahr 2070 um 18,5 % (im Jahr 2050 um 14 %). Der gegenüber der geschätzten Fallzahlentwicklung überproportionale Anstieg ist durch eine Verschiebung in der Alterszusammensetzung der zukünftig geschätzten Fälle und entsprechend einem höheren Anteil aufwändigerer Fälle in höheren Altersgruppen erklärbar.

Über die Entwicklung von Fallzahlen und Aufwänden hinaus ist mit Verschiebungen im Krankheitsspektrum zu rechnen, da bei einigen häufigen Erkrankungen bzw. Behandlungsbedarfen, u. a. Herz-Kreislauf-Erkrankungen, Stoffwechselerkrankungen und Verletzungen, die Fallzahlen überproportional stark ansteigen.

Die prognostizierten Veränderungen in den Fallzahlen zwischen den Bundesländern weichen teilweise erheblich von den Bundeswerten ab. Es kommt zum Teil zu einer erheblichen Zunahme von bis zu 30 % oder 50 % in einigen Ländern (besonders den Stadtstaaten), aber auch zu einer Abnahme um rund 20 %.

Es ist allerdings zu betonen, dass das hier verwendete relativ einfache demographische Hochrechnungsverfahren trotz der Nutzung von fünf Varianten einer Reihe von erheblichen Einschränkungen unterliegt. Diese beruhen zum einen auf den Unsicherheiten der demographischen Vorausberechnung. Das Morbiditätsgeschehen und die Behandlungsmöglichkeiten werden unverändert fortgeschrieben. Dies scheint weder bezogen auf zukünftige Behandlungsmöglichkeiten noch auf die zukünftige Morbidität eine besonders realistische Annahme zu sein, die aber auch nicht einfach modifiziert werden kann, da beide von einer Vielzahl von Faktoren abhängen, u. a. von zukünftigen medizinischen Erkenntnissen und sozio-ökonomischen Veränderungen mit Einfluss auf die Morbidität. So sind z. B. sowohl ein längeres gesundes Leben mit einer kurzen Morbiditätsspitze zum Lebensende

(Kompressionsthese) als auch ein verlängertes Leben mit entsprechend verlängerter Zeit der Morbidität (Medikalisierungsthese) denkbar (s. Breyer, ▶ Kap. 4 in diesem Band). Veränderungen der Behandlungsmöglichkeiten könnten zu weiterer Ambulantisierung der derzeit stationär erbrachten Leistungen führen. Demgegenüber sind auch neue Leistungen mit stationärer Behandlungsbedürftigkeit denkbar. So könnten bisher als nicht-operabel eingeschätzte Fälle durch die Nutzung weniger invasiver Verfahren behandelbar werden. Es ist also nicht klar, ob Entwicklungen der Morbidität und der Behandlungsmöglichkeiten in Zukunft eher zu mehr oder zu weniger (stationärer) Krankenhausbehandlungen führen. Dabei ist in Deutschland u. E. nach wie vor eher von einer zu unkritischen Nutzung neuer Verfahren auszugehen (Dreger et al. 2021).

Die geschätzten zukünftigen Fallzahlen hängen in erheblichem Maße auch davon ab, welches Basisjahr in Bezug auf das Leistungsgeschehen für die Analyse gewählt wird. Dies machen die historischen Zahlen für 2005 bis 2023 sehr deutlich. Während die Wahl eines anderen als des letztverfügbaren Jahres schwerlich begründbar wäre, ist jedoch auch der Bruch der Zeitreihe mit der Corona-Pandemie offenkundig. Eine Hochrechnung auf der Basis des Jahres 2019 hätte sicherlich zu einer Prognose von zukünftig deutlich höheren, bisher nie erreichten Fallzahlen geführt. Zugleich zeigen vorliegende, etwas ältere Abschätzungen, basierend auf Daten bis 2015 und einer Hochrechnung bis 2040, zwar höhere vorausberechnete Anstiege, die aber ebenfalls in Bezug auf die demographischen Einflüsse als „moderat" bewertet werden (Nowossadeck et al. 2020). Der Fallzahlanstieg („Mengenausweitung") zwischen den Jahren 2010 und 2017 reicht weit über demographisch bedingte Entwicklungen hinaus, ist u. E. mit Über- und Fehlversorgung einhergehend und wurde in verschiedenen Dimensionen bereits vielfach untersucht (z. B. Kumar und Schoenstein 2013). Hier sei zudem auf einen Ansatz (Sundmacher et al. 2015) zu „ambulant sensitiven Krankenhausfällen" hingewiesen (s. Hengel et al., ▶ Kap. 17 in diesem Band), der teilweise sogar ein Potenzial zur Reduktion der Fallzahlen in einem hohen zweistelligen Prozentbereich vermutet.

Die Zahl der tatsächlich beobachteten oder zu erwartenden Krankenhausfälle, deren Dauer, deren Aufwand und Kosten hängen nicht nur von einer auch nicht einfach zu schätzenden objektiven Morbidität und der bedarfsgerechten und evidenzbasierten Nutzung von Behandlungsverfahren ab. Sie beruhen sowohl auf den Möglichkeiten der Medizin und deren angemessener Nutzung als auch auf den strukturellen und finanziellen Rahmenbedingungen. Dies wird insbesondere in den immer wieder beobachteten Variationen zwischen Regionen oder Versorgern deutlich.

Es sind auch gegenwärtig schon bestehende oder sich zukünftig entwickelnde Ansätze für die Behandlung von Patientinnen und Patienten im hohen Lebensalter von besonderer Bedeutung. So könnten z. B. die im Krankenhausversorgungsverbesserungsgesetz (KHVVG) vorgesehenen sektorübergreifenden Versorgungszentren dazu beitragen, die altenspezifische stationäre Versorgung zu verbessern, indem sie ihr Angebot auf die spezifischen pflegerischen Bedürfnisse alter Patientinnen und Patienten fokussieren. Dabei ist eine Aufwandsreduktion in Fällen denkbar, in denen die Betroffenen kein Setting mit kostenintensiven Vorhaltungen von Krankenhäusern höherer „Level" benötigen. Angesichts des hohen Anteils von Todesfällen in der stationären Akutversorgung in den höchsten Altersgruppen kann auch die Frage der Übertherapie am Lebensende gestellt werden. Hinweise darauf lieferte u. a. eine aktuelle Studie zur Beatmung im Krankenhaus (Karagiannidis et al. 2024). Ambulante Palliativversorgung und stationäre Hospize könnten hier vielleicht eine oft menschenwürdigere Versorgung am Lebensende als das Krankenhaus bieten. Eine Vielzahl von Krankenhausaufenthalten alter Menschen sind mutmaßlich durch Unfälle mitbedingt. Darauf weisen Diagnosen wie Femurfraktur und Intrakranielle Verletzung hin, die im Alter eine gravierende Zunahme zeigen. Durch präventive Maßnahmen wie Sturzprophylaxe ließe sich ein Teil der Verletzungen in Zukunft vielleicht vermeiden.

Im Rahmen der vorliegenden übergreifenden Darstellung konnten diese Aspekte nicht datenbasiert differenziert berücksichtigt werden, auch wenn mit den zugrunde liegenden Daten spezialisiertere Analysen grundsätzlich möglich sind. Für einige interessante Fragen, z. B. auch der geriatrischen Versorgung, sind jedoch auch die in den genutzten Daten vorhandenen Angaben etwa zu spezifischen geriatrischen Stationen nicht ausreichend eindeutig bzw. vollständig, um diese im Rahmen einer Überblicksdarstellung nutzen zu können. Nicht untersucht werden konnte in dieser Arbeit, in welchem Umfang sich mehrfache Krankenhausinanspruchnahme innerhalb eines Zeitraums auf bestimmte Patientengruppen konzentriert, da in den Daten kein Personenpseudonym verfügbar ist, sodass Fälle derselben Person nicht als solche erkennbar sind. Es ist jedoch davon auszugehen, dass bestimmte Gruppen unter Berücksichtigung von Alter und Geschlecht ein überproportionales Risiko für mehrfache Krankenhausaufnahmen haben. Die Arbeit beschränkt sich auch auf die somatische Krankenhausinanspruchnahme, sodass Aspekte der psychiatrischen Krankenhausbehandlung im Alter, insbesondere der Gerontopsychiatrie, nicht untersucht wurden.

Literatur

DESTATIS (2024a) Statistischer Kode 12411-0013. https://www-genesis.destatis.de/datenbank/online

DESTATIS (2024b) https://www.destatis.de/DE/Themen/Gesellschaft-Umwelt/Bevoelkerung/Bevoelkerungsvorausberechnung/begleitheft.html?nn=208696#ausgangsjahr

DESTATIS (2024c) Statistischer Kode Kode 12421-0006. https://www-genesis.destatis.de/datenbank/online

DESTATIS (2024d) Statistischer Kode Kode 12613-0003. https://www-genesis.destatis.de/datenbank/online

Dreger M, Eckhardt H, Felgner S, Ermann H, Lantzsch H, Rombey T, Busse R, Henschke C, Panteli D (2021) Implementation of innovative medical technologies in German inpatient care: patterns of utilization and evidence development. Implement Sci 16(1):94. https://doi.org/10.1186/s13012-021-01159-3 (Erratum in: Implement Sci. 2022 Jan 24;17(1):8. https://doi.org/10.1186/s13012-022-01187-7)

Karagiannidis C, Krause F, Bentlage C, Wolff J, Bein T, Windisch W, Busse R (2024) In-hospital mortality, comorbidities, and costs of one million mechanically ventilated patients in Germany: a nationwide observational study before, during, and after the COVID-19 pandemic. Lancet Reg Health Eur 42:100954. https://doi.org/10.1016/j.lanepe.2024.100954

Kumar A, Schoenstein M (2013) Managing hospital volumes: Germany and experiences from OECD countries. OECD health working papers no. 64. https://doi.org/10.1787/5k3xwtg2szzr-en

Nowossadeck E, Prütz F, Teti A (2020) Population change and the burden of hospitalization in Germany 2000-2040: decomposition analysis and projection. PLoS ONE 15(12):e243322. https://doi.org/10.1371/journal.pone.0243322

Sundmacher L, Fischbach D, Schuettig W, Naumann C, Augustin U, Faisst C (2015) Which hospitalisations are ambulatory care-sensitive, to what degree, and how could the rates be reduced? Results of a group consensus study in Germany. Health Policy 119(11):1415–1423. https://doi.org/10.1016/j.healthpol.2015.08.007

Open Access Dieses Kapitel wird unter der Creative Commons Namensnennung 4.0 International Lizenz (http://creativecommons.org/licenses/by/4.0/deed.de) veröffentlicht, welche die Nutzung, Vervielfältigung, Bearbeitung, Verbreitung und Wiedergabe in jeglichem Medium und Format erlaubt, sofern Sie den/die ursprünglichen Autor(en) und die Quelle ordnungsgemäß nennen, einen Link zur Creative Commons Lizenz beifügen und angeben, ob Änderungen vorgenommen wurden.

Die in diesem Kapitel enthaltenen Bilder und sonstiges Drittmaterial unterliegen ebenfalls der genannten Creative Commons Lizenz, sofern sich aus der Abbildungslegende nichts anderes ergibt. Sofern das betreffende Material nicht unter der genannten Creative Commons Lizenz steht und die betreffende Handlung nicht nach gesetzlichen Vorschriften erlaubt ist, ist für die oben aufgeführten Weiterverwendungen des Materials die Einwilligung des jeweiligen Rechteinhabers einzuholen.

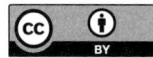

Erkrankungshäufigkeiten und die Inanspruchnahme des Gesundheitssystems alter und hochbetagter Menschen im Überblick

Caroline Schmuker, Jozef Leporis und Christian Günster

Inhaltsverzeichnis

2.1 Einleitung – 28

2.2 Methoden – 30

2.3 Ergebnisse – 32
2.3.1 Gesundheitszustand und Beschwerden im Alter – 32
2.3.2 Inanspruchnahme des Gesundheitssystems im Alter – 37
2.3.3 Gesundheitsausgaben im Alter im sektoralen Vergleich – 44

2.4 Zusammenfassung – 46

Literatur – 47

▸▸ Zusammenfassung

Der vorliegende Beitrag gibt einen Überblick über wichtige Kennzahlen in der medizinischen Versorgung älterer Menschen. Er berichtet über häufig dokumentierte Behandlungsdiagnosen und beschreibt, auf welche Weise die Bevölkerungsgruppe 65+ Leistungen des Gesundheitswesens in Anspruch nimmt. Grundlage der deskriptiven Darstellung sind die bundesweiten Abrechnungsdaten aller AOK-Versicherten aus dem Jahr 2023, die auf die deutsche Wohnbevölkerung standardisiert und hochgerechnet wurden. Die Darstellung berücksichtigt ambulant und stationär dokumentierte Behandlungsdiagnosen sowie die Inanspruchnahme von vier zentralen Versorgungsbereichen: Krankenhausbehandlung, ambulant-ärztliche Behandlung, Arzneimittel- und Heilmittelbehandlung. Dies geschieht vor dem Hintergrund, dass das Krankheitsspektrum der Bevölkerung direkten Einfluss auf die Versorgungssituation im Krankenhaus und die Verteilung begrenzter Ressourcen im Gesundheitswesen hat. Abschließend wird untersucht, welchen Anteil der Krankenhaussektor an den Gesamtausgaben der gesetzlichen Krankenversicherung hat, wie sich diese Gewichtung im Alter verändert und welche Leistungsbereiche besonders stark von einem Anstieg der durchschnittlichen Ausgaben pro Person im höheren Alter betroffen sind.

This article provides an overview of important key figures in the medical care of older people. It reports on frequently documented treatment diagnoses and describes how the 65+ population uses health services. The descriptive presentation is based on the nationwide billing data of all AOK insured persons from 2023, which were standardized and extrapolated to the German resident population. The presentation takes into account documented outpatient and inpatient treatment diagnoses as well as the use of four key service sectors: hospital treatment, outpatient medical treatment, pharmaceutical treatment and treatment with therapeutic products. This is done in the context of the fact that the range of illnesses in the population has a direct influence on the care situation in hospitals and the distribution of limited resources in the healthcare system. Finally, the study examines the share of the hospital sector in the total expenditure of statutory health insurance, how this weighting changes with age, and which service areas are particularly affected by an increase in average per-person expenditure in old age.

2.1 Einleitung

Der vorliegende Beitrag gibt einen Überblick über wichtige Kennzahlen in der medizinischen Versorgung älterer Menschen. Er berichtet über Diagnosehäufigkeiten und beschreibt, auf welche Weise die Bevölkerungsgruppe 65+ Leistungen des Gesundheitswesens in Anspruch nimmt. Grundlage für die Darstellung sind dabei die bundesweiten Abrechnungsdaten aller AOK-Versicherten aus dem Jahr 2023, die auf die deutsche Wohnbevölkerung standardisiert und hochgerechnet wurden. Mit diesem datenbasierten Überblick wollen wir eine empirische Ausgangsbasis bilden für die weiteren Beiträge dieses Buches, die die spezifischen Versorgungsbedarfe älterer Menschen im Krankenhaus tiefergehend beleuchten.

Welche Besonderheiten weisen älterer Menschen in Bezug auf Diagnoseprävalenzen und bei der Inanspruchnahme des Gesundheitssystems auf?

- Mit zunehmendem Alter steigt das Risiko für chronische Erkrankungen und Multimorbidität (van den Bussche et al. 2011).
- Mit zunehmendem Alter nimmt die Funktionsfähigkeit des Körpers naturgemäß ab und es treten physiologische Veränderungen auf, wie z. B. der Verlust des Gehörs, des Sehvermögens oder der Mobilität. Auch diese Veränderungen begründen einen medizinischen Behandlungsbedarf, auch wenn sie nicht als therapierbare Erkrankungen im engeren Sinne anzusehen sind.

- Mit zunehmendem Alter steigt auch das Risiko für Gebrechlichkeit (Frailty-Syndrom) an. Das Frailty-Syndrom ist eine Kombination verschiedener Organ- und Funktionsstörungen im Alterungsprozess. Es äußert sich unterem anderem in nachlassender körperlicher Kraft, Gewichtsverlust oder schneller Erschöpfung. Die Folge sind vermehrte Stressereignisse wie Stürze, erhöhte Infektanfälligkeit oder lange Regenerationsphasen nach Krankheiten (Hajek et al. 2016).

Der Beitrag berichtet zunächst die häufigsten ärztlich dokumentierten Diagnosen aus stationärer und ambulanter Behandlung in der älteren Bevölkerung. Einen weiteren Schwerpunkt bilden die Daten zur Inanspruchnahme von medizinischen Behandlungen in vier Leistungssektoren der gesetzlichen Krankenversicherung:
- Krankenhausbehandlung
- ambulant-ärztliche Behandlung
- Arzneiverordnungen
- Heilmittelverordnungen

Die Leistungsdaten der Versicherten aus diesen vier Versorgungsbereichen werden im Wissenschaftlichen Institut der AOK (WIdO) personenbezogen zusammengeführt. Dieser Personenbezug ermöglicht es, bevölkerungsbezogene epidemiologische Kennzahlen wie Krankheitsprävalenzen zu ermitteln und die vollständigen Behandlungen und Leistungsmengen einer Person aus einem Zeitraum auszuwerten. Dadurch können auch Mehrfachinanspruchnahmen wie beispielsweise mehrfache Krankenhausaufenthalte pro Jahr oder mehrfache Arzneimittelverordnungen einer Person ausgewertet werden. Mit rein fallbezogenen Abrechnungsdaten ist dies nicht möglich (vgl. die fallbezogenen Auswertungen der Krankenhausinanspruchnahme von Storz-Pfennig und Krause 2025; ▶ Kap. 1 in diesem Band).

Die Ergebnisse wurden in Form von Tabellen und Abbildungen aufbereitet. Im Text wird nur selektiv auf zentrale und für die Altersgruppen charakteristische Ergebnisse eingegangen. Um geschlechtsspezifischen Unterschieden in der Pathogenese und der Behandlung von Erkrankungen gerecht zu werden, werden die Ergebnisse so weit wie möglich getrennt für Männer und Frauen ausgewiesen. Genderdiverse Menschen, die sich diesen Kategorien nicht zuordnen, werden aufgrund der geringen Fallzahl nicht gesondert ausgewiesen. Die Personengruppe der älteren Bevölkerung ab 65 Jahren wird feiner unterteilt in die drei Altersgruppen: 65 bis 79 Jahre, 80 bis 89 Jahre sowie 90 Jahre und älter. Als Vergleichsgruppe wird stellenweise die Gruppe der Erwachsenen im mittleren Alter (40 bis 65 Jahre) herangezogen.

Der Beitrag greift auf zentrale Kennzahlen aus dem Versorgungs-Report des WIdO zurück (Günster et al. 2023). Der Versorgungs-Report berichtet regelmäßig über Diagnosehäufigkeiten und die Inanspruchnahme medizinischer Leistungen in der Gesamtbevölkerung mit dem Ziel, kontinuierlich repräsentative Daten für die Öffentlichkeit bereitzustellen. Im Gegensatz zu dieser allgemeinen Darstellung hat der vorliegende Beitrag einen engeren Fokus: Er konzentriert sich speziell auf den Gesundheitszustand und die Beschwerden älterer Menschen und geht dabei der Frage nach, welche Folgen sich für den Leistungsbereich Krankenhausbehandlung ergeben.

Der Beitrag ist wie folgt gegliedert:
- ▶ Abschn. 2.2 beschreibt die Datengrundlage und Methoden.
- ▶ Abschn. 2.3 beschreibt den Gesundheitszustand und häufige Beschwerden im Alter anhand ärztlich dokumentierte Behandlungsdiagnosen. Er gibt einen grafischen und tabellarischen Überblick über die häufigsten Erkrankungsgruppen (ICD-Kapitel) und Behandlungsdiagnosen (ICD-3-stellige Diagnosen) in den verschiedenen Phasen des späteren Lebens und berücksichtigt dabei geschlechtspezifische Unterschiede.
- ▶ Abschn. 2.3.2 nimmt die Inanspruchnahme des Gesundheitssystems im Alter in den Blick. Die Analyse der Inanspruchnahme fokussiert anhand relevanter Kennzahlen

auf zwei Fragestellungen: 1) wie hoch ist der Anteil in der Bevölkerungsgruppe, der eine Leistung in Anspruch nimmt (Behandlungsrate) und 2) welche Leistungen werden in den verschiedenen Altersgruppen in welchen Mengen in Anspruch genommen (Leistungsmengen; vgl. Textbox).
- ▶ Abschn. 2.3.3 gibt einen Überblick über die Gesundheitsausgaben älterer Menschen im sektoralen Vergleich.

> Kennzahlen zur Beschreibung der Leistungsinanspruchnahme (vgl. Versorgungs-Report; Günster et al. 2023):
> - **Stationäre Behandlungen**: jährliche Behandlungsrate, durchschnittliche Anzahl der Krankenhausaufenthalte sowie durchschnittliche Anzahl der Krankenhaustage
> - **Arzneimittelverordnungen**: jährliche Behandlungsrate, die häufigsten Arzneimittel-Wirkstoffgruppen und die Menge der verordneten Tagesdosen (DDD)
> - **Ambulant-ärztliche Behandlungen**: jährliche Behandlungsrate und die Anzahl der Behandlungsfälle nach Facharztgruppen. Ein ambulanter Behandlungsfall bezeichnet die gesamte Behandlung eines Versicherten in derselben Arztpraxis innerhalb eines Quartals zulasten der Krankenkasse
> - **Heilmittelverordnungen**: jährliche Behandlungsrate, die häufigsten Heilmittelleistungen und Menge der Verordnungen

2.2 Methoden

Datengrundlage für diesen Beitrag sind die bundesweiten Abrechnungsdaten aller AOK-Versicherten mit mindestens einem Versichertentag im Jahr 2023. Somit sind auch Sterbefälle aus dem Jahr 2023 enthalten, was bei der Interpretation der Ergebnisse insbesondere der hochbetagten Bevölkerungsgruppe 90 plus zu berücksichtigen ist. Der Analysedatensatz umfasst Daten aus dem Versichertenverzeichnis nach § 288 SGB V und den Abrechnungen stationärer Behandlung nach § 301 Abs. 1 SGB V, ambulant-vertragsärztlicher Behandlung nach § 295 Abs. 2 SGB V sowie von Arznei- und Heilmittelverordnungen nach § 300 bzw. § 302 Abs. 1 SGB V.

Erkrankungshäufigkeiten werden anhand der abgerechneten Behandlungsdiagnosen auf der Ebene der ICD-Kapitel und dreistelligen Einzeldiagnosen gemäß der amtlichen Klassifikation zur Verschlüsselung von Diagnosen in der ambulanten und stationären Versorgung in Deutschland (ICD-10-GM) beschrieben (BfArM 2023). Die Jahresprävalenz einer Erkrankung ist definiert als die Anzahl aller Personen mit Diagnose bezogen auf alle Versicherten mit mindestens einem Versichertentag im Jahr 2023. Die Prävalenzen beruhen auf den stationär dokumentierten Hauptdiagnosen oder – wenn keine Krankenhausbehandlung vorlag – auf ambulant dokumentierten gesicherten Diagnosen. Bei ausschließlich ambulant behandelten Personen muss im Falle einer chronischen Erkrankung die Diagnose in mindestens zwei von vier Quartalen eines Jahres vorliegen (sogenanntes M2Q-Kriterium). ICD-Kapitel, die der Verschlüsselung von Zuständen dienen, die zur Inanspruchnahme medizinischer Leistungen führen, aber keine eigentlichen Erkrankungszustände sind, wie z. B. Impfungen und Vorsorgeuntersuchungen (ICD-Kapitel 21 und 22), werden nicht dargestellt. Auch ICD-Kapitel ohne Relevanz für die ältere Bevölkerung bleiben unberücksichtigt (Kapitel 15: Schwangerschaft, Geburt und Wochenbett; Kapitel 16: Bestimmte Zustände, die ihren Ursprung in der Perinatalperiode haben und Kapitel 20: Äußere Ursachen von Morbidität und Mortalität). Die Behandlungsrate eines Leistungsbereichs ist definiert als die Anzahl der Personen, die mindestens eine Leistung (z. B. eine Verordnung oder eine Krankenhausbehandlung) in Anspruch genommen haben, bezogen auf alle Versicherten mit mind. einem Versichertentag im Jahr 2023.

Kapitel 2 · Erkrankungshäufigkeiten und Gesundheitssystem-Inanspruchnahme

Alters- und Geschlechtsstandardisierung

Mit diesem Beitrag werden Aussagen über die deutsche Wohnbevölkerung getroffen. Die Versichertenstruktur der AOK unterscheidet sich in demographischen Merkmalen von der deutschen Wohnbevölkerung (vgl. ◘ Abb. 2.1), wie sie vom Statistischen Bundesamt ausgewiesen wird (Statistisches Bundesamt 2023). Die Zielgruppe der Personen ab 65 Jahren ist in der AOK bis zum Alter von 85 Jahren bei Männern und Frauen im Vergleich zum Bundesdurchschnitt unterrepräsentiert. Bei den Männern gleicht sich der Anteil im sehr hohen Alter an den Bundesdurchschnitt an. Frauen im hochbetagten Alter hingegen sind in der AOK überrepräsentiert.

Durch eine Geschlechts- und Altersstandardisierung werden diese demographischen Unterschiede zwischen der AOK-Bevölkerung und der deutschen Wohnbevölkerung ausgeglichen. Die standardisierten Daten entsprechen somit nicht mehr der tatsächlichen Anzahl der AOK-Fälle bzw. den realen Raten. Bei der Darstellung der Ausgaben wurde keine Alters- und Geschlechtsstandardisierung vorgenommen.

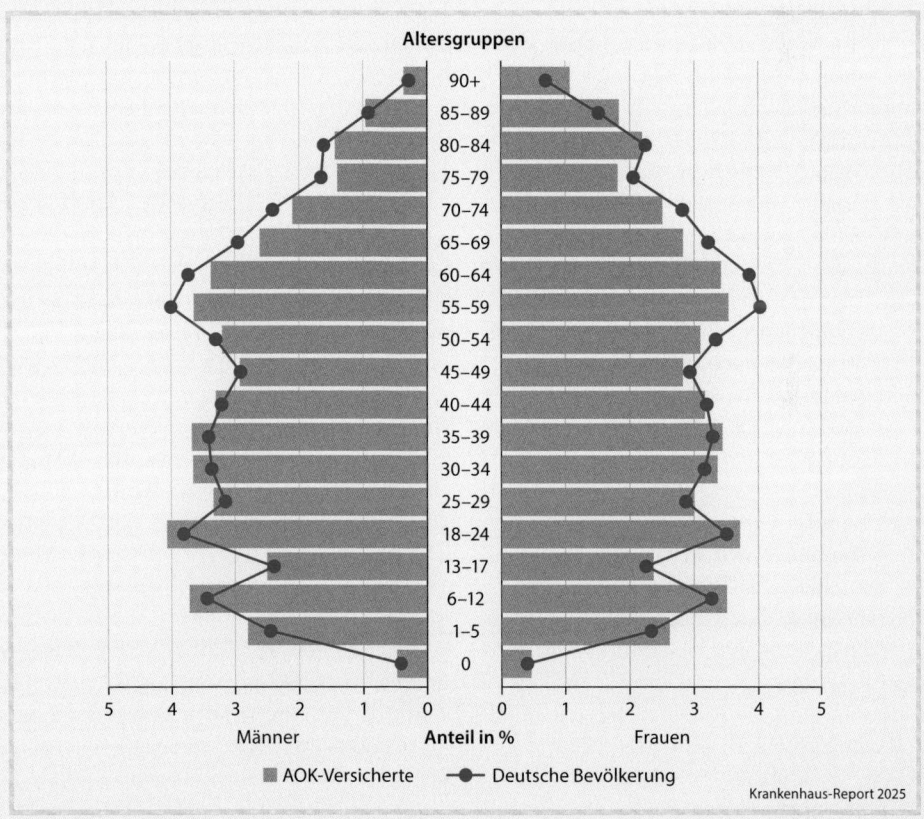

◘ **Abb. 2.1** Alters- und Geschlechtsverteilung der deutschen Wohnbevölkerung und der AOK-Versicherten im Jahr 2023

Bei der Analyse der Krankenhausbehandlungen werden ausschließlich vollstationäre und abgeschlossene Krankenhausfälle berücksichtigt. Die Analyse der ambulanten Behandlungen nach Facharztgruppen basiert auf einer im WIdO entwickelten Systematik, die Versicherte über die abgerechneten Grund- und Versichertenpauschalen einer im Einheitlichen Bewertungsmaßstab (EBM) definierten Facharztgruppe zuordnet (Schmuker et al. 2023). Die Auswertung der Arzneimittelverordnungen berücksichtigt alle Arzneiverordnungen für Fertigarzneimittel zulasten der gesetzlichen Krankenversicherung. Die ausgewiesenen Wirkstoffgruppen basieren auf der amtlichen Klassifikation für pharmakologische Wirkstoffe (ATC-Klassifikation). Den Wirkstoffen ist eine definierte Tagesdosis (DDD) zugeordnet. Diese DDD ist die angenommene mittlere tägliche Erhaltungsdosis für die Hauptindikation eines Wirkstoffs bei Erwachsenen. Die durchschnittliche Menge an verordneten DDD im Jahr ist ein Indikator für die Dauer der Arzneimittelbehandlung. Nicht betrachtet werden die Leistungsbereiche Hilfsmittel, die zahnärztliche Behandlung und Rehabilitationsmaßnahmen.

Bei der Analyse der Ausgaben werden stationär die Ausgaben für voll- und teilstationäre Krankenhausbehandlung im Jahr 2023 herangezogen. Die Ausgaben für Arzneimittelverordnungen umfassen den Umsatz aller Arzneiverordnungen für Fertigarzneimittel zulasten der AOK, das entspricht dem Bruttoumsatz inklusive Zuzahlung durch den Versicherten (Apothekenverkaufspreis). Die Ausgaben für Heilmittelbehandlungen beinhalten den Umsatz aller Heilmittelleistungen inklusive Zusatzleistungen. Zur Berechnung der Ausgaben für ambulant-ärztliche Behandlung werden die angeforderten Punkte durch Multiplikation mit dem rechnerischen regionalen Punktwert aus dem Formblatt 3 ohne Berücksichtigung von Korrekturen nach Honorarverteilungsverträgen oder etwaiger Abzüge umgerechnet (daher nur approximativ zu verstehen); in Euro ausgewiesene Sachkosten aus kollektivvertraglicher Vergütung sowie Eurobeträge aus selektivvertraglichen Leistungen, inklusive sog. kontaktunabhängiger Pauschalen, werden hinzugerechnet.

2.3 Ergebnisse

2.3.1 Gesundheitszustand und Beschwerden im Alter

▪▪ **Erkrankungshäufigkeiten nach ICD-Kapiteln**

Nahezu alle Erkrankungsgruppen sind mit dem Lebensalter positiv assoziiert. Insbesondere nimmt die Behandlungsprävalenz bei Krankheiten des Kreislaufsystems, bei Ernährungs- und Stoffwechselkrankheiten, bei Krankheiten des Muskel-Skelett-Systems und bei Symptomen, die keiner Erkrankung zugeordnet werden können, im Altersverlauf kontinuierlich zu. Allein die Behandlungsprävalenzen bei Infektionen und Erkrankungen des Atmungssystems gehen mit dem Alter zurück. Krankheiten des Kreislaufsystem sind mit mehr als 75 % in der Altersgruppe 65 bis 79 Jahre die führende Erkrankungsgruppe in Deutschland. Die Behandlungsprävalenz steigt in der Bevölkerung 80 plus auf über 90 % an. Drei Viertel der Bevölkerung ab 80 Jahren weisen zudem eine Diagnose aus der Gruppe der Ernährungs- und Stoffwechselkrankheiten sowie Muskel-Skelett-Erkrankungen auf (◘ Abb. 2.2). Ein mit dem Alter zunehmender Anteil der Bevölkerung (bis zu 75 %) weist Symptome oder abnorme Ergebnisse von klinischen Untersuchungen auf, die in der Behandlung keiner klassifizierbaren Diagnose zugeordnet werden können.

◘ Abb. 2.3 spiegelt den Altersfaktor bei vier ausgewählten chronischen Erkrankungen visuell wider. Im Vergleich zu Kreislauf- und Ernährungskrankheiten manifestieren sich Muskel-Skelett-Erkrankungen bereits im früheren Erwachsenenalter: In der Altersgruppe der 60- bis 64-Jährigen weisen bereits mehr

Kapitel 2 · Erkrankungshäufigkeiten und Gesundheitssystem-Inanspruchnahme

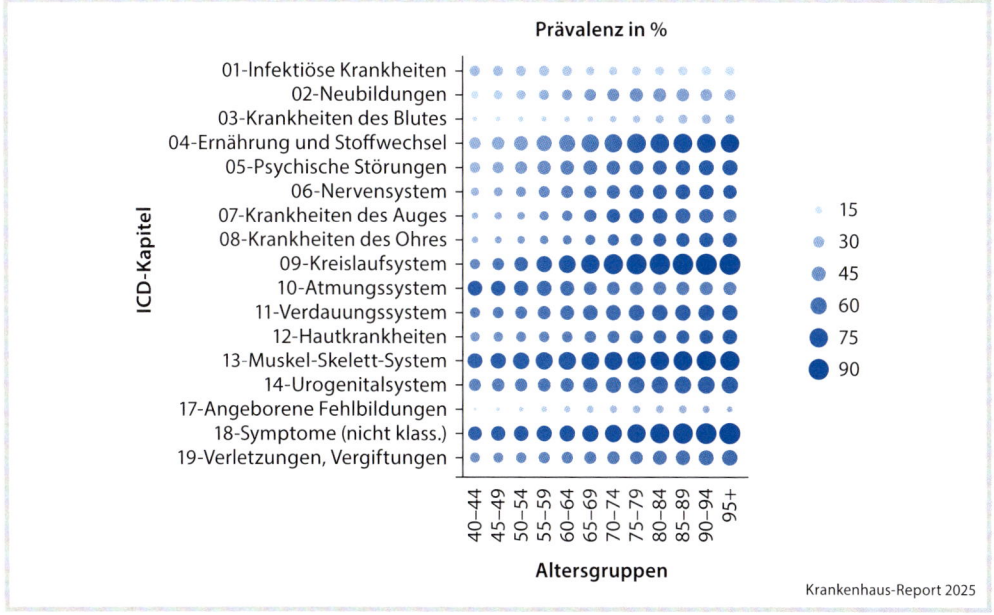

Abb. 2.2 Behandlungsprävalenzen nach ausgewählten ICD-Kapiteln im Altersverlauf, 2023

als zwei Drittel der Männer und Frauen eine Diagnose aus dem Kapitel der Muskel-Skelett-Erkrankungen auf; im weiteren Altersverlauf ist die Zunahme der Prävalenz weniger stark ausgeprägt. Besonders ausgeprägt ist der Altersfaktor in der Erkrankungsgruppe der Neubildungen (Tumore) erkennbar: Die Prävalenz vervierfacht sich im Alter zwischen 40 und 79 Jahren in der männlichen Bevölkerung auf über 40 % und erhöht sich bei Frauen in dieser Altersspanne um ein Drittel auf über 30 %.

Erkrankungshäufigkeiten nach 3-stelligen ICD-Einzeldiagnosen

Innerhalb der Erkrankungsgruppen stellt die Diagnose Hypertonie (I10) mit einer Behandlungsprävalenz von 68 % der Frauen und 67 % der Männer die häufigste dokumentierte Einzeldiagnose der älteren Wohnbevölkerung dar. In der Rangliste folgen Störungen des Lipoproteinstoffwechsels (E78), die bei rund 40 % der Männer wie auch Frauen dokumentiert wurden. Bei der Diagnose Diabetes mellitus Typ 2 (E11) ist im höheren Alter eine Prävalenz von über 30 % und zugleich die stärkste Zunahme unter den chronischen Erkrankungen gegenüber den Erwachsenen im mittleren Alter von 40 bis 64 Jahren zu verzeichnen (Tab. 2.1 und 2.2). Auch Schmerz- und Arthrose-bedingte Erkrankungen nehmen im Alter zu. Jede fünfte Person ab 80 Jahren ist davon betroffen. Jede vierte Frau und jeder fünfte Mann wird wegen einer Arthrose des Kniegelenkes (Gonarthrose) behandelt. Unter den häufigen Einzeldiagnosen sind gleichermaßen gesundheitliche Störungen, die auf den natürlichen Alterungsprozess zurückgehen: Störungen des Ganges und der Mobilität und Erkrankungen, die auf nachlassende Sehkraft zurückgehen, wie die Diagnosen Katarakt (H26) oder Akkomodationsstörungen des Auges (H52). Spezifisch bei Männern im höheren Alter ist die Diagnose Prostatahyperplasie (N40) sehr häufig: Jeder dritte Mann ab 65 Jahren und fast jeder zweite Mann ab 80 Jahren wies diese Behandlungsdiagnose auf.

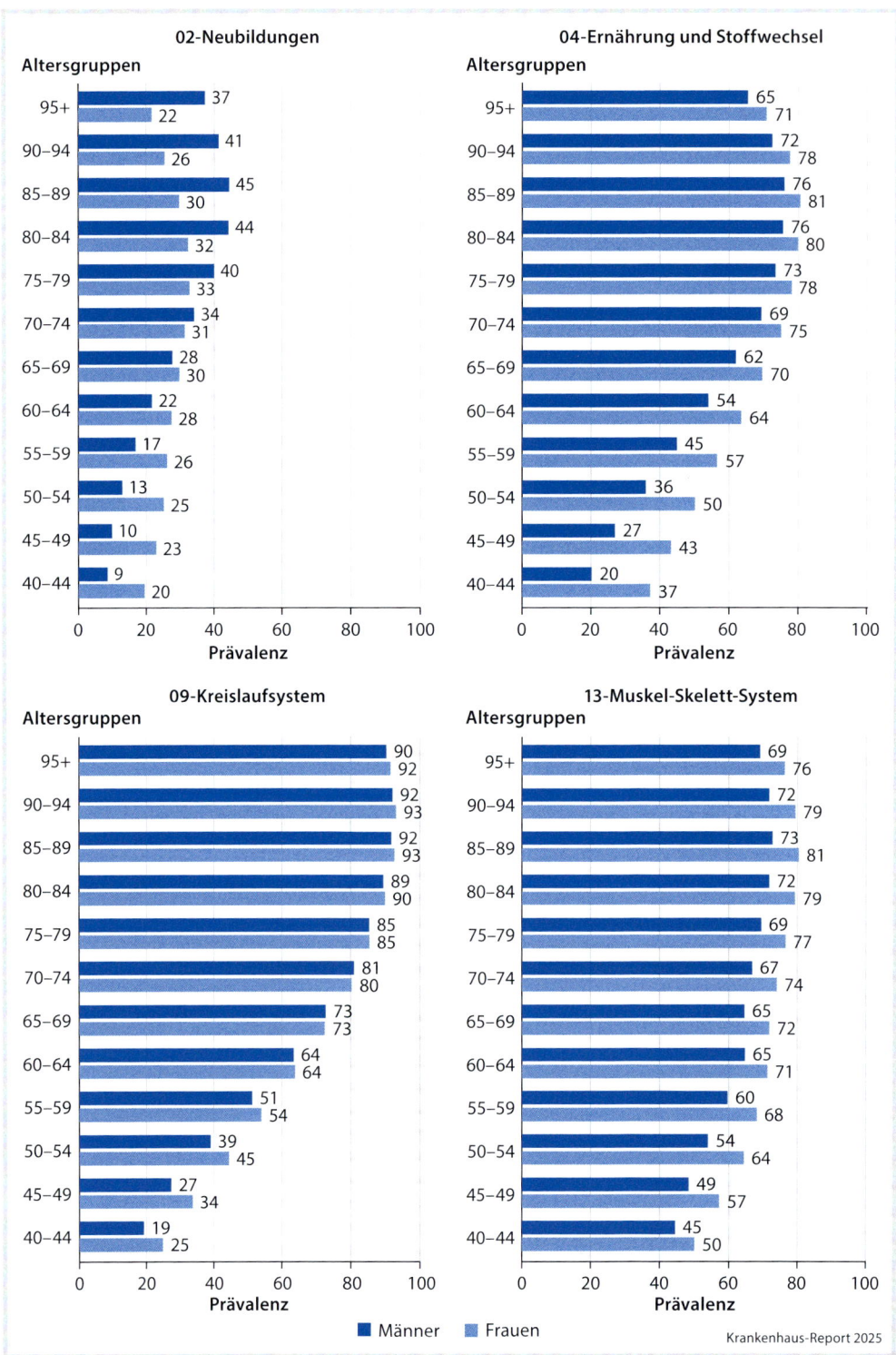

Abb. 2.3 Behandlungsprävalenzen bei vier ausgewählten ICD-Kapiteln im Altersverlauf, 2023

Tab. 2.1 Die 20 häufigsten Erkrankungen bei Frauen ab 65 Jahren und ihre Prävalenz (in %) in weiteren Altersgruppen (ambulant und stationär dokumentierte ICD-10 3-stellige Diagnosen im Jahr 2023)

ICD	Bezeichnung	Altersgruppen in Jahren				Veränderung ggü. 40 bis 64 Jahren in %
		65 und älter	65–79	80–89	90 und älter	
I10	Essentielle (primäre) Hypertonie	68,4	63,6	77,3	75,6	57,9
E78	Störungen des Lipoproteinstoffwechsels	41,8	40,0	46,3	38,5	59,4
M54	Rückenschmerzen	38,2	39,5	37,3	28,4	1,1
E11	Diabetes mellitus, Typ 2	27,2	25,0	32,0	27,7	68,3
M17	Gonarthrose [Arthrose des Kniegelenkes]	26,9	24,6	31,0	31,1	63,7
R52	Schmerz, anderenorts nicht klassifiziert	23,3	19,8	29,0	33,6	50,7
I83	Varizen der unteren Extremitäten	19,7	17,7	23,5	22,4	48,5
N95	Klimakterische Störungen	19,6	24,1	12,9	4,2	1,4
E04	Sonstige nichttoxische Struma	19,4	20,2	18,6	14,2	31,3
R26	Störungen des Ganges und der Mobilität	19,2	11,4	31,9	42,3	91,5
M47	Spondylose	18,0	17,3	20,1	16,2	51,4
F32	Depressive Episode	18,0	17,7	18,7	18,2	19,6
K21	Gastroösophageale Refluxkrankheit	17,4	17,2	18,1	16,2	43,3
H26	Sonstige Kataraktformen	17,4	16,1	20,6	13,7	83,3
E66	Adipositas	16,9	18,5	15,0	8,9	23,9
E03	Sonstige Hypothyreose	16,8	17,6	15,7	13,3	12,1
N39	Sonstige Krankheiten des Harnsystems	16,5	14,5	20,1	21,2	43,7
H52	Akkommodationsstörungen und Refraktionsfehler	15,5	14,8	17,8	10,8	67,3
M16	Koxarthrose [Arthrose des Hüftgelenkes]	15,4	13,0	19,9	19,5	74,1
M19	Sonstige Arthrose	15,0	14,0	17,1	15,1	53,7

Ausgenommen sind ICD-10 Diagnosen aus den ICD-Kapiteln XXI und XXII
Krankenhaus-Report 2025

◻ **Tab. 2.2** Die 20 häufigsten Erkrankungen bei Männern ab 65 Jahren und ihre Prävalenz (in %) in weiteren Altersgruppen (ambulant und stationär dokumentierte ICD-10 3-stellige Diagnosen im Jahr 2023)

ICD	Bezeichnung	Altersgruppen in Jahren				Veränderung ggü. 40 bis 64 Jahren in %
		65 und älter	65–79	80–89	90 und älter	
I10	Essentielle (primäre) Hypertonie	66,7	63,9	74,1	71,0	53,9
E78	Störungen des Lipoproteinstoffwechsels und sonstige Lipidämien	42,4	41,1	46,5	38,4	52,7
N40	Prostatahyperplasie	34,2	30,6	43,1	44,2	74,2
E11	Diabetes mellitus, Typ 2	31,9	30,7	35,4	29,4	64,5
M54	Rückenschmerzen	31,4	31,8	31,0	25,8	−0,9
I25	Chronische ischämische Herzkrankheit	26,9	23,4	35,6	36,8	76,8
M17	Gonarthrose [Arthrose des Kniegelenkes]	19,9	18,2	23,8	25,1	62,6
I48	Vorhofflimmern und Vorhofflattern	17,0	12,1	28,4	34,7	87,7
I70	Atherosklerose	16,8	15,0	21,4	19,9	79,4
R52	Schmerz, anderenorts nicht klassifiziert	16,6	14,8	20,6	24,0	50,5
K21	Gastroösophageale Refluxkrankheit	15,6	15,3	16,5	15,8	39,3
E66	Adipositas	15,3	16,4	13,1	7,6	34,7
N18	Chronische Nierenkrankheit	15,3	11,6	24,0	28,7	83,9
R26	Störungen des Ganges und der Mobilität	15,2	10,0	27,0	38,1	90,0
H26	Sonstige Kataraktformen	15,0	13,3	19,7	14,6	84,9
E79	Störungen des Purin- und Pyrimidinstoffwechsels	14,8	13,5	18,1	15,4	66,1
I50	Herzinsuffizienz	14,8	11,2	22,7	30,2	82,5
M47	Spondylose	14,6	13,9	16,3	14,3	54,8
H61	Sonstige Krankheiten des äußeren Ohres	14,0	12,1	18,6	20,9	60,2
H52	Akkommodationsstörungen und Refraktionsfehler	13,4	12,1	17,1	12,0	73,7

Ausgenommen sind ICD-10 Diagnosen aus den ICD-Kapiteln XXI und XXII

Krankenhaus-Report 2025

Kapitel 2 · Erkrankungshäufigkeiten und Gesundheitssystem-Inanspruchnahme

2.3.2 Inanspruchnahme des Gesundheitssystems im Alter

Übersicht über die Behandlungsraten in vier Leistungsbereichen

Die ambulant-ärztliche Versorgung ist im gesamten Erwachsenenalter die am stärksten nachgefragte Gesundheitsleistung (◘ Abb. 2.4). Im mittleren Erwachsenenalter ab 40 Jahren suchten acht von zehn Männern und neun von zehn Frauen mindestens einmal im Jahr eine niedergelassene Ärztin oder einen niedergelassenen Arzt auf. Diese Behandlungsraten steigen mit zunehmendem Alter auf nahezu 100 % der Bevölkerung an. Die medizinische Behandlung mit Arzneimitteln nimmt im höheren Alter einen ähnlich hohen Stellenwert ein. Ab einem Alter von 70 Jahren erhielten bereits mehr als 90 % der Bevölkerung mindestens eine Arzneimittelverordnung im Jahr. Auch die Heilmittelbehandlungen nehmen im Altersverlauf zunächst stark zu. Bis zu 40 % der Frauen und 30 % der Männer im Alter von 80 bis 84 Jahren erhielten eine Heilmittelverordnung. Im höheren Alter gehen die Behandlungsraten mit Heilmitteln jedoch wieder zurück. Die stationäre medizinische Versorgung ist der Leistungsbereich, der im Alter am stärksten zunimmt: Die Behandlungsraten verdoppeln sich zwischen 65 und

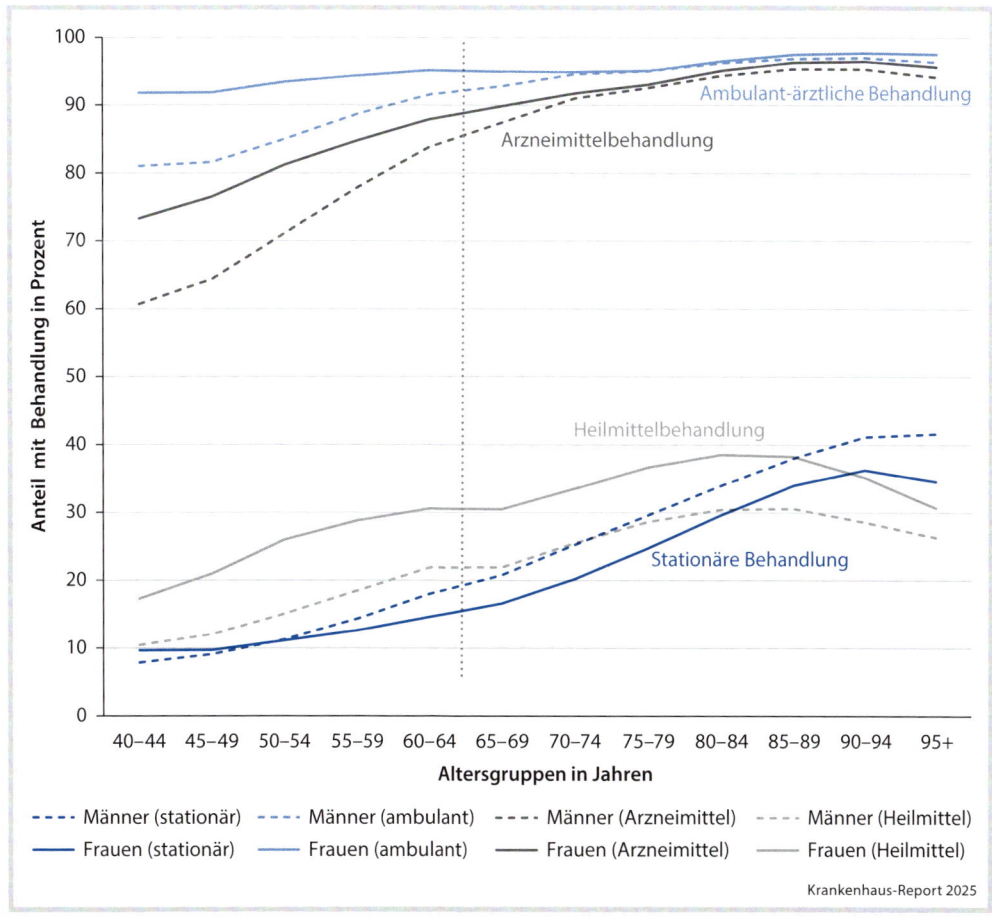

◘ **Abb. 2.4** Behandlungsraten in vier GKV-Leistungsbereichen im Altersverlauf ab 40 Jahren (Jahr 2023)

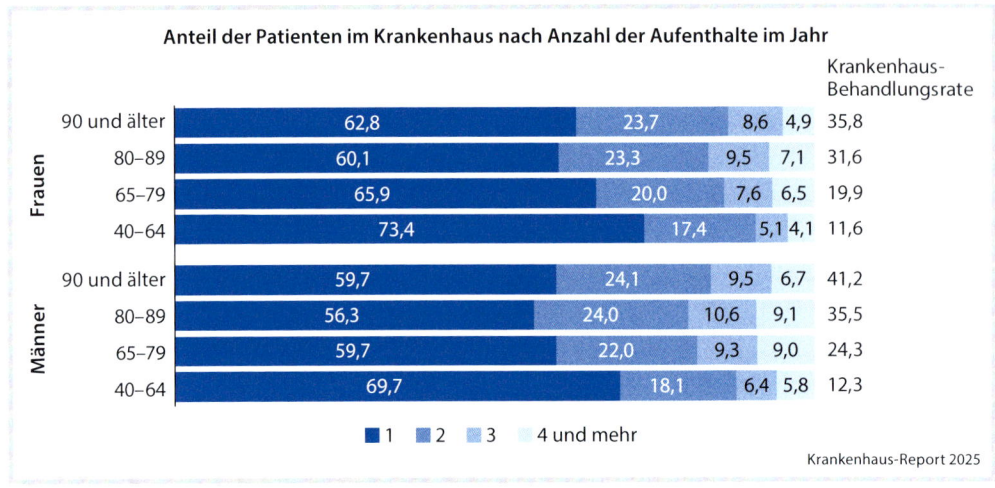

Abb. 2.5 Anteil der Krankenhauspatienten mit mehrfachen Aufenthalten (in %) im Jahr 2023 nach Altersgruppe und Geschlecht

90 Jahren von rund 15 % der Frauen und 20 % der Männer auf über 30 % bzw. 40 %. Insgesamt bleibt für alle vier Versorgungsbereiche festzuhalten, dass die Behandlungsraten mit zunehmendem Alter zunächst annähernd linear anstiegen, ihr Maximum in der 8. oder 9. Dekade erreichten und bei hochbetagten Patienten wieder rückläufig waren.

Behandlungsraten allein geben jedoch nur ein sehr beschränktes Bild der Inanspruchnahme des Gesundheitssystems wieder. Ein umfassenderes Bild entsteht, wenn zusätzlich auch mehrfache Behandlungen innerhalb eines Jahres und zudem auch die Leistungsmengen ausgewiesen werden. Im Folgenden werden daher für jeden Leistungsbereich ausgewählte Kennzahlen dargestellt, die eben diese Intensität der Inanspruchnahme von medizinischen Leistungen im Alter aufzeigen können.

Krankenhausbehandlungen

Nicht nur die Behandlungsraten im Krankenhaus steigen mit dem Alter an, sondern auch die Häufigkeit von mehrfachen Krankenhausaufenthalten (Abb. 2.5). In den Altersgruppen ab 65 Jahren haben mehr als 40 % der männlichen Krankenhauspatienten mindestens einen weiteren Krankenhausaufenthalt im selben Kalenderjahr. Bei Frauen sind es 35 % mit mindestens einem weiteren Aufenthalt. Der Anteil der Krankenhauspatientinnen mit mehr als zwei Krankenhausaufenthalten im Jahr verdoppelt sich nahezu, ausgehend von der jüngeren Altersgruppe der 40- bis 64-Jährigen (9 %) bis zur Altersgruppe der 80- bis 89-Jährigen (17 %). In ähnlichem Umfang trifft dies auch auf männliche Krankenhauspatienten zu. Vier und mehr Krankenhausaufenthalte pro Jahr sind zwar selten, dies trifft aber immerhin auf 9 % der Krankenhauspatienten und 7 % der Krankenhauspatientinnen im Alter von 65 bis 89 Jahren zu.

Auch die durchschnittliche Zahl der Krankenhaustage pro Aufenthalt nimmt mit dem Alter zu: Bei Patientinnen und Patienten mit nur einem Krankenhausaufenthalt pro Jahr steigt der Durchschnittswert von sechs Tagen (40 bis 64 Jahre) auf acht Tage (90 Jahre und älter). Mit jedem weiteren Krankenhausaufenthalt nimmt die Anzahl der Krankenhaustage dann überproportional zu (Tab. 2.3). Patienten und Patientinnen mit mehr als vier Krankenhausaufenthalten pro Jahr verbringen im Durchschnitt über 44 Tage im Krankenhaus (Altersgruppe 80 bis 89 Jahre).

Kapitel 2 · Erkrankungshäufigkeiten und Gesundheitssystem-Inanspruchnahme

Tab. 2.3 Anzahl der Krankenhausaufenthalte und durchschnittliche Krankenhaustage im Jahr 2023 nach Altersgruppe und Geschlecht

	Anzahl der Aufenthalte	40–64 Jahre		65–79 Jahre		80–89 Jahre		90 Jahre und älter	
		Anteil der Personen in %	Durchschnitt KH-Tage	Anteil der Personen in %	Durchschnitt KH-Tage	Anteil der Personen in %	Durchschnitt KH-Tage	Anteil der Personen in %	Durchschnitt KH-Tage
Frauen	1	73,4	6	65,9	7	60,1	8	62,8	8
	2	17,4	14	20,0	16	23,3	18	23,7	18
	3	5,1	25	7,6	26	9,5	27	8,6	26
	4+	4,1	46	6,5	46	7,1	44	4,9	40
Männer	1	69,7	6	59,7	6	56,3	7	59,7	8
	2	18,1	15	22,0	15	24,0	17	24,1	17
	3	6,4	26	9,3	26	10,6	26	9,5	25
	4+	5,8	48	9,0	45	9,1	44	6,7	40

Krankenhaus-Report 2025

Arzneimittelverordnungen

In der Altersgruppe der 65- bis 79-Jährigen Frauen und Männern erhielten jeweils rund 60 % der Bevölkerung ein Arzneimittel aus der Wirkstoffgruppe der Mittel mit Wirkung auf das Renin-Angiotensin-System (C09), die insbesondere zur Behandlung der arteriellen Hypertonie (Bluthochdruck) oder Herzinsuffizienz eingesetzt werden (◘ Abb. 2.6). Der Verordnungsanteil steigt auf nahezu 70 % der Bevölkerung in der Gruppe der 80- bis 89-Jährigen an. Dass es sich hierbei in der Regel um Dauertherapien handelt, ist an der hohen Anzahl der durchschnittlichen verordneten Tagesdosen zu erkennen, die mit mehr als 600 DDD bei Frauen und bei Männern bei dieser Wirkstoffgruppe am höchsten liegen. Neben weiteren Wirkstoffen, die zur Behandlung des Bluthochdrucks eingesetzt werden, ist quantitativ betrachtet auch der Einsatz von Analgetika (N02: Schmerzmittel) und Antirheumatika (M01) bedeutsam. Insbesondere die Behandlungsraten mit Schmerzmitteln, antithrombotischen Mitteln und Diuretika nehmen im Alter bei Männern und Frauen maßgeblich zu: Mehr als 60 % der Bevölkerung im hochbetagten Alter von über 90 Jahren erhielten ein Schmerzmedikament.

Primär- und fachärztliche Inanspruchnahme

Im Jahr 2023 suchten mehr als 90 % der älteren Bevölkerung eine hausärztliche Praxis auf. Mit mehr als 40 % werden auch augenärztliche und internistische Praxen häufig frequentiert (◘ Abb. 2.7). Generell gehen Besuche in fachärztlichen Praxen im sehr hohen Alter jedoch erkennbar zurück (z. B. Orthopädie, Radiologie), hausärztliche Praxen hingegen werden mit steigendem Alter verstärkt in Anspruch genommen. Eine Ausnahme stellen HNO-ärztliche Behandlungen und Notfallbehandlungen dar, deren Behandlungsrate ebenfalls bis ins hochbetagte Alter zunimmt.

Im Durchschnitt weist die Bevölkerung ab 65 Jahren 12,6 ambulante Behandlungsfälle pro Jahr auf (◘ Abb. 2.8). Somit werden bei vier Quartalen im Jahr im Durchschnitt mindestens drei unterschiedliche Arztpraxen kontaktiert. Innerhalb der Arztgruppen weisen hausärztliche Praxen die höchste durchschnittliche Anzahl an Behandlungsfällen auf (◘ Abb. 2.7). Im Durchschnitt geht jeder Patient/jede Patientin jedes Quartal mindestens einmal zur Hausärztin. Mit durchschnittlich mehr als zwei Quartalen pro Jahr werden insbesondere nervenärztliche, internistische und urologische Praxen häufiger pro Jahr aufgesucht als andere Facharztgruppen.

Heilmittelbehandlungen

Im Bereich der Heilmittelversorgung sind es vor allem die physiotherapeutischen Behandlungen, die von der älteren Bevölkerung in Anspruch genommen werden (◘ Tab. 2.4). Mehr als ein Drittel der Frauen und ein Viertel der Männer zwischen 65 und 79 Jahren erhielt hierfür mindestens eine Verordnung. Podologische Behandlungen erreichten ihre höchste Behandlungsrate mit rund 7 % im Alter von 80 bis 89 Jahren (Männer und Frauen). Maßnahmen der Ergotherapie und Logopädie werden dagegen im höheren Alter vergleichsweise selten in Anspruch genommen.

Kapitel 2 · Erkrankungshäufigkeiten und Gesundheitssystem-Inanspruchnahme

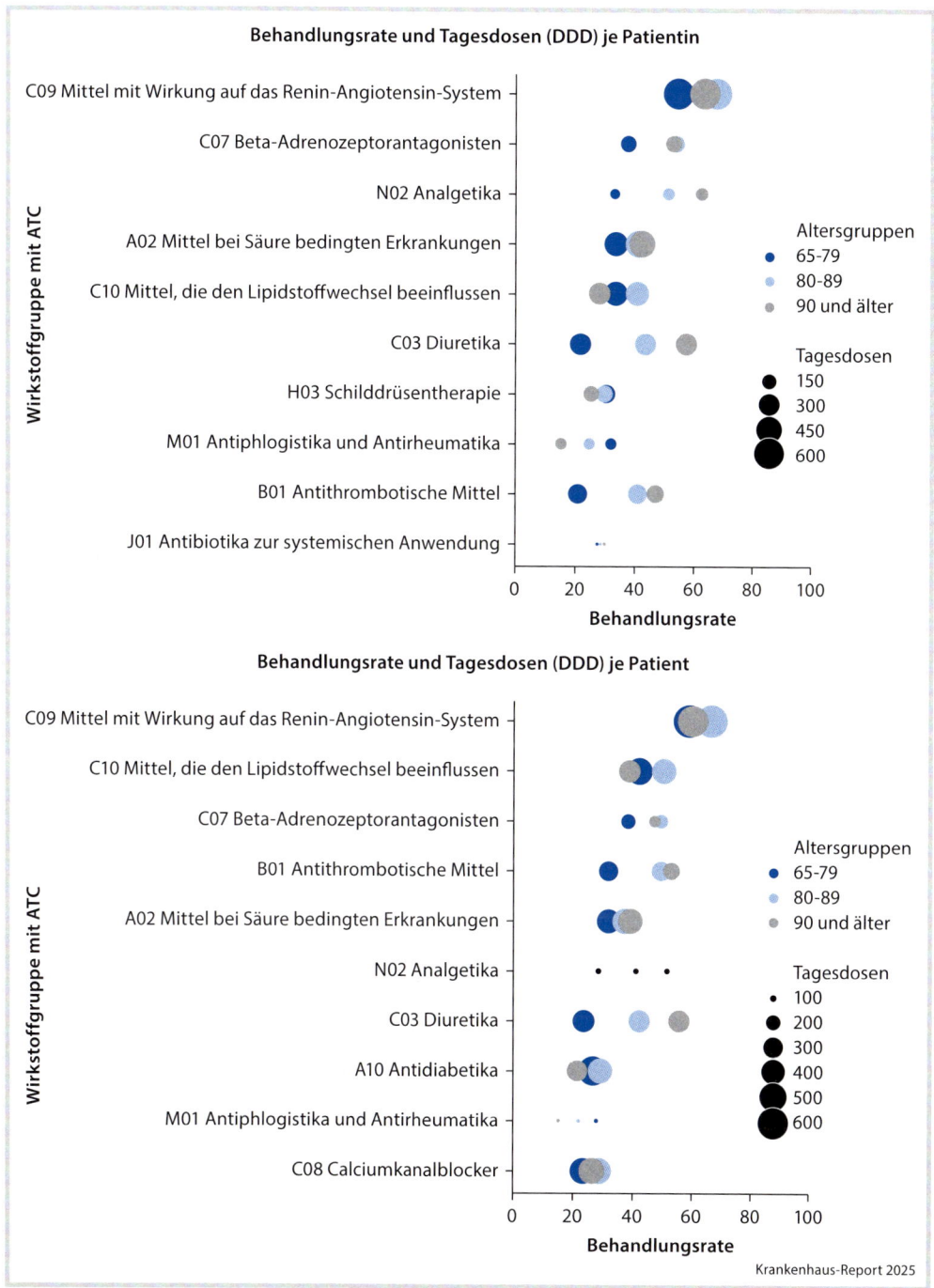

Abb. 2.6 Häufige Arzneimittelverordnungen (nach 3-stelligen ATC-Wirkstoffgruppen) und Tagesdosen in der älteren Bevölkerung ab 65 Jahren, 2023

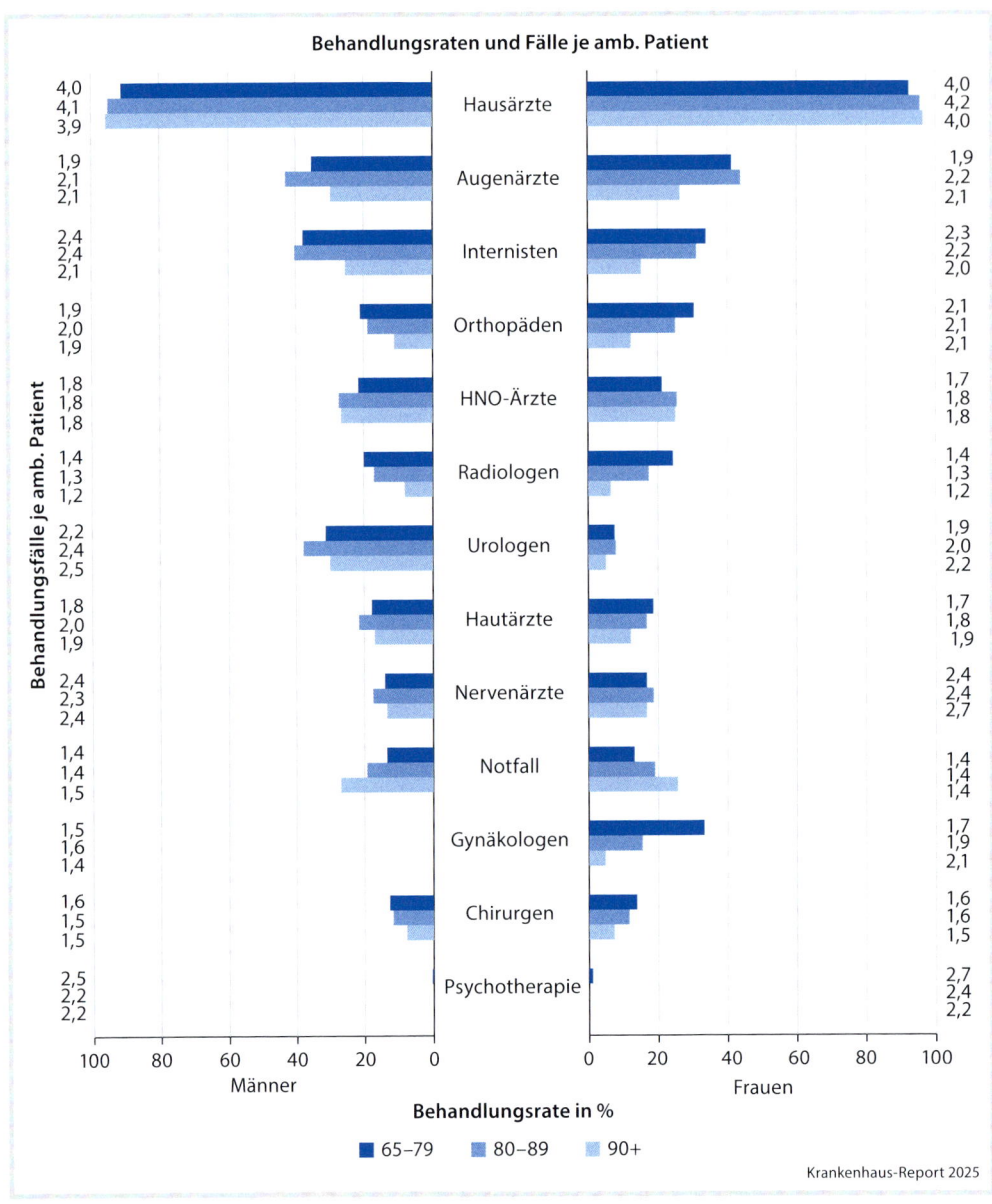

Abb. 2.7 Behandlungsraten nach Facharztgruppen und durchschnittliche Zahl der Behandlungsfälle je ambulant behandelten Patienten oder Patientin, 2023

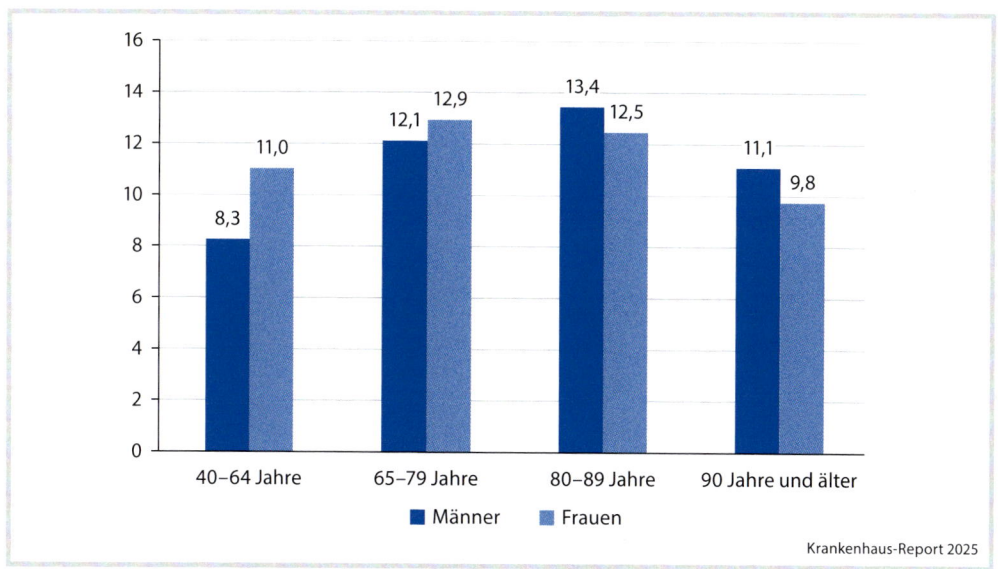

Abb. 2.8 Anzahl der jährlichen ambulanten Behandlungsfälle nach Alter und Geschlecht, 2023

Tab. 2.4 Heilmittelbehandlungen und durchschnittliche Anzahl der Verordnungen je Patient/Patientin, 2023

	65–79 Jahre		80–89 Jahre		90 Jahre und älter	
	Behandlungs-Rate (in %)	VO je HM-Patient	Behandlungs-Rate (in %)	VO je HM-Patient	Behandlungs-Rate (in %)	VO je HM-Patient
Frauen						
Heilmittel gesamt	33,1	3,8	38,4	4,2	34,0	4,4
Physiotherapie	30,2	3,4	33,5	3,7	28,9	3,9
Ergotherapie	2,0	3,3	3,2	3,5	3,4	3,6
Podologie	4,1	3,6	6,7	3,5	6,2	3,4
Logopädie	0,5	3,0	0,8	3,0	0,8	2,8
Männer						
Heilmittel gesamt	24,7	3,7	30,4	3,9	28,2	3,9
Physiotherapie	20,6	3,1	24,6	3,2	22,7	3,4
Ergotherapie	1,9	3,5	2,7	3,4	2,6	3,4
Podologie	5,2	3,6	7,6	3,4	6,5	3,3
Logopädie	0,8	3,1	1,0	2,9	0,9	2,8

HM = Heilmittel, VO = Verordnung
Krankenhaus-Report 2025

2.3.3 Gesundheitsausgaben im Alter im sektoralen Vergleich

Anteil der Gesundheitssektoren an den Gesamtausgaben

Die Kosten für stationäre Behandlungen nehmen im Erwachsenenalter im sektoralen Vergleich den größten Anteil an den Gesamtausgaben der gesetzlichen Krankenversicherung ein (◘ Abb. 2.9). Es ist zugleich der Leistungsbereich, dessen Anteil an den Gesamtausgaben mit dem Alter stetig zunimmt. Ab einem Alter von 80 Jahren machen die stationären Ausgaben bei Männern und Frauen jeweils mehr als die Hälfte (53 % bzw. 51 %) der gesamten hier betrachteten Gesundheitsausgaben aus. Der Anteil der Ausgaben für Arzneimittel, dem zweitgrößten Ausgabenblock im Erwachsenenalter, geht im hohen Alter (ab 80 Jahren) hingegen zurück. Zusammen betrachtet machen die Ausgaben für stationäre Behandlungen und Arzneimittel in der männlichen Bevölkerung bereits ab 65 Jahren mehr als 80 % der Gesamtausgaben aus. In der weiblichen Bevölkerung ab 65 Jahren machen beide Leistungsbereiche zusammen rund 75 % der Gesamtausgaben aus.

Rückblickend zeigen sich im Zeitverlauf von zehn Jahren (2014 bis 2023) in der sektoralen Zusammensetzung der Gesamtausgaben nur geringfügige Veränderungen (◘ Abb. 2.10). Im Jahr 2014 entfielen 52 % der Gesamtausgaben der Bevölkerung 65 plus auf stationäre Ausgaben, im Jahr 2023 waren es 49 %. Auch in der Gesamtbevölkerung ist der Anteil der Krankenhausausgaben nahezu unverändert (hier nicht abgebildet).

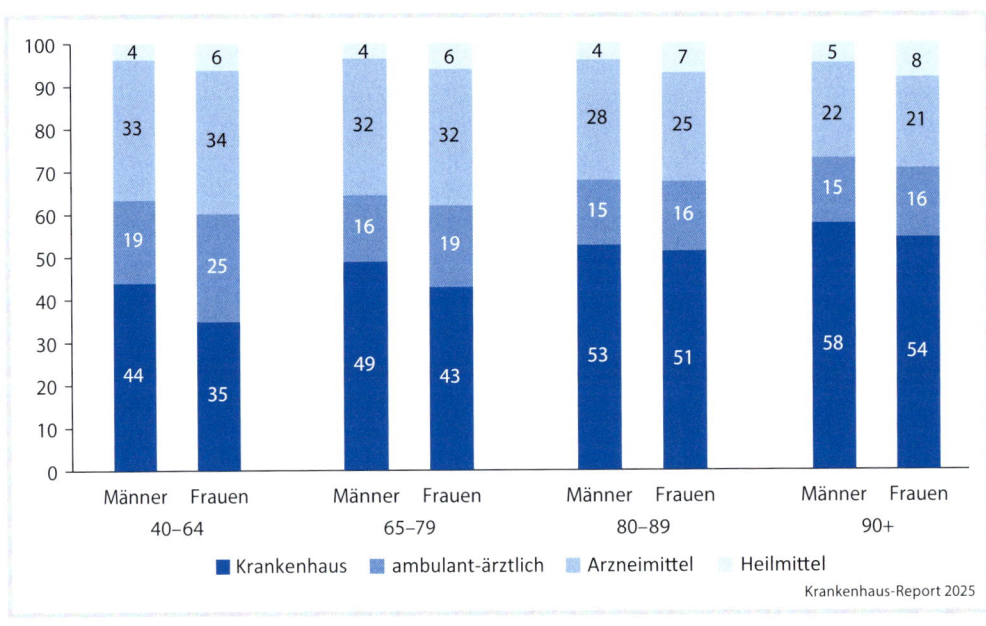

◘ **Abb. 2.9** Anteil der sektoralen Ausgaben an den Gesamtausgaben der AOK in den betrachteten Sektoren differenziert nach Altersgruppen (in %, AOK-Versicherte im Jahr 2023)

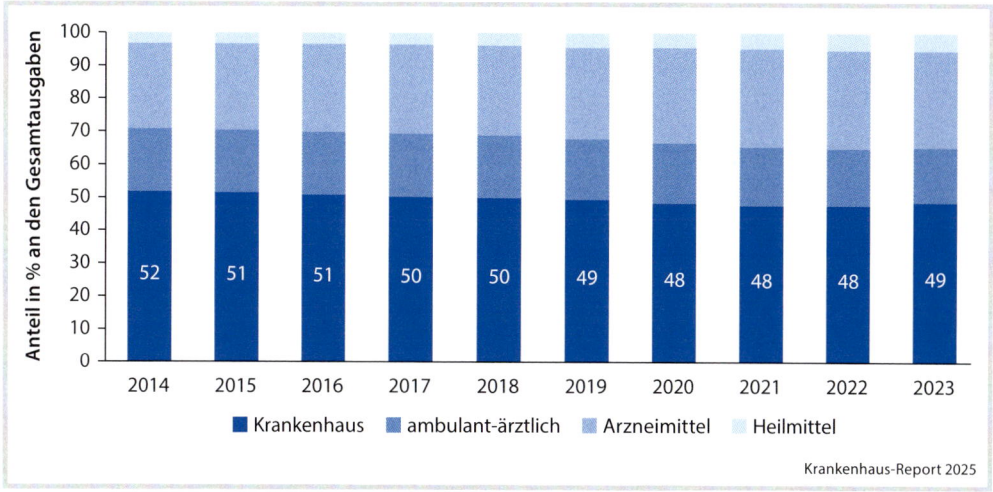

◘ **Abb. 2.10** Anteil der sektoralen Ausgaben an den Gesamtausgaben der AOK in den betrachteten Sektoren im Zeitverlauf (in %, AOK-Versicherte 65 plus)

Alters- und geschlechtsspezifische Ausgabenprofile (Pro-Person-Ausgaben)

Die durchschnittlichen Pro-Person-Ausgaben steigen in allen betrachteten Versorgungsbereichen bis zum Alter von 90 Jahren an (◘ Abb. 2.11). Besonders ausgeprägt ist der Altersfaktor bei der Ausgabenentwicklung jedoch im stationären Bereich und bei den Arzneimittelausgaben. Hier ist der Anstieg der Pro-Kopf-Ausgaben im Altersverlauf am deutlichsten zu erkennen. Generell nehmen die Pro-Person-Ausgaben in allen medizinischen Versorgungsbereichen bis zu einem gewissen Alter zu und sind im sehr hohen Alter ab 90 Jahren wieder rückläufig. In den Leistungsbereichen Arznei- und Heilmittelversorgung und der ambulant-ärztlichen Versorgung wird das Maximum der Durchschnittsausgaben in der Altersgruppe der 80- bis 84-Jährigen erreicht, die durchschnittlichen Krankenhausausgaben erreichen ihr Maximum in der Altersgruppe der 85- bis 89-Jährigen.

Mit Ausnahme der Heilmittelbehandlungen liegen die Pro-Person Ausgaben für Männer in allen Versorgungsbereichen erkennbar über den Ausgaben der Frauen im gleichen Alter. Bei den ausgabenstärksten Leistungsbereichen, der stationären Behandlung und der Arzneimittelversorgung, ist der geschlechtsspezifische Ausgabenunterschied besonders ausgeprägt.

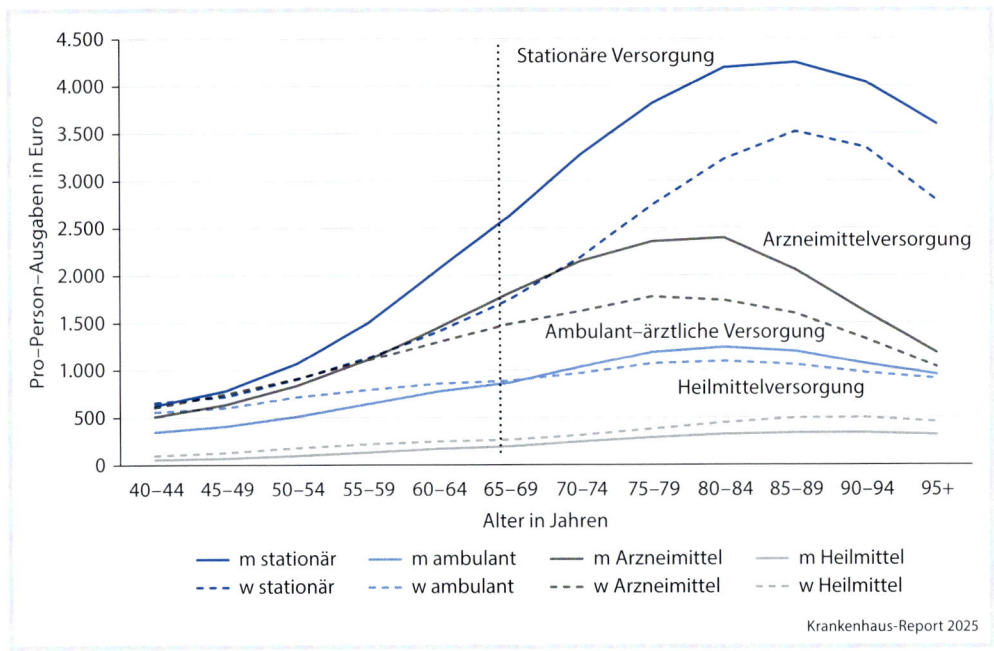

◘ Abb. 2.11 Pro-Person-Ausgaben im Altersverlauf im sektoralen Vergleich (AOK-Versicherte im Jahr 2023)

2.4 Zusammenfassung

Das Krankheitsspektrum der älteren Bevölkerung ist gemessen an der Häufigkeit der ambulant und stationär dokumentierten Behandlungsdiagnosen durch Herz-Kreislauf-Erkrankungen, Ernährungs- und Stoffwechselerkrankungen sowie Muskel-Skelett-Erkrankungen geprägt. Die Analyse zeigt einen ausgeprägten altersassoziierten Anstieg der dokumentierten Behandlungsdiagnosen von Erkrankungen wie Hypertonie, Fettstoffwechselerkrankungen, Diabetes mellitus Typ 2, Rückenschmerzen oder Arthrose-bedingten Erkrankungen. Einige der häufigsten chronischen Erkrankungen, wie erhöhter Blutdruck (Hypertonie) oder erhöhte Cholesterinspiegel im Blut mit einer Behandlungsprävalenz von über 80 %, sind dabei zugleich auch Risikofaktoren für weitere schwerwiegende Folge-Erkrankungen.

Die Zunahme von chronischen Erkrankungen im Alter bedingt die Zunahme der Inanspruchnahme vieler Gesundheitsleistungen. Chronische Erkrankungen erfordern eine regelmäßige medizinische Behandlung und Überwachung im Rahmen der ambulant-ärztlichen Behandlung. Insbesondere hausärztliche, internistische, augenärztliche und orthopädische Praxen weisen im Alter höhere Behandlungsraten auf als andere Facharztgruppen. Während die Behandlungsraten bei den meisten Facharztpraxen im sehr hohen Lebensalter zurückgehen, steigen hausärztliche und ambulante Notfallbehandlungen bis zum Lebensende an.

Chronische Erkrankungen erfordern zudem in der Regel eine kontinuierliche Arzneimitteltherapie. Die Datenlage zeigt ein hohes Verordnungsvolumen von Medikamenten zur Behandlung chronischer Erkrankungen in der älteren Bevölkerung. Bei einem Anstieg der Bevölkerungsanteile mit chronischen und Mehrfacherkrankungen steigt somit auch der Anteil von Menschen, die dauerhaft ein oder mehrere Medikamente einnehmen. Multimedikation bei älteren Menschen stellt auch das medizinische Personal in Krankenhäusern und anderen stationären Einrichtungen vor organisatorische und medizinische Herausforderungen (Behrendt et al. 2022; van den Akker et al. 2022). Die Versorgung mit Arzneimitteln im ambulanten und stationären Bereich ist in Deutschland sehr unterschiedlich organisiert, sodass es an den Sektorengrenzen zu Informationsverlusten kommen kann. Dadurch können unerwünschte Medikationsfehler entstehen, die negative Auswirkungen auf die Arzneimitteltherapie- und Patientensicherheit haben können (Langebrake 2022).

Rund ein Drittel der älteren Menschen nimmt physiotherapeutische Behandlungen in Anspruch. Physiotherapie ist ein wichtiger Teil der gesundheitlichen Versorgung und hat Eingang in viele klinische Leitlinien gefunden (Rommel und Prütz 2017). Diese können nach Verletzungen oder Operationen oder bei Schmerzerkrankungen (Arthrosen) zum Erhalt der Beweglichkeit und Mobilität erforderlich sein.

Der Krankenhaussektor ist stärker als die ambulanten Versorgungsbereiche durch einen altersbedingten Anstieg der Inanspruchnahme betroffen. Nicht nur steigt der Anteil der Bevölkerung, der mindestens einmal im Jahr im Krankenhaus behandelt werden muss; auch steigt im Alter die Wahrscheinlichkeit von mehrfachen Krankenhauseinweisungen pro Jahr. Die aktuelle Analyse der Krankenhausfallzahlen von Storz-Pfennig und Krause (2025) in diesem Band berichtet über die Ursachen der stationären Behandlungen im Alter. Es zeigt sich, dass besonders häufig kardiovaskuläre Erkrankungen wie Herzinsuffizienz oder akute Ereignisse wie Frakturen und Pneumonien ursächlich für die Krankenhausbehandlungen in der älteren Bevölkerung sind.

Gemessen an den Gesamtausgaben der gesetzlichen Krankenversicherung (in den vier betrachteten Leistungsbereichen) ist die Krankenhausbehandlung am ausgabenintensivsten. Ihr Anteil an den Gesamtausgaben steigt zudem im Altersverlauf. Ab der Altersgruppe 80 und älter machen stationäre Behandlungen mehr als 50 % der Gesamtausgaben aus. Zusammen mit den Kosten für Arzneimittel vereinen diese beiden Leistungsbereiche mehr als 80 % der Ausgaben auf sich. Dies spiegelt sich gleichermaßen in den Pro-Person-Ausgaben der einzelnen Sektoren im Altersverlauf wider. Die Pro-Person-Ausgaben eines männlichen Patienten zwischen 80 und 95 Jahren liegen für die stationäre Behandlung bei über 4.000 €, bei der ambulant-ärztlichen Behandlung zwischen 1.000 und 1.500 €.

Insgesamt bleibt festzuhalten: Das Alter ist ein bestimmender Faktor für die Prävalenz vieler chronischer Erkrankungen, die Inanspruchnahme des Gesundheitssystems sowie die damit verbundenen Ausgaben. Eine längere Lebenserwartung und die Alterung der geburtenstarken Jahrgänge führen dazu, dass künftig Personen im höheren Alter stärker in der Bevölkerung vertreten sein werden als gegenwärtig (SVR Gesundheit 2024). Vor diesem Hintergrund ist davon auszugehen, dass die absoluten Zahlen der dokumentierten Behandlungsdiagnosen und Behandlungen, sowie das Ausgabenvolumen für ältere Personen in der GKV weiter steigen werden.

Literatur

van den Akker M, Harder S, Dieckelmann M, Muth C (2022) Multimedikation. In: Schröder H, Thürmann P, Telschow C, Schröder M, Busse R (Hrsg) Arzneimittel-Kompass 2022: Qualität der Arzneimittelversorgung. Springer, Berlin Heidelberg, S 33–49

Behrendt S, Jaehde U, Özdes T, Schwinger A (2022) Arzneimittelversorgung in Pflegeheimen. In: Schröder H, Thürmann P, Telschow C, Schröder M, Busse R (Hrsg) Arzneimittel-Kompass 2022: Qualität der Arzneimittelversorgung. Springer, Berlin Heidelberg, S 77–96

BfArM – Bundesinstitut für Arzneimittel und Medizinprodukte (2023) ICD-10-GM Version 2023, Systematisches Verzeichnis, Internationale statistische Klassifikation der Krankheiten und verwandter Gesundheitsprobleme, 10. Revision. https://www.bfarm.de/DE/Kodiersysteme/Services/Downloads/_node.html/. Zugegriffen: 12. Febr. 2025

van den Bussche H et al (2011) Which chronic diseases and disease combinations are specific to multimorbidity in the elderly? Results of a claims data based cross-sectional study in Germany. BMC Public Health 11:101. https://doi.org/10.1186/1471-2458-11-101

Günster C, Klauber J, Klemperer D, Nothacker M, Robra B-P, Schmuker C (2023) Versorgungs-Report. Leitlinien – Evidenz für die Praxis. Medizinisch Wissenschaftliche Verlagsgesellschaft, Berlin

Hajek A et al (2016) Predictors of frailty in old age – results of a longitudinal study. J Nutr Health Aging 20:952–957. https://doi.org/10.1007/s12603-015-0634-5

Langebrake C (2022) Arzneimittelversorgung zwischen ambulanter und stationärer Behandlung. In: Schröder H, Thürmann P, Telschow C, Schröder M, Busse R (Hrsg) Arzneimittel-Kompass 2022: Qualität der Arzneimittelversorgung. Springer, Berlin Heidelberg, S 161–170

Rommel A, Prütz F (2017) Inanspruchnahme physiotherapeutischer Leistungen in Deutschland. J Health Monit 2:101–108. https://doi.org/10.17886/rki-gbe-2017-118

Schmuker C, Polte C, Beydoun G, Günster C (2023) Diagnosehäufigkeit und Inanspruchnahme des Gesundheitswesens. In: Günster C, Klauber J, Klemperer D, Nothacker M, Robra B, Schmuker C (Hrsg) Versorgungs-Report. Leitlinien – Evidenz für die Praxis. Medizinisch Wissenschaftliche Verlagsgesellschaft, Berlin, S 257–289

Statistisches Bundesamt (2023) Bevölkerung: Deutschland, Stichtag. https://www-genesis.destatis.de/datenbank/online/statistic/12411/table/12411-0005. Zugegriffen: 12. Febr. 2025

Storz-Pfennig, Krause (2025) Alte Menschen im Krankenhaus: Empirische Bestandsaufnahme und Vorausberechnung. In: Klauber J, Wasem J, Beivers A, Moster C, Scheller-Kreinsen D (Hrsg) Krankenhaus-Report 2025. Springer, Berlin Heidelberg

SVR Gesundheit (2024) Gutachten 2024 des Sachverständigenrates zur Begutachtung der Entwicklung im Gesundheitswesen und in der Pflege. Fachkräfte im Gesundheitswesen – Nachhaltiger Einsatz einer knappen Ressource. https://dip.bundestag.de/vorgang/gutachten-2024-des-sachverst. Zugegriffen: 9. Juli 2024

Open Access Dieses Kapitel wird unter der Creative Commons Namensnennung 4.0 International Lizenz (http://creativecommons.org/licenses/by/4.0/deed.de) veröffentlicht, welche die Nutzung, Vervielfältigung, Bearbeitung, Verbreitung und Wiedergabe in jeglichem Medium und Format erlaubt, sofern Sie den/die ursprünglichen Autor(en) und die Quelle ordnungsgemäß nennen, einen Link zur Creative Commons Lizenz beifügen und angeben, ob Änderungen vorgenommen wurden.

Die in diesem Kapitel enthaltenen Bilder und sonstiges Drittmaterial unterliegen ebenfalls der genannten Creative Commons Lizenz, sofern sich aus der Abbildungslegende nichts anderes ergibt. Sofern das betreffende Material nicht unter der genannten Creative Commons Lizenz steht und die betreffende Handlung nicht nach gesetzlichen Vorschriften erlaubt ist, ist für die oben aufgeführten Weiterverwendungen des Materials die Einwilligung des jeweiligen Rechteinhabers einzuholen.

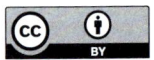

Messung des Einflusses einer alternden Bevölkerung und anderer nachfrageseitiger Determinanten auf die Inanspruchnahme stationärer Leistungen

Jonas Krämer und Jonas Schreyögg

Inhaltsverzeichnis

3.1 Einleitung – 51

3.2 Übersicht bisheriger Studien zum Einfluss einer alternden Bevölkerung auf die Krankenhausausgaben – 52

3.3 Wie kann man den Einfluss einer alternden Bevölkerung auf die Inanspruchnahme von Krankenhausleistungen oder die Krankenhausausgaben messen? – 53

3.4 Implementierung des Schätzmodells nach Krämer und Schreyögg (2019a) – 55
3.4.1 Ziel der Studie – 55
3.4.2 Daten – 56
3.4.3 Modellspezifikation – 57

3.5 Ergebnisse – 58

© Der/die Autor(en) 2025
J. Klauber et al. (Hrsg.), *Krankenhaus-Report 2025*, https://doi.org/10.1007/978-3-662-70947-4_3

3.6 Diskussion – 63

3.7 Schlussfolgerung – 64

Literatur – 65

Kapitel 3 · Messung des Einflusses einer alternden Bevölkerung

▪▪ Zusammenfassung

In diesem Beitrag erfolgt eine Erläuterung und Einordnung aktueller Methoden und Studien zur Schätzung des Effekts der Alterung der Bevölkerung und anderer nachfrageseitiger Faktoren auf die stationären Ausgaben bzw. die Fallzahlentwicklung. Zur Illustration der Vorgehensweise werden auch Ergebnisse einer Studie vorgestellt und diskutiert, die diesen Effekt für die Phase des starken Fallzahlanstiegs in Deutschland untersucht hat. Die Ergebnisse der Studien zeigten, dass Veränderungen der Morbidität den größten Einfluss auf Veränderungen der Krankenhausfallzahlen hatten. Veränderungen in der Größe der überlebenden Bevölkerung hatten den zweitgrößten Einfluss, während Veränderungen in der Größe der Bevölkerung am Lebensende den geringsten Einfluss hatten. Die dominierende Rolle der Morbidität als Hauptfaktor für Krankenhausfallzahlen wurde auch durch andere aktuelle Studien bestätigt. Die Veränderungen der nachfrageseitigen Determinanten, d. h. Morbidität, überlebende Bevölkerung und Bevölkerung am Lebensende, erklärten insgesamt einen Anteil von 21,5 % des Fallzahlanstiegs im betrachteten Zeitraum. Die Ergebnisse zeigen, dass der Großteil der Veränderungen in der Inanspruchnahme nicht durch nachfrageseitige Faktoren, u. a. die demographische Entwicklung, verursacht wird, sondern von der Angebotsseite ausgeht. Daher sollten sich Entscheidungsträger stärker als bisher auf angebotsseitige Anreize konzentrieren.

This article explains and categorises current methods and studies for estimating the effect of the ageing population and other demand-side factors on inpatient expenditure and the development of the number of cases. To illustrate the approach, the results of a study are also presented and discussed which analysed this effect for the phase of strong growth in the number of cases in Germany. The results of the studies showed that changes in morbidity had the greatest influence on changes in hospital case numbers. Changes in the size of the surviving population had the second largest influence, *while changes in the size of the population at the end of life had the smallest influence. The dominant role of morbidity as the main driver of hospitalisation rates was also confirmed by other recent studies. The changes in the demand-side determinants, i.e. morbidity, surviving population and end-of-life population, explained a total of 21,5 % of the increase in case numbers over the period considered. The results show that the majority of the changes in utilisation are not caused by demand-side factors, including demographic trends, but rather by the supply side. Decision-makers should therefore focus more on supply-side incentives.*

3.1 Einleitung

In Politik und Praxis wird häufig davon ausgegangen, dass die Nachfrage nach Gesundheitsleistungen mit der Alterung der Bevölkerung zunimmt und entsprechend eine Erhöhung der Inanspruchnahme unvermeidlich ist. In Deutschland stiegen die stationären Fallzahlen von einem im internationalen Vergleich hohen Ausgangsniveau von 16,5 Mio. im Jahr 2005 auf 19,5 Mio. im Jahr 2016, was den mit Abstand größten prozentualen Anstieg der Krankenhausaufnahmen unter den OECD-Ländern darstellt, obwohl die Bevölkerungszahl nahezu gleich geblieben ist (Statistisches Bundesamt 2015). Der starke Anstieg in diesem Zeitraum ist aus empirischer Sicht gut geeignet, den Effekt der Alterung der Bevölkerung und anderer nachfrageseitiger Faktoren auf die Fallzahlentwicklung zu untersuchen.

Die meisten neueren Studien aus anderen Ländern kommen basierend auf State-of-the-Art-Methoden zu dem Schluss, dass nachfrageseitige oder patientenbezogene Faktoren nur eine begrenzte Rolle spielen und dass die Angebotsseite eine wichtigere Rolle für die Schwankungen und das Wachstum der Inanspruchnahme des Gesundheitswesens und der Ausgaben in entwickelten Volkswirtschaften spielt (Chandra et al. 2011; Finkelstein et al. 2016; Hsiao und Heller 2007). Dabei scheinen wichtige Unterschiede in den Effekten zwischen verschiedenen Sektoren des Gesundheitswesens zu existieren.

Ziel des Beitrags ist es, aktuelle Methoden und Studien zur Schätzung des Effekts der Alterung der Bevölkerung und anderer nachfrageseitiger Faktoren auf die stationären Ausgaben bzw. die Fallzahlentwicklung zu erläutern und einzuordnen. Zur Illustration der Vorgehensweise werden auch Ergebnisse einer Studie für Deutschland vorgestellt und diskutiert, die diesen Effekt für die Phase des starken Fallzahlanstiegs untersucht hat.

3.2 Übersicht bisheriger Studien zum Einfluss einer alternden Bevölkerung auf die Krankenhausausgaben

Ein wichtiger Teil der Literatur befasst sich mit der „Red-Herring"-Hypothese. Eine wegweisende Studie von Zweifel et al. (1999) legte dar, dass nicht das Alter selbst, sondern die verbleibende Lebenszeit oder die Zeit bis zum Tod (TTD) einen größeren Einfluss auf die Inanspruchnahme des Gesundheitswesens hat. Viele dieser Studien stützen sich allerdings auf Querschnittsdaten. Einige Längsschnittstudien haben jedoch auch den Einfluss der TTD auf die Krankenhausausgaben untersucht. Seshamani und Gray (2004) stellten beispielsweise fest, dass die Nähe zum Tod sogar 15 Jahre vor dem Tod stark mit den Krankenhauskosten assoziiert war. Wong et al. (2011) analysierten krankheitsspezifische Krankenhausausgaben und stellten fest, dass das Alter im Vergleich zur TTD eine geringere Determinante der Gesundheitsausgaben (HCE) war. Auch Felder et al. (2010) bestätigen dies. Die Feststellung, dass die TTD die Inanspruchnahme von Gesundheitsleistungen besser erklärt als das Alter, ist jedoch nicht überraschend, wenn man bedenkt, dass beide Variablen als Näherungswerte für den Gesundheitszustand verwendet werden, der die eigentliche Triebkraft für die individuelle Nachfrage nach Gesundheitsleistungen ist, aber schwieriger messbar ist. Jüngste Studien haben bestätigt, dass die TTD an Erklärungskraft verliert, wenn die Analysen für Morbidität kontrolliert werden (Van Baal und Wong 2012).

Daher wurden in einer anderen Literaturreihe die Auswirkungen des Alters auf die HCE unter Berücksichtigung des Gesundheitszustands untersucht (Werblow et al. 2007). Lubitz et al. (2003) setzten die Krankenhauskosten mit dem Gesundheitszustand von 70-jährigen Patientinnen und Patienten in Beziehung. Die Autoren stellten fest, dass ein besserer Gesundheitszustand nicht unbedingt zu niedrigeren Gesundheitskosten führt. Dormont et al. (2006) verwendeten Indikatoren für chronische Krankheiten und Behinderungen als Maß für die Morbidität und stellten fest, dass die HCE nicht mehr mit dem Alter anstieg, wenn für die Morbidität kontrolliert wird. Zur Untersuchung des Längsschnittverhältnisses zwischen Gesundheit und Gesundheitskosten kombinierten Wouterse et al. (2011) Erhebungsdaten mit Informationen aus dem nationalen Krankenhausregister der Niederlande. Die Autoren berücksichtigten die Sterblichkeit und verschiedene Morbiditätsindikatoren, um den anfänglichen Gesundheitszustand zu messen und stellten fest, dass bei Altersgruppen bis 70 Jahre ein bereits bestehender schlechter Gesundheitszustand zu höheren Krankenhauskosten führte, die über einen Zeitraum von acht Jahren anhielten.

Die Studien sind weitgehend darauf ausgerichtet, das Wachstum der Gesundheitsausgaben zu erklären. Nur sehr wenige Studien haben jedoch explizit untersucht, wie Veränderungen der HCE mit Veränderungen der nachfrageseitigen Determinanten im Zeitverlauf zusammenhängen. Beispiele hierfür sind die Studien von Van Baal und Wong (2012) und De Meijer et al. (2013a), die Veränderungen in den HCE zwischen den Jahren 1998 und 2004 anhand niederländischer Daten über HCE in Verbindung mit Krankenhausentlassungs- und Sterberegistern aufschlüsseln. Sie stellten fest, dass die Bevölkerungsmerkmale nur etwa ein Fünftel des Wachstums der Krankenhausausgaben erklärten.

Viele Studien zu dieser Thematik verwenden Stichproben auf Patientenebene, d. h. Stichproben einzelner Krankenhäuser oder gesetzlicher Krankenversicherungen. Finkelstein (2007) hat jedoch gezeigt, dass in diesem Kontext die Verwendung von Daten, die nur Teile des Marktes repräsentieren, problematisch sein kann. Schlussfolgerungen von marktweiten Analysen können von Teilmarktanalysen erheblich abweichen (Finkelstein 2007). Die Verwendung von Daten auf Makroebene anstelle von Stichproben auf individueller Ebene hat den Vorteil, dass die Ergebnisse für die Gesamtbevölkerung repräsentativ sind und verallgemeinerungsfähige Schlussfolgerungen gezogen werden können (Göpffarth et al. 2016; Karlsson und Klohn 2014). So verwendeten van Baal und Wong (2012) einen Ansatz auf Makroebene zur Prognose von HCE auf der Grundlage von Unterschieden in der TTD unter Verwendung von Paneldaten auf Aggregatebene aus den Niederlanden (d. h. alters- und geschlechtsspezifische Pro-Kopf-Krankenhausausgaben und Sterberaten).

3.3 Wie kann man den Einfluss einer alternden Bevölkerung auf die Inanspruchnahme von Krankenhausleistungen oder die Krankenhausausgaben messen?

Auch wenn es wünschenswert wäre, den Einfluss einer alternden Bevölkerung auf die Krankenhausausgaben als Ganzes in einem Modell vorherzusagen, scheint die Inanspruchnahme als Zielwert für eine Vorhersage besser geeignet. Krankenhausausgaben als monetärer Wert enthalten zahlreiche Elemente wie eine Veränderung des Basisfallwerts, Sonderprogramme wie Pflegestellenförderprogramme sowie andere Änderungen in der Krankenhausvergütung, z. B. beim Sicherstellungszuschlag. Diese Elemente haben als solche kaum einen erkennbaren Zusammenhang zu Determinanten der Nachfrage, etwa der Alterung der Bevölkerung, und verkomplizieren daher die Schätzung enorm. Die Inanspruchnahme von Krankenhausleistungen ist insbesondere durch das fallzahlabhängige Vergütungssystem Deutschlands stark korreliert mit den Krankenhausausgaben und hat als Zielwert den Vorteil, dass die oben genannten Sondereffekte bzw. Änderungen in der Vergütung nicht berücksichtigt werden müssen (Riphahn et al. 2003). Der Effekt der alternden Bevölkerung kann somit isoliert betrachtet werden.

Die obigen Ausführungen haben bereits verdeutlicht, dass allein der Anstieg der älteren Bevölkerung z. B. zwischen 60 und 80 in absoluten Zahlen oder relativ als Anteil an der Bevölkerung in Deutschland (von 21,4 % im Jahr 2011 auf 22,6 % im Jahr 2023) zunächst einmal wenig Aussagekraft für den Beitrag zur Inanspruchnahme besitzt.

Einfache Adjustierungs- oder Normalisierungstechniken wie die Altersstandardisierung ermöglichen den Vergleich von Gesundheitsdaten zwischen Bevölkerungen mit unterschiedlichen Altersstrukturen. Ein Beispiel für diese Methodik ist die Studie von Stahmeyer et al. (2018) in Bezug auf die Ausgabensteigerungen der mittleren GKV pro-Kopf-Ausgaben. Die Altersstandardisierung passt die Rate gesundheitsbezogener Ereignisse an, indem sie so berechnet wird, als hätten alle Bevölkerungen dieselbe Altersverteilung. Auf diese Weise lässt sich der Gesamteffekt von Altersverschiebungen indirekt quantifizieren. Es gilt jedoch zu beachten, dass durch die Altersstandardisierung verschiedene Einflussgrößen fälschlicherweise ausschließlich der Altersverschiebung zugeschrieben werden können, was zu einer deutlichen Überschätzung des Alterseffekts führt. Die Methode beschränkt sich darauf, demographische Effekte zweier Stichproben oder Grundgesamtheiten zu korrigieren und liefert keine Informationen über die kausalen Beziehungen zwischen den beobachteten Veränderungen und ihren möglicherweise vielfältigen Determinanten. Sie ist daher nicht geeignet, den Effekt einer alternden Bevölkerung auf die Inanspruchnahme zu quantifizieren.

Es geht eigentlich darum, den Einfluss von Veränderungen im Gesundheitszustand der Bevölkerung über die Zeit auf die Inanspruchnahme zu schätzen. Alter ist dabei bekanntermaßen nur ein grober Näherungswert für den Gesundheitszustand, denn der Gesundheitszustand eines Menschen mit hohem Alter kann besser sein als der eines jüngeren Menschen. Alterung beeinflusst, wie De Meijer et al. (2013a) betonen, die Inanspruchnahme höchstwahrscheinlich indirekt durch Wechselwirkungen mit anderen Faktoren. Daher zerlegen wir die Alterung in zwei Bestandteile: Veränderungen der Bevölkerungszahlen pro Altersgruppe in der überlebenden Bevölkerung und Veränderungen der Bevölkerungszahlen pro Altersgruppe der Bevölkerung am Lebensende (d. h. Menschen in ihrem letzten Lebensjahr). Dieser Ansatz bietet ein explizites Maß für den demographischen Wandel und ermöglicht uns, die Bedeutung der überlebenden Bevölkerung als Prädiktor im Vergleich zum Effekt am Lebensende über das gesamte Altersspektrum hinweg zu bestimmen. Zusätzlich wird für das Geburtsjahr kontrolliert, um einen Alterskoheneffekt separieren zu können. Es ist z. B. bekannt, dass die Kriegs- und Nachkriegskohorte ein anderes Inanspruchnahmeverhalten aufweist.

Zusätzlich ist es wichtig, für Veränderungen in der Morbidität der Bevölkerung zu kontrollieren, da der Alterseffekt ansonsten überschätzt würde. Wichtig ist in diesem Kontext, Morbidität nicht über stationäre Diagnosen zu erfassen, da diese bereits ein Ergebnis höherer Inanspruchnahme darstellen können. Ambulante Diagnosen, verdichtet zu einem Morbiditätsindex, zeigen hingegen an, ob die grundlegende Morbidität in der Bevölkerung ansteigt, die sich dann mit einer gewissen Wahrscheinlichkeit in einer erhöhten stationären Inanspruchnahme niederschlägt. Änderungen in der Kodierpraxis von einem auf das nächste Jahr können methodisch durch Inkludierung eines jahresfixen Effektes isoliert

werden und stellen damit kein Problem für die Schätzung dar. Außerdem sollte für Bevölkerungsbewegungen nach Altersgruppen kontrolliert werden. Denn wenn in einem Landkreis die Bevölkerungszahl zunimmt, ist auch ein Anstieg der stationären Inanspruchnahme zu erwarten (Endogenitätsproblem). Zuletzt erscheint es wichtig, für Änderungen in den Präferenzen der Bevölkerung zu kontrollieren. So könnte es sein, dass sich in der Bevölkerung über die Jahre eine stärkere Präferenz für stationär durchgeführte Operationen als Substitut für ambulant durchgeführte Therapien entwickelt hat. Falls hierfür nicht im Modell kontrolliert wird, kann dieser Effekt fälschlicherweise der Alterung der Bevölkerung zugerechnet werden. ◘ Abb. 3.1 stellt das vorgeschlagene Schätzmodell zusammenfassend dar.

Für eine statistisch valide Schätzung dieses Modells sind Daten notwendig, die eine gewisse Variation aufweisen. Das heißt, reine Aggregatdaten wie die Fallzahlen pro Jahr für ganz Deutschland reichen nicht aus, um eine statistische Regression durchzuführen. Daten auf Patientenebene sind nicht unbedingt erforderlich und Individualdaten der Gesundheitsleistungen nachfragenden Bevölkerung stehen ohnehin nicht zur Verfügung. Es kann z. B. ein Datenniveau herangezogen werden, das die stationären Fallzahlen für jede Alters- und Geschlechtsgruppe pro Landkreis darstellt. Ein Datenniveau auf Landkreisebene gewährleistet die notwendige Variation in den Daten und erleichtert gleichzeitig die Erweiterung um zusätzliche Daten, die in Deutschland in der Regel auf Landkreisebene vorhanden sind. Gleichzeitig ist bei diesem Datenniveau der Datenschutz in der Regel unproblematisch. Viele Informationen sind auf Landkreisebene ohnehin öffentlich vorhanden. Aus diesen Gründen halten wir die Landkreisebene für eine regelmäßige Schätzung des Effekts der Alterung und anderer Effekte auf die stationäre Inanspruchnahme gut geeignet.

Im Folgenden wird dargestellt, wie das in ◘ Abb. 3.1 skizzierte Modell implementiert werden kann. Zwar wäre es wünschenswert,

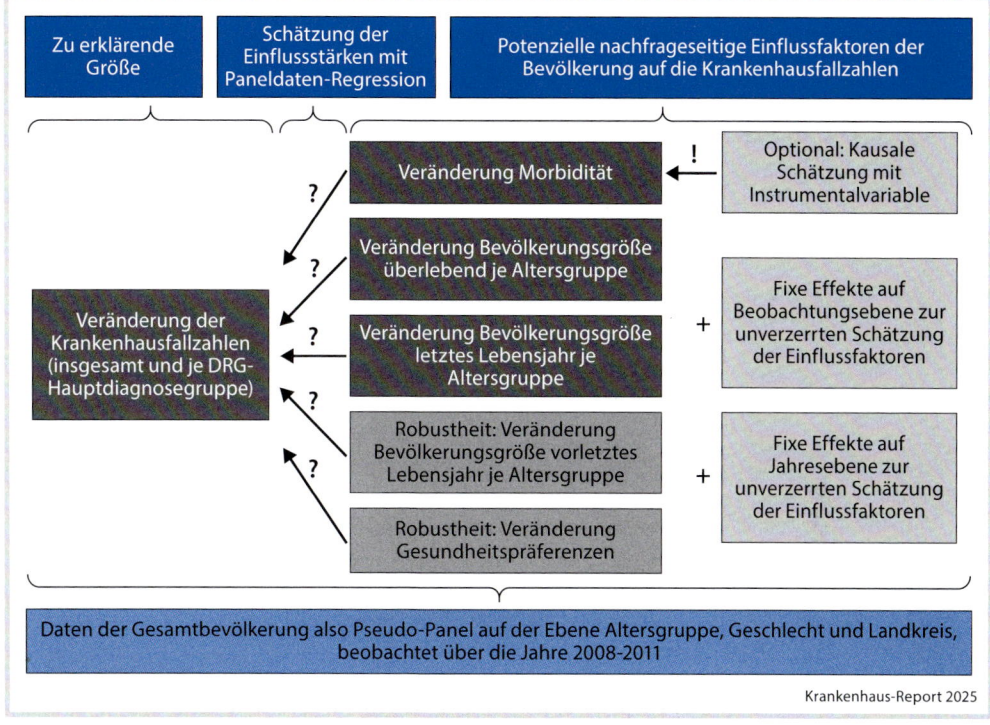

Abb. 3.1 Modellaufbau zur Schätzung des gesamthaften Einflusses der Nachfrage auf die Krankenhausfallzahlen

eine Schätzung mit aktuellen Daten vorzunehmen. Eine Zeitreihe der aktuellen Jahre weist jedoch das Problem auf, dass sie durch den Einfluss der Sars-Cov2-Pandemie auf die Inanspruchnahme nicht mit den Vorjahren vergleichbar sind. Es wird realistisch gesehen bis mindestens 2027 dauern, bevor wieder auf eine Zeitreihe von drei Jahren zurückgegriffen werden kann, die nicht von der Sars-Cov2-Pandemie beeinflusst wurde. Die Fallzahlentwicklung in Deutschland hatte ohnehin schon weit vor der Pandemie im Jahr 2016 einen Höhepunkt erreicht und sank seitdem bis zum Jahre 2022. Für eine Bestimmung des Effekts der Bevölkerungsalterung erscheint es daher besonders vielversprechend, einige Jahre aus der Phase des starken Anstiegs der Fallzahlen zwischen 2005 und 2016 zu untersuchen. Denn in dieser Phase stellt sich die Frage, zu welchen Anteilen dieser Anstieg auf die Bevölkerungsalterung zurückzuführen ist. Aus zahlreichen Gründen, unter anderem der Änderung der Methodik bestimmter Statistiken, fiel die Auswahl auf die Jahre 2008 bis 2011, was vier Datenjahren entspricht.

3.4 Implementierung des Schätzmodells nach Krämer und Schreyögg (2019a)

3.4.1 Ziel der Studie

Ziel der Studie von Krämer und Schreyögg (2019a) war es, die jährlichen Veränderungen bei den Krankenhausfallzahlen durch die jährlichen Veränderungen bei allen wichtigen nachfrageseitigen Determinanten zu erklären, die in früheren Untersuchungen identifiziert wurden. Zentral dabei ist der Einfluss der Bevölkerungsalterung. Die Schätzung hat grundsätzlich das oben darstellte Modell implementiert. Für ökonometrische Details sei auf Krämer und Schreyögg (2019a) verwiesen. Diese Studie unterscheidet sich von anderen bisherigen Studien mit dem Ziel der Schätzung des Alterungseffekts in vier Punkten: (1) Sie nutzt einen umfangreichen bevölkerungsweiten Datensatz. (2) Die gesamte deutsche Bevölkerung wird auf einer sehr detaillierten Ebene beobachtet. Wir haben ca. 80 Mio. Menschen in fast 80.000 Landkreis-Alters-Geschlechts-Gruppen über einen Zeitraum von vier Jahren beobachtet. (3) Diese detaillierte Beobachtungsebene ermöglicht uns, die Alterung in zwei Bestandteile zu zerlegen: Veränderungen im Alter der überlebenden Bevölkerung und Veränderungen im Alter der Bevölkerung am Lebensende (d. h. Menschen in ihrem letzten Lebensjahr); so kann der Alterungseffekt differenzierter untersucht werden. (4) Dieser Datensatz ermöglicht eine Kontrolle für andere Einflüsse, u. a. Veränderungen in der Morbidität und in Bevölkerungspräferenzen, die bei Nichtberücksichtigung potenziell fälschlicherweise dem Alterungseffekt zugerechnet werden könnten.

3.4.2 Daten

Wir haben eine Vielzahl von Datenquellen genutzt, um einen alters- und geschlechtsspezifischen Datensatz für die jährlichen Veränderungen im Zeitraum von 2008 bis 2011 zu erstellen. Alle Datensätze decken die gesamte deutsche Bevölkerung ab, mit Ausnahme der Daten des Sozio-oekonomischen Panels (SOEP). ◘ Tab. 3.1 enthält deskriptive Statistiken für alle Variablen und Jahre sowie die Veränderungen zwischen 2008 und 2011. Die Aggregate zu den Krankenhausfallzahlen stammen aus administrativen Erstattungsdaten (§ 21 KHEntgG), die alle stationären Einweisungen in Deutschland von 2008 bis 2011 (sowohl kumuliert als auch separat) für alle Major Diagnostic Categories (MDCs) abdecken. Schließlich haben wir die Bevölkerungsdaten und die Anzahl der Menschen in ihrem letzten Lebensjahr für alle Alters-Geschlechts-Kombinationen in jedem Landkreis verwendet, erhoben vom Statistischen Bundesamt.

Zur Messung der Veränderungen in der Morbidität der Bevölkerung wurde der Risikofaktor des Risikostrukturausgleichs (RSA) herangezogen. Der Risikofaktor spiegelt die

◘ **Tab. 3.1** Deskriptive Statistik

Jahr		2008	2009	2010	2011	Δ 2008–2011 [%]
Krankenhausfallzahl Fälle/Einweisungen	(Summe)	15.589.612	15.856.047	16.091.887	16.379.713	5,07
Morbidität	(Mittelwert)	0,9714	0,9670	0,9618	0,9592	–1,26
Alter	(Mittelwert)	42,9386	43,1917	43,4347	43,6573	1,67
Arbeitslosigkeit	(Mittelwert)	0,0802	0,0678	0,0591	0,0619	–1,83
Risikoverhalten	(Mittelwert)	4,4906	3,7900	4,3691	4,6063	2,58
Bevölkerung	(Summe)	81.176.785	80.986.130	80.915.133	81.022.618	–0,19
Überlebende Bevölkerung	(Summe)	80.384.835	80.185.541	80.111.233	80.224.485	–0,20
Bevölkerung Lebensende	(Summe)	791.950	800.589	803.900	798.133	0,78

Krankenhaus-Report 2025

Morbidität aller gesetzlich versicherten Patienten gemessen anhand der stationären und ambulanten Diagnosen für 80 wichtige Krankheiten wider. Ambulante Diagnosen müssen in mindestens zwei Quartalen desselben Jahres gestellt und durch definierte Arzneimittelverordnungen belegt werden. Der Risikofaktor gilt als eines der besten Maße für die allgemeine Morbidität der Bevölkerung. Eine detaillierte Beschreibung findet sich bei Göpffarth et al. (2016). Für unsere Analyse verwenden wir eine von der Kassenärztlichen Bundesvereinigung berechnete Version des Risikofaktors, den wir Morbiditätsindex nennen. Während Göpffarth et al. den Risikofaktor auf Kreisebene im Jahr 2011 verwendeten, haben wir unseren Morbiditätsindex auf der Ebene des Alters, des Geschlechts und des Kreises von 2008 bis 2011 relativ zum Basisjahr berechnet. Unser Index zeigt, wie die Morbidität in diesen Gruppen von der durchschnittlichen Morbidität aller gesetzlich versicherten Patienten abweicht. Wir haben ihn auf Informationen aus der ambulanten Versorgung beschränkt, um die Endogenität mit stationären Aufnahmen abzuschwächen.

Die Daten zur Arbeitslosenquote haben wir vom Statistischen Bundesamt erhalten. Zur Messung von Veränderungen der persönlichen Präferenzen folgten wir dem Ansatz von Göpffarth et al. und verwendeten das Risikoverhalten aus dem SOEP. Daten über Personen, die älter als 95 Jahre sind, waren nicht verfügbar und Neugeborene haben wir von der Analyse ausgeschlossen. Um die Nachfrage der Bevölkerung bestmöglich zu beschreiben, verknüpften wir die Krankenhausfallzahlen mit allen anderen Datenquellen im Landkreis des Patienten.

3.4.3 Modellspezifikation

Das Ziel unseres Modells war, unverzerrte Schätzungen für alle relevanten nachfrageseitigen Einflussgrößen auf die Veränderung der stationären Fallzahlen zu erhalten. Um alle Datenquellen miteinander zu verknüpfen, haben wir alle Variablen zu einem synthetischen Panel – ähnlich dem von Deaton (1985) beschriebenen – auf Alters-, Geschlechts- und Landkreisgruppen aggregiert. Wir haben so 95 separate Altersgruppen für Männer und Frauen in 412 Landkreisen und erhalten damit insgesamt 74.855 Beobachtungen, die wir über die Jahre 2008 bis 2011 beobachten. Jede Beobachtung entspricht im Durchschnitt etwa 1.000 Personen der deutschen Gesamtbevölkerung.

Um die prozentuale Veränderung in verschiedenen Daten von einem Jahr zum nächsten zu messen, haben wir den Logarithmus und die erste Differenz für alle Variablen berechnet. Durch den umfangreichen Datensatz und die damit vorhandene statistische Power konnten wir diesen strengen Ansatz der Regression von jährlichen Veränderungen auf Veränderungen anstatt der absoluten Werte über die Jahre verwenden, um die Schätzung zu präzisieren.

Um die „Red-Herring"-Hypothese zu testen, teilten wir wie in ▶ Abschn. 3.3 beschrieben die Bevölkerung in die überlebende Bevölkerung (die in einem bestimmten Jahr überlebt) und die Bevölkerung am Lebensende (die innerhalb eines bestimmten Jahres verstorben ist). Differenzierte Alterseffekte erhalten wir durch Interaktionseffekte der Bevölkerungsverschiebungen mit den Altersgruppen. Beispielsweise schätzen wir die Effekte, wie sich der jährliche Anstieg von 70- bis 75-jährigen Männern im letzten Lebensjahr auf den jährlichen Anstieg der Krankenhausfallenzahlen dieser Gruppe auswirkt.

Morbidität schätzen wir über den in ▶ Abschn. 3.3 beschriebenen Morbiditätsscore. Zur kausalen, unverzerrten Schätzung nutzen wir methodisch eine Instrumentalvariable, um Endogenitätsprobleme zu beheben. Diese treten u. a. aufgrund von umgekehrter Kausalität auf, bei der Krankenhausaufenthalte nachfolgende ambulante Morbiditätsmessungen beeinflussen könnten. Oder durch unbeobachtete Faktoren wie die Zugänglichkeit zu Gesundheitseinrichtungen, die sowohl die Morbidität als auch die Krankenhausaufnahmen beeinflussen. Durch die Verwendung der Instrumentalvariable (Veränderungen der Arbeitslosenquoten) lässt sich der kausale Effekt der Morbidität auf Krankenhausaufnahmen isolieren. Man kann das Modell aber natürlich auch ohne Instrumentalvariable schätzen.

Wir erwarteten einen altersspezifischen Anstieg der Krankenhausfallzahlen, wenn die (überlebende) Bevölkerung zunimmt und wir erwarteten einen Anstieg der Krankenhausfallzahlen aufgrund des TTD-Effekts, der durch einen altersspezifischen Anstieg der Bevölkerung im letzten Lebensjahr gemessen wird. Wir erwarten einen Anstieg der stationären Fallzahlen, wenn sich die Morbidität der Bevölkerung, gemessen an der ambulanten Inanspruchnahme, verschlechtert.

Es wurde ein Modell mit fixen Effekten verwendet, um für eine mögliche Verzerrung durch nicht beobachtbare Einflussgrößen zu kontrollieren. Jährliche fixe Effekte ermöglichten es uns, nachfrageseitige Reaktionen bei den Aufnahmen von zeitlichen Trends zu trennen, die mit nicht beobachtbaren Faktoren zusammenhängen, wie z. B. Veränderungen im Krankenhausangebot oder medizinisch-technischer Fortschritt. Außerdem kontrollierten wir für alle unbeobachteten Unterschiede auf der Beobachtungsebene Alter, Geschlecht und Landkreis. Wir haben die Beobachtungen nach der zugrunde liegenden Bevölkerungsgröße gewichtet, und die Standardfehler wurden robust berechnet.

Das grundsätzliche Modell ist in ◘ Abb. 3.1 dargestellt. Für ausführlichere Modellspezifikationen, u. a. mit Instrumentalvariablen und Robustheitstests, sei auf Krämer und Schreyögg (2019a) verwiesen.

3.5 Ergebnisse

Bevor wir auf die detaillierten Ergebnisse der einzelnen Regressionsschätzungen eingehen, zeigt die zusammenfassende Betrachtung der Studie, dass die Veränderungen der nachfrageseitigen Determinanten – Morbidität, überlebende Bevölkerung und Bevölkerung am Lebensende – insgesamt 21,5 % der zwischen 2008 und 2011 in Deutschland beobachteten Veränderungen in den Krankenhausfallzahlen erklären. Die spezifischen Wirkmechanismen dieser Determinanten auf die Krankenhausfallzahlen werden in diesem Abschnitt ausführlich diskutiert.

Insgesamt führte die leicht gesunkene Morbidität zu einem Rückgang der Einweisungen bis zum Alter von 74 Jahren. Ab dem Alter von 75 Jahren und darüber konnte ein Anstieg der Einweisungen aufgrund der Verschlechterung der Morbidität festgestellt werden. Verschiebungen in der überlebenden Bevölkerung führten zu einem Rückgang der Einweisungen in den jüngeren Altersgruppen und zu einem Anstieg der Einweisungen, vor allem weil es mehr Menschen in den Altersgruppen ab 70 Jahren gibt. Der Effekt am Lebensende war bis zu einem Alter von 60 Jahren vernachlässigbar, stieg aber insbesondere ab 85 Jahren an, da sich mehr Menschen in ihrem letzten Lebensjahr befanden.

Im Allgemeinen deuten unsere Schätzungen darauf hin, dass Veränderungen in der Morbidität den größten Einfluss auf Veränderungen bei den Krankenhausfallzahlen haben. Die Auswirkungen von Veränderungen in der Bevölkerung waren über das Altersspektrum hinweg sehr unterschiedlich. Was die überlebende Bevölkerung anbelangt, so war der größte prozentuale Anstieg der Einweisungen signifikant mit einer Zunahme der Bevölkerungsgruppe der Kinder, insbesondere der Teenager, und mit einer Zunahme der Bevölkerungsgruppe der 60- bis 79-Jährigen verbunden. Die geringsten Auswirkungen hatte im Allgemeinen eine Zunahme der Bevölkerung am Lebensende, die allerdings mit dem Alter zunahm: Dieser Effekt begann bei den 40-Jährigen eine Rolle zu spielen, wirkte sich aber erst bei den 80-Jährigen und Älteren stärker aus als bei der überlebenden Bevölkerung.

Unsere Schätzungen zeigen, dass Veränderungen in der Größe der überlebenden Bevölkerung insgesamt zu zehnfach größeren Veränderungen bei den Einweisungen führten als Veränderungen in der Größe der Bevölke-

Kapitel 3 · Messung des Einflusses einer alternden Bevölkerung

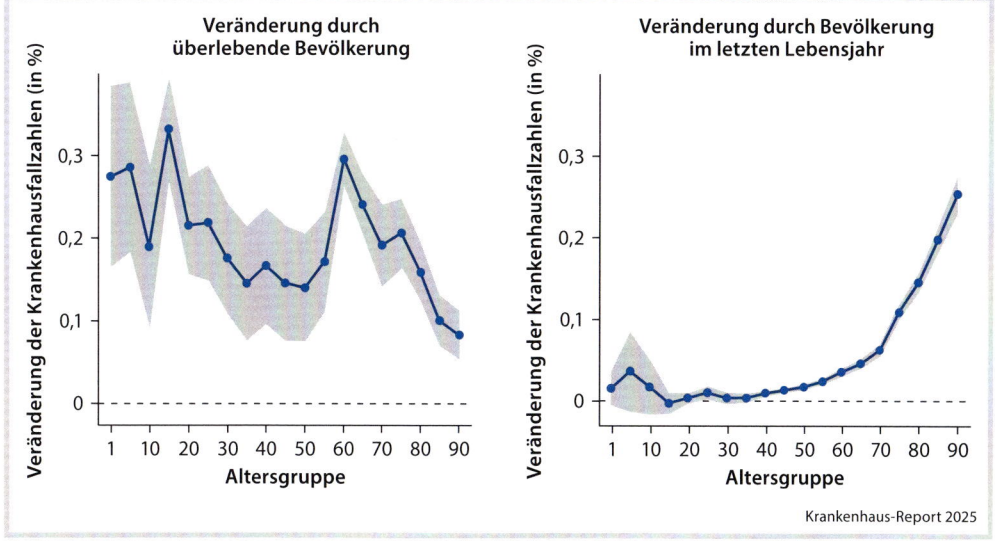

■ **Abb. 3.2** Altersspezifische Effekte durch Veränderungen in der überlebenden Bevölkerung sowie der Bevölkerung am Ende des Lebens auf die Fallzahl

rung am Lebensende. ■ Abb. 3.2 veranschaulicht die prozentualen Veränderungen aus den Regressionsgleichungen auf die Krankenhausfallzahlen (Konfidenzintervalle in grau). Die linke Seite zeigt die Veränderungen in der überlebenden Bevölkerung und die rechte Seite zeigt die Veränderungen in der Bevölkerung am Lebensende. Zum Beispiel führte ein 10 %iger Anstieg der Bevölkerung im Alter von 75 bis 79 Jahren, die sich nicht im letzten Lebensjahr befand, zu einem Anstieg der Krankenhausfallzahlen um 2,1 %, während ein 10 %iger Anstieg der Bevölkerung im Alter von 75 bis 79 Jahren, die sich im letzten Lebensjahr befand, zu einem Anstieg der Krankenhausfallzahlen um 1,1 % führte.

Wir fanden einen Alterseffekt für die überlebende Bevölkerung in Form signifikanter Unterschiede zwischen den Altersgruppen, aber keinen linearen oder zunehmenden Alterseffekt. Bemerkenswerte Altersunterschiede wurden bei Teenagern (15 bis 19 Jahre) im Vergleich zu den angrenzenden Altersgruppen festgestellt. Außerdem wurde ein starker Anstieg der Aufnahmen bei den 20- bis 59-Jährigen gegenüber den 60- bis 79-Jährigen festgestellt. Die Auswirkungen von Veränderungen in der Bevölkerung am Lebensende auf die Einweisungen nahmen mit dem Alter stark und signifikant zu, was auf die größere Zahl von Verstorbenen in den älteren Altersgruppen zurückzuführen ist. Während die Unsicherheit in den Schätzungen für die überlebende Bevölkerung bis ca. 55 Jahre relativ hoch war, haben wir den Effekt am Lebensende für alle Altersgruppen über 40 Jahre präzise geschätzt.

■ Abb. 3.3 zeigt auf der linken Seite die Auswirkungen sowohl der überlebenden als auch der am Ende des Lebens stehenden Bevölkerung. Der Effekt der Bevölkerung am Lebensende war unter 40 Jahren irrelevant. In der Gruppe der 60- bis 64-Jährigen machte der Effekt am Lebensende etwa 10 % des kumulativen Bevölkerungseffekts aus, während er in der Gruppe der 80- bis 84-Jährigen etwa 50 % und in der ältesten Altersgruppe (90- bis 95-Jährige) 75 % des kumulativen Bevölkerungseffekts ausmachte. Der kombinierte Bevölkerungseffekt deutet auf einen leicht U-förmigen Zusammenhang zwischen Alter und Veränderungen bei den Aufnahmen hin. Die größte Auswirkung auf die Einweisungen

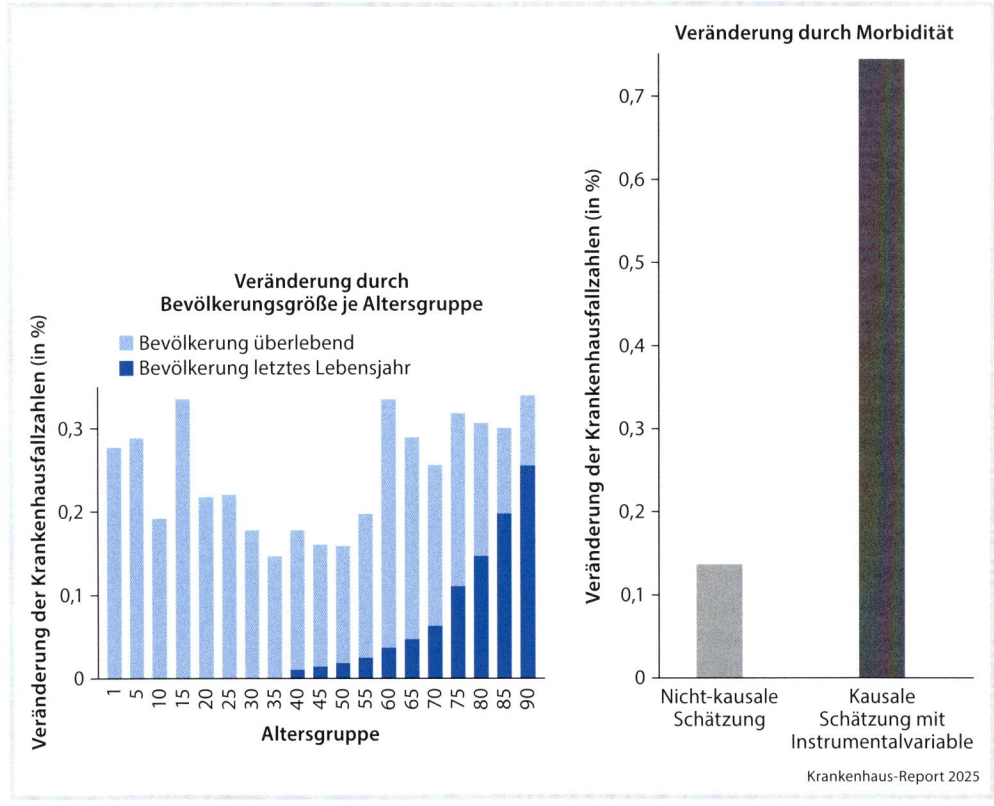

◘ Abb. 3.3 Zusammensetzung der Effekte der Alterungskomponenten auf die Fallzahl (*links*) gegenüber dem (kausalen) Effekt der Morbidität auf die Fallzahl (*rechts*)

hatten die ältesten Gruppen, d. h. Menschen zwischen 60 und 95 Jahren. Ihr durchschnittlicher Anstieg der Einweisungen betrug 3 %, wenn sowohl die überlebende als auch die am Ende des Lebens stehende Bevölkerung um 10 % zunahm. Bei den jüngeren Altersgruppen im Alter von einem bis 29 Jahren lag der durchschnittliche Anstieg der Einweisungen bei 2,5 %. Die geringsten Auswirkungen wurden für Personen mittleren Alters (30 bis 59 Jahre) festgestellt, die einen durchschnittlichen Anstieg der Einweisungen von 1,7 % verzeichneten.

Auf der rechten Seite von ◘ Abb. 3.3 ist der Einfluss der Morbidität dargestellt. Die beschriebene Herausforderung der Endogenität wird im Unterschied der nicht-kausalen und kausalen Ergebnisse deutlich. Durch ein simples Regressionsmodell würde der Einfluss stark unterschätzt. Wenn die Morbidität um 10 % zunimmt, steigen die Krankenhausfallzahlen um 7,5 %. Insgesamt ist der Einfluss der Morbidität vielfach höher als der des Alters: über alle Altersgruppen hinweg um das Fünffache, selbst in der ältesten Altersgruppe (90- bis 95-Jährige) um mehr als das Doppelte.

Die Kontrolle für Kohorteneffekte ist wichtig. Wir fanden starke Effekte für Kohorten, die während oder direkt nach dem Ersten und Zweiten Weltkrieg geboren wurden (Kohorten 1915–1920 und 1941–1947), was im Einklang mit der bisherigen Literatur steht.

◘ Abb. 3.4 zeigt die altersspezifischen Effekte im letzten und vorletzten Lebensjahr. Veränderungen in der Bevölkerung im vorletzten Lebensjahr hatten einen geringen Einfluss

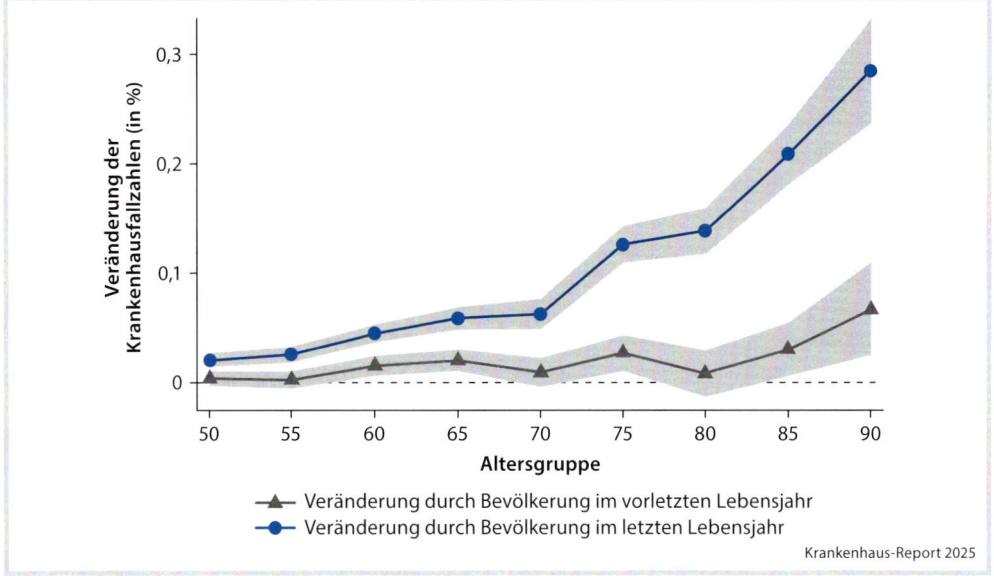

Abb. 3.4 Differenzierung der Effekte zwischen dem letzten und dem vorletzten Lebensjahr

auf die Krankenhausfallzahlen. Entsprechend kann man ableiten, dass eine Differenzierung zwischen der überlebenden Bevölkerung und der Bevölkerung im letzten Lebensjahr, wie oben vorgeschlagen, korrekt ist.

Persönliche Präferenzen beeinflussen das individuelle Gesundheitsverhalten, und da wir für die Morbidität kontrollierten, war diese Richtung plausibel. Bei gleichem Gesundheitszustand nehmen risikoscheue Personen mehr Krankenhausleistungen in Anspruch (Göpffarth et al. 2016). Ohne Kontrolle für die Morbidität würde man theoretisch erwarten, dass ein risikoreicheres Gesundheitsverhalten zu einer höheren Morbidität und damit zu einer höheren Nachfrage nach Krankenhausleistungen führt. Diese Personen könnten die risikoscheuen Personen so darstellen, dass sie für weitere Untersuchungen (z. B. bei Rückenschmerzen) nicht dringend in die Notaufnahme eingeliefert werden. Der Einfluss war jedoch gering und die anderen Koeffizienten änderten sich kaum, wenn persönliche Präferenzen einbezogen wurden.

Abschließend haben wir Modelle geschätzt, um die Veränderungen bei den Krankenhausfallzahlen in 23 Major Diagnostic Categories (MDCs), also die DRG-Hauptdiagnosegruppen, auf der Grundlage der Veränderungen bei den nachfrageseitigen Determinanten in der Gesamtbevölkerung zu erklären. ◘ Abb. 3.5 veranschaulicht die sich daraus ergebenden Veränderungen der Morbidität (links) und die Veränderungen in der Bevölkerung am Lebensende (rechts). Es gab erhebliche Unterschiede zwischen den MDCs. So war beispielsweise der Effekt am Lebensende für „Neubildungen" (MDC 17) dreimal so groß wie der durchschnittliche Effekt. Außerdem wurden die Aufnahmen für „Krankheiten und Störungen des Atmungssystems" (MDC 4) weitgehend von der Bevölkerung in ihrem letzten Lebensjahr bestimmt. Im Gegensatz dazu waren die Veränderungen bei den Einweisungen für „Verbrennungen" (MDC 22) nicht signifikant mit Veränderungen in der Bevölkerung am Lebensende oder mit Veränderungen der Morbidität verbunden. Auch die Einweisungen für „Multiple signifikante Traumata" (MDC 24) standen in keinem signifikanten Zusammenhang mit Veränderungen der Morbidität, da beide MDCs in der Regel

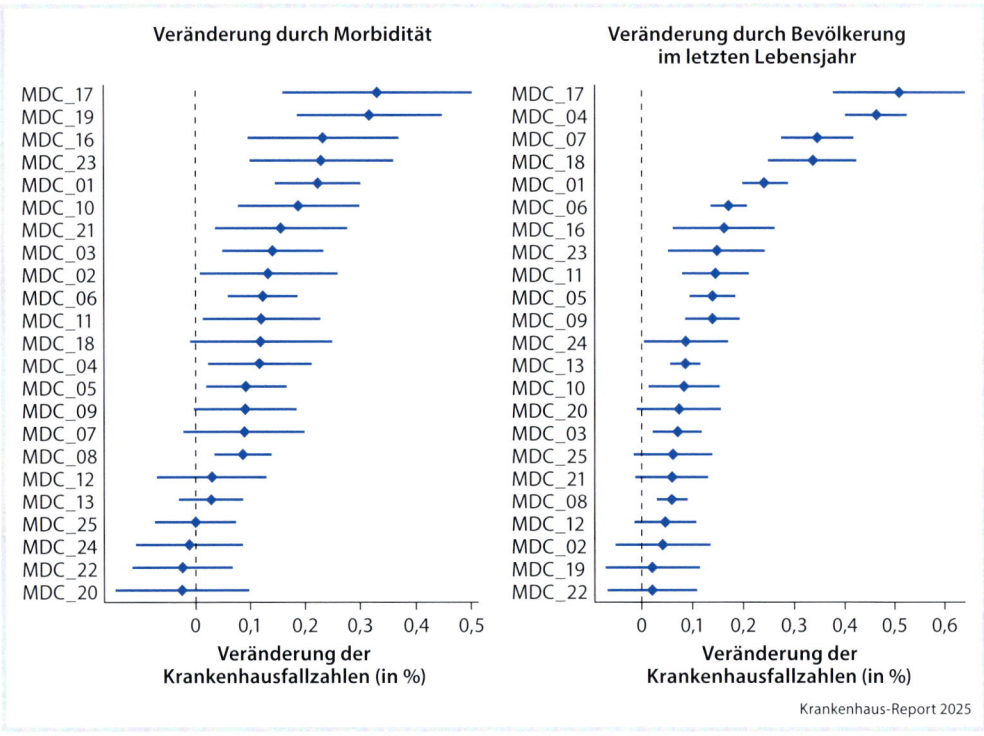

Abb. 3.5 MDC-spezifische Effekte und 95 % Konfidenzintervalle der Morbidität und der Bevölkerung im letzten Lebensjahr auf die Krankenhausfallzahlen

durch Unfälle ausgelöst werden. Umgekehrt waren die Einweisungen für „Psychische Erkrankungen und Störungen" (MDC 19) stark mit Veränderungen der Morbidität der Bevölkerung verbunden, aber nicht signifikant mit Veränderungen in der Bevölkerung am Lebensende. Insgesamt gesehen unterstreichen diese intuitiven Ergebnisse, dass unsere Schätzungen robust sind.

MDC	Description
01	Krankheiten und Störungen des Nervensystems
02	Krankheiten und Störungen des Auges
03	Krankheiten und Störungen des Ohres, der Nase, des Mundes und des Halses (HNO)
04	Krankheiten und Störungen der Atmungsorgane
05	Krankheiten und Störungen des Kreislaufsystems
06	Krankheiten und Störungen der Verdauungsorgane
07	Krankheiten und Störungen an hepatobiliärem System und Pankreas
08	Krankheiten und Störungen an Muskel-Skelett-System und Bindegewebe
09	Krankheiten und Störungen an Haut, Unterhaut und Mamma
10	Endokrine, Ernährungs- und Stoffwechselkrankheiten
11	Krankheiten und Störungen der Harnorgane
12	Krankheiten und Störungen der männlichen Geschlechtsorgane
13	Krankheiten und Störungen der weiblichen Geschlechtsorgane
16	Krankheiten des Blutes, der blutbildenden Organe und des Immunsystems
17	Hämatologische und solide Neubildungen
18	Infektiöse und parasitäre Erkrankungen
19	Psychische Krankheiten
20	Alkohol- und Drogengebrauch und alkohol- und drogeninduzierte psychische Störungen
21	Verletzungen, Vergiftungen und toxische Wirkungen von Drogen und Medikamenten
22	Verbrennungen

23 Faktoren, die den Gesundheitszustand beeinflussen, und andere Inanspruchnahme des Gesundheitswesens
24 Polytrauma
25 HIV

3.6 Diskussion

Die Ergebnisse der Studie zeigen, dass Veränderungen der Morbidität den größten Einfluss auf Veränderungen der Krankenhausfallzahlen hatten. Veränderungen in der Größe der überlebenden Bevölkerung hatten den zweitgrößten Einfluss, während Veränderungen in der Größe der Bevölkerung am Lebensende den geringsten Einfluss hatten. Die dominierende Rolle der Morbidität als Hauptfaktor für Krankenhausfallzahlen wurde auch durch andere aktuelle Studien bestätigt. Kollerup et al. (2022) finden einen deutlichen Einfluss schon bei Einbezug von lediglich einer Auswahl an Komorbiditäten durch 28 chronische Krankheiten. Costa-Font und Vilaplana-Prieto (2020) nutzen den Charlson Comorbidity Index (CCI), um Morbidität zu messen, und finden einen starken Einfluss gegenüber der Alterung und der TTD. Lediglich die Studie von Wyl (2019) findet, dass TTD einen noch stärkeren Einfluss als Morbidität aufweist. Der Einfluss der Morbidität wird allerdings nicht kausal geschätzt, demgemäß kann Endogenität der Grund sein. Dies entspricht den Ergebnissen in unserer Studie, wenn wir die nicht-kausalen Modelle ohne Instrumentalvariable betrachten. Als Variable betrachtet, erweist sich der Gesundheitszustand als wichtiger als die Zeit bis zum Tod (d. h. der End-of-Life-Effekt) oder das Alter (Howdon und Rice 2018; Dixon et al. 2011; Carreras et al. 2018; Hazra et al. 2018). Der Effekt am Lebensende hat wenig Einfluss, sobald er nicht mehr als Proxy für die Morbidität fungiert (Howdon und Rice 2018) und repräsentiert dann in der Tat nur die Nettonähe zum Tod (sofern Morbidität separat berücksichtigt wird), die hauptsächlich mit Krankenhausaufenthalten verbunden ist, die stattfinden, um den Tod abzuwenden (Carreras et al. 2018). Wir haben festgestellt, dass die Einbeziehung der Bevölkerungsgröße im letzten Lebensjahr adäquat ist, um den Effekt am Lebensende bei Kontrolle der Morbidität darzustellen. Veränderungen in der Größe der Bevölkerung im vorletzten Lebensjahr hatten kaum Auswirkungen.

Unser Ergebnis, dass die Veränderungen in der Größe der Bevölkerung am Lebensende insgesamt einen geringeren Einfluss auf die Krankenhausfallzahlen hatten als die Veränderungen in der Größe der überlebenden Bevölkerung, erscheint auch deshalb plausibel, weil die Zahl der Überlebenden in unserer bevölkerungsweiten Analyse viel größer ist. Im Zeitraum 2008 bis 2011 beobachteten wir ca. 850.000 Personen im letzten Lebensjahr (überwiegend in sehr alten Altersgruppen) und ca. 80.000.000 Überlebende, was zu 16.000.000 stationären Aufenthalten pro Jahr führt. Die Zahl der Krankenhausaufenthalte überstieg die Zahl der Menschen im letzten Lebensjahr um fast das 19-Fache.

Den größten Anstieg der Einweisungen fanden wir in der Altersgruppe der 60- bis 95-Jährigen – eine Beobachtung, die auch Van Baal und Wong (2012) bestätigt haben. Wie bereits erwähnt, war der Effekt für die Gruppen ab 80 Jahren vor allem auf die steigende Zahl der Verstorbenen zurückzuführen. Die große Auswirkung der Veränderungen in der Größe der überlebenden Bevölkerung im Alter von 60 bis 69 Jahren war jedoch wahrscheinlich auf eine Kombination aus zwei Gründen zurückzuführen. Erstens könnte der Anstieg einen Ruhestandseffekt widerspiegeln, da die Zahl der Ruheständler in dieser Altersgruppe erheblich zunahm. Caroli et al. (2016) stellten fest, dass die Inanspruchnahme des Gesundheitswesens nach dem Eintritt in den Ruhestand teilweise aufgrund sinkender Opportunitätskosten zunahm. In Deutschland ist jeder Besuch einer Notaufnahme mit einer Wahrscheinlichkeit von 46 % damit verbunden, stationär behandelt zu werden. Sinkende Opportunitätskosten könnten also ein Grund für den in den letzten Jahren beobachteten starken Anstieg der Zahl der Notaufnahmebesuche in Deutschland und den damit verbundenen Anstieg der stationären Einweisungen sein (Krämer und Schreyögg 2019b). Zweitens kann der „Surviving-Population-Effekt" auch auf medizinische Innovationen zurückzuführen sein, die auf ältere Altersgruppen abzielen und deren Nachfrage nach Krankenhausaufenthalten verstärkt auftritt (De Meijer et al. 2013b). Geplante, elektive Einweisungen für Menschen, die weit vom Tod entfernt sind, sind hier möglicherweise die Folge, während der „TTD-Effekt" die Nachfrage nach schweren, dringlichen Einweisungen zur unmittelbaren Vermeidung des Todes darstellt.

Die in unseren Modellen enthaltenen nachfrageseitigen Determinanten erfassen den größten Teil der Veränderungen auf der Nachfrageseite. Zusammengenommen erklären die nachfrageseitigen Determinanten jedoch nur ein Fünftel des von uns in Deutschland beobachteten Anstiegs der Fallzahlen. Insbesondere der Rückgang der Morbidität war mit einem Rückgang der Fallzahlen verbunden. Das heißt im Umkehrschluss, dass die verbleibenden 80 % wahrscheinlich angebotsseitig zu erklären sind.

Unsere Studie bestätigt die auf Daten aus anderen Ländern basierenden Ergebnisse von Hazra et al. (2018), Carreras et al. (2018) sowie Howdon und Rice (2018) – nämlich, dass die Morbidität die wichtigste nachfrageseitige Determinante ist. Allerdings unterscheiden sich die Effektgrößen, weil Hazra et al. nur ältere Menschen im Alter von 80 bis 95 Jahren untersuchten, Carreras et al. ein zweiteiliges Modell der Wahrscheinlichkeit der Inanspruchnahme und der positiven Ausgaben in verschiedenen Gruppen von Gesundheitsleistungen verwendeten und Howdon und Rice nicht die allgemeine Morbidität der Bevölkerung, sondern die während der Krankenhausaufenthalte erfasste Morbidität maßen. De Meijer et al. (2013b) kamen zum Ergebnis, dass allein durch Veränderungen der Bevölkerungsmerkmale nur 21 % des tatsächlich beobachteten Wachstums der Gesundheitsausgaben zu erklären sind, was mit den von uns ermittelten 21,5 % relativ genau übereinstimmt.

Unsere Studie weist natürlich auch Limitationen auf. Zunächst hätten wir es vorgezogen, auf eine längere Zeitreihe zurückzugreifen. Momentan sind jedoch die Erhebung und Zusammenführung der Daten relativ aufwendig. Im Falle der Einrichtung eines regelmäßigen Monitorings der nachfrageseitigen Effekte könnte die Erhebung und Zusammenführung allerdings vereinfacht werden. Die Variable zu Präferenzen ist die einzige, die nicht bevölkerungsweit vorliegt. Zwar erlaubt diese eine robuste Schätzung, da das SOEP relativ groß und repräsentativ ist. Dennoch würde eine größere Stichprobe auf Landkreisebene zu höherer Präzision führen. Schließlich könnten bei getrennten Schätzungen von Angebot und Nachfrage wichtige Informationen in den Daten unberücksichtigt bleiben, wie z. B. das Wachstum der Medizintechnik in Wechselwirkung mit dem Alter der Patienten. Daher wäre aus wissenschaftlicher Sicht eine simultane Schätzung von Nachfrage und Angebot der Goldstandard. Dieser würde die Komplexität der Schätzung allerdings so stark erhöhen, dass die praktische Umsetzbarkeit zumindest derzeit vermutlich nicht mehr gewährleistet wäre.

3.7 Schlussfolgerung

Die Forschung zu den nachfrageseitigen Determinanten der Inanspruchnahme von stationären Leistungen hat mehrere Entwicklungsstufen durchlaufen. In der ersten Stufe wurde der Einfluss des Alters untersucht. Oftmals wurde nur mit einer einfachen Altersadjustierung gearbeitet. In der zweiten Entwicklungsstufe wurde dann die Nähe zum Tod und nicht nur das Alter an sich berücksichtigt. Unsere Studie baut auf diesen Erkenntnissen auf und belegt anhand eines umfangreichen bevölkerungsweiten Datensatzes, dass die Morbidität der wichtigste nachfrageseitige Faktor für die Inanspruchnahme ist. Die Berücksichtigung von Morbidität im Modell ist sehr wichtig, da ansonsten der Alterseffekt erheblich überschätzt wird. Wie bereits erwähnt, existieren immer mehr Studien aus anderen

Ländern, die diesen dominanten Effekt von Morbidität auf der Nachfrageseite ermitteln. Durch die Verfügbarkeit von immer besseren Daten zur Approximation der Morbidität bzw. des Gesundheitszustands der Bevölkerung tritt der ursprünglich als wichtig gesehene Effekt der Bevölkerungsalterung auf die stationären Fallzahlen in den Hintergrund. Zwar ist es möglich, dass sich der Alterungseffekt auf die Veränderung der stationären Fallzahlen mit Einritt der Babyboomer in den Ruhestand in relevantem Ausmaß erhöht. Dies wird in den nächsten Jahren zu untersuchen sein. Bislang zeigt sich jedoch in den neueren Studien unter Berücksichtigung von Morbidität, dass der Alterungseffekt, ganz im Unterschied zur Inanspruchnahme der Langzeitpflege, eher einen geringen Einfluss auf die Veränderung der stationären Fallzahlen hat. Ergo ist die häufig in Politik und Praxis geäußerte These des unvermeidlichen Anstiegs der stationären Fallzahlen aufgrund der Bevölkerungsalterung empirisch gesehen zweifelhaft. Vielmehr scheint es geboten, die Morbidität durch eine effektivere ambulante Versorgung, insbesondere durch Koordination, zu reduzieren, z. B. bei ambulant-sensitiven Erkrankungen. Da unsere Ergebnisse darauf hindeuten, dass der Großteil der Veränderungen in der Inanspruchnahme nicht durch nachfrageseitige Faktoren verursacht wird, sondern mit hoher Wahrscheinlichkeit von der Angebotsseite ausgeht, kann man zum Schluss kommen, dass sich Entscheidungsträger stärker auf angebotsseitige Anreize konzentrieren sollten. Dies beinhaltet vor allem eine dringend notwendige Reform des deutschen DRG-Systems mit einem Abbau von Fehlanreizen, die hoffentlich in einem Koalitionsvertrag 2025 adressiert wird.

Literatur

Caroli E, Lucifora C, Vigani D (2016) Is there a Retirement-Health Care utilization puzzle? Evidence from SHARE data in Europe (No. 49). Working Paper, Dipartimento di Economia e Finanza (DISCE). Università Cattolica del Sacro Cuore

Carreras M, Ibern P, Inoriza JM (2018) Ageing and healthcare expenditures: Exploring the role of individual health status. Health Econ 27(5):865–876

Chandra A, Cutler D, Song Z (2011) Who ordered that? The economics of treatment choices in medical care. In: Pauly MV, McGuire TG, Barros PP (Hrsg) Handbook of Health Economics. Elsevier, Amsterdam, S 397–432

Costa-Font J, Vilaplana-Prieto C (2020) "More than one red herring"? Heterogeneous effects of ageing on health care utilisation. Health Econ 29:8–29

Deaton A (1985) Panel data from time series of cross-sections. J Econom 30:109–126

De Meijer C, Wouterse B, Polder J, Koopmanschap M (2013a) The effect of population aging on health expenditure growth: a critical review. Eur J Ageing 10:353–361

De Meijer C, O'Donnell O, Koopmanschap M, Van Doorslaer E (2013b) Health expenditure growth: looking beyond the average through decomposition of the full distribution. J Health Econ 32:88–105

Dixon J, Smith P, Gravelle H, Martin S, Bardsley M, Rice N, Sanderson C (2011) A person based formula for allocating commissioning funds to general practices in England: development of a statistical model. BMJ 343:d6608

Dormont B, Grignon M, Huber H (2006) Health expenditure growth: reassessing the threat of ageing. Health Econ 15:947–963

Felder S, Werblow A, Zweifel P (2010) Do red herrings swim in circles? Controlling für die Endogenität der Zeit bis zum Tod. J Health Econ 29:205–212

Finkelstein A (2007) The aggregate effects of health insurance: evidence from the introduction of medicare. Q J Econ 122:1–37

Finkelstein A, Gentzkow M, Williams H (2016) Sources of geographic variation in health care: evidence from patient migration. Q J Econ 131:1681–1726

Göpffarth D, Kopetsch T, Schmitz H (2016) Determinants of regional variation in health expenditures in Germany. Health Econ 25:801–815

Hazra NC, Rudisill C, Gulliford MC (2018) Determinants of health care costs in the senior elderly: age, comorbidity, impairment, or proximity to death? Eur J Health Econ 19(6):831–842

Howdon D, Rice N (2018) Health care expenditures, age, proximity to death and morbidity: implications for an ageing population. J Health Econ 57:60–74

Hsiao WC, Heller PS (2007) What macroeconomists should know about health care policy. Internationaler Währungsfonds, Washington DC

Karlsson M, Klohn F (2014) Testing the red herring hypothesis on an aggregated level: ageing, time-to-death and care costs for older people in Sweden. Eur J Health Econ 15:533–551

Kollerup A, Kjellberg J, Ibsen R (2022) Ageing and health care expenditures: the importance of age per se, steepening of the individual-level expenditure curve, and the role of morbidity. Eur J Health Econ 23(7):1121–1149

Krämer J, Schreyögg J (2019a) Demand-side determinants of rising hospital admissions in Germany: the role of ageing. Eur J Health Econ 20:715–728

Krämer J, Schreyögg J (2019b) Substituting emergency services: primary care vs. Hospital care. Health Policy 123(11):1053–1060

Lubitz J, Cai L, Kramarow E, Lentzner H (2003) Health, life expectancy, and health care spending among the elderly. N Engl J Med 349:1048–1055

Riphahn RT, Wambach A, Million A (2003) Incentive effects in the demand for health care: a bivariate panel count data estimation. J Appl Econom 18:387–405

Seshamani M, Gray AM (2004) A longitudinal study of the effects of age and time to death on hospital costs. J Health Econ 23:217–235

Stahmeyer JT, Geyer S, Epping J, Tetzlaff J, Eberhard S (2018) Gesundheitsausgabenentwicklung und der Einfluss des demografischen Wandels. Bundesgesundheitsblatt Gesundheitsforschung Gesundheitsschutz 4(61):432–441

Statistisches Bundesamt (2015) Grunddaten der Krankenhäuser, Jahrgang 2015. Fachserie 12, Reihe 6.1.1. DeStatis, Wiesbaden

Van Baal PH, Wong A (2012) Time to death and the forecasting of macro-level health care expenditures: some further considerations. J Health Econ 31:876–887

Von Wyl V (2019) Proximity to death and health care expenditure increase revisited: a 15-year panel analysis of elderly persons. Health Econ Rev 9:1–16

Werblow A, Felder S, Zweifel P (2007) Population ageing and health care expenditure: a school of "red herrings"? Health Econ 16:1109–1126

Wong A, Van Baal PH, Boshuizen HC, Polder JJ (2011) Exploring the influence of proximity to death on disease-specific hospital expenditures: a carpaccio of red herrings. Health Econ 20:379–400

Wouterse B, Meijboom BR, Polder JJ (2011) The relationship between baseline health and longitudinal costs of hospital use. Health Econ 20:985–1008

Zweifel P, Felder S, Meiers M (1999) Ageing of population and health care expenditure: a red herring? Health Econ 8:485–496

Open Access Dieses Kapitel wird unter der Creative Commons Namensnennung 4.0 International Lizenz (http://creativecommons.org/licenses/by/4.0/deed.de) veröffentlicht, welche die Nutzung, Vervielfältigung, Bearbeitung, Verbreitung und Wiedergabe in jeglichem Medium und Format erlaubt, sofern Sie den/die ursprünglichen Autor(en) und die Quelle ordnungsgemäß nennen, einen Link zur Creative Commons Lizenz beifügen und angeben, ob Änderungen vorgenommen wurden.

Die in diesem Kapitel enthaltenen Bilder und sonstiges Drittmaterial unterliegen ebenfalls der genannten Creative Commons Lizenz, sofern sich aus der Abbildungslegende nichts anderes ergibt. Sofern das betreffende Material nicht unter der genannten Creative Commons Lizenz steht und die betreffende Handlung nicht nach gesetzlichen Vorschriften erlaubt ist, ist für die oben aufgeführten Weiterverwendungen des Materials die Einwilligung des jeweiligen Rechteinhabers einzuholen.

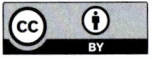

Alterung der Bevölkerung und Nachfrage Hochbetagter nach Krankenhausbehandlung

Friedrich Breyer

Inhaltsverzeichnis

4.1 Einleitung – 68

4.2 Hat es eine Kompression der Morbidität gegeben? – 69

4.3 Die Kontroverse um den „Red Herring" – 70
4.3.1 Theorie und ältere empirische Literatur – 70
4.3.2 Neuere empirische Ergebnisse für die GKV – 72

4.4 Die Nachfrage Hochbetagter nach Versorgung im Krankenhaus und Pflegeheim – 73
4.4.1 Trends in der Nachfrage Hochbetagter nach Krankenhausbehandlung – 73
4.4.2 Trends in der Nachfrage Hochbetagter nach Pflegeleistungen – 76

4.5 Schlussfolgerungen – 77

Literatur – 78

© Der/die Autor(en) 2025
J. Klauber et al. (Hrsg.), *Krankenhaus-Report 2025*, https://doi.org/10.1007/978-3-662-70947-4_4

■ ■ Zusammenfassung

Die Bevölkerung Deutschlands altert zusehends, sodass der Anteil der „Hochbetagten", hier definiert als der über 80-Jährigen, bis zum Jahr 2040 um die Hälfte zunehmen wird. Was bedeutet dies für die Nachfrage Hochbetagter nach Krankenhausbehandlung und nach (stationären) Pflegeleistungen? In diesem Beitrag werden empirische Befunde zu zwei Hypothesen gesichtet, nämlich der „Kompression der Morbidität", nach der mit der Lebenserwartung vor allem die gesund verbrachten Jahre zunehmen, und der Red-Herring-Theorie, nach der die höchsten Gesundheitsausgaben kurz vor dem Tod entstehen und, da jeder nur einmal stirbt, die Alterung an sich nicht kostenträchtig ist. Für beide Thesen finden sich jedoch kaum empirische Belege. Im Gegenteil: Seit der Jahrtausendwende sind in Deutschland sowohl die Krankenhaushäufigkeit als auch der Anteil Pflegebedürftiger unter den Hochbetagten gestiegen, und wenn sich dieser Trend fortsetzen sollte, so stehen in den kommenden Jahrzehnten drastische Anstiege sowohl der Gesundheits- als auch der Pflegeausgaben bevor, die die Finanzierbarkeit des deutschen Sozialstaats vor große Herausforderungen stellen.

The population in Germany is ageing rapidly so that the share of people over 80 years will increase by 50 % until 2040. What does this imply for the demand for hospital and nursing home services by the very old? In this article, we summarise the recent empirical tests of two important theoretical hypotheses: the „compression of morbidity", which means that when life expectancy rises, the years spent in good health rise at least as much, and the red-herring theory which states that the lifetime peak of health care costs is not related to calendar age, but to proximity to death, and since every person dies only once, population ageing is not driving health care expenditures. However, the empirical evidence for both hypotheses is predominantly negative. On the contrary: since the millennium, both per-capita hospital admissions and the share of long-term care recipients among the very old has been rising

in Germany. If this trend continues, the next decades will see drastic increases in health care and long-term care expenditures which will be an enormous challenge for the financial viability of the German welfare state.

4.1 Einleitung

Die Bevölkerung Deutschlands altert zusehends. Nicht nur sind die Jahrgänge, die demnächst ins Rentenalter übertreten, deutlich stärker besetzt als die der nachwachsenden Generationen, sondern es steigt auch die ferne Lebenserwartung der bereits Älteren: Konnte eine 65-jährige Frau zur Jahrtausendwende mit 19,4 weiteren Lebensjahren rechnen, so waren es 20 Jahre später schon 21,1 Jahre, also 1,7 Jahre mehr. Bei 65-jährigen Männern waren es sogar volle zwei zusätzliche Jahre (17,8 gegenüber 15,8).[1] Definiert man „Hochbetagte" als Personen im Alter von über 80 Jahren, so wird der Anteil dieser Gruppe an der Gesamtbevölkerung von derzeit (31.12.2024) 7,3 % auf 8,7 % im Jahr 2040 und sogar 10,9 % im Jahr 2050 zunehmen, also um etwa die Hälfte des Ausgangswerts.[2]

Was würde das für die Nachfrage Hochbetagter nach Krankenhausbehandlung bedeuten? Die gesundheitsökonomische Literatur hat den Zusammenhang zwischen der Bevölkerungsalterung und der Nachfrage nach bzw. den Ausgaben für Gesundheitsleistungen in den vergangenen Jahrzehnten vor allem unter zwei Stichworten diskutiert:

1. Kompression der Morbidität (Fries 1980): Wenn die Lebenserwartung deshalb steigt, weil die Menschen gesünder leben, so müsste die Zahl gesunder Lebensjahre mindestens so stark zunehmen wie die Zahl der Lebensjahre insgesamt, sodass die in Krankheit verbrachte Zeit am Lebensende höchstens gleich lang bleibt (relative Kompression) oder sogar sinkt (absolute Kompression), sodass die Alterung einen

---

[1] Quelle: Statistisches Bundesamt, Reihe S32.
[2] Quelle: 15. Koordinierte Bevölkerungsvorausberechnung und eigene Berechnungen.

dämpfenden Einfluss auf die Gesundheitsausgaben haben müsste.
2. Red-Herring-Theorie (Zweifel et al. 1999): Da ein großer Anteil aller Gesundheitsausgaben auf die letzten Lebensjahre entfällt, jeder Mensch aber nur einmal stirbt, folgt aus dem typischen Anstieg der Ausgaben mit dem Alter keineswegs, dass die Alterung der Bevölkerung die Gesamtausgaben steigert. Diese Folgerung wäre ein Trugschluss, vergleichbar mit dem Folgen einer falschen Fährte („red herring") in einem Krimi.

In diesem Beitrag werden in den ▶ Abschn. 4.2 und 4.3 neuere empirische Ergebnisse zu beiden Thesen referiert und in ▶ Abschn. 4.4 die Entwicklung der Nachfrage nach stationärer Behandlung Hochbetagter in den letzten Jahrzehnten in Deutschland untersucht, um daraus in ▶ Abschn. 4.5 Schlussfolgerungen für die zukünftige Entwicklung ziehen zu können.

4.2 Hat es eine Kompression der Morbidität gegeben?

Neuere Analysen zur Überprüfung der Kompressions-These sind vor allem in den USA, in Deutschland und in Großbritannien durchgeführt worden. Zunächst einmal muss festgestellt werden, dass in den USA zwar die Lebenserwartung insgesamt gestiegen ist, die verschiedenen sozialen Gruppen jedoch sehr unterschiedlich davon profitiert haben. So stellen Chapel et al. (2023) fest, dass bei einem Vergleich von fünf Geburtskohorten der Jahrgänge zwischen 1940 und 1964 die qualitätsbereinigte Lebenserwartung in der (ökonomisch) oberen Mittelklasse über die Zeit um 5 % gestiegen ist, in der unteren Mittelklasse jedoch stagniert hat.[3] Ähnliche Beobachtungen macht Payne (2022), der sogar feststellt, dass Kohorten von Menschen ohne Highschool-Abschluss über die Zeit abnehmende Lebenszeit ohne Einschränkungen (disability) genießen, wohingegen die Lebenserwartung mit chronischer Krankheit zugenommen hat. Das gleiche stellte schon Crimmins (2015) fest, die diese Beobachtung damit erklärte, dass medizinische Behandlung das Leben von Patienten mit schweren Krankheiten verlängern konnte.

Etwas differenzierter war das Bild noch in einer Analyse von Cutler et al. (2014), die feststellten, dass sich über einen Zeitraum von 20 Jahren funktionale Gesundheitsmaße unter Medicare-Versicherten verbessert hatten, während dies für die krankheitsfreie Lebenszeit nicht feststellbar war.

Ein heterogenes Bild bezüglich der Morbiditäts-Kompression je nach Art der chronischen Krankheit finden auch Geyer und Eberhard (2022) für Deutschland: Während eine Kompression für Patienten mit Lungenkrebs, Schlaganfall oder Demenz zu beobachten war, galt dies bei Multimorbidität und Typ-2-Diabetes nicht. Darüber hinaus finden Tetzlaff et al. (2017), dass im Zeitraum 2005 bis 2014 die Prävalenz der Multimorbidität gestiegen ist und zu einer Abnahme der Lebensjahre ohne Multimorbidität geführt hat.

Einen anderen Ansatz wählen Jivraj et al. (2020), die sich die Prävalenz von Risikofaktoren in verschiedenen Kohorten von Menschen im Erwerbsalter in England anschauen, die mittels einer wiederholten Umfrage zwischen 1991 und 2014 erhoben wurden. Es zeigt sich, dass jüngere Kohorten im selben Lebensalter bei einigen Indikatoren (selbsteingeschätzte schlechte Gesundheit, Übergewicht und Diabetes) signifikant höhere Werte aufwiesen als ältere Kohorten (und bei Herz-Kreislauf-Erkrankungen gleich hohe Werte), obwohl die Lebenserwartung mit der Zeit steigt. Sie weisen darauf hin, dass in früheren Studien mit Geburtskohorten aus der Zeit vor dem 2. Welt-

---

3 Wachsende Unterschiede in der Lebenserwartung zwischen Regionen mit unterschiedlicher sozioökonomischer Zusammensetzung berichten Tetzlaff et al. (2024) auch für Deutschland: Vergleicht man das höchste mit dem niedrigsten Quintil von Regionen nach sozioökonomischem Status, so betrug zuletzt (2021) die Kluft in der Lebenserwartung für Frauen 2,2 und für Männer 3,5 Jahre – eine Kluft, die vor allem durch Todesfälle an Herz-Kreislauf-Erkrankungen und Krebs verursacht wird.

krieg die Krankheitsprävalenz von Kohorte zu Kohorte abnahm. Die Autoren deuten ihre Ergebnisse als Bestätigung der Hypothese, dass es in neuerer Zeit zu einer Expansion der Morbidität kommt.

Die einzige Arbeit mit dänischen Daten (Seaman et al. 2020) fällt durch eine interessante Fehlinterpretation eines ihrer Ergebnisse auf: Diese Autoren vergleichen das Alter der ersten Krankenhauseinweisung nach dem 60. Geburtstag über einen Zeitraum von 1987 bis 2014 und stellten fest, dass das Durchschnittsalter bei Frauen um 1,7 Jahre und bei Männern um 1,4 Jahre anstieg und deuten dies als Evidenz für eine Morbiditätskompression. Vergleicht man diese Zahlen allerdings mit der Entwicklung der fernen Lebenserwartung 60-Jähriger in Dänemark im gleichen Zeitraum, so stellt man fest, dass diese bei Frauen um 2,9 Jahre, bei Männern sogar um 4,4 Jahre gestiegen ist (OECD Data Explorer). Folglich ist in beiden Geschlechtern die durchschnittliche „Krankheitsdauer" am Ende des Lebens gestiegen.

Zusammenfassend lässt sich mit Lantz (2020) resümieren, dass die existierende Literatur zum Thema Kompression der Morbidität (in den USA, aber auch in anderen Ländern) nahelegt, dass diese für die Bevölkerung insgesamt nicht eingetreten ist. Fortschritte lassen sich demgegenüber vor allem in den oberen Einkommensgruppen feststellen, und zwar im Hinblick auf einschränkungsfreie Lebenszeit, weniger auf chronische Krankheiten.

4.3 Die Kontroverse um den „Red Herring"

4.3.1 Theorie und ältere empirische Literatur

Man kann die Red-Herring-Debatte besser verstehen, wenn man weiß, wie in den 1990er Jahren Prognosen für die Entwicklung der Gesundheitsausgaben abgeleitet wurden (z. B. von der Prognos AG 1995, 1998): Man multiplizierte einfach die altersspezifischen Gesundheitsausgaben (in diesem Fall: der GKV-Versicherten) eines Basisjahres mit der prognostizierten Besetzung der jeweiligen Altersgruppe in einem zukünftigen Jahr und bildete daraus die Summe. Damit wurde das Altersprofil der Ausgaben des Basisjahres als konstant unterstellt. Damit begeht man für die hohen Altersgruppen einen Fehler, auf den schon Fuchs (1984) hingewiesen hatte: Die durchschnittlichen Ausgaben z. B. in der Gruppe der 85-Jährigen sind der gewichtete Durchschnitt der durchschnittlichen Ausgaben derjenigen 85-Jährigen, die sich in ihrem letzten Lebensjahr befinden (den „Sterbenden"), und den durchschnittlichen Ausgaben aller übrigen 85-Jährigen (den „Überlebenden").[4] Bezeichnet man die erste Größe mit $y_t^S(85)$ und die zweite mit $y_t^L(85)$ und mit $m_t(85)$ die 1-Jahres-Sterberate der 85-Jährigen, jeweils in Periode t, so lassen sich die Durchschnittsausgaben in dieser Altersgruppe berechnen als

$$y_t(85) = m_t(85) \cdot y_t^S(85) \\ + [1 - m_t(85)] \cdot y_t^L(85) \quad (4.1)$$

und die gesamten Gesundheitsausgaben der Periode t lauten dann

$$Y_t = \sum_{a=0}^{A} y_t(a) \cdot b_t(a) \quad (4.2)$$

wobei $b_t(a)$ die Bevölkerungszahl im Alter a in Periode t angibt und A das Höchstalter.

Alterung bedeutet, dass für zukünftige Perioden t (im Vergleich zur Basisperiode, z. B. $t = 2024$) die Bevölkerungszahlen $b_t(a)$ für große Werte von a steigen und für kleine Werte von a fallen. Wenn gleichzeitig nur auf ein einziges Alters-Ausgabenprofil $[y_t(0), \ldots, y_t(A)]$ fokussiert wird wie in der zitierten PROGNOS-Studie und wenn dies eine aufsteigende Zahlenfolge ist, so folgt aus der betrachteten Verschiebung der Gewichte $b_t(a)$, dass die Gesamtausgaben nach Gl. (4.2) steigen müssen.

---

4 Das Argument gilt völlig analog für andere zeitliche Abgrenzungen des Begriffs „Sterbende", etwa die letzten vier Lebensjahre.

Hierbei begeht man jedoch einen Fehler, wenn die Alterung durch einen Rückgang der Sterblichkeit, also der Werte von $m(a)$ über die Zeit, ausgelöst wird, denn dadurch verschieben sich mit wachsendem t auch die Gewichte in Gl. (4.1), und solange die Durchschnittsausgaben für Überlebende geringer sind als die für Sterbende, wirkt sich dieser zweite Effekt senkend auf die Durchschnittsausgaben jeder Altersgruppe aus. Der Gesamteffekt ist der Saldo aus einer Zunahme und einer Abnahme und daher a priori unbestimmt.

Interessanterweise beruht der erste empirische Beleg dafür, dass die Alterung die Gesamtausgaben nicht steigern muss, in der bahnbrechenden Arbeit von Zweifel et al. (1999) ebenfalls auf einem Trugschluss: Die Autoren zeigen nämlich, dass das Alters-Ausgabenprofil der Sterbenden, $\left[y_t^S(0), \ldots, y_t^S(A)\right]$, im Zeitraum 1983–1992 in der Schweiz nicht ansteigend war. Das beweist aber nichts, da die Ausgaben für Personen im letzten Lebensjahr im Allgemeinen nur ca. 10 % der gesamten Gesundheitsausgaben ausmachen und dieser Wert auch nur auf 20 % steigt, wenn man die letzten vier Lebensjahre einbezieht. Der weitaus größte Teil der Ausgaben wird dagegen für Patienten getätigt, die noch weit vom Tod entfernt sind, und für diese Gruppe ist der Anstieg der Ausgaben mit dem Alter in vielen Studien belegt.

Immerhin hat diese Arbeit eine umfangreiche Literatur begründet, die sich damit beschäftigt hat, die Größe der Überschätzung des „wahren" Ausgabenanstiegs durch die Alterung zu messen – ein Fehler, den man begeht, wenn man bei einer Analyse individueller Ausgabendaten keinen Indikator für die „Nähe zum Tod" einbezieht.[5] Wie so oft in der Empirie gehen die diesbezüglichen Schätzungen weit auseinander, von null (Colombier und Weber 2011 für die Schweiz; Wong et al. 2011 für die Niederlande) bis 50 % (Bjørner und Arnberg 2012 für Dänemark).

Zusätzliche Zweifel (sic!) an der Gültigkeit der Red-Herring-Hypothese kommen auf, wenn man berücksichtigt, dass sich die Alters-Ausgabenprofile selbst über die Zeit verändern können. Dies tun sie sicherlich im Rahmen des medizinischen Fortschritts, wenn neue, aber teure Therapiemöglichkeiten auf den Markt kommen, die überdies die Überlebenszeit mit chronischen Krankheiten wie Krebs zu verlängern versprechen.[6] Aber auch ein Anstieg der Lebenserwartung selbst kann zu höheren Ausgaben für ältere Patienten führen. Dieser von Breyer et al. (2015) als Eubie-Blake-Effekt benannte Zusammenhang beruht darauf, dass sich aus der Sicht der behandelnden Ärzte (und eventuell auch des Patienten selbst) bestimmte aufwändige oder riskante Eingriffe (wie etwa die Einsetzung einer künstlichen Hüfte) nur dann lohnen, wenn der Patient davon noch einige Jahre profitieren kann. Somit werden 85-Jährige im Jahr 2040 – selbst bei gleichbleibenden medizinischen Möglichkeiten – aufwändiger behandelt werden als 85-Jährige heute, weil ihre ferne Lebenserwartung höher ist. In der Tat zeigen die Autoren, dass die 5-Jahres-Überlebensrate neben dem Alter und der 1-Jahres-Sterblichkeit einen unabhängigen positiven Einfluss auf die Ausgaben einer Gruppe von GKV-Versicherten hat.

Ein umfassender Überblick über die einschlägige empirische Literatur bis 2020 findet sich in Breyer und Lorenz (2021). Das Fazit aus dieser Übersicht kann man in folgenden Thesen zusammenfassen:
1. Ob die Alterung (etwa gemessen am Anteil über 65-Jähriger an der Gesamtbevölkerung) die (öffentlichen) Gesundheitsausgaben in die Höhe treibt, hängt nicht zuletzt von der Rationierungsregel ab, die den beobachteten Daten zugrunde liegt. Im Ländervergleich spielt diese Größe oft keine Rolle, aber das mag daran liegen, dass die verschiedenen Länder jeweils ein „Gesundheitsbudget" haben, das strikt einge-

---

5   In der Praxis geschieht dies meist durch getrennte Schätzung der Ausgaben für Versicherte in den letzten vier Lebensjahren und alle anderen.

6   So untersuchten Breyer et al. (2022), bei welchen Diagnosen die Kosten je Fall besonders stark gestiegen sind.

halten wird. Das bedeutet aber, dass der gemessene Zusammenhang zwischen Alterung und Ausgaben nicht die Nachfrage oder gar den „Bedarf" an Gesundheitsleistungen misst, sondern das Angebot, d. h. die Bereitschaft der Gesellschaft, staatliche Mittel für Gesundheit auszugeben.
2. Wenn hingegen ein positiver Zusammenhang zwischen dem Anteil Alter in der Bevölkerung und den Gesundheitsausgaben beobachtet wird, so lässt dieser nicht unbedingt auf einen objektiven medizinischen Bedarf schließen, sondern kann auch den politischen Druck widerspiegeln, den eine große Wählergruppe ausüben kann, um eine gewünschte Verwendung staatlicher Mittel durchzusetzen (Zweifel et al. 2005).
3. Ähnlich verhält es sich mit dem häufig gemessenen positiven Zeittrend der Gesundheitsausgaben, der häufig als Kosten des medizinischen Fortschritts gedeutet wird, jedoch ebenso gut die Bereitschaft der Bürger widerspiegeln kann, aus einem steigenden Einkommen einen überproportionalen Anteil für die Gesunderhaltung auszugeben.
4. Schließlich lässt sich aus der Beobachtung, dass die Bevölkerungsalterung in der Vergangenheit nur einen geringen Einfluss auf die Gesundheitsausgaben hatte, nicht schließen, dass dies auch für die Zukunft gilt, denn gerade in Deutschland wird der Altersquotient in den kommenden 10 bis 15 Jahren viel stärker steigen, als dies in der Vergangenheit der Fall war.

4.3.2 Neuere empirische Ergebnisse für die GKV

In einer neueren Arbeit haben Lorenz et al. (2020) Ausgabendaten von über 300.000 AOK-Versicherten über einen Zeitraum von 15 Jahren (2001–2015) analysiert und dabei die Effekte der demographischen Entwicklung und des reinen Zeittrends separiert. Die Schätzung wurde getrennt für Männer und Frauen sowie für Versicherte im letzten, vorletzten, drittletzten und viertletzten Lebensjahr und alle übrigen („Überlebende") durchgeführt, und dies alles für Gesundheits- (GKV) und Pflegeausgaben (SPV). Die wichtigsten Ergebnisse sind:
1. Hält man die Alters-Zusammensetzung des Versichertenkollektivs konstant, so steigen die GKV-Ausgaben, bereinigt um die allgemeine Inflation, mit der Jahresrate von 1,73 %, die SPV-Ausgaben sogar mit der Rate von 2,2 %, wofür im ersten Fall vermutlich der medizinische Fortschritt, im zweiten Fall Leistungsausweitungen ursächlich waren.
2. In der Gruppe der Überlebenden steigen die GKV-Ausgaben etwa vom 40. bis zum 80. Lebensjahr steil an und sinken danach leicht ab. Dagegen sind die Ausgaben im letzten Lebensjahr am höchsten, wenn der Tod zwischen dem 40. und 70. Lebensjahr eintritt und fallen in höherem Alter steil ab.
3. Die SPV-Ausgaben sind dagegen bis zum 70. Lebensjahr sehr niedrig und steigen danach steil an, und zwar sowohl in den letzten Lebensjahren als auch davor.

Auf der Basis dieser Schätzergebnisse simulieren die Autoren die Entwicklung der GKV- und SPV-Ausgaben für zukünftige Perioden, wobei für die demographische Entwicklung die Werte der 14. koordinierten Bevölkerungsvorausberechnung des Statistischen Bundesamtes verwendet werden und für den Zeittrend eine Fortschreibung der für den Schätzzeitraum beobachteten Größen angenommen wird.

Dabei ergeben sich für das Jahr 2040, bis zu dem der größte Anstieg des Altersquotienten der Wohnbevölkerung in Deutschland erfolgt sein wird, folgende Werte:
- Blendet man den Zeittrend aus, so steigen die Pro-Kopf-Ausgaben der GKV um 5,9 %. Damit ist der rein demographische Effekt auf die Gesundheitsausgaben nicht groß, aber immerhin positiv, sodass die strikte Red-Herring-Hypothese nicht bestä-

tigt wird. Hingegen steigen die Pro-Kopf-Ausgaben der SPV um 31,5 %, d. h. hier spielt die Alterung eine erhebliche Rolle für die Ausgabenentwicklung.

- Unter Einbeziehung des Zeittrends steigen die GKV-Ausgaben um 62,5 % und die SPV-Ausgaben um 126,5 %. In dieser Entwicklung liegt also die größere Bedrohung für die Finanzierbarkeit der Sozialversicherung, was einerseits wegen der schieren Größe der Wachstumszahlen eine besorgniserregende Botschaft ist, andererseits aber Hinweise auf mögliche politische Steuerungsmaßnahmen liefert. Denn während die Demographie weitgehend exogen ist, sind die Ursachen des Zeittrends, soweit es sich um vergangene Leistungsausweitungen handelt, prinzipiell zu beeinflussen.
- Wie sich diese Ausgabensteigerungen auf die Beitragssätze zu GKV und SPV auswirken würden, haben Breyer und Lorenz (2020) errechnet. Unter den oben genannten demographischen Annahmen sowie einer Fortschreibung des Wachstums der Arbeitsproduktivität aus dem Zeitraum 2000 bis 2019 würde im Jahr 2040 der Beitragssatz zur GKV 23,6 % betragen und der zur SPV 5,2 %, in der Summe also 28,8 %. Im Vergleich zu 2024 wäre das ein Anstieg um mehr als 9 Prozentpunkte.

Die Ergebnisse zeigen, dass Bevölkerungsalterung und medizinischer Fortschritt das Potenzial besitzen, die Ausgaben von GKV und SPV in den kommenden Jahrzehnten in gewaltigem Ausmaß zu steigern – im Fall der GKV vor allem der medizinische Fortschritt, bei der SPV auch in erheblichem Ausmaß die Alterung. Das ist nun keineswegs eine Prognose der zu erwartenden Entwicklung, denn die Gesellschaft müsste dafür dazu bereit sein, diesen enormen Zuwachs an Mitteln für die Gesunderhaltung und die Altenpflege aufzubringen. Es zeigt aber das Ausmaß an Konflikten zwischen Ausgabenwünschen und Finanzierungsmöglichkeiten auf, die uns in der Zukunft erwarten.

4.4 Die Nachfrage Hochbetagter nach Versorgung im Krankenhaus und Pflegeheim

Während sich die im vorigen Abschnitt dargestellten Studien auf die Gesamtausgaben der Sozialversicherung für Gesundheits- und Pflegeleistungen beziehen, sollen im Folgenden Daten betrachtet werden, die einige vorläufige Aussagen über die Nachfrage Hochbetagter, genauer gesagt über 80-Jähriger, nach stationären Leistungen im Krankenhaus oder nach Pflegeleistungen abzuleiten erlauben. Dabei wird es insbesondere um die Frage gehen, ob mit der steigenden Lebenserwartung die Menschen länger gesund sind und daher die altersspezifische Nachfrage nach den genannten Leistungen zurückgeht.

4.4.1 Trends in der Nachfrage Hochbetagter nach Krankenhausbehandlung

◘ Tab. 4.1 enthält eine Berechnung der Zahl der Krankenhausbehandlungen pro 100 Personen und Jahr in den drei Altersgruppen Hochbetagter (80 bis unter 85, 85 bis unter 90 und 90 Jahre und mehr) für den Zeitraum seit 2000.

Man erkennt, dass sich alle drei Kurven der so definierten „Krankenhausquoten" wellenförmig verhalten: Einem Anstieg in den ersten drei Jahren folgt ein starker Abfall mit einem Tiefpunkt in den Jahren 2005/2006 bzw. 2009/2010 und dann ein starker Anstieg bis Mitte der 2010er Jahre. Danach erfolgt ein weiteres starkes Absinken in den Jahren 2020 bis 2022, das allerdings einen Sondereffekt der Corona-Pandemie darstellt: Im Jahr 2020 wurden Krankenhäuser in Deutschland dazu angehalten und auch finanziell mit Prämien dafür belohnt, dass sie Betten für Covid-19-Patienten freihielten, sodass die Zahl der Krankenhausfälle in allen Altersgruppen drastisch abnahm. Dieser Effekt dauerte in den beiden Folgejahren an, sodass man aus diesen letzten

Tab. 4.1 Krankenhausbehandlungen je 100 Personen bei den über 80-Jährigen, 2000–2022. (Quellen: Krankenhausfälle: Gesundheitsberichterstattung des Bundes; Bevölkerung: Statistisches Bundesamt)

Jahr	Entlassene			Gestorbene			Insgesamt			Bevölkerung			Krankenhausquote		
Alter	80–85	85–90	90+	80–85	85–90	90+	80–85	85–90	90+	80–85	85–90	90+	80–85	85–90	90+
2000	776.392	688.585	286.320	50.297	61.961	35.466	826.689	750.546	321.786	1.299.703	1.086.993	525.703	63,61	69,05	61,21
2001	899.812	653.814	310.071	55.013	56.544	36.681	954.825	710.358	346.752	1.473.962	989.385	550.707	64,78	71,80	62,96
2002	1.040.232	600.004	332.402	63.736	52.638	39.695	1.103.968	652.642	372.097	1.704.711	873.164	578.516	64,76	74,74	64,32
2003	1.151.336	529.931	345.153	71.702	47.331	41.934	1.223.038	577.262	387.087	1.912.327	776.664	598.227	63,96	74,33	64,71
2004	1.219.155	479.928	356.029	72.104	39.765	40.912	1.291.259	519.693	396.941	2.073.472	789.638	621.678	62,28	65,81	63,85
2005	1.227.358	532.072	366.182	73.387	43.582	42.352	1.300.745	575.654	408.534	2.145.666	918.153	604.657	60,62	62,70	67,56
2006	1.233.086	625.805	348.886	71.761	49.234	39.428	1.304.847	675.039	388.314	2.158.010	1.071.402	568.259	60,47	63,01	68,33
2007	1.273.227	743.040	337.198	72.010	56.690	37.618	1.345.237	799.730	374.816	2.165.181	1.202.162	532.867	62,13	66,52	70,34
2008	1.322.733	840.080	317.802	73.351	64.286	34.953	1.396.084	904.366	352.755	2.192.107	1.296.993	505.383	63,69	69,73	69,80
2009	1.383.760	907.782	306.607	76.783	69.520	33.950	1.460.543	977.302	340.557	2.258.736	1.338.934	529.864	64,66	72,99	64,27
2010	1.419.894	919.660	349.068	76.487	68.402	36.323	1.496.381	988.062	385.391	2.311.895	1.356.404	595.298	64,73	72,84	64,74
2011	1.459.872	945.397	402.043	74.931	67.469	39.297	1.534.803	1.012.866	441.340	2.354.967	1.346.888	588.853	65,17	75,20	74,95

Kapitel 4 · Alterung und Nachfrage Hochbetagter nach Krankenhausbehandlung

Tab. 4.1 (Fortsetzung)

Jahr	Entlassene			Gestorbene			Insgesamt			Bevölkerung			Krankenhausquote		
Alter	80–85	85–90	90+	80–85	85–90	90+	80–85	85–90	90+	80–85	85–90	90+	80–85	85–90	90+
2012	1.482.162	974.433	451.015	74.490	66.528	43.707	1.556.652	1.040.961	494.722	2.333.431	1.368.731	630.156	66,71	76,05	78,51
2013	1.482.364	1.012.490	483.774	75.425	70.657	46.862	1.557.789	1.083.147	530.636	2.326.832	1.412.071	656.580	66,95	76,71	80,82
2014	1.503.305	1.049.217	508.352	70.495	68.931	46.726	1.573.800	1.118.148	555.078	2.297.709	1.458.178	689.418	68,49	76,68	80,51
2015	1.581.697	1.082.387	539.981	76.309	74.428	51.783	1.658.006	1.156.815	591.764	2.396.702	1.486.700	718.091	69,18	77,81	82,41
2016	1.661.627	1.096.070	560.030	76.037	72.199	51.327	1.737.664	1.168.269	611.357	2.524.412	1.497.342	749.597	68,83	78,02	81,56
2017	1.768.632	1.106.174	584.314	80.802	73.763	55.402	1.849.434	1.179.937	639.716	2.694.971	1.495.440	770.033	68,63	78,90	83,08
2018	1.873.356	1.089.310	596.664	85.439	73.177	56.939	1.958.795	1.162.487	653.603	2.885.212	1.482.566	794.943	67,89	78,41	82,22
2019	2.001.828	1.109.502	615.222	87.940	71.037	57.026	2.089.768	1.180.539	672.248	3.111.597	1.563.807	823.047	67,16	75,49	81,68
2020	1.801.984	1.016.343	549.321	89.879	72.743	56.671	1.891.863	1.089.086	605.992	3.294.281	1.662.241	843.691	57,43	65,52	71,83
2021	1.808.581	1.060.945	551.907	95.021	77.808	58.755	1.903.602	1.138.753	610.662	3.430.502	1.779.001	846.443	55,49	64,01	72,14
2022	1.849.444	1.165.770	570.009	96.224	85.350	62.852	1.945.668	1.251.120	632.861	3.486.211	1.902.465	830.321	55,81	65,76	76,22

Krankenhaus-Report 2025

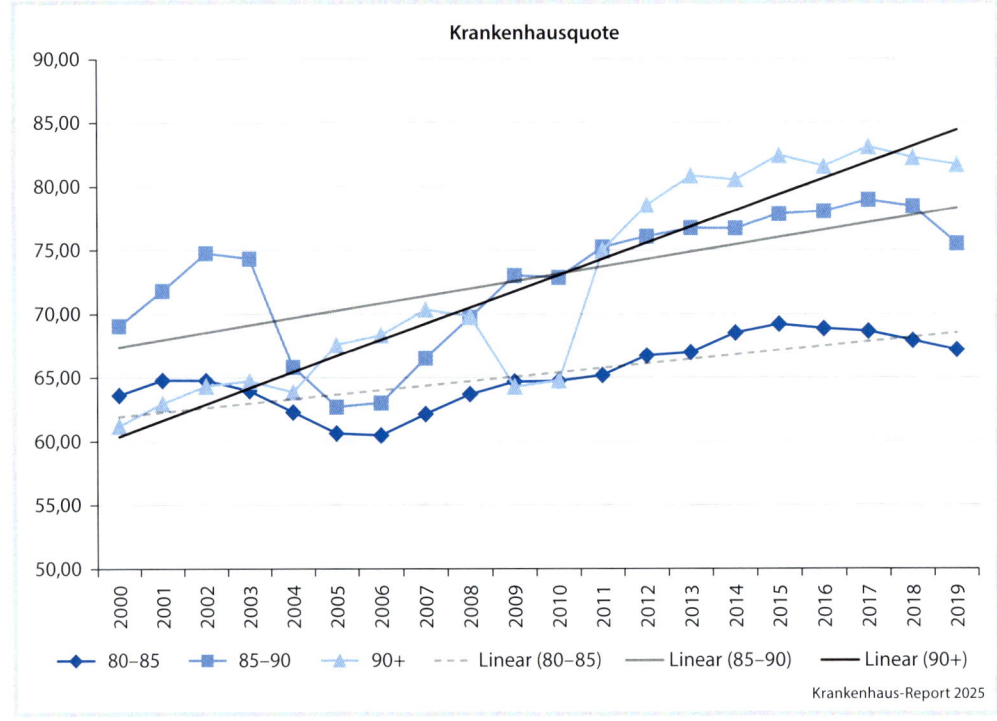

Abb. 4.1 Krankenhausquote der über 80-Jährigen 2000–2019 mit Trendlinie

Jahren keine Erkenntnisse über länger dauernde Trends gewinnen kann (Abb. 4.1).

Aus diesem Grund wurden die letzten drei Jahre aus der graphischen Darstellung der entsprechenden Spalten der Tab. 4.1 in Abb. 4.1 weggelassen. Die resultierenden Kurven zeigen einen deutlich ansteigenden Trend der Krankenhausquoten der Hochbetagten, wie die eingezeichneten Trendlinien belegen. Wir können also konstatieren, dass zumindest im Zeitraum zwischen dem Jahr 2000 und dem Beginn der Corona-Pandemie die Nachfrage Hochbetagter nach Krankenhausbehandlung in Deutschland kein Anzeichen von Kompression der Morbidität aufwies, sondern im Gegenteil von einem trendmäßigen Anstieg gekennzeichnet war.

4.4.2 Trends in der Nachfrage Hochbetagter nach Pflegeleistungen

Will man sich ein Bild davon machen, in welchem Gesundheitszustand die im Vergleich zu früheren Kohorten gewonnenen Lebensjahre verbracht werden, so sind dafür auch die Anteile der Menschen aufschlussreich, die als pflegebedürftig gelten. Gemessen wird dieser Zustand durch die Inanspruchnahme von Leistungen aus der Pflegeversicherung. Tab. 4.2 fasst die Entwicklung dieser altersspezifischen Pflegequoten für die hier untersuchten Altersgruppen von 80 Jahren an zusammen – ohne eine Unterscheidung nach dem Pflegegrad.

Man erkennt, dass diese Quoten vom Beginn dieser Statistik an – die Pflegeversicherung wurde erst Mitte der 1990er Jahre eingeführt – bis zum Jahr 2015 (bei der ältesten

Kapitel 4 · Alterung und Nachfrage Hochbetagter nach Krankenhausbehandlung

Tab. 4.2 Altersspezifische Pflegequoten in Prozent der Altersgruppe. (Quellen: Statistisches Bundesamt und eigene Berechnungen)

	1999	2001	2003	2005	2007	2009	2011	2013	2015	2017	2019	2021
80 bis unter 85 Jahre	21,4	19,9	20,6	20,3	20,0	19,9	20,8	21,0	21,1	23,3	26,4	30,4
85 bis unter 90 Jahre	38,4	39,5	39,9	36,3	37,2	38,0	38,8	38,2	39,7	44,5	49,4	54,1
90 Jahre und älter	60,2	59,7	59,4	60,2	61,6	59,1	64,9	63,9	66,1	70,7	76,3	81,6

Krankenhaus-Report 2025

Tab. 4.3 Vollstationäre Pflege in Prozent der Altersgruppe. (Quellen: Statistisches Bundesamt und eigene Berechnungen)

	1999	2001	2003	2005	2007	2009	2011	2013	2015	2017	2019	2021
80 bis unter 85 Jahre	6,8	7,4	7,6	7,1	6,8	6,8	6,7	6,7	6,8	7,0	6,8	6,1
85 bis unter 90 Jahre	14,1	15,2	16,0	14,6	14,9	15,5	15,2	14,7	14,3	14,6	14,4	13,0
90 Jahre und älter	26,0	26,8	27,7	29,1	30,2	28,9	30,7	30,2	30,1	30,0	29,7	27,8

Krankenhaus-Report 2025

Altersgruppe nur bis 2009) weitgehend konstant blieben und dass danach ein deutlicher Anstieg eingesetzt hat, der bis zum aktuellen Rand anhält. Dieser Anstieg ist mit hoher Wahrscheinlichkeit auf die gesetzlichen Leistungsverbesserungen zurückzuführen, die mit den Pflege-Neuordnungsgesetzen von 2013 ff. eingetreten sind. Aber es deutet zumindest nichts darauf hin, dass sich die Gesundheit im hohen Alter so verbessert hat, dass nun weniger Pflegeleistungen nachgefragt würden.

Ein ähnliches Bild zeichnet Tab. 4.3, in der der Anteil der Personen in der jeweiligen Altersgruppe aufgeführt ist, die vollstationär gepflegt werden. Diese Werte sind erwartungsgemäß aufsteigend im Alter (ca. 7 % bei den 80- bis 85-Jährigen, ca. 14 % bei den 85- bis 90-Jährigen und 28–30 % bei den über 90-Jährigen), aber sie sind in den letzten beiden Jahrzehnten weitgehend konstant geblieben. Auch diese Tatsache deutet darauf hin, dass der starke Anstieg der Pflegequoten insgesamt kein Zeichen schlechterer Gesundheit ist, sondern auf die Leistungsausweitungen zurückzuführen ist.

4.5 Schlussfolgerungen

Ausgangspunkt der Überlegungen in diesem Beitrag waren die Hypothese von Fries (1980), dass mit zunehmender Lebenserwartung die Zeiten der Krankheit am Lebensende einen zumindest relativ geringeren Teil des Lebens umfassen müssten (Kompressionsthese), und die Red-Herring-Theorie von Fuchs (1984) und Zweifel et al. (1999), die besagt, dass die Bevölkerungsalterung schon deshalb die Gesundheitsausgaben nicht in die Höhe treiben wird, weil die höchsten Kosten kurz vor dem Tod entstehen, jeder Mensch aber nur einmal stirbt.

Die internationale gesundheitsökonomische Literatur zur Richtigkeit der Kompressionsthese ist gemischt; jedenfalls kann man aus ihr nicht ableiten, dass die Alterung insgesamt einen dämpfenden Einfluss auf die Gesundheitsausgaben hat. Auch die Red-Herring-Theorie ist empirisch nicht bestätigt worden, weil die Masse der Ausgaben eben nicht auf die letzten vier Lebensjahre entfällt, die Ausgaben für Menschen, die noch weiter vom Tod entfernt sind, jedoch mit dem Lebensalter stark zunehmen.

Eine notwendige Voraussetzung für die Richtigkeit der Kompressionsthese wäre, dass die altersspezifische Inanspruchnahme von Gesundheits- und Pflegeleistungen im hohen Alter (über 80 Jahre) mit dem Zeitablauf sinken müsste. Die Entwicklung der Zahlen sowohl für die Häufigkeit der Behandlung im Krankenhaus als auch für Pflegebedürftigkeit in Deutschland zeigt in den vergangenen 20 Jahren vielmehr einen leicht zunehmenden Trend. Falls sich diese Entwicklung in der Zukunft fortsetzen sollte, bedeutet dies angesichts einer stark steigenden Anzahl von Menschen in diesen Altersgruppen, dass die Gesundheits- und Pflegeausgaben drastisch steigen werden, womit der Sozialstaat in Deutschland vor einer großen Herausforderung steht.

Die Krankenhäuser müssen sich darauf einstellen, entsprechend der wachsenden Zahl betagter und hochbetagter Bürger eine ansteigende Zahl von Behandlungen von solchen Krankheiten durchführen zu können, die im hohen Alter gehäuft auftreten, und darauf, dass speziell die Auslastung geriatrischer Abteilungen zunehmen wird.

Literatur

Bjørner TB, Arnberg S (2012) Terminal costs, improved life expectancy and future public health expenditure. Int J Health Care Finance Econ 12:129–143

Breyer F, Lorenz N (2020) Wie nachhaltig sind die gesetzliche Kranken- und Pflegeversicherung finanziert? Wirtschaftsdienst 100:591–596

Breyer F, Lorenz N (2021) The "red herring" after 20 years: ageing and health care expenditures. Eur J Health Econ 22:661–667

Breyer F, Lorenz N, Niebel T (2015) Population ageing and health care expenditures: is there a Eubie Blake effect? Eur J Health Econ 16:95–112

Breyer F, Lorenz N, Pruckner G, Schober T (2022) Looking into the black box of "Medical Innovation": rising health expenditures by illness type. Eur J Health Econ 23:1601–1612

Chapel JM, Tysinger B, Goldman DP, Rowe JW, The Research Network on an Aging Society (2023) The forgotten middle: worsening health and economic trends extend to americans with modest resources nearing retirement. Health Aff 42:9

Colombier C, Weber W (2011) Projecting health-care expenditure for Switzerland: further evidence against the "red herring" hypothesis. Int J Health Plan Manag 26:246–263

Crimmins EM (2015) Lifespan and healthspan: past, present, and promise. Gerontologist 55:901–922

Cutler DM, Ghosh K, Landrum MB (2014) Evidence for significant compression of morbidity in the elderly U.S. population. In: National Bureau of Economic Research (Hrsg) Discoveries in the economics of aging, S 21–51

Fries JF (1980) Aging, natural death, and the compression of morbidity. N Engl J Med 303:30–35

Fuchs VR (1984) Though much is taken: reflections on aging, health and medical care. Milbank Meml Fund Quarterly/health Soc 62:143–166

Geyer S, Eberhard S (2022) Kompression und Expansion der Morbidität. Ein Vergleich von Kohorten gleichen Alters zu verschiedenen Zeitpunkten. Dtsch Ärztebl 119:810–815

Jivraj S, Goodman A, Pongiglione B, Ploubidis GB (2020) Living longer but not necessarily healthier: the joint progress of health and mortality in the working-age population of england. Popul Stud 74:399–414

Lantz PM (2020) Revisiting compression of morbidity and health disparities in the 21st century. Milbank Quarterly 98:664–667

Lorenz N, Ihle P, Breyer F (2020) Aging and health care expenditures: a non-parametric approach. CESifo Paper 8216

Payne CF (2022) Expansion, compression, neither, both? Divergent patterns in healthy, disability-free, and morbidity-free life expectancy across U.S. Birth cohorts, 1998–2016. Demography 59:949–973

Prognos AG (1995) Perspektiven der gesetzlichen Rentenversicherung für Gesamtdeutschland vor dem Hintergrund veränderter politischer und ökonomischer Rahmenbedingungen. DRV-Schriften, Bd. 4. WDV Wirtschaftsdienst, Frankfurt am Main

Prognos AG (1998) Auswirkungen veränderter ökonomischer und rechtlicher Rahmenbedingungen auf die gesetzliche Rentenversicherung in Deutschland. DRV-Schriften, Bd. 9. WDV Wirtschaftsdienst, Frankfurt am Main

Seaman R, Höhn A, Lindahl-Jacobsen R, Martikainen P, van Raalte A, Christensen K (2020) Rethinking morbidity compression. Eur J Epidemiol 35:381–388

Tetzlaff J, Muschik D, Epping J, Eberhard S, Geyer S (2017) Expansion or compression of multimorbidity? 10-year development of life years spent in multimorbidity based on health insurance claims data of Lower Saxony, Germany. Int J Public Health 62:679–686

Tetzlaff F, Sauerberg M, Grigoriev P, Tetzlaff J, Mühlichen M, Baumert J, Michalski N, Wengler A, Nowossadeck E, Hoebel J (2024) Age-specific and cause-specific mortality contributions to the socioeconomic gap in life expectancy in Germany, 2003–21: an ecological study. Lancet Public Health 9:e295–305

Wong A, van Baal PHM, Boshuizen HC, Polder JJ (2011) Exploring the influence of proximity to death on disease-specific hospital expenditures: a carpaccio of red herrings. Health Econ 20:379–400

Zweifel P, Felder S, Meier M (1999) Ageing of population and health care expenditure: a red herring? Health Econ 8:485–496

Zweifel P, Steinmann L, Eugster P (2005) The Sisyphus syndrome in health revisited. Int J Health Care Econ Financing 5:127–145

Open Access Dieses Kapitel wird unter der Creative Commons Namensnennung 4.0 International Lizenz (http://creativecommons.org/licenses/by/4.0/deed.de) veröffentlicht, welche die Nutzung, Vervielfältigung, Bearbeitung, Verbreitung und Wiedergabe in jeglichem Medium und Format erlaubt, sofern Sie den/die ursprünglichen Autor(en) und die Quelle ordnungsgemäß nennen, einen Link zur Creative Commons Lizenz beifügen und angeben, ob Änderungen vorgenommen wurden.

Die in diesem Kapitel enthaltenen Bilder und sonstiges Drittmaterial unterliegen ebenfalls der genannten Creative Commons Lizenz, sofern sich aus der Abbildungslegende nichts anderes ergibt. Sofern das betreffende Material nicht unter der genannten Creative Commons Lizenz steht und die betreffende Handlung nicht nach gesetzlichen Vorschriften erlaubt ist, ist für die oben aufgeführten Weiterverwendungen des Materials die Einwilligung des jeweiligen Rechteinhabers einzuholen.

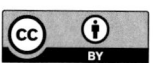

Geriatrische Versorgung im Krankenhaus im Spiegel von Vergütung, Planung und Regulierung

Matthias Meinck, Friedemann Ernst und Norbert Lübke

Inhaltsverzeichnis

5.1 Einleitung – 82

5.2 Historische Entwicklung in Deutschland – 82

5.3 Stand geriatrischer Krankenhausversorgung in Deutschland – 85

5.4 Implikationen für die derzeitige Versorgung geriatrischer Patienten – 89

5.5 Aktuelle Impulse zur Neustrukturierung geriatrischer Versorgung – 92

5.6 Fazit und Vorschläge für die Weiterentwicklung – 96

Literatur – 97

© Der/die Autor(en) 2025
J. Klauber et al. (Hrsg.), *Krankenhaus-Report 2025*, https://doi.org/10.1007/978-3-662-70947-4_5

Zusammenfassung

Der Betrag erläutert Stand und Perspektiven der geriatrischen Krankenhausversorgung und macht Vorschläge für die weitere Entwicklung. Geriatrische Leistungen sind mittlerweile in allen Bundesländern flächendeckend an Krankenhäusern verfügbar. Das DRG-System hat jedoch Fehlanreize etabliert, die zu Über- und Unterversorgung mit geriatrisch frührehabilitativen Leistungen führen und korrigiert werden sollten. Der ganz überwiegende Anteil geriatrischer Patienten wird im Krankenhaus jedoch ohne geriatrische Versorgungsbeteiligung vor allem in internistischen und chirurgischen Abteilungen behandelt, obwohl die Notwendigkeit einer abteilungsübergreifenden und kooperativen geriatrischen Versorgung besteht, wie sie bisher nur in der Alterstraumatologie zunehmend umgesetzt wird. Geriatrische Patienten benötigen zudem häufig im Anschluss an akutmedizinische Behandlungen weiterführende Rehabilitation, die bisher nicht bundesweit kohärent umgesetzt wird. Neben dem Ausbau stationärer und mobiler geriatrischer Rehabilitation könnte die Bündelung teilstationärer Krankenhaus- und ambulanter Rehabilitationsleistungen zu einem bundesweit einheitlichen ambulant-rehabilitativen geriatrischen Angebot in Deutschland führen und dabei die Sektorenkopplung fördern.

The article explains the status and perspectives of geriatric hospital care and makes suggestions for further development. Geriatric services are now comprehensively available in hospitals across all federal states. However, the DRG system has established false incentives that lead to overuse and underuse of geriatric early rehabilitation services and should be corrected. However, the vast majority of geriatric patients are treated in hospitals without geriatric involvement, primarily in internal medicine and surgical departments. This underlines the need for cross-departmental, needs-oriented and cooperative geriatric care, as is increasingly being implemented in geriatric traumatology. Geriatric patients also frequently require further rehabilitation following acute medical treatment, for which there has been no coherent nationwide implementation to date. In addition to the expansion of inpatient and mobile geriatric rehabilitation, the bundling of semi-inpatient hospital and outpatient rehabilitation services could lead to a uniform nationwide outpatient-rehabilitative geriatric service in Germany and promote sector coupling.

5.1 Einleitung

Geriatrie im Krankenhaus zielt auf die akutmedizinische Versorgung hochaltriger und zugleich multimorbider bzw. besonders vulnerabler Patientinnen und Patienten. Nicht die Behandlung einzelner Erkrankungen steht dabei im Vordergrund, sondern der Erhalt von Selbständigkeit und Autonomie, einschließlich der Vermeidung oder Minderung von Pflegebedürftigkeit. Geriatrie umfasst im Rahmen der akutmedizinischen Versorgung häufig auch frührehabilitative Behandlungselemente aufgrund bereits vorbestehender, eingetretener bzw. nach Entlassung oder Verlegung voraussichtlich fortbestehender Beeinträchtigungen alltagsrelevanter Aktivitäten und der Teilhabe. Für eine über die Krankenhausbehandlung hinausgehende rehabilitative Versorgung sind leistungsrechtlich gesonderte Rehabilitationseinrichtungen in der Indikation Geriatrie vorgesehen. In Deutschland sind diese allerdings in einigen Bundesländern nicht existent und es ist hier bisher noch keine einheitliche strukturelle Umsetzung gelungen. Der Beitrag setzt sich mit Herausforderungen in Planung, Vergütung und Regulierung geriatrischer Krankenhausversorgung auseinander und entwickelt vor diesem Hintergrund Vorschläge für Weiterentwicklungen auch über die Krankenhausbehandlung hinaus.

5.2 Historische Entwicklung in Deutschland

Geriatrische Versorgungseinrichtungen haben sich in Deutschland seit den 80er-Jahren entwickelt. In den Bundesländern wurden hierbei unterschiedliche Konzeptionen verfolgt: Ein Teil der Bundesländer (z. B. Hamburg, Bremen, Berlin, Schleswig-Holstein, Hessen, später Brandenburg, Thüringen und Sachsen-Anhalt) verfolgten initial die Etablierung der Geriatrie ausschließlich im Krankenhaussektor. Hier sollten geriatrische Patienten und Patientinnen neben akutmedizinischen auch gegebenenfalls erforderliche (früh-) und darüber hinausgehende rehabilitative Versorgungsleistungen „fallabschließend" erhalten. Hierfür waren voll- und teilstationäre geriatrische Strukturen an den Krankenhausstandorten vorgesehen. Dies sollte patientenseitig den Wechsel zwischen verschiedenen Einrichtungen und Behandlern möglichst vermeiden. Andere Bundesländer (z. B. Bayern, Baden-Württemberg, Rheinland-Pfalz, Saarland, später Mecklenburg-Vorpommern) verfolgten hingegen anfänglich die nahezu ausschließliche Etablierung der Geriatrie im Rehabilitationsbereich, da man von einer bereits hinreichenden Krankenhausversorgung durch die bestehenden nicht-geriatrischen Fachabteilungen ausging. Diese Konzeption ließ sich jedoch im Zeitverlauf nicht aufrechterhalten. Insbesondere vor dem Hintergrund der Erlösanreize im DRG-System etablierten sich in allen und damit auch in diesen Bundesländern geriatrische Strukturen an Krankenhausstandorten. Damit verblieben sechs Länder mit einstufigem Geriatriekonzept mit ausschließlicher oder nahezu ausschließlicher Versorgung im Krankenhaus. Alle anderen Länder haben ein zweistufiges Geriatriekonzept, das Geriatrie sowohl in Krankenhäusern als auch in gesonderten Rehabilitationseinrichtungen vorsieht (siehe ◻ Abb. 5.1). Länder mit einstufiger Geriatriekonzeption sehen sich jedoch aktuell verstärkt Diskussionen ausgesetzt, wie die Ansprüche der Versicherten auf Leistungen der geriatrischen Rehabilitation gemäß § 40 SGB V bedarfsgerecht umgesetzt werden können (siehe ▶ Abschn. 5.5).

Die Geriatrieplanung in den Bundesländern erfolgte ohne oder mit expliziter Ausweisung im Krankenhausplan sowie ohne oder mit Planung von Kapazitäten in Krankenhäusern mit geriatrischem Versorgungsauftrag.

Nur sehr vereinzelt fand eine spezielle Krankenhausfachplanung mit spezifischen Struktur- und Prozessanforderungen (z. B. Bayern, Nordrhein-Westfalen und Schleswig-Holstein) statt. Häufiger wurden sogenannte Landesgeriatriekonzepte erstellt. Diese waren anfänglich insbesondere auf die Förderung des Auf- und Ausbaus geriatrischer Strukturen zumeist durch Umwidmung bestehender Versorgungsangebote (z. B. internistischer Krankenhausbetten) ausgerichtet. Mit der Zeit erweiterte sich der Fokus der Landesgeriatriekonzepte auch über Krankenhaus und Rehabilitation hinaus auf sektorenübergreifende Kooperation und Koordination insbesondere mit ambulanten Versorgungsangeboten wie Arztpraxen oder geriatrischen Schwerpunktpraxen und geriatrischen Institutsambulanzen – allerdings ohne dass diese Strukturen bisher nennenswerte Versorgungsrelevanz erlangt hätten.

Vor der DRG-Einführung wurden längere Behandlungszeiten geriatrischer Patienten und Patientinnen im Krankenhaus über tagesgleiche Abrechnungsentgelte (bestehend aus Basis- und abteilungsspezifischem Pflegesatz) finanziert. Dabei wurden über frührehabilitative Leistungen hinaus erbrachte Rehabilitationsanteile aus dem Krankenhausbudget vergütet. Mit Einführung des DRG-Systems entfiel diese Möglichkeit, da die fallpauschalisierte Vergütung geriatrischer Krankenhausleistungen nicht hinsichtlich anteiliger Erbringung geriatrischer Rehabilitation differenziert. Eine längere Behandlungsdauer wurde fortan grundsätzlich nur ab Überschreiten der oberen Grenzverweildauer beim Erlös berücksichtigt. Eine erlösbezogene Berücksichtigung geriatrischer Früh-/Rehabilitation während einer vollstationären Krankenhausbehandlung bleibt damit bundeseinheitlich auf die pauschalierte Abrechnung der geriatrisch frührehabilitativen Komplexbehandlung (GFK; OPS-Kode 8-550*) begrenzt.

Die Berücksichtigung von Geriatrie in einem fallpauschalierten Krankenhausabrechnungssystem führte in der Geriatrie im Gegensatz zu anderen Fachgebieten zu einem deutlichen Anstieg geriatrischer Krankenhausstandorte, Betten und Fallzahlen in allen Bun-

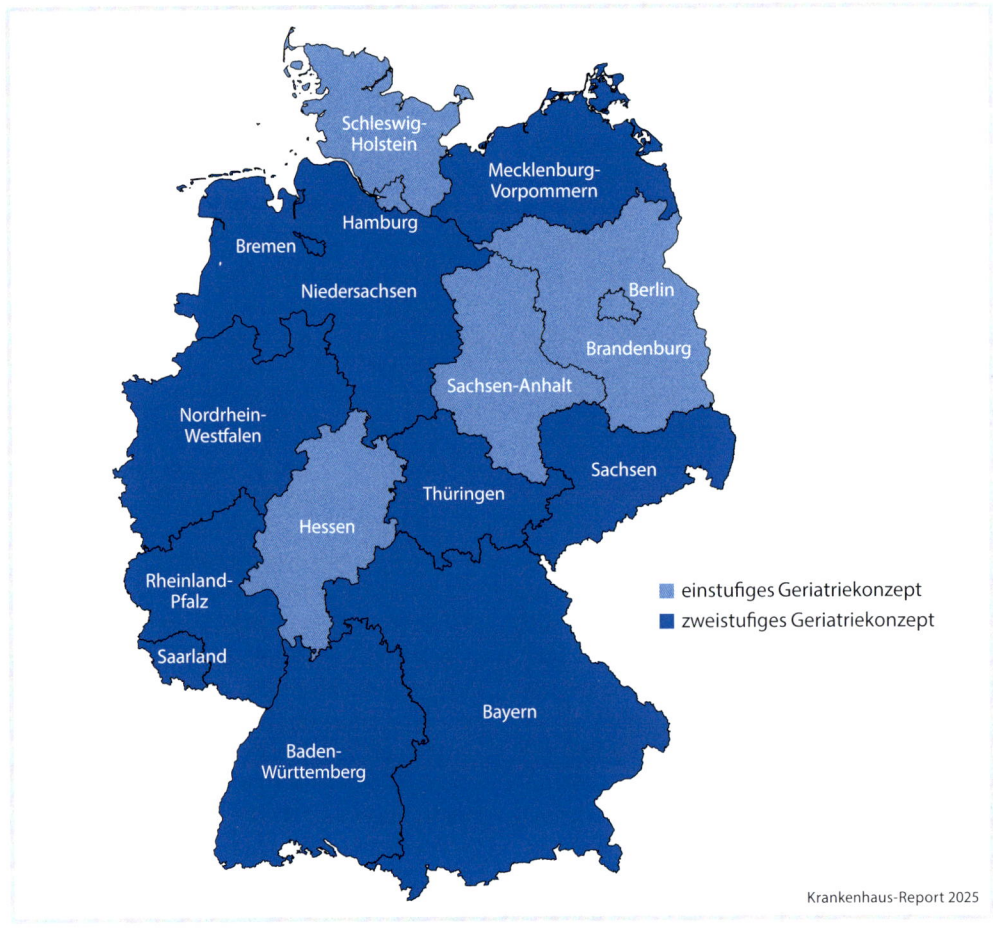

◘ Abb. 5.1 Bundesländer nach Geriatriekonzept; Stand 2024. (Quelle: KCG)

desländern (siehe ▶ Abschn. 5.3). Zugleich fokussierte sich die geriatrische Leistungserbringung aber auch auf die minimale Erfüllung der jeweiligen vergütungsentscheidenden Abrechnungskriterien (siehe ▶ Abschn. 5.4). Zwar wurde auch in der Geriatrie die angestrebte Verweildauerverkürzung erreicht, die Verweildauer in der vollstationären Geriatrie liegt jedoch unverändert an der Spitze der somatischen Fachgebiete.

Ausdifferenzierungen geriatrischer Krankenhausstrukturen etablierten sich bspw. als kognitive Geriatrie anhand besonderer Versorgungskonzepte für Menschen mit Demenz (Zieschang et al. 2019) oder als palliative Geriatrie. An manchen Krankenhausstandorten stellen die palliativmedizinischen Versorgungsangebote in der Geriatrie (Palliativstation, Palliativdienst) die einzige palliativmedizinische Versorgungsoption vor Ort dar. Weitere spezialisierte Strukturen (bspw. auch Neuro- oder Uro-Geriatrien) stehen allerdings auch in latentem Widerspruch zum breiten indikationsübergreifenden Behandlungsanspruch der Geriatrie für ihre zumeist multimorbiden Patientinnen und Patienten. Der umfängliche Aufbau alterstraumatologischer Krankenhausstrukturen einschließlich ihrer orthogeriatrischen Kooperationen folgt hingegen umfänglichen wissenschaftlichen Belegen für die Verbesserung patientenrelevanter Ergebniskriterien in der Versorgung hüftgelenknaher Femurfrakturen (Lübke und Meinck 2018; Meinck 2023, 2024; siehe ▶ Abschn. 5.5).

Im Gegensatz zur bundesweit flächendeckenden Verfügbarkeit vollstationärer geriatrischer Versorgungsoptionen in Krankenhäusern steht der nach wie vor lückenhafte Aufbau geriatrischer Rehabilitationsstrukturen. Diese sind in vielen Regionen und teilweise in ganzen Bundesländern sowohl im stationären als auch im ambulanten und vor allem im ambulant-mobilen Bereich nicht vorhanden (siehe ▶ Abschn. 5.6).

5.3 Stand geriatrischer Krankenhausversorgung in Deutschland

Unabhängig von der jeweiligen Geriatriekonzeption hat sich seit Einführung des DRG-Systems in nahezu allen Bundesländern ein erheblicher Ausbau der Geriatrie an Krankenhausstandorten vollzogen. Gemäß den Krankenhausabrechnungsdaten erbrachten im Jahr 2022 bundesweit 682 Krankenhausstandorte voll- bzw. teilstationäre geriatrische Komplexbehandlungen (> 10 Fälle mit OPS-Kode 8-550* und/oder > 10 Fälle mit OPS-Kode 8-98a*; siehe ◘ Abb. 5.2; Meinck 2024). Insgesamt verfügen damit rund 40 % aller Krankenhausstandorte in Deutschland über ein spezifisch geriatrisches Versorgungsangebot. Hiervon wiesen 476 Krankenhausstandorte im Jahr 2022 mindestens eine vollstationäre geriatrische Fachabteilung und 149 Krankenhausstandorte eine geriatrische Tagesklinik auf. Insgesamt bestand damit an 479 Krankenhausstandorten mindestens eine geriatrische Abteilung im voll- oder teilstationären Bereich, was eine sehr gute Übereinstimmung mit den Ergebnissen aus dem Weißbuch Geriatrie mit Datenstand 2019 ($n = 479$) ergibt (Bundesverband Geriatrie e. V. 2023).

Geriatrisch frührehabilitative Komplexbehandlungen (GFK) werden jedoch nicht nur von geriatrischen Fachabteilungen erbracht (siehe ◘ Abb. 5.3). Bei gut jedem fünften Krankenhausfall mit Abrechnung einer GFK fand sich im Jahr 2022 kein Bezug zu einer geriatrischen Fachabteilung. Neben (unfall-)chirurgischen Abteilungen, die ggf. als alterstraumatologische Zentren besonders geriatrische Patientinnen und Patienten mit Fragilitätsfrakturen (z. B. hüftgelenknahe Femurfraktur) versorgen, erfolgt die GFK-Erbringung insbesondere auch durch internistische und neurologische Fachabteilungen.

Der Schwerpunkt spezifisch geriatrischer Angebote liegt somit im vollstationären Leistungsbereich, der an Krankenhausstandorten aller Versorgungsstufen bestehen kann. Nur ganz vereinzelt existieren Fachkrankenhäuser für Geriatrie. Wenn teilstationäre geriatrische Leistungen erbracht werden, stehen i. d. R. auch vollstationäre geriatrische Angebote am gleichen Standort zur Verfügung. Geriatrische Tageskliniken sind jedoch weitgehend auf Bundesländer mit einstufigem Geriatriekonzept beschränkt, wo sie auch nicht verfügbare ambulante geriatrische Rehabilitationseinrichtungen ersetzen sollen. Sozialmedizinisch ist bei Prüfaufträgen an die Medizinischen Dienste die gutachtliche Befürwortung teilstationärer geriatrischer Krankenhausleistungen – bei oft zwangsläufiger Verneinung einer teilstationären Krankenhausbehandlungsbedürftigkeit – allerdings nur im Kontext der Berücksichtigung einer landesbezogenen Geriatriekonzeption möglich.

Der beschriebene flächendeckende Ausbau von Geriatrie im Krankenhausbereich führte auch zu einem deutlichen Fallzahlanstieg. Allein geriatrisch frührehabilitative Komplexbehandlungen (GFK: OPS-Kode 8-550*) haben sich im Zeitraum von 2005 bis 2019 mehr als verdreifacht (siehe ◘ Abb. 5.3). Erst mit der Corona-Pandemie wurde dieser langanhaltende und stetige Fallzahlanstieg unterbrochen.

Der enorme Anstieg von GFK-Fällen im Zeitverlauf vollzog sich gleichgerichtet in allen Bundesländern. In geriatrischen Fachabteilungen verschob sich die Leistungserbringung dabei immer mehr zugunsten höherer Fallanteile mit GFK. Betrug dieser Anteil im Jahr

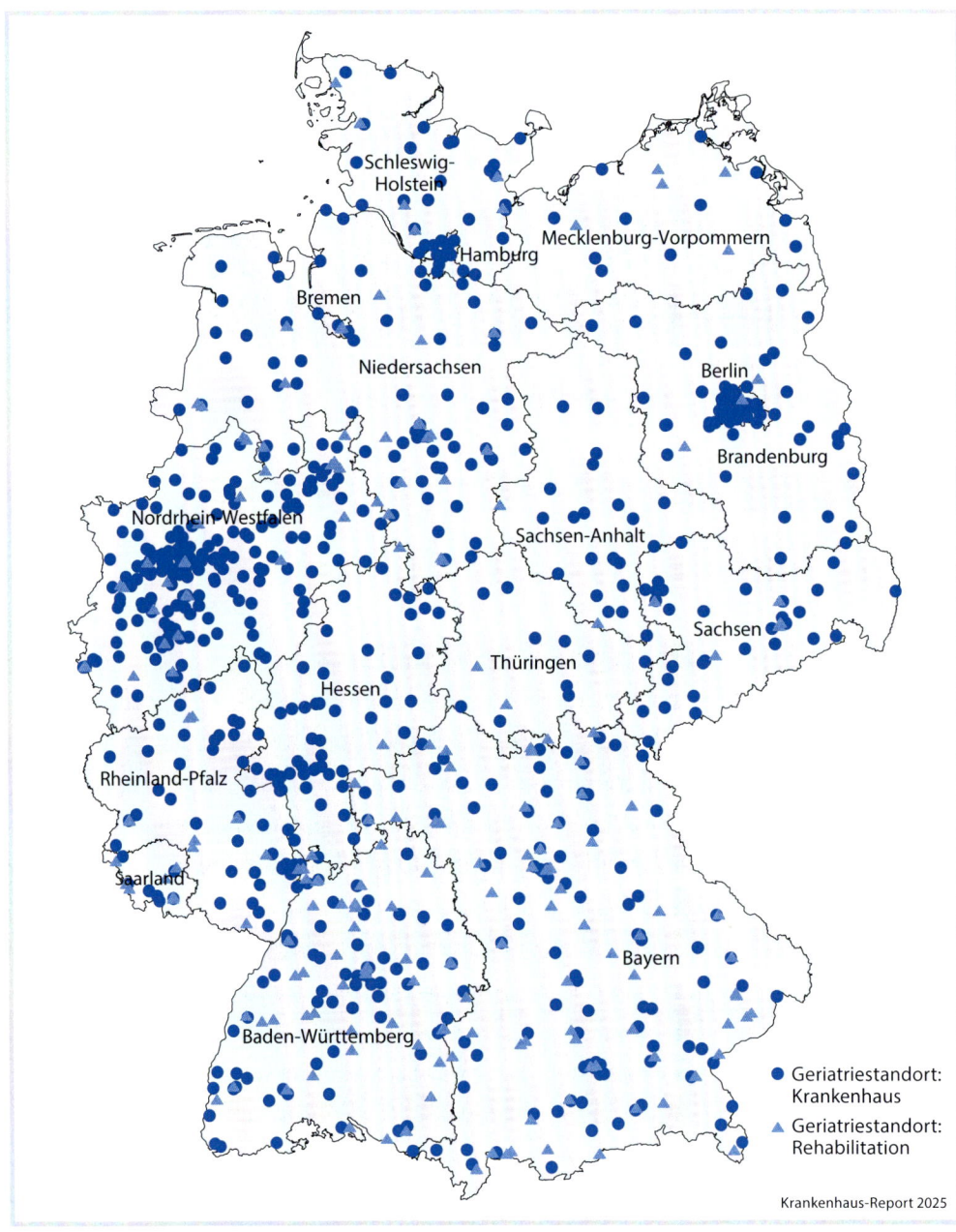

◨ **Abb. 5.2** Geriatriestandorte: Krankenhaus (Quelle: Krankenhausabrechnungsdaten 2022; > 10 Fälle mit OPS-Kode 8-550* und/oder > 10 Fälle mit OPS-Kode 8-98a*) und Rehabilitation. (Quelle: ambulante und stationäre Teilnehmer am QS-Reha-Verfahren 2021–2023)

2005 noch 57,7 % so überschritt er vor der Corona-Pandemie die Schwelle von 80 %, auf der er seither nahezu stagniert. Dabei zeigen sich jedoch unverändert deutliche Unterschiede zwischen den Bundesländern (2022: 52,4 % vs. 97,4 %; siehe ◨ Abb. 5.4). Damit

Kapitel 5 · Geriatrische Versorgung im Krankenhaus

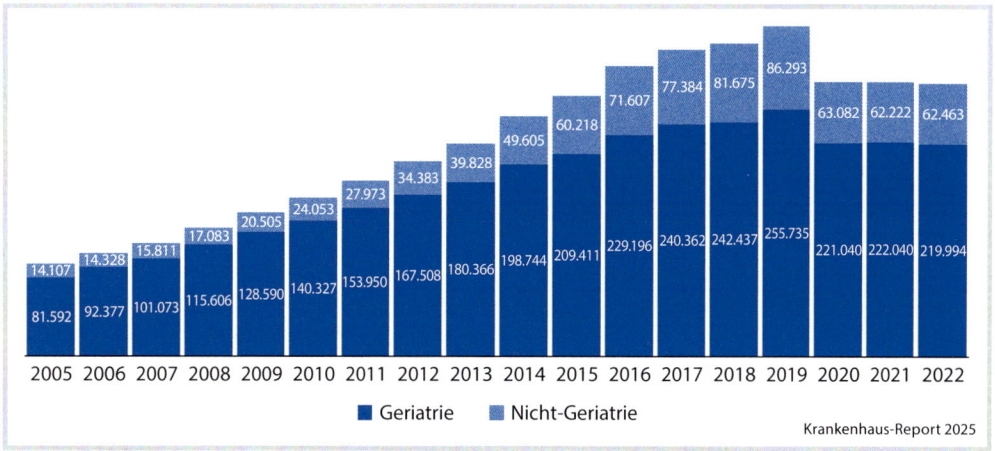

Abb. 5.3 Vollstationäre Krankenhausfälle mit GFK-Abrechnung (OPS-Kode 8-550*) im Zeitverlauf. (Quelle: Krankenhausabrechnungsdaten)

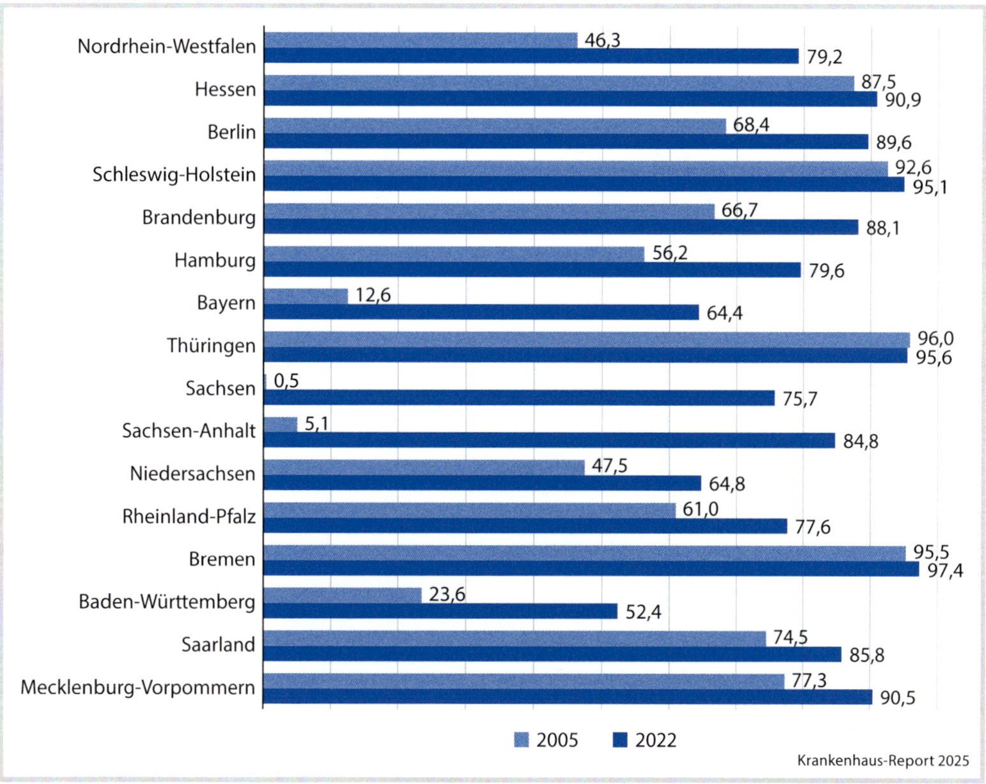

Abb. 5.4 GFK-Fallanteile in geriatrischen Fachabteilungen 2005 vs. 2022. (Quelle: Krankenhausabrechnungsdaten, Angaben in %)

ist in einzelnen Bundesländern die Aufnahme in eine geriatrische Fachabteilung nahezu immer mit der Abrechnung einer GFK verknüpft (z. B. Schleswig-Holstein, Thüringen und Bremen).

Der Ausbau gesonderter geriatrischer Rehabilitationsangebote fiel im Zeitverlauf insgesamt deutlich geringer aus als der von geriatrischen Strukturen im Krankenhausbereich. ◘ Abb. 5.2 zeigt die im Zeitraum 2021 bis 2023 am gesetzlichen Qualitätssicherungsverfahren der GKV teilnehmenden 43 ambulanten und 163 stationären geriatrischen Rehabilitationseinrichtungen (N = 206). Zusätzlich existieren bundesweit derzeit noch 22 mobile geriatrische Rehabilitationseinrichtungen. Integrierte Versorgungsangebote (Leistungssektoren übergreifende oder interdisziplinär fachübergreifende Versorgung) gemäß den § 140a ff SGB V sind in der Geriatrie mit einzelnen Ausnahmen faktisch nicht existent.

In der Regel erfolgt nach einer geriatrischen Krankenhausbehandlung bzw. im Anschluss an eine GFK keine weiterführende stationäre geriatrische Rehabilitationsmaßnahme und damit keine sektorale Verknüpfung geriatrischer Versorgungsleistungen (Meinck et al. 2014b). Zudem existiert i. d. R. in einer Versorgungsregion entweder eine teilstationäre geriatrische Versorgung am Krankenhaus oder ein ambulantes geriatrisches Rehabilitationsangebot. Da die beiden letzteren geriatrischen Leistungen in der Versorgungspraxis inhaltlich hohe Überschneidungen aufweisen, ist diese Praxis nachvollziehbar (Ernst et al. 2020).

◘ Abb. 5.5 gibt einen orientierenden Überblick über den Stand klinisch-geriatri-

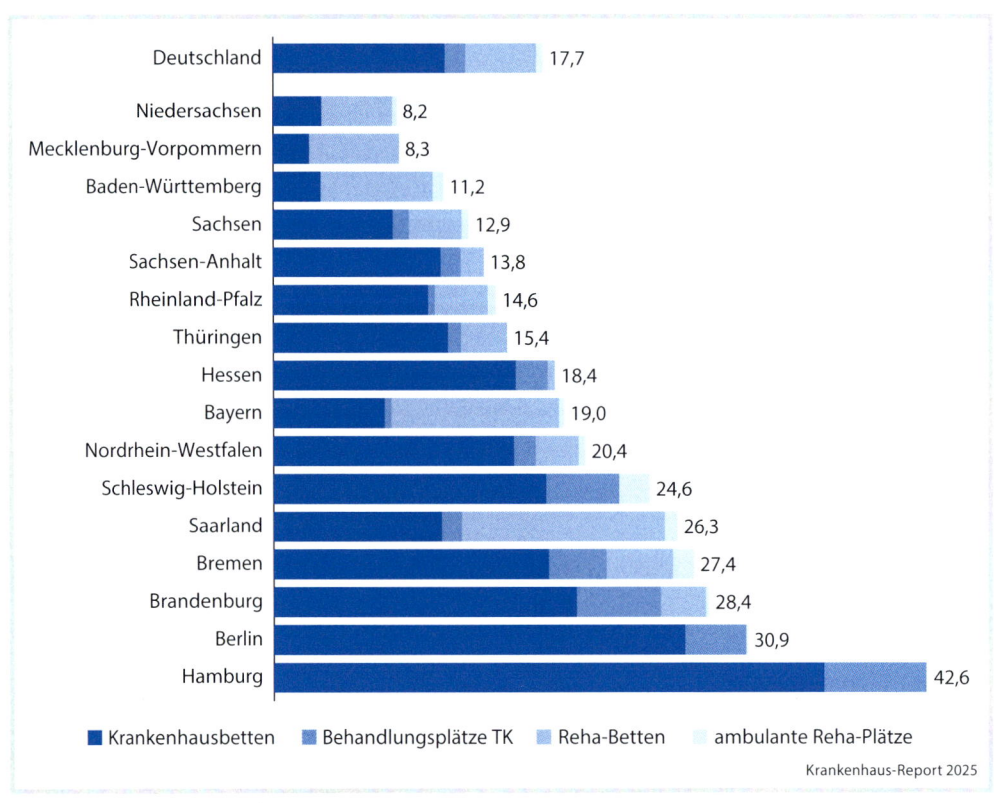

◘ **Abb. 5.5** Geriatrische Versorgungsquote nach Bundesländern 2023. (Quellen: Statistisches Bundesamt, vdek-Bundesverband)

scher Versorgungskapazitäten in Krankenhäusern und Rehabilitationseinrichtungen im Jahr 2023, gesamt und gegliedert nach Bundesländern sowie bezogen auf je 10.000 Einwohner ≥ 65 Jahre (sog. geriatrische Versorgungsquote). Mobile geriatrische Rehabilitationsdienste und Krankenhausbetten außerhalb geriatrischer Fachabteilungen, in denen auch GFK erbracht werden, sind in der Abbildung nicht berücksichtigt.

Dabei zeigen sich zwischen den Bundesländern deutliche Unterschiede sowohl bei den für die Zielgruppe verfügbaren geriatrischen Behandlungskapazitäten insgesamt als auch in der differenzierten Betrachtung der Sektoren Krankenhaus und Rehabilitation. Entsprechend unterschiedlich gestalten sich die Zugangschancen geriatrischer Patienten in die entsprechenden Versorgungsstrukturen vor Ort.

5.4 Implikationen für die derzeitige Versorgung geriatrischer Patienten

▪▪ Fehlanreize im DRG-System

Der im ▶ Abschn. 5.3 beschriebene nahezu flächendeckende Ausbau von Angeboten geriatrischer Frührehabilitation an Krankenhausstandorten hat die GFK zur häufigsten Form der geriatrischen Versorgung in Deutschland überhaupt gemacht. Die geriatrische Frührehabilitation ist zudem die mit großem Abstand häufigste frührehabilitative Leistung im Krankenhaus. Seit Einführung des DRG-Systems im Jahre 2003 bestehen allerdings problematische Vergütungsfehlanreize der GFK sowohl zur Über- wie zur Unterversorgung mit dieser Leistung. Die vollstationäre geriatrische Frührehabilitation wird durch den OPS-Kode 8-550* definiert. Dieser regelt wenige Strukturmerkmale (bspw. Anwesenheit des Geriaters) und die prozessualen Mindestmerkmale (bspw. wöchentliche Teambesprechung). Je nach kodierter Hauptdiagnose resultiert gemeinsam mit dem OPS-Kode 8-550.1 (mindestens 14 Behandlungstage und 20 Therapieeinheiten) eine von insgesamt 17 geriatrischen DRGs. Allerdings resultiert nur bei Kodierung einer Hauptdiagnose aus lediglich 11 der insgesamt 27 Hauptdiagnosegruppen (MDC; Major Diagnostic Category) eine geriatrische DRG. Dies hat zur Folge, dass bspw. bei Krankheiten der männlichen (MDC 12) oder auch der weiblichen Geschlechtsorgane (MDC 13) trotz Kodierung des OPS 8-550.1 keine höherbewertete geriatrische DRG resultiert. Faktisch bedeutet dies, dass bspw. geriatrische Patienten nach einer Prostata-Operation oder nach einer Operation der Gebärmutter i. d. R. keine geriatrische Frührehabilitation erhalten, da diese nicht abrechenbar ist. Es handelt sich hierbei um ein langjähriges systemimmanentes Problem des DRG-Systems.

Der OPS-Kode 8-550* teilt sich an der fünften Stelle je nach Behandlungsdauer und Anzahl der Therapieeinheiten in drei OPS-Kodes auf: 8-550.0 kann kodiert werden bei einer Verweildauer von ≥ 7 Behandlungstagen und ≥ 10 erbrachten Therapieeinheiten. Allerdings resultiert hierbei noch keine geriatrische DRG und somit keine zusätzliche Vergütung. Erst bei einer Verweildauer von ≥ 14 Behandlungstagen und ≥ 20 Therapieeinheiten (OPS-Kode 8-550.1) resultiert im DRG-Grouper eine der höher bewerteten geriatrischen DRGs. Die je gleiche geriatrische DRG resultiert allerdings trotz deutlich höherem Aufwand auch bei einer Kodierung des OPS-Kodes 8-550.2 (≥ 21 Behandlungstage und ≥ 30 Therapieeinheiten). Diese Vergütungsregelung hat seit Einführung des DRG-Systems erwartbar zu einer zunehmenden Behandlungsstandardisierung geriatrischer Frührehabilitation mit ganz überwiegenden Verweildauern von 14 bis 16 Behandlungstagen geführt. ◻ Abb. 5.6 zeigt, dass im Zeitverlauf weniger Patienten zwischen dem 10. und 13. Behandlungstag entlassen werden, was eine vergütungsanreizbezogene Überversorgung nahelegt. Umgekehrt werden mittlerweile Patienten nach dem 14. bis 16. Behandlungstag deutlich rascher aus der geriatrischen Versorgung und damit der geriatrisch frührehabilitativen Leistungserbringung entlassen. Dies

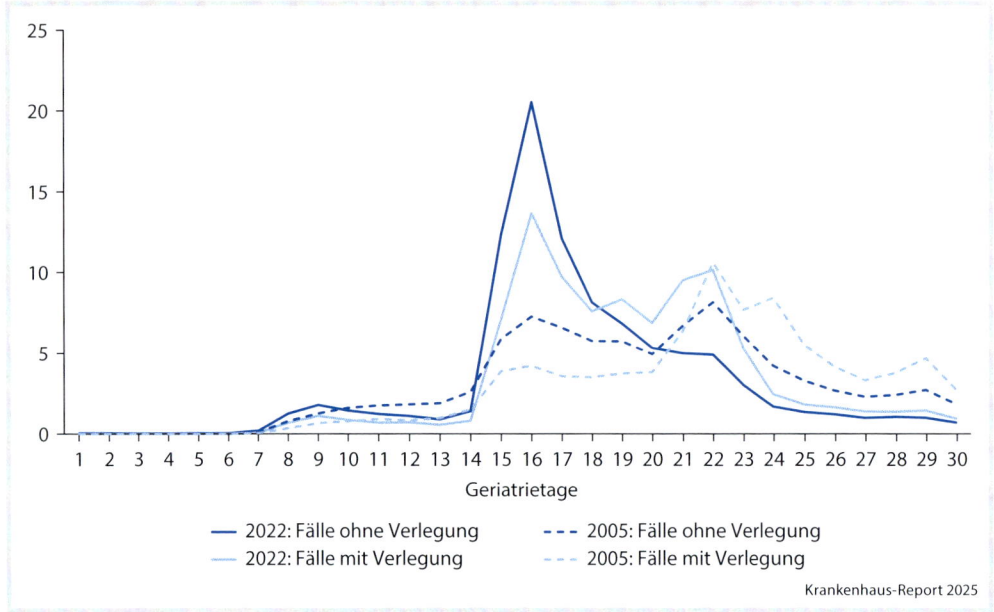

Abb. 5.6 Geriatrietage von GFK-Fällen geriatrischer Fachabteilungen differenziert nach Verlegung und den Jahren 2005 und 2022. (Quelle: Krankenhausabrechnungsdaten, Angaben in %)

bedeutet nach Erreichen der vergütungsrelevanten Marker des OPS 8-550.1 einen weitgehenden Einbruch der GFK-Erbringung und damit dann bedarfsbezogen auch eine Unterversorgung mit geriatrisch frührehabilitativen Leistungen.

Einem weiteren Vergütungsfehlanreiz folgend haben Patienten bei externer Verlegung in eine geriatrische Frührehabilitation eine deutlich längere Verweildauer als ohne Verlegung (siehe Abb. 5.7 und 5.8). Bei verlegten Patienten ist im DRG-System ein Abschlag vorzunehmen, wenn der Patient die im Fallpauschalen-Katalog ausgewiesene mittlere Verweildauer der jeweiligen DRG nicht erreicht. Um diesen Abschlag zu vermeiden, bleiben Patienten nach externer Verlegung in die Geriatrie in der Regel bis zum 21. bis 22. Behandlungstag in der geriatrischen Frührehabilitation (siehe Abb. 5.8). Auch hier muss also von einer vergütungsanreiz- statt bedarfsorientierten Behandlungsstandardisierung mit Tendenz zur Überversorgung ausgegangen werden.

Die Erbringung geriatrischer frührehabilitativer Leistungen orientiert sich damit immer weniger an den individuellen Bedarfen, sondern an den ökonomischen Anreizen des DRG-Systems. Längere Geriatrieverweildauern in Bundesländern mit einstufigem gegenüber solchen mit zweistufigem Geriatriekonzept sind mittlerweile weitgehend nicht mehr belegbar (siehe Abb. 5.7 und 5.8). Die sogenannte „fallabschließende Behandlung" unter Integration der medizinischen Rehabilitation in die Krankenhausbehandlung in Bundesländern mit einstufigem Geriatriekonzept unter DRG-Bedingungen ist ökonomisch nicht mehr leistbar und wird faktisch auch nicht mehr realisiert.

Diese problematischen Vergütungsanreize sind schon länger bekannt und es wurde wiederholt darauf hingewiesen (Kolb et al. 2014; Meinck et al. 2014a). Dennoch hat es weder von Seiten der Leistungsträger noch der Leitungserbringer bisher nennenswerte Bemühungen gegeben, für die dargelegten Vergü-

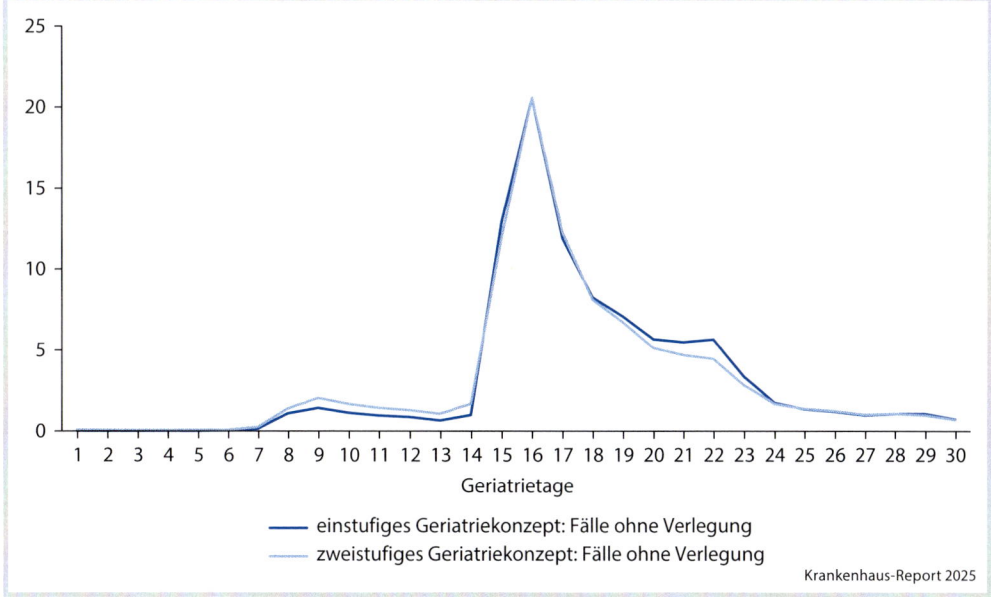

Abb. 5.7 Geriatrietage von GFK-Fällen ohne Verlegung aus geriatrischen Fachabteilungen differenziert nach landesbezogenem Geriatriekonzept 2022 (vgl. Abb. 5.1). (Quelle: Krankenhausabrechnungsdaten, Angaben in %)

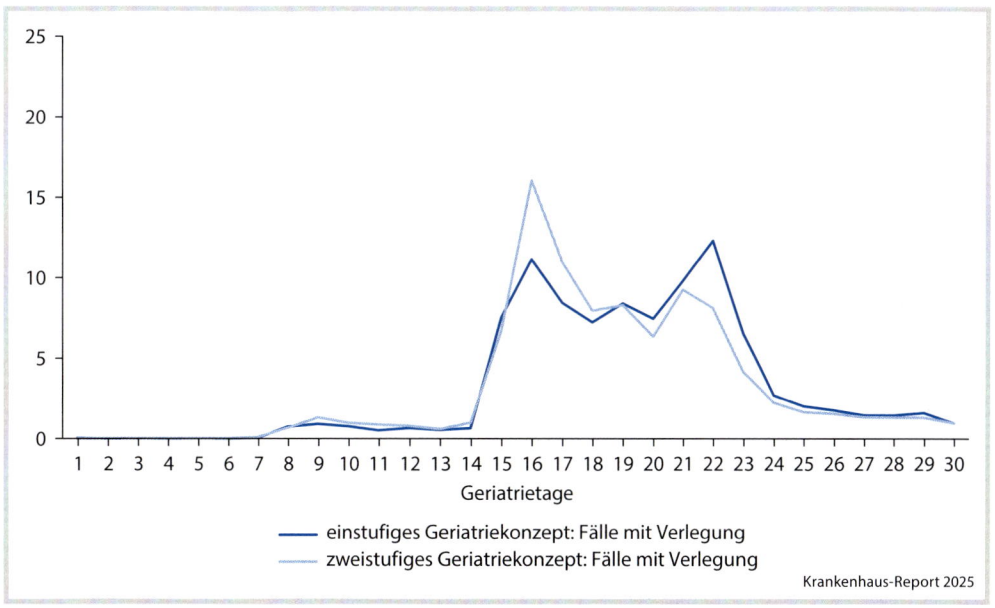

Abb. 5.8 Geriatrietage von GFK-Fällen mit Verlegung aus geriatrischen Fachabteilungen differenziert nach landesbezogenem Geriatriekonzept 2022 (vgl. Abb. 5.1). (Quelle: Krankenhausabrechnungsdaten, Angaben in %)

tungsfehlanreize Lösungen zu finden. Auch die zu erwartende Krankenhausreform wird nach dem derzeitigen Stand an dieser grundsätzlichen Problematik nichts ändern.

▪▪ Sozialgesetzliche Normen und Landesgeriatriekonzepte

Noch immer gibt es eine relevante Zahl an Bundesländern, in denen die geriatrische Versorgung nahezu ausschließlich im Krankenhaus auf den Versorgungsstufen voll- und teilstationär verfügbar ist. In diesen Bundesländern gibt es damit kein Angebot ambulanter und/oder stationärer geriatrischer Rehabilitation nach § 40 SGB V. Seit Jahren ist allerdings hinreichend belegt, dass die in Bundesländern ohne geriatrische Rehabilitationskliniken sogenannte „fallabschließende Behandlung", also die nach einer Frührehabilitation weitere Erbringung rehabilitativer Leistungen im Krankenhaus, faktisch in der Praxis nicht umgesetzt wird. Formal ist die „fallabschließende" Behandlung bspw. in Hessen und Schleswig-Holstein zwar im Geriatriekonzept vorgesehen, eine solche findet allerdings seit Jahren nicht mehr statt.

Landesgeriatriekonzepte mit „fallabschließender" Behandlung im Krankenhaus stehen zudem in formalem Widerspruch zu sozialgesetzlichen Vorgaben (Landessozialgericht Schleswig-Holstein vom 05.08.2020: Az. L 5 KR 17/17): Geriatrische Frührehabilitation darf demzufolge nur so lange erbracht werden, wie auch Krankenhausbehandlungsbedürftigkeit gemäß § 39 SGB V besteht. Geriatrische Krankenhausbehandlungen ohne gleichzeitige Krankenhausbehandlungsbedürftigkeit sind leistungsrechtlich nicht zulässig. Landesgeriatriekonzepte können und dürfen hiervon keine abweichenden Festsetzungen treffen und können lediglich darüber hinausgehende Aspekte ergänzen. In einzelnen Bundesländern wurden zur besseren Operationalisierung und damit Abgrenzung geriatrischer Versorgungsbedarfe entsprechende Konzepte erarbeitet und konsentiert (z. B. Geriatriespezifische G-AEP-Kriterien in Thüringen oder Abgrenzungskriterien geriatrischer Akutmedizin von Rehabilitation in Niedersachsen), die jedoch kaum überregionale Wirkung entfaltet haben.

Ein relevanter Anteil geriatrischer Patientinnen und Patienten aus ambulant vertragsärztlicher Versorgung, aber auch als Verlegungen aus Krankenhäusern wird in Ländern mit einstufigem Geriatriekonzept in Ermangelung geriatrisch rehabilitativer Strukturen ersatzweise in akutgeriatrische Krankenhausbehandlung aufgenommen (primäre Fehlbelegung). Ferner können geriatrische Patienten ohne weitere Krankenhausbehandlungsbedürftigkeit, aber noch bestehendem stationärem Rehabilitationsbedarf auch nicht in geriatrisch rehabilitative Strukturen verlegt werden (sekundäre Fehlbelegung) und werden dann nicht selten in Kurzzeit- oder stationäre Langzeitpflege entlassen. Studien anhand von Routinedaten konnten mittlerweile auch bessere patientenrelevante Outcomes bei einer Versorgung in zweistufigen gegenüber einstufigen Geriatriekonzepten bestätigen (Becker et al. 2020). Vor dem immer spürbarer werdenden demographischen Wandel kann die angemessene Lösung dieser Herausforderungen daher nur im bundesweiten zügigen Aufbau insbesondere stationärer und mobiler geriatrisch rehabilitativer Strukturen liegen (siehe ▶ Abschn. 5.5).

5.5 Aktuelle Impulse zur Neustrukturierung geriatrischer Versorgung

▪▪ Vereinfachte Regeln beim Zugang in die geriatrische Rehabilitation

Im Jahr 2020 wurde mit dem Intensivpflege- und Rehabilitationsstärkungsgesetz (IPReG) seitens des Gesetzgebers der Zugang zur medizinischen und insbesondere zur geriatrischen Rehabilitation erleichtert. Damit besteht sowohl bei vertragsärztlichen Verordnungen als auch im Verfahren zur Anschlussrehabilitation im Regelfall für die Krankenkassen keine Möglichkeit mehr, die medizinische Notwendigkeit durch die Medizinischen Dienste überprüfen zu lassen (Lübke 2022). Der Gesetzgeber versprach sich dadurch eine geringere Ablehnungsrate und eine höhere Inanspruchnahme geriatrischer Rehabilitation. Zusätzlich wurde eine Regeldauer für die geriatrische Rehabilitation festgesetzt: ambulant 20 Tage und stationär drei Wochen. Ferner sind Rahmenempfehlungen für den Abschluss von Versorgungsverträgen seitens der Spitzenverbände auf Bundesebene zu vereinbaren, um „Leitplanken" für Versorgungsverträge festzusetzen. Die Verhandlungen zu diesen Rahmenempfehlungen werden voraussichtlich im Jahr 2025 abgeschlossen.

Bereits jetzt zeichnet sich eine Zunahme geriatrischer Rehabilitationsanträge ab, denen jedoch auch aufgrund der kurzfristig nicht ausweitbaren und nicht ausreichenden Versorgungsangebote und der derzeit insgesamt schwierigen Situation im Rehabilitationsbereich (z. B. Nachwirkungen der Corona-Pandemie, zunehmender Fachkräftemangel, Kostensteigerungen) nur unzureichend entsprochen werden kann. Aus der Praxis werden seit dem Jahr 2023 Verzögerungen beim Zugang in die geriatrische Rehabilitation von Wochen bis Monaten berichtet. Zudem ist unklar, wie der vom Gesetzgeber angestrebte erleichterte Zugang zur geriatrischen Rehabilitation gerade in Bundesländern mit einstufigem Geriatriekonzept umgesetzt werden soll. Insbesondere in diesen Ländern ist daher zu befürchten, dass vermeidbare Pflegeheimaufnahmen und nicht bedarfsgerechte Inanspruchnahmen von Kurzzeitpflege im Anschluss an Krankenhausaufenthalte zunehmen. Diese Bundesländer sehen sich daher zurecht verstärkt Diskussionen ausgesetzt, wie die Leistungsansprüche ihrer geriatrischen Versicherten auf medizinische Rehabilitation gemäß § 40 SGB V bedarfsgerecht umgesetzt werden können (siehe ▶ Abschn. 5.4).

Identifikation und Versorgung geriatrischer Bedarfe im Krankenhaus

Nur wenige Bundesländer haben Vorgaben für die systematische Identifikation geriatrischer Patientinnen und Patienten bei Krankenhausaufnahme mittels geriatrischer Screenings getroffen (z. B. Bayern, Baden-Württemberg, Nordrhein-Westfalen). Jedoch bestehen auch in diesen Bundesländern keine kohärenten Konzepte für die weitere Versorgung identifizierter geriatrischer Versorgungsbedarfe. Teilweise wurde der Einsatz geriatrischer Screenings auch auf Krankenhausstandorte mit einer geriatrischen Fachabteilung beschränkt.

Dabei ist festzustellen, dass der weit überwiegende Anteil geriatrischer Patienten im Krankenhaus (93 %) nach wie vor ohne jegliche geriatrische Versorgungsbeteiligung vor allem in internistischen und chirurgischen Abteilungen behandelt wird. Und dies sogar nur bei einer Betrachtung von Patientinnen und Patienten mit einem Alter von ≥ 80 Jahren, die nach der Definition geriatrischer Patienten der GKV auch ohne geriatrietypische Multimorbidität als geriatrisch anzusehen sind (Medizinischer Dienst Bund 2023). Diese Erkenntnis unterstreicht die zunehmende Notwendigkeit einer bedarfsorientierten, abteilungsübergreifenden, kooperativen Versorgung, wie sie im Zusammenhang mit der Alterstraumatologie zunehmend umgesetzt wird. In der Diskussion ist in diesem Zusammenhang ein sogenannter „Geriatriedienst" im Sinne eines multiprofessionellen, abteilungsübergreifend tätigen, mobilen geriatrischen Teams zur Mitbehandlung in nicht-geriatrischen Krankenhausabteilungen und damit ggf. auch in Kliniken ohne geriatrische Versorgungsstruktur.

Eine Verbesserung der krankenhausweiten Versorgung kann auch durch die Umsetzung der im Jahr 2024 erstmals veröffentlichten S3-Leitlinie „Umfassendes geriatrisches Assessment (Comprehensive Geriatric Assessment, CGA) bei hospitalisierten Patientinnen und Patienten" (DGG 2024) erwartet werden. Diese Leitlinie gibt evidenzbasierte Empfehlungen für den Einsatz des CGA im Krankenhaus, die weit über die Versorgung geriatrischer Patienten in geriatrischen Fachabteilungen hinausgehen. Neben allgemeinen Empfehlungen liegen nun erstmals auch Setting-bezogene Empfehlungen für die Anwendung in der Notaufnahme, der Onkologie, der Orthogeriatrie, der Allgemein- und Viszeralchirurgie vor. Damit etabliert sich ein Kernelement des geriatrischen Behandlungsansatzes breiter in der Krankenhausversorgung und könnte neben der systematischeren Identifikation geriatrischer Behandlungsbedarfe auch die frühzeitigere Einleitung eines angemesseneren Entlass- und Überleitungsmanagements befördern. Die Überleitung in eine geriatrische Anschlussrehabilitation könnte bspw. hierdurch verbessert werden.

Orthogeriatrische Kooperation – neuer regulatorischer Standard in der Versorgung hüftgelenknaher Femurfrakturen im Krankenhaus

Ein aktuelles Beispiel geriatrischer Kooperation mit anderen klinischen Fachgebieten stellt die bereits seit dem 01.01.2021 in Kraft getretene Richtlinie zur Versorgung der hüftgelenknahen Femurfraktur im Krankenhaus (QSFFx-RL) dar (G-BA 2020). Auf Basis hochwertiger internationaler Studien und Leitlinien zeigten sich Wirksamkeitsbelege für eine orthogeriatrische Kooperation u. a. mit positiven Effekten auf patientenbezogene Outcomes wie Mortalität, Delirreduktion und funktionellen Status sowie eine reduzierte institutionalisierte stationäre Pflege (Kralewski et al. 2021; Lübke und Meinck 2018). Die QSFFx-RL sieht übergangsweise bis zum 01.01.2027 allerdings lediglich ein geriatrisches Konsil auf Anforderung bei täglicher Gewährleistung geriatrischer Kompetenz vor. Die vorliegende Evidenz spricht jedoch für einen höheren Kooperationsgrad, bspw. eine integrierte Versorgung auf einer orthogeriatrischen Station unter gemeinsamer unfallchirurgischer und geriatrischer Führung. Wesentliche Intentionen der QSFFx-RL sind neben einer möglichst frühzeitigen Operation (i. d. R. innerhalb von 24 h) auch die frühzeitige Einbindung und das Zusammenwirken geriatrischer und unfallchirurgischer Expertise. Hierfür sieht die Richtlinie die Durchführung eines geriatrischen Screenings anhand eines validierten Erhebungsinstruments bei Aufnahme vor. Das am häufigsten hierbei eingesetzte validierte Screening ist der ISAR – Identification of Seniors at risk (McCusker et al. 1999; Singler et al. 2014). Die Richtlinie (Spezifische Mindestanforderungen § 4 Absatz 5) legt fest, dass für Patienten mit positivem geriatrischem Screening täglich, also auch an Wochenenden und Feiertagen, geriatrische Kompetenz für die perioperative Versorgung zu gewährleisten ist. Diese geriatrische Kompetenz muss seit 01.01.2024 durch einen geriatrisch weitergebildeten Arzt sichergestellt werden (Meinck 2024). In einer spezifischen SOP (2.6 „Orthogeriatrische Zusammenarbeit für Patienten mit positivem geriatrischem Screening") wird u. a. die postoperative Durchführung geriatrischer Assessments, die Diagnostik und Behandlung geriatrischer Syndrome, die Abklärung rehabilitativer Behandlungsbedarfe sowie die interdisziplinäre Durchführung von Visiten und/oder Teambesprechungen gefordert. Die personellen Anforderungen der QSFFx-RL stellen für die Geriatrie in Deutschland zumindest in einigen ländlichen Gebieten eine Herausforderung dar. Der G-BA hat daher am 08.05.2024 festgestellt, dass die tägliche geriatrische Kompetenz grundsätzlich auch telemedizinisch gewährleistet werden kann. Die Erbringung telemedizinischer ärztlicher Leistungen ist damit nach medizinischem Ermessen im Einzelfall formal möglich. Seitens der geriatrischen Fachgesellschaften sollten Empfehlungen für den sachgerechten telemedizinischen Einsatz geriatrischer Kompetenz vorgeschlagen und über die entsprechenden Parteien in die Richtlinie des G-BA aufgenommen werden.

Geriatrie und die aktuelle Krankenhausreform

Die Auswirkungen der für Anfang 2025 avisierten Krankenhausstrukturreform für die geriatrische Versorgung in Deutschland sind derzeit noch nicht vollständig absehbar. Zentrales Element wird die Einführung von Leistungsgruppen i. V. m. definierten Strukturanforderungen werden. Eine Leistungsgruppe Geriatrie ist vorgesehen; allerdings wird diese nicht allein über die OPS-Kodes 8-550* und 8-98a* abgebildet werden können. Zwar gibt es Bundesländer, bei denen nahezu jeder Behandlungsfall von geriatrischen Fachabteilungen auch mit einem dieser OPS-Kodes abgerechnet wird, gleichzeitig aber auch Bundesländer, bei denen die GFK-Quote geriatrischer Fachabteilungen lediglich 52 % beträgt (siehe ◘ Abb. 5.4). Geriatrie ist also neben der oftmals notwendigen Erbringung frührehabilitativer Leistungen (GFK) in unterschiedlichem Umfang auch rein akutmedizinische, zumeist internistische Versorgung hochbetagter Patientinnen und Patienten im Krankenhaus. Daher wäre es notwendig, die Leistungsgruppe Geriatrie mindestens um verwandte Leistungsgruppen (z. B. „Allgemeine Innere Medizin") zu ergänzen. Die geriatrischen Fachverbände haben zum Einschluss geriatrischer Fälle ohne GFK in eine Leistungsgruppe Geriatrie im Vorschlagsverfahren beim BfArM für den OPS 2025 einen neuen Kode vorgeschlagen. Dieser Kode sieht ein erweitertes geriatrisches Assessment (comprehensive geriatric assessment) und die differentialdiagnostische Einordnung geriatrischer Syndrome vor und sollte nur bei Vorliegen spezifischer Strukturkriterien anwendbar sein. Vor dem Hintergrund des mittlerweile veröffentlichten vorläufigen OPS 2025 deutet sich jedoch keine Berücksichtigung dieses Vorschlags an. Derzeit werden weitere Kriterien für die sachgerechte Abgrenzung einer Leistungsgruppe Geriatrie diskutiert. Neben dem genannten Kriterium OPS-Kode 8-550* wurden daher auch weitere Merkmale wie geriatrische Fachabteilungsnummern und überwiegende Verweildauer in einer geriatrischen Fachabteilung vorgeschlagen. Zu beachten ist, dass geriatrische Fälle häufig erst nach Verlegung aus anderen Fachabteilungen bzw. Krankenhäusern in geriatrischen Fachabteilungen versorgt werden, in der Krankenhausplanung die Fälle gemäß dem NRW-Modell jedoch nur einem Leistungsbereich zugeordnet werden. Hierdurch ergeben sich unterschiedliche Zuordnungen bzw. Fallzahlen für die beteiligten Fachgebiete, die es angemessen planerisch zu berücksichtigen gilt (Langenberg et al. 2024).

Ein weiterer Aspekt im Rahmen der geplanten Krankenhausstrukturreform berührt die Besonderheit des Querschnittsfachs Geriatrie: Es ist zugleich Basisversorgung und Supraspezialität. Dies bedeutet, dass geriatrische Expertise grundsätzlich in allen Versorgungsleveln benötigt wird, also von den sogenannten sektorenübergreifenden Versorgungseinrichtungen (Level-1i-Kliniken) bis zu Universitätskliniken. Gerade letztere haben über die Patientenversorgung hinaus große Bedeutung für die geriatrische Lehre, Forschung und Weiterbildung. Dies muss bei der jeweiligen Landesplanung berücksichtigt werden. Es bleibt zudem abzuwarten, ob die mit der Krankenhausreform geplante Vorhaltevergütung von voraussichtlich 60 % den insbesondere durch die Pandemie gebremsten Anstieg von GFK-Fällen bedarfsgerechter steuert.

Die Etablierung sektorenübergreifender Versorgungseinrichtungen (neuer § 115g SGB V gemäß Krankenhausversorgungsverbesserungsgesetz) unter Einbezug der Leistungsgruppen Innere Medizin und Geriatrie sowie weiterer geeigneter nicht-stationärer Leistungen bietet für die Zielgruppe der Geriatrie besondere Chancen. Gerade der für sie schwierige Übergang aus der stationären in die ambulante Versorgung könnte hierdurch bedarfsgerechter gestaltet werden. Zusätzlich sollten auch Möglichkeiten einbezogen werden, stationäre Krankenhausbehandlungen bei der weiteren Ausgestaltung dieser sektorenübergreifenden Einrichtungen zu vermeiden. Ziel sollte eine echte Überbrückung starrer Sektorengrenzen sein. Neben Leistungen der vertragsärztlichen Versorgung, der Kurzzeitpflege, der Übergangspflege sowie von geriatrischen Institutsambulanzen könnten daher auch ambulant-rehabilitative Leistungen und ein (ambulantes) Überleitungs-/Casemanagement Elemente dieser neuen Versorgungseinrichtungen werden.

5.6 Fazit und Vorschläge für die Weiterentwicklung

Zur besseren Abbildung der geriatrischen Krankenhausversorgung im DRG-System wäre eine angemessene Weiterentwicklung der Struktur- und Prozessanforderungen z. B. entlang unterschiedlicher geriatrischer Behandlungsaufwände – Basisbehandlung, Komplexbehandlung, umfassende Komplexbehandlung – sinnvoll. Bei den jeweiligen Anforderungen sollte vordringlich darauf geachtet werden, dass Erlösunterschiede bzgl. Behandlungsumfang und -dauer bestehen, um die oben beschriebene Problematik von Fehlanreizen zur Über- und Unterversorgung im DRG-System zumindest deutlich zu begrenzen. Des Weiteren ist es sinnvoll, dass eine geriatrische DRG aus allen geriatrisch relevanten Hauptdiagnosegruppen (MDC) angesteuert werden kann. Denkbar wäre auch, die Vergütung der geriatrischen Frührehabilitation, vergleichbar der Palliativmedizin im Krankenhaus, an ein wochenweise gestaffeltes Zusatzentgelt zu koppeln. Möglich wäre auch, den Weiterentwicklungen im Swiss-DRG-System zu folgen, die eine Verankerung von GFK-Fällen primär in der Prä-MDC mit Differenzierung nach Dauer und Grad bestehender funktioneller Beeinträchtigungen vorsehen. Darüber hinaus existieren dort aktuell acht weitere geriatrische DRGs in einzelnen MDCs, da diese für eine sachgerechte Vergütung geriatrischer Fälle erforderlich sind.

Die Anzahl pflegebedürftiger Menschen in Deutschland wird allein durch die zunehmende Alterung bis 2055 um weitere 37 % zunehmen (DESTATIS 2023). Dennoch wird der wichtige Grundsatz „Rehabilitation vor Pflege" in Deutschland noch immer zu wenig und nicht kohärent umgesetzt. Im besonderen Fokus steht hier die geriatrische Rehabilitation nach § 40 SGB V, die wie beschrieben in einer Reihe von Bundesländern nicht oder nur mit sehr geringen Kapazitäten verfügbar ist. Leistungsträger und Politik müssen die Sicherstellung einer bedarfsgerechten rehabilitativen Versorgung in der Praxis konsequenter umsetzen, wie es auch der Sachverständigenrat Gesundheit und Pflege in seinem letzten Gutachten fordert (SVR 2024). Obwohl der Gesetzgeber in den letzten Jahren wiederholt gerade die geriatrische Rehabilitation gestärkt hat, besteht hier weiterhin eine evidente Versorgungslücke. Es bleibt abzuwarten, ob die bundesweiten Rahmenempfehlungen für Versorgungsverträge im Bereich der medizinischen Rehabilitation in Zukunft neue, verlässlichere Grundlagen in Planung, Vergütung und Regulatorik vorgeben, um einen bedarfsgerechten Ausbau der geriatrischen Rehabilitation sicherzustellen.

Zur Umsetzung einer solchen umfassenden Strategie bedarf es aber auch einer hinreichenden Anzahl an Fachkräften. Das in der Geriatrie als Standard anzusehende multiprofessionelle Team erfordert neben geriatrisch qualifizierten Ärzten und Pflegefachpersonen auch verschiedene Therapiebereiche (Physiotherapie, Ergotherapie, Logopädie, Neuro-/Psychologie) sowie einen Sozialdienst. Für eine Reihe dieser Professionen bzw. Qualifikationen sind derzeit schon personelle Engpässe für den Ausbau der Geriatrie erkennbar. Es wird erheblicher Aus- und Weiterbildungsanstrengungen bedürfen, um die demographisch zu erwartenden Versorgungsumfänge bewältigen zu können. Hierbei sollte bedarfsweise Telemedizin in die geriatrische Versorgung integriert werden, ohne die angemessene Präsenz insbesondere der fachärztlichen Behandlungsleitung zu gefährden.

Die Zugangsmöglichkeiten zu spezifischen geriatrischen Angeboten sind weiter zu verbessern, insbesondere unangemessene Barrieren sind abzubauen. Dafür können die neuen Möglichkeiten des IPReG genutzt werden, die zu ihrer Umsetzung jedoch auch entsprechende Versorgungsangebote in der geriatrischen Rehabilitation erfordern (siehe ▶ Abschn. 5.5). Auch die Medizinischen Dienste sind angehalten, bei jeder Pflegebegutachtung zu prüfen, ob eine Rehabilitationsindikation vorliegt. Bisher werden jedoch weniger als 20 % dieser Rehabilitationsempfehlungen umgesetzt (GKV-Spitzenverband 2023). Auch hier sollten Barrieren identifiziert und abgebaut werden. Auch

Zugangsbarrieren, wie sie z. T. lokal für teilstationäre geriatrische Krankenhausbehandlungen durch Vorab-Beantragungen bei den Leistungsträgern und Vorab-Begutachtungen durch die Medizinischen Dienste etabliert wurden, zeigen die Unsicherheiten bei der Abgrenzung teilstationärer Krankenhausbehandlungen und ambulanter geriatrischer Rehabilitation, die faktisch die Durchführung ambulanter geriatrisch-rehabilitativer Leistungen in einigen Regionen einschränken. Möglicherweise könnte die Zusammenführung teilstationärer geriatrischer Krankenhausbehandlungen und ambulanter geriatrischer Rehabilitation in eine einheitliche ambulant-rehabilitative sektorenübergreifende Leistung sinnvoll sein. Vergleichbar hat der Bundesverband Geriatrie unlängst die bundesweite Etablierung sog. Ambulanter Geriatrischer Zentren (AGZ) vorgeschlagen, die jedoch darauf ausgerichtet sind, alle leistungsrechtlich verfügbaren extramuralen geriatrischen Leistungen zu bündeln (Bundesverband Geriatrie 2022).

Der Rechtsanspruch von Versicherten auf angemessene geriatrische Rehabilitation kann bei gegebener Indikation derzeit nicht immer eingelöst werden. Es bedarf hierzu weiterer Anstrengungen in den Bereichen Vergütung, Planung und Regulation. Die genannten Vorschläge zur Weiterentwicklung sollten Berücksichtigung finden.

Literatur

Becker C, Rapp K, Rothenbacher D, Schulz C, König HH, Buchele G (2020) Acute care models for hip fracture treatment vs post-acute rehabilitation services in older adults after hip fracture: A comparative claims data analysis from Germany. J Rehabil Med 52(2):jrm24

Bundesverband Geriatrie e. V. (2022) Zukünftige Strukturen der geriatriespezifischen Versorgung in Deutschland. https://bv-geriatrie.de/images/INHALTE/Aktuelles/BVG_Geriatriekonzept_WEB.pdf. Zugegriffen: 3. Sept. 2024

Bundesverband Geriatrie e. V. (2023) Weißbuch Geriatrie. Zukunftssicherheit der Geriatrie – Konzept und Bedarfszahlen, 4. Aufl. Kohlhammer, Stuttgart

DESTATIS (2023) Pressemitteilung Nr. 124 vom 30. März 2023. https://www.destatis.de/DE/Presse/Pressemitteilungen/2023/03/PD23_124_12.html. Zugegriffen: 3. Sept. 2024

DGG – Deutsche Gesellschaft für Geriatrie e. V. (2024) S3-Leitlinie „Umfassendes Geriatrisches Assessment (Comprehensive Geriatric Assessment, CGA) bei hospitalisierten Patientinnen und Patienten". Langversion 1.1, 2024. AWMF-Registernummer: 084–003. https://register.awmf.org/de/leitlinien/detail/084-003. Zugegriffen: 3. Sept. 2024

Ernst F, Lübke N, Meinck M, Renz JC (2020) Kompendium Begutachtungswissen Geriatrie: Empfohlen vom Kompetenz-Centrum Geriatrie der Medizinischen Dienste, 4. Aufl. Springer, Berlin Heidelberg

G-BA – Gemeinsamer Bundesausschuss (2020) Richtlinie des Gemeinsamen Bundesausschusses über Maßnahmen zur Qualitätssicherung zur Versorgung von Patienten mit einer hüftgelenknahen Femurfraktur gemäß § 136 Abs. 1 Satz 1 Nr. 2 für nach § 108 SGB V zugelassene Krankenhäuser (Richtlinie zur Versorgung der hüftgelenknahen Femurfraktur/QSFFx-RL). https://www.g-ba.de/richtlinien/118/. Zugegriffen: 3. Sept. 2024

GKV-Spitzenverband (2023) Bericht des GKV-Spitzenverbandes nach § 18a Abs. 3 SGB XI über die Erfahrungen der Pflegekassen mit der Umsetzung der Empfehlungen der Medizinischen Dienste der Krankenversicherung und der beauftragten unabhängigen Gutachter zur medizinischen Rehabilitation im Rahmen der Begutachtung zur Feststellung der Pflegebedürftigkeit. Berichtsjahr 2022. https://www.gkv-spitzenverband.de/media/dokumente/pflegeversicherung/richtlinien__vereinbarungen__formulare/pflege_berichte/2022_3/2023-08-31_Bericht_Reha-Empfehlungen__18a.pdf. Zugegriffen: 3. Sept. 2024

Kolb G, Breuninger K, Gronemeyer S, van den Heuvel D, Lübke N, Lüttje D, Wittrich A, Wolff J (2014) 10 Jahre Geriatrische frührehabilitative Komplexbehandlung im DRG-System aus Perspektive der klinischen Praxis, des Bundesverbandes Geriatrie, der Medizinischen Dienste der Krankenversicherung und des GKV-Spitzenverbandes. Z Gerontol Geriatr 47(1):6–12

Kralewski C, Gaertner T, Giehl J, Gleisberg C, Smektala R, Korbmacher JG (2021) Zur hüftgelenknahen Femurfraktur des erwachsenen Menschen – Zeitgemäßes klinisches Management auf der Basis internationaler Standards. Gesundheitswesen 84(10):953–943

Langenberg U, Loeser S, Wenning M, Köhne C, May P-J, Reinecke S-M, Watzlawik H (2024) Der Krankenhausplan NRW 2022 – Einsichten und Missverständnisse. In: Klauber J, Wasem J, Beivers A, Mostert C, Scheller-Kreinsen D (Hrsg) Krankenhaus-Report 2024. Strukturreform. SpringerOpen, S 23–44

Lübke N (2022) Geriatrische Rehabilitation. In: Meyer T, Bengel J, Wirtz MA (Hrsg) Lehrbuch Rehabilitationswissenschaften, 1. Aufl. Hogrefe, Göttingen, S 780–789

Lübke N, Meinck M (2018) Wirksamkeit orthogeriatrischer Kooperationen: Praxis und Umsetzbarkeit orthogeriatrischer Kooperationen in Deutschland. Kompetenz-Centrum Geriatrie der Medizinischen Dienste, Hamburg, S 1–44

McCusker J, Bellavance F, Cardin S, Trepanier S, Verdon J, Ardman O (1999) Detection of older people at increased risk of adverse health outcomes after an emergency visit: the ISAR screening tool. J Am Geriatr Soc 47(10):1229–1237

Medizinischer Dienst Bund (2023) Begutachtungsanleitung Vorsorge und Rehabilitation: Richtlinie des Medizinischen Dienstes Bund nach § 283 Abs. 2 Satz 1 Nr. 2 SGB V. https://www.gkv-spitzenverband.de/media/dokumente/krankenversicherung_1/rehabilitation/richtlinien_und_vereinbarungen/begutachtungs_richtlinie/2023-11-10_BGA_Vorsorge_und_Reha.pdf. Zugegriffen: 3. Sept. 2024

Meinck M (2023) Verfügbarkeit von Geriatern für die Umsetzung der Anforderungen der QSFFx-RL des G-BA in der Versorgung von Krankenhausfällen mit hüftgelenknaher Femurfraktur ab dem 1.1.2024. Kompetenz-Centrum Geriatrie der Medizinischen Dienste, Hamburg. https://www.kcgeriatrie.de/fileadmin/Kcgeriatrie/Veroeffentl_Vortraege/231212_Meinck_QSFFX-Gutachten-.pdf. Zugegriffen: 3. Sept. 2024

Meinck M (2024) Verfügbarkeit von Ärzten mit geriatrischer Qualifikation für die Umsetzung der Anforderungen zur Versorgung geriatrischer Patienten mit hüftgelenknaher Femurfraktur. Z Gerontol Geriatr 57(8):626–630

Meinck M, Ernst F, Klein-Hitpaß U, Wolff J (2014a) Fehlentwicklungen in der Geriatrie. f&w 31(6):562–565

Meinck M, Lübke N, Polak U (2014b) Rehabilitation vor Pflegebedürftigkeit im Alter: eine Analyse anhand von Routinedaten. Rehabilitation 53(2):74–80

SVR – Sachverständigenrat zur Begutachtung der Entwicklung im Gesundheitswesen und in der Pflege (2024) Fachkräfte im Gesundheitswesen. Nachhaltiger Einsatz einer knappen Ressource Bd. 2. https://doi.org/10.4126/FRL01-006473488

Singler K, Heppner HJ, Skutetzky A, Sieber C, Christ M, Thiem U (2014) Predictive validity of the identification of seniors at risk screening tool in a german emergency department setting. Gerontology 60(5):413–419

Zieschang T, Bauer J, Kopf D, Rösler A (2019) Spezialstationen für Patienten mit kognitiver Einschränkung: Ergebnisse einer Umfrage in Kliniken für Geriatrie in Deutschland. Z Gerontol Geriatr 52(6):598–606

Open Access Dieses Kapitel wird unter der Creative Commons Namensnennung 4.0 International Lizenz (http://creativecommons.org/licenses/by/4.0/deed.de) veröffentlicht, welche die Nutzung, Vervielfältigung, Bearbeitung, Verbreitung und Wiedergabe in jeglichem Medium und Format erlaubt, sofern Sie den/die ursprünglichen Autor(en) und die Quelle ordnungsgemäß nennen, einen Link zur Creative Commons Lizenz beifügen und angeben, ob Änderungen vorgenommen wurden.

Die in diesem Kapitel enthaltenen Bilder und sonstiges Drittmaterial unterliegen ebenfalls der genannten Creative Commons Lizenz, sofern sich aus der Abbildungslegende nichts anderes ergibt. Sofern das betreffende Material nicht unter der genannten Creative Commons Lizenz steht und die betreffende Handlung nicht nach gesetzlichen Vorschriften erlaubt ist, ist für die oben aufgeführten Weiterverwendungen des Materials die Einwilligung des jeweiligen Rechteinhabers einzuholen.

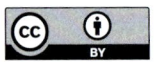

Alte Menschen in der intensivmedizinischen Versorgung: Herausforderungen und Perspektiven

Nick Weidner, Ralf Kuhlen und Heinrich Groesdonk

Inhaltsverzeichnis

6.1 Einleitung – 100

6.2 Epidemiologische Entwicklungen – 100

6.3 Medizinische und pflegerische Herausforderungen, Multimorbidität und Polypharmazie – 101

6.4 Frailty und funktionelle Kapazität – 101

6.5 Ethik und Entscheidungsfindung – 101

6.6 Perspektiven und Lösungsansätze – 102

6.7 Diskussion – 102

6.8 Fazit – 103

Literatur – 103

© Der/die Autor(en) 2025
J. Klauber et al. (Hrsg.), *Krankenhaus-Report 2025*, https://doi.org/10.1007/978-3-662-70947-4_6

Zusammenfassung

Die alternde Bevölkerung stellt die Intensivmedizin vor wachsende Herausforderungen. Rund 60 % der intensivmedizinisch behandelten Patientinnen und Patienten in Deutschland sind älter als 65 Jahre, ein erheblicher Anteil davon über 80 Jahre. Multimorbidität, Polypharmazie und das Syndrom der Gebrechlichkeit (Frailty) erfordern eine individualisierte Therapie und interdisziplinäre Zusammenarbeit. Geriatrische Assessments und Frailty-Scores haben sich als nützliche Instrumente für die Therapieplanung erwiesen. Shared Decision-Making und frühzeitige Integration der Palliativmedizin tragen zur Verbesserung der Lebensqualität bei. Technologische Innovationen wie KI-gestützte Prognosemodelle und tragbare Überwachungssysteme bieten zusätzliches Potenzial zur Optimierung der Ressourcenallokation. Dieser Artikel beschreibt wissenschaftlich fundiert die Herausforderungen, ethischen Implikationen und Lösungsansätze in der intensivmedizinischen Versorgung älterer Menschen und bietet Perspektiven für eine nachhaltige Weiterentwicklung.

The aging population poses growing challenges for intensive care medicine. Approximately 60 % of patients treated in intensive care units (ICUs) in Germany are aged 65 or older, with a significant portion being over 80 years old. Multimorbidity, polypharmacy and the frailty syndrome require individualised therapies and interdisciplinary collaboration. Geriatric assessments and frailty scores have proven to be valuable tools for therapy planning. Shared decision-making and the early integration of palliative care contribute significantly to improving the patients' quality of life. Technological innovations, such as AI-driven predictive models and wearable monitoring systems, offer additional potential for optimising resource allocation. This article scientifically explores the challenges, ethical implications and solutions in the intensive care treatment of elderly patients, offering perspectives for sustainable development in the field.

6.1 Einleitung

Die demographische Entwicklung in Deutschland zeigt eine kontinuierliche Alterung der Gesellschaft. Mit einer durchschnittlichen Lebenserwartung von über 80 Jahren und einer stetig wachsenden Anzahl an Menschen über 65 Jahre verändert sich das Profil der Patientinnen und Patienten in Krankenhäusern drastisch. Die Intensivmedizin steht dabei vor der besonderen Aufgabe, die Bedürfnisse dieser Patientengruppe zu berücksichtigen, wobei medizinische, ethische und ökonomische Aspekte eng miteinander verwoben sind. Der folgende Artikel untersucht die Herausforderungen und Perspektiven der Versorgung alter Menschen in der Intensivmedizin unter Einbezug aktueller wissenschaftlicher Erkenntnisse und unter Berücksichtigung der Autorenrichtlinien.

6.2 Epidemiologische Entwicklungen

Der demographische Wandel führt zu einem Anstieg älterer Patientinnen und Patienten, die eine intensivmedizinische Behandlung benötigen. Nach Angaben des Statistischen Bundesamtes (2023) sind rund 60 % der intensivmedizinisch behandelten Patienten älter als 65 Jahre, und 20 % dieser Gruppe gehören der Alterskohorte über 80 Jahre an. Diese Zunahme ist nicht nur eine Folge steigender Lebenserwartung, sondern auch der zunehmenden Prävalenz chronischer Erkrankungen wie Diabetes, Herzinsuffizienz und Demenz (Guidet et al. 2024).

Flaatten et al. (2017) betonen die Rolle prädiktiver Modelle, die zur besseren Einschätzung der Überlebenswahrscheinlichkeit älterer Patientinnen und Patienten eingesetzt werden können. Diese Modelle berücksichtigen nicht nur die medizinischen Parameter, sondern auch psychosoziale und funktionelle Faktoren wie die Mobilität und die Fähigkeit zur Selbstversorgung. Dies ist entscheidend, um realistische Therapieziele zu setzen und die Ressourcen effektiv zu nutzen.

6.3 Medizinische und pflegerische Herausforderungen, Multimorbidität und Polypharmazie

Ältere Patientinnen und Patienten leiden häufig an Multimorbidität, also dem gleichzeitigen Vorliegen mehrerer chronischer Erkrankungen. Dies erfordert eine komplexe medizinische Betreuung, die oft mit Polypharmazie einhergeht. Laut Marengoni et al. (2021) ist Polypharmazie ein wesentlicher Risikofaktor für unerwünschte Arzneimittelwirkungen, insbesondere bei älteren Menschen. Die Optimierung der medikamentösen Therapie durch enge interdisziplinäre Zusammenarbeit zwischen Vertreterinnen und Vertretern der Intensivmedizin, der Geriatrie und der klinischen Pharmakologie ist entscheidend, um Risiken zu minimieren und die Therapie zu individualisieren.

Cherubini et al. (2020) schlagen vor, standardisierte geriatrische Assessments bei der Aufnahme in die Intensivmedizin durchzuführen. Diese Assessments können helfen, das Risiko von Komplikationen wie Delir oder Stürzen frühzeitig zu erkennen und gezielte präventive Maßnahmen einzuleiten. Eine Ergänzung dieser Ansätze durch digitale Anwendungen zur Erfassung von Medikamenteninteraktionen könnte die Sicherheit weiter erhöhen (Topol 2019).

6.4 Frailty und funktionelle Kapazität

Frailty, ein Syndrom der Gebrechlichkeit, ist ein signifikanter Prädiktor für schlechtere Behandlungsergebnisse in der Intensivmedizin. Studien von Clegg et al. (2013) zeigen, dass Patientinnen und Patienten mit hohem Frailty-Score ein erhöhtes Risiko für längere Krankenhausaufenthalte, postoperative Komplikationen und Mortalität haben. Vincent und Creteur (2022) betonen die Bedeutung des Clinical Frailty Scale (CFS), der es ermöglicht, die individuelle Gebrechlichkeit eines Patienten objektiv zu bewerten und die Therapie entsprechend anzupassen.

Rehabilitative Maßnahmen, die auf Frailty abzielen, wie beispielsweise physische Mobilisierung und Ernährungsberatung, können laut Brunker et al. (2023) die funktionelle Kapazität erheblich verbessern. Darüber hinaus sollten solche Maßnahmen frühzeitig eingeleitet werden, idealerweise bereits während des Intensivaufenthalts, um die Langzeitprognose zu verbessern. Guidet et al. (2024) schlagen außerdem vor, spezialisierte Frailty-Programme zu entwickeln, die sowohl präventive als auch rehabilitative Aspekte umfassen.

6.5 Ethik und Entscheidungsfindung

Die ethischen Herausforderungen in der Intensivmedizin für ältere Menschen umfassen die Abwägung zwischen Lebensverlängerung und Lebensqualität. Shared Decision-Making (SDM) hat sich hierbei als effektives Instrument erwiesen, um Patientinnen und Patienten, Angehörige und Behandelnde in den Entscheidungsprozess einzubinden (Kon et al. 2016). Laut Vincent und Creteur (2022) fördert SDM nicht nur die Zufriedenheit der Beteiligten, sondern minimiert auch das Risiko von Übertherapie oder unangemessenen Intensivmaßnahmen.

Ein weiterer zentraler Aspekt ist die Integration von Palliativmedizin in die Intensivversorgung. Studien wie die von Guidet et al. (2024) zeigen, dass frühzeitige palliative Interventionen die Lebensqualität deutlich verbessern können, ohne die Überlebensraten negativ zu beeinflussen. Diese Ergebnisse unterstreichen die Notwendigkeit einer engeren Verzahnung zwischen Intensiv- und Palliativmedizin.

6.6 Perspektiven und Lösungsansätze

Individualisierte Medizin

Die Bedeutung einer personalisierten Medizin, die die individuellen Bedürfnisse und Ressourcen älterer Patientinnen und Patienten berücksichtigt, wird in der Literatur stark betont. Laut Cherubini et al. (2020) und Vincent und Creteur (2022) sollten Therapieziele regelmäßig überprüft und an die aktuellen Umstände angepasst werden. Dies erfordert eine enge Zusammenarbeit zwischen verschiedenen Fachdisziplinen und die Einbindung der Patientinnen und ihrer Angehörigen in die Entscheidungsfindung.

Technologische Innovationen

Technologische Fortschritte wie KI-gestützte Modelle und tragbare Überwachungsgeräte bieten vielversprechende Ansätze zur Verbesserung der Versorgung. Studien wie die von Topol (2019) und Guidet et al. (2024) zeigen, dass solche Technologien nicht nur die klinische Entscheidungsfindung unterstützen, sondern auch die Arbeitsbelastung des Personals reduzieren können. Gleichzeitig muss jedoch sichergestellt werden, dass die Implementierung dieser Technologien ethischen und datenschutzrechtlichen Standards entspricht.

Bildung und Training

Die Ausbildung von medizinischem und pflegerischem Personal muss verstärkt auf die besonderen Anforderungen der Altersmedizin ausgerichtet sein. Simulationstrainings und spezialisierte Weiterbildungsprogramme können dazu beitragen, die Kompetenzen im Umgang mit älteren Patientinnen und Patienten zu verbessern (Liu et al. 2018). Brunker et al. (2023) schlagen vor, geriatrische Inhalte systematisch in die Curricula der Intensivmedizin zu integrieren, um den steigenden Anforderungen gerecht zu werden.

6.7 Diskussion

Die Herausforderungen in der intensivmedizinischen Versorgung älterer Menschen spiegeln die Komplexität wider, die mit dieser Patientengruppe einhergeht. Die Diskussion muss mehrere Dimensionen berücksichtigen, um zu einer umfassenden Lösung beizutragen.

Erstens zeigt sich, dass die Integration geriatrischer Expertise in die Intensivmedizin unerlässlich ist. Studien wie die von Cherubini et al. (2020) und Vincent und Creteur (2022) verdeutlichen, dass geriatrische Assessments und die Zusammenarbeit zwischen Intensivmedizin und Geriaterie entscheidend sind, um die Versorgung zu verbessern. Dies beinhaltet nicht nur die Optimierung der Therapie, sondern auch die Reduktion von Krankenhausaufenthaltszeiten und die Verbesserung der Patientenzufriedenheit.

Zweitens betont die Literatur die Rolle von ethischen Leitlinien und multidisziplinären Fallbesprechungen. Vincent und Creteur (2022) argumentieren, dass diese Ansätze helfen, die Entscheidungsfindung zu strukturieren und Konflikte zwischen medizinischen und persönlichen Prioritäten der Patientinnen und Patienten zu lösen. Die Implementierung solcher Strukturen sollte daher als Standard in der Intensivmedizin etabliert werden.

Ein weiterer zentraler Punkt ist die Nutzung technologischer Innovationen. Der Einsatz von KI-gestützten Prognosemodellen, wie von Beil et al. (2024) vorgeschlagen, bietet eine Möglichkeit, die Ressourcenallokation zu verbessern und Therapieentscheidungen zu individualisieren. Gleichzeitig ist es jedoch wichtig sicherzustellen, dass der Fokus auf dem menschlichen Faktor nicht verloren geht. Technologie sollte als Werkzeug dienen, um die klinische Expertise zu ergänzen und nicht zu ersetzen.

Schließlich sind auch politische und strukturelle Anpassungen erforderlich. Der Fachkräftemangel in der Intensivmedizin stellt eine erhebliche Herausforderung dar. Laut Brunker et al. (2023) könnten gezielte Ausbildungsprogramme und staatliche Fördermaßnahmen dazu beitragen, diesen Mangel zu lindern. Zusätzlich könnten spezialisierte Intermediate-Care-Units, wie von Flaatten et al. (2017) vorgeschlagen, die Belastung der Intensivstationen reduzieren und gleichzeitig die Versorgungseffizienz steigern.

6.8 Fazit

Die Intensivmedizin für alte Menschen steht vor erheblichen Herausforderungen, bietet jedoch auch zahlreiche Chancen für Innovationen und Verbesserungen. Eine nachhaltige Verbesserung der Versorgungsqualität erfordert eine Kombination aus individualisierter Medizin, technologischen Fortschritten, ethischer Sensibilität und politischer Unterstützung. Der Weg nach vorne muss interdisziplinär und patientenzentriert sein, um den komplexen Anforderungen dieser Patientengruppe gerecht zu werden.

Literatur

Beil M, Moreno R, Fronczek J, Kogan Y, Moreno JRP et al (2024) Prognosticating the outcome of intensive care in older patients – a narrative review. Ann Intensive Care 14:97

Brunker LB, Boncyk CS, Rengel KF, Hughes CG (2023) Elderly patients and management in intensive care units (ICU): clinical challenges. Clin Interv Aging 18:93–112

Cherubini A, Del Signore S, Ouslander J, Semla T, Michel JP (2020) Fighting against age discrimination in clinical trials. J Am Geriatr Soc 68(5):1026–1032

Clegg A, Young J, Iliffe S, Rikkert MO, Rockwood K (2013) Frailty in elderly people. Lancet 381(9868):752–762

Flaatten H, de Lange DW, Artigas A, Bin D, Moreno R, Christensen S (2017) The status of intensive care medicine research and a future agenda for very old patients in the ICU. Intensive Care Med 43(9):1319–1328

Guidet B, Vallet H, Flaatten H, Joynt G, Bagshaw SM et al (2024) The trajectory of very old critically ill patients. Intensive Care Med 50:181–194

Kon AA, Davidson JE, Morrison W, Danis M, White DB (2016) Shared decision making in ICUs: an American College of Critical Care Medicine and American Thoracic Society policy statement. Crit Care Med 44(1):188–201

Liu J, Zhu Y, Su X, Liu Z (2018) Simulation-based training for geriatric care. J Nurs Educ 57(12):735–740

Marengoni A, Angleman S, Melis R, Mangialasche F, Karp A, Garmen A (2021) Aging with multimorbidity: a systematic review of the literature. Ageing Res Rev 10(4):430–439

Statistisches Bundesamt (2023) Gesundheit und Pflege: Krankenhausstatistik. DeStatis, Wiesbaden

Topol E (2019) Deep medicine: how artificial intelligence can make healthcare human again. Basic Books, New York

Vincent JL, Creteur J (2022) Appropriate care for the elderly in the ICU. J Intern Med 291(4):458–468

Open Access Dieses Kapitel wird unter der Creative Commons Namensnennung 4.0 International Lizenz (http://creativecommons.org/licenses/by/4.0/deed.de) veröffentlicht, welche die Nutzung, Vervielfältigung, Bearbeitung, Verbreitung und Wiedergabe in jeglichem Medium und Format erlaubt, sofern Sie den/die ursprünglichen Autor(en) und die Quelle ordnungsgemäß nennen, einen Link zur Creative Commons Lizenz beifügen und angeben, ob Änderungen vorgenommen wurden.
Die in diesem Kapitel enthaltenen Bilder und sonstiges Drittmaterial unterliegen ebenfalls der genannten Creative Commons Lizenz, sofern sich aus der Abbildungslegende nichts anderes ergibt. Sofern das betreffende Material nicht unter der genannten Creative Commons Lizenz steht und die betreffende Handlung nicht nach gesetzlichen Vorschriften erlaubt ist, ist für die oben aufgeführten Weiterverwendungen des Materials die Einwilligung des jeweiligen Rechteinhabers einzuholen.

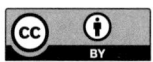

Management und Prozesse

Inhaltsverzeichnis

Kapitel 7 Demenz als pflegerische Herausforderung im Krankenhaus – 107
Sabine Kirchen-Peters

Kapitel 8 Zentrale Notaufnahmen und alte Menschen: Besondere Herausforderungen und Bedarfe – 121
Katrin Singler und Harald Dormann

Kapitel 9 Polypharmakotherapie und digitales Medikamentenmanagement – 137
Petra A. Thürmann

Kapitel 10 Management des postoperativen Delirs (POD) im Krankenhaus: Probleme und Lösungsoptionen – 151
Fatima Halzl-Yürek, Maurice Breithaupt, Antje Kirchstein, Andreas Hölscher, Laerson Hoff, Franziska Braune und Claudia Spies

Kapitel 11 Versorgung von Pflegeeinrichtungsbewohnern in Krankenhäusern: Über-, Unter- und Fehlversorgung – 169
Benedikt Simon und Marco Walker

Kapitel 12 Die Versorgung älterer Patienten im Kontext
der Ausweitung ambulanter Operationen – 185
*Jana Hagenlocher, Silke Arnegger, Jule Craayvanger,
Ingo Neupert und Christian Schütte-Bäumner*

Kapitel 13 Kliniksozialdienst und Entlassmanagement:
Besondere Herausforderungen im Umgang mit
älteren und hochbetagten Menschen – 201
Martina Schäufele und Ingrid Hendlmeier

Demenz als pflegerische Herausforderung im Krankenhaus

Sabine Kirchen-Peters

Inhaltsverzeichnis

7.1 Relevanz der Thematik – 108

7.2 Herausforderungen hinsichtlich Pflege- und Betreuungsaufwand – 109

7.3 Handlungsansätze zum Aufbau von Demenzsensibilität im Krankenhaus – 110
7.3.1 Erhöhung der Fachlichkeit im Umgang mit demenzkranken Personen – 111
7.3.2 Ausgewählte Handlungskonzepte auf der Ebene des Krankenhausmanagements – 115

7.4 Fazit und Diskussion der Ergebnisse – 117

Literatur – 118

▪▪ Zusammenfassung

Krankenhäuser sehen sich mit der Anforderung konfrontiert, in zunehmendem Maße Menschen mit Demenz zu behandeln. Wie aus Modellprojekten und Evaluationen hervorgeht, stellt das Krankenhaus mit seinen Rahmenbedingungen jedoch ein geradezu demenzförderndes Milieu dar. Menschen mit Demenz, die im straff organisierten Krankenhausalltag ohne Beschäftigung und Ansprache auf sich alleine gestellt sind, zeigen häufig z. B. ein so genanntes herausforderndes Verhalten, das für alle Beteiligten zur nervlichen Zerreißprobe werden kann und für die Patientinnen und Patienten nicht selten mit gravierenden Folgen verbunden ist. Vor dem Hintergrund der steigenden Belastung des klinischen Personals ist der Handlungsbedarf groß. Für die Etablierung demenzsensibler Handlungskonzepte in Krankenhäusern gibt es aber keine einfachen Rezepte. Ein wesentlicher Schritt besteht darin, die Handlungssicherheit der Beschäftigten im Umgang mit Menschen mit Demenz zu stärken. Neben Fragen des allgemeinen Umgangs und der Anpassung kommunikativer Techniken sind spezielle Empfehlungen für den Umgang mit herausforderndem Verhalten sowie für das Ernährungs- und Schmerzmanagement hilfreich. Die Leitungskräfte nehmen für einen geregelten Wissensaufbau über die bestehenden Fachkonzepte eine Schlüsselrolle ein. Zudem sind sie gehalten, für einen sukzessiven Aufbau und eine nachhaltige Etablierung demenzsensibler Strukturen und Prozesse Sorge zu tragen.

Hospitals are increasingly being confronted with the challenge of treating people with dementia. However, as pilot projects and evaluations show, the hospital environment is one that can actually exacerbate dementia symptoms. For instance, people with dementia who are left to their own devices in the tightly organised hospital routine, with nothing to do and no one to talk to, often display challenging behaviour which can become a real test of nerves for everyone involved and is sometimes associated with serious consequences for the patients. In view of the increasing stress on clinical staff, there is an urgent need for action. However, there are no simple recipes for establishing dementia-sensitive action plans in hospitals. An important step is to strengthen the confidence of employees in dealing with people with dementia. Apart from questions of general interaction and the adaptation of communicative techniques, special recommendations for dealing with challenging behaviour as well as for nutrition and pain management are helpful. In this context, the management plays a key role in ensuring that knowledge is built up in a regulated manner using the existing specialist concepts. They are also required to ensure that dementia-sensitive structures and processes are gradually and sustainably established.

7.1 Relevanz der Thematik

Aufgrund des demographischen Wandels sind Krankenhäuser von einem „Geriatrisierungsschub" betroffen mit der Folge, dass auch immer mehr Menschen mit Demenz dort Hilfe suchen. Hinzu kommt, dass Demenzkranke häufiger in Kliniken eingewiesen werden als ältere Menschen ohne kognitive Einschränkungen. Dies wird u. a. darauf zurückgeführt, dass auch kleinere somatische Erkrankungen bei Demenzkranken aufgrund von Komplikationen schwerwiegender ausfallen können und dass Hausärzte häufiger zu Einweisungen neigen, wenn eine Symptomatik aufgrund einer eingeschränkten Kommunikationsfähigkeit nicht sicher eingeordnet werden kann (Phelan et al. 2012). Die häufigsten Gründe für eine Krankenhauseinweisung von Menschen mit Demenz sind Infektions- und Herz-Kreislauf-Erkrankungen, gefolgt von Stürzen, Verletzungen, Vergiftungen und Frakturen (Stiefler et al. 2023).

Die im Auftrag der Robert-Bosch-Stiftung durchgeführte GHoSt-Studie bestätigte, dass Demenzen und kognitive Störungen in Akutkrankenhäusern mittlerweile zum Arbeitsalltag gehören. Von den rund 1.500 untersuchten über 65-jährigen Patientinnen und Patienten zeigten 19,8 % leichte und 20,2 % schwerere kognitive Beeinträchtigungen. Die Gesamtprävalenz einer komorbiden Demenz betrug 18,4 %, darunter waren 6,8 % der Untersuchten leicht, 6,6 % mittelschwer und 5 % schwer erkrankt. Umgerechnet bedeutet dies, dass in deutschen Krankenhäusern täglich 23.000 Personen mit manifester Demenz und zusätzlich 24.000 Personen mit leichten kognitiven Störungen behandelt werden (Bickel et al. 2019).

Im Rahmen einer Prüfung des Umsetzungsstands der Nationalen Demenzstrategie hat das Deutsche Krankenhausinstitut die Einschätzung des Patientenaufkommens mit dem Krankheitsbild Demenz bzw. mit kognitiven Störungen mittels einer repräsentativen schriftlichen Befragung aktualisiert (DKI 2022). Auf der Grundlage von Kodierdaten oder alternativ nach Schätzung der Kliniken lag die Gesamtprävalenz in den Allgemeinkrankenhäusern bei 16,2 % für das Jahr 2020. Dabei lässt sich die etwas niedrigere Rate im Vergleich zur GHoSt-Studie vermutlich auf fehlerhafte Schätzungen durch die Befragten zurückführen und darauf, dass kognitive Störungen nur kodiert werden, wenn sie im Stationsalltag auffallen. Überdies bezog sich die Abfrage auf Personen ab 80 Jahre, während die GHoSt Studie Personen über 65 Jahre erfasste.

Die bereits hohe und perspektivisch steigende Zahl von Menschen mit Demenz, die sich einer Krankenhausbehandlung unterziehen, ist jedoch nur eine Seite der Medaille. Krankenhäuser sind „gefährliche Orte" für Demenzkranke – diese Einschätzung setzt sich in Fachkreisen, aber auch in den Medien zunehmend durch. Denn das Krankenhaus stellt mit einem für die Demenzkrankenversorgung nicht ausreichend geschulten Personal in ständigem Zeitdruck, mit einer unübersichtlichen Architektur, mit fehlender Tagesstrukturierung und mit starren, an der Krankenhausroutine ausgerichteten Abläufen ein geradezu demenzförderndes Milieu dar (Kirchen-Peters und Diefenbacher 2014).

7.2 Herausforderungen hinsichtlich Pflege- und Betreuungsaufwand

Ein Krankenhausaufenthalt ist in der Regel nicht erfreulich – bei Menschen mit Demenz bedeutet diese besondere Situation in fremder Umgebung und ohne Bezugspersonen einen kaum erträglichen Ausnahmezustand. Bei Demenzkranken, die im straff organisierten Krankenhausalltag ohne Beschäftigung und Ansprache auf sich alleine gestellt sind, entwickeln sich in der Folge häufig eskalative Situationen und unerwünschte Vorkommnisse. Die Patientinnen und Patienten beschließen z. B., nach Hause zu gehen, rufen ständig oder sie lösen sich aus Langeweile die Verbände. Damit gefährden sie sich selbst und stellen den Behandlungserfolg in Frage. Solche Situationen sind für die Betroffenen, das Personal und beteiligte Angehörigen sehr belastend und können negative Konsequenzen für die Patientensicherheit haben. Zudem kann die Würde der Demenzkranken Schaden nehmen, wenn Behandlungen mit Fixierungen oder Sedierungen erzwungen werden. Insbesondere Pflegekräfte, die den intensivsten Kontakt zu Patientinnen und Patienten mit Demenz haben, sind bei ihrer täglichen Arbeit somit mit vielfältigen Belastungen konfrontiert. In einer Studie im Auftrag der Hans-Böckler-Stiftung gaben 82 % der Pflegekräfte in Akutkrankenhäusern an, immer häufiger mit demenzkranken Menschen zu tun zu haben. Aber nur 30 % dieser Befragten fühlten sich für den Umgang mit dieser Personengruppe ausreichend qualifiziert (Nock et al. 2013).

Unsicherheiten treten vor allem bei nicht kognitiven Symptomen auf, die auch als „herausforderndes Verhalten" bezeichnet werden und die zu den am schwierigsten zu bewältigenden Pflegesituationen zählen (BMG 2006). Rund vier von fünf Personen mit Demenz zeigen im Akutkrankenhaus ein solches Verhalten. Dabei treten sogenannte expansive Symptome wie Schlafstörungen, motorische Unruhe, Reizbarkeit und Aggressivität besonders häufig auf. Die höchste Belastung des Personals geht von psychotischen Symptomen, darunter vor allem von Wahnvorstellungen, aus. Diese kommen jedoch mit weniger als 10 % der Demenzkranken deutlich seltener vor (Bickel et al. 2019).

Das Modellprojekt „Sektorenübergreifender Einsatz von Betreuungskräften an der Schnittstelle von Krankenhaus und ambulanter Versorgung" (SEBKam), das von 2017 bis 2020 vom GKV-Spitzenverband gefördert wurde, setzte an diesen Herausforderungen an (Kirchen-Peters et al. 2020). Die Ergebnisse einer Analyse zur Patientensicherheit zeigen, wie häufig unerwünschte Vorkommnisse den Stationsalltag belasten. In der beteiligten unfallchirurgischen Abteilung traten in der Wartelistengruppe vor Installierung der Betreuung im Durchschnitt fast 28 unerwünschte Vorkommnisse pro Person und Aufenthalt auf. Ein Vergleich zwischen Kontroll- und Interventionsgruppe zeigte einen Rückgang der zuvor konstatierten Ereignisse um zwei Drittel. Dabei waren diese Ereignisse vielschichtig: Während ein Teil erhebliche Gefährdungen der Patientensicherheit darstellten, etwa im Fall von Stürzen, Delirien oder beim Entfernen von Kathetern oder Zugängen, führten andere zu deutlichem Mehraufwand in Pflege und Behandlung, etwa wenn sich Patientinnen und Patienten immer wieder an- oder auskleideten oder ihren Kot verteilten. Auch ständiges Rufen oder Schreien, das oft im Laufe des Aufenthalts mehrmals auftretende Weglaufen oder die Abwehr notwendiger Verrichtungen führten zu sehr angespannten Situationen, die mitunter in unerwünschte Interventionen wie Sedierungen oder Fixierungen mündeten.

Durch demenzsensible Ansätze wie die Betreuungsangebote im Rahmen von SEBKam werden Menschen mit Demenz auf präventive Weise vor solchen unerwünschten Vorkommnissen während eines Krankenhausaufenthalts geschützt. Damit sind diese Aufenthalte für Betroffene und ihre Bezugspersonen weniger belastend und negative Outcomes können reduziert werden. Als wichtiger Nebeneffekt wird zudem das Krankenhauspersonal entlastet, was auch vor dem Hintergrund des allgegenwärtigen Personalmangels an Bedeutung gewinnt. In der Folge sollen deshalb Handlungsansätze zur Erhöhung von Demenzsensibilität im Mittelpunkt der Darstellung stehen. Die Darstellungen beziehen sich in wesentlichen Punkten auf den iso-Praxisleitfaden zum Aufbau demenzsensibler Krankenhäuser, in dem sich weiterführende Hinweise und Empfehlungen befinden.

7.3 Handlungsansätze zum Aufbau von Demenzsensibilität im Krankenhaus

Hauptmerkmal der Demenz ist eine Einschränkung mehrerer kognitiver Funktionen mit Auswirkungen auf Gedächtnis, Aufmerksamkeit, Sprache, Auffassungsgabe, Denkvermögen und Orientierungssinn. Neben den kognitiven Einbußen kommen Veränderungen im sozialen Verhalten, im Antrieb und in der Stimmung hinzu. Schwierig zu meisternde Situationen können im Krankenhaus entstehen, wenn der Wirklichkeitsbezug der Menschen mit Demenz verändert ist. Dann werden Behandlungen nicht verstanden, falsch interpretiert und ggf. als Bedrohung erlebt (Deutsche Alzheimer Gesellschaft 2019). Aufgrund der beschriebenen Veränderungen stellt der Umgang mit Menschen mit Demenz die Kommunikationsfähigkeit von Beschäftigten im Gesundheitswesen auf eine besondere Probe. Im ▶ Abschn. 7.3.1 werden deshalb verschiedene Formen von Umgangskonzepten vorgestellt.

Der Aufbau eines demenzsensiblen Krankenhauses erfordert jedoch mehr Initiative, als die Handlungskompetenzen der einzelnen Mitarbeitenden zu stärken. Die Etablierung demenzsensibler Strukturen und Prozesse ist eine kontinuierliche Managementaufgabe, bei der die Leitungskräfte für die erfolgreiche Umsetzung und nachhaltigen Verankerung eine Schlüsselrolle einnehmen. In ▶ Abschn. 7.3.2 werden ausgewählte Konzepte auf der Ebene des Krankenhausmanagements beschrieben. Dabei wird auf die Darstellung des Delir-Managements verzichtet, weil diesem wichtigen Thema im Krankenhaus-Report ein gesonderter Beitrag gewidmet ist (s. den Beitrag von Halzl-Yürek et al. in diesem Band).

7.3.1 Erhöhung der Fachlichkeit im Umgang mit demenzkranken Personen

Mangelndes Wissen über Erscheinungsformen und Auswirkungen der Krankheit führen bei Beschäftigten im Krankenhaus nicht nur zu einer großen Ratlosigkeit, sondern auch zu Aggressionen, wenn etwa bestimmte Verhaltensweisen nicht als typischer Ausdruck der Demenz, sondern als bewusst gesteuerte Böswilligkeit fehlinterpretiert werden. Andererseits kann das gut gemeinte Bemühen, die demenzkranken Menschen durch ständige Richtigstellungen wieder an die „Normalität" heranzuführen, bei den Kranken zu Aggressionen führen und die Symptome der Demenz sogar verstärken. Um die Handlungssicherheit im Umgang mit Menschen mit Demenz zu stärken, ist demnach ein Wissensaufbau für alle Beschäftigten erforderlich. Die folgende Darstellung konzentriert sich auf wichtige Fachkonzepte für Beschäftigte im Gesundheitswesen, auf spezielle Empfehlungen für den Umgang mit herausforderndem Verhalten sowie auf Konzepte für das Ernährungs- und Schmerzmanagement.

▪▪ Fachkonzepte für Beschäftigte im Gesundheitswesen

In niedrigschwelligen Schulungsformaten wie der Demenzpartner-Initiative der Deutschen Alzheimer Gesellschaft, die sich eher an Laien richtet, wird mittlerweile Grundlagenwissen über Demenzen und über hilfreiche Umgangsstrategien vermittelt (Giel 2021). Für beruflich mit der Personengruppe Befasste gibt es darüber hinaus fachlich basierte Umgangskonzepte, die zu mehr Handlungssicherheit im Umgang beitragen sollen. Eine Hauptströmung solcher Umgangskonzepte ist die Validation, unter der man eine wertschätzende und akzeptierende Grundhaltung im Umgang mit demenzkranken Menschen versteht. Wichtige Elemente des Ansatzes sind die Bestätigung von Gefühlen wie Kummer oder Misstrauen, die verständnisvolle Anerkennung von Antrieben wie Ordnungssinn oder Pflichtbewusstsein sowie das Mitgehen in die Gefühlswelt der Demenzkranken (Richard und Richard 2016).

Ein weiteres bedeutsames Konzept stellt die Person-zentrierte Pflege nach Kitwood (2013) dar, bei der die **Person** mit Demenz in den Mittelpunkt des Geschehens rückt und nicht die Person mit **Demenz**. Die Bedürfnisse der Menschen sollen ermittelt werden und als Grundlage einer verstehenden Pflege und Betreuung dienen. Somit wird die Gefühls- und Beziehungsarbeit zwischen Demenzkranken und Pflegepersonen zum entscheidenden Faktor.

Neben den beschriebenen Ansätzen können im Akutkrankenhaus auch Elemente anderer Pflegekonzepte in Anteilen in den Umgang mit den kognitiv eingeschränkten Menschen sinnvoll eingebunden werden. Zu nennen sind z. B. die Mäeutik (Van der Kooij 2017), die stark auf intuitive Elemente setzt, die Basale Stimulation (Bienstein und Fröhlich 2012), in deren Zentrum die Berührung steht, sowie die Biographiearbeit (Böhm 2009). Zudem sind im Expertenstandard „Beziehungsgestaltung in der Pflege von Menschen mit Demenz" (DNQP 2018) weitere wichtige Hinweise verarbeitet.

▪▪ Spezielle Handlungskonzepte für den Umgang mit herausforderndem Verhalten

Der Umgang mit herausforderndem Verhalten ist eine der anspruchsvollsten Aufgaben bei der Pflege von Menschen mit Demenz und stellt eine hohe Belastung für Pflegende, Ärztinnen und Ärzte sowie Angehörige dar (Kratz 2017). Menschen mit herausfordernden Verhaltensweisen müssen zudem intensiv betreut werden (Fischer et al. 2008). Das Bundesgesundheitsministerium hat bereits im Jahr 2006 Rahmenempfehlungen zum Umgang mit herausforderndem Verhalten bei Menschen mit Demenz in der stationären Altenhilfe herausgegeben, die sich auf den akutstationären Bereich übertragen lassen (Bartholomeyczik et al. 2006). Empfohlen werden u. a. eine verstehende Diagnostik zur Identifizierung von Bedingungsfaktoren und der Einsatz von Assessment-Instrumenten zur systematischen Aufdeckung und Dokumentation von herausforderndem Verhalten. Weitere Empfehlungen u. a. für Diagnostik und Therapie sind den aktuellen S3-Leitlinien Demenzen (DGPPN und DGN 2023) zu entnehmen.

Leider gibt es für den Umgang mit herausforderndem Verhalten jedoch keine einfachen Rezepte. Es handelt sich um ein besonderes „Ausdrucksverhalten" als Reaktion auf verschiedenste Formen von Unwohlsein oder Unbehagen (Kassing 2024). Mögliche Ursachen sind z. B. unentdeckte Schmerzen, Hunger und Durst, Stress und beängstigende Umgebungsfaktoren, soziokulturelle Hintergründe, Situationen pflegerischer Unterversorgung, Nebenwirkungen einer ungeeigneten Medikation oder eine inadäquate Kommunikation. Da Menschen mit Demenz kaum in der Lage sind, Gründe für ihr Verhalten zu verbalisieren, müssen die Ursachen für das herausfordernde Verhalten auf dem Hintergrund eines speziellen Fachwissens und angepassten Rahmenbedingungen ermittelt werden, um gezielt und angemessen reagieren zu können.

Für die Einordnung von herausforderndem Verhalten ist eine Vielzahl von Assessments mit unterschiedlichen Schwerpunkten entwickelt worden (Halek und Rüsing 2011). Gut handhabbar erscheint die „Serial Trial Intervention" (STI), die bereits in einigen Krankenhäusern, aber auch in Pflegeeinrichtungen eingesetzt wird. Die STI ist theoretisch fundiert und ermöglicht die Erkennung unbefriedigter Bedürfnisse und daraus resultierender herausfordernder Verhaltensweisen. Auch eine deutsche Version des Verfahrens (STI-D) liegt vor (Fischer et al. 2008). Die STI-D besteht aus einer strukturierten Abfolge von Assessments und Interventionen mit Begleitmanual und beginnt mit der Erfassung spezifischer Verhaltensänderungen. Zu den Zielen der STI-Methode gehören neben der systematischen Erkennung von herausfordernden Verhaltensweisen und deren Ursachen die Bedürfnisbefriedigung, eine Reduktion der Verabreichung von Psychopharmaka und eine Reduktion von Schmerzen (Fischer et al. 2008).

Bei der Anwendung der STI steht meist am Anfang, zu prüfen, ob basale körperliche Bedürfnisse unbefriedigt sind. Dazu zählen z. B. Hunger bzw. Durst, Obstipationsprobleme oder Schmerzen. Zu berücksichtigen ist auch, ob sich Vitalwerte im Normbereich bewegen, sich Infekte ankündigen oder ob Medikamente Unwohlsein erzeugen. In einem weiteren Schritt können Auslöser in der Umgebung gesucht werden, wie z. B. zu grelles Licht oder eine zu starke Geräuschkulisse. Auch eine Fremdanamnese kann bei der Suche nach Ursachen herausfordernden Verhaltens eine hilfreiche Strategie sein (Kassing 2024).

Wenn das herausfordernde Verhalten durch systematische Assessments und Verhaltensbeobachtungen sorgfältig exploriert wurde, kann eine Behandlung erfolgen. Eine nichtmedikamentöse Behandlung von herausforderndem Verhalten sollte der medikamentösen Therapie mit Psychopharmaka vorgezogen werden (Kratz 2017). In der Praxis werden medikamentöse Ansätze häufig mit nichtmedikamentösen kombiniert. Die medikamentösen Interventionen dienen in der Regel dazu, störende Symptome zu behandeln (Fischer et al. 2008). Der Ansatz der nichtmedikamentösen Behandlung besteht hingegen darin, die auslösenden Kriterien und Situationen, die zu herausforderndem Verhalten führen, zu ergründen und zu vermeiden (Kratz 2017).

Zu den wichtigsten nichtpharmakologischen Interventionen zählen Maßnahmen, die die Zeiträume verringern, in denen die Patientinnen und Patienten sich selbst überlassen sind. Es bieten sich u. a. der Einsatz geschulter Begleitpersonen oder sonstiger tagesstrukturierender Angebote an sowie die Verwendung von Beschäftigungskisten, das Angebot von Mobilisationsmaßnahmen oder die Einbindung Angehöriger. Im Falle von Hinlauftendenzen sollte die Person in der Nähe des Stationsmittelpunktes untergebracht werden.

Der Einsatz fachlicher Handlungskonzepte zum Umgang mit herausforderndem Verhalten ist im Krankenhaus von hoher Bedeutung. Werden die Verhaltensauffälligkeiten ignoriert und nicht durch professionelle Interaktion adressiert, kann es zu schwer handhabbaren eskalativen Situationen kommen. Für die Betroffenen, das Personal und die beteiligten Angehörigen sind solche Eskalationen sehr belastend und sie führen nicht selten zu Folgekosten wie längeren Verweildauern, Verlegungen in psychiatrische Fachkrankenhäuser oder frühzeitigen Heimunterbringungen (Kirchen-Peters et al. 2020).

▪▪ Konzepte für das Ernährungs- und Schmerzmanagement

Da Hunger, Durst oder Schmerzen häufig unerkannte Ursachen für herausforderndes Verhaltens sind, sollen hier auch Konzepte für ein fachlich hochwertiges Ernährungs- und Schmerzmanagement thematisiert werden.

Dem **Ernährungsmanagement** älterer Patientinnen und Patienten kommt im Krankenhaus eine wichtige Rolle zu und es sollte im Fortbildungsplan verankert werden. Denn das Ess- und Trinkverhalten kann bei Menschen mit kognitiven Einschränkungen erheblich beeinträchtigt sein und eine Herausforderung für alle am Versorgungsprozess beteiligten Personen darstellen. Die Ursachen problematischen Essverhaltens können bei Menschen mit Demenz vielfältig sein und müssen zuerst abgeklärt werden (Rüsing 2007). Als Ursache kommt u. a. eine Abnahme von Erinnerung, Koordination und Mobilität infrage. Einschränkungen bei der zeitlichen Orientierung, bei der Seh-, Kau-, Schluck- und Sprachfähigkeit oder ein reduzierter Geruchs- und Geschmackssinn können ebenso zu den Ursachen gehören (Kirchen-Peters und Krupp 2019).

Demenzkranke sind häufig nicht in der Lage, sich zu erinnern, ob, wann oder was sie gegessen oder getrunken haben. Bei reduzierter Koordination können zudem Arbeitsschritte der Nahrungszubereitung und -aufnahme wie der Umgang mit Messer und Gabel oder das Befüllen eines Glases nicht mehr selbstständig durchgeführt werden. Seheinschränkungen erschweren das Erkennen und Zuordnen von Speisen; so wird ein helles Nahrungsmittel auf einem weißen Teller oft nicht erkannt. Ein schlechtsitzendes Gebiss führt oft zu Schmerzen beim Kauen und zur Nahrungsverweigerung. Aufgrund einer Sprachstörung kann die Mitteilungsfähigkeit, ob und worauf der Demenzkranke Appetit hat, eingeschränkt sein (Kaus 2019). Bei der Beeinträchtigung des Geschmackssinns gehen sensorische Empfindungen von süß, sauer, salzig oder bitter und damit schlichtweg die Lust am Essen oder Trinken verloren. In der Klinik sind neben der Ursachenklärung die Erfassung des Ernährungszustands und die Kontrolle der Nahrungs- und Flüssigkeitsaufnahme sehr wichtig, um eine Mangelernährung zu verhindern. Insgesamt müssen kreative Lösungen gesucht werden, um Menschen mit kognitiven Einschränkungen zur vermehrten Nahrungs- und Flüssigkeitsaufnahme zu animieren.

Zur Verbesserung der Nahrungsaufnahme sind folgende Maßnahmen hilfreich (Kirchen-Peters und Krupp 2019):

- Schaffen einer ruhigen, angenehmen Atmosphäre ohne Ablenkung
- hohe Erkennbarkeit der Speisen, Getränke und des Geschirrs (farblich kontrastreich)
- freie Auswahl und Ausweitung des Essensangebots (z. B. Smoothies, Süßspeisen)
- Servieren von püriertem Essen in Speisenoptik und appetitliches Anrichten
- Anreichen von Fingerfood und weicher Kost
- Bereitstellung vertrauter Speisen und Gewürze
- Angebot von kleinen Portionen und Nachtmahlzeiten

Wenn Menschen mit Demenz Essen ablehnen, sollte auch an mögliche Probleme mit Obstipation nachgedacht werden. Um unnötige und belastende Interventionen zu vermeiden, ist es sinnvoll, Stuhlgänge während des Krankenhausaufenthalts sorgfältig zu dokumentieren. Bei Aufnahme sollte darüber hinaus nachgefragt werden, wann die letzten Ausscheidungen stattgefunden haben. Hilfreich ist zudem zu ergründen, ob es bestimmte Ausscheidungsrituale gibt und wie häufig die Patientinnen und Patienten zu Hause ausscheiden.

Eine systematische Schmerzerfassung ist Voraussetzung für ein gelingendes **Schmerzmanagement** (Sirsch 2019). Solange sich eine Person mitteilen und verstehen kann, was mit Schmerzen gemeint ist, stellt die Erfassung kein Problem dar. Aber gerade bei Menschen mit Demenz ist je nach Stadium die Mitteilungsfähigkeit, die zur Schmerzerfassung benötigt wird, stark eingeschränkt. Dann können Schmerzen nur in indirekter Form ermittelt werden, beispielsweise durch Beobachtung von Unruhe, Schwitzen oder herausforderndem Verhalten (Kirchen-Peters und Krupp 2019). Verhaltensauffälligkeiten und Äußerungen müssen von geschulten Pflegenden und Ärzten erfasst, gedeutet und als Ausprägung von Schmerzen erkannt werden, damit passende Interventionen erfolgen können. Durch eine dokumentierte Verlaufskontrolle lassen sich Schmerzverläufe für alle nachvollziehbar darstellen und die Wirkung von Interventionen evaluieren. Oft übernehmen Pflegende aufgrund ihrer Patientennähe eine wichtige Rolle in der schmerztherapeutischen Versorgung, sind jedoch für ein strukturiertes Schmerzmanagement bei Menschen mit kognitiven Einschränkungen in der Regel nicht ausreichend qualifiziert (Sirsch 2019).

Zur Implementierung eines Schmerzmanagements eignen sich hausinterne Praxisstandards, in denen u. a. Vorgehensweisen, Zuständigkeiten und Kommunikationswege geregelt sind. Daraus sollte hervorgehen, welche Instrumente zu welchem Zeitpunkt zur Schmerzerfassung eingesetzt werden. Die Beschäftigten, die in der strukturierten Schmerzmessung und Schmerztherapie mitwirken, müssen informiert und qualifiziert werden. Ebenso wie das Ernährungsmanagement sollte das Schmerzmanagement für kognitiv eingeschränkte Menschen Bestandteil der Fortbildungsstrategie sein.

Zur Selbst- und Fremdeinschätzung können Screenings, Schmerzinterviews, Assessments und Verlaufsprotokolle genutzt werden. Das Screening im Rahmen der Selbsteinschätzung wird immer am Anfang der Erhebung eingesetzt. Aus dem Ergebnis des Screenings geht lediglich hervor, ob das Risiko eines Schmerzerlebens vorhanden ist. Ein Screening sollte immer mit der Frage beginnen, ob ein Demenzerkrankter in der aktuellen Situation Schmerzen empfindet. Retrospektive Fragen zum Schmerzaufkommen sind zu vermeiden. Gefragt werden muss nach dem Auftreten von Schmerzen im Ruhezustand und während einer Bewegungsphase, da Schmerzen bewegungsabhängig auftreten können (Schuler 2014).

Zur Selbst- und Fremdeinschätzung der Schmerzintensität können verbale und numerische Ratingskalen (VRS/NRS) oder eine visuelle Analogskala (VAS) genutzt werden. Zur Lokalisation des Schmerzes eignen sich graphische Körperdarstellungen, auf denen die Schmerzregion gezeigt oder markiert werden kann. Der Demenzkranke füllt entweder die Skala selbst aus oder er wird von den Pflegenden befragt und seine Angaben werden in die Skala eingetragen. Weiterhin wird in der S3-Leitlinie (DZNE und Deutsche Schmerzgesellschaft 2018) empfohlen, die Auskunftsfähigkeit im Vorfeld mit einem standardisierten Instrument wie z. B. dem Mini-Mental-Status-Test (vgl. auch ▶ Abschn. 6.4) zu überprüfen und zur Sicherung der Testergebnisse bei Bedarf auf das Tragen von Hörgeräten und Sehhilfen hinzuweisen. Im Unterschied zum Expertenstandard „Schmerzmanagement in der Pflege bei chronischen Schmerzen" wird in der S3-Leitlinie der Einsatz eines Screenings empfohlen.

Bei der Fremdeinschätzung sind laut S3-Leitlinie „Schmerzassessment bei älteren Menschen in der vollstationären Altenhilfe" (DZNE und Deutsche Schmerzgesellschaft 2018) Verhaltensbeobachtungen der Angehörigen mit zu berücksichtigen. Darüber hinaus ist auf schmerzauslösende Erkrankungen sowie auf schmerztypische Symptome und Verhaltensweisen zu achten, von denen die Zeitabstände einer Verlaufsmessung beeinflusst werden (Sirsch 2019). Das Fehlen von typischen Schmerzzeichen ist kein Indiz dafür, dass kein Schmerz vorhanden ist. Es gibt mehrere Fremdeinschätzungsinstrumente, mit denen unterschiedliche Aspekte bei verschiedenen Zielgruppen erfasst werden können. Zu den gängigen Verfahren gehören die BESD-Skala = Beurteilung von Schmerzen bei Demenz, das BISAD = Beobachtungsinstrument für das Schmerzassessment bei alten Menschen mit Demenz und die ZOPA = Zürich Observation Pain Assessment (Kirchen-Peters und Krupp 2019).

Sind Schmerzen bei Demenzkranken diagnostiziert worden, müssen sie im Verlauf dokumentiert und behandelt werden. Zudem ist eine Evaluation des Behandlungserfolgs erforderlich. Bei der Verabreichung von Schmerzmitteln sollten Wechselwirkungen mit anderen Medikamenten bedacht werden. Die Schmerzart, Schmerzstärke, Chronizität und Verträglichkeit sind mit entscheidend für die passende Dosierung. Wenn die Kommunikation stark eingeschränkt ist, muss der Behandler sich iterativ der richtigen Dosierung nähern. In Verlaufsprotokollen kann der Zusammenhang zwischen der Schmerzstärke und der Dosierung von Schmerzmitteln erhoben und bei Bedarf gegengesteuert werden.

7.3.2 Ausgewählte Handlungskonzepte auf der Ebene des Krankenhausmanagements

Auch wenn der Weg zur Umsetzung guter Praxis im Umgang mit Patientinnen und Patienten mit Demenz im Krankenhaus schwierig ist, ist es nach den Erfahrungen in einer steigenden Zahl von Einrichtungen dennoch möglich, Fortschritte zu erzielen und diese nachhaltig zu etablieren. Bei ersten Interviews des iso-Instituts zum Auftakt des Projekts SEBDem (Sektorenübergreifender Einsatz von Betreuungskräften für Demenzkranke)[1], an dem sich nahezu alle saarländischen Krankenhäuser beteiligen, zeigten die befragten Pflegeverantwortlichen ein großes Interesse an Weiterentwicklungen in Richtung Demenzsensibilität. Bei der Begründung spielten insbesondere Argumente der Belastungsreduktion und der Personalbindung eine Rolle. Der überwiegende Teil der Befragten berichtete über erste Maßnahmen in den Bereichen Wissensaufbau, Betreuung und Umgebungsgestaltung.

Die Leitungskräfte nehmen bei der Umsetzung demenzsensibler Handlungskonzepte eine Schlüsselrolle ein. Alle Führungskräfte müssen für einen entsprechenden Innovationsprozess gewonnen werden. Folgende Schritte können dies unterstützen (Kirchen-Peters und Krupp 2019):

- Hilfreich ist es, Ziele und Handlungsprinzipien im Umgang mit Menschen mit Demenz im Unternehmensleitbild zu verankern. Die Strategie darf sich jedoch nicht nur auf dem Papier entfalten, sondern ist z. B. an Belohnungssysteme wie an eine Freistellung für besondere Qualifizierungsmaßnahmen sowie deren Finanzierung oder an die Zuteilung von Verantwortung zu koppeln.
- Es sind Maßnahmen zu ergreifen, damit eine adäquate Haltung zu Menschen mit kognitiven Einschränkungen entsteht. Dazu zählen insbesondere Aufklärung und Schulung.
- Strukturierte Fortbildungen und Praxisanleitung zum Umgang mit den Krankheitsbildern Demenz und Delir müssen für alle Berufsgruppen als Pflichtveranstaltungen definiert werden.
- Veränderungsprozesse müssen begleitet und Beschäftigte bei der Umstrukturierung von Abläufen unterstützt werden.
- Maßnahmen zur Sicherung von Nachhaltigkeit sind zu ergreifen, darunter z. B. die Benennung und Qualifizierung von Stellvertreterpositionen.

Damit sich die angestrebten Veränderungen in einem strukturierten Prozess erfolgreich und nachhaltig entfalten können, ist ein Projekt-

---

1 SEBDem wird mit Mitteln des Innovationsausschusses beim Gemeinsamen Bundesausschuss unter dem Förderkennzeichen 01NVF22105 gefördert.

management sinnvoll. Im Rahmen des Projektmanagements sind zu Beginn insbesondere folgende Inhalte zu diskutieren und schriftlich zu fixieren (Kirchen-Peters und Krupp 2019):
- Kurz-, mittel- und langfristige Ziele des Vorhabens
- Definition von Bausteinen und Maßnahmen (z. B. Schulung, Umgebungsgestaltung, Beschäftigungsangebote)
- Zeit- und Meilensteinplan mit Phasen (z. B. Vorbereitungsphase, Umsetzungsphase Pilotstation, Ausweitungs- und Verstetigungsphase)
- Ressourcenplanung
- Festlegung des Monitorings
- Personelle Verantwortlichkeiten

Eine projektverantwortliche Person ist zu benennen, der die Planung, Organisation, Steuerung und Überwachung des Projekts übernimmt. Dazu muss sie hierarchisch akzeptiert sein und für die Arbeit über zeitliche Ressourcen verfügen. Zudem sollten Kenntnisse im Projektmanagement vorliegen.

Wichtiges Arbeits- und Verstetigungsinstrument ist ein „Runder Tisch Demenz", in dem die konzeptionellen Weiterentwicklungen diskutiert und die Planungen vorangetrieben werden können. Am „Runden Tischen Demenz" sind möglichst viele Berufsgruppen zu beteiligen (z. B. Medizin, Pflege, Physiotherapie, Krankenhausmanagement, Architektur). Eine fachliche Bereicherung kann auch der Einbezug externer Spezialistinnen und Spezialisten z. B. aus Selbsthilfe- oder Angehörigenorganisationen sein. Die „Externen" können auch temporär für eine Beratung hinzugezogen werden.

Auch in den einzelnen Stationen muss eine Struktur geschaffen werden, die das Thema „am Köcheln" hält, damit es vor dem Hintergrund der Problemdichte im Akutkrankenhaus nicht aus dem Blick gerät. Dazu eignen sich z. B. Demenzbeauftragte, die mit zusätzlichem Wissen ausgestattet sind. Diese können die Einhaltung verabredeter Standards nachhalten, den Kolleginnen und Kollegen bei Bedarf mit Rat und Tat zur Seite stehen sowie organisatorische Fragen zur Umsetzung des Projekts bearbeiten. Sinnvoll ist auch ein regelmäßiges Bedside-Teaching von gerontopsychiatrisch/geriatrisch versierten Fachpflegekräften, um in der konkreten Arbeitssituation Einstellungs- und Verhaltensänderungen kontinuierlich zu begleiten. In der Fachszene wird diskutiert, inwieweit Pflegeexpertinnen und -experten, etwa Personen mit der Ausbildung Advanced Nursing Practice (ANP), regelhaft eingebunden werden könnten, um die Rolle demenzbezogener Koordination zu übernehmen (Spiegler 2022). Allerdings ist diese akademische Beschäftigtengruppe in den Krankenhäusern noch unterrepräsentiert. In 244 befragten Krankenhäusern waren lediglich 37 Pflegeexpertinnen und -experten beschäftigt, die sich mit Demenzen und Delirien befassten. Nur sechs Krankenhäuser gaben an, dafür eine ANP vorzuhalten (Koloff 2021).

Auch wenn die Planung der Prozesse im Rahmen eines Projektmanagements zunächst Aufwand erzeugt, sollte nicht darauf verzichtet werden. Unnötige Umwege, falsche Weichenstellungen und Misserfolge kosten nicht nur Ressourcen, sondern führen auch bei den Projektbeteiligten zu Motivationsverlust und damit nicht selten zu einem Scheitern des Vorhabens. Projekte sollten inhaltlich von der Unternehmungsführung unterstützt und in die Unternehmensstrategie aufgenommen werden.

Die Praxiserfahrung vieler Modellprojekte zeigt überdies, dass sich bereits erzielte Erfolge in der Demenzsensibilität von Akutkrankenhäusern häufig nicht halten lassen und eingeführte Maßnahmen mitunter wieder eingestellt werden müssen. Eine besonders kritische Phase ergibt sich für die meisten Krankenhäuser, wenn über einen begrenzten Zeitraum zur Verfügung gestellte Fördermittel auslaufen und sich die Frage stellt, ob und wie die Maßnahmen in eine nachhaltige Struktur überführt werden sollen. Zu diesem Zeitpunkt wird häufig ein Resümee gezogen, ob und inwieweit sich die bisherigen Anstrengungen „gelohnt" haben (Kirchen-Peters und Krupp 2019).

Spätestens nach Auslaufen einer Förderung sollten die Projektverantwortlichen deshalb in der Lage sein, eine Bilanz über die Nützlichkeit ihres Projektes zu ziehen. Wenn keine Mittel für eine externe Evaluation zur Verfügung stehen, können in vertretbarem Umfang Eigenevaluationen durchgeführt werden. Dazu sind verschiedene Maßnahmen denkbar. Neben der Befragung von Angehörigen und Beschäftigten mit dem Schwerpunkt auf Zufriedenheitsparametern und weiterem Entwicklungsbedarf sind auch Vorher-Nachher-Befragungen zu Lernerfolgen nach Schulungsmaßnahmen eine mögliche Strategie. Immer wenn jedoch ökonomisch relevante Zahlen ermittelt werden sollen, müssen auch patientenbezogene Parameter erhoben und die Ergebnisse zusammen mit der Wirtschaftsabteilung interpretiert werden. Dies betrifft z. B. die Entwicklung der Zahl an Delirien oder die Verweildauer sowie das Auftreten von unerwünschten Ereignissen.

Neben der Frage einer Weiterfinanzierung nach Auslaufen der Projektförderung gibt es auch andere kritische Ereignisse, die Projekterfolge gefährden. Aus den Programmergebnissen lässt sich ableiten, dass personelle Wechsel oft zu Rückschritten führen, insbesondere wenn diese Führungskräfte oder Projektverantwortliche betreffen. Deshalb ist es von entscheidender Bedeutung, vor dem Start eines Demenzprojektes das Agreement der gesamten Leitung einzuholen und die zu treffenden Regelungen so stabil anzulegen, dass sie auch personelle Wechsel überdauern. Zudem sollte zur Sicherung von Kontinuität auf befristete Verträge, die häufig im Rahmen von modellhaft finanzierten Stellen üblich sind, möglichst verzichtet werden (Kirchen-Peters und Krupp 2019).

Wenn positive Entwicklungen aus den Projekten Bestand haben sollen, empfiehlt es sich zudem, verlässliche Strukturen zu schaffen und für zu leistende Arbeit Ressourcen bereitzustellen. Wenn z. B. kollegiale Beratungen oder Fallbesprechungen stattfinden sollen, müssen die zuständigen Personen dafür freigestellt sein, damit sie bei Anfragen zeitnah reagieren können und nicht in sonstigen Aufgaben versinken. Projekte, in denen die Fortschritte nur über zusätzliches Engagement der Beteiligten, z. B. in Form von Überstunden, zu erreichen sind, können schnell scheitern.

Idealerweise werden modellhafte Maßnahmen in Verfahrensregelungen des Qualitätsmanagements eingepflegt, damit sie eine zusätzliche Stabilität entfalten können. In jedem Fall sind für die Schaffung von Nachhaltigkeit in besonderem Maße die Führungskräfte aller Ebenen in der Pflicht und in der Verantwortung. Wie die Erfahrungen aus zahlreichen Modellprojekten belegen, sind insbesondere diejenigen Initiativen zur Etablierung von Demenzsensibilität erfolgversprechend, die auf einer Top-Down-Strategie basieren. Hingegen führen Schritte, die hierarchisch ausschließlich „von unten nach oben" gegangen werden, nur sehr langsam zu sichtbaren Ergebnissen und sind letztlich selten nachhaltig (Kirchen-Peters und Krupp 2019).

7.4 Fazit und Diskussion der Ergebnisse

Krankenhäuser sind von einem eklatanten Personalmangel und einem enormen Anforderungsdruck geprägt. Hinzu kommt, dass die Zahl von Patientinnen und Patienten mit Demenz stetig wächst und die Versorgung dieser Patientengruppe insbesondere für Pflegekräfte mit zusätzlichem Stress verbunden ist. Menschen mit Demenz werden in der Regel als Notfall ohne jegliche Vorinformationen im Krankenhaus untergebracht und es geht bei kurzen Verweildauern darum, die durchgetakteten diagnostischen und therapeutischen Prozeduren reibungslos zu durchlaufen. Dabei wirken Demenzkranke „wie Sand im Getriebe". In der Patientenversorgung ist überdies eine wachsende Zahl von Fachkräften aus dem Ausland tätig, die aufgrund eigener Sprachbarrieren Verständigungsprobleme mit diesen Patientinnen und Patienten haben.

Führungskräfte stehen wie dargestellt in doppelter Weise in der Verantwortung, das Pflegepersonal vor Überlastung zu schützen: Sie müssen zum einen für einen geregelten

Wissensaufbau über die bestehenden Fachkonzepte für den Umgang mit Demenzkranken sorgen. Zum anderen ist es ihre Aufgabe, für die nachhaltige Etablierung demenzsensibler Strukturen und Prozesse Sorge zu tragen. Geeignete und die Pflege entlastende Handlungskonzepte sind u. a. eine demenzsensible Umgebungsgestaltung, eine geregelte Angehörigenarbeit sowie die Etablierung von Betreuungsangeboten. Vielfältige Anregungen können Verantwortliche und Beschäftigte aus Akutkrankenhäusern einem umfassenden Leitfaden zur modularen Implementierung demenzsensibler Krankenhäuser entnehmen, den das iso-Institut im Auftrag der Robert-Bosch-Stiftung erstellt hat (Kirchen-Peters und Krupp 2019).

Literatur

Bartholomeyczik S, Halek M, Sowinski C, Besselmann K, Dürrmann P, Haupt M, Kuhn C, Müller-Hergl C, Perrar KM, Riesner C, Rüsing D, Schwerdt R, van der Kooij C, Zegelin A (2006) Rahmenempfehlungen zum Umgang mit herausforderndem Verhalten bei Menschen mit Demenz in der stationären Altenhilfe. Bundesministerium für Gesundheit (Hrsg), Witten

Bickel H, Schäufele M, Hendlmeier I, Heßler-Kaufmann JB (2019) Demenz im Allgemeinkrankenhaus. Ergebnisse einer epidemiologischen Feldstudie. General Hospital Study (GHoSt). Robert Bosch Stiftung, Stuttgart

Bienstein C, Fröhlich A (2012) Basale Stimulation in der Pflege: Die Grundlagen, 7. Aufl. Hogrefe, Bern

Bundesministerium für Gesundheit (2006) Rahmenempfehlungen zum Umgang mit herausforderndem Verhalten bei Menschen mit Demenz in der stationären Altenhilfe. BMG, Witten

Böhm E (2009) Grundlagen, 4. Aufl. Psychobiographisches Pflegemodell nach Böhm, Bd. 1. Maudrich, Wien

Deutsche Alzheimer Gesellschaft (2019) Demenz. Das Wichtigste. Ein kompakter Ratgeber. Deutsche Alzheimer Gesellschaft, Berlin

DGPPN/DGN – Deutsche Gesellschaft für Psychiatrie und Psychotherapie Psychosomatik und Nervenheilkunde, Deutsche Gesellschaft für Neurologie (2023) S3-Leitlinie Demenzen. Langfassung. https://register.awmf.org/assets/guidelines/038-013l_S3_Demenzen-2023-11_1.pdf. Zugegriffen: 20. Aug. 2024

Deutsches Krankenhausinstitut (2022) Umsetzungsstand der Nationalen Demenzstrategie in deutschen Krankenhäusern. DKI, Düsseldorf

DNQP – Deutsches Netzwerk für Qualitätsentwicklung in der Pflege (2018) Expertenstandard Beziehungsgestaltung in der Pflege von Menschen mit Demenz. Hochschule Osnabrück

DZNE – Deutsches Zentrum für Neurodegenerative Erkrankungen, Deutsche Schmerzgesellschaft (2018) S3-Leitlinie: Schmerzassessment bei älteren Menschen in der vollstationären Altenhilfe. https://register.awmf.org/assets/guidelines/145-001m_S3_Schmerzassessment-bei-aelteren-Menschen_in-der-vollstationaeren_Altenhilfe_2018-02-abgelaufen.pdf. Zugegriffen: 9. Aug. 2024

Fischer T, Kuhlmey A, Sibbel R, Nordheim J (2008) Die deutsche Fassung der „Serial Trial Intervention" (STI-D). Z Gerontopsychologie -psychiatrie 21:199–203. https://doi.org/10.1024/1011-6877.21.3.199

Giel S (2021) Initiative Demenz Partner. Abschlussbericht der Wissenschaftlichen Begleitung 2016–2021. Univation, Berlin

Halek M, Rüsing D (2011) Verhaltenserfassung bei Demenz. In: Reuschenbach B, Mahler C (Hrsg) Pflegebezogene Assessmentinstrumente. Internationales Handbuch für Pflegeforschung und -praxis, 1. Aufl. Hogrefe, Bern, S 371–399

Kassing L (2024) Die eine Pille zu viel? Altenpflege-onlinenet 1:26–29

Kaus M (2019) Ernährung bei Demenz. Alzheimer Info 1:1–2

Kirchen-Peters S, Diefenbacher A (2014) Gerontopsychiatrische Konsiliar- und Liaisondienste. Z Gerontol Geriat 47:595–604. https://doi.org/10.1007/s00391-013-0561-1

Kirchen-Peters S, Krupp E (2019) Praxisleitfaden zum Aufbau demenzsensibler Krankenhäuser. Robert Bosch Stiftung, Stuttgart

Kirchen-Peters S, Krupp E, Rößler J (2020) Sektorenübergreifende Betreuung von demenzkranken Pflegebedürftigen im Krankenhaus. Die Ergebnisse des Projekts SEBKam (Sektorenübergreifender Einsatz von Betreuungskräften an der Schnittstelle von Krankenhaus und ambulanter Versorgung). Institut für Sozialforschung und Sozialwirtschaft e. V., Saarbrücken

Kitwood T (2013) Demenz. Der person-zentrierte Ansatz im Umgang mit verwirrten Menschen, 6. Aufl. Hogrefe, Bern

Koloff AK (2021) Advanced Nursing Practice: Anspruch und Wirklichkeit. Pflege Z 9:60–62

Kratz T (2017) Diagnostik und Therapie von Verhaltensstörungen bei Demenz. Dtsch Ärztebl 114:447–454

Nock L, Hielscher V, Kirchen-Peters S (2013) Dienstleistungsarbeit unter Druck. Der Fall Krankenhauspflege. Arbeitspapier 296. Hans-Böckler-Stiftung, Düsseldorf

Phelan E-A, Borson S, Grothaus L, Balch S, Larson E-B (2012) Association of incident dementia with hospitalisations. JAMA 307:165–172

Richard N, Richard M (2016) Integrative Validation nach Richard®: Menschen mit Demenz wertschätzend begegnen, 2. Aufl. Eigenverlag Institut für Integrative Validation GbR Carlo und Monika Richard, Bollendorf

Rüsing D (2007) Satt sein oder es satt haben …? Pflegen. Demenz 2:4–6

Schuler M (2014) Wie man Schmerzen auch bei Demenz erkennen kann. Kognitive Defizite. Dtsch Ärztebl 41:4–7

Sirsch E (2019) Schmerz erkennen und beurteilen. Die Schwest Pfleg 1:30–34

Spiegler A (2022) Patienten mit Demenz im Akutkrankenhaus versorgen. Heilberufe 4:35–37

Stiefler S, Dunker E, Schmidt A, Friedrich A-C, Donath C, Wolf-Ostermann K (2023) Krankenhauseinweisungsgründe für Menschen mit Demenz – ein Scoping-Review. Z Gerontol Geriat 1:42–47

Van der Kooij C (2017) Das mäeutische Pflege- und Betreuungsmodell. Darstellung und Dokumentation, 2. Aufl. Hogrefe, Bern

Open Access Dieses Kapitel wird unter der Creative Commons Namensnennung 4.0 International Lizenz (http://creativecommons.org/licenses/by/4.0/deed.de) veröffentlicht, welche die Nutzung, Vervielfältigung, Bearbeitung, Verbreitung und Wiedergabe in jeglichem Medium und Format erlaubt, sofern Sie den/die ursprünglichen Autor(en) und die Quelle ordnungsgemäß nennen, einen Link zur Creative Commons Lizenz beifügen und angeben, ob Änderungen vorgenommen wurden.

Die in diesem Kapitel enthaltenen Bilder und sonstiges Drittmaterial unterliegen ebenfalls der genannten Creative Commons Lizenz, sofern sich aus der Abbildungslegende nichts anderes ergibt. Sofern das betreffende Material nicht unter der genannten Creative Commons Lizenz steht und die betreffende Handlung nicht nach gesetzlichen Vorschriften erlaubt ist, ist für die oben aufgeführten Weiterverwendungen des Materials die Einwilligung des jeweiligen Rechteinhabers einzuholen.

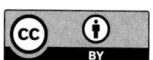

Zentrale Notaufnahmen und alte Menschen: Besondere Herausforderungen und Bedarfe

Katrin Singler und Harald Dormann

Inhaltsverzeichnis

8.1 Die Zentrale Notaufnahme im Kontext der Demographie – 123

8.2 Triage bei geriatrischen Patienten in der Notaufnahme – 125

8.3 Notfallmedizinische Versorgung einer sehr heterogenen Personengruppe – 125

8.4 Worin liegen die Unterschiede zwischen jüngeren und alten Menschen in der Notfallversorgung? – 126

8.5 Frailty und weitere Parameter der Risikoeinschätzung – 127

8.6 Herausforderungen in der Erstversorgung und Behandlung geriatrischer Patienten in der Notaufnahme – 129

8.7 Polypharmazie – ein weiterer multidimensionaler Risikofaktor – 129

8.8 Reformbedarf mit Blick auf Behandlungsprozess und die Patientensteuerung – 130

8.9 Zusammenfassung – 132

Literatur – 133

Zusammenfassung

Die demographische Entwicklung verändert die Anforderungen an eine qualitativ hochwertige und den Bedürfnissen älterer Menschen entsprechende Notfallversorgung. Die Thematik dieser vulnerablen Patientengruppe, die einen großen Anteil aller Notaufnahmepatientinnen und -patienten in Deutschland ausmacht, rückt mehr und mehr in den Fokus, trotzdem fehlen bundesweite Konzepte. Der Beitrag gibt einen wissenschaftlich fundierten Überblick über die Unterschiede älterer Notfallpatienten im Vergleich zu Jüngeren und geht auf die damit einhergehenden Herausforderungen in der Versorgung ein. Neben der oft unspezifischen Symptomatik, werden die Themen Frailty und Arzneimittelsicherheit als multidimensionale Risikofaktoren erläutert und innovative Behandlungsstrategien anhand bisheriger Erkenntnisse diskutiert.

Due to demographic change, the requirements for high-quality emergency care that meets the needs of older people are also changing. This vulnerable patient group, which accounts for a large proportion of all emergency room patients in Germany, is increasingly coming into focus, yet there is a lack of nationwide concepts. This article provides a scientifically sound overview of the differences between older and younger emergency patients and discusses the associated challenges in care. In addition to the frequentzly unspecific symptoms, the topics of frailty and drug safety are explained as multidimensional risk factors and on the basis of current knowledge, innovative treatment strategies are discussed.

8.1 Die Zentrale Notaufnahme im Kontext der Demographie

Die demographische Entwicklung verändert schon jetzt die Anforderungen an das gesamte Gesundheitssystem. Hiervon betroffen ist auch die notfallmedizinische Versorgung, die sich zunehmend der Thematik dieser vulnerablen Patientengruppe widmet.

Alle nach § 108 SGB V zugelassenen Krankenhäuser, die an der Notfallversorgung teilnehmen, werden anhand ihrer strukturellen Voraussetzungen als Basis-, erweiterter oder umfassender Notfallversorger gemäß G-BA-Richtlinie gruppiert. Die damit verbundenen strukturellen und prozessualen Merkmale tragen zu einer qualitativ hochwertigen Notfallversorgung bei (G-BA 2020).

Die Fachgesellschaften Deutsche Gesellschaft für interdisziplinäre Notfall- und Akutmedizin (DGINA) und die Deutsche Interdisziplinäre Vereinigung für Intensiv- und Notfallmedizin (DIVI) forderten dazu die Weiterentwicklung von Strukturmerkmalen mit besonderem Fokus auf Qualifikation und Personalvorgaben (Brod et al. 2024). Allerdings bedürfen die spezifischen Bedürfnisse älterer Notaufnahmepatientinnen und -patienten einer gesonderten Aufmerksamkeit, der bisher nur vereinzelt in Pilotprojekten Rechnung getragen wurde. Nachhaltige Konzepte wurden bisher bundesweit nicht etabliert.

Aus dem Bereich der präklinischen Versorgung liegen bisher keine systematisch erhobenen Prävalenzdaten zur Versorgung älterer Patientinnen und Patienten vor. Allerdings zeigte eine an einer deutschen Universitätsklinik durchgeführte retrospektive Datenanalyse mit fast 30.000 Patientinnen und Patienten einer zentralen Notaufnahme (ZNA) einen Anteil von über 65-Jährigen von 27,4 %. Hierbei war eine mit steigendem Lebensalter statistisch signifikant zunehmende Inanspruchnahme prähospitaler notfallmedizinischer Strukturen, wie dem Einsatz von Rettungswagen und Notarzteinsatzfahrzeugen, zu beobachten (Rygiel et al. 2020). In einer Analyse des AKTIN-Notaufnahmeregisters waren unter den 356.354 Patienten aus elf universitären und nicht universitären Notaufnahmen 39,1 % älter als 65 Jahre (Langhoop et al. 2024) Insgesamt stellen sich jährlich ca. 5,5 Mio. Patienten ≥ 70 Jahre in deutschen Notaufnahmen vor (Riessen et al. 2015). Hiervon befindet sich der größte Anteil in der achten Lebensdekade (AKTIN e. V. 2023).

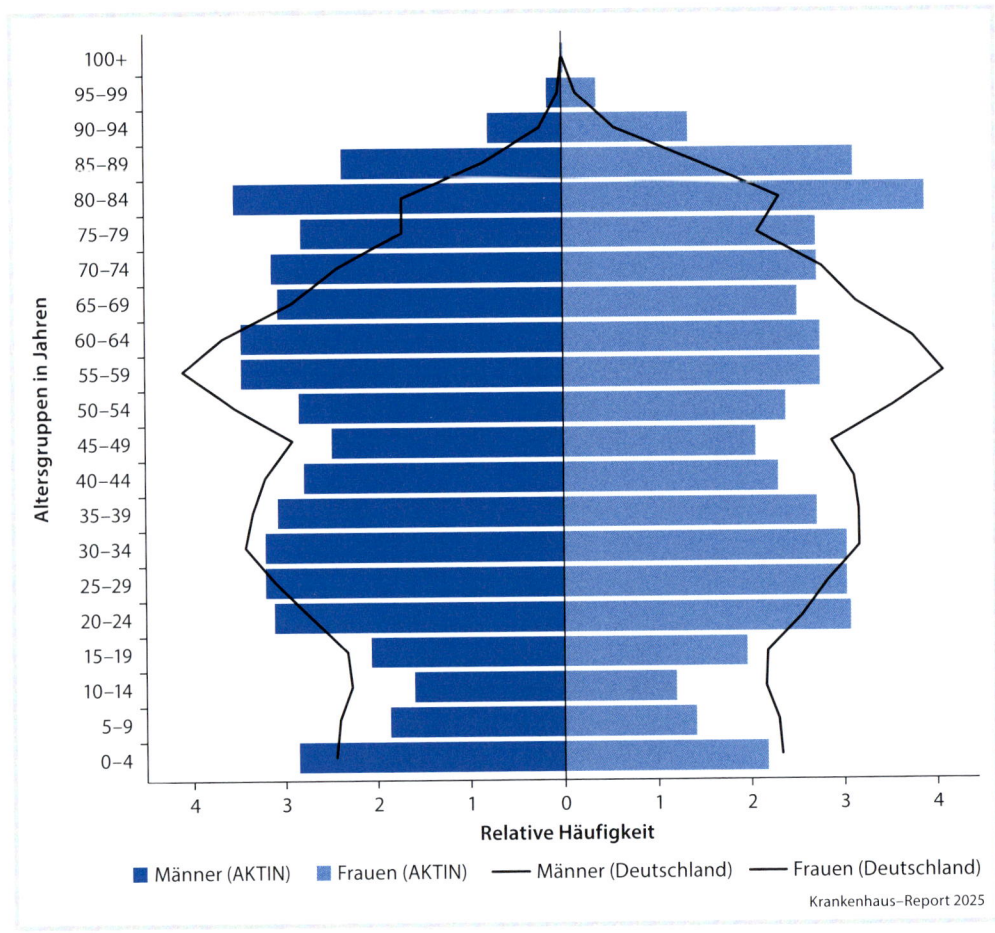

◘ **Abb. 8.1** Alters- und Geschlechterverteilung der Notaufnahmepopulation im Jahr 2023 im Vergleich zur bundesweiten Altersverteilung der Bevölkerung

Der Anteil von Patienten ≥ 70 Jahre an der gesamten Notaufnahmepopulation liegt je nach Bevölkerungsstruktur zwischen 24 % (Michael et al. 2023) und 40 % (Langhoop et al. 2024) (◘ Abb. 8.1).

Bisherige strukturelle Vorgaben fokussieren vielfach auf eine organzentrierte Diagnostik und notfallmedizinische Interventionen. Diese werden allerdings meist den medizinischen Ansprüchen der älteren Notfallpopulation inklusive der Angehörigenbetreuung und dem gestiegenen Zeitbedarf nicht gerecht. Ganz im Gegenteil trifft diese besonders vulnerable Patientengruppe aufgrund eines Mangels an zur Verfügung stehenden Akutbetten auf einen Abverlegungsstau (Exit Block) in den ZNA, der in der Folge wesentlich zu einer Überfüllung (Overcrowding) beiträgt und nachweislich mit einer erhöhten Krankenhausmortalität assoziiert ist (DGINA 2024).

Die ZNA stellt derzeit für ältere Patienten eine zentrale, dringend benötigte, aber auch risikoreiche Versorgungsplattform dar. Konzepte zur weiteren Verbesserung im Sinne der Patientensicherheit werden dringend seitens der Fachgesellschaften angemahnt.

8.2 Triage bei geriatrischen Patienten in der Notaufnahme

Die zu Beginn des Aufenthalts in einer ZNA durchgeführte Triage dient der Priorisierung der Behandlungsdringlichkeit, dem Erkennen potenziell lebensbedrohlicher Erkrankungszustände und der Vermeidung von Behandlungsverzögerungen mit allen daraus resultierenden Konsequenzen. Sie ist bei Patientinnen und Patienten jeden Alters innerhalb von zehn Minuten nach Eintreffen verpflichtend durchzuführen und auch für geriatrische Patientinnen und Patienten entscheidend für das weitere Management.

Von den verschiedenen vorhandenen Triage-Instrumenten werden in Deutschland der Emergency Severity Index (ESI) und das Manchester Triage System (MTS) am häufigsten verwendet. Beide zeigen eine gute Testgüte und Verlässlichkeit. Allerdings zeigte sich in Subanalysen bei geriatrischen Notfallpatientinnen und -patienten eine deutlich geringere Effektivität als bei jüngeren Patientengruppen (Grossmann et al. 2014; Brouns et al. 2019).

Ursächlich hierfür sind neben unterschiedlich definierten Referenzbereichen bei der Einordnung der Vitalparameter das Fehlen typischer oder die Angabe atypischer Beschwerden und die Fehleinschätzung bzw. der Informationsverlust aufgrund kognitiver Einschränkungen. Geriatrische Patientinnen und Patienten haben ein deutlich erhöhtes Risiko, in ihrer Behandlungsdringlichkeit unterschätzt zu werden. Eine zusätzliche Erfassung der erhöhten Vulnerabilität (Frailty) und das Screening auf spezifische Hochrisikosituationen (Delir, Sturz) direkt nach der medizinischen Ersteinschätzung der Behandlungsdringlichkeit können für die weiteren Entscheidungsprozesse wichtige Informationen beisteuern (Elliott et al. 2021) Zweifelsohne bedarf es aber zur Umsetzung zusätzlicher personeller und zeitlicher Ressourcen.

8.3 Notfallmedizinische Versorgung einer sehr heterogenen Personengruppe

Die Aufnahmediagnosen älterer Notfallpatientinnen und -patienten sind mannigfaltig und oftmals verbunden mit einer durch die akute Erkrankung beziehungsweise Verletzung bedingten Dekompensation der aktuellen Versorgungsstrukturen. So kann ein viraler bronchitischer Infekt dazu führen, dass die Aktivitäten des täglichen Lebens soweit eingeschränkt sind, dass ein Verbleiben im häuslichen Umfeld, in dem eine Person bisher allein wohnend zurechtkam, nicht mehr möglich ist. Allerdings liegen bei älteren Patientinnen und Patienten häufig auch schwerwiegende, durch zusätzliche Begleiterkrankungen aggravierte komplexe Gesundheitsprobleme vor. Diese zeigen sich, wie weiter unten dargestellt, oftmals durch eine recht unscheinbare, unspezifische Symptomatik (Herzog et al. 2020). Eine aus dem Jahr 2023 stammende Erhebung einer deutschen Universitätsklinik zeigte, dass bei der Ersteinschätzung von Patientinnen und Patienten > 60 Jahre der Anteil lebensbedrohlicher Gesundheitsstörungen signifikant höher lag als bei jüngeren Personen (Michael et al. 2023).

Mehr als ein Drittel der älteren Notaufnahmepatientinnen und -patienten haben akustische, visuelle und/oder kognitive Beeinträchtigungen, die in der Versorgung berücksichtigt werden müssen. Ungefähr ein Viertel aller in der Notaufnahme vorstelligen Personen weisen eine kognitive Einschränkung auf, allerdings liegt in der Mehrzahl der Fälle keine Dokumentation hierüber in der Krankenakte vor (Nowroozpoor et al. 2022). Der oft erforderliche Einbezug des Umfeldes bei erschwerter Anamnese und oft nur rudimentär vorliegender Krankenhistorie verlängert den Behandlungsbedarf zusätzlich.

Insgesamt handelt es sich bei älteren Patientinnen und Patienten in der notfallmedizinischen Versorgung um eine stark heterogene

Personengruppe, die viele Besonderheiten aufweist und einer qualitativ hochwertigen und an die individuellen Bedürfnisse angepassten Versorgung bedarf.

8.4 Worin liegen die Unterschiede zwischen jüngeren und alten Menschen in der Notfallversorgung?

Geriatrische Notfallpatientinnen und -patienten unterscheiden sich in vielfacher Hinsicht von Jüngeren. Sie haben eine deutlich schlechtere Prognose hinsichtlich Mortalität, Wiederherstellung des zuvor bestehenden Gesundheitsstatus und Erhalt der bestehenden sozialen Teilhabe. Hierbei spielt nicht das kalendarische Alter, sondern die Komplexität und erhöhte Vulnerabilität (Frailty) eine ausschlaggebende Rolle. Stellen sich jüngere Personen meist aufgrund eines einzelnen Gesundheitsproblems in der Notaufnahme vor, was nach der Behandlung ggf. rasch zu einer Rückkehr in den Status quo führt, zeigen sich bei geriatrischen Patientinnen und Patienten hinter den zur Krankenhauseinweisung führenden Beschwerden oft komplexe Problemstellungen. Die per definitionem bestehenden Begleiterkrankungen (Komorbiditäten) mit der oftmals einhergehenden Polymedikation münden so in einer durch ein Akutereignis ausgelösten komplexen Behandlungssituation. Beispielhaft sei hier das durch einen Infekt (z. B. Harnwegsinfekt) getriggerte Sturzereignis mit Liegetrauma, Dehydratation und nachfolgender chronischer Nierenerkrankung, begleitender Hyponatriämie und konsekutivem Delir genannt, wohingegen ein Harnwegsinfekt bei jungen Menschen in aller Regel zu einer ambulanten Behandlung führt.

Diese Komplexität älterer Patientinnen und Patienten kann speziell für die Arbeit in der Notaufnahme zu einer Herausforderung werden, die für eine effektive Versorgung eines interdisziplinären Co-Managements bedarf. Dieses sieht neben der ärztlichen Versorgung eine geriatrisch geschulte Notfallpflege wie auch eine Mitbetreuung durch entsprechende Therapeuten und den Sozialdienst vor. Da diese Strukturen oftmals nicht oder nur eingeschränkt im Rahmen der notfallmedizinischen Versorgung verfügbar sind und nicht auf sektorenübergreifende Versorgungsstrukturen zurückgegriffen werden kann, bleibt oft nur der Weg einer stationären Aufnahme. Auch zeigt das Bespiel gut die häufig bei geriatrischen Patientinnen und Patienten bestehende Verkettung, die eine Priorisierung der zu behandelnden Problemstellungen verlangt. Zentrale Elemente dieser Priorisierung sind der (mutmaßliche) Patientenwille wie auch die etwaige Einbeziehung der Bedürfnisse betreuender Personen.

Ältere Patientinnen und Patienten zeigen oftmals eine für das hohe Lebensalter „typische", aber insgesamt untypische und wenig ausgeprägte Beschwerdesymptomatik. Diese bedingt sich durch altersphysiologische Veränderungen, bestehende Komorbiditäten und die auf Grund dessen eingenommene Medikation. Dies kann unter anderem die Interpretation von Vitalparametern erschweren. Häufig sind es unspezifische Beschwerden, wie zum Beispiel eine Verschlechterung des Allgemeinzustandes, ein Sturzereignis, eine unspezifische Schwäche und/oder eine neu aufgetretene Verwirrtheit, die das führende Symptom darstellen. Dies erfordert in der Abklärung oftmals eine umfangreiche Diagnostik und einen damit einhergehenden erhöhten Ressourcenverbrauch. Deliranfälligkeit, Behandlungsverzögerung und eine erhöhte Mortalität sind die Folgen (Morley et al. 2018).

Neben geriatrischen Kompetenzen durch eine verpflichtende geriatrische Weiterbildung zeigen insbesondere die Umsetzung von intensivmedizinischen Kompetenzen im ZNA-Setting im Rahmen eines sogenannten Emergency-Critical-Care-(ECC-)Konzepts vielversprechende und ressourcenschonende Ansätze mit gutem Patientenoutcome (Bassin et al. 2022).

Die flächendeckende Implementierung der 2020 in Deutschland entwickelten Qualitätsindikatoren zum Management geriatrischer Notfallpatienten sollte auch als Strukturmerkmal im Rahmen der weiterentwickelten Richtlinie zur gestuften Notfallversorgung gefordert werden (Schuster et al. 2020). Notfallmedizinische Versorgungspfade, die zum Beispiel den Aufbau von Fast-Track Konzepten beinhalten, zusätzliche Betreuungskräfte für ältere, funktionell eingeschränkte Patienten, eine verstärkte Einbindung sektorenübergreifender sozialer Dienste und nicht zuletzt die Erweiterung des ambulanten Versorgungsangebots sind weitere Möglichkeiten.

8.5 Frailty und weitere Parameter der Risikoeinschätzung

Der Begriff Frailty wird im Deutschen häufig inkorrekt mit „Gebrechlichkeit" übersetzt. Frailty bezeichnet verminderte eigene Ressourcen wie auch eine erhöhte Vulnerabilität gegenüber Veränderungen, wie z. B. einer unerwünschten Arzneimittelwirkung, eines operativen Eingriffs oder Veränderungen, die bei der betroffenen Person ohne äußeren Einfluss geschehen, so zum Beispiel das Neuauftreten einer Erkrankung. In einer aktuellen in Europäischen Notaufnahmen durchgeführten Flashmob-Studie zur Prävalenz von Frailty, an der insgesamt 14 Länder und 3.479 ältere Patientinnen und Patienten teilnahmen, variierte der Anteil von Patienten mit Frailty zwischen 26 und 51 %. In Deutschland lag er bei 49 % (van Oppen und Mason 2024). Frailty ist ein geriatrisches Syndrom und ein negativer Prädiktor, der mit einer erhöhten Komplikationsrate, längeren Krankenhausaufenthalten, erhöhten Wiedervorstellungsraten und einer erhöhten Mortalität einhergeht (Keeble et al. 2019). Die Erhebung, ob ein Patient Zeichen von Frailty aufweist, ist von klinischer Relevanz, da sich je nach Ausprägungsgrad oftmals die Zielsetzung der Patientengruppen unterscheidet. Mortalität und Langlebigkeit treten in den Hintergrund gegenüber Sicherheit und Autonomie, verbunden mit sozialer Teilhabe (van Oppen et al. 2021 und 2022). Für die Notaufnahme eignet sich als Screening-Instrument für physische Frailty die 9-stufige Klinische Frailty-Skala (CFS) (Abb. 8.2). Diese ist validiert ab einem Alter von 65 Jahren und nimmt Menschen mit einer bestehenden Behinderung aus. In der bereits erwähnten Flashmob-Studie lag der Anteil von Patienten mit einem CFS ≥ 5 Punkte bei 40 %.

Eine ungeplante Vorstellung in der Notaufnahme stellt bei geriatrischen Patientinnen und Patienten per se einen negativen Prädiktor für den weiteren Verlauf hinsichtlich körperlicher und kognitiver Funktionen, wiederholter stationärer Aufnahmen und einer erhöhten Mortalität dar. Eine frühzeitige Identifizierung dieser vulnerablen Patientengruppe erscheint daher essenziell, um eine zielgerichtete Therapie einleiten zu können (Aminzadeh und Dalziel 2002).

Klassische Instrumente zur notfallmedizinischen Risikostratifizierung, wie zum Beispiel der New Emergency Warning Score (NEWS2), eignen sich nur eingeschränkt zur Risikobeurteilung älterer Patienten mit Frailty hinsichtlich 30-Tage-Mortalität, stationärer Aufnahmerate und Wiederaufnahmerate (Kemp et al. 2020; Jeppestøl et al. 2023).

Auch weitere etablierte Risikoscores zur Bewertung der Krankheitslast, wie zum Beispiel der qSOFA im Rahmen eines Sepsisverdachts, zeigten bei alten Patientinnen und Patienten mit Frailty eine schlechtere prognostische Aussagekraft (de Groot et al. 2017).

Zur Identifizierung geriatrischer Patientinnen und Patienten wurden bereits multiple Screening-Instrumente entwickelt. In der 2024 veröffentlichten S3-Leitlinie zum „Umfassenden Geriatrischen Assesssment (Comprehensive Geriatric Assessment, CGA) bei hospitalisierten Patienten" wurde als Expertenkonsens die Durchführung eines multidimensionalen Screenings in der Notaufnahme empfohlen. Dieses soll ältere Patientinnen und Patienten mit besonderem Untersuchungs- und Behandlungsbedarf identifizieren, um daraus die Durchführung eines weiterführenden umfassenden geriatrischen Assessments (ambulant oder stationär) abzuleiten (AWMF o. J., Registernummer 084-003).

Klinische Frailty-Skala

 1 Sehr fit
Personen in dieser Kategorie sind robust, aktiv, voller Energie und motiviert. Sie trainieren üblicherweise regelmäßig und sind mit die Fittesten innerhalb ihrer Altersgruppe.

 2 Durchschnittlich aktiv
Personen in dieser Kategorie zeigen keine aktiven Krankheitssymptome, sind aber nicht so fit wie Personen in Kategorie 1. Sie sind durchschnittlich aktiv oder zeitweilig sehr aktiv, z.B. saisonal.

 3 Gut zurechtkommend
Die Krankheitssymptome dieser Personengruppe sind gut kontrolliert, aber außer Gehen im Rahmen von Alltagsaktivitäten bewegen sie sich nicht regelmäßig.

 4 Vulnerabel
Auch wenn sie nicht auf extreme Hilfen im Alltag angewiesen sind, sind Personen in dieser Kategorie aufgrund ihrer Krankheitssymptome oft in ihren Aktivitäten eingeschränkt. Häufig klagen sie über Tagesmüdigkeit und/oder berichten, dass Alltagsaktivitäten mehr Zeit benötigen,

 5 Geringgradig frail
Personen in dieser Kategorie sind offensichtlich in ihren Aktivitäten verlangsamt und benötigen Hilfe bei anspruchsvollen Alltagsaktivitäten, wie finanziellen Angelegenheiten, Transport, schwerer Hausarbeit und im Umgang mit Medikamenten. Geringgradige Frailty beeinträchtigt das selbstständige Einkaufen, Spaziergehen sowie die Essenszubereitung und Haushaltstätigkeiten.

 6 Mittelgradig frail
Personen in dieser Kategorie benötigen Hilfe bei allen außerhäuslichen Tätigkeiten und bei der Haushaltsführung. Im Haus haben sie oft Schwierigkeiten mit Treppen, benötigen Hilfe beim Baden/Duschen und eventuell Anleitung oder minimale Unterstützung beim Ankleiden.

 7 Ausgeprägt frail
Personen in dieser Kategorie sind aufgrund körperlicher oder kognitiver Einschränkungen bei der Körperpflege komplett auf externe Hilfe angewiesen. Dennoch sind sie gesundheitlich stabil. Die Wahrscheinlichkeit, dass sie innerhalb der nächsten 6 Monate sterben, ist gering.

 8 Extrem frail
Komplett von Unterstützung abhängig und sich ihrem Lebensende nähernd. Oft erholen sich Personen in dieser Kategorie auch von leichten Erkrankungen nicht.

 9 Terminal erkrankt
Personen in dieser Kategorie haben eine Lebenserwartung <6 Monate. Die Kategorie bezieht sich auf Personen, die anderweitig keine Zeichen von Frailty aufweisen.

Klinische Einstufung von Frailty bei Personen mit Demenz
Der Schweregrad der Frailty entspricht der Schwere der Demenz. Typische Symptome einer leichten Demenz sind Vergesslichkeit bezüglich Details jüngster Ereignisse, auch wenn man sich an das Ereignis selbst noch erinnert, sowie das Wiederholen von Fragen und Gesagtem sowie sozialer Rückzug.

Bei mittelgradiger Demenz ist das Kurzzeitgedächtnis stark beeinträchtigt, obwohl die Personen sich augenscheinlich noch gut an Ereignisse der Vergangenheit erinnern können. Die Körperpflege erfolgt selbstständig mit verbaler Unterstützung.

Personen mit schwerer Demenz sind nicht in der Lage, ihre Körperpflege ohne Hilfestellung auszuführen.

Krankenhaus-Report 2025

Abb. 8.2 Klinische Frailty-Skala. (Quelle: Deutsche Gesellschaft für Geriatrie e. V. 2020)

Bei Patientinnen und Patienten mit einer hüftnahen Femurfraktur ist bei Aufnahme ein validiertes geriatrisches Screening-Instrument anzuwenden, um so zu überprüfen ob eine geriatrische Behandlungsnotwendigkeit vorliegt. Es gibt verschiedene geriatrische Screening-Instrumente, wie zum Beispiel den „Identification of Seniors at Risk" (ISAR) und den in Deutschland entwickelten Geriatrie-Check Baden-Württemberg, der vergleichbare psychometrische Testwerte hinsichtlich Sensitivität, Spezifität und prädiktiver Validität für funktionelle Parameter nach drei Monaten aufweist. Weiter sind zu nennen das Geriatrische Screening bei Klinikaufnahme der Arbeitsgemeinschaft zur Förderung der Geriatrie in Bayern[1] und der APOP-(Acutely Presenting Older Patient)Screener[2]. Für Letztgenannten wurde eine deutschsprachige Validierung durchgeführt, die sich in der Publikation befindet. Beim APOP-Screener werden zusätzlich zur prozentualen Risikoeinschätzung auch Empfehlungen für die weiterführende Versorgung gegeben.

Die unbefriedigende Vorhersagekraft aller Screening-Instrumente wird oft kritisch disku-

---

[1] ▶ https://www.afgib.de/fileadmin/INTERNET/1-DOWNLOADS/AKTUELLES/GSK_ohne_Text.pdf.
[2] ▶ https://screener.apop.eu/.

tiert, allerdings lenkt das Screening die Aufmerksamkeit auf die vorhandene Komplexität und Vulnerabilität und identifiziert hierdurch Hochrisikokonstellationen mit einem prognostisch ungünstigen längerfristigen Verlauf.

8.6 Herausforderungen in der Erstversorgung und Behandlung geriatrischer Patienten in der Notaufnahme

Die Herausforderungen geriatrischer Notfallpatientinnen und -patienten sind mannigfaltig. Um trotzdem eine qualitativ hochwertige notfallmedizinische Versorgung zu erleichtern, wurden 2020 in einem modifizierten Delphiverfahren 67 Qualitätsindikatoren festgelegt (GeriQ-ED©) (Schuster et al. 2020). Zu Erleichterung der Anwendung wurden in einem weiteren Schritt die fünf aus Sicht der Autoren dringlichsten Qualitätsindikatoren priorisiert. Hierzu gehören der Deliraussschluss, die komplette Medikationsanamnese mit Indikationsprüfung, die bereits erwähnte Weiterbildung des Personals, die Identifikation eines geriatrischen Handlungsbedarfs und das Screening bezüglich Sturzrisiko und wiederkehrender Stürze.

Das Delir ist ein akut auftretender Verwirrtheitszustand, der sich nicht auf eine zugrunde liegende kognitive Störung zurückführen lässt und direkte Folge einer Erkrankung, eines Substanzentzugs, einer Medikamentenwirkung oder -interaktion etc. ist. Das Delir ist eine der häufigsten Komplikationen bei älteren Krankenhauspatientinnen und -patienten und tritt in der Notaufnahme bei bis zu 35 % auf (Chen et al. 2022). Ein Delir ist zum einen ein Hinweis auf eine zugrunde liegende schwere Gesundheitsstörung, zum anderen Prädiktor für einen komplikationsbehafteten Verlauf mit deutlich erhöhter Mortalität. In der Notaufnahme sollte eine standardisierte Erfassung aller > 65-Jährigen erfolgen, um gegebenenfalls frühzeitig mit Diagnostik und Behandlung beginnen zu können. Liegen bei Patienten Risikofaktoren eines Delirs vor, wie zum Beispiel ein positives geriatrisches Screening oder eine vorbestehende kognitive Einschränkung, wird empfohlen, ein Bundle an präventiven nicht medikamentösen Maßnahmen zu beginnen. Dies beinhaltet vor allem eine möglichst kurze Aufenthaltsdauer in der Notaufnahme sowie strukturelle Orientierungsmaßnahmen, Schmerzkontrolle, wenn möglich Mobilisation und eine intensive personelle Zuwendung zur Reorientierung, Begleitung bei allen diagnostischen und therapeutischen Maßnahmen, Unterstützung bei Flüssigkeits- und ggf. Nahrungsaufnahme etc. (AWMF-S3-Leitlinie Delir im höheren Lebensalter o. J., Registernummer 109-001). Empfohlen wird darüber hinaus eine Betreuung durch ein und dieselbe Person (Bezugspflege). Da bei alten Patientinnen und Patienten die Begleitung durch familiäre Angehörige selten gegeben ist, können präventive Maßnahmen im Setting Notaufnahme, außer durch zusätzliche personelle Ressourcen wie zum Beispiel Assistenzpersonal, personaltechnisch meist nur unzureichend umgesetzt werden. Studien aus dem akutstationären Bereich zeigen allerdings, dass gerade diese nicht medikamentösen Maßnahmen das Auftreten eines Delirs in bis zu 40 % der Fälle verhindern können (Burton et al. 2021). Liegt bereits ein Delir vor, wird neben der Ursachenbehandlung das gleiche Maßnahmenbündel wie in der Prävention empfohlen. Ob ein Delir ausgeschlossen werden kann oder der Verdacht auf ein Delir besteht, kann nur durch ein standardisiertes Screening-Instrument, wie zum Beispiel den 4A-Test[3] (MacLullich o. J.), valide erhoben werden. Bei der Versorgung hüftgelenknaher Femurfrakturen wurde dies im G-BA-Beschluss bereits so verankert.

8.7 Polypharmazie – ein weiterer multidimensionaler Risikofaktor

Im Durchschnitt nehmen ältere Patientinnen und Patienten sieben bis acht Medikamente dauerhaft ein (Dormann und Knüppel-Rup-

---

3 ▶ www.the4AT.com.

pert 2021) Hinzu kommen Notfallmedikamente, die während des außerklinischen Einsatzes und auch während der Notaufnahmebehandlung gegeben werden, sowie freiverkäufliche Präparate. Diese sind zum Großteil nicht auf dem bundesweit einheitlichen Medikationsplan dokumentiert. Informationsdefizite zum Notaufnahmezeitpunkt sind die Folge.

Eine sichere Medikamentengabe in einer hochdynamischen Situation mit unvollständigen Informationen zu Indikation und möglichen Kontraindikationen zu gewährleisten ist eine vor allem ältere Personen betreffende Herausforderung. Mögliche Medikationsfehler sind bei mehr als 50 % der älteren Patientinnen und Patienten als Ursache für die klinischen Symptome zu finden. In Absolutzahlen betrachtet sind es vor allem die unerwünschten Arzneimittelwirkungen der sogenannten Blockbuster-Medikamente, die das größte Risiko darstellen. Relativ zur Einzelverordnung betrachtet stellen auch die PRISCUS-Medikamente eine oft vermeidbare Risikoquelle dar, die es bereits beim Aufnahmeprozess zu erkennen gilt. (Dormann et al. 2013).

Eine der größten Studien zu unerwünschten Arzneimittelwirkungen (UAW) und Medikationsfehlern in deutschen Notaufnahmen konnte zeigen, dass fast jede zehnte Notaufnahmevorstellung mit einer UAW oder einem Medikationsfehler assoziiert war. Somit stellt bereits die häusliche Polymedikation einen Hauptrisikofaktor für eine Notaufnahmevorstellung älterer Patientinnen und Patienten dar (Just et al. 2020).

Unerwünschte Arzneimittelwirkungen induzieren bei älteren Notaufnahmepatientinnen und -patienten im Vergleich zu jüngeren eine deutlich veränderte Symptomatik, sodass diesbezüglich eine besondere Sensibilisierung erforderlich ist. Beispielsweise kann eine ausgeprägte Diuretika-induzierte Hyponatriämie bizarre neurologische Symptome hervorrufen. Auch Blutungskomplikationen durch Interaktionen zwischen Antidepressiva und Schmerzmedikamenten treten regelhaft auf.

Leider ist es immer noch so, dass über die Hälfte aller UAW weder in der Notaufnahme noch im Verlauf der darauffolgenden stationären Behandlung erkannt werden. Dies führt zu regelhaften Wiederaufnahmen der Patientinnen und Patienten.

Seitens der Fachgesellschaften wird daher insbesondere zum Aufnahmezeitpunkt eine Arzneimittelanamnese mit entsprechender Plausibilitätsprüfung bzgl. Indikation und Kontraindikation gefordert. Ein systemischer Ansatz, der im Rahmen von durch den Aktionsplan Arzneimitteltherapiesicherheit (AMTS) des Bundesministeriums für Gesundheit geförderten Pilotstudien etabliert wurde, zeigt, dass Risikostratifizierungen im Notaufnahmeprozess zu einer frühzeitigen Identifikation von Hochrisikopatienten beitragen (AkdÄ 2021–2024). Diese werden aufgrund ihrer komplexen Arzneimittelsituation z. B. durch das AMTS-Konzept „AMTS-Stewardship" gezielt konsultiert (Jung-Poppe et al. 2022). Neben der Qualifikation der Notaufnahmemitarbeitenden und der Integration von Entscheidungsunterstützungssystemen werden vor allem die gezielte Risikoadjustierung und individuelle Arzneimittelberatung, z. B. durch AMTS-Stewards, als hochpräventiv für den nachfolgenden stationären Aufenthalt empfohlen.

8.8 Reformbedarf mit Blick auf Behandlungsprozess und die Patientensteuerung

Den Besonderheiten dieser stark wachsenden, heterogenen und vulnerablen Notaufnahmepopulation sollte mit einer individualisierten, den Patientenbedürfnissen angepassten und das Nutzen-Risiko-Verhältnis abwägenden Behandlung begegnet werden. Neben der lückenlosen sektorenübergreifenden Kommunikation bedarf es einer Auseinandersetzung aller an der Rettungskette Beteiligten.

Das aktuelle Curriculum „Klinische Akut- und Notfallmedizin – Schwerpunkt Innere Medizin" zu Ausbildungsinhalten der Inneren Medizin in der Notaufnahme stellt bereits die besonderen Aspekte geriatrischer Patientinnen und Patienten und die zu erwartenden Mindestkompetenzen bei der Versorgung dieser Patientengruppe in einem eigenen Kapitel dar (DGIIN et al. 2024). Ebenso beinhalten sowohl das europäische Curriculum zum Facharzt für Notfallmedizin als auch das in Deutschland in Planung befindliche Curriculum bereits die geforderten Kompetenzen (Hogan et al. 2009). Auch die Empfehlung der Deutschen Krankenhausgesellschaft (DKG) für die Fachweiterbildung Notfallpflege berücksichtigt die Versorgung geriatrischer Patientinnen und Patienten in Notaufnahmen.

In der prähospitalen Behandlung wurde in Zusammenarbeit mit der Taskforce der Europäischen Gesellschaft für Geriatrie (EUGMS) und der Europäischen Gesellschaft für Notfallmedizin (EUSEM) ein kompetenzbasiertes Curriculum für die Versorgung geriatrischer Patienten entwickelt (Singler et al., under review). Doch trotz all dieser Bestrebungen bleibt das Know-Do Gap in Behandlungsprozessen geriatrischer Notfallpatienten groß, nicht zuletzt dadurch, dass Overcrowding in den Notaufnahmen eine adäquate individuelle Adressierung der Patientenbedürfnisse nicht zulässt.

Die Umsetzung von Curricula, die Vermeidung von Overcrowding in der Notaufnahme und die konsequente Umsetzung bereits konzertierter Qualitätsindikatoren (GeriQ-ED©) erfordern ein Investment in die Notfallstrukturen. Allerdings zeigt die Etablierung von Emergency-Critical-Care-Konzepten in den Notaufnahmen neben einer Verbesserung des Patientenoutcomes sogar Ressourceneinsparungen (Bassin et al. 2022).

Da die Notaufnahmebehandlungen älterer Patienten überwiegend außerhalb der regulären Arbeitszeiten stattfinden, sollten Strategien darauf abzielen, rund um die Uhr umsetzbar zu sein. Neben der Behandlung in der Notaufnahme findet man national und international verschiedene additive Modellprojekte für notfallmedizinische Versorgungsstrukturen geriatrischer Patienten. Diese reichen von geriatrischen Schwerpunktnotaufnahmen über an die Notaufnahme angeschlossene Fast-Track-Einheiten mit einem geriatrischen Team bis hin zu Direktaufnahmen in geriatrische Abteilungen. Eine wissenschaftliche Evidenz für den Vorteil der einen oder anderen Behandlungsform liegt bisher nicht vor. Zukünftige integrierte Notfallzentren werden sich dieser Herausforderung stellen müssen, sodass als Minimalstandard die flächendeckende Implementierung von Qualitätsindikatoren und die Verankerung geriatrischer Kompetenzen in den Curricula der Ärzte und der Pflegenden gefordert wird.

Ein weiteres in anderen europäischen Ländern bereits etabliertes Modell in der Versorgung von Patienten mit ausgeprägter Frailty ist das „Hospital-at-Home"-Konzept. Modelle hierzu gibt es unter anderem in Schweden, der Schweiz und Spanien. Hierbei werden Patienten, bei denen eine Krankenhausaufnahme mit einem ungünstigem Nutzen-Risiko-Verhältnis zu erwarten ist, direkt im Anschluss an die Vorstellung in der Notaufnahme entlassen und durch ein geriatrisch geführtes interprofessionelles Team sektorenübergreifend weiterbetreut, bis die ambulante hausärztliche Versorgung wieder übernommen werden kann. Dieser Prozess geschieht in enger Abstimmung mit der Hausärzteschaft und ggf. bereits vorhandenen Pflegekräften. Ein Beispiel wäre die Fortführung und Überwachung einer intravenösen antibiotischen Therapie, ggf. sogar mit intermittierender Sauerstoffgabe, bei einer fortgeschrittenen Demenz. Dieses Prinzip könnte im Rahmen von Modellverträgen auch in Deutschland erprobt werden.

In dem vom Innovationsfonds des Gemeinsamen Bundesausschusses geförderten Projekt „Stay@Home, Treat@Home" unter Leitung der Charité Universitätsmedizin arbeiten verschiedene Kooperationspartner zusammen. Durch ein digitales, interaktives Gesundheitstagebuch, auf das Betreuungspersonen oder Angehörige von im häuslichen Umfeld gepflegten Personen zurückgreifen können, ermöglicht das Projekt eine frühzeitige Intervention bei gesundheitlichen Problemen und kann so Krankenhausaufenthalte reduzieren. Außerhalb der hausärztlichen Sprechzeiten gibt es eine telemedizinische Begleitung durch die Notaufnahme der Charité am Standort Benjamin Franklin.

Auch in dem vorbereiteten Entwurf zur Reform der Notfallversorgung sind sehr gute Ansätze vorhanden, die insbesondere den Bedürfnissen der älteren Patientinnen und Patienten gerecht werden, etwa die Etablierung von Gemeindenotfallsanitätern und -sanitäterinnen, die auch bei akuten Gesundheitsproblemen eine Versorgung vor Ort ermöglichen, ohne den Rettungsdienst zu alarmieren. In Deutschland und Österreich gibt es hierzu sehr erfolgreiche Modellprojekte, die in über 70 % der Alarmierungen eine Klinikeinweisung verhindern konnten. Darüber hinaus sollte die Möglichkeit geschaffen werden, dass auch Rettungsdienste fallabschließend am Einsatzort behandeln dürfen. Ein häufiges Problem bei älteren Patienten sind z. B. Blasenkatheterwechsel, die dann vor Ort und eben nicht mehr in einer Klinik vorgenommen werden könnten, oder auch Infusionstherapien oder Schmerzbehandlungen. Der zunehmenden Immobilität und Desorientierung durch akute Ortswechsel wird damit Rechnung getragen. Dies könnte eine hilfreiche Ergänzung der ärztlichen Fahrdienste sein, die leider immer weniger werden.

Eine andere Herausforderung ist, dass sich immer mehr Seniorinnen und Senioren in Begleitung ihres Lebenspartners in einer Notaufnahme vorstellen, da letztere sich nicht mehr allein zu Hause versorgen können. Hier werden teilweise bereits jetzt in einzelnen Notaufnahmen wie am Klinikum Fürth sogenanntes „Rooming-in"-Konzepte umgesetzt. Somit wird es den älteren Patienten ermöglicht, eine notwendige stationäre Behandlung ohne Angst um ihren Partner in Anspruch zu nehmen. Die Umstände der Partnerinnen und Partner werden in der Akutbehandlung häufig vernachlässigt, sollten aber in Zukunft bei den strukturellen Planungen in den Notaufnahmen noch stärker berücksichtigt werden.

Letztlich werden die Notfallkliniken nur erfolgreich sein, wenn auch der Übergang aus der stationären in die poststationäre Behandlung den Bedürfnissen angepasst erfolgen kann. Leider haben derzeit noch zu wenig Kliniken direkte Kooperationsverträge mit Anbietern von Kurzzeitpflege oder Altenheimen, sodass die im Rahmen des Entlassmanagements unterstützenden Sozialdienste der Kliniken sehr viele Einrichtungen kontaktieren müssen, um eine poststationäre Behandlung zu ermöglichen, die oft als Brücke zur Selbstständigkeit und Autonomie dringend benötigt wird. Die schlechtere Alternative stellt in manchen Fällen die frühzeitige direkte Entlassung in das unvorbereitete häusliche Umfeld dar, was dann wiederum zum sogenannten Drehtüreffekt führt.

8.9 Zusammenfassung

Zusammenfassend kann festgehalten werden, dass die älteren Notaufnahmepatientinnen und -patienten die am schnellsten und stärksten wachsende Population in der Notaufnahme darstellen. Eine flächendeckende Implementierung bereits durch die Fachgesellschaften konzertierter Qualitätsindikatoren sollte konsequent umgesetzt werden. Zudem sollten Qualifikationsmöglichkeiten anhand der Curricula verbindlich eingefordert und die Rahmenbedingungen in den Notaufnahmen auch strukturell weiterentwickelt werden. Besonderen Herausforderung in der außerklinischen Notfallversorgung bleiben die zunehmende Immobilität, die vermehrt aufsuchende Dienste erfordert, innerklinisch die gleichzeitige Beherbergung von betreuungsbedürftigen Lebenspartnerinnen und -partnern, die oft ein Hemmnis darstellen, sich in eine Notfallbehandlung zu begeben, sowie die mangelnde poststationäre Betreuung, die in vielen Fällen eine wichtige Brücke darstellt, um sogenannte Drehtürpatientinnen und -patienten zu vermeiden.

Literatur

AkdÄ Arzneimittelkommission der Deutschen Ärzteschaft, 5. Aktionsplan (2021–2024). https://www.akdae.de/fileadmin/user_upload/akdae/AMTS/Aktionsplan/Aktionsplan-2021-2024/Aktionsplan-AMTS-2021-2024.pdf. Zugegriffen: 16. Nov. 2024

AKTIN e. V. (2023) Aktionsbündnis zur Verbesserung der Kommunikations- und Informationstechnologie in der Intensiv- und Notfallmedizin. https://aktin.org/wp-content/uploads/AKTIN_Jahresbericht_2023_Stand_2024_04_22_online.pdf. Zugegriffen: 16. Nov. 2024

Aminzadeh F, Dalziel WB (2002) Older adults in the emergency department: a systematic review of patterns of use, adverse outcomes, and effectiveness of interventions. Ann Emerg Med 39:238–247. https://doi.org/10.1067/mem.2002.121523

AWMF-Leitlinie (o. J.) Delir im höheren Lebensalter. https://register.awmf.org/de/leitlinien/detail/109-001

Bassin BS, Haas NL, Sefa N et al (2022) Cost-effectiveness of an emergency department-based intensive care unit. JAMA Netw Open 5(9):e2233649

Brod T, Bernhard M, Blaschke S et al (2024) Empfehlungen der DGINA und DIVI zur Struktur und Ausstattung von Notfallaufnahmen 2024. Notfall Rettungsmed. https://doi.org/10.1007/s10049-024-01380-9

Brouns SHA, Mignot-Evers L, Derkx F, Lambooij SL, Dieleman JP, Haak HR (2019) Performance of the Manchester triage system in older emergency department patients: a retrospective cohort study. BMC Emerg Med 19(1):3

Burton JK, Craig LE, Yong SQ, Siddiqi N, Teale EA, Woodhouse R, Barugh AJ, Shepherd AM, Brunton A, Freeman SC, Sutton AJ, Quinn TJ (2021) Non-pharmacological interventions for preventing delirium in hospitalised non-ICU patients. Cochrane Database Syst Rev. https://doi.org/10.1002/14651858.CD013307.pub2

Chen F, Liu L, Wang Y et al (2022) Delirium prevalence in geriatric emergency department patients: a systematic review and meta-analysis. Am J Emerg Med 59:121–128

Deutsche Gesellschaft für Geriatrie e. V. (2020) Klinische Frailty-Skala. https://www.dggeriatrie.de/images/Bilder/PosterDownload/200331_DGG_Plakat_A4_Clinical_Frailty_Scale_CFS.pdf. Zugegriffen: 16. Nov. 2024

DGIIN; DGIM; BDI; DGA; DGE; DGVS; DGG; DGHO; DGI; DGK; DGfN; DG f. Pneumologie und Beatmungsmedizin; DG f. Palliativmedizin; DGRh; Busch HJ, Wolfrum S, Michels G, Baumgärtel M, Bodmann KF, Buerke M, Burst V, Enghard P, Ertl G, Fach WA, Hanses F, Heppner HJ, Hermes C, Janssens U, John S, Jung C, Karagiannidis C, Kiehl M, Kluge S, Koch A, Kochanek M, Korsten P, Lepper PM, Merkel M, Müller-Werdan U, Neukirchen M, Pfeil A, Riessen R, Rottbauer W, Schellong S, Scherg A, Sedding D, Singler K, Thieme M, Trautwein C, Willam C, Werdan K (2024) Curriculum Klinische Akut- und Notfallmedizin – Schwerpunkt Innere Medizin: Empfehlung zu Weiterbildungsinhalten der Inneren Medizin in der Notaufnahme [Clinical acute and emergency medicine curriculum-focus on internal medicine : Recommendations for advanced training in internal medicine in the emergency department]. Med Klin Intensivmed Notfmed. 119(Suppl 1):1–50. German. https://doi.org/10.1007/s00063-024-01113-3. Epub 2024 Apr 16. PMID: 38625382; PMCID: PMC11098871

DGINA (2024) Blitzumfrage an Notfallkliniken: Bettenkontingente für Notfälle absichern. Dtsch Ärztebl 121(8):A-528/B-460

Dormann H, Knüppel-Ruppert A (2021) Unerwünschte Arzneimittelwirkungen und Medikationsfehler – was Akut- und Notfallmediziner wissen sollten. Notfall+ Rettungsmedizin 24(6):907–918

Dormann H, Sonst A, Müller F, Vogler R, Patapovas A, Pfistermeister B, Plank-Kiegele B, Kirchner M, Hartmann N, Bürkle T, Maas R (2013) Adverse drug events in older patients admitted as an emergency: the role of potentially inappropriate medication in elderly people (PRISCUS). Dtsch Ärztebl Int 110(13):213–219

Elliott A, Taub N, Banerjee J et al (2021) Does the clinical frailty scale at triage predict outcomes from emergency care for older people? Ann Emerg Med 77(6):620–627

G-BA – Gemeinsamer Bundesausschuss (2020) Regelungen des Gemeinsamen Bundesausschusses zu einem gestuften System von Notfallstrukturen in Krankenhäusern gemäß § 136c Absatz 4 des Fünften Buches, Sozialgesetzbuch (SGB V). https://www.g-ba.de/downloads/62-492-2340/Not-Kra-R_2020-11-20_iK-2020-11-01.pdf. Zugegriffen: 16. Nov. 2024

de Groot B, Stolwijk F, Warmerdam M, Lucke JA, Singh GK, Abbas M, Mooijaart SP, Ansems A, Esteve Cuevas L, Rijpsma D (2017) The most commonly used disease severity scores are inappropriate for risk stratification of older emergency department sepsis patients: an observational multi-centre study. Scand J Trauma Resusc Emerg Med 25(1):91 (https://register.awmf.org/assets/guidelines/084-003l_S3_Umfassendes-Geriatrisches-Assessment-Comprehensive-Geriatric-Assessment-CGA-bei-hospitalisierten-PatientInnen_2024-06.pdf)

Grossmann FF, Zumbrunn T, Ciprian S, Stephan FP, Woy N, Bingisser R, Nickel CH (2014) Undertriage in older emergency department patients-tilting against windmills? PLoS ONE 9(8):e106203

Herzog SM, Jenny MA, Nickel CH, Ortega NR, Bingisser R (2020) Emergency department patients with weakness or fatigue: Can physicians predict their outcomes at the front door? A prospective observational study. PLoS ONE 15(11):e239902. https://doi.org/10.1371/journal.pone.0239902

Hogan B, Dodt C, Schäfer R, Droste W, Petersen PF (2009) Deutsche Gesellschaft für Interdisziplinäre Notfall- und Akutmedizin. https://eusem.org/images/pdf/curriculumgerman.pdf. Zugegriffen: 16. Nov. 2025

Jeppestøl K, Kirkevold M, Bragstad LK (2023) Early warning scores and trigger recommendations must be used with care in older home nursing care patients: Results from an observational study. Nurs Open 10(7):4737–4746. https://doi.org/10.1002/nop2.1724

Jung-Poppe L, Nicolaus HF, Roggenhofer A et al (2022) Systematic review of risk factors assessed in predictive scoring tools for drug-related problems in inpatients. JCM 11(17):5185

Just KS, Dormann H, Schurig M, Böhme M, Steffens M, Plank-Kiegele B, Ettrich K, Seufferlein T, Gräff I, Igel S, Schricker S, Jaeger SU, Schwab M, Stingl JC (2020) The phenotype of adverse drug effects: Do emergency visits due to adverse drug reactions look different in older people? Results from the ADRED study. Br J Clin Pharmacol 86(11):2144–2154

Keeble E, Roberts HC, Williams CD, Van Oppen J, Conroy SP (2019) Outcomes of hospitaladmissions among frail older people: a 2-year cohort study. Br J Gen Pract 69(685):e555–e60

Kemp K, Alakare J, Harjola VP, Strandberg T, Tolonen J, Lehtonen L, Castrén M (2020) National Early Warning Score 2 (NEWS2) and 3-level triage scale as risk predictors in frail older adults in the emergency department. BMC Emerg Med 20(1):83. https://doi.org/10.1186/s12873-020-00379-y

Langhoop K, Habbinga K, Greiner F, Hoffmann F, AKTIN-Notaufnahmeregister (2024) Charakteristika älterer im Vergleich zu jüngeren Notfallpatienten: Analyse von über 356.000 erfassten Besuchen des AKTIN-Notaufnahmeregisters [Characteristics of older versus younger emergency patients: Analysis of over 356,000 visits from the AKTIN German emergency department data registry]. Med Klin Intensivmed Notfmed 119(1):18–26

MacLullich (o. J.) The 4AT – rapid clinical test for delirium. https://www.the4at.com/. Zugegriffen: 16. Nov. 2024

Michael M, Al Agha S, Böhm L et al (2023) Alters- und geschlechtsbezogene Verteilung von Zuführung, Ersteinschätzung, Entlassart und Verweildauer in der zentralen Notaufnahme. Notfall Rettungsmed 26:39–48

Morley C, Unwin M, Peterson GM, Stankovich J, Kinsman L (2018) Emergency department crowding: a systematic review of causes, consequences and solutions. PLoS ONE 13(8):e203316–PMC6117060. https://doi.org/10.1371/journal.pone.0203316

Nowroozpoor A, Dussetschleger J, Perry W, Sano M, Aloysi A, Belleville M, Brackett A, Hirshon JM, Hung W, Moccia JM, Ohuabunwa U, Shah MN, Hwang U, GEAR 2.0-ADC Network (2022) Detecting cognitive impairment and dementia in the emergency department: a scoping review. J Am Med Dir Assoc 23(8):1314.e31–1314.e88

van Oppen JD, Mason S (2024) Frailty screening in the emergency department: why does it matter? Age Ageing 53(4):afae56. https://doi.org/10.1093/ageing/afae056

van Oppen JD, Coats TJ, Conroy SP, Lalseta J, Phelps K, Regen E et al (2021) What matters most in acute care: an interview study with older people living with frailty. BMC Geriatr 22(1):156. https://doi.org/10.1186/s12877-022-02798-x

van Oppen JD, Coats TJ, Conroy S, Valderas JM, Mackintosh N (2022) Patient-reported outcome measure for older people living with frailty receiving acute care (PROM-OPAC): a programme of development and field-testing. Emerg Med J 39:A991–A992

Riessen R, Gries A, Seekamp A, Dodt C, Kumle B, Busch HJ (2015) Positionspapier für eine Reform der medizinischen Notfallversorgung in deutschen Notaufnahmen [Position paper for a reform of medical emergency care in German emergency departments. Med Klin Intensivmed Notfmed 110(5):364–375

Rygiel K, Fimmers R, Schacher S, Dormann H, Gräff I (2020) Ältere Notfallpatienten in der zentralen Notaufnahme: Eine Kennzahlenauswertung auf Basis des DIVI-Notaufnahmeprotokoll [Older emergency patients in the emergency department: A key performance indicator analysis based on the DIVI emergency department protocol]. Med Klin Intensivmed Notfmed 115(3):228–236. https://doi.org/10.1007/s00063-019-0595-2 (Erratum in: Med Klin Intensivmed Notfmed 115(3):237–238. https://doi.org/10.1007/s00063-019-00614-w)

Schuster S, Singler K, Lim S, Machner M, Döbler K, Dormann H (2020) Quality indicators for a geriatric emergency care (GeriQ-ED) – an evidence-based delphi consensus approach to improve the care of geriatric patients in the emergency department. Scand J Trauma Resusc Emerg Med 28(1):68–PMC7364502. https://doi.org/10.1186/s13049-020-00756-3

Open Access Dieses Kapitel wird unter der Creative Commons Namensnennung 4.0 International Lizenz (http://creativecommons.org/licenses/by/4.0/deed.de) veröffentlicht, welche die Nutzung, Vervielfältigung, Bearbeitung, Verbreitung und Wiedergabe in jeglichem Medium und Format erlaubt, sofern Sie den/die ursprünglichen Autor(en) und die Quelle ordnungsgemäß nennen, einen Link zur Creative Commons Lizenz beifügen und angeben, ob Änderungen vorgenommen wurden.

Die in diesem Kapitel enthaltenen Bilder und sonstiges Drittmaterial unterliegen ebenfalls der genannten Creative Commons Lizenz, sofern sich aus der Abbildungslegende nichts anderes ergibt. Sofern das betreffende Material nicht unter der genannten Creative Commons Lizenz steht und die betreffende Handlung nicht nach gesetzlichen Vorschriften erlaubt ist, ist für die oben aufgeführten Weiterverwendungen des Materials die Einwilligung des jeweiligen Rechteinhabers einzuholen.

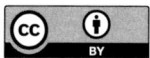

Polypharmakotherapie und digitales Medikamentenmanagement

Petra A. Thürmann

Inhaltsverzeichnis

9.1 Einleitung – 138

9.2 Polypharmakotherapie in der Notaufnahme – 139
9.2.1 Die Rolle des bundeseinheitlichen Medikationsplans – 139
9.2.2 Polypharmakotherapie in der Notaufnahme als Mitverursacher des Notfalls – 139

9.3 Polypharmakotherapie vor elektiven operativen Eingriffen – 141

9.4 Polypharmakotherapie während des stationären Aufenthalts – 141

9.5 Gesundheitsökonomische Aspekte von Nebenwirkungen und Medikationsfehlern im stationären Bereich – 142

9.6 Ansätze zur Optimierung der Arzneimitteltherapiesicherheit bei Polypharmakotherapie im Krankenhaus – 143

9.7 Closed Loop Medication Management – 144

9.8 Fazit – 146

Literatur – 146

© Der/die Autor(en) 2025
J. Klauber et al. (Hrsg.), *Krankenhaus-Report 2025*, https://doi.org/10.1007/978-3-662-70947-4_9

Zusammenfassung

Mehr als die Hälfte der gesetzlich Versicherten über 65 Jahre nimmt täglich mindestens fünf verordnete Medikamente ein (Polypharmakotherapie, Polypharmazie) und ist den damit verbundenen Risiken für Nebenwirkungen, einer erhöhten Hospitalisierungsrate und Mortalität exponiert. An den Sektorenübergängen zwischen ambulant und stationär kommt es gerade bei Polypharmazie zu Informationsverlusten und somit zu unbeabsichtigten Veränderungen der Medikation, was oftmals zu weiteren Komplikationen führt. Ein Medikationsplan ist bei Aufnahme oftmals nicht vorhanden und/oder kann nicht in das elektronische Krankenhausinformationssystem eingelesen werden. Im Krankenhaus sind eine elektronische Verordnung mit Softwareunterstützung oder Stationsapotheker noch nicht die Regel. Ein Closed Loop Medication Management könnte zahlreiche Fehler vermeiden. Für eine Abschätzung zwischen den erheblichen Anschaffungs- und Implementierungskosten und dem erwarteten Nutzen gibt es leider noch keine sehr gute Evidenz.

More than half of people over the age of 65 with statutory health insurance take five or more prescribed medications every day (polypharmacotherapy) and are exposed to the associated risks of side effects, an increased hospitalisation rate and mortality. At the transition between outpatient and inpatient care, polypharmacy in particular leads to a loss of information and thus to unintentional changes in medication, which often results in further complications. A medication plan is often not available on admission and/or cannot be read into the electronic hospital information system. Electronic prescriptions with software support or ward pharmacists are not yet the norm in German hospitals. Closed-loop medication management could avoid numerous errors. Unfortunately, there is not yet very good evidence for an assessment of the considerable acquisition and implementation costs and the expected benefits.

9.1 Einleitung

Als Polypharmakotherapie, Multimedikation oder Polypharmazie wird meist die gleichzeitige Einnahme von fünf oder mehr Arzneistoffen täglich bezeichnet (Masnoon et al. 2017). Diese ist mit zahlreichen Problemen belastet: Es entstehen Wechselwirkungen und das Risiko für Nebenwirkungen aller Art steigt (Davies et al. 2020; Wastesson et al. 2018). Patientinnen und Patienten mit Polypharmakotherapie haben ein höheres Risiko für Stürze, Krankenhausaufnahmen und eine erhöhte Mortalität im Vergleich zu Gleichaltrigen ohne Polypharmakotherapie (Davies et al. 2020). In Deutschland ist mehr als jeder zweite Versicherte im Alter von 65 Jahren oder darüber von Polypharmakotherapie betroffen; in einem Vergleich zwischen sechs Ländern war Deutschland mit 58,3 % in dieser Altersgruppe führend (Bennie et al. 2024). Daraus ergibt sich, dass die Polypharmakotherapie die Älteren auf ihrem Weg durch das Gesundheitswesen begleitet – stets mit dem Risiko für Komplikationen verbunden.

Auf dem Weg durch das Krankenhaus – von der Aufnahme bis zur Entlassung – kommen Hürden und Risiken hinzu: Die bisherige ambulante Medikation ist bei Aufnahme oftmals nicht bzw. nicht vollständig bekannt und bei der Entlassung kommt es erneut zu einem Informationsbruch; der Sektorenübergang von stationär zu ambulant wird oftmals als der riskanteste Übergang im Gesundheitssystem bezeichnet (SVR 2012). Während des stationären Aufenthalts werden in aller Regel Arzneistoffe hinzugefügt, die sich ebenfalls ungünstig auswirken können. Welche Komplikationen insbesondere durch den Informationsverlust entstehen können, wird im Folgenden dargestellt.

Gerade für die Kommunikation zur Medikation wurden schon lange Hoffnungen in die Digitalisierung gesetzt; so steht Deutschland kurz vor der Einführung des elektronischen Medikationsplans (eMP) und der elektronischen Patientenakte (ePA). Aber auch die (für Deutschland bislang ungewohnte) Digitalisierung stellt die am Medikationsprozess Beteiligten vor neue Herausforderungen.

9.2 Polypharmakotherapie in der Notaufnahme

9.2.1 Die Rolle des bundeseinheitlichen Medikationsplans

Polypharmakotherapie stellt schon in der Notaufnahme eine Herausforderung dar: Patientinnen und Patienten, die viele Arzneistoffe einnehmen, sind oftmals kränker und müssen stationär aufgenommen werden (Schurig et al. 2018). Studien zeigen, dass 64 % der Patienten keine korrekten Angaben zu ihren Arzneimitteln machen können (Meyer et al. 2012). Nach dem Sozialgesetzbuch § 31a SGB V haben alle gesetzlich Versicherten, die gleichzeitig mindestens drei verordnete Arzneimittel anwenden, das Anrecht auf einen Medikationsplan, der von Behandlern zu aktualisieren ist, über einen QR-Code eingescannt werden kann und auf Wunsch des Versicherten auch auf der elektronischen Gesundheitskarte gespeichert werden könnte und mit PIN abrufbar wäre. In der Praxis bringen Aufsuchende der Notaufnahme – wenn überhaupt – einen Papier-basierten Medikationsplan mit, der auch nicht immer dem Format des Bundesmedikationsplans entspricht. So ist es mehr oder weniger dem Zufall überlassen, ob ein Papier-basierter Medikationsplan vorliegt oder beispielsweise von Angehörigen oder betreuenden Pflegekräften rasch geliefert wird. Bei einer Befragung von n = 221 deutschen Krankenhäusern wurde angegeben, dass bei 82 % der Notaufnahmen kein aktueller Medikationsplan vorliegt (Straub et al. 2022). In einer prospektiven Erhebung bei stationären Patienten hatten zwar mehr als die Hälfte der Anspruchsberechtigten einen Medikationsplan dabei, von diesen entsprach jedoch nur knapp ein Viertel den Standards des bundeseinheitlichen Medikationsplans (Mueller et al. 2020). In einer retrospektiven Analyse war nur bei 21 % der Patientinnen und Patienten über 65 Jahren mit Anspruch auf einen Medikationsplan ein solcher zur Hand (Amelung et al. 2020) und dieser wies in 87 % der Fälle zum Teil erhebliche Diskrepanzen zur realen Einnahme auf, insbesondere wenn der Medikationsplan älter als einen Monat war. Hinzu kommt, dass je nach Digitalisierungsgrad des Krankenhauses Medikationspläne in elektronischer Form eingelesen werden können; im Jahr 2022 war dies in etwa drei Viertel aller Allgemeinkrankenhäuser der Fall (Steffen et al. 2023). Diese Schnittstellenbrüche führen zu Fehlern in der Medikationsanamnese, eine fehlerhafte Therapie wird stationär weitergeführt oder ein relevantes Medikament fehlt und falls dies nicht bemerkt wird oder zu Komplikationen führt, wird bei der Entlassung eine fehlerhafte Therapieempfehlung ausgesprochen (Straub et al. 2022).

9.2.2 Polypharmakotherapie in der Notaufnahme als Mitverursacher des Notfalls

Nebenwirkungen (NW), seien sie vermeidbar oder nicht, sind ein nicht unwesentlich zur Krankenhausaufnahme beitragender Faktor: Die jährliche Prävalenz von NW liegt zwischen 9,7 und 383,0/100.000 Personen für die Häufigkeit von arzneimittelbedingten Krankenhauseinweisungen und die Mortalitätsrate liegt zwischen 0,1 und 7,88/100.000 Personen, wenn administrative Datenbanken verwendet werden (Silva et al. 2022). Eine konservative Schätzung kam auf einen Betrag von 1,3 Mrd. €, die allein in deutschen Notaufnahmen auf *vermeidbare*, ambulant erworbene NW zurückzuführen sind (Meier et al. 2015). Eine weitere Analyse von 6.427 Patienten mit NW, die zu einem Krankenhausaufenthalt führten, zeigte, dass 44 % der vermeidbaren NW durch Arzneimittelwechselwirkungen verursacht wurden (Schmiedl et al. 2018).

Ein nicht unerheblicher Teil der Patienten stellt sich mit sog. unspezifischen Symptomen wie beispielsweise Schwindel und Sturzneigung vor, die nicht sofort auf die Ursache hinweisen. Im vorliegenden Fall können neben neurologischen und kardiovaskulären Ursachen auch eingenommene Medikamente eine Rolle spielen (Hellinger et al. 2024). Die pharmakologische Ursache wird jedoch bei mehr als der Hälfte der Betroffenen nicht erkannt (Hohl et al. 2010), insbesondere bei hochbetagten Patientinnen und Patienten mit einer sehr hohen Anzahl an Arzneimitteln (Roulet et al. 2014). Lediglich Blutungen unter Antithrombotika werden oft als Nebenwirkung erkannt. In der knappen Zeit des Aufenthalts in einer Notaufnahme wird meist keine ausführliche Medikationsanamnese erhoben, Krankenhausapotheker in der Notaufnahme sind nur in wenigen Krankenhäusern in Deutschland verfügbar und der Grad der Digitalisierung, z. B. das Einlesen eines elektronischen Medikationsplans, wird ebenfalls als gering eingeschätzt (Steffen et al. 2023).

In der deutschen ADRED-Studie wurden Patientenfälle in vier Notaufnahmen an Krankenhäusern der Maximalversorgung bzw. Universitätskliniken prospektiv über 30 Tage hinweg von einem geschulten Team evaluiert, um zu ermitteln, ob es sich bei den Beschwerden um eine Nebenwirkung handeln könnte (Schurig et al. 2018). Von 10.147 in der Notaufnahme vorstelligen Patientinnen und Patienten waren etwa 6,5 % von einer Nebenwirkung betroffen, wobei Patienten mit Arzneimittelnebenwirkung in 98 % der Fälle stationär aufgenommen wurden, im Gegensatz zu nur 43,7 % bezogen auf alle Patienten in der Notaufnahme. Patienten mit einer Nebenwirkung waren im Mittel 75 Jahre alt und nahmen im Median sieben Arzneistoffe ein. Im Gegensatz zu jüngeren Patienten konnte auch hier beobachtet werden, dass betagte Patienten eher unter unspezifischen Symptomen wie Verwirrtheit, Exsikkose und Bradykardie als Nebenwirkung litten als jüngere Menschen – Symptome, die nur schwerlich als Nebenwirkung einzuordnen sind und oftmals auf das höhere Lebensalter geschoben werden, ebenso wie Stürze, die durch Medikamente mitverursacht wurden (Just et al. 2020). Ältere Menschen waren auch häufiger von Nebenwirkungen betroffen, die durch COX-Hemmer (wie z. B. Ibuprofen, Diclofenac) und Blutverdünner ausgelöst wurden sowie zu einem ganz erheblichen Anteil auch durch Psychopharmaka (Stingl et al. 2020). In einer Vorstudie wurde bei 21 % von 702 analysierten Patienten eine Nebenwirkung entdeckt und bei knapp einem Viertel der Patienten ein Medikationsfehler, von denen wiederum knapp ein Drittel zu einem Schaden führten. Höheres Lebensalter war mit einer erhöhten Rate an Medikationsfehlern und Nebenwirkungen assoziiert (Dormann et al. 2013). In einem früheren vom BfArM geförderten Projekt wurden 19 % der zur stationären Aufnahme führenden Nebenwirkungen als vermeidbar eingestuft (Schmiedl et al. 2018). Bereits 2004 berichteten Pirmohamed et al., dass 6,5 % der Notaufnahmen in zwei Krankenhäusern in UK auf Nebenwirkungen beruhten und 63 % dieser Nebenwirkungen definitiv vermeidbar waren (Pirmohamed et al. 2004). Die Autoren einer aktuellen Metaanalyse kommen zu dem Schluss, dass etwa 2,45 % aller Krankenhausaufnahmen auf vermeidbaren Nebenwirkungen beruhen und ältere Patienten ein höheres Risiko aufweisen als jüngere Personen (Patel et al. 2017). Auch hier wurde die Vermeidbarkeit im Mittel mit knapp 50 % eingestuft, wobei die Vermeidbarkeit von Nebenwirkungen bei älteren Patienten bei über 60 % lag. Eine Analyse der CPRD-Datenbank (Clinical Practice Research Datalink) von älteren Patienten (65 bis 100 Jahre) in UK wurde von dem Autorenteam beginnend mit dem Satz diskutiert: „Our study found that primary care patients with polypharmacy were prescribed a myriad combination of medicines." In dieser Arbeit konnten zahlreiche Arzneimittelkombinationen identifiziert werden, die nicht nur häufig vorkommen, sondern auch ein mehr als fünffach erhöhtes Risiko für eine stationäre Notfallaufnahme in sich bergen, wobei spezifische Arzneimittelkombinationen das Risiko substanziell steigern (Fahmi et al. 2023).

9.3 Polypharmakotherapie vor elektiven operativen Eingriffen

Auch bei elektiven stationären Aufnahmen wird nicht immer ein Medikationsplan mitgebracht bzw. dessen Aktualität ist nicht immer nachprüfbar. So kann es auch bei geplanter Krankenhausaufnahme zu unbeabsichtigten Medikationsänderungen kommen (Tam et al. 2005). In operativen Fächern gibt es noch die Besonderheit, dass die Patienten, meist bei der Indikationsstellung, von operativen Fachvertretern und zusätzlich in der anästhesiologischen Prämedikationsambulanz gesehen werden und es hierbei zu ungewollten Abweichungen zwischen den verschiedenen Medikationsanamnesen kommt: In einer etwas älteren Untersuchung wurde bei 73 % der Patientinnen und Patienten mindestens eine Diskrepanz zwischen den beiden Medikationsanamnesen gefunden, bei 23 % Unterschiede bei den Angaben zu Allergien und bei 56 % unterschiedliche Angaben zu den regelmäßig einzunehmenden Arzneistoffen (Tam et al. 2005; Burda et al. 2005). Darüber hinaus gibt es für zahlreiche Medikamente Leitlinien, wie diese perioperativ zu dosieren sind: Manche Wirkstoffe, z. B. Gerinnungshemmer (Douketis et al. 2022), müssen präoperativ abgesetzt und/oder es muss auf andere Wirkstoffe umgestellt werden, manche Wirkstoffe können beibehalten werden, das Anästhesie-Team muss diese aber kennen und ggf. reagieren können (De Hertm et al. 2018). Ganz spezielle Leitlinien existieren beispielsweise auch für Biologika bei rheumatologischen Erkrankungen und chronisch-entzündlichen Darmerkrankungen im präoperativen Setting. Schon bei der stationären Aufnahme stellt sich der Sektorenübergang ambulant-stationär daher als ein Risiko für Menschen dar, die eine Polypharmakotherapie erhalten, bei denen jedoch möglicherweise nicht die vollständige Information vorliegt. Im Rahmen einer Analyse von 1.776 präoperativen Medikationsanordnungen stellte sich heraus, dass bei 28 % der Patienten die von der Anästhesie angeordnete Medikation am Tag der Operation nicht oder fehlerhaft umgesetzt wurde. Höheres Lebensalter und die Anzahl der Dauermedikamente korrelierte mit dem Risiko, dass die Medikation nicht korrekt verabreicht wurde (Goede et al. 2016).

9.4 Polypharmakotherapie während des stationären Aufenthalts

Während des stationären Aufenthalts kommen weitere Risiken für die Arzneimitteltherapiesicherheit hinzu, die sowohl auf den Arzneistoffen beruhen als auch auf der Verabreichung bzw. Logistik im Krankenhaus. Patientinnen und Patienten erhalten im Verlauf des Krankenhausaufenthalts neue und zusätzliche Medikamente (z. B. Schmerzmittel, Antibiotika), die unerwünschte Wechselwirkungen mit der bisherigen Therapie auslösen können. In den meisten Krankenhäusern werden die oral einzunehmenden Pharmaka meist in sog. Dosetten für den ganzen Tag vorbereitet und auf den Nachttisch gestellt. Die korrekte Einnahme obliegt meist den Patientinnen und Patienten selbst, die damit oftmals überfordert sind. Nach Laatikainen et al. erleiden 19 % der stationären Patienten eine Nebenwirkung, von denen etwa ein Drittel vermeidbar wäre (Laatikainen et al. 2017). Besonders betroffen sind Patienten mit einem hohen Lebensalter, Multimorbidität, Polypharmakotherapie, herabgesetzter Nierenfunktion; bei Frauen treten NW häufiger auf. Opioide, Sedativa und Antipsychotika sowie Diuretika und gerinnungshemmende Arzneistoffe waren am häufigsten ursächlich für die NW.

Ein Delir (akuter Verwirrtheitszustand oftmals mit Agitiertheit, aber auch in einer hypoaktiven Form) im Krankenhaus ist eine Komplikation, die häufiger im höheren Lebensalter auftritt (Marcantonio 2017), wobei Polypharmazie allgemein und besonders delirogene Arzneistoffe (v. a. sedierende und sog. anticholinerge Wirkstoffe) das Risiko dafür beträchtlich erhöhen (Marcantonio 2017; Al Farsi et al.

2023; Zhang et al. 2022; Eschweiler et al. 2021). Delirzustände treten bei etwa einem Drittel der Patienten über 70 Jahren in konservativen Fächern (z. B. Innere Medizin) und in einem ähnlich hohen Prozentsatz postoperativ auf und sind eine häufige Komplikation bei Patienten auf Intensivstation (Al Farsi et al. 2023). Infolge eines Delirs kommt es oftmals zu einem verlängerten stationären Aufenthalt, weiteren Komplikationen wie beispielsweise Stürzen und einem erhöhten Risiko für Rehospitalisierung (Zhang et al. 2022). Daher zielen neuere Konzepte bei geriatrischen Patientinnen und Patienten darauf ab, diese vor einer Operation zu screenen (Eschweiler et al. 2021) und in Abstimmung mit Hausärzten die Medikation auf ein möglichst geringes delirogenes Potenzial umzustellen (Olotu et al. 2019).

9.5 Gesundheitsökonomische Aspekte von Nebenwirkungen und Medikationsfehlern im stationären Bereich

Die gesundheitsökonomischen Konsequenzen von (vermeidbaren) Nebenwirkungen, die zur Hospitalisierung führen, wurden vielfach anhand unterschiedlichster Daten geschätzt. Bei diesen Schätzungen müssen verschiedenste Aspekte berücksichtigt werden – primär die Ansätze zur Detektion von Nebenwirkungen als Auslöser und sekundär die unterschiedlichen gesundheitsökonomischen Modelle. Im Blickpunkt stehen dann meist die Kosten für einen Fall mit einer entsprechenden DRG. Bereits vor über zehn Jahren ermittelten Rottenkolber et al. einen Betrag von 457 Mio € pro Jahr für etwa 16,5 Mio stationäre Aufnahmen im Rahmen der GKV, die durch NW entstehen, wobei nicht zwischen vermeidbaren und nicht vermeidbaren Hospitalisierungen differenziert wurde (Rottenkolber et al. 2012). Für die USA wurde für das Jahr 2016 ein Gesamtbetrag von 528,4 Mrd. $ (495,3 Mrd. $ – 672,7 Mrd. $) für „nicht-optimale" Medikationsverordnungen berechnet; das entspricht etwa 16 % der gesamten Ausgaben für Gesundheit (Watanabe et al. 2018). Diese Abschätzung beinhaltet neben vermeidbaren Nebenwirkungen allerdings auch Therapieversagen. Die durchschnittlichen Kosten eines solchen „Falls" lagen bei etwa 2.481 $ – und damit relativ nahe bei den von Rottenkolber und Kollegen (2012) berechneten Kosten von knapp 2.000 € für eine stationäre Aufnahme, die auf einer Nebenwirkung basiert. Eine aktuelle Studie aus UK kam zu dem Ergebnis, dass etwa 16 % der zur Aufnahme führenden Besuche in einer Notaufnahme auf NW beruhen; 40,4 % hiervon wurden als vermeidbar klassifiziert (Osanlou et al. 2022). Patientinnen und Patienten mit einer NW nahmen pro Tag 35 % mehr Arzneimittel ein als solche, die nicht mit einer NW in die Notaufnahme kamen. Die jährlichen Kosten für diese Krankenhausfälle wurden mit 2,21 Mrd. £ (2018 ca. 2,5 Mrd. €) errechnet.

Ausgehend von der Annahme, dass knapp 20 % aller hospitalisierten Patienten irgendeine Art von Nebenwirkung erleiden und hiervon etwa ein Drittel als vermeidbar eingeschätzt werden, entstehen auch hier neben den gesundheitlichen Schäden erhebliche Kosten (Laatikainen et al. 2017). Kostenanalysen sind hier komplexer, da es im Spektrum dieser NW liegt, dass beispielsweise eine zusätzliche Laborkontrolle oder ein EKG ausreicht, um einen größeren Schaden zu vermeiden. Es kann aber auch zu zusätzlichen Interventionen (z. B. Bildgebung, operativer Eingriff), Verlegung auf die Intensivstation, Verlängerung des stationären Aufenthalts bis hin zur Invalidität kommen. Meist werden nur die direkten Kosten, seltener die indirekten oder gar die Opportunitätskosten berechnet. Hinzu kommen die verschiedenen Perspektiven: Meist werden Kosten für a) das Krankenhaus oder b) die Krankenversicherung/das Gesundheitssystem ermittelt, ohne gesamtgesellschaftliche Konsequenzen zu berücksichtigen (Durand et al. 2024). Ein weiterer Aspekt ist die Betrachtung der Fallkosten insgesamt versus inkrementelle Kosten, die durch die NW entstanden sind, oder der Vergleich der Kosten zwischen einer Patientin mit der NW und einer oder mehreren gematchten Kontrollen ohne NW. Während gemäß dieser Metaanalyse die Fallkosten etwa 6.000,– € betragen, liegen die inkrementellen Kosten oder die Differenzen zu Fällen ohne NW zwischen 350,– und 1.800,– €. Aufgrund der erheblichen Heterogenität der Ansätze und der unterschiedlichen Gesundheitssysteme sind diese Daten mit Vorsicht zu interpretieren.

9.6 Ansätze zur Optimierung der Arzneimitteltherapiesicherheit bei Polypharmakotherapie im Krankenhaus

Arzneimitteltherapie im Krankenhaus ist ein Hochrisiko-Prozess, weil schon die mitgebrachte Medikation, wie zuvor beschrieben, oftmals unklar ist und die Patientinnen und Patienten oftmals in einem gesundheitlichen Zustand sind, der jede Pharmakotherapie bei eingeschränkten Organfunktionen riskanter macht. Erforderliche Angaben wie z. B. Laborwerte liegen zum Zeitpunkt der Verordnung häufig nicht vor bzw. müssen in anderen Systemen gesucht werden. Hinzu kommt, dass zu dem mitgebrachten Arzneimittel-Cocktail zahlreiche neue Medikamente hinzukommen, wobei hier Fehler von der Verordnung bis hin zur Verabreichung durch Pflegepersonal oder die Patienten selbst auftreten können (Baehr 2018).

In einem aktuellen Cochrane-Review wurden die verschiedensten Ansätze zur Reduzierung von Medikationsfehlern im Krankenhaus und zu deren Effekten auf patientenrelevante Outcomes analysiert (Ciapponi et al. 2021).

Beginnt man mit der elektronischen Verordnung und der entsprechenden Verordnungsunterstützung, so sind wir auch heute noch bei einer nur mäßigen Evidenzlage, dass elektronische Verordnung Medikationsfehler reduziert, und einer ebenso moderaten Evidenz zugunsten „intelligenter" Verordnungsunterstützung. Medication Reconciliation, d. h. die Überprüfung der Medikation durch Stationsapotheker, wird oftmals eingefordert. Für eine signifikante Reduktion von Medikationsfehlern gibt es nur eine moderate Evidenz und die Krankenhausverweildauer sowie Lebensqualität werden kaum beeinflusst. Hinzu kommt hier, dass Medication Reconciliation je nach Ressourcenverfügbarkeit und Digitalisierungsgrad sowie Vorhandensein beispielsweise eines Unit Dose Systems sehr unterschiedlich durchgeführt wird und dementsprechend die Wirksamkeit von Medication Reconciliation ohne den Kontext kaum zu beurteilen ist (Terstegen et al. 2024).

Für Maßnahmen wir Barcode-Systeme und Dispensierautomaten wird die Datenlage aus qualitativ hochwertigen Studien als dürftig bezeichnet (Ciapponi et al. 2021). In einem jüngeren systematischen Review nur zum Thema Dispensierautomaten, teilweise mit elektronischer Verordnungsunterstützung und/oder Unterstützung durch Stationsapotheker, wurde ermittelt, dass die Fehler bei der Medikationsverabreichung ungefähr halbiert werden (Hänninen et al. 2023).

Deutlich positiv ist der Effekt von Medication Reconciliation im Hinblick auf die poststationäre Situation: Von Apothekerinnen und Apothekern durchgeführte Medication Reviews können die poststationäre Inanspruchnahme von Notaufnahmen und die Rehospitalisierungsrate senken (Mekonnen et al. 2016).

Abgesehen davon, dass im Gegensatz beispielsweise zu UK und den USA in Deutschland seltener und weniger Stationsapotheker vorhanden sind, stellt sich auf die Frage, inwieweit diese Personalressource effizienter für Patienten mit einem besonderen Risikopotenzial eingesetzt werden könnte (Terstegen et al. 2024). Im Rahmen der Medizininformatikinitiative besteht das Konsortien-übergreifende Projekt INTERPOLAR (Loeffler et al. 2024). Hier wird im Rahmen einer prospektiven Studie der Einsatz einer elektronischen Unterstützung für Stationsapotheker zur Identifikation von besonderen Risikopatienten evaluiert. Zuvor wurden Informationen zu relevanten Risiken (u. a. Alter), Medikationsprobleme mit hohem Risiko für Nebenwirkungen und andere Kenngrößen ermittelt, die prospektiv nicht nur für die Universitätskliniken der Medizininformatikinitiative zur Verfügung stehen können (Haerdtlein et al. 2023). Eine der Herausforderungen besteht in der raschen Bereitstellung von Daten in allen beteiligten Universitätskliniken mit ihren unterschiedlichen Klinikinformationssystemen. Die beteiligten Universitätskliniken verfügen als Teilnahmevoraussetzung über reguläre Stationsapotheker, sodass die elektronisch verfügbaren Informationen sinnvoll genutzt werden können. Diese kombinierte Vorgehensweise mit IT-Support und pharmazeutischer Betreuung wird vielfach zur Steigerung der Effizienz gefordert (Terstegen et al. 2024).

Der Sektorenübergang ambulant – stationär wurde bereits 2012 vom Sachverständigenrat Gesundheit als riskante Schnittstelle für die Medikation beschrieben und digitale Unterstützung empfohlen (SVR 2012). In dem vom Innovationsfond (Förderkennzeichen 01NVF19018) geförderten Projekt TOP – Transsektorale Optimierung der Patientensicherheit werden bei der stationären Aufnahme in den beteiligten 14 Krankenhäusern diejenigen Patienten ausgewählt, bei denen bereits eine Polypharmazie (mindestens fünf Medikamente) vorliegt (Straub et al. 2022; G-BA 2020). Zur Optimierung der Medikationsanamnese werden standardisierte Versichertendaten (Diagnosen, abgegebene Medikamente) von der Krankenkasse zur Verfügung gestellt und es findet bereits bei der Aufnahme ein strukturierter Medikationsreview mit entsprechender Software statt. Somit kann eine Medikationsanamnese mit ausreichend Informationen über die Patienten bei der Aufnahme stattfinden und die stationäre Medikation entsprechend angepasst werden. Sowohl in dem INTERPOLAR-Projekt als auch im Rahmen von TOP werden unterschiedliche Lücken im bisherigen System geschlossen und es bleibt abzuwarten, ob Nebenwirkungen signifikant auch während des stationären Aufenthalts verringert werden können.

9.7 Closed Loop Medication Management

Der größte Effekt auf die Arzneimitteltherapiesicherheit bei Polypharmazie wird vom Closed Loop Medication Management (CLMM) erwartet. Darunter versteht man ein geschlossenes System, d. h. eine digitale Abbildung der Verordnung von der Aufnahme bis zur Entlassung (mit elektronischer Entscheidungshilfe), ein Unit-Dose-System, Dokumentation der Verabreichung durch Pflegepersonal (Barcode/QR-Code) und Monitoring der Therapieeffekte in einer elektronischen Patientenakte im Krankenhaus (Baehr 2018). Man erhofft sich davon eine Schließung zahlreicher bereits beschriebener Lücken und Schnittstellen im System, v. a. im Vergleich zu Papier-basierten Krankenakten mit vielen Informationsbrüchen und auch Transkriptionsfehlern (◘ Abb. 9.1).

Hinzu kommt eine Validierung von Verordnungen durch Apothekerinnen und Apotheker mit einem besonders geschulten Blick bei elektronischer Verfügbarkeit aller verordnungsrelevanten Fakten. Ein CLMM wurde als Fokusziel des Bundesverbandes Deutscher Krankenhausapotheker für die Arzneimitteltherapiesicherheit im Krankenhaus formuliert (Dörje et al. 2022). Man darf aber auch nicht vergessen, dass sowohl die Einführung von einzelnen Bestandteilen wie z. B. einem Unit-Dose-System eine Umstellung zahlreicher Prozesse bei verschiedenen Berufsgruppen impliziert, was sich entsprechend in einem zusätzlichen Personalaufwand niederschlägt, bis sich Begeisterung und eine erhöhte Effizienz bei verbesserter Medikationssicherheit einstellt (Küng et al. 2019). Darüber hinaus bestehen besondere Anforderungen an die Systeme, wenn man an Arzneistoffe denkt, die über eine Injektion appliziert oder erst kurz vor der Einnahme aus dem Blister entnommen werden oder die gesetzlichen Regelungen wie dem Betäubungsmittelgesetz und der entsprechenden Verordnung mit zusätzlichen Sicherheitsvorkehrungen (Tresor, zahlreiche Doku-

Kapitel 9 · Polypharmakotherapie und digitales Medikamentenmanagement

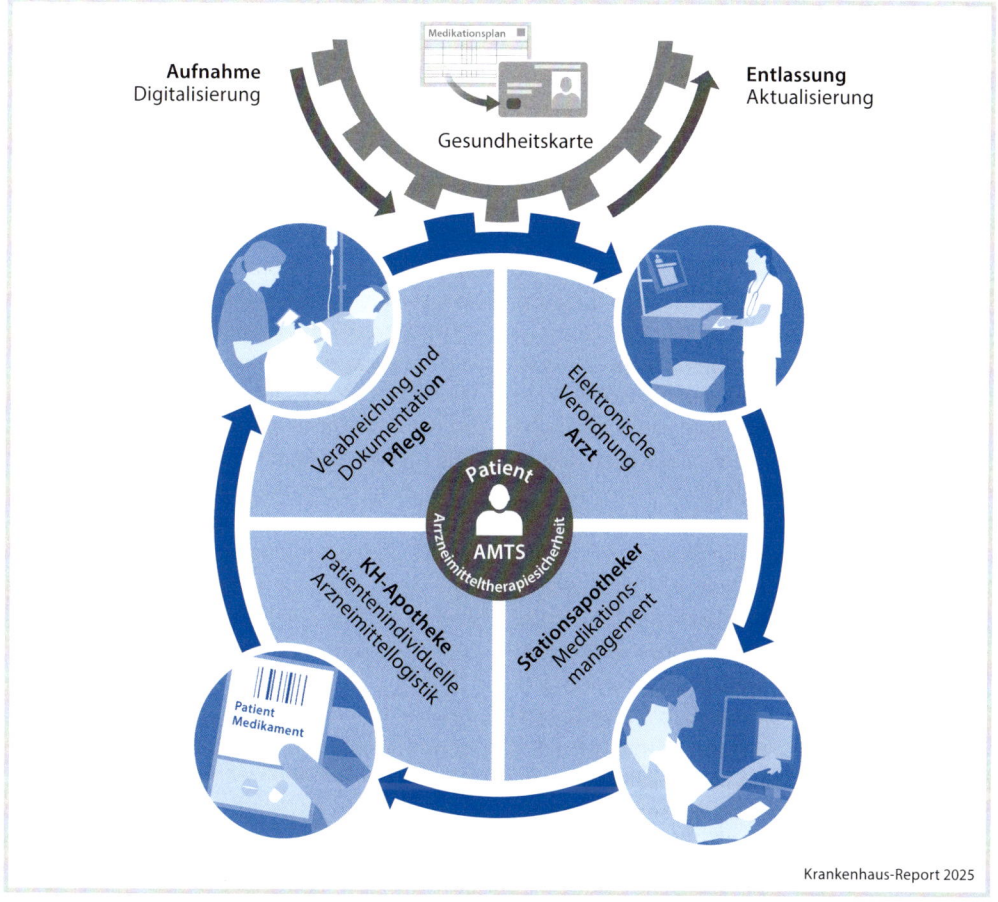

Abb. 9.1 Darstellung der Abläufe im Closed Loop Medication Management. (Quelle: Dörje et al. 2022)

mentationsschritte bis hin zur Vernichtung von Resten) unterliegen. Hier kann es besonders im Rahmen der Umstellungen zu erheblichen Risiken kommen (Zheng et al. 2021).

Angesichts der hohen Risiken der Arzneimitteltherapie, gerade bei älteren Patientinnen und Patienten mit Polypharmazie, sind Kostenberechnungen von hohem Interesse, allerdings sehr heterogen und auf die jeweiligen Gesundheits- und Erstattungssysteme bezogen. So wurden die Implementierungskosten in einer Studie mit 31.789 € berechnet, die laufenden Kosten für einen vermiedenen Fehler bei der Abgabe betrugen etwa 2,– €, die Kosten für einen klinisch relevanten Medikationsfehler lagen bei knapp 20,– €. Über drei gesundheitsökonomische Analysen hinweg konnte ermittelt werden, dass CLLM und insbesondere Anschaffungs- und Umstellungskosten für Unit-Dose-Systeme nach mehreren Jahren und vor allem bei der Nutzung durch viele Stationen in einem Krankenhaus kosteneffektiv sind. Jedoch wurden auch hier verschiedene Systeme betrachtet und auf die Notwendigkeit hingewiesen, dass die Komplexität eines CLMM sorgfältig für den jeweiligen klinischen Bereich abgewogen werden sollte (Hänninen et al. 2023). In allen Projekten zur Implementierung von elektronischer Verordnungsunterstützung und/oder Unit-Dose-Systemen wurden die Implementierungskosten vermutlich insbesondere im Hinblick auf personelle Ressourcen deutlich unterschätzt, was zu deutlichen Veränderungen der Kosten-Effektivität führen würde. Außerdem sind die Kostenschätzungen für Medikationsfehler sehr heterogen (s. o.), sodass eine Kosten-Nutzen-Abschätzung für CLMM nur schwer für den deutschen Versorgungskontext möglich ist.

9.8 Fazit

Ältere Menschen mit Polypharmakotherapie stellen eine besondere Risikopopulation im Krankenhaus dar. Die Zahlen zur Häufigkeit von Nebenwirkungen sind seit Jahren nicht abnehmend und erdrückend, die Kosten hierfür beanspruchen einen nicht unerheblichen Teil der gesamten Gesundheitsausgaben. Mittlerweile kennt man diejenigen Arzneistoffe und Kombinationen, die besonders zu Komplikationen führen und könnte – kombiniert mit verschiedenen anderen Risikofaktoren wie beispielsweise herabgesetzte Nierenfunktion – Hochrisikopatientinnen und -patienten bei der Krankenhausaufnahme identifizieren und z. B. durch klinische Pharmakologen oder Pharmazeuten betreuen lassen, um Medikationsfehler und Nebenwirkungen möglichst zu vermeiden. Eine Grundvoraussetzung hierfür wäre jedoch eine vollständige Medikationsanamnese, die leider oftmals nicht vorhanden ist. Hieraus resultiert die Forderung, dass ein elektronischer Medikationsplan (eMP) aktuell und überall verfügbar sein muss und bei einer stationären Aufnahme sofort gesehen und in das Krankenhausinformationssystem eingelesen werden müsste. Es bleibt zu hoffen, dass eMP und eine elektronische Patientenakte ePA ab 2025 für alle gesetzlich Versicherten zur Verfügung stehen und auch die Interoperabilität zwischen den Sektoren gewährleistet ist.

Was eine pharmazeutische Betreuung im Krankenhaus anbetrifft, so sind Stationsapotheker mittlerweile in einigen Bundesländern verpflichtend, allerdings ist deren Nutzen im Hinblick auf patientenrelevante Outcomes bisher eher für die Zeit nach der stationären Entlassung und für spezifische Bereiche eines Krankenhauses nachgewiesen. Eine noch nicht näher beleuchtete Option wäre auch eine „Arzneimitteltherapiesicherheit-Stewardship" in Analogie zum etablierten Modell der Antibiotic Stewardship (ABS). Ein rationaler Antibiotikagebrauch wird mittlerweile in vielen Krankenhäusern durch interprofessionelle ABS-Teams gewährleistet; möglicherweise könnte die Arzneimitteltherapiesicherheit auch durch feste Teams im Krankenhaus – zusätzlich zur fortgeschrittenen Digitalisierung – gesteigert werden.

Angesichts der erforderlichen personellen und finanziellen Ressourcen wird ein CLMM auch in naher Zukunft nicht überall implementiert werden. Hier sind für den deutschen Kontext methodisch hochwertige Studien und gesundheitsökonomische Analysen erforderlich.

Literatur

Al Farsi RS, Al Alawi AM, Al Huraizi AR et al (2023) Delirium in medically hospitalized patients: prevalence, recognition and risk factors: a prospective cohort study. J Clin Med 12:3897. https://doi.org/10.3390/jcm12123897

Amelung S, Bender B, Meid A et al (2020) Wie vollständig ist der Bundeseinheitliche Medikationsplan? Eine Analyse bei Krankenhausaufnahme. Dtsch Med Wochenschr 145:e116–e122. https://doi.org/10.1055/a-1212-2836

Baehr M (2018) Lösungsansatz closed loop medication Managment. In: Baehr M, Melzer S (Hrsg) Closed Loo Medication Management. Arzneimitteltherapiesicherheit im Krankenhaus. MWV Medizinisch Wissenschaftliche Verlagsgesellschaft, Berlin, S 43–55

Bennie M, Santa-Ana-Tellez Y, Galistiani GF et al (2024) The prevalence of polypharmacy in older Europeans: A multi-national database study of general practitioner prescribing. Br J Clin Pharmacol 90(9):2124–2136. https://doi.org/10.1111/bcp.16193

Burda S, Hobson D, Pronovost P (2005) What is the patient really taking? Discrepancies between surgery and anesthesiology preoperative medication histories. Qual Saf Health Care 14:414–416

Ciapponi A, Fernandez Nievas SE, Seijo M et al (2021) Reducing medication errors for adults in hospital settings. Cochrane Database Syst Rev. https://doi.org/10.1002/14651858.CD009985.pub2

Davies LE, Spiers G, Kingston A et al (2020) Adverse outcomes of polypharmacy in older people: systematic review of reviews. J Am Med Dir Assoc 21(2):181–187. https://doi.org/10.1016/j.jamda.2019.10.022

De Hertm SM, Staender S, Fritsch G et al (2018) Preoperative evaluation of adults undergoing elective noncardiac surgery. Updated guideline from the European Society of Anaesthesiology. Eur J Anaesthesiol 35:407–465

Dörje F, Krebs S, Schnurrer J (2022) Die Perspektive der Krankenhauspharmazie: Closed Loop Medication Management – Goldstandard im Krankenhaus. In: Schröder H, Thürmann P, Telschow C, Schröder M, Busse R (Hrsg) Arzneimittelkompass 2022. Qualität der Arzneimittelversorgung. Springer, Berlin, S 203–206

Dormann H, Sonst A, Müller F et al (2013) Adverse drug events in older patients admitted as an emergency – the role of potentially inappropriate medication in elderly people (PRISCUS). Dtsch Ärztebl Int 110(13):213–219. https://doi.org/10.3238/arztebl.2013.0213

Douketis JD, Spyropoulos AC, Murad MH et al (2022) Perioperative management of antithrombotic therapy: an American college of chest physicians clinical practice guideline. Chest 162(5):e207–e243. https://doi.org/10.1016/j.chest.2022.07.025

Durand M, Castelli C, Roux-Marson C et al (2024) Evaluating the costs of adverse drug events in hospitalized patients: a systematic review. Health Econ Rev 14(1):11. https://doi.org/10.1186/s13561-024-00481-y

Eschweiler GW, Czornik M, Herrmann ML et al (2021) Presurgical screening improves risk prediction for delirium in elective surgery of older patients: the PAWEL RISK study. Front Aging Neurosci 13:679933. https://doi.org/10.3389/fnagi.2021.679933

Fahmi A, Wong D, Walker L et al (2023) Combinations of medicines in patients with polypharmacy aged 65–100 in primary care: large variability in risks of adverse drug related and emergency hospital admissions. PLoS ONE 18(2):e281466. https://doi.org/10.1371/journal.pone.0281466

G-BA – Gemeinsamer Bundesausschuss (2020) TOP – Transsektorale Optimierung der Patientensicherheit. https://innovationsfonds.g-ba.de/projekte/neue-versorgungsformen/top-transsektorale-optimierung-derpatientensicherheit.367. Zugegriffen: 8. Dez. 2024

Goede H, Gillmann HJ, Fuge I et al (2016) Häufigkeit von Fehlern in der Umsetzung von Anordnungen des prämedizierenden Anästhesisten für die präoperative Dauermedikation. Anästh Intensivmed 57:640–650

Haerdtlein A, Debold E, Rottenkolber M et al (2023) Which adverse events and which drugs are implicated in drug-related hospital admissions? A systematic review and meta-analysis. J Clin Med 12(4):1320. https://doi.org/10.3390/jcm12041320

Hänninen K, Ahtiainen HK, Suvikas-Peltonen EM et al (2023) Automated unit dose dispensing systems producing individually packaged and labelled drugs for inpatients: a systematic review. Eur J Hosp Pharm 30:127–135

Hellinger BJ, Gries A, Schiek S, Remane Y, Bertsche T (2024) A prospective intervention study to identify drug-related emergency department visits comparing a standard care group and a pharmaceutical care group. Eur J Emerg Med 31(1):9–17

Hohl CM, Zed PJ, Brubacher JR et al (2010) Do emergency physicians attribute drug-related emergency department visits to medication-related problems? Ann Emerg Med 55(6):493–502. https://doi.org/10.1016/j.annemergmed.2009

Just KS, Dormann H, Schurig M et al (2020) The phenotype of adverse drug effects: do emergency visits due to adverse drug reactions look different in older people? Results from the ADRED study. Br J Clin Pharmacol 86(11):2144–2154

Küng K, Aeschbacher K, Rütsche A, Goette J (2019) Elektronisch unterstützter Richt- und Abgabeprozess von Medikamenten im Universitätsspital: Ergebnisse einer Benutzerbefragung [Closed-loop medication management: Results of a user survey]. Z Evid Fortbild Qual Gesundhwes 146:43–52

Laatikainen O, Miettunen J, Sneck S et al (2017) The prevalence of medication-related adverse events in inpatients-a systematic review and meta-analysis. Eur J Clin Pharmacol 73(12):1539–1549. https://doi.org/10.1007/s00228-017-2330-3

Loeffler M, Maas R, Neumann D, Scherag A, INTERPOLAR-Team (2024) INTERPOLAR – prospektive, interventionelle Studien im Rahmen der Medizininformatik-Initiative zur Verbesserung der Arzneimitteltherapiesicherheit in der Krankenversorgung [INTERPOLAR-prospective, interventional studies as part of the Medical Informatics Initiative to improve medication therapy safety in healthcare]. Bundesgesundheitsblatt Gesundheitsforschung Gesundheitsschutz 67(6):676–684. https://doi.org/10.1007/s00103-024-03890-w

Marcantonio ER (2017) Delirium in hospitalized older adults. N Engl J Med 377(15):1456–1466

Masnoon N, Shakib S, Kalisch-Ellett L, Caughey GE (2017) What is polypharmacy? A systematic review of definitions. BMC Geriatr 17(1):230. https://doi.org/10.1186/s12877-017-0621-2

Meier F, Maas R, Sonst A et al (2015) Adverse drug events in patients admitted to an emergency department: an analysis of direct costs. Pharmacoepidemiol Drug Saf 24(2):176–186

Mekonnen AB, McLachlan AJ, Brien JE (2016) Effectiveness of pharmacistled medication reconciliation programmes on clinical outcomes at hospital transitions: a systematic review and meta-analysis. BMJ Open 6:e10003. https://doi.org/10.1136/bmjopen-2015-010003

Meyer C, Stern M, Woolley W et al (2012) How reliable are patientcompleted medication reconciliation forms compared with pharmacy lists? Am J Emerg Med 30(7):1048–1054

Mueller MA, Opitz R, Grandt D, Lehr T (2020) The federal standard medication plan in practice: an observational cross-sectional study on prevalence and quality. Res Social Adm Pharm 16(10):1370–1378

Olotu C, Lebherz L, Härter M et al (2019) Improvement of perioperative care of the elderly patient (PeriAge): protocol of a controlled interventional feasibility study. BMJ Open 9:e31837. https://doi.org/10.1136/bmjopen-2019-031837

Osanlou R, Walker L, Hughes DA et al (2022) Adverse drug reactions, multimorbidity and polypharmacy: a prospective analysis of 1 month of medical admissions. BMJ Open 12:e55551. https://doi.org/10.1136/bmjopen-2021-055551

Patel NS, Patel TK, Patel PB, Naik VN, Tripathi CB (2017) Hospitalizations due to preventable adverse reactions – a systematic review. Eur J Clin Pharmacol 73(4):385–398. https://doi.org/10.1007/s00228-016-2170-6

Pirmohamed M, James S, Meakin S et al (2004) Adverse drug reactions as cause of admission to hospital: prospective analysis of 18 820 patients. BMJ 329(7456):15–19. https://doi.org/10.1136/bmj.329.7456.15

Rottenkolber D, Hasford J, Stausberg J (2012) Costs of adverse drug events in German hospitals – a microcosting study. Value Health 15(6):868–875

Roulet L, Ballereau F, Hardouin JB et al (2014) Adverse drug event nonrecognition in emergency departments: an exploratory study on factors related to patients and drugs. J Emerg Med 46(6):857–864

Schmiedl S, Rottenkolber M, Szymanski J et al (2018) Preventable ADRs leading to hospitalization – results of a long-term prospective safety study with 6,427 ADR cases focusing on elderly patients. Expert Opin Drug Saf 17(2):125–137. https://doi.org/10.1080/14740338.2018.1415322 (German Net of Regional Pharmacovigilance Centers (NRPC))

Schurig AM, Böhme M, Just KS et al (2018) Adverse drug reactions (ADR) and emergencies – the prevalence of suspected ADR in four emergency departments in Germany. Dtsch Ärztebl Int 115:251–258. https://doi.org/10.3238/arztebl.2018.0251

Silva LT, Modesto ACF, Amaral RG, Lopes FM (2022) Hospitalizations and deaths related to adverse drug events worldwide: Systematic review of studies with national coverage. Eur J Clin Pharmacol 78(3):435–466. https://doi.org/10.1007/s00228-021-03238-2

Steffen P, Löffert S, Boldt K (2023) Wie weit ist die Digitalisierung im Medikationsprozess? – Erhebung in deutschen Krankenhäusern im Rahmen des Aktionsplans AMTS 2021–2024 (Maßnahme 26). DKI DKG, Düsseldorf Berlin (www.dki.de)

Stingl JC, Just KS, Schurig M et al (2020) Prevalence of psychotropic drugs in cases of severe adverse drug reactions leading to unplanned emergency visits in general hospitals. Pharmacopsychiatry 53(3):133–137

Straub C, Teichert D, Blum K, Grandt D (2022) Informationsverluste bei sektorübergreifender Behandlung: Ursachen und Lösungen. Dtsch Med Wochenschr 147:269–272

SVR – Sachverständigenrat zur Beurteilung der Entwicklung im Gesundheitswesen (2012) Sondergutachten 2012: Wettbewerb an der Schnittstelle zwischen ambulanter und stationärer Gesundheitsversorgung. https://dserver.bundestag.de/btd/17/103/1710323.pdf. Zugegriffen: 8. Dez. 2024

Tam V, Knowles S, Cornish P et al (2005) Frequency, type and clinical importance of medication history errors at admission to hospital: a systematic review. CMAJ: 173(5):510–515. https://doi.org/10.1503/cmaj.045311

Terstegen T, Niestroj C, Stangl J et al (2024) Approaches to medication history taking in different hospital settings: a scoping review. Am J Health Syst Pharm 81(15):e419–e430. https://doi.org/10.1093/ajhp/zxae112

Wastesson JW, Morin L, Tan ECK, Johnell K (2018) An update on the clinical consequences of polypharmacy in older adults: a narrative review. Expert Opin Drug Saf 12:1185–1196. https://doi.org/10.1080/14740338.2018.1546841

Watanabe JH, McInnis T, Hirsch JD (2018) Cost of prescription drug-related morbidity and mortality. Ann Pharmacother 52(9):829–837

Zhang M, Zhang X, Gao L, Yue J, Jiang X (2022) Incidence, predictors and health outcomes of delirium in very old hospitalized patients: a prospective cohort study. BMC Geriatr 22(1):262. https://doi.org/10.1186/s12877-022-02932-9

Zheng WY, Lichtner V, Van Dort BA, Baysari MT (2021) The impact of introducing automated dispensing cabinets, barcode medication administration, and closed-loop electronic medication management systems on work processes and safety of controlled medications in hospitals: a systematic review. Res Social Adm Pharm 17(5):832–841. https://doi.org/10.1016/j.sapharm.2020.08.001

Kapitel 9 · Polypharmakotherapie und digitales Medikamentenmanagement

Open Access Dieses Kapitel wird unter der Creative Commons Namensnennung 4.0 International Lizenz (http://creativecommons.org/licenses/by/4.0/deed.de) veröffentlicht, welche die Nutzung, Vervielfältigung, Bearbeitung, Verbreitung und Wiedergabe in jeglichem Medium und Format erlaubt, sofern Sie den/die ursprünglichen Autor(en) und die Quelle ordnungsgemäß nennen, einen Link zur Creative Commons Lizenz beifügen und angeben, ob Änderungen vorgenommen wurden.

Die in diesem Kapitel enthaltenen Bilder und sonstiges Drittmaterial unterliegen ebenfalls der genannten Creative Commons Lizenz, sofern sich aus der Abbildungslegende nichts anderes ergibt. Sofern das betreffende Material nicht unter der genannten Creative Commons Lizenz steht und die betreffende Handlung nicht nach gesetzlichen Vorschriften erlaubt ist, ist für die oben aufgeführten Weiterverwendungen des Materials die Einwilligung des jeweiligen Rechteinhabers einzuholen.

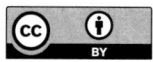

Management des postoperativen Delirs (POD) im Krankenhaus: Probleme und Lösungsoptionen

Fatima Halzl-Yürek, Maurice Breithaupt, Antje Kirchstein, Andreas Hölscher, Laerson Hoff, Franziska Braune und Claudia Spies

Inhaltsverzeichnis

10.1 Einleitung – 153

10.2 Was ist eigentlich ein postoperatives Delir (POD)? – 155

10.3 Hintergrund zu Delir bei hochbetagten Patienten: Ein relevantes Problem in der stationären Versorgung – 156

10.4 Versorgungslücken in der aktuellen Versorgungspraxis – 156
10.4.1 Relevante Versorgungslücke: Fehlendes Delirscreening – 157
10.4.2 Weitere Versorgungslücken in Krankenhäusern: Eine Analyse des Instituts für Qualitätssicherung und Transparenz im Gesundheitswesen (IQTIG) – 158

10.5 Qualitätsverträge als Handlungsoptionen und Lösungsansätze zur Vermeidung von POD – 161
10.5.1 Qualitätsverträge: Transformationsprozesse erfolgreich umsetzen – 161

© Der/die Autor(en) 2025
J. Klauber et al. (Hrsg.), *Krankenhaus-Report 2025*, https://doi.org/10.1007/978-3-662-70947-4_10

10.5.2 Der Qualitätsvertrag der Charité:
Prävention von postoperativem Delir bei der Versorgung
älterer Patienten (QV-POD) – 162

10.5.3 Besondere Anforderungen an die Institution Krankenhaus:
Das ideale Krankenzimmer für einen hochbetagten Patienten
mit erhöhtem Risiko für POD – 163

**10.6 Zukunftsvision Digi-POD:
Wie der Einsatz klinischer digitaler Entscheidungsunterstützungssysteme (CDSS) die Transformation
des Delirmanagements fördert – 164**

10.7 Fazit – 166

Literatur – 166

Zusammenfassung

Ein systematisches Delirscreening ist entscheidend, um das Delir frühzeitig zu erkennen und die entsprechende Behandlung einzuleiten. Die meisten nationalen und internationalen Leitlinien fordern ein solches Screening für alle Risikopatienten, mindestens einmal pro Schicht. Ohne regelmäßiges Screening bleibt das Delir unerkannt, was zu erhöhten Komplikationen, Mortalität und Morbidität führen kann. Es ist essentiell, die Defizite in der Versorgung zu identifizieren und gezielt zu investieren, um ein effektives Management des postoperativen Delirs zu etablieren. Die zentrale Frage bleibt, wie diese Transformation erfolgreich und nachhaltig gestaltet werden kann, um die Patientenversorgung zu verbessern.

Der Transformationsprozess zur Implementierung evidenzbasierter Leitlinienempfehlungen, wie im Qualitätsvertrag der Charité beschrieben, zielt darauf ab, eine Leitlinienadhärenz von mindestens 80 % zu erreichen. Dies führte zu niedrigeren Inzidenzraten von Delir, weniger Komplikationen und einer kürzeren Verweildauer im Krankenhaus ebenso wie geringerer Pflegebedürftigkeit nach Entlassung. Der Prozess wurde bereits als erfolgreich dokumentiert und dient als Beispiel für die Umsetzung solcher Maßnahmen in der stationären Versorgung.

Um langfristige Finanzierungslücken nach Ablauf zeitlich begrenzter Qualitätsverträge zu schließen, wird mit dem Projekt „Digitalisierte klinische Entscheidungsunterstützung zur Prävention des postoperativen Delirs" (Digi-POD) ein klinisches digitales Entscheidungsunterstützungssystem (CDSS) entwickelt, das an vier Studienzentren erprobt wird und eine Echtzeit-Rückmeldung zur Leitlinienadhärenz ermöglicht. Das Projekt zielt darauf ab, die Patientensicherheit zu erhöhen, die Effizienz in der klinischen Versorgung zu steigern und die Integration von Patientenperspektiven durch Kooperationen mit verschiedenen Interessengruppen zu fördern.

Systematic delirium screening is crucial for recognising delirium at an early stage and initiating appropriate treatment. All national and international guidelines call for such screening for all patients at risk, at least once per shift. Without regular screening, delirium remains unrecognised, which can lead to increased complications, mortality and morbidity. It is important to recognise the deficits in care and invest specifically in effective management of post-operative delirium. The key question remains how this change can be successfully and sustainably managed to improve patient care.

The transformation process to implement evidence-based guideline recommendations, as described in the Charité quality contract, aims to achieve guideline adherence of at least 80 %. This has led to a lower incidence rate of delirium, fewer complications, a shorter length of stay in the hospital. and less nursery care requirements after discharge. The process has already been documented as successful and serves as an example for the implementation of such measures in inpatient care.

To close long-term funding gaps after expiry of time-limited quality contracts, a clinical digital decision support system (CDSS) is developed within the project "Digitized clinical decision support for the prevention of post-operative delirium" (Digi-POD), which is tested at four study centers. The CDSS allows real-time feedback on the adherence to evidence-based guidelines. The project aims to improve patient safety, increase the efficiency of clinical care and promote the integration of the patient perspective through collaboration with various stakeholders.

10.1 Einleitung

Die demographische Entwicklung der Bevölkerung in Deutschland spiegelt sich in der medizinischen Versorgung am stärksten wider und ist in den Krankenhäusern deutlich

◘ **Tab. 10.1** Veröffentlichungen des Statistischen Bundesamtes (Destatis) zu Operationen und Prozeduren der vollstationären Patientinnen und Patienten in Krankenhäusern (2017–2023)

Jahr	Insgesamt (n)	Davon im Alter von mindestens 65 Jahren (n)	Anteil der über 65-Jährigen (in %)
2017	60.048.191	31.370.764	52,24
2018	61.371.955	32.513.518	52,98
2019	60.080.110	31.288.263	52,08
2020	59.562.928	32.264.404	54,17
2021	60.795.644	32.889.781	54,09
2022	60.603.611	33.510.188	55,29
2023	62.567.963	35.052.030	56,02

(n): quantitative Angabe zu Operationen und Prozeduren in Krankenhäusern, %: prozentualer Anteil der Operationen und Prozeduren der vollstationären Patientinnen und Patienten in Krankenhäusern bei Patienten im Alter über 65 Jahren

zu spüren. Das statistische Bundesamt veröffentlicht jährlich Zahlen zu Operationen und medizinischen Prozeduren bei stationären Patientinnen und Patienten. 2017 lag der Anteil der Patienten in der Altersgruppe von mindestens 65 Jahren in der Domäne Operationen und Prozeduren bei stationären Patienten bei über 50 %. Die Tendenz blieb auch über die Folgejahre in der Altersgruppe 65+ steigend (◘ Tab. 10.1), (Destatis 2007–2021; Destatis 2022; Destatis 2023). Hochbetagte Patienten sind oft kränker als die Normalbevölkerung, können Extrembedingungen während einer Operation oder einer Prozedur schlechter kompensieren und haben weniger Reserven, wenn Komplikationen auftreten. Zudem sind durch ihre Medikation spezielle Sicherheitsvorkehrungen erforderlich. Diesen Mehraufwand können ambulante Operationszentren nicht leisten und sind dafür auch nicht ausgelegt. Dadurch sind fast ausnahmslos Krankenhäuser in der Verantwortung, die Versorgung vulnerabler Patientengruppen zu übernehmen. Selbst wenn es sich nicht um einen Hochrisikoeingriff handelt und der Eingriff normalerweise ambulant durchführbar wäre, kann aus den genannten Gründen die Patientensicherheit bei ambulanter Durchführung nicht garantiert werden. Krankenhäuser sind deswegen oft als wichtigste zentrale Institution in die medizinische Versorgung hochbetagter Patienten eingebunden.

Beim Management des postoperativen Delirs (POD) gibt es in den Krankenhäusern noch viel zu tun. Delir ist bei hochbetagten Patienten eine sehr häufige und die häufigste postoperative Komplikation und tritt bei dieser Patientengruppe bei zwischen 29 und 70 % während einer stationären Behandlung auf (Gong et al. 2023; Windmann et al. 2022; Zrour et al. 2020; Cil et al. 2019; Pan et al. 2019; Cudennec et al. 2014; Inouye 1998; Inouye et al. 2000; 2006; 2010; 2014; Jones et al. 2010; Pisani et al. 2007; Dasgupta und Dumbrell 2006). Auf der Intensivstation tritt das Delir noch häufiger – bei bis zu 80 % – der Patienten auf (McNicoll et al. 2005; Fong et al. 2009; Inouye et al. 2006, Siddiqi und House 2006). Vor diesem Hintergrund hat die Implementierung eines Managements des postoperativen Delirs am Standort Krankenhaus eine viel höhere Gewichtung, weil durch die stetig wachsende Zahl der Hochbetagten bereits heute über 50 % der Patienten in der stationären Versorgung zur Delir-Risikogruppe gehören.

Das Management des postoperativen Delirs ist daher ein wichtiger und nachhaltiger Aspekt in der stationären Versorgung hochbetagter Patienten und von hoher Relevanz zum Erhalt von deren bestmöglicher Lebensqualität und auch für die Gesellschaft, indem durch präventive Ansätze möglichst lange ein selbstbestimmtes Leben ermöglicht wird.

In diesem Beitrag wird das Delirmanagement (Management des postoperativen Delirs) im Krankenhaus bei der Behandlung hochbetagter, vulnerabler Patienten erläutert. Hierbei sollen Probleme, Hürden und Defizite, die während der stationären Versorgung dieser Patientengruppe auftreten, im Fokus stehen (▶ Abschn. 10.2–10.4). Wie mit Qualitätsverträgen mögliche Handlungsoptionen und Lösungsansätze aussehen, die die Lücken in der stationären Versorgung schließen können, soll beispielhaft am *Qualitätsvertrag der Charité zur Prävention des postoperativen Delirs bei der Versorgung älterer Patientinnen und Patienten* (Kurz: QV-POD) vorgestellt werden (siehe ▶ Abschn. 10.5.). Eine zukunftsorientierte Vision, die Nachhaltigkeit im Management von POD herbeiführen könnte, stellen agile digitale klinische Entscheidungsunterstützungssysteme (CDSS) dar. Ein solches Entscheidungsunterstützungssystem ist das Innovationsfond-Projekt der Charité *Digitalisierte Entscheidungsunterstützungssysteme zur Prävention von postoperativem Delir* (Kurztitel: Digi-POD), das sich in der Rekrutierungsphase befindet (siehe ▶ Abschn. 10.6). Die Ergebnisse aus Digi-POD werden nach Abschluss der Studie publiziert.

10.2 Was ist eigentlich ein postoperatives Delir (POD)?

Unter POD versteht man eine akute Funktionsstörung des Gehirns, die sich durch einen akuten Beginn, einen fluktuierenden Verlauf sowie das Vorhandensein von Aufmerksamkeitsstörungen, eingeschränktem Denkvermögen sowie Bewusstseinsstörungen auszeichnet. Und: Delir hat immer eine medizinische Ursache, die es zu finden gilt, und zwar so schnell wie möglich. Denn genau wie bei einer Sepsis hat ein verzögerter Behandlungsbeginn bei Patientinnen und Patienten mit Delir eine unmittelbare Konsequenz für das Outcome des Patienten: Jede Minute zählt. Je später die Behandlung der Ursache des Delirs begonnen wird und je länger der Patient von POD betroffen ist, desto höher ist das Risiko für den Patienten zu versterben (Heymann et al. 2010) oder andere Komplikationen und Langzeitfolgen zu erleiden. Daher gilt POD als medizinischer Notfall, der eine sofortige Behandlung und Aufmerksamkeit erfordert.

Weitere nicht-spezifische Symptome von POD sind: eine verminderte Ansprechbarkeit, extreme Schläfrigkeit und Schlafstörungen, aber auch gesteigerte Erregbarkeit, Nervosität, Angst und Unruhe bis hin zu übermäßig aggressivem Verhalten und Streitsucht, Denkstörungen, Illusionen sowie Halluzinationen.

Ein postoperatives Delir (POD) tritt meist in den ersten fünf Tagen nach einem chirurgischen Eingriff auf. In der Regel ist das POD ein passagerer Zustand, der durch den holistischen Einsatz von nichtpharmakologischen Präventionsmaßnahmen und nachhaltiger Reduktion von Risikofaktoren in mindestens 30 % der Fälle vermieden werden kann. Ein strukturiertes Delirscreening – wie es von Fachleuten in Leitlinien (Aldecoa et al. 2017; 2024; Baron Ralf 2015; Taskforce 2021) empfohlen wird (mindestens 1× pro Schicht und mind. 2× pro Tag) – hilft, das Delir frühzeitig zu diagnostizieren und rechtzeitig eine zielgerichtete Therapie einzuleiten, da meist behandelbare medizinische Ursachen bei den Betroffenen zu finden sind.

Alle Altersgruppen können betroffen sein, doch die Ansammlung von Risikofaktoren führt gerade in höherem Alter zu einer besonderen Empfänglichkeit für dieses Krankheitsbild bei geriatrischen Patienten. Das POD zählt somit bei ihnen zu einer der häufigsten Komplikationen.

10.3 Hintergrund zu Delir bei hochbetagten Patienten: Ein relevantes Problem in der stationären Versorgung

Hochbetagte Patientinnen und Patienten bilden eine immer stärker wachsende Patientenpopulation in den Krankenhäusern und benötigen Behandlungspfade, die auf ihre Bedarfe und Defizite ausgerichtet sind. Sehr häufig weisen hochbetagte Patienten sensorische Defizite sowie Einschränkungen ihrer Mobilität und ihrer Kognition auf, die die Kommunikation mit den Patienten erschweren und ihre Compliance limitieren. Der Zeitaufwand bei der Aufnahme und die Vorbereitung von hochbetagten Patienten ist messbar höher als bei der Normalbevölkerung, weil viele „Handgriffe" aufgrund von chronischen Schmerzen und neurologischen oder funktionellen Einschränkungen langsamer erfolgen oder gar nicht erst vermittelbar sind. Zudem können beginnende oder manifeste dementielle Erkrankungen den Behandlungsaufwand für diese Patienten zusätzlich erhöhen. Hinzu kommt, dass bei ihnen mehr Untersuchungen durchzuführen sind, um ihren Gesundheitsstatus und den Krankenstand objektiv einschätzen zu können. Die Untersuchungen liefern wichtige Befunde, die bei der Risikobewertung des Patienten hinsichtlich des Delirs berücksichtigt werden müssen. Mit steigendem Alter treten Risikofaktoren des Delirs in Form von funktionellen, kognitiven und psychosozialen Einschränkungen sowie Multimorbidität häufiger auf. Die Versorgung dieser Patienten ist anspruchsvoll und gehört in die Hände erfahrener Mediziner und Experten, die die Komplexität der Diagnosen, der Medikamenteninteraktionen und der Organfunktionsstörungen überblicken und die Einschätzung von medizinischen Befunden korrekt zuordnen können.

Hinzu kommt, dass diese Patientengruppe durch Gebrechlichkeit und eingeschränkte Mobilität sturzgefährdeter ist als die Normalbevölkerung und dadurch spezifische bauliche Anpassungen am Inventar nötig wären, um die Selbstständigkeit auch während eines Krankenhausaufenthalts aufrechtzuerhalten. Hochbetagte Patienten sind auf Unterstützung angewiesen, haben eine höhere Personalbindungszeit und beanspruchen die Aufmerksamkeit des Personals stärker.

Da Delir bei hochbetagten Patienten ein immer stärker wachsendes und relevantes Problem in der stationären Versorgung darstellt, ist zu hinterfragen, wie gut die Krankenhäuser in Deutschland eigentlich auf dieses Problem vorbereitet sind.

Für die Prävention des Delirs und dessen relevante zeitnahe Behandlung sind enorme Defizite im Management des postoperativen Delirs in den Krankenhäusern in allen Bereichen der stationären Versorgung detektierbar (siehe ▶ Abschn. 10.4). Ein holistisches Management des postoperativen Delirs, das nachhaltig und effizient eingesetzt wird, ist in Deutschlands Krankenhäusern noch nicht flächendeckend implementiert. Die Herausforderung besteht darin, die Versorgungslücken schnell und nachhaltig zu schließen, indem das Management des postoperativen Delirs als standardisierter Versorgungsalgorithmus im Umgang mit hochbetagten Patienten zu implementieren ist. Qualitätsbasierte Finanzierungsmöglichkeiten (z. B. über einen zusätzlichen OPS Delirprävention) können hierbei förderlich sein und dazu beitragen, neue Standards für die Qualitätsanforderungen in der Gesundheitsversorgung zu etablieren.

10.4 Versorgungslücken in der aktuellen Versorgungspraxis

In der aktuellen Versorgungspraxis tauchen Versorgungslücken in Krankenhäusern auf, weil die Transformation relevanter evidenzbasierter POD-Maßnahmen bisher fehlt oder nur unzureichend umgesetzt wird. Um eine evidenzbasierte Versorgung bei dieser POD-Risikogruppe zu gewährleisten, empfiehlt die ESAIC-Leitlinie, das POD-Management auf alle stationären Bereiche auszurichten (Aldecoa et al. 2017; 2024). Wichtig ist zu betonen, dass die ESAIC-Empfehlungen für jeden Bereich spezifische Maßnahmen definiert hat und keinen Bereich (aufnehmender Bereich [Ambulanz], Operationssaal. Aufwachraum, Intensivstation, Normalstation) auslässt. Die Patientinnen und Patienten erhalten in einem strukturieren POD-Management prä-, intra- und postoperative Präventionsmaßnahmen, ganz gleich, ob sie gerade in der Ambulanz, in der Notaufnahme, auf der Normalstation, im Operationssaal, im Aufwachraum, auf Intensivstation oder an sonstigen Orten des Krankenhauses versorgt werden. Es genügt nicht, das POD-Management auf einen einzelnen Bereich (zum Beispiel die Intensivstation) zu konzentrieren. Dies ist in der Versorgung von Delir-Risikopatienten nicht ausreichend und eine der Ursachen für die gegenwärtigen Versorgungslücken in Krankenhäusern. Denn Delir ist keine isolierte Erkrankung der Intensivstation, auch wenn bisher dort die höchsten Inzidenzraten gemessen werden.

10.4.1 Relevante Versorgungslücke: Fehlendes Delirscreening

POD ist ein medizinischer Notfall. Dennoch bleibt das Delir im Stationsalltag oft unbemerkt, wird nicht richtig interpretiert oder zu spät erkannt. Der Gründe dafür sind eine Unter- und Fehlversorgung aufgrund von falschen Prioritätensetzungen im täglich erlebten Zeitdruck bei begrenzten Personalressourcen, fehlender Awareness bzw. Fehlinterpretationen durch „Andichten" der Scheindiagnose Demenz bei hochbetagten Patienten. Anstelle eines systematischen Delirscreenings werden vereinzelt Symptome in Prosatexten in der Patientenakte notiert. Wichtig ist jedoch eine einheitliche, transparente und schnelle Erkennung von Leitsymptomen des Delirs. Die Formulierung von Texten für die Beschreibung des Delirs ist deswegen ungeeignet, weil jeder Untersuchende Symptome in seinen Worten anders beschreibt und dadurch Interpretationsspielraum zulässt.

Evidenzbasiert und daher besser geeignet sind Delirscreeninginstrumente, die eine einheitliche „Sprache des Delirs" ermöglichen. Wenn wir diese „Sprache" interdisziplinär und multiprofessionell in der Kommunikation mit anderen Berufsgruppen und Institutionen aktiv nutzen, verhindern wir Informationsverlust und Missverständnisse in der Behandlung von hochbetagten Patienten. Leitsymptome des Delirs können mit validierten Delirscreeninginstrumenten systematisch, schnell und zuverlässig objektiv gemessen werden und sind für alle Untersuchenden in der Anwendung allgemeingültig nachvollziehbar. Mit hoher Sensitivität und Spezifität kann jeder Untersuchende mithilfe des validierten Delirscreeninginstruments schnell und objektiv ein Delir messen und unmissverständlich an seine Kolleginnen und Kollegen kommunizieren. Ein Delir mit validierten Screeninginstrumenten zu messen, wie beispielsweise mit der validierten Nursing Delirium Screening Scale (Nu-DESC), dauert weniger als eine Minute pro Messung. Damit ist das Delirscreening eine sehr gute Investition in die Patientensicherheit und -versorgung, weil dadurch Delir frühzeitig identifiziert werden kann. Bei positivem Delirscreening besteht nämlich ein medizinischer Notfall, der eine sofortige differentialdiagnostische Abklärung der Ursache des Delirs erfordert, damit die richtige Therapie eingeleitet wird. Ohne die Behandlung der Ursache wird sich das Delir nicht bessern. Hierbei zählt jede Minute: Je später ein Delir erkannt und dadurch die Behandlung verzögert wird, desto höher ist die Mortalität bei diesen Patienten (Heymann et al. 2010). Gleichzeitig hat der Patient ein Recht auf symptomatische Behandlung, um die Delirfolgen zu reduzieren. Dies ist vergleichbar mit der Behandlung des septischen Schocks: Der Schock wird nur überlebt, wenn der Patient symptomatisch mit Volumentherapie und Medikamenten versorgt wird. Die Kausaltherapie (Therapie der Infektion) ist entscheidend, ob der Patient geheilt werden kann oder an der Sepsis verstirbt. Ähnlich verhält es sich mit dem Gehirn bei einem Delir: Das Gehirn kann bei einem Delir nur überleben, wenn die Behandlung symptomatisch unterstützt wird – sei es durch nichtpharmakologische oder pharmakologische Behandlung. Die frühzeitige Kausaltherapie der Ursache des Delirs ist entscheidend dafür, ob das Gehirn „kognitiv" besser überlebt oder stirbt (bzw. kognitive Funktionen des Gehirns aussetzen). Das Aussetzen kognitiver Funktionen ist ein Prozess, der sich unaufhaltsam fortsetzt und zu schwerem kognitivem Abbau und Zerfall führt.

Ohne ein Fieberthermometer kann man kein Fieber messen und so verhält es sich auch mit dem Delirscreening: Ohne Delirscreening kann kein Delir festgestellt werden. Im Ernstfall bleiben zwei Drittel aller Delirien unerkannt, wenn kein systematisches Delirscreening mit validierten Screeninginstrumenten durchgeführt wird. Eine bekannte Versorgungslücke in den Krankenhäusern ist die Tatsache, dass ein evidenzbasiertes Delirscreening (tägliches Delirscreening mindestens 1× pro 8-Stunden-Schicht, mindestens bis zum dritten Tag nach der OP/Prozedur) nicht in allen Bereichen stattfindet. Unterschätzt – oder ignoriert – wird dabei, dass Delir-Risikopatienten unabhängig von dem Bereich, in dem sie versorgt werden, von Delir betroffen sein können. Delir ist ein Organversagen des Gehirns, das zu jedem Zeitpunkt der Behandlung in jedem Bereich der stationären Versorgung auftreten kann. Es ist obligatorisch, dass das Delirscreening bei Risikopatienten in allen Bereichen des Krankenhauses evidenzbasiert durchgeführt werden muss. Bereits das systematische Delirscreening mit einem validierten Screeninginstrument führt zur Verbesserung der medizinischen Versorgung, und zwar unabhängig vom Screeninginstrument (Lutz et al. 2010). Somit ist das Delirscreening die wichtigste Grundlage im POD-Management bei der Patientenversorgung zur Früherkennung und Prävention von Delir.

Die Empfehlungen zum Delirscreening sind mittlerweile ein fester Bestandteil in allen nationalen und internationalen Leitlinien und werden mit dem höchsten Grad der Empfehlung (Grade of Recommendation A) ausgesprochen (Aldecoa et al. 2017; 2024; Baron Ralf 2015; Taskforce 2021). Leitlinien zu Delir machen für das Delirscreening klare Vorgaben. Ein Delirscreening sollte bei allen Risikopatienten mit validierten Screeninginstrumenten in allen Bereichen (Ambulanz, präoperativ, postoperativ im Aufwachraum, Intensivstation, Normalstation) gemessen und dokumentiert werden. So geben es die Leitlinien vor: Bei stationärer Aufnahme mindestens 1× pro 8-Stunden-Schicht, mindestens 3× pro Tag, bis mindestens einschließlich dem dritten, besser bis zum fünften postoperativen Tag bei chirurgischen Patienten bzw. bei Intensivpatienten bis zum Tag der Entlassung.

Die Hauptproblematik besteht in den Kliniken darin, dass in erster Linie kein evidenzbasiertes Delirscreening regelhaft stattfindet. Durch fehlende Implementierung des Delirscreenings spiegeln die Inzidenzraten für Delir nicht die Realität wider. Das Delirscreening ist die Basis für ein solides POD-Management. Darauf aufbauend finden auch weitere Präventionsmaßnahmen ihre Anwendung.

10.4.2 Weitere Versorgungslücken in Krankenhäusern: Eine Analyse des Instituts für Qualitätssicherung und Transparenz im Gesundheitswesen (IQTIG)

Warum einige Patienten von POD betroffen sind und andere nicht, hängt unter anderem von Risikofaktoren des Delirs ab. Patienten, die bereits viele prädisponierende Risikofaktoren des Delirs aufweisen, können im Rahmen ihrer Operation und Behandlung weiteren präzipitierenden Risikofaktoren ausgesetzt sein. Die Summe aus prädisponierenden und präzipitierenden Risikofaktoren aggraviert die Pathogenese von POD und erhöht dadurch das Risiko für POD bei Patienten. Die Erhebung von Risikofaktoren des Delirs und eine Optimierung derselben sind daher wichtige Maßnahmen zur Prävention von POD. Leider gehört die präoperative Risikoevaluation bisher nicht zur Routine in Kliniken, was eine weitere Versorgungslücke darstellt. Hinzu kommen sehr oft verschleppte akute Diagnosen, die die Organsysteme systemisch beeinträchtigen. Delir – und das ist eine wichtige Message – ist genau wie andere Vitalparameter mit validierten Delirscreeninginstrumenten schnell und zuverlässig messbar, sodass auch die Ursachen unmittelbar zu finden sind.

Eine repräsentative Zusammenfassung der Versorgungslücken hat das Institut für Qualitätssicherung und Transparenz im Gesundheitswesen (IQTIG) mit der Auflistung von Problematiken im Abschlussbericht Evaluationskonzept abgebildet. Hier analysierte das IQTIG die aktuelle Versorgungspraxis von Kliniken in Deutschland und stellte fest, dass die Versorgungslücken sich in insgesamt sieben Problematiken (P = Problematik) zusammenfassen lassen, die an dieser Stelle modifiziert mit kurzer Beschreibung wiedergegeben werden sollen, weil sie aus unserer Sicht immer noch aktuell sind:

- P0: Keine Schulung des Personals zur Thematik Risikoeinschätzung des Patienten,
- P1: Keine Identifikation der Risikopatienten bei Aufnahme,
- P2: Risikopatienten werden bei Aufnahme nicht auf Vorliegen eines Delirs geprüft,
- P3: Keine Anpassung in der Behandlung von Risikopatienten,
- P4: Ein postoperatives Delir-Screening erfolgt nicht innerhalb der ersten drei Tage nach dem operativen Eingriff,
- P5: Patienten mit postoperativem Delir werden häufig keiner besonderen Therapie zugeführt,
- P6: Das postoperative Delir wird nicht dokumentiert (Arztbrief/ICD-10-Code)

(IQTIG 2017).

Aus der Zusammenstellung der Problematiken wird deutlich, dass sich diese nicht auf einen einzelnen Bereich in der stationären Versorgung konzentrieren. Vielmehr wird wie in den Leitlinien zuvor beschrieben, dass in den unterschiedlichen Bereichen (vorstationäre Behandlung, Aufnahmeprozess, Versorgung im Operationssaal/Versorgung im Funktionsbereich, Aufwachraum, Intensivstation, Normalstation, Entlassungsmanagement) spezifische Problematiken existieren, die in unterschiedlicher Ausprägung während des stationären Behandlungsverlaufs auftreten. Die Problematik verschärft sich dadurch, dass in Krankenhäusern keine verbindlichen Versorgungsalgorithmen oder optimierte Behandlungspfade für POD-Risikopatienten implementiert sind und die Versorgungslücken dadurch weiterhin bestehen. Zwar sind in Leitlinien zur Prävention von POD in der Versorgung von POD-Risikopatienten definierte einheitliche, evidenzbasierte Empfehlungen für den Umgang mit Risikopatienten festgelegt, aber es fehlt die holistische Umsetzung der Empfehlungen in den Krankenhäusern. Die Empfehlungen haben das Potenzial, Versorgungslücken zu schließen, weil sie Präventionsmaßnahmen für jeden Bereich klar und strukturiert vorgeben.

Die Implementierung evidenzbasierter Präventionsmaßnahmen ist ein Gamechanger und der Schlüssel für ein erfolgreiches POD-Management. Der Implementierungsvorgang stellt jedoch eine personelle und zeitliche Herausforderung für Krankenhäuser dar. Sowohl Zeit als auch Personal sind im stationären Setting limitierte Ressourcen. Auf der anderen Seite ist die Behandlung von deliranten Patientinnen und Patienten in der stationären Versorgung ebenfalls sehr zeitintensiv, weil sie eine hohe Bindungszeit des Personals beansprucht, die Betroffenen häufiger längere Zeit unerkannte Komplikationen haben und dadurch aufgrund der Organschädigungen Ressourcen binden. Funktionale und kognitive Einschränkungen nach einem Delir sind häufige Langzeitfolgen von Delir (Francis und Kapoor 1992; Girard et al. 2010; Pandharipande et al. 2013; Girard et al. 2018; Goldberg et al. 2020). Delir erhöht das Risiko für neurokognitive Störungen und Demenz (Kat et al. 2008; Van Gool et al. 2010; Witlox et al. 2013; Mosk et al. 2017; Evered et al. 2018). Alle diese Langzeitfolgen führen zu Einschränkungen der Selbstständigkeit und Autonomie bei betroffenen Patienten im Krankenhaus und auch nach dem Krankenhausaufenthalt (Edelstein et al. 2004; Heymann et al. 2010; Pisani et al. 2009). Daraus resultiert ein erhöhtes Risiko für Pflegebedürftigkeit und Hospitalisierung bei Risikopatienten (Witlox et al. 2010).

Die Kosten, die in der akuten Versorgung im Krankenhaus und zusätzlich durch Langzeitfolgen des Delirs verursacht werden, sind enorm und stellen dauerhaft eine Belastung für das Gesundheitssystem dar. Gemäß mehrerer voneinander unabhängiger Hochrechnungen belaufen sich die Kosten auf Milliarden. Die Gesamtkosten, die dem Delirium zuzuschreiben sind, reichen von 16.303 Dollar bis 64.421 Dollar pro Patient. Allein für die USA ergeben sich für die gesamten direkten 1-Jahres-Gesundheitskosten, die auf Delirien zurückzuführen sind, Summen in Höhe von bis zu 152 Mrd. Dollar (Leslie und Inouye 2011; Gou et al. 2021).

In Deutschland sehen die Ergebnisse zu den Kosten, die durch Delir verursacht werden, ähnlich aus. Weber et al. hatten hierzu eine erste transparente modellgestützte Analyse der mit postoperativer kognitiver Dysfunktion (POCD) verbundenen Kosten in der deutschen sozialen Pflegeversicherung entwickelt und ausgewertet. Die Analyse zeigt, dass allein durch POCD erhebliche Pflegekosten in Höhe von ca. 1,6 Mrd. EUR jährlich verursacht werden (Weber et al. 2021). Bei den Kostenkalkulationen ist der Ausfall von pflegenden Angehörigen auf dem Arbeitsmarkt oft noch gar nicht berücksichtigt. Dabei bilden Angehörige in Deutschland den größten Anteil der Pflegepersonen. In Deutschland werden über 60 % der pflegebedürftigen Personen in der Häuslichkeit von ihren Angehörigen gepflegt (Destatis 2021).

Die Auswirkungen von Delir haben unmittelbare betriebswirtschaftliche Konsequenzen für Arbeitgeber und führen zu volkswirtschaftlichen Belastungen, wenn die Inzidenzraten für Delir unverändert bleiben oder angesichts der demographischen Entwicklung weiter ansteigen. Ein echter Gamechanger für diese drohende Entwicklung ist die erfolgreiche Transformation des evidenzbasierten POD-Managements in den Krankenhäusern. Dazu zählen der holistische Einsatz von Präventionsmaßnahmen und die Implementierung des evidenzbasierten Delirscreenings. Diese Maßnahmen haben das Potenzial, die Inzidenzraten des Delirs zu reduzieren und dadurch nachweislich Kosten zu minimieren sowie Ressourcen zu schonen (Hshieh et al. 2018; Woodhouse et al. 2019)

Werden die Versorgungslücken nicht geschlossen und wird weiterhin das Delirscreening nicht durchgeführt, kann keine Verbesserung in den Krankenhäusern und keine Reduktion der Inzidenzraten für POD erwartet werden. Eher noch werden sich die Zustände weiter zuspitzen, weil kein optimierter Behandlungspfad für POD-Risikopatienten implementiert ist und dadurch die evidenzbasierte Versorgung und Therapie von POD nicht gesichert ist. Ein unerkanntes und unbehandeltes POD führt nachweislich zu weiteren Komplikationen, erhöht Mortalität, Morbidität und das Risiko einer Pflegebedürftigkeit. POD verursacht außerdem kognitive Störungen, die als postoperative kognitive Dysfunktion (POCD) oder nach neuer Deklination auch als neurokognitive Dysfunktion (NCD) bezeichnet werden und das Risiko für Demenz erhöhen. Die akuten Folgen und Langzeitfolgen von POD belasten das Gesundheitssystem und führen zu höheren Behandlungskosten.

Es ist klar, dass die stationäre Versorgung hochbetagter Patienten zwingend ein POD-Management erfordert. Wie kann ein holistisches POD-Management-Konzept effizient und nachhaltig gelingen? Um diese Herausforderung erfolgreich bewältigen zu können, empfiehlt es sich, für jedes Krankenhaus seine „Versorgungslücken" zu überprüfen und zu identifizieren, damit gezielt in Lösungen investiert werden kann. Die Implementierung des POD-Managements ist in unterschiedlichen Formaten denkbar und kann je nach Klinikstruktur attraktiv sein. Die Finanzierung eines mobilen flexiblen Delir-Expertenteams wäre zum Beispiel ein attraktives Format für

Kliniken, die hochbetagte Patienten auf vielen Stationen behandeln und von einer mobilen Expertise profitieren würden. Ein weiteres Format könnte für Kliniken attraktiv sein, die überwiegend Operationen an hochbetagten Patienten durchführen und sich die Anzahl hochbetagter Patienten auf wenigen Stationen konzentriert. Diese Kliniken könnten von einer Spezialisierung und Erweiterung ihrer Expertise um das POD-Management profitieren, wenn sie dieses in ihren Standards eingliedern. Beide Modelle haben Vorteile durch Konzentrierung der Expertise auf einzelne Teams oder auf ausgewählte Stationen. In jedem Fall lohnt sich die Investition, wenn dadurch mehr entsprechende Patienten versorgt werden und vom Delir verschont bleiben.

10.5 Qualitätsverträge als Handlungsoptionen und Lösungsansätze zur Vermeidung von POD

Mindestens ein Drittel aller Delirien lassen sich durch den holistischen Einsatz evidenzbasierter Präventionsmaßnahmen und Delirscreening verhindern und erhöhen dadurch die Patientensicherheit (Aldecoa et al. 2017; 2024; Bilotta et al. 2020; Delp et al. 2020; Lutz et al. 2010; Radtke et al. 2012; Radtke et al. 2013; Baron Ralf 2015; Taskforce 2021; Yurek et al. 2023b). Jedes vermeidbare Delir ist ein Gewinn für das Individuum und für die gesamte Gesellschaft.

Grundlage eines optimierten Behandlungspfades muss ein holistisches Konzept sein, das durch gezielte Maßnahmen die Versorgungslücken schließt und die Problematiken in jedem Bereich spezifisch auflöst. Um die Inzidenzraten für POD aktiv zu reduzieren und die Patientensicherheit zu erhöhen, ist es notwendig, den Transformationsprozess für evidenzbasiertes Delirscreening und evidenzbasierte Präventionsmaßnahmen in Krankenhäusern bundesweit umzusetzen. Die Lösung ist ein evidenzbasierter optimierter Versorgungspfad mit interdisziplinären multiprofessionellen, transparenten und intersektoralen Dokumentations- und Teamstrukturen. Ein praktisches Beispiel für die Transformation eines optimierten Versorgungspfades stellt der Qualitätsvertrag der Charité zur „Prävention des postoperativen Delirs bei der Versorgung älterer Patientinnen und Patienten" dar (siehe ▶ Abschn. 10.5.1; Yurek et al. 2023b).

10.5.1 Qualitätsverträge: Transformationsprozesse erfolgreich umsetzen

Qualitätsverträge wurden als neues Instrument zur Verbesserung der Patientenversorgung vom Gemeinsamen Bundesausschuss (G-BA) 2017 bewilligt und eingeführt. Ein Qualitätsvertrag stellt eine schriftliche formelle Vereinbarung zwischen zwei Vertragsparteien – Klinik und gesetzliche Krankenversicherung (GKV) – dar, in der die Qualitätserwartungen und -anforderungen für eine definierte Dienstleistung oder ein Projekt festgelegt werden. Dafür können monetäre oder nicht-monetäre Anreize durch die Vertragsparteien festgelegt werden. Die Qualitätsverträge sind über den § 110a SGB V gesetzlich geregelt. Das IQTIG evaluiert als unabhängige Institution die Daten der Vertragsparteien. Die Charité – Universitätsmedizin Berlin hat am 01.04.2020 als erste Universitätsklinik in der Bundesrepublik Deutschland den Qualitätsvertrag zur Prävention des postoperativen Delirs bei der Versorgung älterer Patientinnen und Patienten (Kurztitel: QV-POD) mit dem Vertragspartner BARMER für deren Versicherte abgeschlossen. Seit Vertragsabschluss sind fünf weitere gesetzliche Krankenkassen dem Vertrag beigetreten: Handelskrankenkasse (hkk), die Kaufmännische Krankenkasse (KKH), die Deutsche Angestellten-Krankenkasse (DAK Gesundheit), die Hanseatische Krankenkasse (HEK) und die Techniker Krankenkasse (TK). Der Qualitätsvertrag der Charité zur Prävention wird in ▶ Abschn. 10.5.2 erläutert.

Durch die erwähnte zeitliche und personelle Ressourcenknappheit ist es wichtig, evidenzbasierte Handlungsalgorithmen in der täglichen stationären Anwendung zu implementieren, die gleichermaßen praktikabel und dabei hocheffizient sind. Dafür ist es zielführend, die praktische Umsetzung evidenzbasierter Maßnahmen in der ganzheitlichen stationären Versorgung transparent für alle Berufsgruppen und jederzeit direkt abrufbar zu gestalten, sodass alle beteiligten Berufsgruppen aus allen Bereichen gleichermaßen einen Zugang zum POD-Management finden. Das erhöht die Bereitschaft zur Umsetzung des Delirscreenings und der Präventionsmaßnahmen und trägt letztlich zur Vermeidung von POD bei. Transparenz der Dokumentationssysteme erleichtert es allen Professionen, an dem holistischen Prozess mitzuarbeiten. Qualitätsverträge bieten die Chance, alle relevanten Interessengruppen einzubeziehen. Das Grundverständnis für die Notwendigkeit der Transformation für ein kooperatives, interdisziplinäres und multiprofessionelles Management des postoperativen Delirs muss bei allen Stakeholdern gegeben sein. Es würde zu neuen Defiziten und Problematiken führen, wenn elementare evidenzbasierte Maßnahmen wegen fehlenden Verständnisses einzelner Stakeholder nicht umgesetzt werden könnten.

10.5.2 Der Qualitätsvertrag der Charité: Prävention von postoperativem Delir bei der Versorgung älterer Patienten (QV-POD)

Die evidenzbasierten nichtpharmakologischen Maßnahmen zur Prävention von POD und allen voran das Delirscreening mit validierten Screeninginstrumenten wurden ganzheitlich im Transformationsprozess der Charité – Universitätsmedizin Berlin von Beginn an inkludiert. Das übergeordnete Ziel des Transformationsprozesses ist, eine möglichst dauerhaft hohe Leitlinienadhärenz von mindestens 80 % zu erreichen, weil sich dadurch die Effekte des Delirscreenings und der Präventionsmaßnahmen messbar abbilden lassen. Effekte bei Patientinnen und Patienten aus dem QV-POD, dem POD-Management der Charité – Universitätsmedizin Berlin, zeigten sich in niedrigeren Inzidenzraten für POD, weniger Komplikationsraten und kürzeren Krankenhausverweildauern. Die Leitlinienadhärenz wurde als objektives Messinstrument für die quantitative und qualitative Einschätzung des Transformationsprozesses herangezogen.

Der Transformationsprozess evidenzbasierter Leitlinienempfehlungen zur Prävention des postoperativen Delirs wurde im Zuge des Qualitätsvertrages als holistisches POD-Management-Konzept in der Charité implementiert. Die Inhalte des QV-POD-Management-Konzepts wurden als Protokoll open access publiziert (Yurek et al. 2023a; 2023b; Yurek und Lachmann 2023). Für die Umsetzung von QV-POD wurden im Transformationsprozess alle vom IQTIG genannten Problematiken effektiv aufgelöst. Die Lösungen (L) beinhalteten die folgenden zusätzlich zur Standardbehandlung ergänzenden strukturellen Optimierungen im Behandlungspfad für POD-Risikopatienten:

- L0: Sensibilisierung des Personals für POD (Ärzte, Gesundheits- und Krankenpfleger, Physiotherapeuten, Atemtherapeuten etc.): Video-Schulungen, Fachvorträge, Bedside-Teaching, On-the-Job-Training, Simulationskurse im Simulationszentrum der Charité – Universitätsmedizin Berlin, Sensibilisierung von Zugehörigen und Patienten für POD durch Informationsbroschüre und Informationsvideo, Aufklärungsgespräche; Website: ▶ www.delir-praevention.de,
- L1: Erhebung der prädisponierenden und der präzipitierenden Risikofaktoren,
- L2: Delirscreening sowie Schmerz- und Angstscreening bei Aufnahme,
- L3: Kontinuierliche Optimierung der Risikofaktoren,
- L4: Postoperativ evidenzbasiertes strukturiertes Delirscreening bis mindestens zum fünften postoperativen Tag sowie tägliches

Schmerz- und Angstscreening und tägliche Anwendung nicht-pharmakologischer Präventionsmaßnahmen im Bundle (kognitive Stimulation/Angehörigenintegration, Mobilisierung, enterale Ernährung, Indikationsprüfung des Fremdmaterials),
- L5: Bei positivem Delirscreening wurde das Delir-Expertenteam sofort informiert (24/7). Das ärztliche Personal des Delir-Expertenteams sicherte anhand des strukturieren Algorithmus die Diagnose des Delirs, untersuchte die Ursache des Delirs und leitete sofort die Behandlung der Ursache des Delirs in interdisziplinärer und multiprofessioneller Abstimmung ein.
- L6: Die Dokumentation jedes Delirscreenings (mindestens 1× pro Schicht) wurde im digitalen Patienten-Dokumentation-Management-Systeme (PDMS) eingetragen. Ebenso wurden alle durchgeführten Präventionsmaßnahmen digital und transparent im PDMS eingetragen, sodass eine Leitlinienadhärenz abbildbar ist.

Unter diesen Voraussetzungen gelang es, im QV-POD eine Leitlinienadhärenz von mindestens 80 % zu erreichen und die Versorgung von POD-Risikopatienten zu verbessern. Die Autonomie und Selbstständigkeit der Patienten wurde mit QV-POD aktiv unterstützt und gefördert.

10.5.3 Besondere Anforderungen an die Institution Krankenhaus: Das ideale Krankenzimmer für einen hochbetagten Patienten mit erhöhtem Risiko für POD

Neben einer Reform der unmittelbaren Patientenversorgung ist auch die Optimierung des typischen Krankenhausumfelds von entscheidender Bedeutung. Durch altersbedingte Einschränkungen und die oft hohe Last an Komorbiditäten ergeben sich für hochbetagte Patientinnen und Patienten spezifische Bedürfnisse, denen die aktuelle Architektur und Ausstattung des typischen Krankenhauszimmers nur teilweise gerecht wird. Insbesondere Patienten mit einem erhöhten Risiko für postoperatives Delir (POD) sind oft von eingeschränkter Mobilität, erhöhtem Sturzrisiko sowie Sinnesbeeinträchtigungen (z. B. Seh- und Hörvermögen) betroffen. Diese Gruppe weist ein erhöhtes Risiko für prolongierte Verläufe durch Komplikationen mit längerer Krankenhausverweildauer und Rehospitalisierung auf. Besondere Bedürfnisse dieser Gruppe betreffen Barrierefreiheit, Mobilität, Autonomie, kognitive Stimulation, Re-Orientierung und die Unterstützung der zirkadianen Rhythmik. Eine gezielte Berücksichtigung dieser Aspekte kann Komplikationen vorbeugen, die Liegedauer verkürzen, die Zufriedenheit steigern und die gesundheitliche sowie psychische Erholung fördern.

Sowohl in der Häuslichkeit als auch im Krankenhausumfeld sind Stürze häufig und können zu erheblichen Traumafolgen mit prolongierter Hospitalisierung führen. Krankenhauszimmer müssen nicht nur mit Gehhilfen und Rollstühlen navigierbar sein, sie müssen auch Abstellorte für Hilfsmittel bieten, sodass diese erreichbar, aber nicht im Weg sind. Sinnvoll ist beispielsweise eine bettnahe Halterung für Unterarmgehstützen. Zudem sollten Haltegriffe vorhanden sein, um den Transfer vom Liegen zum Sitzen oder vom Sitzen zum Stehen zu erleichtern. In Abwesenheit sicherer Hilfsmittel könnten Menschen versuchen, sich an Möbelstücken hochzuziehen – leichte, rollende Nachttische mit ausziehbaren Tischplatten stellen hier eine Gefahr dar.

Bei der Wahl der Möbel sollte verstärkt auf abgerundete oder gepolsterte Kanten geachtet werden. Kleine Bagatellereignisse, die bei jungen, gesunden Menschen keine bis kaum spürbare Spuren hinterlassen, können bei Menschen mit Pergamenthaut oder Antikoagulation zu unangenehmen und sogar ausgedehnten Verletzungen führen.

Notwendige Räumlichkeiten wie Badezimmer sollten leicht zugänglich sein, idealerweise mit direktem Zugang vom Zimmer aus.

Markierungen oder Beschriftungen von Türen können die Navigation in einer ungewohnten Umgebung erleichtern.

Ein Mangel an kognitiver und sensorischer Stimulation hat sich für Patienten mit Delirrisiko als nachteilig erwiesen. Die intensivere Nutzung von Medien sowie deren Anpassung an die Bedürfnisse hochbetagter Patienten kann dem entgegenwirken. Bildschirme sollten ausreichend groß und einfach zu bedienen sein und könnten neben Fernsehkanälen und Filmen auch Musik, Hörbücher oder Spiele bieten. Gamification im Alter wurde mehrfach untersucht und als vielversprechend kategorisiert. An Bildschirmen mit Touch-Funktion könnten Patienten speziell auf ihre sensorischen Bedürfnisse angepasste Spiele wie beispielsweise Gehirntrainings nutzen. Auch die Nutzung eines Bildschirms zur Reorientierung wäre möglich, zum Beispiel indem Ort und Datum in Form eines Bildschirmschoners angezeigt werden. Ältere Menschen verfügen oft über eine geringer ausgeprägte Medienkompetenz, daher sollten sowohl die Hardware als auch das User Interface spezifisch auf diese Personengruppe zugeschnitten sein.

Im fortgeschrittenen Alter verändern sich Nahrungsaufnahme und -verstoffwechselung und lange Nahrungskarenzen vor Operationen können das Risiko für ein Delir erhöhen. Der strikt getaktete Tagesablauf im Krankenhaus entspricht möglicherweise nicht dem gewohnten Rhythmus der Patienten. Sofern es keine Kontraindikationen gibt, sollte Nahrung frei verfügbar oder jederzeit bestellbar sein.

10.6 Zukunftsvision Digi-POD: Wie der Einsatz klinischer digitaler Entscheidungsunterstützungssysteme (CDSS) die Transformation des Delirmanagements fördert

Die positiven Effekte des evidenzbasierten Delirscreenings und der nichtpharmakologischen Präventionsmaßnahmen zur Prävention von POD sind dann am stärksten, wenn sie im Bundle umgesetzt werden und dabei eine Leitlinienadhärenz von mind. 80 % dauerhaft erreicht wird. In der stationären Versorgung liegt die Leitlinienadhärenz in vielen Kliniken bei unter 40 % der Leitlinienempfehlungen. Dadurch kommt es zu relevanten Defiziten im Delirscreening, in der Prävention und zu Verzögerungen in der Therapie von Delir. In der Zeit, in der QV-POD an der Charité umgesetzt wurde, konnte durch die zusätzliche Finanzierung der Teams bei Patienten, die in QV-POD versorgt wurden, eine Leitlinienadhärenz von mind. 80 % dauerhaft erreicht werden. Qualitätsverträge sind zeitlich limitiert und eine Vertragsverlängerung ist nicht garantiert. Dadurch ist die Finanzierung des Managements des postoperativen Delirs nach Vertragsende von Qualitätsverträgen nicht gesichert.

Um ein Management des postoperativen Delirs nachhaltig allen Risikopatienten anbieten zu können, ist die Idee entstanden, die strukturierten, annotierten Daten aus dem Qualitätsvertrag in ein digitales System zu transferieren, das agil, transparent, zeit- und ressourcenunabhängig einsetzbar ist. Diese Komponenten ermöglichen eine nachhaltige und kontinuierliche Transformation des Managements des postoperativen Delirs in Form von klinischen digital-agilen Entscheidungsunterstützungssystemen (CDSS). Mit dem Projekt „Digitalisierte klinische Entscheidungsunterstützung zur Prävention des postoperativen Delirs" (Digi-POD) wird ein CDSS entstehen, das aktuelle evidenzbasierte Leitlinienempfehlungen zu Delir maschinenlesbar verfügbar macht und automatisiert in Echtzeit mit strukturierten klinischen Routinedaten zeit- und personenunabhängig abgleicht. Das System wird an vier Studienzentren (Charité – Universitätsmedizin Berlin, Bad Oeynhausen (Universität Bochum), Caritas Maria Heimsuchung Berlin-Pankow und Vivantes Klinikum im Friedrichhain) im Vorher-Nachher-Design erprobt. Über standardisierte Datenmodelle (wie Observational Medical Outcomes Partnership (OMOP) und Fast Healthcare Interoperability Resources (FHIR)) soll dabei die

Verfügbarkeit und Nachhaltigkeit für alle Kliniken ermöglicht werden.

Während der laufenden stationären Versorgung wird mit jeder Eingabe von Präventionsmaßnahmen und Delirscreening die Rückmeldung an den Behandler zur aktuellen Leitlinienadhärenz angezeigt. Angestrebt ist eine Leitlinienadhärenz von mindestens 80 % bei Patienten mit Delirrisiko. Die Umsetzung und das Behandlungsergebnis werden über strukturierte klinische Routinedaten dokumentiert. Um den Projekterfolg zu messen, analysieren die vier Kliniken fortlaufend anhand zahlreicher Kriterien, ob sich die automatisierten Prozesse bewähren und wie sich die gesundheitliche Situation der Patienten vor und nach dem Einsatz von Digi-POD entwickelt. Das Projekt wird für drei Jahre mit knapp 1,5 Mio. € durch den Gemeinsamen Bundesausschuss (G-BA) im Rahmen des Innovationsausschusses (Förderkennzeichen: 01VSF22040/Antrags-ID: VSF3_2021-080) gefördert.

Im Erfolgsfall trägt das weltweit einzigartige Projekt nachhaltig zur Verbesserung der Patientensicherheit bei und kann Barrieren bei der Implementierung aktueller Leitlinienempfehlungen abbauen. Zudem kann es angesichts der zunehmenden Arbeitsverdichtung in Klinik und Praxis für Entlastung sorgen, damit die Effizienz von Arbeitsprozessen steigern und so Versorgungslücken schließen. Die Digitalisierung von Leitlinien ist dabei ein nachhaltiger und notwendiger Prozess, der bereits unterstützt wird. Auch die Digitalisierung in den Kliniken ist für eine erfolgreiche Transformation wichtig. Dafür ist die Bereitstellung folgender Systemvoraussetzungen erforderlich:

- HL7-FHIR-Schnittstellen zur Unterstützung des Datenaustausches,
- Interoperabilität der ambulanten und stationären Patienten-Dokumentation-Management-Systeme (PDMS),
- strukturierte klinische Daten im PDMS,
- funktionierendes WLAN-Netz in den Kliniken.

Für die Versorgung von vulnerablen Patienten, die durch den demographischen Wandel eine immer stärker wachsende Patientengruppe bilden und das Gesundheitssystem vor neue Herausforderungen stellen, sind die Durchführung verantwortungsvoller Wissenschaft und Forschung zur Transformation evidenzbasierter Medizin für zukünftige Forschungsarbeiten von großer Bedeutung.

In Digi-POD werden im Rahmen von Patientenworkshops Patientenbedarfe erfasst, evaluiert und in die Programmierung des klinschen digitalen entscheidungsunterstützenden Systems (CDSS) eingearbeitet. Die Patientenworkshops liefern wichtige Informationen für die Strukturierung in Digi-POD. Daten zu PROMs und PREMs, die die Patienten selbstbestimmt in Digi-POD eingeben können, können einen hohen Nutzen in zukünftige und nachhaltige Planungen (Stakeholder) einbringen, das Vertrauen von Patienten in die Gesundheitsversorgung durch den patientenzentrierten Ansatz stärken und im Besonderen den ethischen Aspekt bei der Behandlung von vulnerablen Patienten unterstützen. Digi-POD bietet eine strukturierte und transparente Dokumentation durch die Entwicklung eines digitalen Entscheidungsunterstützungssystems, indem es die Integration von Patientenbedarfen berücksichtigt. Digi-POD fördert das Patienten- und Stakeholder-Engagement im Gesundheitswesen, denn die aktive Teilnahme, Beteiligung und Zusammenarbeit von Patienten und verschiedenen Interessengruppen sind fester Bestandteil des Gesamtkonzepts. Die Unterstützung und Zusammenarbeit mit Patientenorganisationen ist bei Digi-POD in die Meilensteinplanung einbezogen und unterstützt dabei, die Perspektiven und Bedarfe von Patienten zu verstehen und ihre Anliegen in die Gestaltung von Gesundheitsdienstleistungen einzubeziehen. Kooperationspartner bei Digi-POD sind der Hausärzteverband Berlin und Brandenburg e. V. (BDA), das Aktionsbündnis Patientensicherheit e. V. (APS e. V.) und der/die Patientenbeauftragte für Berlin.

10.7 Fazit

Hochbetagte Patienten bilden eine vulnerable Patientengruppe und haben ein um ein Vielfaches erhöhtes Risiko für Delir. In der stationären Versorgung kann eine Fehl- und Unterversorgung dieser Delir-Hochrisikopatienten festgestellt werden. Das IQTIG hat für die Fehl- und Unterversorgung dieser vulnerablen Patientengruppe mehrere Problematiken zusammengetragen. Die Finanzierung der Implementierung des POD-Managements ist nicht geregelt und braucht eine Grundlage in der stationären Versorgung. Fehlt dieser Schritt in den Krankenhäusern, ist die Umsetzung eines effektiven POD-Managements des postoperativen Delirs gefährdet, was wiederum die Patientensicherheit gefährdet, akut und langfristig durch zusätzliche Kosten das Gesundheitssystem belastet und die Qualität der stationären Versorgung mindert.

Die Einführung von mobilen Delir-Expertenteams oder die Spezialisierung von ausgewählten Kliniken auf die Behandlung hochbetagter Patienten wären mögliche Formate für eine Leistungskonzentration. Mit klinischen digitalen Entscheidungsunterstützungssystemen (CDSS) wie Digi-POD wird erprobt, ob das Management des postoperativen Delirs nachhaltig implementiert und dabei eine Leitlinienadhärenz von mindestens 80 % erreicht werden kann.

Literatur

Aldecoa C, Bettelli G, Bilotta F, Sanders RD, Audisio R, Borozdina A, Cherubini A, Jones C, Kehlet H, Maclullich A, Radtke F, Riese F, Slooter AJ, Veyckemans F, Kramer S, Neuner B, Weiss B, Spies CD (2017) European Society of Anaesthesiology evidence-based and consensus-based guideline on postoperative delirium. Eur J Anaesthesiol 34:192–214

Aldecoa C, Bettelli G, Bilotta F, Sanders RD, Aceto P, Audisio R, Cherubini A, Cunningham C, Dabrowski W, Forookhi A, Gitti N, Immonen K, Kehlet H, Koch S, Kotfis K, Latronico N, Maclullich AMJ, Mevorach L, Mueller A, Neuner B, Piva S, Radtke F, Blaser AR, Renzi S, Romagnoli S, Schubert M, Slooter AJC, Tommasino C, Vasiljewa L, Weiss B, Yuerek F, Spies CD (2024) Update of the European Society of Anaesthesiology and Intensive Care Medicine evidence-based and consensus-based guideline on postoperative delirium in adult patients. Eur J Anaesthesiol 41:81–108

Baron R, B A, Biniek R, Braune S, Bürkle H, Dall P, Demirakca S, Eichler I, Eckardt R, Eggers V, Fietze I, Freys S, Fründ A, Garten L, Gohrbandt B, Hartl W, Harth I, Heppner H-J, Horter JO, Huth R, Janssens U, Jungk C, Käuper M K, Kessler P, Kleinschmidt S, Kochanek M, Kumpf M, Meiser A, Müller A, Orth M, Putensen C, Roth B, Schäfer M, Schäfers R, Schellongowski P, Schindler M, Schmitt R, Scholz J, Schröder S, Schwarzmann G, Spies C, Stingele R, Trieschmann U, Tonner P, Tryba M, Wappler F, Waydhas C, Weiß B, Weißhaar G (2015) S3-Leitlinie Analgesie, Sedierung und Delirmanagement in der Intensivmedizin (DAS-Leitlinie 2015). http://www.awmf.org/uploads/tx_szleitlinien/001-012l_S3_Analgesie_Sedierung_Deliermanagement_Intensivmedizin_2015-08.pdf

Bilotta F, Weiss B, Neuner B, Kramer S, Aldecoa C, Bettelli G, Sanders RD, Delp SM, Spies CD (2020) Routine management of postoperative delirium outside the ICU: Results of an international survey among anaesthesiologists. Acta Anaesthesiol Scand 64:494–500

Cil C, Celik O, Ozlek B, Ozlek E, Gokcek A, Dogan V (2019) Postoperative delirium after noncardiac surgery. Psychosomatics 60:222–223

Cudennec T, Goeau-Brissonniere O, Coscas R, Capdevila C, Moulias S, Coggia M, Teillet L (2014) Delirium in elderly vascular surgery patients. Ann Vasc Surg 28:781–786

Dasgupta M, Dumbrell AC (2006) Preoperative risk assessment for delirium after noncardiac surgery: a systematic review. J Am Geriatr Soc 54:1578–1589

Delp S, Mei W, Spies CD, Neuner B, Aldecoa C, Bettelli G, Bilotta F, Sanders RD, Kramer S, Weiss B (2020) Clinical practice in the management of postoperative delirium by Chinese anesthesiologists: a cross-sectional survey designed by the European Society of Anaesthesiology. J Int Med Res 48:300060520927207

Destatis (2021) Statistische Bibliothek. Gesundheit/Fallpauschalenbezogene Krankenhausstatistik (DRG-Statistik)/Operationen und Prozeduren der vollstationären Patientinnen und Patienten in Krankenhäusern (4-Steller)

Destatis (2021) Statistisches Bundesamt – Destatis. Mehr Pflegebedürftige. https://www.destatis.de/DE/Themen/Querschnitt/Demografischer-Wandel/Hintergruende-Auswirkungen/demografie-pflege.html#:~:text=%C3%9Cber%2080%20%25%20werden%20zu%20Hause%20versorgt&text=4%2C17%. Zugegriffen: 22. Aug. 2023

Destatis (2022) Fallpauschalenbezogene Krankenhausstatistik (DRG-Statistik), EVAS-Nummer 23141. DeStatis

Destatis (2023) Fallpauschalenbezogene Krankenhausstatistik (DRG-Statistik), EVAS-Nummer 23141. DeStatis

Edelstein DM, Aharonoff GB, Karp A, Capla EL, Zuckerman JD, Koval KJ (2004) Effect of postoperative delirium on outcome after hip fracture. Clin Orthop Relat Res: 422:195–200. https://doi.org/10.1097/01.blo.0000128649.59959.0c

Evered L, Silbert B, Knopman DS, Scott DA, Dekosky ST, Rasmussen LS, Oh ES, Crosby G, Berger M, Eckenhoff RG, Nomenclature Consensus Working Group (2018) Recommendations for the nomenclature of cognitive change associated with anaesthesia and surgery-2018. Br J Anaesth 121:1005–1012

Fong TG, Tulebaev SR, Inouye SK (2009) Delirium in elderly adults: diagnosis, prevention and treatment. Nat Rev Neurol 5:210–220

Francis J, Kapoor WN (1992) Prognosis after hospital discharge of older medical patients with delirium. J Am Geriatr Soc 40:601–606

Girard TD, Jackson JC, Pandharipande PP, Pun BT, Thompson JL, Shintani AK, Gordon SM, Canonico AE, Dittus RS, Bernard GR, Ely EW (2010) Delirium as a predictor of long-term cognitive impairment in survivors of critical illness. Crit Care Med 38:1513–1520

Girard TD, Thompson JL, Pandharipande PP, Brummel NE, Jackson JC, Patel MB, Hughes CG, Chandrasekhar R, Pun BT, Boehm LM, Elstad MR, Goodman RB, Bernard GR, Dittus RS, Ely EW (2018) Clinical phenotypes of delirium during critical illness and severity of subsequent long-term cognitive impairment: a prospective cohort study. Lancet Respir Med 6:213–222

Goldberg TE, Chen C, Wang Y, Jung E, Swanson A, Ing C, Garcia PS, Whittington RA, Moitra V (2020) Association of delirium with long-term cognitive decline: a meta-analysis. JAMA Neurol 77:1373–1381

Gong XY, Hou DJ, Yang J, He JL, Cai MJ, Wang W, Lu XY, Gao J (2023) Incidence of delirium after non-cardiac surgery in the Chinese elderly population: a systematic review and meta-analysis. Front Aging Neurosci 15:1188967

Gou RY, Hshieh TT, Marcantonio ER, Cooper Z, Jones RN, Travison TG, Fong TG, Abdeen A, Lange J, Earp B, Schmitt EM, Leslie DL, Inouye SK, Group SS (2021) One-year medicare costs associated with delirium in older patients undergoing major elective surgery. JAMA Surg 156:430–442

Heymann A, Radtke F, Schiemann A, Lutz A, Macguill M, Wernecke KD, Spies C (2010) Delayed treatment of delirium increases mortality rate in intensive care unit patients. J Int Med Res 38:1584–1595

Hshieh TT, Yang T, Gartaganis SL, Yue J, Inouye SK (2018) Hospital elder life program: systematic review and meta-analysis of effectiveness. Am J Geriatr Psychiatry 26:1015–1033

Inouye SK (1998) Delirium in hospitalized older patients. Clin Geriatr Med 14:745–764

Inouye SK, Bogardus ST Jr, Baker DI, Leo-Summers L, Cooney LM Jr (2000) The hospital elder life program: a model of care to prevent cognitive and functional decline in older hospitalized patients. Hospital elder life program. J Am Geriatr Soc 48:1697–1706

Inouye SK, Baker DI, Fugal P, Bradley EH, Project HD (2006) Dissemination of the hospital elder life program: implementation, adaptation, and successes. J Am Geriatr Soc 54:1492–1499

Inouye SK, Rubin FH, Wierman HR, Supiano MA, Fenlon K (2010) No shortcuts for delirium prevention. J Am Geriatr Soc 58:998–999 (author reply 999–1000)

Inouye SK, Westendorp RG, Saczynski JS (2014) Delirium in elderly people. Lancet 383:911–922

IQTIG (2017) Qualitätsverträge nach § 110a SGB V. Evaluationskonzept zur Untersuchung der Entwicklung der Versorgungsqualität gemäß § 136b Abs. 8 SGB V. Abschlussbericht. IQTIG – Institut für Qualitätssicherung und Transparenz im Gesundheitswesen, S 68, https://iqtig.org/downloads/berichte/2018/IQTIG_Evaluationskonzept-Qualitaetsvertraege_Abschlussbericht-mit-Addendum_2018-08-17.pdf. Zugegriffen: 2. Sept. 2021

Jones RN, Fong TG, Metzger E, Tulebaev S, Yang FM, Alsop DC, Marcantonio ER, Cupples LA, Gottlieb G, Inouye SK (2010) Aging, brain disease, and reserve: implications for delirium. Am J Geriatr Psychiatry 18:117–127

Kat MG, Vreeswijk R, De Jonghe JF, Van der Ploeg T, Van Gool WA, Eikelenboom P, Kalisvaart KJ (2008) Long-term cognitive outcome of delirium in elderly hip surgery patients. A prospective matched controlled study over two and a half years. Dement Geriatr Cogn Disord 26:1–8

Leslie DL, Inouye SK (2011) The importance of delirium: economic and societal costs. J Am Geriatr Soc 59(Suppl 2):S241–S243

Lutz A, Heymann A, Radtke FM, Spies CD (2010) If delirium is not monitored it will often be not detected. Anästhesiol Intensivmed Notfallmed Schmerzther 45:106–111

Mcnicoll L, Pisani MA, Ely EW, Gifford D, Inouye SK (2005) Detection of delirium in the intensive care unit: comparison of confusion assessment method for the intensive care unit with confusion assessment method ratings. J Am Geriatr Soc 53:495–500

Mosk CA, Mus M, Vroemen JP, Van der Ploeg T, Vos DI, Elmans LH, Van der Laan L (2017) Dementia and delirium, the outcomes in elderly hip fracture patients. Clin Interv Aging 12:421–430

Pan Z, Huang K, Huang W, Kim KH, Wu H, Yu Y, Kim KN, Yi S, Shin DA, Vora D, Gragnaniello C, Phan K, Tasiou A, Winder MJ, Koga H, Azimi P, Kang SY, Ha Y, AME Spine Surgery Collaborative Group (2019) The risk factors associated with delirium after lumbar spine surgery in elderly patients. Quant Imaging Med Surg 9:700–710

Pandharipande PP, Girard TD, Jackson JC, Morandi A, Thompson JL, Pun BT, Brummel NE, Hughes CG, Vasilevskis EE, Shintani AK, Moons KG, Geevarghese SK, Canonico A, Hopkins RO, Bernard GR, Dittus RS, Ely EW (2013) Long-term cognitive impairment after critical illness. N Engl J Med 369:1306–1316

Pisani MA, Murphy TE, van Ness PH, Araujo KL, Inouye SK (2007) Characteristics associated with delirium in older patients in a medical intensive care unit. Arch Intern Med 167:1629–1634

Pisani MA, Kong SY, Kasl SV, Murphy TE, Araujo KL, van Ness PH (2009) Days of delirium are associated with 1-year mortality in an older intensive care unit population. Am J Respir Crit Care Med 180:1092–1097

Radtke FM, Heymann A, Franck M, Maechler F, Drews T, Luetz A, Nachtigall I, Wernecke KD, Spies CD (2012) How to implement monitoring tools for sedation, pain and delirium in the intensive care unit: an experimental cohort study. Intensive Care Med 38:1974–1981

Radtke FM, Franck M, Lendner J, Kruger S, Wernecke KD, Spies CD (2013) Monitoring depth of anaesthesia in a randomized trial decreases the rate of postoperative delirium but not postoperative cognitive dysfunction. Br J Anaesth 110(Suppl 1):i98–i105

Siddiqi N, House A (2006) Delirium: an update on diagnosis, treatment and prevention. Clin Med 6:540–543

Taskforce DAS (2021) S3-Leitlinie Analgesie, Sedierung und Delirmanagement in der Intensivmedizin (DAS-Leitlinie 2020). AWMF-Registernummer: 001/012, S 230

Van Gool WA, Van de Beek D, Eikelenboom P (2010) Systemic infection and delirium: when cytokines and acetylcholine collide. Lancet 375:773–775

Weber SA, Pietzsch M, Spies C, Yürek F, Hadzidiakos D, Borchers F, Lammers-Lietz F, Piper SK, Kruppa J, Winterer G (2021) A model-based estimation of annual long-term care costs in Germany following postoperative cognitive dysfunction (POCD) in elderly patients. J Public Health Int 3(3):23–36. https://doi.org/10.14302/issn.2641-4538.jphi-21-3765

Windmann V, Dreier JP, Major S, Spies C, Lachmann G, Koch S (2022) Increased direct current-electroencephalography shifts during induction of anesthesia in elderly patients developing postoperative delirium. Front Aging Neurosci 14:921139

Witlox J, Eurelings LS, De Jonghe JF, Kalisvaart KJ, Eikelenboom P, Van Gool WA (2010) Delirium in elderly patients and the risk of postdischarge mortality, institutionalization, and dementia: a meta-analysis. JAMA 304:443–451

Witlox J, Slor CJ, Jansen RW, Kalisvaart KJ, Van Stijn MF, Houdijk AP, Eikelenboom P, Van Gool WA, De Jonghe JF (2013) The neuropsychological sequelae of delirium in elderly patients with hip fracture three months after hospital discharge. Int Psychogeriatr 25:1521–1531

Woodhouse R, Burton JK, Rana N, Pang YL, Lister JE, Siddiqi N (2019) Interventions for preventing delirium in older people in institutional long-term care. Cochrane Database Syst Rev 4:CD9537

Yurek F, Lachmann C (2023) Postoperative delirium. Anästhesiol Intensivmed Notfallmed Schmerzther 58:480–481

Yurek F, Marschall U, Gaedigk U, Kruger S, Hoft M, Spies C (2023a) Quality contract for the prevention of postoperative delirium. Anästhesiol Intensivmed Notfallmed Schmerzther 58:525–539

Yurek F, Zimmermann JD, Weidner E, Hauss A, Dahnert E, Hadzidiakos D, Kruppa J, Kiselev J, Sichinava N, Retana ROA, Hoff L, Morgeli R, Junge L, Scholtz K, Piper SK, Gruner L, Harborth AEM, Eymold L, Gulmez T, Falk E, Balzer F, Treskatsch S, Hoft M, Schmidt D, Landgraf F, Marschall U, Holscher A, Rafii M, Spies C (2023b) Quality contract 'prevention of postoperative delirium in the care of elderly patients' study protocol: a non-randomised, pre-post, monocentric, prospective trial. BMJ Open 13:e66709

Zrour C, Haddad R, Zoghbi M, Kharsa Z, Hijazi M, Naja W (2020) Prospective, multi-centric benchmark study assessing delirium: prevalence, incidence and its correlates in hospitalized elderly Lebanese patients. Aging Clin Exp Res 32:689–697

Open Access Dieses Kapitel wird unter der Creative Commons Namensnennung 4.0 International Lizenz (http://creativecommons.org/licenses/by/4.0/deed.de) veröffentlicht, welche die Nutzung, Vervielfältigung, Bearbeitung, Verbreitung und Wiedergabe in jeglichem Medium und Format erlaubt, sofern Sie den/die ursprünglichen Autor(en) und die Quelle ordnungsgemäß nennen, einen Link zur Creative Commons Lizenz beifügen und angeben, ob Änderungen vorgenommen wurden.

Die in diesem Kapitel enthaltenen Bilder und sonstiges Drittmaterial unterliegen ebenfalls der genannten Creative Commons Lizenz, sofern sich aus der Abbildungslegende nichts anderes ergibt. Sofern das betreffende Material nicht unter der genannten Creative Commons Lizenz steht und die betreffende Handlung nicht nach gesetzlichen Vorschriften erlaubt ist, ist für die oben aufgeführten Weiterverwendungen des Materials die Einwilligung des jeweiligen Rechteinhabers einzuholen.

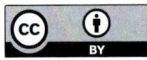

Versorgung von Pflegeeinrichtungsbewohnern in Krankenhäusern: Über-, Unter- und Fehlversorgung

Benedikt Simon und Marco Walker

Inhaltsverzeichnis

11.1 Einleitung – 171

11.2 Die Versorgungskosten – 172

11.3 **Die Eskalationskette** – 173
11.3.1 Potenziale im Management von chronischen Erkrankungen – 174
11.3.2 Potenziale in der hausärztlichen und fachärztlichen Versorgung – 174
11.3.3 Potenziale in der Versorgung in Krisensituationen – 175
11.3.4 Potenziale in der Krankenhausversorgung – 176

11.4 **Digitale Versorgungselemente als Unterbrechungspunkte der Eskalationskette** – 177
11.4.1 Telemonitoring von chronischen Erkrankungen – 177
11.4.2 Datengestützte Video-Sprechstunden – 178
11.4.3 Tele-Triagierung in Krisensituationen – 179
11.4.4 Virtuelles Krankenhaus – 180

© Der/die Autor(en) 2025
J. Klauber et al. (Hrsg.), *Krankenhaus-Report 2025*, https://doi.org/10.1007/978-3-662-70947-4_11

11.5 140a-Verträge: (K)ein Weg
      zur nachhaltigen Implementierung? – 181

11.6 Fazit/Diskussion – 182

      Literatur – 183

Zusammenfassung

Das deutsche Versorgungssystem ist durch viele Fehlanreize geprägt, die in der Kombination mit suboptimalen Versorgungsprozessen und zunehmender Ressourcenknappheit zu Über-, Unter- und Fehlversorgung führen. Dies erfährt eine besondere Dramatik in der Versorgung von Bewohnern von Pflegeeinrichtungen, die sich durch herausgehobene Vulnerabilität und Versorgungsbedarfe auszeichnen. Fehlversorgungen, wie z. B. unnötige Kontakte zu Notaufnehmen oder gar unnötige Krankenhausaufnahmen, sind für diese besonders schützenswerte Population in einem besonderen Maße physisch wie psychisch belastend. Diese sollten daher nicht nur aus ökonomischer, sondern auch aus ethischer Sicht verhindert werden. Über-, Unter- und Fehlversorgungen im herkömmlichen Regelversorgungssystem könnten an vielen Stellen durch digital unterstützte Versorgungsinnovationen ausgeglichen werden. Jedoch ist Deutschland deutlich langsamer in der Adaption und Implementierung von Versorgungsinnovationen als andere Länder. Um systematisch die Versorgungsqualität zu steigern und Versorgungskosten zu senken, bedarf es letztendlich aber nicht nur der Einführung von Versorgungsinnovationen, von denen wir in diesem Beitrag einige aufzeigen, sondern letztendlich der Überwindung des Systems der Einzelleistungsvergütung mit seinen Fehlanreizen.

The German health care system is characterised by many false incentives, which in combination with suboptimal care processes and an increasing scarcity of resources lead to overuse, underuse and misallocated provision of benefits. This is particularly dramatic in the care of nursing home residents, who are characterised by a high degree of vulnerability and care needs. Misuse, such as unnecessary contact with emergency rooms or even unnecessary hospital admissions, is particularly physically and psychologically stressful for this particularly vulnerable population. It should therefore be avoided – not only for economic reasons, but also from an ethical point of view. In the conventional system of health care provision, digitally supported care innovations could compensate for overuse, underuse and misuse in many areas. However, Germany is significantly slower than other countries when it comes to adapting and implementing health care innovations. In order to systematically improve the quality and reduce the costs of health care, it is not only necessary to introduce care innovations, some of which are outlined in this paper, but ultimately to overcome the system of individual service remuneration with its misplaced incentives.

11.1 Einleitung

Aktuell werden jährlich in Deutschland etwa 800.000 Menschen in stationären Pflegeeinrichtungen versorgt (Destatis 2022). Diese Zahl wird infolge des demographischen Wandels kurzfristig steigen (Destatis 2024a; Ärzteblatt 2024). Menschen, die in Pflegeeinrichtungen leben, gehören zu der gesundheitlich vulnerabelsten Population in Deutschland. Im Vergleich zu Menschen der gleichen Altersgruppe, die nicht in Pflegeheimen leben, ist die Versorgungsbedürftigkeit der Heimbewohnenden besonders hoch. Der Pflegegrad kann hier als Proxi-Variable für die Versorgungsbedürftigkeit und Vulnerabilität herangezogen werden (◘ Abb. 11.1; Destatis 2022). Somit ist die Inanspruchnahme von Gesundheitsversorgungsleistungen dieser Bevölkerungsgruppe, die unter Multimorbidität, Gebrechlichkeit und der Progredienz funktionaler und kognitiver Erkrankungen leidet, besonders hoch.

Beispielhaft für die hohe Inanspruchnahme sind die Kontakte zu Notaufnahmen und Krankenhausaufenthalten: Daten zeigen, dass Pflegeheimbewohnende im Durchschnitt zwei Kontakte zu Notaufnahmen pro Jahr haben, wovon durchschnittlich einer zu einer stationären Krankenhausaufnahme führt (Woock et al. 2022). Dabei sind Krankenhausaufenthalte gerade für Patientinnen und Patienten in Pflegeeinrichtungen mit einer großen physischen und psychischen Belastung verbunden:

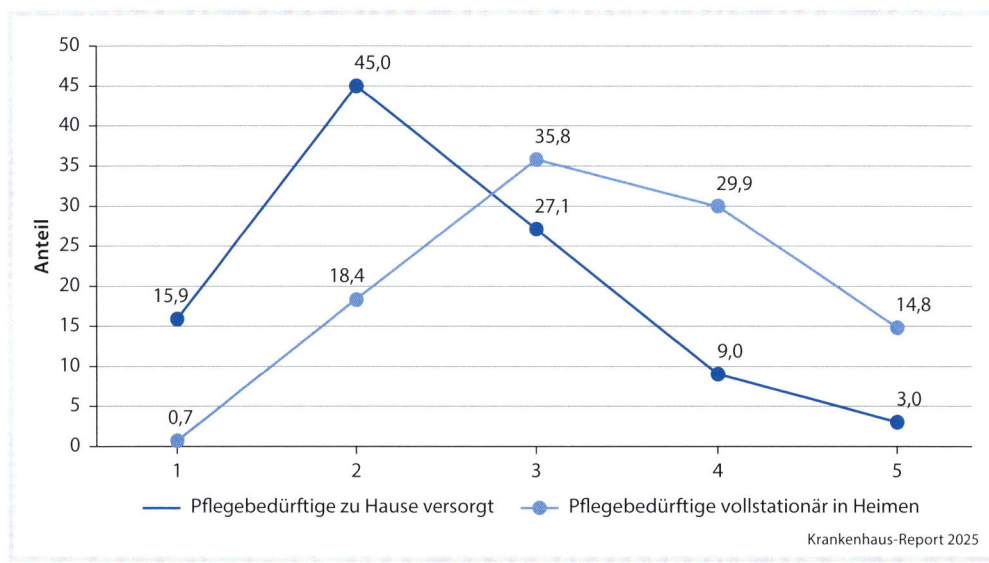

◻ **Abb. 11.1** Verteilung der Pflegebedürftigen nach Pflegegrad und Versorgungsart (2021). (Quelle: eigene Darstellung auf Basis von Destatis 2022)

Die Versorgung durch fremde Personen in einer unbekannten Umgebung sowie etwaiger Licht- und Lärmstress führen zu und verstärken Angst und Verwirrtheitszuständen. Daher ist es geboten, Krankenhausaufenthalte wo immer möglich zu vermeiden. Dies gilt auch, weil im Anschluss an Krankenhausaufenthalte häufig weitere Kosten entstehen, z. B. bei Delir-Zuständen, die in der Folge auch in den Pflegeeinrichtungen zu einem erhöhten Versorgungsaufwand führen.

Dabei ist die Krankenhauseinweisung häufig eine letzte Konsequenz entlang einer Eskalationskette, die nicht selten auf Fehlanreize in der Regelversorgung zurückzuführen ist. Zum einen manifestieren sich diese Fehlanreize bei den unterschiedlichen an der Versorgung beteiligten Akteuren in der Vergütung der Einzelleistungen. Zwar ist davon auszugehen, dass die Akteure sich nicht immer rein rational von den Fehlanreizen leiten lassen, aber es ist auch nicht von ihnen erwartbar, dass sie entgegen ihren rationalen Anreizen arbeiten. Zum anderen bestehen auch Fehlanreize auf Seiten der Leistungsträger, wie Beitragssatzstabilität und Ausgabenkontrolle, und sie verhalten sich grundsätzlich rational entlang dieser Anreize, wodurch Investitionen in eine medizinisch bessere Versorgung außerhalb der Regelversorgung nur dann ökonomischen Sinn ergeben, wenn Versorgungskosten unmittelbar reduziert werden. Aus dieser Manifestation der Fehlanreize bei Leistungserbringern und Leistungsträgern entstehen die Eskalationsketten und in der Konsequenz Über-, Unter- und Fehlversorgungen. Dies ist besonders relevant in der Versorgung hochaltriger Menschen, da diese besonders häufig Versorgungsleistungen in Anspruch nehmen, die oftmals hohe Versorgungskosten verursachen.

Die Eskalationsketten, die in der letzten Konsequenz zu Krankenhauseinweisungen führen, können an verschiedenen Stellen durchbrochen werden.

11.2 Die Versorgungskosten

Unzweifelhaft, und wie auch eingangs zu diesem Buch herausgearbeitet, sind die Versorgungskosten der älteren Bevölkerung in Kombination mit der demographischen Entwick-

Kapitel 11 · Versorgung von Pflegeeinrichtungsbewohnern in Krankenhäusern

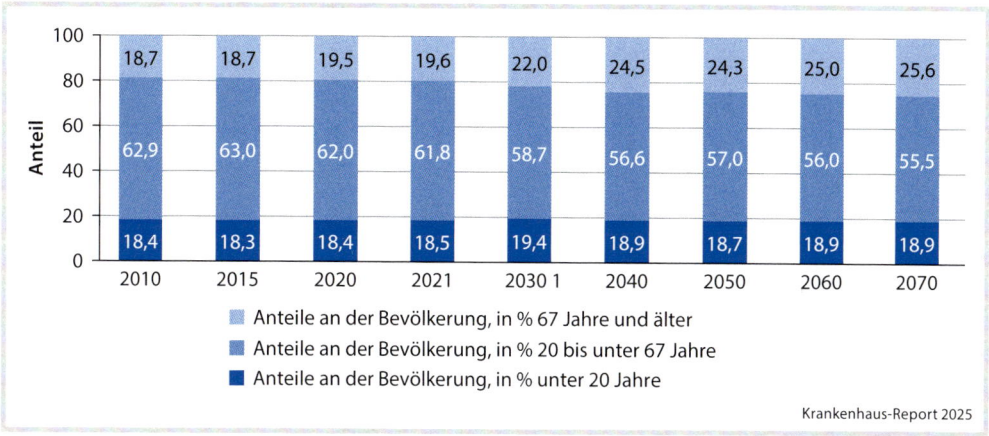

◘ **Abb. 11.2** Bevölkerungsentwicklung und Altersstruktur: Bevölkerung in absoluten Zahlen, Anteile der Altersgruppen in %, 1970 bis 2070. (Quelle: Destatis 2024b)

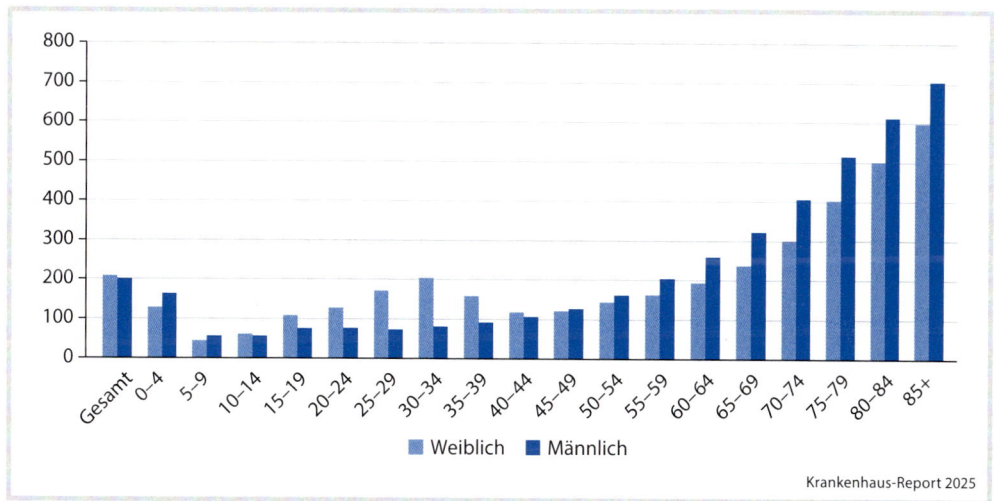

◘ **Abb. 11.3** Anzahl der Krankenhausfälle nach Alter und Geschlecht (2022) je 1.000 Einwohner. (Quelle: Augurzky et al. 2024)

lung in Deutschland eine der größten Herausforderungen für das Versorgungssystem (vgl. ◘ Abb. 11.2 und 11.3). Die Versorgungskosten sind dabei nicht ausschließlich durch Krankenhausversorgungskosten getrieben, aber häufig damit assoziiert. Dies gilt z. B. auch für die Transportkosten zur Notaufnahme, die potenziell vermieden werden können.

11.3 Die Eskalationskette

Ausgehend von einer besonders vulnerablen Population beginnt die Eskalationskette, die am Ende zu einem Krankenhausaufenthalt führt, häufig mit einer chronischen Erkrankung oder den Wechselwirkungen von chronischen Erkrankungen verbunden mit einer generell schwachen allgemeinen Konstitution. Die chronische Erkrankung muss aber per se nicht der Auslöser für den Krankenhausaufenthalt sein – vielfach ist es ein Versagen des vorgelagerten Versorgungssystems, das final zu einem Krankenhausaufenthalt führt.

Im Folgenden sollen bestehende Schwachstellen im aktuellen Versorgungssystem ausgeleuchtet und innovative Versorgungselemente, die es über Selektivverträge bereits in die Versorgung geschafft haben, dargestellt werden.

11.3.1 Potenziale im Management von chronischen Erkrankungen

Heimbewohnerinnen und Heimbewohner zeichnen sich durch eine besondere gesundheitliche Vulnerabilität aus – multiple chronische Erkrankungen sind die Regel, nicht die Ausnahme (Tiemann 2024). Die Verschlechterung von chronischen Erkrankungen und deren Folgen gehören zu den wichtigsten Triggerpunkten für Krankenhausaufnahmen (Grüneberg et al. 2024). Daher kommt dem effektiven Management der chronischen Erkrankungen eine besondere Bedeutung zu. Ein modernes Chronic Care Management beinhaltet explizit auch das Telemonitoring von Erkrankungsparametern, um Verschlechterungen frühzeitig zu erkennen. In Deutschland ist das Telemonitoring in der Regelversorgung jedoch praktisch nicht etabliert – außerhalb einer eng umrissenen kardiologischen Indikation gibt es keine Leistungsziffern.

Der formelle Weg, um in diesem begrenzen Feld der Kardiologie ein Telemonitoring zu ermöglichen, hat sechs Jahre gedauert – vom Antrag auf Methodenbewertung beim G-BA im Jahr 2016 bis zur Veröffentlichung der Qualitätsanforderungen an telekardiologische Monitoringzentren (TMZ) im März 2022. Obwohl seither ein telekardiologisches Monitoring für diese ausgewählte Population möglich ist, wird dieses jedoch bisher in der Regelversorgung kaum umgesetzt. Dabei liegen die Hürden primär in einer insuffizienten Ausgestaltung der Vergütungsanreize. Niedergelassene Ärzte erhalten für die Einschreibung eines Patienten in ein TMZ eine Einschreibegebühr von 7,23 €, die dreimal im Krankheitsfall abgerechnet werden kann (KBV o.J.a). Diese Einschreibegebühr reflektiert aber nicht den Aufwand in der notwendigen Aufklärung der Patienten – insbesondere, wenn es sich um Patienten in Pflegeeinrichtungen handelt, die vielfach selbst nicht mehr entscheidungsfähig sind (Klemm et al. 2020). In der Folge kommen die gesundheitsökonomischen Effekte, die dem GBA-Beschluss zugrunde liegen, kaum zum Tragen. Für die spezielle Population im Pflegeheim gilt dies insbesondere, da der Aufwand zur Aufklärung ungleich höher ist, denn auch die Angehörigen bzw. die für die Betreuung Verantwortlichen müssen hier involviert werden.

Das kardiologische Telemonitoring laut Beschluss des G-BA ist ein erster Schritt für die Einführung des wichtigen Bausteins des telemedizinischen Monitorings für chronische Erkrankungen; es ist jedoch handwerklich insuffizient umgesetzt, sodass es nicht zu einer Einschreibung größerer Populationen kommt. Damit bleibt einer der modernen Ansätze für das effektive Management von chronischen Erkrankungen in Deutschland hinter seinen Potenzialen zurück. Dies wirkt sich nicht zuletzt auf die besonders vulnerablen und von chronischen Erkrankungen betroffenen Heimbewohnenden aus und führt in der Konsequenz zu vermeidbaren Krankenhausaufenthalten.

11.3.2 Potenziale in der hausärztlichen und fachärztlichen Versorgung

Die flächendeckende hausärztliche und fachärztliche Versorgung wird zunehmend zu einer Herausforderung (KBV o.J.b) mit relevanten unterversorgten Bereichen – d. h. nicht-versorgten Menschen, v. a. in den kommenden Jahren (Robert Bosch Stiftung 2021). Dies führt zum einen zu einer wachsenden Population an Menschen ohne festen Hausarzt, auch von Pflegeheimbewohnenden. Zum anderen wird sich hieraus auch die Versorgung für Populationen ausdünnen, die noch einen Hausarzt haben, da diese eine zunehmende Anzahl an Patientinnen und Patienten werden versorgen müssen.

Grundsätzlich betrachtet hat der Hausarzt weniger Zeit für die umfassende Betreuung multimorbider chronisch erkrankter Menschen (KBV o.J.c; Seibert et al. 2020), was auch für die Patienten spürbar ist (PWC 2024): Sekundärprävention und die medikamentöse Einstellung chronisch kranker Patienten sind zeitintensiv und für diese Patienten ist leider häufig in den überfüllten Praxen keine Zeit. Auch gibt die Vergütungsstruktur in der Regelversorgung den niedergelassenen Ärztinnen und Ärzten wenig finanzielle Anreize, sich besonders intensiv um die Versorgungsbedürfnisse dieser Patienten zu kümmern. Dies trifft insbesondere für Patienten aus Pflegeheimen zu, da die hausärztliche Betreuung hier aufgrund der aufsuchenden Komponente deutlich aufwendiger ist. Zwar gibt es in der Regelversorgung Aufschläge für Hausbesuche in Pflegeheimen, doch sind die Anfahrtskosten bzw. die Opportunitätskosten, die sich mit einem weiteren Termin verbinden, nicht angemessen abgebildet. Dies soll nicht bedeuten, dass die ärztlichen Kollegen nicht auch häufiger für einen einzelnen Heimbewohnenden kommen, doch sind die Rationale im gegebenen Vergütungssystem so gesetzt, dass es gerade keinen ausreichenden Anreiz hierfür gibt.

Die häufigsten Gründe für zusätzliche hausärztliche Kontakte sind:
- hypertensive Entgleisung (> 160/90 mmHg)
- dekompensierte Herzinsuffizienz
- Herzrhythmusstörungen (z. B. Vorhofflimmern)
- bakterielle Pneumonie
- Covid-19
- (exazerbierte) COPD
- Influenza
- Dekubitus
- Ulcera (z. B. im Rahmen von Diabetes mellitus, pAVK)
- Wundkontrollen nach erfolgten Operationen
- Symptomenkontrolle
- Schmerzmedikationsmanagement

11.3.3 Potenziale in der Versorgung in Krisensituationen

Die am Ende des vorstehenden Abschnitts beschriebene Anreizsituation setzt sich in besonderem Maße in medizinischen Krisensituationen einzelner Heimbewohnender fort. Diese akuten Krisensituationen sind häufig aus den gleichen medizinischen Gründen getrieben wie die zusätzlichen hausärztlichen Kontakte, ergänzt um Stürze und deren Folgen. Insbesondere bei diesen spontan auftretenden akuten Krisensituationen fehlt der ökonomische Anreiz in der Regelversorgung für die versorgenden Haus- und Fachärztinnen und -ärzte, zusätzlich und spontan die Heimbewohnenden in der Pflegeeinrichtung aufzusuchen. Dies gilt insbesondere dann, wenn die Praxen voll sind und auch die dort wartenden Patientinnen und Patienten einen unmittelbaren Versorgungsbedarf haben (Woock et al. 2022). Ein Krankentransport in die Arztpraxis ist hier aus organisatorischen Gründen nicht möglich, denn dieser muss vorher bei der Krankenkasse beantragt werden – ein Prozess, der bis zur Genehmigung in der Regel über mehrere Arbeitstage läuft und daher in Krisensituationen nicht möglich ist. In den medizinischen Krisensituationen von Heimbewohnenden ist eine ärztliche Einschätzung – auch aus rechtlichen Gründen – für das Pflegeheimpersonal jedoch zwingend erforderlich, sodass in diesen Fällen häufig auf die Nummer 116/117 zurückgegriffen wird, wenn der versorgende Haus- oder Facharzt nicht erreichbar ist. Jedoch ist die 116/117 in vielen Fällen, etwa aufgrund von schlechter Erreichbarkeit, keine Hilfe (Deutscher Städtetag 2023). Daher sind die Pflegekräfte in der Pflegeeinrichtung gezwungen, auf die 112 auszuweichen und einen Rettungswagen zu rufen, obschon es in vielen Fällen – auch in der Wahrnehmung der Mitarbeitenden der Pflegeeinrichtung – ausreichen würde, wenn der Hausarzt oder ein Facharzt die Heimbewohnenden untersuchen oder versorgen würde, wenn dieser greifbar wäre.

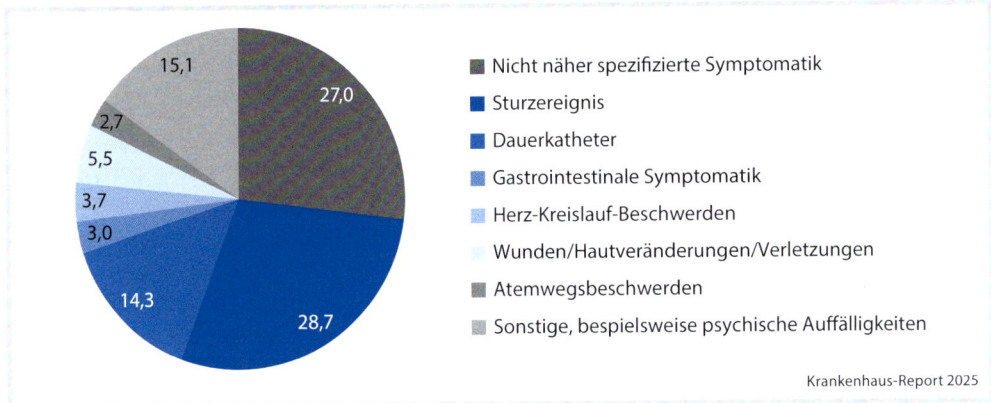

◘ **Abb. 11.4** Einweisungsgründe in Notaufnahmen bei 24-Stunden-Fällen (n = 2.370). (Quelle: Woock et al. 2022)

Dies führt zu einer hohen Anzahl von Rettungswageneinsätzen für Heimbewohnende und in der Folge auch zu vermeidbaren Aufenthalten in Notaufnahmen für medizinische Bedarfe, die auch auf vorgelagerten Versorgungsebenen hätten behandelt werden können (◘ Abb. 11.4; Woock et al. 2022). Dabei sind bereits die Transporte mit dem Rettungswagen für die älteren Menschen physisch und psychisch extrem belastend. Hinzu kommen dann Lärm- und Lichtstress in der Notaufnahme, in der sie häufig aufgrund einer niedrigen Triagierungseinstufung länger auf eine Versorgung warten müssen.

Wird ein Bewohner einer Senioreneinrichtung aufgrund der vorangegangenen Kaskade in die Notaufnahme der Klinik verbracht, entsteht dort die Gefahr der Überversorgung. Dies ist getrieben von einer Kombination aus unklarem, multifaktoriellem Erkrankungsbild beim multimorbiden älteren Menschen wie auch von der Unkenntnis über die spezifische Erkrankungshistorie des individuellen Menschen. Dies führt in Teilen zu einer Aufnahme von Heimbewohnenden bei Erkrankungsbildern, die gegebenenfalls einer versierten hausärztlichen Versorgung bedurft hätten – sei es auch nur zur rechtlichen Absicherung, um bei unklaren medizinischen Situationen keinen Fehler zu machen oder weil in Unkenntnis des Patienten eine erweiterte Diagnostik durchgeführt wird (◘ Abb. 11.4).

11.3.4 Potenziale in der Krankenhausversorgung

Unnötige stationäre Aufnahmen sollten nicht nur aus Kostengründen bzw. Ressourcengründen vermieden werden, sondern auch, weil Krankenhausaufenthalte insbesondere für die hochaltrigen, multimorbiden und geschwächten Patientinnen und Patienten eine Gefahr darstellen können: Dekubitus, nosokomiale Infektion und Delir können als unerwünschte Ereignisse bei einer Versorgung im Krankenhaus auftreten. Dabei müssen diese nicht immer auf eine mangelhafte Versorgung im Krankenhaus hindeuten – allein die Versorgung durch fremde Personen in einer unbekannten Umgebung sowie Licht- und Lärmstress können zu verstärken Angst- und Verwirrtheitszuständen (Delir) führen.

In der Folge kommen die Heimbewohnenden in unnötiger Häufigkeit mit großem Stress bis hin zu Verwirrtheitszuständen und einem verschlechterten Allgemeinzustand zurück in die Pflegeeinrichtung. Dies geht nicht nur mit einer geringeren Lebensqualität der Patientinnen und Patienten einher, sondern führt im Anschluss auch zu einem erhöhten Versorgungsbedarf durch das Pflegepersonal und der vermehrten Inanspruchnahme von zusätzlichen Gesundheitsversorgungsleistungen.

Daher muss auch bei Fällen, die einer Krankenhausversorgung bedürfen, hinterfragt werden, ob eine physische stationäre Versorgung im Krankenhaus die richtige Versorgungsform darstellt: Denn bei einem relevanten Anteil älterer Menschen hat die Krankenhausbehandlung nach einer initialen ärztlichen Intervention vor allem einen überwachenden und medizinisch begleitenden Charakter: In der aktuellen Regelversorgung werden Patientinnen und Patienten mit relevanten Indikationen, wie z. B. pulmonalen Problematiken, Harnwegsinfekten, Diabetes, unklaren Schmerzen, kardialen Indikationen oder der Verschlechterung des Allgemeinzustands („Frailty"), in der Notaufnahme vorstellig, initial durch ärztliches Personal untersucht und versorgt. Sollte aufgrund der Schwere bzw. der Komplexität des Falls eine Krankenhausversorgung notwendig sein, werden die Patienten zur Überwachung stationär aufgenommen. Während des Aufenthalts auf der Krankenhausstation findet bei diesen Erkrankungsbildern nicht selten jedoch keine weitere umfassende medizinisch-ärztliche Intervention statt, sondern die Weiterführung und bedarfsweise Adjustierung der eingeleiteten medizinisch-medikamentösen Versorgung unter einer engmaschigen ärztlichen Überwachung von Vitalparametern. Bei diesen Patienten ist zu hinterfragen, ob ein physischer Aufenthalt im Krankenhaus die richtige Versorgungsform darstellt.

11.4 Digitale Versorgungselemente als Unterbrechungspunkte der Eskalationskette

Um die Eskalationskette zu unterbrechen, gibt es an verschiedenen Stellen erprobte bzw. bereits außerhalb der Regelversorgung eingesetzte digitale Versorgungselemente, die in der Regel über Verträge nach 140a Sozialgesetzbuch V abgebildet werden.

11.4.1 Telemonitoring von chronischen Erkrankungen

Telemonitoring von chronischen Erkrankungen ist einer der zentralen Bausteine, besonders vulnerable Populationen besser zu versorgen und Krankenhausaufenthalte zu vermeiden. Während in anderen Ländern wie Frankreich (Ministère de la santé et de l'accès aux soins o.J.) oder England (National Health Service England o.J.c) und großen Versorgungssystemen in den USA wie Kaiser Permanente (Palmieri Serrano et al. 2023) ein systematisches Telemonitoring als Kernbestandteil des Managements von chronischen Erkrankungen bereits Versorgungsstandard ist, läuft Deutschland dieser Entwicklung seit Jahren hinterher. Die Studienlage ist für viele Indikationen hier sehr deutlich (Palmieri Serrano et al. 2023; Creber et al. 2023; Zhang et al. 2024). Dennoch kommt es für die Regelversorgung nicht zu einer Replizierung der Strategien anderer Länder. Ein Beispiel ist hier Frankreich, wo eine ambitionierte Strategie zum Roll-out von Telemonitoring für sechs medizinische Bereiche (Ministère de la santé et de l'accès aux soins o.J.) entwickelt wurde: Herzinsuffizienz, eingeschränkte Nierenfunktion, Diabetes, Atemstillstand, implantierbare Herzprothese und Onkologie. Anstelle einer Replizierung der Modelle aus anderen Ländern bedarf es in Deutschland langjähriger Studien über den Innovationsfonds des G-BA, um auch für die deutsche Bevölkerung festzustellen, dass diese physiologisch nicht anders ist als die britische, amerikanische oder französische Bevölkerung (Innovationsfonds des Gemeinsamen Bundesausschuss o.J.).

Bisher ist lediglich das Telemonitoring im Bereich der Kardiologie in der Regelversorgung refinanziert, und dies nur in dem sehr kleinen Bereich der Patienten mit hochgradiger Herzinsuffizienz mit NYHA-II oder NYHA-III. Aber auch in diesem engen Bereich kommt diese Versorgungform nicht bei den Menschen an. Laut Statistik der Kassenärztlichen Bundesvereinigung waren im Jahr 2023 lediglich 10.400 Patientinnen und Patientin in Deutschland in Telekardiologischen Monitoringzentren versorgt (KBV 2024).

Für Heimbewohnende mit kardiologischen Erkrankungen außerhalb des eng gesteckten Indikationsfelds des G-BA-Beschlusses ist per se kein Telemonitoring in der Regelversorgung möglich. Gleiches gilt für Menschen mit Diabetes mellitus oder COPD, für die es in der Regelversorgung grundsätzlich keine Möglichkeit für ein Telemonitoring gibt.

Hierauf reagieren die Leistungsträger und innovative Leistungserbringer mit Selektivverträgen, die einerseits innerhalb gegebener Indikationen die zugelassenen Populationen aufbrechen und anderseits neue Indikationen abdecken. Durch ein durchgehendes Telemonitoring würden auch Krankenhauseinweisungen vermieden, da sich verschlechternde Zustände früher erkannt werden könnten.

11.4.2 Datengestützte Video-Sprechstunden

In der Corona-Pandemie ist die Anzahl der Video-Konsultationen sprunghaft angestiegen, danach aber wieder gesunken (Techniker Krankenkasse 2024). Dies war auch durch die regulatorische Zurücknahme des Anteils der möglichen Video-Konsultationen an allen Konsultationen eines Arztes getrieben. Zwar hat das Bundesgesundheitsministerium bereits Anfang 2024 eine erneute Wiederaufstockung des möglichen Anteils an Video-Konsultationen angekündigt, aber dies wurde bisher nicht umgesetzt (BMG 2024). Von den weiterhin durchgeführten Konsultationen findet nur ein kleiner Anteil mit unterstützender Übertragung der Vital-Parameter statt. Dabei gibt es hier eine ganze Reihe Anbieter aus dem In- und Ausland, die über eine seit Jahren erprobte Technologie verfügen – wie z. B. Tyto Care aus Israel oder MedKitDoc aus Deutschland. Diese digitalen Tools ermöglichen neben dem reinen Video-Call auch die synchrone oder asynchrone Übertragung von Vitalparametern der Patienten, wie Blutdruck, Sauerstoffsättigung oder Puls. Tyto ermöglicht zusätzlich auch weitere Untersuchungen, wie das Abhören der Lunge.

Die zusätzlichen Kosten für diese Systeme, sowohl in Bezug auf die notwendige Hardware beim Patienten als auch in Bezug auf die Software und den notwendigen Datentransfer, sind in der regulären Vergütungsstruktur bisher nicht abgebildet.

Auch hier gibt es Selektivverträge, wie beispielsweise mit der AOK Nordost und der Barmer sowie mit der Techniker Krankenkasse (AOK Nordost 2024).

Dabei gibt es hinreichende Evidenz, dass über diese Systeme ein abschließendes Bild der medizinischen Situation ermöglicht wird und Krankenhauseinweisungen systematisch vermieden werden können (◻ Abb. 11.5; Ohligs et al. 2020).

5 Minuten	59%	98%	36%
beträgt die Dauer einer Telekonsultation pro Patient	der Telekonsultationen benötigen medizinische Diagnostik	der Telekonsultationen mit medizinischen Geräten ermöglichen eine Beurteilung des Gesundheitszustands des Patienten	der unnötigen Krankenhauseinweisungen können eingespart werden

Krankenhaus-Report 2025

◻ **Abb. 11.5** Eckdaten zu datengestützten Video-Sprechstunden. (Quellen: Ohligs et al. 2020; Redeker et al. 2023)

11.4.3 Tele-Triagierung in Krisensituationen

Die oben beschriebenen Systeme zur Durchführung einer datengestützten Video-Sprechstunde lassen sich auch zur Triagierung von Heimbewohnerinnen und -bewohnern in akuten Krisensituationen einsetzen. Dies kann über die Anbindung des Haus- oder Facharztes oder einer Krankenhaus-Notaufnahme abgebildet werden, um einen unnötigen Transport von Pflegeheimbewohnenden in die Notaufnahmen zu vermeiden (◘ Abb. 11.6).

In einem bisher einmaligen Selektivvertrag in Hamburg – abgeschlossen zwischen der AOK Rheinland/Hamburg, der IKK Classic und der Techniker Krankenkasse sowie der Asklepios Klinik Harburg – wird dieses Verfahren erstmals eingesetzt.

Hierfür stellt die Klinik den Pflegeeinrichtungen kostenfreie Telemedizin-Kits zur Verfügung. Diese sind mit dem Team der Notaufnahme verbunden. Kommt es nun in den Pflegeeinrichtungen zu medizinischen Ereignissen, bei denen die Pflegeheime gezwungen sind, einen Rettungswagen zu rufen, weil der Haus-/Facharzt nicht erreichbar ist bzw. nicht in die Einrichtung kommen kann, können die Mitarbeiter der Pflegeeinrichtung einen direkten Kontakt in die Notaufnahmen herstellen. Über die Kits, die über Sim-Karten mit dem Internet verbunden sind, wird ein Video-Call zunächst mit einem Triagierungsmitarbeiter in der Notaufnahme aufgebaut. Nach einer ersten Einschätzung der Dringlichkeit kann unmittelbar ein Arzt der Notaufnahme in den Video-Call hinzugezogen werden. Die bereitgestellten Kits erlauben eine synchrone oder auch asynchrone Übertragung von Vital-Parametern, über die sich der Arzt in der Notaufnahme ein klares Bild von der medizinischen Situation verschaffen und eine Triagierung vornehmen kann.

Ziel ist es, dass über die Tele-Triagierung der Transport in die Notaufnahme abgewendet werden kann, indem die Heimbewohnenden einer alternativen Versorgungsform zugeordnet werden. Diese alternative Versorgungsform wird vom Team der Notaufnahme unmittelbar organisiert. Dies kann im einfachsten Fall daraus bestehen, dass die Pflegekräfte der Pflegeeinrichtung im Video-Call angeleitet werden, wie sie die Situation selbstständig bewältigen können. Dies kann z. B. auch allein schon dar-

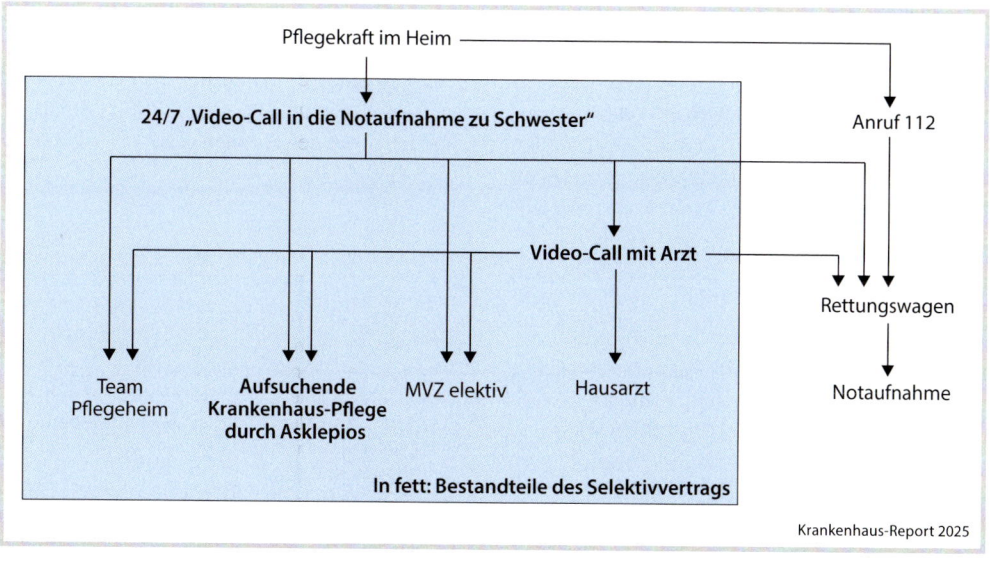

◘ Abb. 11.6 Inhalte der Tele-Triagierung. (Quelle: Asklepios [eigene Darstellung])

in bestehen, dass der Arzt der Notaufnahme eine Anpassung des Medikamentenregimes vornimmt oder auch die Gabe von Schmerzmitteln autorisiert. Soweit notwendig steht auch Pflegepersonal der Notaufnahme bereit, um in die Pflegeeinrichtung zu kommen und vor Ort die Versorgung durchzuführen – wie z. B. einen Blasenkatheter neu zu legen. Auch hat das Team der Notaufnahme direkten Zugriff auf ein angeschlossenes MVZ mit diversen Fachrichtungen. So können direkt aus dem Triagierungscall heraus Termine bei Fachärzten oder auch in der Radiologie vereinbart werden. Ein ggf. notwendiger Transport – dann über einen Krankentransport und nicht einen Rettungstransport – wird dann ebenfalls direkt aus der Notaufnehme heraus organisiert. Die Beantragung eines Transportscheins bei den Krankenkassen, was mehrere Tage dauern kann, ist hierfür nicht notwendig. Die Vergütung ist über ein mehrstufiges Pauschalmodell abgebildet.

Es ist die Erwartung der beteiligten Akteure, dass sich über dieses Organisationsmodell das Versorgungsdefizit der Regelversorgung in der Mehrheit der Fälle beheben und systematisch der teure und für die Bewohner der Pflegeeinrichtungen physisch wie psychisch belastende Transport in die Notaufnahme verhindern lässt.

11.4.4 Virtuelles Krankenhaus

Bei Patientinnen und Patienten, bei denen die Krankenhausbehandlungen nach einer initialen ärztlichen Intervention vor allem einen überwachenden und medizinisch begleitenden Charakter haben, bietet sich der Einsatz von „Virtuellen Krankenhausstationen" („Virtual Wards") an. Dies geschieht grundsätzlich bereits im britischen National Health Service (Jalilian et al. 2024; NHS England o.J.a; Westby et al. 2024), dem irischen Health Service Executive (HSE 2024) sowie in den USA (Pandit et al. 2024). In diesen Ländern werden Virtual Wards unter anderem genutzt, um physische Krankenhausaufenthalte von Bewohnenden von Pflegeeinrichtungen zu reduzieren. Im Kontext von deren Versorgung ermöglichen „Virtuelle Stationen" Patientinnen und Patienten mit krankenhauspflichtigem Versorgungsbedarf eine hybride Versorgung zwischen Krankenhaus und Pflegeeinrichtung unter Anwendung von telemedizinischen Versorgungsstrukturen. Hierfür werden sie – nach initialer Behandlung in der Notaufnahme – in ihre gewohnte Umgebung in der Pflegeeinrichtung zurückverbracht und dort von den ihnen vertrauten Pflegekräften pflegerisch versorgt. Gleichzeitig werden sie telemedizinisch von den Ärzten und Pflegekräften der Klinik weiter versorgt.

Indikationsgebiete, die sich für eine virtuelle Klinik anbieten:
- pulmonale Problematik (J09–J18, J44–46, J96.0, U07)
- Verschlechterung Allgemeinzustand/Versorgungsprobleme (A04–A09, B99, E86, E87, K56.4, K59.ff, R53–R55)
- Harnwegsinfekt (N10, N17.ff, N30, N39.0, R33.ff, T83.ff)
- Diabetes (E11–E16)
- Hypertonus (I10–I15)
- pulmonaler Hypertonus (I26–I28)
- Herzinsuffizienz, Herzrhythmusstörungen (I48–I50)
- Schmerzen – Stürze ohne Fraktur (R55)
- Commotio cerebri (S06.6/S06.ff)
- Kopfplatzwunde (S01.0)
- Schädelprellung (S00.95)

Das Personal in den Pflegeeinrichtungen übernimmt die pflegerische Grundversorgung, die Erfassung der Vitalparameter mit technischer Unterstützung sowie einfache Krankenhausassoziierte medizinisch-pflegerische Versorgungsleistungen (z. B. Gabe von intravenösen Medikamenten, Delegation durch einen Befähigungsnachweis). Um Letzteres zu gewährleisten, werden Pflegekräfte in den Pflegeeinrichtungen im Vorfeld der Intervention umfassend durch das Personal des Krankenhauses geschult. Die Schulung umfasst neben Video-Schulungen auch Vor-Ort-Trainings, beispielsweise zur Durchführung von Spirometrie, intravenösen Therapien und zum Umgang mit Blasenkathetern. Ärztliches und pflegerisches Personal des Krankenhauses überwacht in der „Virtuellen Station" die Patientinnen und Patienten in den Pflegeeinrichtungen remote unter Einbezug der Vitalwerte, die über die Telemonitoring-Kits übertragen werden. Das Pflegepersonal des Krankenhauses unterstützt die Pflegekräfte in den Einrichtungen remote über Telefon- oder Video-Calls sowie nach Bedarf auch aufsuchend. Ferner führt das Pflegepersonal des Krankenhauses die Patientinnen und Patienten administrativ und verantwortet die pflegerische Versorgung gesamthaft. Diese Versorgungsform ist zwar für Deutschland neuartig, im National Health Service England aber bereits seit Jahren etabliert. So wurde bereits für 2023 das Ziel ausgegeben, 10.000 virtuelle Krankenhausbetten zu betreiben (NHS 2023). In Deutschland gibt es hierzu bisher lediglich ein Innovationsfonds-Vorhaben.

11.5 140a-Verträge: (K)ein Weg zur nachhaltigen Implementierung?

Die dargestellten Beispiele zeigen auf, dass die Versorgung im Rahmen der Regelleistung zu einer Über-, Unter- und Fehlversorgung von älteren Bewohnenden von Pflegeeinrichtungen führt. Dies wird sich die deutsche Volkswirtschaft zukünftig nicht mehr leisten können. Wenn Deutschland auf dem Weltmarkt wettbewerbsfähig bleiben und damit seine Sozialsysteme erhalten will, bedarf es einer schnelleren Implementierung von Versorgungsinnovationen. Gelingt dies nicht, werden die Lohnnebenkosten weiter ausufern und die Steuerzuschüsse in die Versorgungssysteme weiter steigen.

Die 140a-Verträge bilden hier die Speerspitze der Bewegung von innovativen Akteuren in der Versorgung und innovativen Leistungsträgern. Jedoch sind 140er-Verträge per Definition als Vertrag zwischen einzelnen Akteuren ein schwieriges Instrument, um Versorgungsinnovationen in die Fläche zu tragen. Dafür sind sie eigentlich auch nicht gedacht, aber aufgrund der Schwerfälligkeit, mit der Innovationen in die Regelversorgung übertragen werden, gewinnen 140a-Verträge zunehmend an Bedeutung. Den einzelnen Menschen in der Versorgung – seien es Bewohner von Senioreneinrichtungen, Ärzte oder Patienten – ist aber kaum vermittelbar, warum innovative Leistungen nur einem begrenzten Versichertenkollektiv der beteiligten Krankenkassen vorbehalten sind. Nichtsdestotrotz sind die 140a-Verträge ein probates Mittel, um Innovationen an den verkrusteten Strukturen der Regelversorgung vorbei in die Versorgung zu bringen.

Letztendlich können aber auch die 140a-Verträge nur eine zweitbeste Option sein, soweit sie auf neuen Formen von Einzelleistungsvergütungen für innovative Versorgungsformen beruhen. Denn es ist die Einzelleistungsvergütung, die dazu führt, dass die Leistungserbringer einen volumenbezogenen Fehlanreiz erhalten. Dies pervertiert die Versorgung. Erst durch neue Vergütungsmodelle, welche die Verantwortung für Qualität und Kosten der Versorgung auf die Leistungserbringer übertragen, wird es möglich sein, innovative Versorgungformen schnell in die Versorgung zu bringen. Dies wird den Leistungserbringern die Freiheit geben, innovative Verfahren zu nutzen, da sie sich nicht an der Vergütung für die einzelne Leistung orientieren müssen, sondern allein auf die Qualität und die Kosten der Versorgung der ihnen überantworteten Population abstellen können. Daher bedarf es einer Hinwendung zu neuen Vergütungsmodellen mit populationsbezogenen Ansätzen oder zumindest mit fallbezogenen Komplexvergütungen (◘ Abb. 11.7).

Die Leistungserbringer würden dann selbst das Risiko dafür tragen, dass neue innovative Versorgungsformen ggf. nicht die intendierten Effekte erzielen. Das Prinzip der Übertragung von Kosten- und Qualitätsrisiken auf die

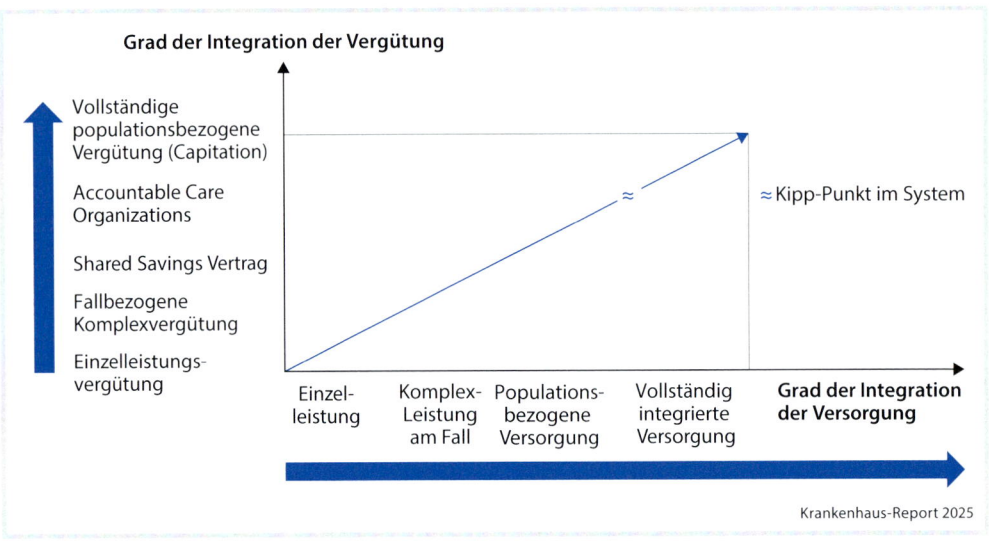

◘ **Abb. 11.7** Zwei sich bedingende Achsen: Integration der Vergütung und Integration der Versorgungsorganisation. (Quelle: eigene Darstellung angelehnt Shih et al. 2008)

Leistungserbringer kommt z. B. in den Primary Care Trust des britischen National Health Service (NHS o.J.b) oder auch in den US-amerikanischen Accountable Care Organizations zur Anwendung (Simon und Amelung 2022). So ist es die explizite Strategie des US-Gesundheitsministeriums, die Mehrheit der Leistungen der staatlichen Krankenversicherung Medicare in solche alternativen Vergütungsmodelle zu überführen (Jacobs et al. 2024).

Eine solche Entwicklung kann aber nur graduell entstehen und verlangt eine parallele Entwicklung von neuen Vergütungsmodellen und neuen Versorgungsformen.

11.6 Fazit/Diskussion

Tagtäglich erleben wir als Leistungserbringer in der Praxis die Über-, Unter- und Fehlversorgung. Dies betrifft in einem besonderen Maße die Bewohnerinnen und Bewohner von Pflegeeinrichtungen, die eine besonders vulnerable Population darstellen und besonders umfangreiche Versorgungsbedarfe und Versorgungsbedürfnisse haben. Aufgrund von Fehlanreizen in der bestehenden Regelversorgung kommt es vielfach zu unnötigen Eskalationen in der Versorgung bis hin zu unnötigen Krankenhausaufenthalten.

Dem deutschen Gesundheitssystem mangelt es nicht an innovativen Tools und Versorgungsansätzen, wie Versorgung besser gestaltet werden kann. Aber das System der Regelleistungsvergütung erweist sich in Deutschland als zu schwerfällig, um notwendige Versorgungsinnovationen einzuführen. Es mangelt an der korrekten Anreizstruktur, um bessere Versorgungsmodelle zu ermöglichen, die letztendlich nicht nur die Kosten der Versorgung senken, sondern gleichzeitig auch die Versorgungsqualität verbessern.

Als Nation und als Volkswirtschaft können wir es uns jedoch nicht leisten, dass die Versorgungskosten weiter steigen – sei es in Form von steigenden Beitragssätzen innerhalb des GKV-Systems oder in Form von steigenden Steuerzuschüssen. Daher ist das Instrument der 140a-Verträge für innovative Leistungsträger und Leistungserbringer ein probates Mittel, um Versorgungsinnovationen an der verkrusteten Regelleistung vorbei einzuführen.

Wollen wir als Nation und als Volkswirtschaft wettbewerbsfähig bleiben, dann müssen wir uns jedoch nicht nur neuen Technologien und Versorgungsformen öffnen, sondern insbesondere neuen Vergütungsmodellen, die eine Übertragung der Verantwortung für Versorgungskosten und Versorgungsqualität vom Leistungsträger auf die Leistungserbringer forcieren.

Literatur

Nordost AOK (2024) AOK Nordost und BARMER rufen zur Teilnahme am Selektivvertrag für gerätegestützte telemedizinische Versorgung in stationären Pflegeeinrichtungen auf. https://www.aok.de/pp/nordost/pm/selektivvertrag-fuer-geraetegestuetzte-telemedizinische-versorgung-in-stationaeren-pflegeeinrichtungen/. Zugegriffen: 16. Okt. 2024

Ärzteblatt (2024) Zahl der Pflegebedürftigen in Deutschland steigt überraschend massiv. https://www.aerzteblatt.de/nachrichten/151686/Zahl-der-Pflegebeduerftigen-in-Deutschland-steigt-ueberraschend-massiv. Zugegriffen: 3. Juni 2024

Augurzky B et al (2024) Krankenhaus Rating Report 2024 – Zwischen Hoffen und Bangen. medhochzwei, Heidelberg

BMG – Bundesgesundheitsministerium (2024) Gemeinsam Digital – Digitalisierungsstrategie für das Gesundheitswesen und die Pflege. Bundesministerium für Gesundheit, Berlin

Creber A, Leo DG, Buckley BJR et al (2023) Use of telemonitoring in patient self-management of chronic disease: a qualitative meta-synthesis. BMC Cardiovasc Disord 23:469

Destatis (2022) Pflegebedürftige nach Versorgungsart, Geschlecht und Pflegegraden 2021. https://www.destatis.de/DE/Themen/Gesellschaft-Umwelt/Gesundheit/Pflege/Tabellen/pflegebeduerftige-pflegestufe.html. Zugegriffen: 16. Mai 2024

Destatis (2024a) Demografischer Wandel. https://www.destatis.de/DE/Im-Fokus/Fachkraefte/Demografie/_inhalt.html. Zugegriffen: 16. Mai 2024

Destatis (2024b) Bevölkerung Deutschlands bis 2070. Ergebnisse der 15. koordinierten Bevölkerungsvorausberechnung. https://www.destatis.de/DE/Themen/Gesellschaft-Umwelt/Bevoelkerung/Bevoelkerungsvorausberechnung/_inhalt.html. Zugegriffen: 16. Okt. 2024

Deutscher Städtetag (2023) Reform der Notfall- und Akutversorgung Diskussionspapier des Deutschen Städtetages, Köln. https://www.staedtetag.de/files/dst/docs/Publikationen/Positionspapiere/2023/diskussionspapier-reform-notfall-akutversorgung-2023.pdf

Grüneberg E, Fliedner R, Beißbarth T et al (2024) Multimorbidität als Prädiktor für eine stationäre Aufnahme in der klinischen Notfall- und Akutmedizin. Med Klin Intensivmed Notfmed. https://doi.org/10.1007/s00063-024-01180-6

HSE – Health Service Executive (2024) Virtual wards – the care of hospital, the comfort of home. https://www.hse.ie/eng/about/who/strategic-programmes-office-overview/national-virtual-ward-programme/virtual-ward-service.pdf. Zugegriffen: 16. Okt. 2024

Innovationsfonds des Gemeinsamen Bundesausschuss TELEMENTOR COPD – TELEMEdizinisches moNiTORing für COPD-Patienten. https://innovationsfonds.g-ba.de/projekte/neue-versorgungsformen/telementor-copd-telemedizinisches-monitoring-fuer-copd-patienten.421. Zugegriffen: 16. Okt. 2024

Jacobs D et al (2024) Update on the medicare value-based care strategy: alignment, growth, equity. Health affairs forefront march 14, 2024. https://www.healthaffairs.org/content/forefront/update-medicare-value-based-care-strategy-alignment-growth-equity. Zugegriffen: 16. Okt. 2024

Jalilian A et al (2024) Length of stay and economic sustainability of virtual ward care in a medium-sized hospital of the UK: a retrospective longitudinal study. BMJ Open 14(1):e81378

KBV – Kassenärztliche Bundesvereinigung Telemonitoring Herzinsuffizienz – Hinweise für Ärztinnen und Ärzte zum Telemonitoring von Herzinsuffizienz. https://www.kbv.de/html/themen_57030.php. Zugegriffen: 11. Sept. 2024

KBV – Kassenärztliche Bundesvereinigung Ärztemangel. https://www.kbv.de/html/themen_1076.php. Zugegriffen: 11. Sept. 2024

KBV – Kassenärztliche Bundesvereinigung Arztzeitmangel. https://www.kbv.de/html/themen_38343.php. Zugegriffen: 27. Nov. 2024

KBV – Kassenärztliche Bundesvereinigung (2024) Jahresbericht 2024 – Telemonitoring Herzinsuffizienz. Datenjahr/Bezugszeitraum 2023

Klemm M et al (2020) Patientenverfügungen in stationären Pflegeeinrichtungen Eine Analyse in der Region Würzburg. Bayer Ärzteblatt 6:290–292

Ministère de la santé et de l'accès aux soins Qu'est-ce que la télésurveillance? https://sante.gouv.fr/soins-et-maladies/prises-en-charge-specialisees/telesante-pour-l-acces-de-tous-des-soins-a-distance/la-telesurveillance-11332/article/qu-est-ce-que-la-telesurveillance. Zugegriffen: 16. Okt. 2024

NHS – National Health Service England Virtual wards. https://www.england.nhs.uk/virtual-wards. Zugegriffen: 16. Mai 2024

NHS – National Health Service England Primary care networks. https://www.england.nhs.uk/primary-care/primary-care-networks/. Zugegriffen: 16. Okt. 2024

NHS – National Health Service England Supporting care with remote monitoring. https://transform.england.nhs.uk/covid-19-response/technology-nhs/supporting-the-innovation-collaboratives-to-expand-their-remote-monitoring-plans/. Zugegriffen: 16. Okt. 2024

NHS – National Health Service England (2023) National Health Service England. https://www.sbs.nhs.uk/news/emerging-remote-patient-monitoring-solutions-made-easier-to-procure-for-the-nhs-and-social-care-sector/. Zugegriffen: 16. Okt. 2024

Ohligs M et al (2020) Employment of telemedicine in nursing homes: clinical requirement analysis, system development and first test results. Clin Interv Aging 15:1427–1437

Palmieri Serrano L et al (2023) Benefits and challenges of remote patient monitoring as perceived by health care practitioners: a systematic review. Permanente J 27(4):100–111

Pandit JA et al (2024) The hospital at home in the USA: current status and future prospects. Npj Digit Med 7:48

PWC (2024) Healthcare Barometer 2024

Redeker A-C et al (2023) Impact of regular televisits on unplanned hospital admissions of nursing home residents: a pre-post intervention study. J Med Internet Res (Preprint)

Robert Bosch Stiftung (Hrsg) (2021) Gesundheitszentren für Deutschland – Wie ein Neustart in der Primärversorgung gelingen kann. Robert Bosch Stiftung, Stuttgart

Seibert K, Stiefler S, Domhoff D, Wolf-Ostermann K, Peschke D (2020) Ambulante Versorgungsqualität im Kontext von Alter und Pflegebedürftigkeit – Ergebnisse einer Querschnittsanalyse von GKV-Routinedaten aus Deutschland. Z Evid Fortbild Qual Gesundhwes 155:17–28

Shih A et al (2008) Commission on a high performing health system – Organizing the U.S. Health Care Delivery System for High Performance. Commonwealth Fund New York, NY. https://www.commonwealthfund.org/publications/fund-reports/2008/aug/organizing-us-health-care-delivery-system-high-performance. Zugegriffen: 16. Okt. 2024

Simon B, Amelung VE (2022) 10 Jahre Accountable Care Organizations in den USA: Impulse für Reformen in Deutschland? Gesundheitswesen 84(03):e12–e24

Techniker Krankenkasse (2024) Nach Corona: Zahl der Videosprechstunden in Hamburg um fast 50 Prozent gesunken. https://www.tk.de/presse/themen/digitale-gesundheit/telemedizin/weniger-videosprechstunden-hamburg-2181934?tkcm=aaus. Zugegriffen: 16. Okt. 2024

Tiemann M (2024) Multimorbidität – Auswirkungen auf die Pflege. Pflegez 77:56–59. https://doi.org/10.1007/s41906-024-2712-y

Westby M et al (2024) Virtual wards for people with frailty: what works, for whom, how and why – a rapid realist review. Age Ageing 53(3):1–14

Woock K et al (2022) Modellprogramm zur Weiterentwicklung der Pflegeversicherung gemäß § 8 Abs. 3 SGB XI. NoMi – Notfalleinweisungen minimieren Studie zu Umfang und Notwendigkeit von Notfalleinweisungen alter und hochaltriger Menschen aus stationären Pflegeeinrichtungen. Endbericht. Hamburg

Zhang S et al (2024) Comparative efficacy of telehealth interventions on promoting cancer screening: A network meta-analysis of randomized controlled trials. J Nurs Scholarsh 56(4):585–598. https://doi.org/10.1111/jnu.12974

Open Access Dieses Kapitel wird unter der Creative Commons Namensnennung 4.0 International Lizenz (http://creativecommons.org/licenses/by/4.0/deed.de) veröffentlicht, welche die Nutzung, Vervielfältigung, Bearbeitung, Verbreitung und Wiedergabe in jeglichem Medium und Format erlaubt, sofern Sie den/die ursprünglichen Autor(en) und die Quelle ordnungsgemäß nennen, einen Link zur Creative Commons Lizenz beifügen und angeben, ob Änderungen vorgenommen wurden.

Die in diesem Kapitel enthaltenen Bilder und sonstiges Drittmaterial unterliegen ebenfalls der genannten Creative Commons Lizenz, sofern sich aus der Abbildungslegende nichts anderes ergibt. Sofern das betreffende Material nicht unter der genannten Creative Commons Lizenz steht und die betreffende Handlung nicht nach gesetzlichen Vorschriften erlaubt ist, ist für die oben aufgeführten Weiterverwendungen des Materials die Einwilligung des jeweiligen Rechteinhabers einzuholen.

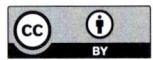

Die Versorgung älterer Patienten im Kontext der Ausweitung ambulanter Operationen

Jana Hagenlocher, Silke Arnegger, Jule Craayvanger, Ingo Neupert und Christian Schütte-Bäumner

Inhaltsverzeichnis

12.1 Chancen, Herausforderungen und Relevanz ambulanter Operationen bei älteren Patientinnen und Patienten – 186

12.2 Versorgungslage bei ambulanten Operationen – 187

12.3 Soziale Unterstützung als Bestandteil der Versorgungsstruktur älterer Menschen – 189

12.4 Entwicklung und Erprobung eines Erhebungsinstruments – 190
12.4.1 Methode – 191
12.4.2 Ergebnisse – 193

12.5 Potenziale zur Förderung eines erfolgreichen Ambulantisierungsprozesses – 195

Literatur – 198

Zusammenfassung

Im Rahmen der Diskussion um die Ausweitung des ambulanten Operierens in Deutschland stellen ältere Menschen eine besonders relevante Zielgruppe dar. Zum einen steigt aufgrund des demographischen Wandels und der zunehmenden Zahl älterer Menschen der Bedarf an operativen Eingriffen. Zum anderen bieten ambulante Operationen für ältere Patientinnen und Patienten erhebliche Vorteile, da die mit einem Krankenhausaufenthalt verbundenen Risiken im ambulanten Setting deutlich reduziert werden können. Die Diskussion um eine stärkere Ambulantisierung konzentriert sich in Deutschland bislang vor allem auf ökonomische und strukturelle Aspekte, während die Perspektive der Patientinnen und Patienten häufig nur unzureichend berücksichtigt wird. Der vorliegende Beitrag untersucht die Bedeutung sozialer Unterstützung in diesem Zusammenhang und stellt ein Erhebungsinstrument vor, das die Sicht älterer Menschen auf ambulante Operationen erfasst. Es werden zentrale Einflussfaktoren identifiziert und Handlungsempfehlungen für eine patientenorientierte Weiterentwicklung von Versorgungsstrukturen abgeleitet. Diese sind als Vorstufe einer adäquaten Vergütungsentscheidung zu werten und führen in der Folge zu notwendigen Strukturierungsprozessen.

The elderly are a particularly relevant target group in the discussion about expanding outpatient surgery in Germany. On the one hand, demand for surgical procedures is increasing due to demographic changes and the growing number of the elderly population. On the other hand, outpatient surgery offers significant advantages for elderly patients as the risks associated with hospitalisation can be reduced in an outpatient setting. The debate on the increased use of outpatient surgery in Germany has so far mainly focused on economic and structural aspects, while the patient's perspective has often been insufficiently considered. This article examines the importance of social support in that context and presents a survey instrument that captures the views of elderly people on outpatient surgery. Key influencing factors are identified and recommendations for the development of patient-centred health care structures are derived. These should be seen as a first step towards appropriate reimbursement decisions and subsequently lead to necessary restructuring processes.

12.1 Chancen, Herausforderungen und Relevanz ambulanter Operationen bei älteren Patientinnen und Patienten

Aktuelle Bestrebungen zu einer qualitativ hochwertigen, aber zugleich bezahlbaren Gesundheitsversorgung verstärken die Forderungen nach ambulanten Operationen in Deutschland. Zeitgleich ist mit fortschreitendem demographischem Wandel und der damit verbundenen Zunahme älterer Menschen auch ein zusätzlicher Bedarf an operativen Eingriffen verbunden (Olotu et al. 2019).

Ältere und hochbetagte Menschen stellen in diesem Zusammenhang eine relevante Zielgruppe für ambulante Operationen dar, denn grundsätzlich gilt das Alter allein nicht als Ausschlusskriterium für eine ambulante Operation. Vielmehr hängt die Entscheidung für oder gegen eine ambulante Durchführung – neben medizinischen und sozialen Aspekten – vor allem vom physiologischen Allgemeinzustand des Patienten ab (BAO o.J.). Auch wenn in bestimmten Fällen, zum Beispiel bei Vorliegen von Ausschlussdiagnosen oder bei hohem Komplikationsrisiko, eine stationäre Behandlung angeraten ist, bieten ambulante Operationen auch für ältere Patientinnen und Patienten erhebliche Vorteile. Eine Anpassung an ungewohnte Umgebungen und Abläufe, wie sie bei einem stationären Krankenhausaufenthalt erforderlich ist, stellt für ältere Patienten nicht selten eine Schwierigkeit dar. Folgen können physische und emotionale Belastungen, funktionale Verschlechterungen sowie kognitive Dysfunktionen sein, ausgelöst durch Veränderungen in den gewohnten Abläufen und die Anpassung an eine unbekannte Umgebung

(Canet et al. 2003; Schattner 2023). Darüber hinaus ist das Risiko einer nosokomialen Infektion oder eines postoperativen Delirs im Krankenhaus bei älteren Menschen signifikant erhöht (Al Farsi et al. 2023; Raats et al. 2015). Die Genesung in der vertrauten häuslichen Umgebung kann jene Komplikationen reduzieren und sich insgesamt positiv auf die Nachsorgesituation auswirken.

Auf der anderen Seite muss der Patient, der sich einer ggf. komplexeren ambulanten Operation unterzieht, auch in der Lage sein, die Tragweite des ambulanten Eingriffs kognitiv zu verstehen. Für eine erfolgreiche ambulante Operation und insbesondere einen komplikationsarmen Heilungsprozess wird daher eine erhöhte Patientencompliance erwartet (Hüppe et al. 2018). Weiterhin wird für die Durchführung einer ambulanten Operation das Vorhandensein eines unterstützenden soziales Netzwerks des Patienten vorausgesetzt. Nach den Richtlinien des Bundesverbandes für ambulante Operationen (BAO) ist die Unterstützung durch eine Person aus dem sozialen Umfeld in den ersten 24 h nach einer Operation obligatorisch. Angesichts der individuellen Heilungsprozesse nach chirurgischen Eingriffen, die je nach Art des Eingriffs über einen längeren Zeitraum andauern können, ist es möglich, dass bei komplexeren Operationen eine Betreuung über einen Zeitraum von 24 h hinaus erforderlich ist (Dahlberg et al. 2018; Bailey et al. 2019). Laut Statistischem Bundesamt (2023) lebt jedoch jede dritte Person über 65 Jahre in Deutschland allein und ist nicht selten von einem informellen Netzwerk isoliert. Allein dieser Aspekt könnte darauf hindeuten, dass eine alleinlebende ältere Person von der Möglichkeit einer ambulanten Operation ausgeschlossen wird (Quemby und Stocker 2014). Würde jedoch der physiologische Zustand sowie die Bereitschaft und Compliance des Patienten eine ambulante Operation zulassen, stellt sich die Frage, ob eine fehlende oder nur begrenzte soziale Unterstützung automatisch eine stationäre Aufnahme nach sich ziehen muss.

Während im vergangenen Gesetzgebungsprozess insbesondere mit der Vertretung der Ärzteschaft über die vergütungsseitigen Aspekte ambulanter Operationen ausführlich beraten wurde, werden patientenseitige Aspekte, die den monetären und prozessualen Umfang ebenso definieren, bis heute nur unzureichend thematisiert. Die deutsche Diskussion über eine Ausweitung ambulanter Operationen ist daher um eine Bestandsaufnahme der Perspektiven und persönlichen Ressourcen der Patienten zu erweitern. Der vorliegende Beitrag widmet sich zunächst einer Übersicht über die bestehenden Versorgungs- und Nachsorgestrukturen in Deutschland sowie der Bedeutung von sozialer Unterstützung für ältere Menschen. Im vierten Kapitel werden die Entwicklung und Erprobung eines Erhebungsinstruments vorgestellt, das die aktuelle Sicht älterer Patienten auf ambulante Operationen erfasst und darüber hinaus Faktoren identifiziert, die aus Patientensicht für oder gegen eine Entscheidung für ambulante Operationen sprechen.

12.2 Versorgungslage bei ambulanten Operationen

Ambulante Operationen können in Deutschland in unterschiedlichen Behandlungssettings durchgeführt werden: Ambulant am Krankenhaus, bei niedergelassenen Fachärzten in ambulanten Operationszentren oder in entsprechend ausgestatteten Praxen. Die Behandlungssettings bieten unterschiedliche Vor- und Nachteile für Patientinnen und Patienten. In einer Facharztpraxis oder einem Operationszentrum wird vor allem ein potenzieller Informationsverlust minimiert, da die Versorgung mehr oder weniger „aus einer Hand" stattfindet. Die operierende Person ist von Beginn an in den Behandlungsprozess involviert und bleibt in der Regel auch ständige Ansprechperson. Diese Voraussetzungen schaffen Sicherheit und Vertrauen für die Patienten. Als heikel erweist sich in diesem Zusammenhang, dass wenige infrastrukturelle Möglichkeiten bereitstehen, um im Bedarfsfall eine längere Beobachtung zu ermöglichen – darunter fallen beispielsweise Betten, falls der Patient unerwartet über Nacht bleiben muss. In diesem Fall ist immer wieder die Verlegung in ein Krankenhaus erforderlich. Da in den aktuellen ambulanten Vergütungsregelungen (sowohl im Einheitlichen Bewertungsmaßstab [EBM] als auch bei der sektorengleichen Vergütung [Hybrid-DRG]) die Option einer im Bedarfsfall längeren Beobachtung auch monetär nicht adäquat berücksichtigt ist, besteht zudem für die durchführenden Praxen oder Zentren wenig Anreiz, diese Infrastruktur überhaupt bereitzustellen.

Der Vorteil einer ambulanten Operation am Krankenhaus liegt hingegen darin, dass bei unvorhergesehenen Ereignissen, wenngleich mit erhöhtem administrativem Aufwand, eine schnelle Überleitung in die Strukturen des Krankenhauses sichergestellt werden kann. Die Studienlage zeigt, dass auch komplexere Eingriffe, wie Hernien- oder Schulteroperationen, sicher und ohne ein stark erhöhtes Risiko von ungeplanten Einweisungen oder erhöhte Komplikationsraten bei älteren Personen ambulant durchgeführt werden können (Aldwinckle und Montgomery 2004; Palumbo et al. 2014; Buterbaugh et al. 2018). Dennoch hängt ein hohes Lebensalter häufig auch mit einem gesteigerten Komplikationsrisiko zusammen (Chaturvedi et al. 2021). Die Möglichkeit einer bei Bedarf verlängerten Beobachtung kann daher vor allem bei älteren Patienten von besonderer Bedeutung sein. Auf der anderen Seite sind Krankenhäuser oft prozessual nicht auf eine Ausweitung ambulanter Operationen vorbereitet. Eine effiziente Belegung von Operationssälen ist häufig nicht möglich. Hohe Rüstkosten, lange Patientenwege sowie Unwägbarkeiten durch nicht planbare Notfalleingriffe führen zu negativen Deckungsbeiträgen bei ambulanten Operationen in traditionellen Krankenhausprozessen.

Unabhängig davon, ob im Krankenhaus oder beim Facharzt – wird eine Operation ambulant statt stationär durchgeführt, entfällt der Fokus der postoperativen Betreuung auf den Patienten und sein soziales Umfeld. Insbesondere bei älteren Patienten, die häufig alleine leben, kann die Unterstützung durch Angehörige jedoch nicht immer persönlich sichergestellt werden. Es besteht in diesen Fällen entsprechend § 37 SGB V die Option der häuslichen Krankenpflege. Bei Bedarf und nach Verordnung des Arztes können geeignete Pflegekräfte eingesetzt werden, wenn „Krankenhausbehandlung geboten, aber nicht ausführbar ist, oder wenn sie durch die häusliche Krankenpflege vermieden oder verkürzt werden kann". Der Prozess kann bürokratisch sein, da eine Genehmigung nach Verordnung eigeninitiativ mit der Krankenkasse abgestimmt und ein ambulanter Pflegedienst gefunden werden muss. Besonders für ältere Patienten sind dies zusätzliche Hürden vor einer ambulanten Operation. Dennoch sind eine ambulante Operation und niedrigschwellige Unterstützung im Haushalt voraussichtlich kostengünstiger, als den Eingriff in einem Krankenhaus mit anschließender stationärer Beobachtung durchzuführen.

Für den konkreten Ablauf der Nachbetreuung zu Hause gibt es nur wenige standardisierte Vorgaben, da die Vorgehensweise je nach Fachgebiet und Einrichtung variiert. In der Regel erfolgt nach dem Eingriff ein telefonischer Kontakt zwischen dem Patienten und der betreuenden Einrichtung. In einigen Fällen erhalten Patienten eine Telefonnummer, die sie bei Komplikationen oder Fragen kontaktieren können. Mitunter übernimmt die Einrichtung selbst die Initiative und meldet sich innerhalb der ersten 24 h nach der Operation proaktiv bei den Patienten. Eine dauerhaft verantwortliche Person für die Mitorganisation der Nachsorge, wie etwa ein Case-Manager, ist erfahrungsgemäß jedoch nicht vorgesehen.

Beispiele aus dem Ausland verdeutlichen, wie ein umfassendes Entlass- und Case-Management strukturiert und umgesetzt werden kann. Case-Managerinnen und -Manager übernehmen dort eine zentrale Rolle bei der Organisation und Betreuung der Nachsorge. Neben der Bestellung und Bereitstellung von Medikamenten und Hilfsmitteln werden Nachsorgetermine, Hausbesuche und Physiotherapie organisiert und der Gesundheitszustand der Patienten überwacht (Simon et al. 2023). Dieses Modell bezieht sich auf deutlich komplexere

Operationen, als sie derzeit in Deutschland üblich sind. Es kann daher angenommen werden, dass für eine deutliche Ausweitung ambulanter Operationen auch in Deutschland eine umfassende Fallbetreuung umgesetzt werden muss. Insbesondere bei komplexeren Eingriffen, die einen höheren Pflege- und Planungsaufwand erfordern, oder bei älteren Patienten kann die Verantwortung nicht in jedem Fall allein auf den Patienten und sein soziales Umfeld übertragen werden.

12.3 Soziale Unterstützung als Bestandteil der Versorgungsstruktur älterer Menschen

Eine Operation bedeutet für ältere Patientinnen und Patienten eine Veränderung des Lebensalltags mit ggf. temporären Funktionseinschränkungen. Sie müssen sich mit ihrer Gesundheit informationell auseinandersetzen, Behandlungsentscheidungen treffen und für einen gelingenden Behandlungsverlauf bei der weiteren Versorgung aktiv mitwirken. Soziale Ressourcen und Unterstützung aus dem eigenen sozialen Netzwerk sind grundlegend für das soziale Wohlbefinden und damit auch für die Gesundheit (Keyes 1998). Ferner ist soziale Unterstützung für ältere Menschen ein entscheidender Faktor ihrer Lebensqualität (Lestari et al. 2021). Deshalb müssen soziale Ressourcen aktiviert werden, um die Ambulantisierung bei bestimmten Operationen voranzutreiben und gleichzeitig die professionellen Angebote der Gesundheitsversorgung zu entlasten bzw. nicht zusätzlich in Anspruch zu nehmen.

Mit zunehmendem Alter und Funktionseinschränkungen wachsen Unterstützungsbedarfe. Soziale Unterstützung sollte bei kritischen Lebensereignissen, außeralltäglichen Belastungen oder in Stresssituationen präventiv und proaktiv wirken. Denn nur wenn Stress, Belastungsreaktionen und Überforderung vermieden werden, kann soziale Unterstützung ihre volle Wirkung entfalten (Kupfer und Nestmann 2024). In Abhängigkeit der vorhandenen Ressourcen kann eine anstehende Operation als hohe Stressbelastung wahrgenommen werden. Deshalb kommt der sozialen Unterstützung bei dieser Patientengruppe eine Schlüsselfunktion zu.

Soziale Unterstützung basiert zudem auf dem Vorhandensein von sozialen Beziehungen. Diese nehmen allerdings insbesondere bei Hochaltrigen bzw. mit zunehmendem Lebensalter in ihrer Quantität eher ab. Es ist wichtig, zwischen *tatsächlich erhaltener* und *subjektiv wahrgenommener* Unterstützung zu unterscheiden. Dabei spielt es keine Rolle, ob tatsächlich Hilfe in Anspruch genommen wurde. Die *subjektiv wahrgenommene* Unterstützung sorgt für ein Gefühl der Sicherheit, der Reduktion von Stress und einem Zugehörigkeitsgefühl zu einer Gemeinschaft. Daraus entsteht ein Sicherheitsempfinden und soziale Beziehungen erhalten Qualität (Vonneilich 2020). Im Hinblick auf die qualitative Funktionalität von sozialer Unterstützung lassen sich fünf Dimensionen beschreiben (Wills und Shinar 2000).

Emotionale Unterstützung sorgt für eine Reduktion der wahrgenommenen Bedrohlichkeit von Stresssituationen, unterstützt die Selbstwirksamkeit und Bewältigungsstrategien. Die Einbeziehung der Patienten in die Entscheidungsfindung bezüglich der Operation sowie die Erreichbarkeit von Angehörigen oder Freunden und Freundinnen können hierbei beispielhaft genannt werden. Hilfestellungen zur Lösung von lebens- oder versorgungspraktischen Problemstellungen orientiert an der Alltagsgestaltung werden als *instrumentelle* Unterstützung bezeichnet. Eine Haushaltshilfe oder die Organisation von Autofahrten zu Operation oder präoperativer Behandlungen zählen hierzu. *Informationelle* Unterstützung ist die Kommunikation über Vorschläge zu alternativen und effektiven Handlungsstrategien. Durch den kommunikativen Austausch mit sozialen Interaktionspartnern werden kognitive und soziale Fertigkeiten sozial unterstützend gefördert, die für eine aktive Auseinandersetzung mit gesundheitsrelevanten Informationen erforderlich sind und als interaktive Gesundheitskompetenz definiert sind (Nutbeam 2000). Unter den Aspekten der *freundschaftlichen* Unterstützung fallen gemeinsame Aktivitäten in der Alltags- und Freizeitgestaltung sowie der sozialen Teilhabe, um positive Ablenkung, Entlastung oder Erholung zu bieten und das emotionale Wohlbefinden zu fördern. Abschließend ist die *Bestätigung* eine wichtige Unterstützungsfunktion. Die Interaktion mit anderen Menschen und die Reflexion der eigenen Lebenssituation sind entscheidende Resonanzräume, damit Selbstwirksamkeit entstehen und die eigene Lebenssituation akzeptiert werden kann.

Für die Ambulantisierung von Operationen bei hochaltrigen Patienten lassen sich soziale Unterstützungsbedarfe konkretisieren, die es im Hinblick auf eine Erhöhung der Akzeptanz zu berücksichtigen gilt. Die Indikationsstellung zu einer Operation bedeutet für die Betroffenen, medizinische Sachzusammenhänge verstehen sowie beurteilen zu können und auf dieser Basis zu einer Entscheidungsfindung zu gelangen.

Einer partizipativen Arzt-Patienten-Kommunikation kommt hierbei eine zentrale Bedeutung zu, die idealerweise durch Unterstützung aus dem sozialen Umfeld flankiert wird. Insbesondere vertraute Personen bieten Gesprächsräume, in denen Informationsdefizite, Sorgen und subjektiv wahrgenommene Barrieren der Hochaltrigen aufgegriffen und thematisiert werden können. So entsteht Akzeptanz für die vorgeschlagene Behandlung auf Basis selbstbefähigter Entscheidungsprozesse. Soziale Unterstützung ist ebenfalls erforderlich, um den ambulanten Behandlungsprozess zu begleiten: Angefangen von Fahrten zum Krankenhaus, Sicherstellung der hauswirtschaftlichen Versorgung, postoperativer Nachversorgungsbedarfe, der emotionalen Begleitung nach erfolgter Operation bis hin zur Wiedereingliederung in den Lebensalltag nach Behandlungsabschluss. Die soziale Unterstützung als Teil von sich anpassenden Versorgungsstrukturen konkretisiert sich in sozialen Netzwerken.

Es muss allerdings beim Grad der angestrebten Einbindung nichtprofessioneller sozialer Netzwerke rund um die Unterstützung ambulanter Operationen von Hochbetagten eines maßvoll beachtet werden: „Akteure sozialer Beziehungs- und Interaktionsnetzwerke sind unabhängig, gestalten das themenzentrierte Netzwerk demzufolge freiwillig und lassen sich nicht im klassischen Sinne (…) managen, da es im sozialen Netzwerk keine direkte Durchgriffsmöglichkeit auf die Handlungen der einzelnen Akteure im Netzwerk gibt." (Schönig und Löwenstein 2024) Das deutet darauf hin, dass auch bereits niederschwellig zugängliche, perspektivisch externe Hilfestellung eine hohe Wirkung entfalten kann. Sie muss nicht überprofessionalisiert sein und kann eventuell auch unternehmerisch privatisiert angeboten und z. B. individualisiert, mindestens teilweise von der Krankenkasse übernommen werden.

Letztlich kommt es auf Verbindlichkeit der Hilfeleistung an, um den postoperativen Heilungsprozess im Zuhause der Patienten erfolgreich zu gestalten, sodass weitere stationäre Behandlungen im Krankenhaus vermieden werden können.

12.4 Entwicklung und Erprobung eines Erhebungsinstruments

Studien der Patientenperspektive bei ambulanten Operationen in Deutschland haben sich überwiegend auf die Patientenzufriedenheit nach ambulanten Operationen oder auf die Einstellung zu ambulanten Operationen konzentriert, ohne jedoch damit verbundene Einflussfaktoren näher zu analysieren (BAO 2021). Vereinzelt wurden mögliche Einflüsse auf die Einstellungen und Präferenzen von Personen untersucht, wobei hier vor allem medizinisch-qualitative Rahmenbedingungen wie Warte- und Wegezeiten oder die erwartete Service- und Behandlungsqualität im Vordergrund standen (Gapp et al. 2012; Schwappach und Strasmann 2006). Schneeberger et al. (2023) betonen in einer internationalen Literaturübersicht, dass nicht nur persönliche Präferenzen hinsichtlich der medizinischen Versorgungsqualität, sondern auch psychosoziale Faktoren eine wichtige Rolle bei der Wahl des Behandlungssettings spielen.

Die Rolle älterer Patientinnen und Patienten[1] wurde in keiner der genannten Studien explizit berücksichtigt, obwohl Gapp et al. (2012) eine erhöhte Bereitschaft zu ambulanten Operationen in dieser Altersgruppe feststellten. Schwappach und Strasmann (2006) schlossen Personen über 65 Jahre aus, da sie davon ausgingen, dass diese Personen die Entscheidung für oder gegen eine Operation nicht selbst treffen, sondern diese z. B. vom Leistungserbringer übernommen wird. Die spezifische Betrachtung älterer Menschen ist in diesem Zusammenhang jedoch besonders relevant: Zum einen stellt das Alter einer Person kein grundsätzliches Ausschlusskriterium für eine ambulante Operation dar (BAO o.J.), zum anderen macht die Gruppe der Hochbetagten einen erheblichen Anteil der potenziell ambulant durchführbaren Operationen aus; insbesondere da die steigende Zahl älterer Menschen zu einem Anstieg der Operationen führen wird (Olotu et al. 2019). Zudem schätzen ältere Menschen in Deutschland ihren Gesundheitszustand zunehmend positiv ein. Laut einer Studie des Robert Koch-Instituts bewerten über die Hälfte der über 65-Jährigen ihren individuellen Gesundheitszustand als gut oder sehr gut (Gaertner et al. 2023). Zwar lassen sich trotz subjektiv positiv eingeschätztem Gesundheitszustand häufig begleitende Komorbiditäten feststellen, jedoch schließen viele Diagnosen eine ambulante Operation nicht grundsätzlich aus. Selbst bei Vorliegen von Begleiterkrankungen sollte die Entscheidung über eine ambulante Operation individuell zwischen Arzt und Patient abgestimmt werden. Nicht zuletzt wünschen sich auch ältere Patienten,

aktiv in Behandlungsentscheidungen miteinbezogen zu werden (Lechner et al. 2016). Die Präferenzen und Perspektiven der Patienten nehmen folglich eine wichtige Rolle bei einer Entscheidung für oder gegen ein bestimmtes Behandlungssetting ein.

12.4.1 Methode

Vor diesem Hintergrund wurde von den Autorinnen und Autoren ein Erhebungsinstrument entwickelt und in einer deskriptiven Pilotstudie getestet, die sowohl die *Bereitschaft älterer Patienten zu ambulanten Operationen* erfasst als auch *patientenseitig relevante Aspekte* in diesem Zusammenhang zusammenführt und verdichtet. Für die Datenerhebung wurde eine Online-Befragung gewählt. Die Methodik kann angesichts moderater bis hoher Internet- und Smartphone-Nutzung unter Senioren in Deutschland als geeignet betrachtet werden: Nach aktuellen Ergebnissen nutzen etwa 70 % der älteren Menschen regelmäßig das Internet und rund die Hälfte verfügt über ein eigenes Smartphone (Statista 2023). Um Vergleichbarkeit zwischen den unterschiedlichen Altersgruppen herzustellen, wurden nicht ausschließlich ältere Personen befragt, sondern alle Personen über 18 Jahren. Die Befragung wurde mittels eines Convenience-Samples in Online-Netzwerken verbreitet. Um gezielt die Zielgruppe der Hochaltrigen zu erreichen, wurden zusätzlich im Zeitraum von acht Wochen (August und September 2024) Seniorenbüros in ganz Deutschland per E-Mail kontaktiert. Auf Anfrage wurde der Online-Fragebogen teilweise auch in Papierform bereitgestellt, was eine Rücklaufquote von 7,7 % erzielte. Insgesamt nahmen 425 Personen an der Befragung teil, von denen 287 den Fragebogen vollständig ausfüllten. Nach Bereinigung des Datensatzes standen 233 Datensätze für die Auswertung zur Verfügung.

Die Teilnehmenden sind zwischen 21 und 88 Jahre alt, wobei etwa die Hälfte ($n = 104$) 65 Jahre oder älter ist (vgl. ◘ Tab. 12.1). Von

---
1 Eine einheitliche Definition des Begriffs „ältere Patienten" existiert nicht. In dieser Studie wurden Personen ab 65 Jahren als älter eingestuft, wobei eine Unterscheidung zwischen den „jüngeren Älteren" (65–75 Jahre) und den „älteren Älteren" (über 75 Jahre) vorgenommen wurde (Olotu et al. 2019).

◘ **Tab. 12.1** Demographische Daten der befragten Personen

	n	%		
Alter				
< 55	76	32,6		
55–64	53	22,7		
65–74	60	25,8		
> 74	44	18,9		

	n	%	< 65 Jahre n (%)	> 65 Jahre n (%)
Geschlecht (n = 233)				
Weiblich	159	68,2	88 (37,8)	71 (30,5)
Männlich	74	31,8	41 (17,6)	33 (17,6)
Haushaltsgröße (n = 230)				
Einzelhaushalt	80	34,8	32 (13,9)	48 (20,9)
Zweipersonenhaushalt	99	43,0	48 (20,9)	51 (22,2)
Mehrpersonenhaushalt	51	22,2	47 (20,4)	4 (1,7)
Bildungsgrad (n = 232)				
Hauptschulabschluss	21	9,1	6 (2,6)	15 (6,5)
Mittlere Reife	76	32,8	39 (16,8)	37 (15,9)
Abitur	40	17,2	33 (14,2)	7 (3,0)
Bachelorabschluss	24	10,3	17 (7,3)	7 (3,0)
Masterabschluss	22	9,5	10 (4,3)	12 (5,2)
Diplom	38	16,4	19 (8,2)	19 (8,2)
Doktorgrad/PhD	11	4,7	5 (2,2)	6 (2,6)

den über 65-Jährigen leben rund 47 % in einem Einzelhaushalt. Im Vergleich dazu schätzt das Statistische Bundesamt (2023), dass bundesweit etwa ein Drittel der Bevölkerung über 65 Jahre allein lebt – der Wert ist in der Stichprobe somit leicht überrepräsentiert. Über die Hälfte der Teilnehmenden aus dieser Altersgruppe gibt zudem an, dass bei ihnen bereits eine ambulante Operation durchgeführt wurde. Die durchgeführten Eingriffe verteilen sich auf verschiedene Fachbereiche. Rund 20 % der Operationen entfallen auf dermatologische Eingriffe wie die Entfernung von Muttermalen oder Melanomen und weitere 20 % auf ophthalmologische Eingriffe, insbesondere Katarakt-Operationen. Vereinzelt wurden auch komplexere Eingriffe durchgeführt, darunter Meniskusoperationen (11 %), sonstige Knie- und Schulteroperationen (9 %) sowie Hernienoperationen (5 %).

Zur Messung der Bereitschaft zu ambulanten Operationen wurden die Befragten gebeten, auf einer 5-stufigen Likert-Skala anzugeben, wie wahrscheinlich sie es einschätzen, sich einer ambulanten Operation zu unterziehen, wenn eine Operation bevorstehen würde.

Tab. 12.1 (Fortsetzung)

	n	%	< 65 Jahre n (%)	> 65 Jahre n (%)
Wohnort (n = 233)				
In einer Landgemeinde (0–5.000 Einwohner)	49	21,0	31 (13,3)	18 (7,7)
In einer Kleinstadt (5.000–20.000 Einwohner)	67	28,8	44 (18,9)	23 (9,9)
In einer Mittelstadt (20.000–100.000 Einwohner)	59	25,3	25 (10,7)	34 (14,6)
In einer Großstadt (> 100.000 Einwohner)	58	24,9	29 (12,4)	29 (12,4)
Ambulante Operation bereits erfolgt (n = 233)				
Ja	153	65,7	88 (37,8)	65 (27,9)
Nein	80	34,3	41 (17,6)	39 (16,7)
Rolle in der Behandlungsentscheidung (n = 233)				
Aktiv	105	45,1	62 (26,6)	43 (18,5)
Kollaborativ	108	46,4	57 (24,5)	51 (51,9)
Passiv	20	8,6	10 (4,3)	10 (4,3)

Krankenhaus-Report 2025

Personen, die sich noch nie einer ambulanten Operation unterziehen mussten, wurde ein kurzes Szenario skizziert („Stellen Sie sich vor, Sie müssten operiert werden und es besteht die Möglichkeit, die Operation sowohl ambulant als auch stationär durchführen zu lassen, …"). Personen, die bereits ambulant operiert wurden, wurden zusätzlich nach Art und Ort des Eingriffs sowie nach ihrer Zufriedenheit mit dem Eingriff befragt. Die Befragten wurden zudem gebeten, ihre bevorzugte Rolle bei Behandlungsentscheidungen anzugeben, wobei die Control-Preference-Scale nach Degner et al. (1997) verwendet wurde. Es kann zwischen passiver, kollaborativer und aktiver Rolle unterschieden werden.

Zur Erfassung der informellen Unterstützung durch das soziale Umfeld wurden sieben Fragen entwickelt, die unterschiedlich relevante Aspekte einer Nachsorgesituation abbilden. Dabei dienten die Dimensionen sozialer Unterstützung (Wills und Shinar 2000) als theoretische Grundlage. Besonders berücksichtigt wurden die *emotionale Unterstützung*, die wesentlich zur Reduktion von Ängsten und Stress in belastenden Lebenssituationen wie einer ambulanten Operation beiträgt, sowie die *instrumentelle Unterstützung*, die konkrete Hilfen wie Transportdienste, Unterstützung bei der Selbstversorgung (z. B. pflegerische Maßnahmen), Hilfe beim Einkaufen und die Beschaffung von Medikamenten umfasst.[2]

12.4.2 Ergebnisse

▪▪ Soziale Unterstützung

Der wahrgenommene Grad an sozialer Unterstützung nach einer ambulanten Operation wird in der gesamten Stichprobe als hoch eingeschätzt ($M = 4{,}1$, $SD = 1{,}1$). Ältere Personen ($M = 3{,}8$, $SD = 1{,}3$) erwarten jedoch signifikant weniger Unterstützung als Befragte

---

[2] Es wurden an dieser Stelle weitere Konstrukte erfasst, die sich inhaltlich auf die persönliche Befähigung der Patienten beziehen. Diese sind jedoch nicht Gegenstand der Analyse.

unter 65 Jahren ($M = 4{,}4$, $SD = 0{,}9$; $t(181) = 3{,}47$, $p < 0{,}001$). Am geringsten wird bei älteren Personen die Unterstützung im Bereich der pflegerischen Versorgung erwartet ($M = 3{,}4$, $SD = 1{,}5$). Etwa ein Drittel gibt an, in diesem Bereich keine Hilfe von Familie, Freunden oder anderen Angehörigen erhalten zu können. Im Gegensatz dazu wird im Bereich grundlegender Versorgungsleistungen wie Einkaufs- oder Transportdiensten ein etwas höherer Grad an Unterstützung erwartet. Dennoch gehen rund 20 bis 25 % der Befragten davon aus, in diesen Bereichen keine oder nur geringe Unterstützung aus ihrem sozialen Umfeld zu erhalten. Auch bei der emotionalen Unterstützung geben etwa 20 % der Befragten an, keine Hilfe aus ihrem persönlichen Umfeld erwarten zu können.

▪▪ Rolle in der Behandlungsentscheidung

Sowohl ältere als auch jüngere Personen weisen einen starken Wunsch auf, in Behandlungsentscheidungen einbezogen zu werden. Unter den über 65-Jährigen bevorzugt etwa die Hälfte eine kollaborative Rolle, bei der die Behandlungsentscheidung in Abstimmung zwischen behandelndem Arzt und Patient getroffen wird. Rund 40 % geben an, eine aktive Rolle einnehmen zu wollen, indem sie selbst die Entscheidung treffen, etwa nach Erhalt aller relevanten Informationen. Nur eine geringe Anzahl der über 65-Jährigen möchte die Entscheidung vollständig dem behandelnden Arzt überlassen.

▪▪ Gesamtbereitschaft

In der gesamten Stichprobe zeigt sich eine hohe Bereitschaft, sich im Bedarfsfall einer ambulanten Operation zu unterziehen ($M = 3{,}8$; $SD = 1{,}3$). Diese Bereitschaft ist bei älteren Personen, die bereits ambulant operiert wurden, deutlich stärker ausgeprägt als bei jenen ohne vorherige Erfahrung mit ambulanten Eingriffen. Die vorliegenden Daten weisen zudem keine signifikanten Abweichungen in der Bereitschaft in Abhängigkeit vom Alter auf (vgl. ◘ Tab. 12.2). Somit ergeben sich nur geringe Unterschiede bei der Bereitschaft zur ambulanten Operation zwischen den Altersgruppen, was darauf hindeutet, dass ein ambulantes Behandlungssetting sowohl den Wünschen der älteren als auch der jüngeren Personen entspricht.

Die starken Unterschiede zwischen Personen, die bereits eine ambulante Operation hatten, und denjenigen, die noch keine solche Operation hatten, lassen auf die generelle Zufriedenheit mit dem Setting schließen, die auch über die gesamte Stichprobe hinweg stark ausgeprägt war ($M = 4{,}2$, $SD = 0{,}8$). Diese Personen konnten sich vermutlich zudem den generellen ambulanten Operationsablauf besser vorstellen.

Weiterhin wird ein Zusammenhang zwischen der Bereitschaft zu einer ambulanten Operation und der Haushaltsgröße deutlich: Ältere Personen, die allein leben, zeigen eine signifikant geringere Bereitschaft, sich für ein ambulantes Operationssetting zu entscheiden als Personen, die mit mindestens einer weiteren Person im Haushalt leben. Darüber hinaus besteht ein direkter linearer Zusammenhang zwischen dem Grad der erwarteten sozialen Unterstützung und der Gesamtbereitschaft. Je höher die erwartete Unterstützung ausfällt, desto stärker ist die Bereitschaft ausgeprägt, sich ambulant operieren zu lassen und umgekehrt. Interessanterweise lehnen selbst ältere Personen, die nur geringe Unterstützung durch ihr soziales Umfeld wahrnehmen, ambulante Operationen nicht grundsätzlich ab. Ihre Bereitschaft fällt jedoch niedriger aus ($M = 2{,}9$, $SD = 1{,}5$, $n = 14$) als bei Personen, die den Grad sozialer Unterstützung als hoch einschätzen. Empfehlenswert für replizierende Forschung bleibt zu analysieren, ob die geringere Bereitschaft ausschließlich durch das Fehlen eines sozialen Netzwerks beeinflusst wird oder ob weitere Faktoren eine Rolle spielen. Perspektivisch wäre es zudem sinnvoll zu untersuchen, ob diese Personen durch alternative Unterstützungsangebote wie etwa niedrigschwellige Hilfe im Haushalt, telemedizinische Nachsorge oder Pflege zu Hause eher bereit wären, sich ambulanten Operationen zu unterziehen.

Tab. 12.2 Einflussfaktoren auf die Gesamtbereitschaft zu ambulanten Operationen

Variable	Ausprägung	M	SD	p-Wert
Ambulante Operationserfahrung	Ja	4,0	1,3	$< 0{,}001^a$
	Nein	2,9	1,3	
Alter	Jünger (unter 65 Jahre)	3,8	1,2	$0{,}181^a$
	Älter (über 65 Jahre)	3,6	1,4	
Haushaltsgröße	Alleinlebend	3,2	1,4	$< 0{,}001^a$
	Mind. Zweipersonenhaushalt	4,0	1,2	
Soziale Unterstützung	Erwartete Unterstützung	$\beta = 0{,}42$, 95 % – KI: [0,27, 0,67]		$< 0{,}001^b$

[a] t-test bei unabhängigen Stichproben
[b] Lineare Regression
Krankenhaus-Report 2025

▪▪ Limitationen

Da die Datenerhebung überwiegend über eine Online-Befragung erfolgte sowie eine vergleichsweise kleine Stichprobengröße aufweist, können Verzerrungen nicht ausgeschlossen werden. Zudem bleibt in der Studie offen, ob Personen, die grundsätzlich eine Bereitschaft zur ambulanten Operation äußern, medizinisch für eine solche Behandlung bei Eintreten des Ereignisses geeignet wären. Die tatsächliche Durchführbarkeit einer ambulanten Operation hängt von weiteren Faktoren ab, etwa dem aktuellen Gesundheitszustand und bestimmten Kontextfaktoren, z. B. bestimmten begleitenden Diagnosen. Da im Fragebogen weiterhin nicht nach einer spezifischen Indikation differenziert wurde, könnten die Vorstellungen der Befragten darüber, was eine ambulante Operation und entsprechend die Anforderungen an die Nachsorge zu Hause umfasst, variieren.

12.5 Potenziale zur Förderung eines erfolgreichen Ambulantisierungsprozesses

Nicht nur aus ökonomischer, sondern auch aus medizinischer Perspektive sprechen viele Gründe dafür, ambulante Operationen auch für ältere und hochbetagte Menschen anzubieten. Die wachsende Zahl von Menschen in dieser Altersgruppe wird die bereits stark ausgelastete stationäre Versorgung vor zusätzliche Herausforderungen stellen. Ambulante Operationen sind ein notwendiges und effektives Mittel, diese Strukturen zu entlasten und betroffenen Personen gleichzeitig eine qualitative und komplikationsarme Gesundheitsversorgung zu ermöglichen. Zwar eignen sich nicht alle älteren Personen aufgrund von Komorbiditäten oder mangelnder Compliance bzw. Bereitschaft für eine ambulante Operation, doch zeigen die Ergebnisse dieser Pilotstudie, dass die Mehrheit der älteren Personen dieses Behandlungssetting bevorzugt. Eine signifikante Abnahme der Bereitschaft mit steigendem Alter konnte ebenfalls nicht festgestellt werden. Gleichzeitig erfordert die Durchführung ambulanter Operationen bei älteren Menschen eine besondere Berücksichtigung spezifischer Aspekte in der Operations- und Nachsorgesituation, die in der Planung berücksichtigt werden müssen.

Die soziale Unterstützung durch das persönliche Umfeld wird nach wie vor als wesentliche Voraussetzung für die Durchführung einer ambulanten Operation angesehen, besonders in den ersten 24 h nach dem Eingriff. Während bei einfachen Eingriffen eine Betreuung in dieser Zeit möglicherweise entbehrlich ist, kann bei komplexeren Eingriffen ein längerer Betreuungszeitraum notwendig sein (Bailey et al. 2019). Außerdem kann das Ausmaß der benötigten Unterstützung je nach qualitativer Funktionalität der sozialen Unterstützung (vgl. ▶ Abschn. 12.3) variieren. Es empfiehlt sich daher, im Rahmen der Operationsplanung, -entscheidung und -aufklärung die verfügbaren Ressourcen der Patientinnen und Patienten in Abhängigkeit von Art und Schwere des Eingriffs differenziert und systematisch zu erfassen. So kann möglicherweise z. B. ein einmaliger Fahrdienst problemlos durch das soziale Umfeld organisiert werden, während eine kontinuierliche Betreuung über 24 h oder länger nicht gewährleistet werden kann. Umgekehrt kann es sein, dass ein Transport nicht organisiert werden kann, wohl aber eine Unterstützung bei der Selbstversorgung.

Um das ambulante Operieren auch für ältere Menschen in Deutschland weiterzuentwickeln, empfiehlt sich, zwischen kurzfristigen Maßnahmen, die sich an der aktuellen Versorgungssituation orientieren, und langfristiger Umstrukturierung dieser Versorgungssituation zu unterscheiden.

Kurzfristig sollte ein Fokus darauf liegen, die vorhandenen Ressourcen so zu verteilen und einzusetzen, dass professionelle Versorgungsangebote entlastet bzw. nicht zusätzlich in Anspruch genommen werden. Die Bestrebungen hin zu mehr ambulanten Operationen in Deutschland sollten daher dazu führen, dass der Hybrid-DRG-Katalog deutlich ausgeweitet wird, sodass Veränderungsprozesse stattfinden können. Denkbar wäre, eine systematische Anamnese des sozialen Netzwerks mit einzubeziehen. Da die Betreuung am ersten Tag nach einer Operation, also innerhalb der ersten 24 h, als essenziell wahrgenommen wird, können systemische Anreize die ambulanten OP-Einheiten dazu motivieren, besonders diese Betreuung noch zu gewährleisten, ordnungspolitisch sinnvoll sein. Gleichzeitig könnte dies eventuelle Lücken in der qualitativen Funktionalität des sozialen Netzwerks kurzfristig kompensieren.

Die Ergebnisse der Befragung zeigen, dass viele ältere Menschen allein leben und in wesentlichen Bereichen der Nachsorge oft nicht auf informelle Unterstützung aus ihrem sozialen Umfeld zurückgreifen können. Dennoch dominiert der Wunsch, nach einem Eingriff möglichst schnell in die häusliche Umgebung zurückzukehren. Diesem Wunsch sollte entsprochen werden, sofern die medizinischen Voraussetzungen für eine ambulante Operation erfüllt sind. Abhängig vom individuellen Unterstützungsbedarf können niedrigschwellige Hilfen aktiviert werden, wie z. B. hauswirtschaftliche Unterstützung durch Soziale Dienste, Fahr- und Transportdienste, Nachbarschaftshilfen oder bei Bedarf auch professionelle ambulante Krankenpflege. Letztere sollte jedoch aufgrund der ohnehin angespannten Versorgungssituation sehr zielgerichtet und dosiert zum Einsatz kommen. Stattdessen sollte der Schwerpunkt auf einer präzisen und individuellen Planungsphase in Zusammenarbeit mit den Patientinnen und Patienten liegen. Da auch ältere Patienten einen starken Wunsch nach einem Einbezug in Behandlungsentscheidungen aufweisen, kann die gemeinsame Planung der Nachsorge nicht nur die Selbstbestimmung der Patienten stärken, sondern auch dazu beitragen, die benötigten Ressourcen zielgerichtet und effizient anzufragen, zu koordinieren und einzusetzen.

Der verbundene organisatorische Mehraufwand kann jedoch nicht allein den Leistungserbringern übertragen werden. Ihre Aufgabe besteht in einer umfassenden Aufklärung des Patienten sowie in dessen Einbeziehung in die Planung und Organisation des Eingriffs. Es sollte daher nicht mehr nur weiter über den Einsatz von Case-Managerinnen und -Managern diskutiert werden, sondern der verbindliche Einsatz tatsächlich umgesetzt werden. Die Ausbildungsstrukturen hierfür existieren bereits. In der Art bieten Fernausbildungsgänge, aber auch in die Hochschulausbildung integrierte Lehreinheiten Spezialisierungsmöglichkeiten. Die Neuordnung ambulanter Operationen bietet nun auch ordnungspolitisch die Möglichkeiten, Case-Manager in den OP-Prozess verbindlich einzugliedern. Diese können sodann auch systematisch erfassen, in welchen Konstellationen Patienten eigeninitiativ und subsidiär Verantwortung übernehmen können oder unterstützend auf die Zusammenarbeit mit Beratungsstellen und sozialen Diensten hingewiesen werden muss. Entscheidend ist in diesem Zusammenhang, dass die Aktivierung der entsprechenden Dienste durch einen möglichst unbürokratischen Prozess gewährleistet wird und die Planung im Vorfeld der Operation erfolgt.

Langfristig bleibt es unvermeidlich, bestehende Strukturen und Prozesse in Krankenhäusern, aber auch im weiteren postoperativen Behandlungsprozess an den wachsenden Bedarf ambulanter Operationen anzupassen. Die erforderlichen Strukturen müssen sich maßgeblich an den Bedürfnissen der Patientinnen und Patienten orientieren, selbst wenn monetäre Anreize für den Umbau und die Neugestaltung spezifischer Prozesse unumgänglich sind.

In diesem Kontext gelten sogenannte „Ambulatory Surgery Centers" (ASCs), wie sie in den USA etabliert sind, als Goldstandard. Im Gegensatz zu großen Akutkrankenhäusern bieten ASCs eine effektive und qualitativ hochwertige ambulante Versorgung, die gezielt auf die Bedürfnisse der Patienten abgestimmt werden kann (Rodriguez und Bloomstone 2023). Auch Patienten mit erhöhtem Risiko oder komplexeren Eingriffen können in diesen Zentren routinemäßig behandelt werden. Zudem werden teilweise kostengünstige Unterbringungsmöglichkeiten außerhalb der Zentren, beispielsweise in Hotels, bereitgestellt (Peters und Ritz 2024). Diese Strukturen entlasten nicht nur die stationäre Versorgung, sondern ermöglichen auch bei unzureichender sozialer Unterstützung, langen Anfahrtswegen oder dem Wunsch nach zusätzlicher Sicherheit eine ambulante Operation. Insbesondere für ältere Patienten stellt eine vergleichbare Umsetzung in Deutschland eine vielversprechende Perspektive dar. Denkbar wäre, entsprechend § 39c SGB V („Kurzzeitpflege bei fehlender Pflegebedürftigkeit") Patientennachsorgeangebote, d. h. eine Unterbringung in der Nähe der Versorgungseinrichtung oder des informellen Netzwerks, zu etablieren. In Abhängigkeit von unterschiedlichen Versorgungsstufen könnten Leistungen als über die Krankenversicherung finanzierbare Leistungen oder als Wahlleistungen angeboten werden. Ohne Patienten aus der Eigenverantwortung zu entlassen, ermöglicht ein solches Modell Patienten ohne oder mit begrenzter Unterstützung im häuslichen Umfeld den Zugang zu alternativen kurzfristigen Betreuungsangeboten. Aufgrund der finanziellen und strukturellen Unterschiede zwischen dem deutschen und dem US-amerikanischen Gesundheits- und Vergütungssystem scheint eine direkte Übertragung dieses Modells auf Deutschland zwar ungewohnt. Dies gilt insbesondere, da ASCs häufig als privatwirtschaftlich organisierte Einrichtungen betrieben werden (Peters und Ritz 2024; Rodriguez und Bloomstone 2023). Dennoch bedarf es langfristig einer Orientierung an effektiven, etablierten und vor allem institutionalisierten Einrichtungen, die auf eine ambulante Operation und den gesamten begleitenden Prozess spezialisiert sind.

Auch andere Länder, wie England oder die skandinavischen Staaten, können als Vorbilder dienen. Dort wurden neue Versorgungsformen etabliert, die als Zwischenstufe zwischen stationärer und ambulanter Versorgung konzipiert sind und in Form regionaler Gesundheitszentren umgesetzt werden. Diese Zentren ermöglichen nicht nur die Durchführung ambulanter Operationen, sondern bieten auch die Möglichkeit einer kurzfristigen Unterbringung. Dabei handelt es sich nicht um eine vollumfängliche stationäre Versorgung, sondern um niedrigschwellige, pflegeorientierte und somit kosteneffizientere Angebote (Schreyögg 2023).

Sowohl aus kurzfristiger als auch aus langfristiger Perspektive ist es unerlässlich, die Versorgungsangebote spezifischer an die Bedürfnisse der Patientinnen und Patienten anzupassen. Bei der ordnungspolitischen weiteren Verankerung ambulanten Operierens im Zuge der Hybrid-DRGs sind diese unbedingt mitzudenken. Insbesondere bei älteren Menschen mit abnehmenden sozialen Netzwerken sollte der Fokus verstärkt auf die Bereitstellung alternativer Unterstützungsangebote gelegt werden. Eine enge Koordination von Dienst- und Hilfeleistungen in Zusammenarbeit mit den Leistungserbringern, Case-Managerinnen und -Managern und den Patientinnen und Patienten ist hierbei entscheidend.

Literatur

Aldwinckle RJ, Montgomery JE (2004) Unplanned admission rates and postdischarge complications in patients over the age of 70 following day case surgery. Anaesthesia 59:57–59

Al Farsi RS, Al Alawi AM, Al Huraizi AR et al (2023) Delirium in medically hospitalized patients: prevalence, recognition and risk factors: a prospective cohort study. JCM 12:3897

BAO Voraussetzungen und Leitlinien. https://www.operieren.de/e3224/e308/e331/e334. Zugegriffen: 26. Nov. 2024

BAO (2021) YouGov Chartbericht. https://www.op-netzwerk.de/wp-content/uploads/2021/04/Buerger befragung-zum-ambulanten-Operieren-im-Auftrag-des-BAO-4_2021.pdf. Zugegriffen: 3. Okt. 2024

Bailey CR, Ahuja M, Bartholomew K et al (2019) Guidelines for day-case surgery 2019: Guidelines from the Association of Anaesthetists and the British Association of Day Surgery. Anaesthesia 74:778–792

Buterbaugh KL, Liu SY, Krajewski A et al (2018) Safety of outpatient shoulder surgery at a freestanding ambulatory surgery center in patients aged 65 years and older: a review of 640 cases. JAAOS Glob Res Review 2:e075

Canet J, Raeder J, Rasmussen LS et al (2003) Cognitive dysfunction after minor surgery in the elderly. Acta Anaesthesiol Scand 47:1204–1210

Chaturvedi R, Patel K, Burton BN et al (2021) Geriatric patients undergoing outpatient surgery in the United States: a retrospective cohort analysis on the rates of hospital admission and complications. Cureus 13:e20607

Dahlberg K, Jaensson M, Nilsson U et al (2018) Holding it together – patients' perspectives on postoperative recovery when using an e-assessed follow-up: qualitative study. JMIR Mhealth Uhealth 6:e10387

Degner LF, Sloan J, Venkatesh P (1997) The control preferences scale. Can J Nurs Res 29:21–43

Gaertner B, Scheidt-Nave C, Koschollek C et al (2023) Gesundheitliche Lage älterer und hochaltriger Menschen in Deutschland: Ergebnisse der Studie Gesundheit 65+. Robert Koch-Institut, Berlin

Gapp O, Schubert T, Vogelmann T (2012) Ambulante Operationen: Einstellungen von Patienten am Beispiel von Knieoperationen. Monit Versorgungsforsch 3:33–38

Hüppe T, Kneller N, Raddatz A (2018) Obere Altersgrenze bei ambulanter Anästhesie: Möglichkeiten und Risiken. Anästhesiol Intensivmed Notfallmed Schmerzther 53:380–386

Keyes CLM (1998) Social well-being. Soc Psychol Q 61:121–140

Kupfer A, Nestmann F (2024) Netzwerke und Soziale Unterstützung. In: Röh D, Gahleitner SB, Gebrande J, Giertz K (Hrsg) Handbuch Klinische Sozialarbeit. Beltz Juventa, Weinheim, S 117–128

Lechner S, Herzog W, Boehlen F et al (2016) Control preferences in treatment decisions among older adults – Results of a large population-based study. J Psychosom Res 86:28–33

Lestari SK, de Luna X, Eriksson M et al (2021) A longitudinal study on social support, social participation, and older Europeans' Quality of life. SSM Popul Health 13:100747

Nutbeam D (2000) Health literacy as a public health goal: a challenge for contemporary health education and communication strategies into the 21st century. Health Promot Int 15:259–267

Olotu C, Weimann A, Bahrs C et al (2019) The perioperative care of older patients. Dtsch Ärztebl Int 116:63–69

Palumbo P, Amatucci C, Perotti B et al (2014) Outpatient repair for inguinal hernia in elderly patients: still a challenge? Int J Surg 12:4–7

Peters F, Ritz J-P (2024) Ambulantisierung jenseits der Hybrid-DRG – ein Blick ins Ausland. Die Chir 95:984–989

Quemby DJ, Stocker ME (2014) Day surgery development and practice: key factors for a successful pathway. Continuing Educ Anaesth Crit Care Pain 14:256–261

Raats JW, Van Eijsden WA, Crolla R et al (2015) Risk factors and outcomes for postoperative delirium after major surgery in elderly patients. PLoS ONE 10:e0136071

Rodriguez LV, Bloomstone JA (2023) Benchmarking outcomes for day surgery. Best Pract Res Clin Anaesthesiol 37:331–342

Schattner A (2023) The spectrum of hospitalization-associated harm in the elderly. Eur J Intern Med 115:29–33

Schneeberger AR, Werthmueller S, Barco S et al (2023) Patients' preference regarding inpatient versus outpatient setting – A systematic review. Health Planning & Management 38:1409–1419

Schönig W, Löwenstein H (2024) Soziales Netzwerk. https://www.socialnet.de/lexikon/Soziales-Netzwerk. Zugegriffen: 15. Nov. 2024

Schreyögg J (2023) Verbesserung der Personalallokation durch Strukturwandel. In: Klauber J, Wasem J,

Beivers A et al (Hrsg) Krankenhaus-Report 2023. Springer, Berlin Heidelberg, S 197–211

Schwappach DLB, Strasmann TJ (2006) Ambulantes Operieren: Praxis oder Krankenhaus? Eine empirische Analyse von Bevölkerungspräferenzen für die Wahl des Behandlungssettings. Chirurg 77:166–172

Simon B, Navarro R, Reddy NC et al (2023) Patient pathway comparison for total hip replacement in the United States and Germany – why the payment model matters. NEJM Catal 4:456

Statista (2023) Umfrage zur Nutzung des Internets bei Personen ab 60 Jahren in Deutschland im Jahr 2023. https://de.statista.com/statistik/daten/studie/1100764/umfrage/internetnutzung-von-senioren. Zugegriffen: 28. Aug. 2024

Statistisches Bundesamt (2023) In nahezu jedem dritten Haushalt in Deutschland leben ältere Menschen. https://www.destatis.de/DE/Presse/Pressemitteilungen/2023/09/PD23_N051_12.html. Zugegriffen: 26. Nov. 2024

Vonneilich N (2020) Soziale Beziehungen, soziales Kapital und soziale Netzwerke – eine begriffliche Einordnung. In: Klärner A, Gamper M, Keim-Klärner S, al (Hrsg) Soziale Netzwerke und gesundheitliche Ungleichheiten. VS, Wiesbaden, S 22–48

Wills TA, Shinar O (2000) Measuring perceived and received social support. In: Cohen S, Underwood LG, Gottlieb BH (Hrsg) Social support measurement and intervention: a guide for health and social scientists. Oxford University Press, Oxford, S 86–135

Open Access Dieses Kapitel wird unter der Creative Commons Namensnennung 4.0 International Lizenz (http://creativecommons.org/licenses/by/4.0/deed.de) veröffentlicht, welche die Nutzung, Vervielfältigung, Bearbeitung, Verbreitung und Wiedergabe in jeglichem Medium und Format erlaubt, sofern Sie den/die ursprünglichen Autor(en) und die Quelle ordnungsgemäß nennen, einen Link zur Creative Commons Lizenz beifügen und angeben, ob Änderungen vorgenommen wurden.

Die in diesem Kapitel enthaltenen Bilder und sonstiges Drittmaterial unterliegen ebenfalls der genannten Creative Commons Lizenz, sofern sich aus der Abbildungslegende nichts anderes ergibt. Sofern das betreffende Material nicht unter der genannten Creative Commons Lizenz steht und die betreffende Handlung nicht nach gesetzlichen Vorschriften erlaubt ist, ist für die oben aufgeführten Weiterverwendungen des Materials die Einwilligung des jeweiligen Rechteinhabers einzuholen.

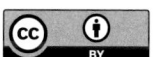

Kliniksozialdienst und Entlassmanagement: Besondere Herausforderungen im Umgang mit älteren und hochbetagten Menschen

Martina Schäufele und Ingrid Hendlmeier

Inhaltsverzeichnis

13.1 Einleitung – 203
13.1.1 Aufgaben der Sozialdienste im Krankenhaus in der direkten Versorgung der Patientinnen und Patienten – 203
13.1.2 Entwicklungen im Entlassmanagement – 204
13.1.3 Rahmenbedingungen für Kliniksozialdienst und Entlassmanagement im Krankenhaus – 204

13.2 Herausforderungen für Sozialdienst und Entlassmanagement bei der Begleitung älterer Patientinnen und Patienten – 205
13.2.1 Patientinnen und Patienten mit kognitiven Beeinträchtigungen – eine besonders vulnerable Gruppe – 206
13.2.2 Hochbetagte Patienten und Patientinnen – Ergebnisse der General Hospital Studie (GHoSt) – 207

© Der/die Autor(en) 2025
J. Klauber et al. (Hrsg.), *Krankenhaus-Report 2025*, https://doi.org/10.1007/978-3-662-70947-4_13

13.3 Zentrale Handlungsfelder von Kliniksozialdienst und Entlassmanagement für eine Verbesserung der Versorgung von älteren und hochbetagten Patientinnen und Patienten – 211

13.3.1 Casemanagement – 212
13.3.2 Demenzspezifische Versorgung – 213
13.3.3 Entlassmanagement – 213

13.4 Zusammenfassung und Fazit – 215

Literatur – 216

Zusammenfassung

Ältere und vorrangig hochbetagte Patientinnen und Patienten in stationärer Behandlung stellen Kliniksozialdienste und Entlassmanagement vor besondere Herausforderungen. Nach den Ergebnissen einer Allgemeinkrankenhausstudie (GHoSt) und anderen Befunden weist diese Patientengruppe überproportional häufig Risikofaktoren für Komplikationen, Versorgungsbrüche und -lücken während und nach dem Klinikaufenthalt auf. Zu den wichtigsten Risikofaktoren zählen neben sozialen Faktoren Multimorbidität, Pflegebedürftigkeit und vor allem komorbide Demenzen. Die GHoSt-Ergebnisse zeigen ferner, dass Allgemeinkrankenhäuser derzeit keine den Bedarfen entsprechende psychosoziale und demenzspezifische Versorgung für die vulnerablen Patienten und ihre Angehörigen leisten können. Eine Stärkung der Kliniksozialdienste und des Case- und multiprofessionellen Entlassmanagements (einschließlich existierender Erweiterungen und Assessments zur Identifikation von Risikopatienten) erscheint deshalb dringend geboten.

Older and in particular very old inpatients pose particular challenges for hospital social services as well as for discharge management. According to the results of a German general hospital study (GHoSt) and other findings, risk factors for complications, breaks in care and care gaps during and after the hospital stay are overrepresented among older patients. The most important risk factor apart from social factors include a need for care, multimorbidity and, above all, comorbid dementia. Furthermore, the GHoSt results revealed that general hospitals are at present unable to meet the needs of vulnerable patients and their relatives for psychosocial and specific dementia care. Therefore, strengthening hospital social services as well as case management and multiprofessionel discharge management (including existing extensions and assessments for the identification of patients with multiple risks) is imperative.

13.1 Einleitung

Die Sicherstellung der Versorgungskontinuität gehört zu den Kernprozessen eines qualitätsgesicherten und effektiven Gesundheitswesens. Bezogen auf die Krankenhausversorgung umfasst dieser Prozess die Verzahnung von notwendigen Therapien und Unterstützungsleistungen, das Management der Schnittstellen zwischen den verschiedenen Disziplinen sowie bei Entlassung den nahtlosen Übergang in die nachstationäre Versorgung (DVSG 2022; Brefka und Schäufele 2024). Den Sozialdiensten in den Krankenhäusern kommt bei der Erfüllung dieses Aufgabenbündels traditionell eine zentrale Rolle zu (SVR Gesundheit 2012). Ihre Tätigkeit im Rahmen des Entlassmanagements zielt auf tragfähige Nachsorgelösungen und fokussiert dabei auf Patientinnen und Patienten, die sich in komplexen gesundheitlichen und psychosozialen Problemlagen befinden, z. B. bei chronischen und schweren Erkrankungen, die mit sozialen Problemen einhergehen, zur Klärung rechtlicher Vertretungsfragen oder zur Sicherstellung sozialrechtlicher Kostenübernahmen von Nachsorgemaßnahmen (DVSG 2022). In der geriatrischen Krankenhausversorgung ist der Sozialdienst in das multidisziplinäre geriatrische Team eingebunden. Bei den Fachkräften im Sozialdienst handelt es sich in der Regel um Sozialarbeiterinnen und Sozialarbeiter, je nach Landeskrankenhausgesetz können aber auch weitere Berufsgruppen einbezogen sein.

13.1.1 Aufgaben der Sozialdienste im Krankenhaus in der direkten Versorgung der Patientinnen und Patienten

Nach den Rahmenempfehlungen der DVSG (2019) zählen zu den Aufgaben der Sozialdienste:
- Erstellen der Sozialanamnese, z. B. bei älteren Menschen im Rahmen eines geriatrischen Assessments

- Unterstützung bei der Bewältigung von bio-psychosozialen Problemen im Kontext der Erkrankung und ihren Folgen
- Beratung von Patienten und deren An- und Zugehörigen in allen sozialen und sozialrechtlichen Problemstellungen sowie Unterstützung bei der Beantragung, Inanspruchnahme und ggf. Durchsetzung von Sozialleistungen
- Koordination von Unterstützungsmaßnahmen zwischen allen am Behandlungsprozess Beteiligten
- Mitwirkung bei der Einleitung von Maßnahmen der medizinischen Rehabilitation, der Teilhabe am Arbeitsleben und am Leben in der Gemeinschaft sowie von Maßnahmen nach dem Betreuungsrecht
- Mitverantwortung für die Konzeption und Umsetzung eines Hilfe- und Entlassplans
- Mitwirkung im multiprofessionellen Team bei der Umsetzung des Entlassmanagements
- Mitverantwortung bei der Sicherung der Nachsorge durch Vermittlung von Angeboten im ambulanten, teilstationären und stationären Bereich in enger Abstimmung mit den Patienten und allen beteiligten professionellen und nicht professionellen Personen, insbesondere An- und Zugehörigen.

13.1.2 Entwicklungen im Entlassmanagement

Im Hinblick auf die Steuerung und Organisation der Versorgung sowie die Überleitung von Patientinnen und Patienten in nachstationäre Settings gewannen die Pflegeberufe im Zuge des Professionalisierungs- und Akademisierungsprozesses in der Pflege zunehmend an Einfluss. Das Kompetenzspektrum des zuvor meist rein sozialdienstlich organisierten Entlassmanagements wurde durch den wachsenden Einbezug der Pflege in Modellprojekte Ende der 1990er Jahre erweitert, womit dem demographisch bedingten Anstieg von Patienten mit Pflegebedarf Rechnung getragen wurde. Die Entwicklung und nachfolgende Implementierung des evidenzbasierten Expertenstandards für Entlassmanagement in der Pflege im Jahr 2009 (DNQP 2019) verstärkte und beschleunigte diesen Trend, insbesondere in Kliniken, die mit einem signifikanten Anteil von Menschen mit dauerhafter Pflegebedürftigkeit konfrontiert sind. Pflegefachkräfte übernehmen dabei in erster Linie pflegeüberleitende Aufgaben, also die nachstationäre pflegerische Versorgung der Patienten (DVSG 2013). Andere Aspekte der nachstationären Versorgung, wie z. B. psychosoziale Bedarfe und die Regelung von sozialrechtlichen Fragen oder fachärztliche Anschlussbehandlungen, finden in der Pflegeüberleitung in der Regel keine Berücksichtigung und erfordern die Mitwirkung des Sozialdienstes und/oder anderer Berufsgruppen im multiprofessionellen Team. Nach Einschätzung der DVSG (2022, 2018) haben sich infolge der breitangelegten Implementierung des monodisziplinären Expertenstandards für Entlassmanagement in der Pflege in den Krankenhäusern heterogene Entlassmanagement-Konzepte herausgebildet, die von Strukturen reiner Pflegeüberleitungsteams über multiprofessionelle Teams unter Mitwirkung von Medizin, Pflege und Sozialer Arbeit bis hin zu rein sozialdienstlich organisiertem Entlassmanagement reichen.

13.1.3 Rahmenbedingungen für Kliniksozialdienst und Entlassmanagement im Krankenhaus

Zu den großen Barrieren der für die Sicherung der Versorgungskontinuität verantwortlichen Berufsgruppen gehört die strikte Trennung zum einen der drei Sektoren ambulante, stationäre und rehabilitative Versorgung und zum anderen der sozialrechtlichen Sektoren Krankenversicherung, Teilhabegesetz und Pflegeversicherung, orientiert an den Sozialgesetzbüchern V, IX und XI. Um die Folgen dieser Trennungen abzumildern und Versorgungsbrüche bestmöglich zu verhindern, hat der Gesetzgeber den Rechtsanspruch der Versicherten auf ein Versorgungsmanagement beim Übergang vom Krankenhaus in die poststationäre Versorgung (§ 11 Abs. 4 SGB V) im Jahr 2015 explizit um das Recht auf ein Entlassmanagement ergänzt (§ 39 Abs. 1a SGB V). Das Entlassmanagement soll demnach in einem geplanten und strukturierten Prozess den Übergang in die Anschlussversorgung unterstützen und Versorgungslücken durch unkoordinierte und unzureichende Abschlussbehandlungen vermeiden. Darüber hinaus sollen die Patientinnen und Patienten sowie ihre An- und Zugehörigen auf ihre individuelle nachstationäre Wohn- und Versorgungssituation und die damit verbundenen Herausforderungen vorbereitet werden (SVR Gesundheit 2018). Diese Aufgaben implizieren die Notwendigkeit einer gut funktionierenden interdisziplinären und multiprofessionellen Kooperation und Kommunikation innerhalb und zwischen den Sektoren, sodass das Entlassmanagement seiner Brückenfunktion zwischen den Sektoren gerecht werden kann (Brefka und Schäufele 2024). Diese Notwendigkeit gilt es umso mehr hervorzuheben, als sich seit der Einführung der Fallpauschalen-basierten Finanzierung der Krankenhäuser in den Jahren 2003/2004 die stationären Verweildauern der Patienten deutlich verkürzten. Das hatte u. a. zur Folge, dass die stationär Behandelten im Schnitt in einem schlechteren gesundheitlichen Status entlassen werden als vor der Reform der Finanzierung (DNQP 2019).

Durch das individuelle Recht auf ein Entlassmanagement erhöhten sich die Befugnisse der Krankenhäuser beträchtlich, nicht zuletzt in Bezug auf das Verordnungsrecht. Zum Beispiel können zur Sicherung der Versorgungskontinuität Arzneimittel in kleinen Packungsgrößen, Heil- und Hilfsmittel wie Inkontinenzmittel, Rollatoren sowie Physiotherapie bereits vor der Entlassung verordnet werden. Zudem können komplexe Leistungen initiiert werden, wie z. B. eine Haushaltshilfe zur Weiterführung des Haushalts (§ 38), spezialisierte ambulante Palliativversorgung (§ 37b) oder Kurzzeitpflege bei fehlender Pflegebedürftigkeit (§ 39c). In einem Rahmenvertrag (§ 39 Abs. 1a Satz 9 SGB V) wurden schließlich 2017 alle Akutkrankenhäuser und 2019 alle stationären Rehabilitationseinrichtungen (§ 3 SGB V) verpflichtet, für alle Versicherten ein standardisiertes Entlassmanagement in multidisziplinärer Zusammenarbeit zu gewährleisten (GKV-SV et al. 2016 und 2019; Brefka und Schäufele 2024).

13.2 Herausforderungen für Sozialdienst und Entlassmanagement bei der Begleitung älterer Patientinnen und Patienten

Im Vergleich zu den jüngeren Patientinnen und Patienten sind hochaltrige Patienten häufiger von Multimorbidität sowie von Hilfe- und Pflegebedarf betroffen. Sowohl im Verlauf der stationären Behandlung als auch nach Entlassung haben ältere multimorbide Patienten ein höheres Risiko für Komplikationen wie den beschleunigten Verlust funktioneller Kompetenzen, verursacht z. B. durch Stürze, oder die Verschlechterung von Komorbiditäten infolge von Medikationsfehlern (Trompeter et al. 2015). Zum anderen erhöhen die verkürzten Verweilzeiten die ohnehin bestehende Vulnerabilität dieser Patientengruppe für Verzögerungen und Lücken in der Anschlussbehandlung und -versorgung. Die Patienten sind oft nicht mehr in der Lage, diese selbst in die Wege zu leiten, und auch Angehörige sind vor dem Hintergrund der komplexen Versorgungslandschaft einschließlich unterschiedlicher Kostenträger mit der Organisation häufig überfordert, insbesondere wenn die Pflegesituation neu eingetreten ist oder sich verschärft hat (Englert et al. 2018). Fehlen stabile häusliche oder andere poststationäre Versorgungssettings, kann der Behandlungserfolg im Rahmen der stationären Akutversorgung und medizinischen Rehabilitation gefährdet oder schlimmstenfalls ganz zunichte gemacht werden (DVSG 2018). Nicht selten resultieren daraus für die Betroffenen anhaltende gesundheitliche und funktionale Beeinträchtigungen bis hin zu vorzeitiger Mortalität und unerwünschten Pflegeheimeintritten sowie soziale und finanzielle Probleme, die auch die An- und Zugehörigen betreffen (DVSG 2013; Schumacher-Schönert et al. 2021; van de Vorst et al. 2015). Mit den Komplikationen auf Patientenseite sind häufig auch für die Krankenhäuser negative Konsequenzen in Form höherer Kosten verbunden, indem längere Verweilzeiten und wiederholte Rehospitalisierungen notwendig werden (DVSG 2013).

13.2.1 Patientinnen und Patienten mit kognitiven Beeinträchtigungen – eine besonders vulnerable Gruppe

Patientinnen und Patienten mit kognitiven Beeinträchtigungen und Demenz stehen unter besonders hohem Risiko, von Versorgungslücken und -brüchen betroffen zu werden (Schumacher-Schönert et al. 2021). Der Anteil dieser Patienten an der Gesamtzahl der 65-jährigen und älteren Patienten in Allgemeinkrankenhäusern ist mit rund 40 % beträchtlich, zumal 18,4 % eine komorbide Demenz leichteren, mittelschweren oder schweren Grades aufweisen. Weitere rund 20 % sind von leichten kognitiven Beeinträchtigungen (v. a. Probleme im Kurzzeitgedächtnis) betroffen. Bei 17,8 % der Patienten mit einer Demenz wurde zum Zeitpunkt der Untersuchung zudem ein Delir diagnostiziert, während bei 1,8 % ein Delir ohne zugrunde liegende Demenz vorlag (Bickel et al. 2018). Für Patienten mit kognitiven Beeinträchtigungen ist ein Krankenhausaufenthalt ein schwerwiegender und beängstigender Einschnitt in ihr gewohntes Leben, der auch ihre Angehörigen betrifft und oft schwer belastet. Die Patienten werden mit einer neuen Umgebung, unbekannten Menschen, Eingriffen und Handlungen konfrontiert, die unverständlich, häufig unangenehm und mitunter sogar mit Schmerzen verbunden sind. Ohne Betreuung durch die bisherigen Pflegepersonen kommt es nicht selten zu einem Defizit bei der Flüssigkeits- und Nahrungsaufnahme. Das Fehlen von Krankheitseinsicht und -verständnis führen darüber hinaus oft zur Abwehr notwendiger Maßnahmen und mangelnder Compliance (Hendlmeier et al. 2019), wodurch der Behandlungserfolg zusätzlich gefährdet wird. Diese krisenhaften Entwicklungen kulminieren bei diesen Patienten bereits im Laufe des stationären Aufenthalts und münden nicht selten in ein Delir, das mit hoher Wahrscheinlichkeit zu einer weiteren, oft dauerhaften Verschlechterung des kognitiven Status und der Alltagskompetenzen führt (Inouye et al. 2014). Nicht überraschend sind deshalb die Befunde, die bei Patienten mit Demenz im Vergleich zu kognitiv unbeeinträchtigten Patienten ein nahezu doppelt so hohes Risiko sowohl für einen Pflegeheimeintritt nach Entlassung als auch für vorzeitige Mortalität zeigen (Fogg et al. 2017; Hapca et al. 2018; Lehmann et al. 2018). Ebenso erhöht eine komorbide Demenz das Risiko für eine Wiedereinweisung ins Krankenhaus: In den ersten 30 Tagen nach Entlassung beträgt es bis zu 35 % und liegt damit deutlich über der Wiedereinweisungswahrscheinlichkeit der übrigen Patienten (Ma et al. 2019). Wichtige und bekannte Faktoren, die zu diesen gravierenden Verläufen beitragen, sind zum einen eine nicht auf die Bedarfe dieser Patientengruppe abgestimmte stationäre Versorgung (Hendlmeier et al. 2018). Zum anderen mangelt es an geeigneten und evaluierten Konzepten für das Entlassmanagement von kognitiv beeinträchtigten Patienten – an Konzepten, die die Kommunikation der beteiligten Professionen besser miteinander vernetzen und Sektorengrenzen nachhaltig überwinden (Schumacher-Schönert et al. 2021).

13.2.2 Hochbetagte Patienten und Patientinnen – Ergebnisse der General Hospital Studie (GHoSt)

Die epidemiologische Allgemeinkrankenhausstudie zur Prävalenz von Demenzen (GHoSt) lieferte erstmals repräsentative Daten zu älteren Patientinnen und Patienten sowie zu deren Versorgungssituation in und außerhalb der Kliniken und den damit verbundenen Herausforderungen für die stationäre Behandlung. Insgesamt konnten rund 1.500 65-jährige und ältere Patienten, die in 33 zufällig ausgewählten Allgemeinkrankenhäusern in Baden-Württemberg und Bayern zu festgelegten Stichtagen stationär behandelt wurden, untersucht werden. Neurologische und geriatrische Stationen waren von den Erhebungen ausgeschlossen (Bickel et al. 2018). Von den älteren Allgemeinkrankenhauspatienten waren 21,4 % hochbetagt, d. h. 85 Jahre alt oder älter.

Mit dem Ziel, die Art und Größenordnung der Herausforderungen in der Begleitung älterer Patienten für Kliniksozialdienste und Entlassmanagement genauer zu bestimmen, werden im Folgenden Ergebnisse für alle älteren Patienten dargestellt, aufgeschlüsselt nach älteren (< 85 Jahre) und hochbetagten Patienten (≥ 85 Jahre; siehe ◘ Tab. 13.1).

▪▪ Wohn- und Versorgungssituation älterer Allgemeinkrankenhauspatienten

Wie erwartet wiesen die Hochbetagten bereits bei der Aufnahme ins Krankenhaus deutlich häufiger einen Pflegebedarf auf als die unter 85-Jährigen: 20 % lebten in einem Pflegeheim und rund 48 % erhielten bereits Leistungen der Pflegeversicherung. Gleichzeitig bedeutet das, dass bei der Hälfte der Hochbetagten vor dem Krankenhausaufhalt mit hoher Wahrscheinlichkeit noch kein Kontakt zu pflegerischen Versorgungsstrukturen bestand.

Ein Drittel der älteren Patientinnen und Patienten (31,2 %) wohnte alleine in einem Privathaushalt, was bei hochaltrigen Patienten nach einem Krankenhausaufenthalt eine Herausforderung für die Anschlussbehandlung und nachstationäre Versorgung bedeuten kann und besonderer Aufmerksamkeit durch das Entlassmanagement bedarf. Dies umso mehr, wenn zugleich kognitive Beeinträchtigungen vorliegen.

Rund ein Drittel der älteren Patienten erhielt keinen oder nur selten Besuch, unabhängig davon, welcher Alterskategorie sie angehörten. Aufgeschlüsselt nach dem Schweregrad der kognitiven Beeinträchtigung (nicht in der Tabelle dargestellt) zeigte sich, dass die Patienten mit leichter und mittelschwerer Demenz zwar mit Anteilen von über zwei Dritteln regelmäßig besucht wurden, darin jedoch von den Patienten mit schwerer Demenz „übertroffen" wurden: 80 % von ihnen erhielten mehrmals in der Woche Besuch. Dieser Umstand war vermutlich der stärkeren Pflegebedürftigkeit der schwer Demenzkranken geschuldet, die sich auch darin zeigte, dass bei nahezu der Hälfte der schwer Demenzkranken Angehörige in die pflegerische Versorgung eingebunden waren. Bei den Hochbetagten waren 21 % der Angehörigen während des Krankenhausaufenthaltes an der Versorgung (z. B. Essen reichen) beteiligt.

In allen kognitiven Beeinträchtigungsgraden waren die Anteile dieser Patientengruppe höher als bei den jüngeren Älteren: Bei über einem Viertel wurde eine fortgeschrittene Demenz festgestellt, während dieser Anteil bei den Jüngeren 8,4 % betrug (siehe ◘ Tab. 13.2). In den Krankenakten fand sich allerdings nur bei 36,7 % aller vom Forschungsteam als leicht, mittelschwer oder schwer demenzkrank eingeschätzten Patienten die Vordiagnose einer Demenz, wobei diese Quote mit zunehmendem Schweregrad anstieg und schließlich 70 % bei den Patienten mit schwerer Demenz betrug. Irgendeine Maßnahme zum Erkennen von kognitiven Beeinträchtigungen seitens der Kliniken (z. B. Fragen in der Pflegeanamnese, Auswertung der Pflegeüberleitbogen) wurde nur bei rund 70 % der Risikogruppe der Hochbetagten ergriffen.

Während rund 34 % der Personen ohne kognitive Beeinträchtigungen vor der Klinikein-

Tab. 13.1 Deskription älterer Patientinnen und Patienten im Allgemeinkrankenhaus

Angaben in N (%[a])	Gesamt N = 1.469[c]		85 und älter N = 314[c]		65–84 N = 1.155[c]		p
Geschlecht, weiblich	790	(53,8)	194	(61,8)	596	(51,6)	.001[b]
Wohnsituation							
Allein im Privathaushalt	457	(31,2)	111	(35,4)	346	(30,0)	.000[b]
Mit Familie im Privathaushalt	823	(56,1)	118	(47,6)	705	(61,1)	
Mit privater Betreuungsperson im Privathaushalt	20	(1,4)	8	(2,5)	12	(1,0)	
Betreutes Wohnen	48	(3,3)	14	(4,5)	34	(2,9)	
Pflegeheim	119	(8,1)	63	(20,1)	56	(4,9)	
Langzeitpflegebedürftigkeit bei Aufnahme							
Keine Pflegestufe	1105	(75,4)	164	(52,2)	941	(81,7)	.000[b]
Pflegestufe 1 bis 3	361	(24,6)	150	(47,8)	211	(18,3)	
Pflegebedürftigkeit im Krankenhaus							
Keine Hilfe notwendig (BI 85–100 P.)	547	(37,8)	51	(16,6)	496	(43,5)	.000[b]
Teilweise Hilfe notwendig (BI 45–80 P.)	608	(42,0)	139	(45,1)	469	(41,1)	
Stark oder vollständig auf Hilfe angewiesen (BI 0–40 P.)	294	(20,3)	118	(38,3)	176	(15,4)	
Familienstatus							
Verheiratet/verpartnert	752	(51,3)	90	(28,7)	662	(57,4)	.000[b]
Verwitwet	543	(37,0)	203	(64,6)	340	(29,5)	
Ledig	78	(5,3)	11	(3,5)	67	(5,8)	
Geschieden	94	(6,4)	10	(3,2)	84	(7,3)	
Besuche im KH							
Mehrmals wöchentlich	957	(69,9)	203	(67,9)	754	(70,4)	.403[b]
Keine/selten (1 × wöchentlich)	413	(30,1)	96	(32,1)	317	(29,6)	
Einbindung der Angehörigen (v. a. Essen reichen)	178	(13,1)	62	(20,9)	116	(10,9)	.000[b]
Migrationshintergrund	98	(6,7)	20	(6,4)	78	(6,8)	.801[b]

[a] = alle Angaben in Spaltenprozent
[b] = Chi-Quadrat
[c] = alle Prozentangaben beziehen sich auf das N des jeweiligen Items, das aufgrund von fehlenden Angaben vom Gesamt N abweichen kann
Krankenhaus-Report 2025

weisung noch alleine in einem Privathaushalt lebten (nicht in der Tabelle dargestellt), betrug dieser Anteil bei den Patienten mit mittelschwerer und schwerer Demenz nur 22,7 % bzw. 12,7 %. Korrespondierend dazu wurden die beiden letzteren Gruppen überproportional häufiger aus dem Pflegeheim in die Klinik (35,1 % bzw. 42,3 %) eingewiesen als die Patienten ohne kognitive Beeinträchtigungen (2,2 %), die größtenteils aus Privathaushalten kamen.

Tab. 13.2 Kognitiver Status und Aufnahmegrund

Angaben in N (%[a])	Gesamt N = 1.469[d]		85 und älter N = 314[c]		65–84 N = 1.155[c]		p
Kognitiver Status im Krankenhaus (CDR)							
Keine kognitive Beeinträchtigung	881	(60,1)	108	(34,4)	773	(67,0)	.000[b]
Leichte kognitive Beeinträchtigung/fragliche Demenz	290	(19,8)	79	(25,2)	211	(18,3)	
Leichte Demenz	118	(8,0)	46	(14,6)	72	(6,2)	
Mittelschwere Demenz	101	(6,9)	48	(15,3)	53	(4,6)	
Schwere Demenz	77	(5,2)	33	(10,5)	44	(3,8)	
Hinweis auf kognitive Beeinträchtigung bei Aufnahme	286	(19,7)	106	(33,9)	180	(15,8)	.000[b]
Pflegeüberleitbogen lag bei Aufnahme vor	331	(22,7)	99	(31,6)	232	(20,3)	.000[b]
Mind. eine Maßnahme zum Erkennen von kognitiven Beeinträchtigungen	919	(63,1)	214	(68,2)	705	(61,7)	.035[b]
Krankenhauseinweisung							
(Geplante) Einweisung durch Haus- oder Facharzt	723	(49,5)	119	(37,9)	604	(52,7)	.000[b]
Einweisung als Notfall/über Notarzt	737	(50,5)	195	(62,1)	542	(47,3)	

[a] = alle Angaben in Spaltenprozent
[b] = Chi-Quadrat
[c] = alle Prozentangaben beziehen sich auf das N des jeweiligen Items, das aufgrund von fehlenden Angaben vom Gesamt N abweichen kann
Krankenhaus-Report 2025

▪▪ Probleme in der Krankenhausversorgung älterer Patientinnen und Patienten

Gemäß ◘ Tab. 13.3 traten Probleme, Auskunft zum eigenen Wohlbefinden in der Klinik zu geben, bei einem mehr als doppelt so hohen Anteil der Hochbetagten (23 %) wie bei den jüngeren Älteren (11 %) auf, was sehr wahrscheinlich durch den fast dreimal so hohen Anteil von Patientinnen und Patienten mit Demenz und Pflegebedarf in dieser Gruppe bedingt war. Ähnlich verhielt es sich bei Problemen, das Bett selbstständig zu verlassen und sich fortzubewegen (57 % versus 32 %) sowie bei Problemen bzw. der Compliance bei der Medikamenteneinnahme (26 % versus 11 %). Die Raten der Schmerzmittelverordnung waren hingegen in beiden Alterskategorien mit Anteilen um 50 % etwa gleich hoch, während die Raten im Hinblick auf die Psychotropikaverordnungen zu Ungunsten der Hochbetagten ausfielen (45 % versus 33 %). Von Maßnahmen wie körpernahe Fixierungen oder Anbringen von Bettseitenteilen waren ebenfalls überproportional häufig die Hochbetagten betroffen (12 % versus 4 %) und darunter vorrangig die Patienten mit mittelschwerer (25 %) und schwerer Demenz (51 %). Beide Interventionen sind häufig mit unerwünschten bis hin zu schädlichen Wirkungen für die Betroffenen verbunden, insbesondere die körpernahen Fixierungen.

▪▪ Psychosoziale und demenzspezifische Versorgungsangebote im Allgemeinkrankenhaus

Eine weitere Zielsetzung von GHoSt war festzustellen, in welchem Umfang psychosoziale Versorgungsangebote für die älteren Patienten in den untersuchten Kliniken existieren und in Anspruch genommen werden, d. h. vorran-

Tab. 13.3 Herausforderungen und Compliance bei älteren Patientinnen und Patienten während des Krankenhausaufenthaltes

Angaben in N (%[a])	Gesamt N =1.469[d]		85 und älter N =314[c]		65–84 N =1.155[c]		p
Auskunftsfähigkeit zum eigenen Wohlbefinden							
Keine Probleme	1264	(86,3)	240	(76,7)	1024	(88,9)	.000[b]
Probleme	201	(13,7)	73	(23,3)	128	(11,1)	
Erhöhter Zeitaufwand	293	(20,0)	91	(29,2)	202	(17,5)	.000[b]
Mobilität							
Bett selbstständig verlassen/fortbewegen	873	(62,7)	128	(43,2)	745	(67,9)	.000[b]
Probleme	520	(37,3)	168	(56,8)	352	(32,1)	
Compliance Grundpflege							
Keine Probleme	1337	(91,3)	279	(86,5)	1065	(92,5)	.0001[b]
Probleme/Compliance	128	(8,7)	42	(13,5)	86	(7,5)	
Compliance Medikamenteneinnahme							
Keine Probleme	1256	(85,8)	232	(74,4)	1024	(88,9)	.000[b]
Probleme/Compliance	208	(14,2)	80	(25,6)	128	(11,1)	
Compliance Wundversorgung							
Keine Probleme	1418	(96,7)	290	(92,9)	1128	(97,7)	.000[b]
Probleme	48	(3,3)	22	(7,1)	26	(2,3)	
Compliance ärztliche Maßnahmen							
Keine Probleme	1384	(94,8)	293	(94,2)	1091	(95,0)	.602[b]
Probleme/Compliance	76	(5,2)	18	(5,8)	58	(5,0)	
Schmerzmittelverordnung im KH	808	(55,0)	185	(58,9)	623	(53,9)	.116[b]
Psychotropikaverordnung im KH	515	(35,4)	139	(44,6)	376	(32,9)	.000[b]
Fixierung mit Gurten und/oder Anbringen kompletter Bettseitenteile nicht auf eigenen Wunsch	90	(6,1)	39	(12,4)	51	(4,4)	.000[b]
Fixierung mit Gurt im Bett oder Stuhl	32	(2,2)	16	(5,1)	16	(1,4)	.000[b]

[a] = alle Angaben in Spaltenprozent
[b] = Chi-Quadrat
[c] = Fishers exakter Test
[d] = alle Prozentangaben beziehen sich auf das N des jeweiligen Items, das aufgrund von fehlenden Angaben vom Gesamt N abweichen kann

Krankenhaus-Report 2025

gig Angebote, die dem Aufgabenbereich des Kliniksozialdienstes und des Entlassmanagements zugeordnet werden können. Zu diesem Zweck wurden die jeweiligen pflegerischen oder ärztlichen Leitungen auf 172 Stationen der 33 teilnehmenden Krankenhäuser anhand eines strukturierten Interviews befragt.

Hendlmeier et al. (2018) zufolge wurde auf 19,2 % der Stationen routinemäßig eine dem Casemanagement entsprechende enge Begleitung und Beratung von Menschen mit Demenz durch den Kliniksozialdienst angeboten. Ein Entlassmanagement wurde auf 92,3 % aller Stationen durchgeführt, wobei hier – wie auch bei den nachfolgenden Leistungen – keine Angaben dazu gemacht werden können, ob und in welchem Umfang Kliniksozialdienste oder andere Disziplinen an der Koordination und Erbringung der einzelnen Leistungen mitgewirkt haben. Rund 29 % der Stationen gaben an, dass in der Klinik eine demenzspezifische Beratung angeboten wird, an die pflegende Angehörige verwiesen werden können. Nur ein jeweils geringer Anteil der Stationen bestätigte die Verfügbarkeit weiterer demenzspezifischer Angebote wie Besuchsdienste für Patienten mit Demenz (11,2 %), Betreuungsgruppen (1,2 %) oder Tagesstrukturierung durch geschulte Freiwillige (1,2 %).

Auf rund 60 % der Stationen wurden Angehörige motiviert, bei Bedarf die stationäre Versorgung (z. B. Hilfe bei der Nahrungsaufnahme, Betreuung) zu unterstützen, während Rooming-in für Angehörige von 39,3 % der Stationen angeboten wurde. Im Kontrast zu dem relativ großen Anteil von hochbetagten Patienten, die Probleme hatten, Auskunft über ihr Befinden zu geben (23 %), stand der überraschend geringe Anteil von Stationen (3,5 %), die sich mittels eines Angehörigenfragebogens über Besonderheiten in der Betreuung und Pflege informierten.

▪ ▪ Nutzung der psychosozialen und demenzspezifischen Versorgungsangebote

70 % der Angehörigen älterer Patienten standen mit den Stationen in Kontakt. Von sehr enger Begleitung durch Angehörige in Form von Sitzwachen oder Rooming-in profitierten jedoch nur 1,3 % der Patienten, unabhängig von der Altersgruppe. Auch bei demenzspezifischen Interventionen, die auf den Stationen ohnehin nur relativ selten verfügbar waren, variierten die Inanspruchnahmeraten seitens der Patienten mit Demenz lediglich zwischen 3,5 % (Besuchsdienste) und 0,4 % (spezieller Begleitdienst).

13.3 Zentrale Handlungsfelder von Kliniksozialdienst und Entlassmanagement für eine Verbesserung der Versorgung von älteren und hochbetagten Patientinnen und Patienten

Die Ergebnisse von GHoSt verdeutlichen, dass ältere und vorrangig hochbetagte Patientinnen und Patienten von Allgemeinkrankenhäusern besondere Herausforderungen für Kliniksozialdienste und Entlassmanagement darstellen. Gerade unter den Hochbetagten waren die bekannten Risikofaktoren für Komplikationen, sekundäre Gesundheitsschäden und wiederkehrende Krankenhauseinweisungen mit relativ hohen Anteilen verbreitet: angefangen bei der Pflegebedürftigkeit bereits bei der Aufnahme (47,8 %) über die in der Studie festgestellten funktionellen Einschränkungen nach dem Barthel-Index (38,3 % stark/vollständig hilfeabhängig) und der Mobilität (56,8 %), soziale Isolation (32,1 % kein/seltener Besuch), Probleme bei der Auskunftsfähigkeit (20,9 %) bis hin zu (Compliance-)Problemen bei der Medikamenteneinnahme (25,6 %). Hinzu kamen hohe Prävalenzraten im Hinblick auf Schmerzmittel- (58,9 %) und Psychotropikaverordnungen (44,6 %).

Einer der bedeutsamsten Risikofaktoren für sekundäre Gesundheitsschäden und andere schwerwiegende Folgen von Krankenhausaufenthalten ist aber zweifellos das Vorliegen von komorbiden kognitiven Beeinträchtigungen bzw. von Demenzen, deren Anteil insgesamt unter den älteren Patienten rund 40 % betrug; bei 18,4 % handelte es sich um Demenzen.

Geht man von den eingangs für den Kliniksozialdienst dargestellten Aufgaben aus, die schwerpunktmäßig auf die psychosoziale Versorgung von Patienten mit chronischen schweren Erkrankungen und komplexen Problemlagen gerichtet sind, kommt der Sozialen Arbeit im Krankenhaus potenziell eine deutlich wichtigere Rolle zu als bisher in der Versorgungsrealität zum Ausdruck kommt. Das gilt sowohl für die stationäre Versorgung als auch für das Entlassmanagement von älteren und hochbetagten Patienten.

13.3.1 Casemanagement

Da hochaltrige Patientinnen und Patienten meist umfassender Unterstützung bei der Bewältigung eines Klinikaufenthaltes bedürfen, bietet sich mit dem Casemanagement ein Instrument an, das den komplexen Anforderungen einer vulnerablen Gruppe Rechnung tragen kann (Gaertner et al. 2015). Das Casemanagement ist seit dem Jahr 2000 im SGB V bei einem Klinikaufenthalt und seit 2008 im SGB XI für Menschen mit Pflegebedarf verankert. Idealerweise beginnt bei dieser Zielgruppe das Casemanagement bei der Klinikaufnahme mit dem Fokus gemäß § 11 Abs. 4 SGB V auf das klinikinterne Schnittstellenmanagement und wird mit dem Entlassmanagement kombiniert (Schäufele und Hendlmeier 2024). Casemanagement besteht in der Steuerung und Verknüpfung von komplexen interdisziplinären Versorgungsprozessen unter Wahrung der Versorgungskontinuität durch eine qualifizierte fallverantwortliche Person; diese kann verschiedenen Berufsgruppen wie Soziale Arbeit, Medizin, Pflege, medizinische Fachangestellte, Therapie (z. B. Ergotherapie) angehören und nach Qualifikation zur Casemanagerin oder zum Casemanager sektorenübergreifend eingesetzt werden (DGCC 2020). Für die Patienten und Angehörigen soll dadurch eine zuverlässige Navigation durch die unübersichtlichen Krankenhausstrukturen und -prozesse sichergestellt werden.

Bei geriatrischen Patienten mit komplexen medizinischen und sozialen Problemen spielen An- und Zugehörige eine zentrale Rolle und sollten über alle Prozesse und Interventionen, von der Aufnahme bis zur Entlassung, informiert und möglichst einbezogen werden. Wie GHoSt gezeigt hat, standen bei 68 % der hochbetagten Patienten Angehörige in Kontakt mit den Stationen und waren somit grundsätzlich für das Klinikpersonal erreichbar. Eine feste Ansprechperson, wie im Casemanagement vorgesehen, erleichtert den Einbezug der Angehörigen und kann für den gesamten Prozess bis zur Vermittlung in notwendige Anschlussbehandlungen und in die nachstationäre Wohnsituation den Beteiligten gebündelte und nachvollziehbare Informationen sowie fachliche Begleitung und Rücksprachemöglichkeiten bieten (Englert et al. 2018). Eine Evaluation des subjektiven Belastungserlebens der pflegenden Angehörigen (20 % der Angehörigen unterstützten auch im Krankenhaus in der Pflege und Betreuung) in der Assessmentphase des Casemanagements (z. B. Häusliche Pflegeskala) kann eine frühzeitige Identifizierung hochbelasteter Angehörige erleichtern und damit zur Stabilität des häuslichen Pflegesettings beitragen.

Obwohl das Casemanagement bei entsprechender Qualifizierung verschiedenen Berufsgruppen offensteht, bringen die Fachkräfte der Sozialen Arbeit durch ihre Kommunikations- und Vernetzungskompetenz, durch ihre psychosozialen Beratungskompetenzen und durch das umfassende (sozial)rechtliche Wissen bereits viele wichtige Voraussetzungen für die effektive Erfüllung dieser Aufgabe im Krankenhaus mit. Ihre systemische Perspektive auf Versorgungssettings und Orientierung an der Lebenswelt der Patienten, Unterstützung bei der Bewältigung von Krankheitsprozessen und neu eintretender oder bereits bestehender Pflegebedürftigkeit ausgerichtet am biopsychosozialen Modell, Angehörigenbegleitung sowie Netzwerkarbeit mit den regionalen Anbietern von sozialen, pflegerischen, medizinischen und komplementären Leistungen fordern eine zentrale Mitwirkung von Fachkräften der Sozialen Arbeit bei der stationären Versorgung älterer Patienten ein (Nau 2020; Hendlmeier und Schäufele 2021; DVSG 2022).

13.3.2 Demenzspezifische Versorgung

Die Implementierung demenzspezifischer Ansätze im Krankenhaus, die an die spezifischen Risiken und erhöhten Bedarfe der Betroffenen angepasst sind und ein frühzeitiges und weitreichendes multiprofessionelles Versorgungs- und Entlassmanagement einschließen, verspricht bei dieser Patientengruppe bessere und nachhaltigere Behandlungsergebnisse (Kirchen-Peters und Krupp 2019) sowie eine optimierte nachstationäre Versorgung. Ein Modellprojekt in Rheinland-Pfalz machte deutlich, dass der rechtzeitigen Einbindung der Sozialdienste eine wichtige Rolle bei der stationären Versorgung von Menschen mit Demenz zukommt (Landeszentrale für Gesundheitsförderung Rheinland-Pfalz 2015). Ihre Beteiligung bietet die Möglichkeit zum Aufbau und zur Koordination von demenzspezifischen psychosozialen Begleit- und Betreuungsangeboten, zur Beratung der Angehörigen zu den besonderen Versorgungserfordernissen und -ansprüchen bei Demenz sowie zum Aufbau demenzspezifischer ehrenamtlicher Begleit- und Betreuungsdienste, z. B. in der Notfallaufnahme. Beim Übergang in nachstationäre Settings können die Sozialdienstmitarbeitenden ihre Vernetzungskompetenz für die zielgenaue Vermittlung an lokale Beratungs- und Hilfestrukturen und in adäquate (fach-)ärztliche Behandlung nutzbar machen (Brefka und Schäufele 2024). Weitere Aufgaben liegen für die Kliniksozialdienste in der externen Kooperation, im Kontext eines Caremanagements und der Netzwerkarbeit, wie z. B. im Aufbau von oder in der Mitarbeit in lokalen Demenznetzwerken (Hendlmeier und Schäufele 2021).

13.3.3 Entlassmanagement

Idealerweise verbindet sich das klinikinterne Casemanagement mit dem Entlassmanagement zu einem ganzheitlichen Prozess mit einer zuständigen Person für die übergeordnete Koordination einschließlich einer Vertretung für Urlaubs- und Krankheitszeiten (DNQP 2019). Ein gelingendes Entlassmanagement, ob mit oder ohne vorgeschaltetes Casemanagement, strebt die Erfüllung mehrerer Ziele an: a) die Sicherung des stationären Behandlungserfolgs, b) die Notwendigkeit, bereits vor dem Krankenhausaufenthalt bestehende Unterstützungsleistungen zu evaluieren und ggf. zu optimieren und c) wiederkehrende Krankenhauseinweisungen möglichst abzuwenden bzw. zu minimieren. Zentrale Voraussetzungen für die Erfüllung dieser Ziele, wie ein systematisches standardisiertes Vorgehen und eine klinikinterne Verfahrensregelung, werden in den meisten Kliniken in Deutschland seit Einführung des Expertenstandards im Jahr 2004 umgesetzt. Eine weitere, im Expertenstandard definierte Voraussetzung scheint jedoch nach wie vor noch unzureichend berücksichtigt zu werden: Die systematische und frühzeitige Identifikation von Risikopatienten, die ein Entlassungsmanagement benötigen (Lingnau et al. 2021). Das DNQP (2019) empfiehlt ein einfach zu handhabendes initiales Risikoassessment bei der Aufnahme, anhand dessen weitere Risiken und Bedarfe, die ein Entlassmanagement erfordern, erhoben werden können. Beispiele dafür sind: ISAR = Identification of Seniors At Risk, DRS = Discharge Risk Screen oder TRST = Triage Risk Screening Tool. Die Identifikation kognitiver Beeinträchtigungen kann durch zusätzliche Screeningtests wie den 6-CIT (Hessler et al. 2017) oder umfassendere Verfahren fundiert werden. Bei auffälligen Ergebnissen in den Initialassessments sollten nachfolgend differenziertere Assessments eingesetzt werden, z. B. die RHDS = Readiness for Hospital Discharge Scale, der Barthel-Index oder die FIM = Functional Independence Measure, angepasst an die jeweiligen individuellen Auffälligkeiten und Risiken der Patienten (DNQP 2019). Bei kognitiv beeinträchtigten Patienten empfiehlt sich überdies der Einsatz von Verfahren zur Erkennung eines Delirs, wie z. B. die Confused-Assessment-Methode – CAM (Inouye et al. 2014). Die DVSG (2022) schlägt für ein initiales Assessment eine Checkliste vor, in der die Hochaltrigkeit ein wichtiger Indikator für das Erfordernis eines Entlassmanagements darstellt.

Zu den Risikopatienten zählen vorrangig Personen mit kognitiven Beeinträchtigungen, bei denen – wie GHoSt gezeigt hat – der Klinik in vielen Fällen keine Informationen zum kognitiven Status vorliegen und zudem weder bei der Aufnahme noch während des Aufenthalts Maßnahmen zur Einschätzung der Beeinträchtigungen getroffen werden. Ohne entsprechende Informationen können dementsprechend keine Interventionen eingeleitet werden, die das Risiko maligner Verläufe bei kognitiv beeinträchtigten Patienten in der Klinik mindern können (Hendlmeier et al. 2018).

Gemäß dem Expertenstandard lässt sich die Planung und Umsetzung eines suffizienten Entlassmanagements in fünf klar definierte Schritte untergliedern, die aus Platzgründen im Folgenden nur kursorisch dargestellt werden. Ausführlichere Darstellungen finden sich in DNQP (2019) und Brefka und Schäufele (2024).

Entlassmanagement in fünf Schritten (modif. nach Brefka und Schäufele 2024):
1. Identifikation der Risikopatienten und der Versorgungsbedarfe,
2. Abklärung der Bewältigung des nachstationären Versorgungsbedarfs
  (v. a. medizinische und Reha-Bedarfe, professionelle Pflege- und Unterstützungsbedarfe),
3. Detaillierte, bedarfsgerechte Planung und Organisation der Entlassung und der Weiterversorgung
  (Erstellung des Entlassplans nach vorgegebener Struktur, Hinterlegung in Patientenakte, regelmäßige Überprüfung der Entlassfähigkeit eines Patienten, ausführliche Kommunikation mit den weiterversorgenden Einrichtungen und Personen sowie umfassende Informationsübermittlung, z. B. im Hinblick auf Änderungen der Medikation),
4. Durchführung der Entlassung
  (abschließende Überprüfung des Entlassplans, Mitteilung des Entlasszeitpunktes mindestens 24 h vorher, Durchführung des Entlassgesprächs und Aushändigung aller Dokumente),
5. Evaluation/Feedback
  (2–3 Tage nach Entlassung Rücksprache mit Patient/Bezugspersonen zur Umsetzung des Entlassplans, ggf. Optimierung des Entlassmanagements).

Aufgrund der nach den GHoSt-Ergebnissen hohen Verordnungsraten von Schmerzmitteln (58,9 %) und Psychotropika (44,6 %) verdient bei der Organisation der Weiterversorgung zum einen die Sicherstellung des Schmerzmanagements und zum anderen die ambulante fachärztliche Evaluierung der psychotropen Medikation besondere Aufmerksamkeit. In der Krisensituation Krankenhaus werden Psychotropika oft überproportional häufig verordnet (Hessler et al. 2017) und sollten nach Entlassung auf Angemessenheit überprüft werden.

Zur Vermeidung von ungünstigen Krankheitsverläufen und „Drehtüreffekten" sollte sich bei der Abklärung der Bewältigung des nachstationären Versorgungsbedarfs der Blick speziell auf psychosoziale Risiken richten, wie „alleinlebend" und „selten/kein Besuch" (nach GHoSt 35,4 und 32,1 % der Hochbetagten). Es handelt sich dabei um Indikatoren für einen potenziellen Mangel an privaten Bezugspersonen und informeller Hilfe sowie für soziale Isolation. Ein Mangel an unmittelbar verfügbarer Unterstützung oder gar soziale Isolation im poststationären Setting verschärft meist die Effekte funktioneller Risiken und trägt wesentlich zur Verschlechterung des gesundheitlichen Status und zur Vergrößerung von Versorgungslücken bei.

Neuere Entwicklungen im Entlassmanagement

Das Transitional Care Modell (TCM) ist eine Erweiterung des Entlassmanagements und primär auf die Reduktion von stationären Wiederaufnahmen ausgerichtet. Eine Studie zum Einsatz des TCM ergab, dass in 31 identifizierten Projekten Vermittlung und Monitoring von Hilfen und Hilfsmitteln im Zentrum stand (Morkisch et al. 2021). Die TIGER-Studie umfasste Begleitung, Monitoring und Evaluation von Hilfen und Hilfsmitteln in der Klinik wie auch poststationär durch sogenannte „Pfadfinder", d. h. geriatrisch spezialisierte Fachkräfte (Rimmele et al. 2021). Die Wirksamkeitsprüfung erbrachte zwar keine signifikant niedrigere Rehospitalisierungsrate im Vergleich zu einer Kontrollgruppe, indizierte jedoch Verbesserungen in der Ernährungssituation. Zudem erwies sich das TCM-Konzept als praktikabel und die Komponenten fanden sowohl bei den Patienten und Angehörigen als auch bei den Kooperationspartnern der „Pfadfinder" eine hohe Akzeptanz (Kob 2022).

Große Hoffnungen werden in die voranschreitende Digitalisierung des deutschen Gesundheitssystems gesetzt, u. a. in den Auf- und Ausbau der Telematikinfrastruktur, die eine erhebliche Vereinfachung von (inter-)professioneller Kommunikation und komplexen Prozessen verspricht. Davon profitieren bereits heute die intersektorale Zusammenarbeit und das Entlassmanagement. Wichtige Module, deren Funktionen schrittweise ausgeweitet werden, sind dabei die elektronische Gesundheitskarte (eGK), der elektronische Medikationsplan, der Pflegeüberleitungsbogen und insbesondere die elektronische Patientenakte (ePA), die von den Patienten selbst verwaltet wird (BMG 2021). Diese Module ermöglichen den involvierten Einrichtungen wie z. B. Arztpraxen, Kliniken, Apotheken, therapeutischen Praxen sowie Pflegeeinrichtungen den Zugriff auf wichtige Informationen und erleichtern die Kommunikation und Weiterleitung von Informationen. Allerdings mangelt es bei den verschiedenen Einrichtungen und Beteiligten noch oft an den technischen Voraussetzungen (Haserück und Kurz 2024), zudem wird den Versicherten ein relativ hohes Maß an Eigeninitiative und digitaler Kompetenz abverlangt, was speziell ältere und hochbetagte Patienten vor große Probleme stellt.

13.4 Zusammenfassung und Fazit

Das Studiendesign von GHoSt lässt eine Zuordnung zwischen einzelnen Versorgungsleistungen und Professionen lediglich in sehr beschränktem Maße zu, zudem wurde in der Studie nur ein Teil des potenziellen Leitungsspektrums von Sozial- und anderen Diensten beleuchtet. Nichtsdestotrotz legen die Ergebnisse die Vermutung nahe, dass Allgemeinkrankenhäuser vulnerablen älteren Patientinnen und Patienten sowie deren Angehörigen derzeit keine ihren Bedarfen entsprechende psychosoziale Versorgung bieten können. Demenzspezifische Angebote sind derzeit in den Allgemeinkrankenhäusern nur in geringem Umfang umgesetzt – und wenn doch, werden sie meist selten von den Betroffenen und ihren Angehörigen genutzt.

Die defizitäre psychosoziale Versorgungsrealität steht im Kontrast zur großen und voraussichtlich wachsenden Zahl von älteren Krankenhauspatienten mit komplexen medizinischen und psychosozialen Problemlagen, die diese Versorgungsangebote dringend benötigen. Geschuldet ist diese Situation vermutlich nicht zuletzt dem deutlichen Rückgang der Beschäftigung von Fachkräften der Sozialen Arbeit in Krankenhäusern in den 2000er Jahren, der auf die Ersetzung dieser Fachkräfte und der von ihnen verantworteten Aufgaben durch Pflegefachkräfte zurückgeführt wird. Die Ersetzung betraf insbesondere das Entlassmanagement, das dadurch vielerorts auf rein pflegerische Überleitungsaufgaben verengt wurde. Andere psychosoziale Leistungen verschwanden im Zuge dessen ganz aus dem Angebot der Krankenhäuser. Obwohl sich der Trend insgesamt wieder zu Gunsten der Krankenhaussozialdienste gewendet hat, hat sich die monoprofessionelle Ausrichtung des Entlassungsmanagements und die Fokussierung auf die Leistungen nach SGB V und SGB XI verfestigt. Der Förderung des Kliniksozialdienstes (u. a. durch adäquate Stellenkontingente, gerontopsychiatrische Qualifizierung) und der Stärkung seiner Position im multiprofessionellen Team sollte vor dem Hintergrund der Herausforderungen durch ältere und hochbetagte Menschen besondere Priorität zukommen.

Literatur

Bickel H, Hendlmeier I, Heßler JB, Junge MN, Leonhardt-Achilles S, Weber J, Schäufele M (2018) Prävalenz von Demenz und kognitiver Beeinträchtigung in Krankenhäusern. Ergebnisse der General Hospital Study (GHoSt). Dtsch Ärztebl Int 115:733–740. https://doi.org/10.3238/arztebl.2018.0733

BMG – Bundesministerium für Gesundheit (2021) Die elektronische Patientenakte (ePA). https://www.bundesgesundheitsministerium.de/elektronische-patientenakte.html. Zugegriffen: 20. Nov. 2024

Brefka S, Schäufele M (2024) Entlassmanagement. In: Bauer JM, Becker C, Denkinger M, Wirth R (Hrsg) Geriatrie. Kohlhammer, Stuttgart, S 121–127

DGCC – Deutsche Gesellschaft für Care und Case Management e. V. (2020) Case Management Leitlinien. Rahmenempfehlungen, Standards und ethische Grundlagen, 2. Aufl. Medhochzwei, Heidelberg. ISBN 978-3-86216-625-1.

DNQP – Deutsches Netzwerk für Qualitätsentwicklung in der Pflege (2019) Expertenstandard Entlassungsmanagement in der Pflege, 2. Aktualisierung. Hochschule Osnabrück

DVSG – Deutsche Vereinigung für Soziale Arbeit im Gesundheitswesen e. V. (2013) Positionspapier Entlassmangement durch Soziale Arbeit in Krankenhäusern und Rehabilitationskliniken, 2. Auflage. Berlin. https://dvsg.org/fileadmin/user_upload/DVSG/Veroeffentlichungen/Positionen/DVSG-Positionspapier-Entlassungsmanagement-2013.pdf. Zugegriffen: 20. Nov. 2024

DVSG – Deutsche Vereinigung für Soziale Arbeit im Gesundheitswesen e. V. (2018) Stellungnahme der Deutschen Vereinigung für Soziale Arbeit im Gesundheitswesen e. V. (DVSG) zur Konsultationsfassung zum Expertenstandard Entlassmanagement in der Pflege. https://dvsg.org/fileadmin/user_upload/DVSG/Veroeffentlichungen/Stellungnahmen/DVSG-Stellungnahme-Entlassmanagement-Pflege-2018-12.pdf. Zugegriffen: 20. Nov. 2024

Deutsche Vereinigung für Soziale Arbeit im Gesundheitswesen e. V. (2019) Produkt- und Leistungsbeschreibung der Sozialen Arbeit im Gesundheitswesen. DVSG, Berlin

DVSG – Deutsche Vereinigung für Soziale Arbeit im Gesundheitswesen e. V. (2022) Entlassmanagement durch Soziale Arbeit in Krankenhäusern und Rehabilitationskliniken, 2. Auflage. Berlin. https://dvsg.org/fileadmin/user_upload/DVSG/Veroeffentlichungen/Positionen/DVSG-Positionspapier-Entlassungsmanagement-2022-05.pdf. Zugegriffen: 20. Nov. 2024

Englert N, Oetting-Roß C, Büscher A (2018) Bedarf und Qualität von Beratung in der Langzeitpflege: Nutzerperspektive auf Beratungsangebote in Deutschland. Z Gerontol Geriat 51(6):620–627. https://doi.org/10.1007/s00391-016-1172-4

Fogg C, Meredith P, Bridges J, Gould GP, Griffiths P (2017) The relationship between cognitiveimpairment, mortality and discharge characteristics in a large cohort of older adults with unscheduled admissions to an acute hospital: a retrospective observational study. Age Ageing 46:794–801. https://doi.org/10.1093/ageing/afx022

Gaertner B, Herzog A, Holzhausen M, Schmidt S (2015) „Case-management"-Studien für Personen ab 65 Jahren in Deutschland: Systematische Übersicht zum aktuell publizierten Forschungsstand. Z Gerontol Geriat 48:529–538. https://doi.org/10.1007/s00391-014-0839-y

GKV-SV – Spitzenverband der gesetzlichen Kranken- und Pflegekassen, Kassenärztliche Bundesvereinigung, Deutsche Krankenhausgesellschaft e. V. (2016) Rahmenvertrag über ein Entlassmanagement beim Übergang in die Versorgung nach Krankenhausbehandlung. https://gkv-spitzenverband.de/media/dokumente/krankenversicherung_1/amb_stat_vers/entlassmanagement/KH_Rahmenvertrag_Entlassmanagement_2016.pdf. Zugegriffen: 20. Nov. 2024

GKV-SV – Spitzenverband der gesetzlichen Kranken- und Pflegekassen, Kassenärztliche Bundesvereinigung et al (2019) Rahmenvertrag Entlassmanagement-Reha. https://www.gkv-spitzenverband.de/media/dokumente/krankenversicherung_1/rehabilitation/r_entlassmanagement/2019_01_15_Rahmenvertrag_Entlassmanagement_Reha.pdf. Zugegriffen: 20. Nov. 2024

Hapca S, Guthrie B, Cvoro V, Bu F, Rutherford AC, Reynish E, Donnan PT (2018) Mortality in people with dementia, delirium, and unspecified cognitive impairment in the general hospital: prospective cohort study of 6,724 patients with 2 years follow-up. Clin Epidemiol 10:1743–1753. https://doi.org/10.2147/CLEP.S174807

Haserück A, Kurz C (2024) Elektronische Patientenakte. Start mit Restrisiko. Deutsches Ärzteblatt 24:1570–

1571. https://www.aerzteblatt.de/pdf.asp?id=241975. Zugegriffen: 27. Nov. 2024

Hendlmeier I, Schäufele M (2021) Demenzsensible Versorgung im Krankenhaus – welchen Beitrag kann Soziale Arbeit dazu leisten? Arch Wissenschaft Prax Sozialen Arb 3:29–39

Hendlmeier I, Bickel H, Heßler JB, Weber J, Junge MN, Schäufele M (2018) Demenzsensible Versorgungsangebote im Allgemeinkrankenhaus. Repräsentative Ergebnisse aus der General Hospital Study (GHoSt). Z Gerontol Geriat 51:509–516. https://doi.org/10.1007/s00391-017-1339-7

Hendlmeier I, Bickel H, Heßler-Kaufmann JB, Schäufele M (2019) Care challenges in older general hospital patients: Impact of cognitive impairment and other patient-related factors. Z Gerontol Geriatr 52:S212–S221. https://doi.org/10.1007/s00391-019-01628-x

Hessler JB, Schäufele M, Hendlmeier I, Junge MN, Leonhardt S, Weber J, Bickel H (2017) The 6-Item Cognitive Impairment Test as a bedside screening for dementia in general hospital patients: results of the General Hospital Study (GHoSt). Int J Geriatr Psychiatry 32:726–733. https://doi.org/10.1002/gps.4514

Inouye SK, Westendorp RGJ, Saczynski JS (2014) Delirium in elderly people. Lancet 383(9920):911–922. https://doi.org/10.1016/S0140-6736(13)60688-1

Kirchen-Peters S, Krupp E (2019) Praxisleitfaden zum Aufbau demenzsensibler Krankenhäuser. Robert Bosch Stiftung, Stuttgart. ISBN 978-3-939574-55-2.

Kob R (2022) Ergebnisbericht. Transsektorales Interventionsprogramm zur Verbesserung der geriatrischen Versorgung in Regensburg (TIGER). https://innovationsfonds.g-ba.de/downloads/beschluss-dokumente/149/2022-03-02_TIGER_Ergebnisbericht.pdf. Zugegriffen: 20. Nov. 2024

Landeszentrale für Gesundheitsförderung in Rheinland-Pfalz (2015) Demenzkompetenz im Krankenhaus. Abschlussbericht zum rheinland-pfälzischen Modellprojekt Juli 2013 bis Februar 2015. https://www.edoweb-rlp.de/resource/edoweb:7009642. Zugegriffen: 20. Nov. 2024

Lehmann J, Michalowsky B, Kaczynski A, Thyrian JR, Schenk NS, Esser A, Zwingmann I, Hoffmann W (2018) The impact of hospitalization on readmission, institutionalization, and mortality of people with dementia: A systematic review and meta-analysis. J Alzheimers Dis 64:735–749. https://doi.org/10.3233/JAD-171128

Lingnau R, Blum K, Willms G, Pollmann T, Gohmann P, Broge B (2021) Entlassmanagement – Status quo und Lösungsansätze zur Verbesserung. In: Klauber J, Wasem J, Beivers A, Mostert C (Hrsg) Krankenhaus-Report 2021. Springer, Berlin, S 83–98 https://doi.org/10.1007/978-3-662-62708-2_5

Ma C, Bao S, Dull P, Wu B, Yu F (2019) Hospital readmission in persons with dementia: a systematic review. Int J Geriatr Psychiatry 34:1170–1184. https://doi.org/10.1002/gps.5140

Morkisch N, Upegui-Arango LD, van den Heuvel D (2021) Der Einsatz von Komponenten des „Transitional Care Model" in der geriatrischen transsektoralen Versorgung Deutschlands – Ergebnisse einer Umfrage. Z Gerontol Geriatr 54:40–46. https://doi.org/10.1007/s00391-020-01804-4

Nau H (2020) Versorgungsketten ohne Soziale Arbeit rasch unterbrochen. Forum Sozialarbeit + Gesundh 3:39–42

Rimmele M, Wirth J, Britting S, Gehr T, Hermann M, van den Heuvel D, Kestler A, Koch T, Schoeffski O, Volkert D, Wingenfeld K, Wurm S, Freiberger E, Sieber C (2021) Improvement of transitional care from hospital to home for older patients; the TIGER study: protocol of a randomised controlled trial. Bmj Open 11:e37999. https://doi.org/10.1136/bmjopen-2020-037999

Schäufele M, Hendlmeier I (2024) Case Management. In: Bauer JM, Becker C, Denkinger M, Wirth R (Hrsg) Geriatrie. Kohlhammer, Stuttgart, S 57–60

Schumacher-Schönert F, Wucherer D, Nikelski A, Kreisel S, Vollmar HC, Hoffmann W, Thyrian JR (2021) Das Entlassmanagement deutscher Krankenhäuser für kognitiv beeinträchtigte, ältere Menschen – ein Scoping Review. Z Gerontol Geriat 54:695–703. https://doi.org/10.1007/s00391-020-01734-3

Sachverständigenrat zur Begutachtung der Entwicklung im Gesundheitswesen (Hrsg) (2012) Wettbewerb an den Schnittstellen zwischen ambulanter und stationärer Gesundheitsversorgung. Sondergutachten 2012. https://www.svr-gesundheit.de/fileadmin/Gutachten/Sondergutachten_2012/Kurzfassung_2012.pdf. Zugegriffen: 20. Nov. 2024

Sachverständigenrat zur Begutachtung der Entwicklung im Gesundheitswesen (Hrsg) (2018) Bedarfsgerechte Steuerung der Gesundheitsversorgung. https://www.svr-gesundheit.de/fileadmin/Gutachten/Gutachten_2018/Gutachten_2018.pdf. Zugegriffen: 20. Nov. 2024

Trompeter JM, McMillan AN, Rager ML, Fox JR (2015) Medication discrepancies during transitions of care: a comparison study. J Healthc Qual 37:325–332. https://doi.org/10.1111/jhq.12061

van de Vorst IE, Vaartjes I, Geerlings MI, Bots ML, Koek HL (2015) Prognosis of patients with dementia: results from a prospecitve nationwide registry linkage study in the Netherlands. Bmj Open 5:e8897. https://doi.org/10.1136/bmjopen-2015-008897

Open Access Dieses Kapitel wird unter der Creative Commons Namensnennung 4.0 International Lizenz (http://creativecommons.org/licenses/by/4.0/deed.de) veröffentlicht, welche die Nutzung, Vervielfältigung, Bearbeitung, Verbreitung und Wiedergabe in jeglichem Medium und Format erlaubt, sofern Sie den/die ursprünglichen Autor(en) und die Quelle ordnungsgemäß nennen, einen Link zur Creative Commons Lizenz beifügen und angeben, ob Änderungen vorgenommen wurden.

Die in diesem Kapitel enthaltenen Bilder und sonstiges Drittmaterial unterliegen ebenfalls der genannten Creative Commons Lizenz, sofern sich aus der Abbildungslegende nichts anderes ergibt. Sofern das betreffende Material nicht unter der genannten Creative Commons Lizenz steht und die betreffende Handlung nicht nach gesetzlichen Vorschriften erlaubt ist, ist für die oben aufgeführten Weiterverwendungen des Materials die Einwilligung des jeweiligen Rechteinhabers einzuholen.

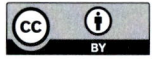

Versorgungsschnittstellen

Inhaltsverzeichnis

Kapitel 14 Stationäre Geriatrische Rehabilitation: Bestandsaufnahme und kritische Würdigung – 221
Stefan Grund und Clemens Becker

Kapitel 15 Krankenhausversorgung älterer Menschen im internationalen Vergleich – ein Expertenblick auf die Policy-Entwicklungen in Dänemark, den Niederlanden und in der Schweiz – 229
Clemens Becker und Melissa Böttinger

Kapitel 16 Ambulant-sensitive Krankenhausfälle: Fokus alte Menschen – 251
Philipp Hengel, Ulrike Nimptsch und Reinhard Busse

Kapitel 17 Schnittstelle Krankenhausbehandlung und Langzeitpflege: potenziell vermeidbare Krankenhausfälle – 267
Susann Behrendt, Chrysanthi Tsiasioti und Antje Schwinger

Stationäre Geriatrische Rehabilitation: Bestandsaufnahme und kritische Würdigung

Stefan Grund und Clemens Becker

Inhaltsverzeichnis

14.1 Wirksamkeit und zukünftiger Bedarf der Geriatrischen Rehabilitation – 222

14.2 Verfügbarkeit der stationären Geriatrischen Rehabilitation als medizinische Versorgungsstruktur und Bedarfsdeckung – 223

14.3 Anmeldung/Zugangsvoraussetzungen zur Geriatrischen Rehabilitation – 224

14.4 Effizienz und Dauer der Geriatrischen Rehabilitation – 225

14.5 Prä- und poststationäre geriatrische und rehabilitative Versorgung vor und nach der Geriatrischen Rehabilitation – 225

14.6 Fazit – 226

Literatur – 226

Zusammenfassung

Die postakute stationäre Geriatrische Rehabilitation ist eine wirksame Therapieform für ältere Patienten mit funktionellen Defiziten durch chronische Dekonditionierung oder akuter Erkrankung. Durch das Rehabilitationsstärkungsgesetz und die aktualisierte Reha-Richtlinie soll die Anmeldung zur Geriatrischen Rehabilitation erleichtert werden, jedoch führt das aktuell integrierte und nicht ausreichend validierte SINGER-Patientenprofil derzeit noch zu Kontroversen. Gleichzeitig steht die Geriatrische Rehabilitation aus gewachsenen Strukturgründen weiterhin nicht in allen Bundesländern gleichermaßen zur Verfügung und ist auch postpandemisch hinsichtlich der Bettenkapazitäten nicht ausreichend. Aufgrund des Nutzens der Geriatrischen Rehabilitation sollte jedoch ein deutlicherer Fokus auf die strukturelle Stabilisierung und den sukzessiven Ausbau von Versorgungskapazitäten/-angeboten der Geriatrischen Rehabilitation in Deutschland gelegt werden.

Post-acute inpatient geriatric rehabilitation (GR) is an effective form of therapy for older patients with functional deficits caused by chronic deconditioning or acute illness. In Germany, the Rehabilitation Strengthening Act and the updated rehabilitation guideline should make it easier to register for GR, but the integrated and insufficiently validated SINGER patient profile is still causing controversy. At the same time, geriatric rehabilitation is still not equally available in all German federal states for structural reasons that have evolved over time and there is also insufficient bed capacity in the post-pandemic period. Due to the benefits of GR, however, a clearer focus should be placed on the structural stabilisation and gradual expansion of GR treatment capacities/programmes.

14.1 Wirksamkeit und zukünftiger Bedarf der Geriatrischen Rehabilitation

Wirksamkeit

Die Geriatrische Rehabilitation (GR) ist eine indikationsunabhängige, rehabilitative Versorgungsform für geriatrische Patientinnen und Patienten mit chronischer Dekonditionierung und nach akuter Erkrankung. Das Ziel ist die Verbesserung der sozialen Teilhabe durch eine Verbesserung der Selbsthilfefähigkeit und Mobilität, wenn möglich mit der Rückführung in die gewohnte Umgebung (Grund et al. 2020a).

Die Wirksamkeit der geriatrischen Rehabilitation als Geriatrie-spezifische Rehabilitationsform, welche die vielfältigen Bedürfnisse multimorbider, gebrechlicher geriatrischer Rehabilitanden umfänglich berücksichtigt, ist gut belegt (Jamour et al. 2014; Bachmann et al. 2010).

Erst kürzlich konnte auch für die aus der Pandemie hervorgegangenen Rehabilitationsbedarfe geriatrischer Patienten, im Speziellen nach akuter Covid-19-Erkrankung, die Wirksamkeit der Geriatrischen Rehabilitationsbehandlung nachgewiesen werden. Dabei verbesserten sich neben der Selbständigkeit auch die Mobilität und Lebensqualität, unabhängig vom initialen Vorliegen eines Delirs (Minnema et al. 2024; van Tol et al. 2024; Grund et al. 2021a).

Zukünftiger Bedarf

Aufgrund der demographischen Entwicklung steigt nicht nur der Bedarf an geriatrischen Akutkrankenhausbetten, sondern auch der an post-akuten stationären rehabilitativen Betten. Dabei wird ab 2025 je 10.000 Einwohnerinnen und Einwohner über 70 Jahre eine geriatrische Rehabilitationsklinik mit zwölf Betten als „bundesweite Orientierungs- und Planungsgröße festgelegt" (BVG 2024). Bei einem Zuwachs der Einwohner über 70 Jahre ab 2035 auf circa 17,2 Mio. wären das 20.640 Betten.

14.2 Verfügbarkeit der stationären Geriatrischen Rehabilitation als medizinische Versorgungsstruktur und Bedarfsdeckung

▪▪ Generelle Verfügbarkeit der Geriatrischen Rehabilitation in Deutschland

Die Verfügbarkeit der post-akuten stationären Geriatrischen Rehabilitation ist in Deutschland weiterhin sehr heterogen verteilt (BVG – Weißbuch Geriatrie 2024).

Während in Bayern (BVG-Bayern 2024), Baden-Württemberg (BVG-BaWü 2024) und Nordrhein-Westfalen (BVG-NRW 2024) historisch gewachsen im Vergleich zu anderen Bundesländern eher viele stationäre Betten für die post-akute geriatrische Rehabilitationsbehandlung zur Verfügung stehen, sind andere Bundesländer weniger gut bestückt.

In Hessen (BVG-Hessen 2024) Schleswig-Holstein (BVG-SH 2024) und Brandenburg (BVG-BB 2024) zum Beispiel stehen insgesamt deutlich weniger Betten in der Geriatrischen Rehabilitation zur Verfügung. In diesen Bundesländern muss die geriatrisch-rehabilitative Behandlung im akut-stationären Sektor bereits Fall-abschließend erfolgreich sein.

Dabei müssen nichtstationäre rehabilitative Versorgungsstrukturen (mobile geriatrische Rehabilitation, ambulante geriatrische Rehabilitation, Telerehabilitation) in die Versorgungslücke springen. Jedoch sind auch diese Versorgungsangebote nicht flächendeckend verfügbar. Zudem bestehen gerade bei Konzepten wie der Telerehabilitation noch Hürden in der bisherigen Implementierung und Anwendbarkeit, zum Beispiel für alleinlebende geriatrische Patienten mit kognitiven Defiziten (Kraaijkamp et al. 2023; Kraaijkamp et al. 2021).

Somit ist in Bundesländern mit fehlender flächendeckender Versorgung seitens der Geriatrischen Rehabilitation eine generelle Unterversorgung im geriatrisch rehabilitativen Bereich zu vermuten. Dies gilt es in Zukunft weiter aufzuarbeiten.

▪▪ Geriatrische Rehabilitation vor und während der Pandemie

Im Jahr 2019 standen für die post-akute Versorgung von geriatrischen Patienten in der Geriatrischen Rehabilitation 8.176 Betten zur Verfügung (BVG 2024).

Aus Untersuchungen des Bundesverbandes für Geriatrie und der Deutschen-Gesellschaft für Geriatrie geht hervor, dass während der Pandemie die Bettenkapazitäten und damit die Verfügbarkeit der Geriatrischen Rehabilitation abnahm (Grund et al. 2021b). Dieses Phänomen wurde nicht nur in Deutschland, sondern auch in anderen Ländern beobachtet und als COVID-Rehabilitations-Paradox beschrieben (Grund et al. 2021c).

Durch Umwidmungen, Bettensperrungen aus hygienischen Gründen und Personalmangel (Fachkräftemangel und Erkrankungsbedingt) zeigte sich eine verminderte Bettenkapazität und damit Verfügbarkeit von Behandlungsplätzen in der Geriatrischen Rehabilitation. (Grund et al. 2022; Grund et al. 2021b).

▪▪ Geriatrische Rehabilitation nach der Pandemie

Auch post-pandemische Erhebungen in Deutschland, aber auch international zeigen weiterhin Bettenkapazitätsmängel im Bereich der Geriatrischen Rehabilitation. So gaben 45 % der Befragten in Deutschland für ihre Geriatrischen Rehabilitationskliniken an, dass auch nach der Pandemie Reduktionen der Bettenkapazitäten vorlagen, die in 14 % der Fälle länger als vier Monate anhielten. 75 % der Befragten antworteten zudem, dass Bettenkapazitätsreduktionen nicht gemeldet werden (Grund et al. 2025a; Grund et al. 2025b).

Neben gesundheitspolitischen Erwägungen zum Erhalt gewachsener Versorgungsstrukturen spielen aktuell vor allem ökonomische Gründe (DGG 2024) und der Fachkräftemangel (BVG 2022; Statistisches Bundesamt 2024; Grund et al. 2025b) eine wichtige Rolle bei Bettenkapazitätsverminderungen in der Geriatrischen Rehabilitation.

■■ Zukünftige Entwicklung und „realistische" Bedarfsdeckung

Im Hinblick auf die als „bundesweite Orientierungs- und Planungsgröße festgelegte" Versorgungskapazität von zwölf Betten für die post-akute geriatrische Rehabilitation je 10.000 Einwohnerinnen und Einwohner ab 2025 (BVG 2024) bestünde ein zusätzlicher Bedarf (2019 bis 2035) von über 10.000 Betten.

In der „realistisch unterfütterten" Schätzung wird derzeit zumindest von einem zusätzlichen Bedarf von 1.399 Betten in der Geriatrischen Rehabilitation bis 2030 ausgegangen (BVG 2024). Selbst bei einer längeren Schätzzeit (bis 2035) sind die „bundesweiten Orientierungs- und Plangrößen" wohl kaum zu erreichen. Die Ursachen hierfür sind vielfältig – zum Beispiel lassen sich historisch gewachsene rehabilitative Strukturen in den einzelnen Bundesländern nicht in kurzer Zeit ändern, zudem erschwert der aktuelle Fachkräftemangel den raschen Ausbau fachlicher und personeller Ressourcen.

Hinsichtlich der notwendigen personellen Ressourcen für die geplante Betten-Bedarfsdeckung sollten Maßnahmen getroffen werden, die diese Bedarfsdeckung auch ermöglichen. Hierzu zählen eine Stärkung der Ausbildung und Rekrutierung von pflegerischem, therapeutischem und ärztlichem Personal, aber auch eine stärkere Promotion der Geriatrischen Rehabilitation als Arbeitsplatz und Versorgungsstruktur.

ten Reha-Richtlinie (G-BA 2024) erfolgt die Umsetzung ab dem 01. Oktober 2024 mit Hilfe eines einheitlichen Antragsformulars, welches das SINGER-Patientenprofil[1] anstelle des bisher genutzten Barthel-Index[2] enthält.

Aktuell wird die Einführung des SINGER-Patientenprofils von den zuständigen Arbeitsgruppen der DGG kritisch begleitet. Die Arbeitsgruppe Assessment der DGG verweist dabei auf die nicht ausreichende Validierung des SINGER-Patientenprofils für die Geriatrische Rehabilitation hin. Aus diesem Grund ist das SINGER-Patientenprofil auch nicht in der aktuellen S1-Leitlinie zum Geriatrischen Assessment der Stufe 2 inkludiert (Krupp 2024; Benzinger et al. 2024).

In der Praxis wird bei der Anmeldung zur GR häufig noch nach dem Barthel-Index gefragt, um die Ergebnisse des SINGER-Patientenprofils noch mit der gewohnten Einschätzung des Patienten in Bezug auf die Selbsthilfefähigkeit zu erhalten. Zudem ist die Verlaufsbeurteilung zwischen Anmeldebefund, Aufnahme- und Entlassbefund erschwert, da in den Routine-Assessments der GR der Barthel-Index weiterhin verankert ist.

Sollte es auch in Zukunft bei der Verwendung des SINGER-Patientenprofils in der GR bleiben, ist zumindest eine repräsentative Validierungsstudie für den Versorgungsbereich der Geriatrischen Rehabilitation nötig – unter Einbeziehung der Anwendenden bei der Anmeldung und den betroffenen Einrichtungen. Hierbei sollten dann neben der Validität auch die Effizienz und Akzeptanz evaluiert werden.

14.3 Anmeldung/Zugangsvoraussetzungen zur Geriatrischen Rehabilitation

Das Intensivpflege- und Rehabilitationsstärkungsgesetz hatte eine Vereinheitlichung und Vereinfachung der Anmeldung zur Geriatrischen Rehabilitation zum Ziel und ist damit ein wichtiger Schritt hin zu einer ausreichenden rehabilitativen Versorgung geriatrischer Patientinnen und Patienten. Gemäß der aktualisier-

---

1 SINGER-(Selbständigkeits-Index für die Neurologische und Geriatrische Rehabilitation-)Patientenprofil: Klassifikation zur Erfassung (Fremdeinschätzung) der Selbsthilfefähigkeit (0–100 Punkte) in den Aktivitäten des täglichen Lebens, unter anderem inklusive der Kommunikation, sozialen Interaktion und Haushaltsführung (KBV 2022).

2 Barthel-Index: Assessment zur Erfassung der Selbsthilfefähigkeit (0–100 Punkte) in den Aktivitäten des täglichen Lebens, das routinemäßig bei Aufnahme und Entlassung in der Geriatrische Rehabilitation durchgeführt wird (KCG 2025).

14.4 Effizienz und Dauer der Geriatrischen Rehabilitation

Die mittlere Verweildauer der Geriatrischen Rehabilitation hat sich in den letzten 20 Jahren vermindert, divergiert derzeit zwischen den einzelnen Bundesländern wenig und nähert sich dem Mittel von 20 bis 21 Tagen an (BVG-L 2024). Im internationalen Vergleich zeigt sich ein heterogenes Bild der stationären Behandlungszeiten. So ergab eine europaweite Untersuchung Verweildauern zwischen 7 und 65 Tagen (Grund et al. 2020b), darunter in Frankreich von 30 Tagen und in den Niederlanden von 40 Tagen.

Es stellt sich somit die Frage, ob die geriatrisch rehabilitative Behandlung in den letzten Jahren in Deutschland immer besser geworden ist oder ob eine verstärkte Vorselektion erfolgt, um den strikter werdenden zeitlichen Vorgaben zu genügen.

Patientengruppen, die von strikteren Zeitvorgaben eher nicht profitieren, sind zum Beispiel Dialyse-Patienten, die von vornherein mit Unterbrechungen der Rehabilitation zu rechnen haben. Aber auch bei Patientinnen und Patienten mit Amputationen sind häufig längere Behandlungszeiten notwendig. So betragen sie bei direkt von der Gefäßchirurgie in die GR aufgenommenen Patienten im Mittel zwischen 24 Tagen bei Non-Major- und 42 Tage bei Major-Amputationen und unterscheiden sich nicht von dem zeitlichen Bedarf bei jüngeren Amputierten (Grund et al. 2018).

Aufgrund zunehmender Bedarfe an rehabilitativen Maßnahmen für geriatrische Patienten bei zeitgleich begrenzten Ressourcen steht die Steigerung der Effizienz auch in der Geriatrischen Rehabilitation im Fokus. Aufgrund des heterogenen Patientenklientels ist jedoch nicht davon auszugehen, dass dies bei allen Patientengruppen gleichermaßen möglich ist. Für die adäquate Ausgestaltung von zeitlichen und ökonomischen Vorgaben für die Geriatrische Rehabilitation ist daher auch in Zukunft eine differenzierte versorgungswissenschaftliche Begleitung effizienzsteigernder Maßnahmen notwendig.

14.5 Prä- und poststationäre geriatrische und rehabilitative Versorgung vor und nach der Geriatrischen Rehabilitation

■■ **Rehabilitative Kurzzeitpflege vor Geriatrischer Rehabilitation – Risikominimierung prärehabilitativer Komplikationen**

Eine aktuelle Untersuchung zum Thema „Rehabilitation in der Kurzzeitpflege vor Geriatrischer Rehabilitation" konnte zeigen, dass der rehabilitative Ansatz während der „Wartezeit" auf eine stationäre Geriatrische Rehabilitation von Vorteil sein kann und hilft, einen konsekutiven Langzeitpflegeaufenthalt zu vermeiden (Keilhauer et al. 2024a; Keilhauer et al. 2024b).

■■ **Geriatrische Versorgung nach Geriatrischer Rehabilitation – rehabilitativen Behandlungserfolg nachhaltig sichern**

Eine geriatrische poststationäre Weiterversorgung nach einer Geriatrischen Rehabilitation ist für die Mehrzahl der Betroffenen aktuell nicht verfügbar. So sind ambulant tätige Geriaterinnen und Geriater im Vergleich zu nicht-Geriatern noch rar und die Geriatrischen Institutsambulanzen nur in geringer Zahl vorhanden (GKV-Spitzenverband 2022).

Eine geriatrisch rehabilitative Weiterversorgung nach einer stationären Geriatrischen Rehabilitation kann nur dort stattfinden, wo ausreichend Kapazitäten im Bereich der ambulanten rehabilitativen Versorgung bestehen. Als ambulante komplexe rehabilitative Versorgungsstrukturen kommen dabei die teilstationäre Geriatrische Rehabilitation (Tagesklinik) und die mobile geriatrische Rehabilitation in Frage.

Dabei ist die mobile Geriatrische Rehabilitation eher ein Ersatz für die stationäre Geriatrische Rehabilitation bei Patientinnen und Patienten, die stärker von einer komplexen häuslichen Behandlung profitieren (z. B. Patienten mit Demenz), und wird in den wenigsten Fällen für eine weiterführende rehabilitative

Behandlung nach der stationären Geriatrischen Rehabilitation genutzt.

Somit bleibt als komplexe rehabilitative Versorgungsstruktur die teilstationäre tagesklinische Behandlung (GTR) und die ambulante Geriatrische Rehabilitation (AGR), die jedoch ebenfalls nicht flächendeckend in ausreichendem Maße zur Verfügung stehen.

14.6 Fazit

Die stationäre Geriatrische Rehabilitation ist eine wirksame rehabilitative Behandlungsform für geriatrische Patienten, jedoch kann ihr Zugang aktuell nicht flächendeckend gewährleistet werden.

Die Überwindung der bestehenden Unterversorgung im Bereich der Geriatrischen Rehabilitation ist durch gewachsene Versorgungsstrukturen, den Fachkräftemangel und ökonomische Rahmenbedingungen erschwert.

Die Pandemie hat die Vulnerabilität der Versorgungsstruktur der stationären Geriatrischen Rehabilitation verdeutlicht und auch post-pandemisch ist eine nachhaltige Stärkung dringend geboten.

Zur Unterstützung der rehabilitativen Versorgung geriatrischer Patienten befinden sich derzeit Konzepte wie die rehabilitative Kurzzeitpflege, Telerehabilitation und ambulante Rehabilitation (mobile Geriatrische Rehabilitation) im wissenschaftlich begleiteten Auf- und Ausbau.

Um weitere Forschungsbedarfe für die Optimierung der Geriatrischen Rehabilitation zu identifizieren, laufen bereits wissenschaftliche Rehabilitationssystem-Analysen innerhalb des deutschsprachigen Raumes (D-A-CH-Verbundes[3]) und der EuGMS-Mitgliedsstaaten[4].

---

3 D-A-CH-Verbund (Deutschland/Österreich/Schweiz) – Aktuelle Consensus-Initiative Geriatrische Rehabilitation, unterstützt von der Deutschen Gesellschaft für Geriatrie (ausführende Arbeitsgruppe: AG-Geriatrische Rehabilitation), der Österreichischen Gesellschaft für Geriatrie und der Schweizer Gesellschaft für Geriatrie.

4 EuGMS: European Geriatric Medical Society – Aktuelle Initiative zur Erarbeitung einer Europäischen Best

Literatur

Bachmann S, Finger C, Huss A, Egger M, Stuck AE, Clough-Gorr KM (2010) Inpatient rehabilitation specifically designed for geriatric patients: systematic review and meta-analysis of randomised controlled trials. BMJ 340:c1718. https://doi.org/10.1136/bmj.c1718

Benzinger P, Jamour M, Grund S, Bauer JM (2024) Der gesetzlich verbesserte Zugang zur geriatrischen Rehabilitation – Voraussetzungen und Schwächen. Klinischer Fortschritt / Geriatrie. DMW – Dtsch Medizinische Wochenschrift 149(12):696–701. https://doi.org/10.1055/a-2115-0439

Bundesverband Geriatrie (BVG) (2022) Bundesweites Geriatriekonzept. Zukünftige Strukturen der geriatriespezifischen Versorgung in Deutschland. https://bv-geriatrie.de/images/INHALTE/Aktuelles/BVG_Geriatriekonzept_WEB.pdf. Zugegriffen: 14. Dez. 2024

Bundesverband Geriatrie (BVG-Weißbuch) (2024) Weißbuch Geriatrie. Kliniken für Geriatrie und geriatrische Rehabilitationskliniken im 25-/45-Minuten-Fahrtzeitradius. https://www.bv-geriatrie.de/images/Weissbuch/Faktenblatt/Gesamt-25_45min-Gesamt_1-1.jpg. Zugegriffen: 14. Dez. 2024

Bundesverband Geriatrie (BVG) (2024) Zahlen-Daten-Fakten auf Bundesebene. Bedarf und Kapazitäten steigen: Was ist aktuell vorhanden und zukünftig notwendig? https://www.bv-geriatrie.de/positionen/zahlen-daten-fakten/bundesebene.html. Zugegriffen: 14. Dez. 2024

Bundesverband Geriatrie (BVG-L) (2024) Zahlen-Daten-Fakten auf Landesebene. https://www.bv-geriatrie.de/positionen/zahlen-daten-fakten/landesebene.html. Zugegriffen: 14. Dez. 2024

Bundesverband Geriatrie (BVG-BaWü) (2024) Zahlen-Daten-Fakten auf Landesebene. Bundesland Baden-Württemberg. https://www.bv-geriatrie.de/positionen/zahlen-daten-fakten/landesebene/baden-w%C3%BCrttemberg.html. Zugegriffen: 14. Dez. 2024

Bundesverband Geriatrie (BVG-Bayern) (2024) Zahlen-Daten-Fakten auf Landesebene. Bundesland Bayern. https://www.bv-geriatrie.de/positionen/zahlen-daten-fakten/landesebene/bayern.html. Zugegriffen: 14. Dez. 2024

Bundesverband Geriatrie (BVG-BB) (2024) Zahlen-Daten-Fakten auf Landesebene. Bundesland Brandenburg. https://www.bv-geriatrie.de/positionen/zahlen-daten-fakten/landesebene/brandenburg.html. Zugegriffen: 14. Dez. 2024

Practice Guideline Geriatrische Rehabilitation durch die EuGMS-Special Interest Group on Geriatric Rehabilitation.

Bundesverband Geriatrie (BVG-Hessen) (2024) Zahlen-Daten-Fakten auf Landesebene. Bundesland Hessen. https://www.bv-geriatrie.de/positionen/zahlen-daten-fakten/landesebene/hessen-thueringen.html. Zugegriffen: 14. Dez. 2024

Bundesverband Geriatrie (BVG-NRW) (2024) Zahlen-Daten-Fakten auf Landesebene. Bundesland Nordrhein-Westfalen. https://www.bv-geriatrie.de/positionen/zahlen-daten-fakten/landesebene/nordrhein-westfalen.html. Zugegriffen: 14. Dez. 2024

Bundesverband Geriatrie (BVG-SH) (2024) Zahlen-Daten-Fakten auf Landesebene. Bundesland Schleswig-Holstein. https://www.bv-geriatrie.de/positionen/zahlen-daten-fakten/landesebene/schleswig-holstein.html. Zugegriffen: 14. Dez. 2024

DGG (2024) Prekäre Erlössituation trotz steigendem Pflegebedarf: Altersmediziner fordern bessere Finanzierung für Rehabilitationskliniken. https://www.dggeriatrie.de/ueber-uns/aktuelle-meldungen/2274-prekaere-erloessituation-trotz-steigendem-pflegebedarf-altersmediziner-fordern-bessere-finanzierung-fuer-rehabilitationskliniken. Zugegriffen: 14. Dez. 2024

Gemeinsame Bundesausschuss (G-BA) (2024) Richtlinie des Gemeinsamen Bundesausschusses – Richtlinie über Leistungen zur medizinischen Rehabilitation. https://www.g-ba.de/downloads/62-492-3568/Reha-RL_2024-06-20_iK-2024-09-20.pdf. Zugegriffen: 14. Dez. 2024

GKV-Spitzenverband (2022) Abschlussbericht GIA – Evaluation. https://www.gkv-spitzenverband.de/media/dokumente/krankenversicherung_1/amb_stat_vers/gia/GIA_Evaluation_Abschlussbericht_12.01.2022.pdf. Zugegriffen: 14. Dez. 2024

Grund S, Mettlach M, Kieser M, Rath K, Schäfer HG (2018) Ergebnisvergleich von multimorbiden gefäßchirurgischen Patienten mit und ohne Majoramputation in einer deutschen stationären geriatrischen Rehabilitationsklinik. Z Gerontol Geriat 51(3):335–342. https://doi.org/10.1007/s00391-014-0848-x

Grund S, Gordon AL, van Balen R, Bachmann S, Cherubini A, Landi F, Stuck AE, Becker C, Achterberg WP, Bauer JM, Schols JMGA (2020a) European consensus on core principles and future priorities for geriatric rehabilitation: consensus statement. Eur Geriatr Med 11(2):233–238. https://doi.org/10.1007/s41999-019-00274-1

Grund S, van Wijngaarden JP, Gordon AL, Schols JMGA, Bauer JM (2020b) EuGMS survey on structures of geriatric rehabilitation across Europe. Eur Geriatr Med 11(2):217–232. https://doi.org/10.1007/s41999-019-00273-2

Grund S, Caljouw MAA, Haaksma ML, Gordon AL, van Balen R, Bauer JM, Schols JMGA, Achterberg WP (2021a) Pan-European study on functional and medical recovery and geriatric rehabilitation services of post-COVID-19 patients: protocol of the EU-COGER study. J Nutr Health Aging 25(5):668–674. https://doi.org/10.1007/s12603-021-1607-5

Grund S, Jamour M, Becker C, van den Heuvel D, Musolf M, Bauer JM (2021b) Stationäre Geriatrie: Das COVID-Versorgungsparadox. Dtsch Ärztebl 118(21):1044–1049 (https://www.aerzteblatt.de/archiv/219250/Stationaere-Geriatrie-Das-COVID-Versorgungsparadox. Zugegriffen: 14. Dezember 2024)

Grund S, Gordon AL, Bauer JM, Achterberg WP, Schols JMGA (2021c) The COVID rehabilitation paradox: why we need to protect and develop geriatric rehabilitation services in the face of the pandemic. Age Ageing 50(3):605–607. https://doi.org/10.1093/ageing/afab009

Grund S, Gordon AL, Bauer JM, Achterberg WP, Schols JMGA (2022) COVID-19 pandemic and consecutive changes in geriatric rehabilitation structures and processes – A deeper attempt to explain the COVID rehabilitation paradox (lessons to learn to ensure high quality of care in GR services). J Nutr Health Aging 26(1):64–66. https://doi.org/10.1007/s12603-021-1716-1

Grund S, Aasbren M, Alves M, Biegus K et al (2025a) EAMA survey on Capacities in inpatient Geriatric care post-pandemic (The „EAMA Cap-Gap" study). (Publikation in Arbeit)

Grund S, Jamour M, Becher K, van den Heuvel D, Bauer J, Denkinger M (2025b) Aktuelle Entwicklungen in der geriatrischen Versorgungsstruktur in Deutschland – zwei repräsentative Erhebungen zu Personal- und Bettenkapazitäten. (Publikation in Arbeit)

Jamour M, Marburger C, Runge M et al (2014) Wirksamkeit geriatrischer Rehabilitation bei Hochbetagten. Z Gerontol Geriat 47:389–396. https://doi.org/10.1007/s00391-014-0662-5

Kassenärztliche Bundesvereinigung (KBV) (2022) Singerprofil im Formular: Beratung zu medizinischer Rehabilitation/Prüfung durch den Rehabilitationsträger (Muster_61_Teil C). https://www.kbv.de/media/sp/Muster_61_7_2022.pdf. Zugegriffen: 18. Jan. 2025

Keilhauer A, Werner C, Diekmann S, Zur Nieden P, Pahmeier K, Neumann A, Walendzik A, Hüer T, Raszke P, Wasem J, Frankenhauser-Mannuß J, Specht-Leible N, Bauer JM (2024a) Rehabilitative Kurzzeitpflege – Optimierung der poststationären Versorgung von geriatrischen Patienten mit Rehabilitationsbedarf: Ergebnisse der REKUP-Studie. Z Gerontol Geriat. https://doi.org/10.1007/s00391-024-02367-4

Keilhauer A, Werner C, Abel B, Trumpfheller AD, Grund S, Frankenhauser-Mannuß J, Specht-Leible N, Bauer JM (2024b) Rehabilitationsbedarf geriatrischer Patienten in Kurzzeitpflege nach akutstationärem Aufenthalt – ein vernachlässigter Versorgungsanspruch. Z Gerontol Geriat. https://doi.org/10.1007/s00391-024-02321-4

Kompetenzzentrum Geriatrie (KCG) (2025) Assessmentbereich Selbstversorgung. Barthel-Index. https://www.kcgeriatrie.de/assessments-in-der-geriatrie/assessmentbereiche/selbstversorgung#c34244. Zugegriffen: 18. Jan. 2025

Kraaijkamp JJM, van Dam van Issel EF, Persoon A, Versluis A, Chavannes NH, Achterberg WP (2021) ehealth in geriatric rehabilitation: systematic review of effectiveness, feasibility, and usability. J Med Internet Res 23(8):e24015. https://doi.org/10.2196/24015

Kraaijkamp JJM, Persoon A, Aurelian S, Bachmann S, Cameron ID, Choukou MA, Dockery F, Eruslanova K, Gordon AL, Grund S, Kim H, Maier AB, Bazan PLM, Pompeu JE, Topinkova E, Vassallo MA, Chavannes NH, Achterberg WP, Van Dam van Isselt EF (2023) ehealth in geriatric rehabilitation: an international survey of the experiences and needs of healthcare professionals. J Clin Med 12(13):4504. https://doi.org/10.3390/jcm12134504

Krupp S für die AG Assessment der Deutschen Gesellschaft für Geriatrie e V (2024) S1-Leitlinie Geriatrisches Assessment der Stufe 2, Living Guideline, Version 11.01.2024. AWMF-Register-Nr. 084-002LG

Minnema J, Polinder-Bos HA, Cesari M, Dockery F, Everink IHJ, Francis BN, Gordon AL, Grund S, Bazan PLM, Eruslanova K, Topinková E, Vassallo MA, Faes MC, van Tol LS, Caljouw MAA, Achterberg WP, Haaksma ML (2024) The Impact of Delirium on Recovery in Geriatric Rehabilitation after Acute Infection. J Am Med Dir Assoc 25(8):105002. https://doi.org/10.1016/j.jamda.2024.03.113 (EU-COGER consortium, COOP consortium)

Statistisches Bundesamt (2024) Bis 2049 werden voraussichtlich mindestens 280 000 zusätzliche Pflegekräfte benötigt. https://www.destatis.de/DE/Presse/Pressemitteilungen/2024/01/PD24_033_23_12.html. Zugegriffen: 14. Dez. 2024

van Tol LS, Haaksma ML, Cesari M, Dockery F, Everink IHJ, Francis BN, Gordon AL, Grund S, Matchekhina L, Bazan LMP, Schols JMGA, Topinková E, Vassallo MA, Caljouw MAA, Achterberg W (2024) Post-COVID-19 patients in geriatric rehabilitation substantially recover in daily functioning and quality of life. Age Ageing. https://doi.org/10.1093/ageing/afae084 (EU-COGER consortium)

Open Access Dieses Kapitel wird unter der Creative Commons Namensnennung 4.0 International Lizenz (http://creativecommons.org/licenses/by/4.0/deed.de) veröffentlicht, welche die Nutzung, Vervielfältigung, Bearbeitung, Verbreitung und Wiedergabe in jeglichem Medium und Format erlaubt, sofern Sie den/die ursprünglichen Autor(en) und die Quelle ordnungsgemäß nennen, einen Link zur Creative Commons Lizenz beifügen und angeben, ob Änderungen vorgenommen wurden.

Die in diesem Kapitel enthaltenen Bilder und sonstiges Drittmaterial unterliegen ebenfalls der genannten Creative Commons Lizenz, sofern sich aus der Abbildungslegende nichts anderes ergibt. Sofern das betreffende Material nicht unter der genannten Creative Commons Lizenz steht und die betreffende Handlung nicht nach gesetzlichen Vorschriften erlaubt ist, ist für die oben aufgeführten Weiterverwendungen des Materials die Einwilligung des jeweiligen Rechteinhabers einzuholen.

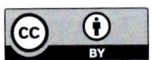

Krankenhausversorgung älterer Menschen im internationalen Vergleich – ein Expertenblick auf die Policy-Entwicklungen in Dänemark, den Niederlanden und in der Schweiz

Clemens Becker und Melissa Böttinger

Inhaltsverzeichnis

15.1 Einleitung – 231

15.2 Methodisches Vorgehen – 233

15.3 Länderbeispiele – 235
15.3.1 Beispiel Dänemark – 235
15.3.2 Beispiel Niederlande – 237
15.3.3 Beispiel Schweiz – 239

15.4 Deutschland: Status quo und Perspektiven – 243

Unter Mitarbeit von Wilco Achterberg, Jesper Ryg und Thomas Münzer.

© Der/die Autor(en) 2025
J. Klauber et al. (Hrsg.), *Krankenhaus-Report 2025*, https://doi.org/10.1007/978-3-662-70947-4_15

15.5 Fazit – 249

Literatur – 249

Zusammenfassung

Die Versorgung älterer Menschen im deutschen Gesundheitssystem muss sich ändern. Im Vergleich mit den Ergebnissen der unmittelbaren Nachbarländer zeigt sich, dass bei deutlich höheren Kosten insgesamt schlechtere Ergebnisse erzielt werden. Die Lebenserwartung in der Schweiz, den Niederlanden und Dänemark ist deutlich höher als in Deutschland. Die Verweildauer im Krankenhaus ist hierzulande deutlich länger. Im Verhältnis zu den Nachbarn ist der Bereich der ambulanten Versorgung im Vergleich zur stationären Versorgung unterfinanziert. Die Kosten der medikamentösen Therapie liegen um mehr als 30 % höher als in den Nachbarregionen. Die in Planung befindliche Krankenhausreform greift hier zu kurz. Es bedarf einer intersektoralen weitreichenden Reform; insbesondere muss die prä-stationäre und post-stationäre Behandlung grundlegend anders organisiert werden. Anders als in den Nachbarländern wird digitale Medizin bislang kaum genutzt; Video-Konsultationen und andere Formen der Telemedizin werden unzureichend eingesetzt. Deutschland ist weit davon entfernt, die Potenziale der künstlichen Intelligenz zur Verbesserung der Versorgung einzusetzen. Zudem gelingt es in den Nachbarländern zunehmend, Prävention in die medizinischen Behandlungsverläufe zu integrieren. Es ist nur schwer nachzuvollziehen, dass es kaum gelingt, erfolgreiche Innovationen im Medizinbereich der Nachbarländer ausführlicher zu analysieren und in Deutschland zu implementieren.

The way the German healthcare system cares for the elderly needs to change. A comparison with the results of Germany's immediate neighbours shows that while costs are significantly higher, the overall outcomes are worse. Life expectancy in Switzerland, the Netherlands and Denmark is significantly higher than in Germany. People in Germany spend significantly longer in hospital. Compared to its neighbours, the outpatient care sector is underfunded in relation to inpatient care. The costs of drug therapy are more than 30 % higher than in neighbouring regions. The hospital reform currently being planned does not go far enough. What is needed is a far-reaching intersectoral reform. In particular, pre-admission and post-discharge treatment must be organised in a fundamentally different way. Unlike in neighbouring countries, digital medicine is hardly used at all; video consultations and other forms of telemedicine are underused. Germany is far from using the potential of artificial intelligence to improve health care. Neighbouring countries are increasingly integrating prevention into medical treatment processes. It is hard to understand why Germany is unable to analyse innovations in the medical sector of neighbouring countries and implement them in Germany.

15.1 Einleitung

Die vorhersehbaren demographischen Veränderungen haben endlich zu einem proaktiven gesundheitspolitischen Diskurs in Deutschland geführt. Durch die Verabschiedung der Krankenhausstrukturreform werden überfällige Veränderungen angestoßen, die einen Teil der Probleme adressieren. Benötigt wird jedoch ein systemischer Ansatz, der vor allem auch die Schnittstellen zur ambulanten Versorgung adressiert und das ganze Spektrum von der Prävention über die Therapie bis hin zur Rehabilitation und – soweit erforderlich – auch die häusliche und institutionelle Langzeitpflege berücksichtigt. Dabei dürfen die „Elefanten im Raum" nicht vergessen werden. An erster Stelle ist das die Kapazität und Qualifikation der Mitarbeiterinnen und Mitarbeiter in allen Gesundheitsberufen, gefolgt von und verbunden mit dem unzureichenden Stand der Nutzung digitaler Technologien wie der Telemedizin oder der elektronischen Patientenakte. Um hier den Blick zu schärfen, zeigt eine vergleichende Analyse, wie unsere Nachbarländer sich auf die demographischen Veränderungen vorbereitet haben.

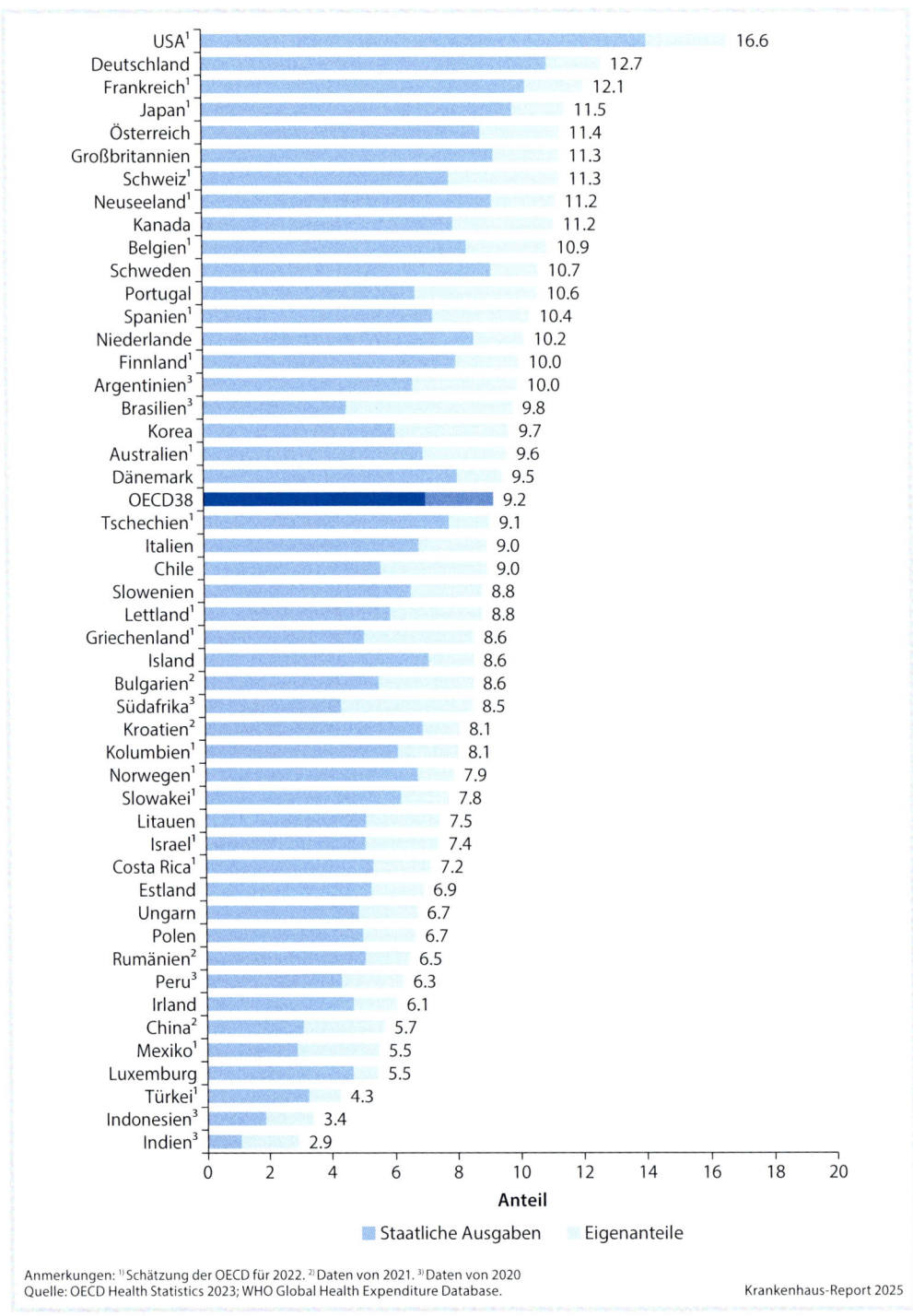

Abb. 15.1 Anteil der Gesundheitsausgaben am BIP, 2022 (oder jüngstes verfügbares Jahr)

Kapitel 15 · Krankenhausversorgung älterer Menschen im internationalen Vergleich

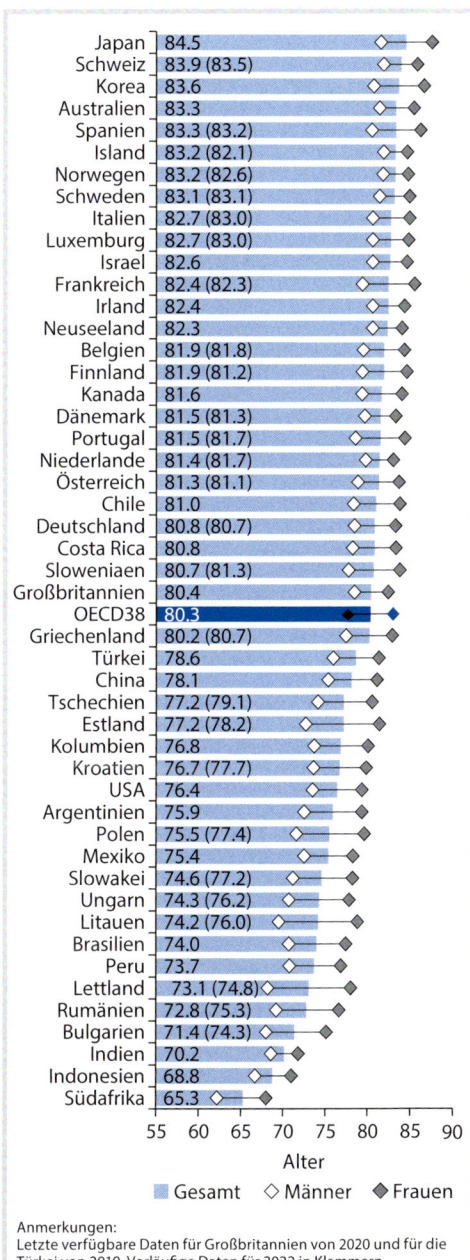

◘ **Abb. 15.2** Lebenserwartung bei der Geburt nach Geschlecht, 2021 und 2022

Ein Blick auf die OECD-Analysen aus dem Jahr 2023 zeigt, dass Deutschland im Vergleich zu seinen Nachbarn mit vergleichbarem Bruttosozialprodukt hohe Kosten im Gesundheitssystem aufweist, die meisten Key Performance Indicators (KPIs; Leistungskennzahlen) jedoch ernüchternd aussehen (◘ Abb. 15.1.).

Die Lebenserwartung bei Geburt und der Population 65+ ist um ein bis drei Jahre niedriger als in den untersuchten Nachbarländern (◘ Abb. 15.2). Der größte Unterschied mit drei Jahren besteht im Vergleich zur Schweiz. Auch die Zahl der chronischen Erkrankungen und der Alltagseinschränkungen älterer Menschen ist in Deutschland höher als in anderen Ländern. Die Liste negativer Outcomes ist lang.

Was machen die Nachbarn anders? Welche Abläufe in der Versorgung unterscheiden sich von denen in Deutschland? Wie wird oder sollte sich die Versorgung älterer Menschen in den kommenden Jahren ändern?

15.2 Methodisches Vorgehen

Als Ausgangspunkt für dieses Kapitel diente die Berichterstattung und das Benchmarking der OECD (Health at a Glance 2024). Der Schwerpunkt des Kapitels liegt auf den Nachbarländern Dänemark, den Niederlande und der Schweiz – Länder mit vergleichbarer sozioökonomischer Struktur. Diese Länder haben durchaus hohe Ausgaben für das Gesundheitswesen, erzielen aber bessere Ergebnisse bei den meisten KPIs. Die Daten dieser Länder wurden aufbereitet und für die Durchführung von Interviews mit altersmedizinischen Experten genutzt. Als Ausgangspunkt der jeweiligen Experteninterviews wurde zusätzlich eine Zusammenfassung der jeweiligen nationalen OECD-Berichte erstellt (OECD Member Denmark 2024; OECD Member Switzerland 2024; OECD Member The Netherlands 2024). Diese wurden in Vergleich mit den deutschen Daten gesetzt (OECD Member Germany 2024). Die semistrukturierten Interviews wurden aufgezeichnet, automatisiert transkribiert (Micro-

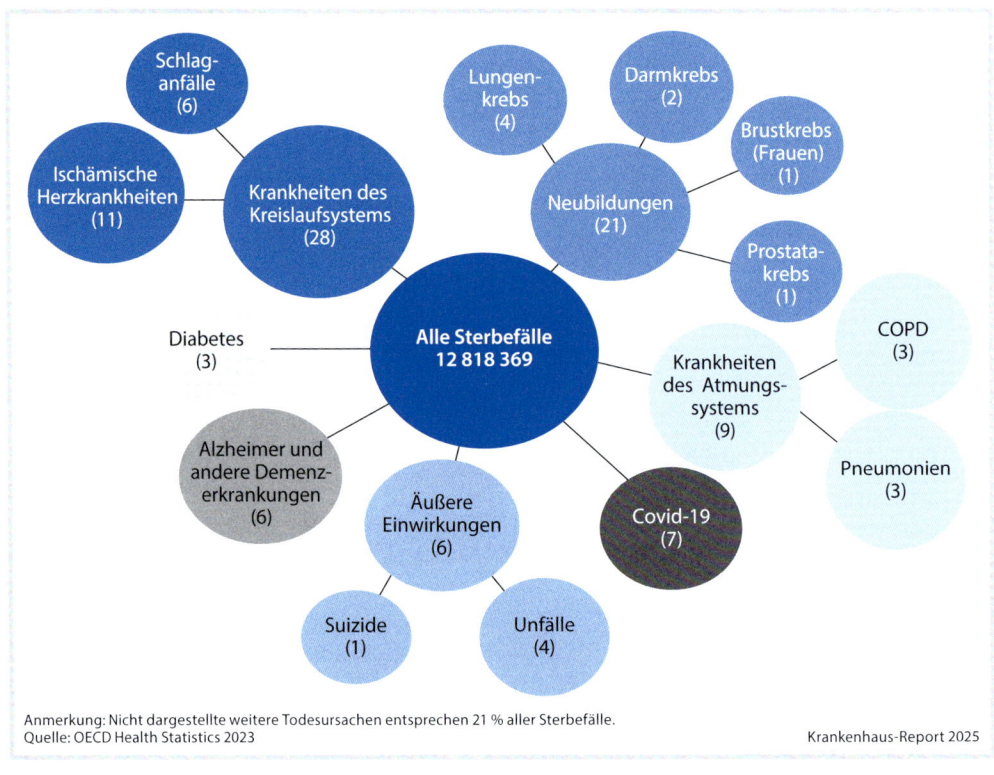

◘ **Abb. 15.3** Häufigste Todesursachen in OECD-Ländern, 2021 (oder jüngstes verfügbares Jahr)

soft Teams) und dann mithilfe eines Large Language Models[1] zusammengefasst. Die Ergebnisse der Transkription und Zusammenfassungen wurden den Experten ebenfalls zur Verfügung gestellt.

Die Themenfelder, die in den ein- bis zweistündigen Interviews adressiert wurden, entsprachen der Gliederung der OECD und umfassten folgende Aspekte: nationaler Gesundheitsstatus, Prävalenz wichtiger Risikofaktoren, Daten zur Ergebnisqualität, Diskussion eines angemessenen Zugangs zur medizinischen Versorgung, Stand der Digitalisierung, Analyse des Arbeitsmarktes, Diskussion der Ausgaben inkl. der Aufwendungen für Arzneimittel, Planungen zum Thema Gesundheitsversorgung im Alter und die Langzeitpflege. Adressiert wurden dabei Mortalität und Mortalitätsunterschiede. Eine Übersicht zu den Mortalitätsursachen in Europa zeigt ◘ Abb. 15.3.

Bei den Risikofaktoren wurden die Unterschiede in den Themenfeldern Alkohol, Rauchen, Bewegungsmangel, Ernährung und Übergewicht adressiert. Hier fällt auf, dass Deutschland in nahezu allen Bereichen einen Nachholbedarf aufweist.

Zum Thema Pandemiemanagement, das die Gruppe älterer Menschen besonders betraf, wurde die Exzessmortalität in der Pandemie diskutiert. Hierbei hat Deutschland ein mittelmäßiges Ergebnis erzielt.

Neben den „harten" Daten zur Mortalität wurden wichtige Patient Reported Outcome Measures (PROMs) diskutiert. Am Beispiel der subjektiven Gesundheitsprobleme zeigt sich ein unterdurchschnittlicher Anteil älterer Personen in Deutschland, die ihren Gesundheitszustand als gut bewerten (◘ Abb. 15.4).

---

1 ChatGPT, Version 4.

die Angebotsseite gut ausgestattet. Überdurchschnittlich sind die Zahl der Arztkontakte, die Zahl der Krankenhausbetten und die stationäre Verweildauer im Krankenhausbereich.

Nach der einführenden vergleichenden Diskussion wurden in den Interviews die länderspezifischen Aspekte besprochen.

15.3 Länderbeispiele

15.3.1 Beispiel Dänemark

Gesprächspartner Prof. Jesper Ryg, Universitätsklinik Odense

Die Lebenserwartung in Dänemark im Alter von 65 Jahren liegt bei 83 Jahren bei Männern und 86 Jahren bei Frauen. Der Anteil der Personen mit Einschränkungen der Alltagskompetenz bzw. mit multiplen chronischen Vorerkrankungen ist deutlich niedriger als im EU-27-Mittel und in Deutschland (◘ Abb. 15.5).

Den größten Raum im Gespräch nahmen die Ergebnisse der ◘ Abb. 15.6 ein. Dabei wird die Verteilung der Ausgaben in verschiedenen Bereichen dargestellt.

Es fällt auf, dass in Dänemark die größten Ausgaben auf den ambulanten Bereich entfallen. Die Ausgaben für den Krankenhaussektor und den Bereich der Langzeitpflege liegen deutlich darunter. Auffällig sind die deutlich niedrigeren Ausgaben für Arzneimittel und Medizinprodukte im Vergleich zum EU-Durchschnitt. Die Ausgaben für Prävention liegen dagegen deutlich höher. Prof. Ryg erläuterte, dass dies sehr bewusste Entscheidungen der dänischen Gesundheitspolitik seien. Die Aufgaben für Krankenhausversorgung sind auf eine kurze kurative Therapie und Verweildauer beschränkt. In der vorstationären Phase werden Krankenhausteams zur Verhinderung von unnötigen Krankenhausaufenthalten eingesetzt. In der nachstationären Phase können Mitarbeiterinnen und Mitarbeiter die Behandlung der Patienten nach der Entlassung fortführen (z. B. i.v. Antibiotika).

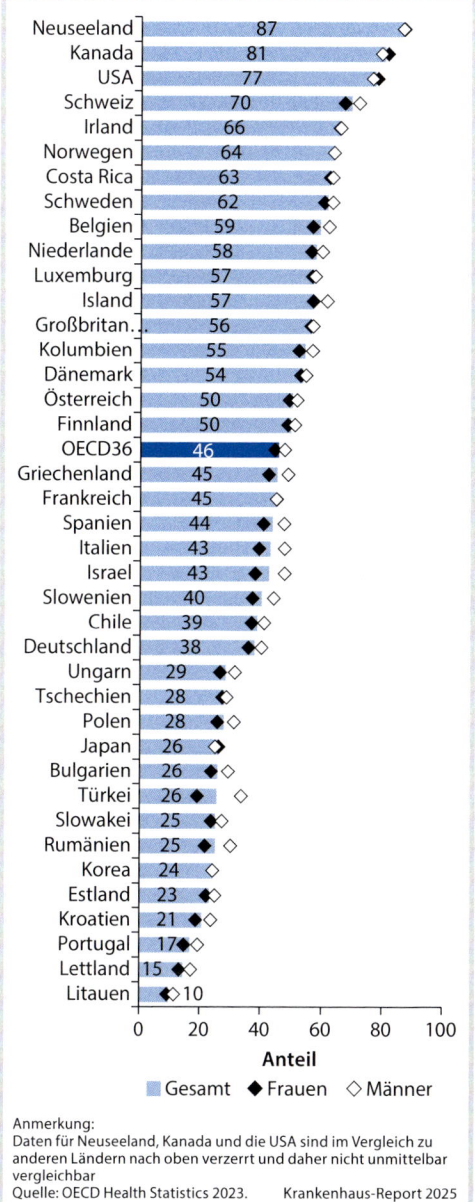

◘ Abb. 15.4 Erwachsene ab 65 Jahren, die ihren Gesundheitszustand als gut oder sehr gut bewerten, 2021 (oder jüngstes verfügbares Jahr)

In einigen Bereichen schneidet Deutschland überdurchschnittlich gut ab. Hierzu gehören die „unmet needs" und relativ kurze Wartezeiten bei planbaren Operationen (u. a. beim elektiven Gelenkersatz). Offenbar ist hier

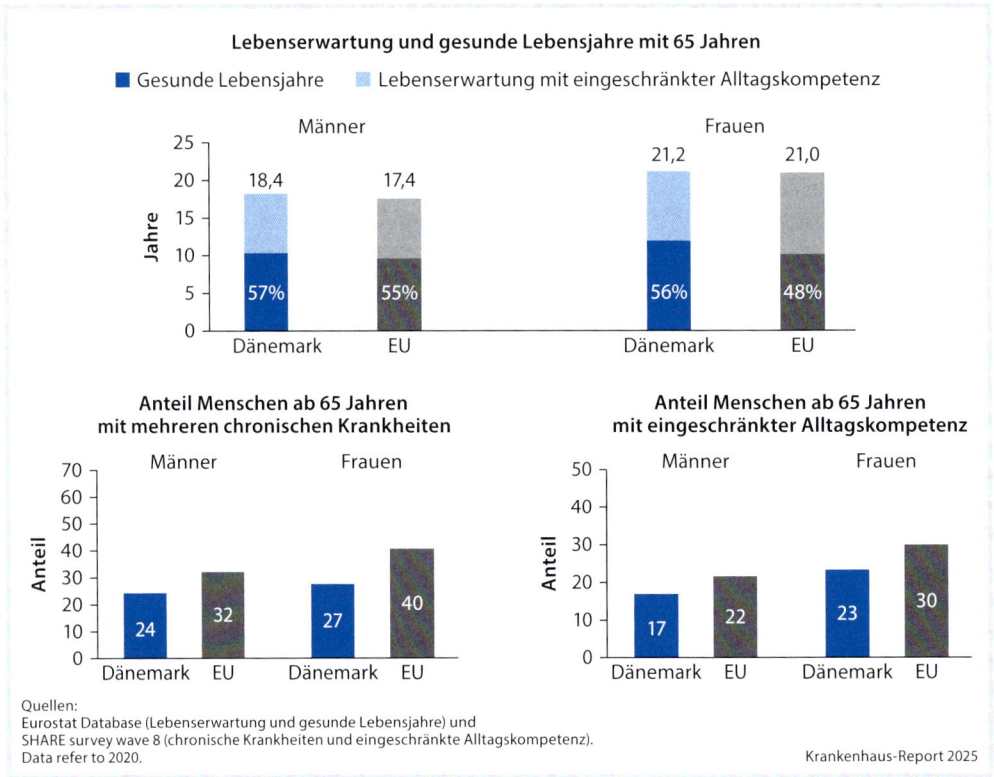

■ **Abb. 15.5** Dänemark: Die geschlechtsspezifische Diskrepanz ist bei den gesunden Lebensjahren im Alter von 65 Jahren geringer als bei der Lebenserwartung

Die Zahl der Allgemeinmediziner liegt weit über dem deutschen Durchschnitt. Auch in der Pflege ist das Primat der häuslichen Pflege gesetzlich vorgeschrieben und wird kontrolliert.

Allen dänischen Bürgerinnen und Bürgern steht ab dem 75. Lebensjahr ein präventiver Hausbesuch zu, in dessen Rahmen Themen wie Ernährung, Impfung, Bewegung oder Sturzprävention angesprochen werden. Die präventiven Angebote sollen weiter ausgebaut werden.

Die vergleichsweise deutlich niedrigeren Arzneimittelausgaben wurden mit einer konservativen Strategie bei der Zulassung neuer, sehr teurer Medikamente und mit einer klugen Verhandlungsstrategie begründet.

Wichtig ist ein hoher Digitalisierungsgrad. Etwa ein Drittel der Konsultation im ambulanten Bereich wird per Videokonsultation erbracht (Eriksen et al. 2023). Aus Sicht der Bevölkerung besteht eine hohe Wertschätzung des Gesundheitswesens.

Der Zugang zu elektiven Operationen liegt über dem EU-Mittel und die Wartezeiten sind moderat.

Probleme wurden im Gespräch im Bereich der Versorgung psychischer Erkrankungen benannt. Hinsichtlich des Fachkräftemangels wurde das Thema Pflege angesprochen. Weitere Probleme bestehen im Bereich des exzessiven Alkoholkonsums in der Bevölkerung.

Die Regierung plant, die Zahl der Ärztinnen und Ärzte in der Allgemeinmedizin und der Geriatrie erheblich zu erhöhen und den Bereich der Prävention auszubauen. Auch die psychische Gesundheit soll stärker in den Fokus rücken, wobei neue Diagnosezentren und

Kapitel 15 · Krankenhausversorgung älterer Menschen im internationalen Vergleich

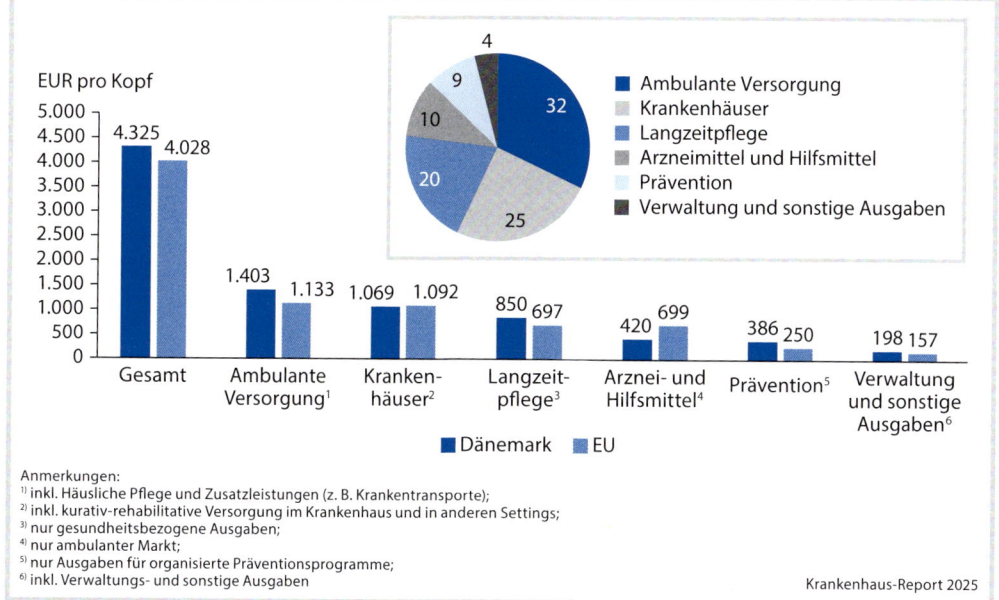

■ **Abb. 15.6** Dänemark: Die Gesundheitsausgaben sind im ambulanten Bereich deutlich höher als im stationären Bereich

verbesserte Angebote für Menschen mit kognitiven Einschränkungen ausgebaut werden sollen. Diese Entwicklungen zielen darauf ab, die Versorgung effizienter und patientenorientierter zu gestalten (Birk et al. 2024; Sundhedsstrukturkommissionen 2024).

15.3.2 Beispiel Niederlande

Gesprächspartner Prof. Wilco Achterberg, Universitätsklinik Leiden

Die Lebenserwartung in den Niederlanden bei Geburt liegt um ein Jahr über den Prognosen für Deutschland (81,7 vs. 80,7 Jahre). Die Niederlande haben in manchen Sektoren der Versorgung älterer Menschen andere Entscheidungen getroffen als Dänemark und Deutschland. In anderen Bereichen gibt es aber auch ähnliche Entwicklungen und Entscheidungen wie in Dänemark (z. B. kurze Verweildauern und Primat der Allgemeinmedizin in der Steuerung). Ein markanter Unterschied war die Entscheidung in den späten 60er Jahren, einen gut ausgestatteten Bereich für innovative Langzeitpflege und Rehabilitation aufzubauen (Kroneman et al. 2016). Die Überlegung dabei war, u. a. eine angemessene Versorgung nach der (kurzen) Akutbehandlung zu entwickeln. Dies betrifft in z. B. die Rehabilitation nach Frakturen, Schlaganfall und anderen Akutereignissen und nach operativen Eingriffen mit längerer Immobilisation. Es betrifft aber auch die Gewährleistung der Langzeitpflege bei Demenz und anderen, oft neurodegenerativen oder neurovaskulären Erkrankungen. Für diesen Versorgungsbereich wurde die Facharztgruppe „Elderly Care Physician" geschaffen. Über ein nationales Forschungsprogramm werden in Exzellenzzentren neue Therapien entwickelt und evaluiert, vor allem neue digitale Interventionen.

Im Vergleich zu Dänemark bestehen in einigen Teilbereichen signifikante Ausgabenunterschiede (■ Abb. 15.7). Auch in den Niederlanden sind die Ausgaben für den Krankenhausbereich niedriger als für den ambulanten

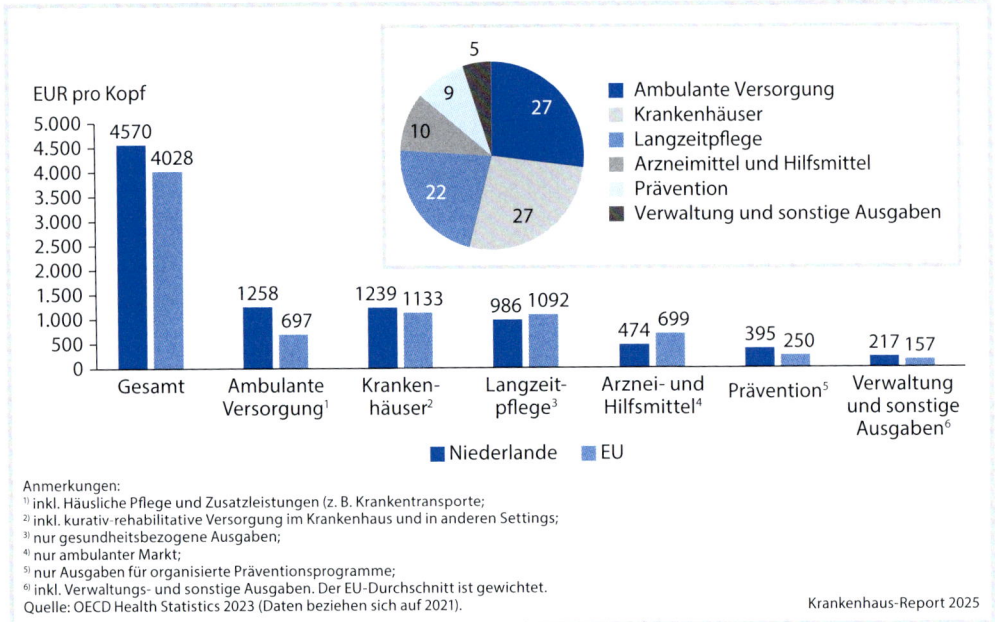

Abb. 15.7 Niederlande: Der größte Anteil der Gesundheitsausgaben entfällt auf die Langzeitpflege

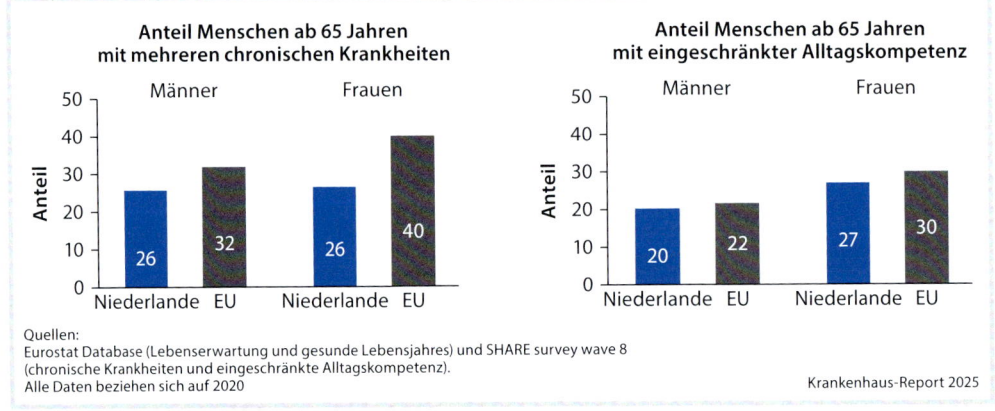

Abb. 15.8 Niederlande: Anteil Menschen ab 65 Jahren mit multiplen chronischen Erkrankungen und eingeschränkter Alltagskompetenz

Kapitel 15 · Krankenhausversorgung älterer Menschen im internationalen Vergleich

Sektor. Die Kosten für die Langzeitpflege sind dagegen deutlich höher. Auch in den Niederlanden liegen die Kosten für Arzneimittel und Medizinprodukte deutlich unter den Ausgaben in Deutschland. Die Ausgaben für Prävention sind dagegen höher.

Steigt man etwas tiefer in die Analyse ein, zeigt sich, dass die Zahl der Krankenhausbetten und die Verweildauer deutlich niedriger sind als in Deutschland. Dies wird u. a. mit der besseren Kapazität in der postakuten Versorgung begründet.

Durch eine hochwertige Versorgung von chronischen Erkrankten gelingt es in den Niederlanden, die Einweisungsraten z. B. bei Herzinsuffizienz und Diabetes deutlich zu reduzieren.

Die niedrigere Inzidenz zeigt sich auch bei der Prävalenz chronischer Erkrankungen und daraus resultierender Einschränkungen der Alltagskompetenz (◘ Abb. 15.8).

Die geringeren Ausgaben für Arzneimittel werden ähnlich begründet wie in Dänemark. Die Ausgaben für Prävention sollten weiter gesteigert werden. Die Weiterentwicklung der Digitalisierung hat eine hohe Priorität.

Ähnlich wie in Dänemark werden Versäumnisse im Bereich der Versorgung psychisch Erkrankter gesehen. Es zeigt sich ein Anstieg der Suizidraten im europäischen Vergleich.

15.3.3 Beispiel Schweiz

Gesprächspartner Priv.-Doz. Thomas Münzer, Universitätsklinik St. Gallen

Die deutliche längere Lebenserwartung und viele andere Parameter der Gesundheitsversorgung der Schweiz sind beeindruckend (De Pietro et al. 2015). Hierzu gehört die Zufriedenheit der Bürgerinnen und Bürger mit dem Gesundheitssystem (◘ Abb. 15.9).

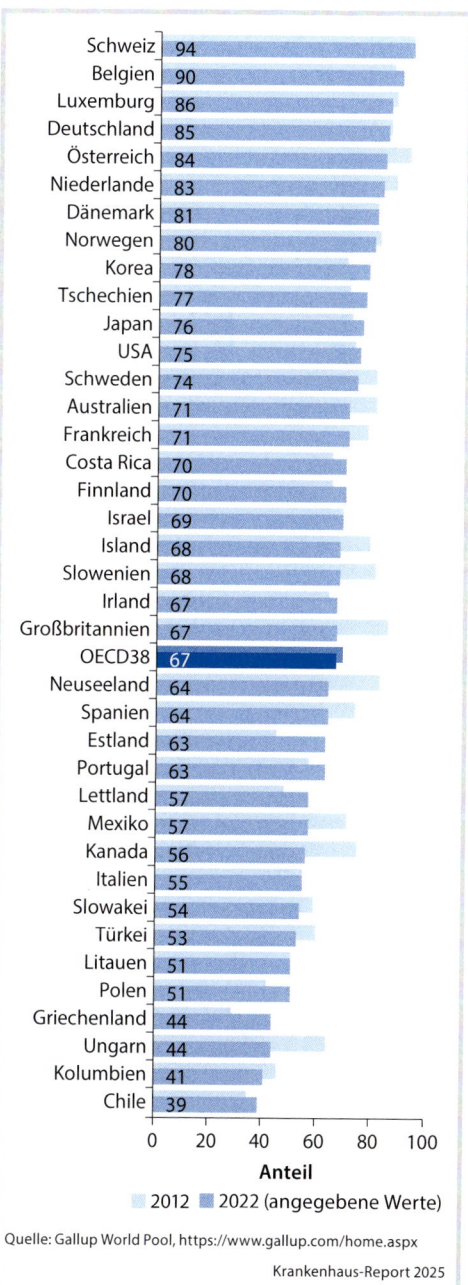

◘ **Abb. 15.9** Zufriedenheit der Bevölkerung mit dem Zugang zur örtlichen Gesundheitsversorgung, 2012 und 2022

Oft wird vermutet, dass die Schweiz deutlich mehr Geld als Deutschland für die Gesundheitsversorgung aufwendet. Dies ist aber nicht der Fall (vgl. ◘ Abb. 15.1). Also müssen andere Faktoren hierfür verantwortlich sein. Einer der bemerkenswertesten Befunde ist die deutlich niedrigere Prävalenz der Risikofaktoren. Am Beispiel ausreichender körperlicher Aktivität zeigt sich ein beeindruckender Spitzenplatz der Schweiz (◘ Abb. 15.10). Auch in anderen Bereichen wie Ernährung, Übergewicht und Substanzmissbrauch schneidet die Schweiz besser ab (nicht abgebildet).

Im Bereich der Fachkräfte ist die Schweiz andere Wege gegangen: Das Land hat einen hohen Anteil an Gesundheitskräften aus dem Ausland angeworben. Dies spricht dafür, dass die Arbeitsbedingungen in der Schweiz besser sind als in den Heimatländern der Angeworbenen (◘ Abb. 15.11).

Im Bereich der Pflege hat die Schweiz deutlich höhere Beschäftigungszahlen (◘ Abb. 15.12).

Viele andere Strukturmerkmale unterscheiden sich nicht sehr stark von Deutschland. Allerdings sind fast alle Ergebnisse der Mortalitätsdashboards besser als in Deutschland.

Die Schweiz arbeitet (noch) mit hohen Krankenhaus- und Pflegeheimkapazitäten. Die Liegezeiten sind vergleichsweise hoch (◘ Abb. 15.13).

Die Organisation der Gesundheitsversorgung erfolgt auf Kantonsebene, was zu regionalen Unterschieden führt. Langzeitpflege wird zunehmend durch Spitex-Organisationen und private Anbieter unterstützt, die es ermöglichen, dass ältere Menschen so lange wie möglich zu Hause bleiben können. Für hochgradig pflegebedürftige Personen bleiben Pflegeheime wichtig, jedoch sind die Kosten mit 7.000 bis 8.000 CHF pro Monat eine erhebliche finanzielle Belastung. Pilotprojekte wie „Hospital@Home" werden erprobt, um stationäre Aufenthalte zu reduzieren und die häusliche Versorgung zu stärken.

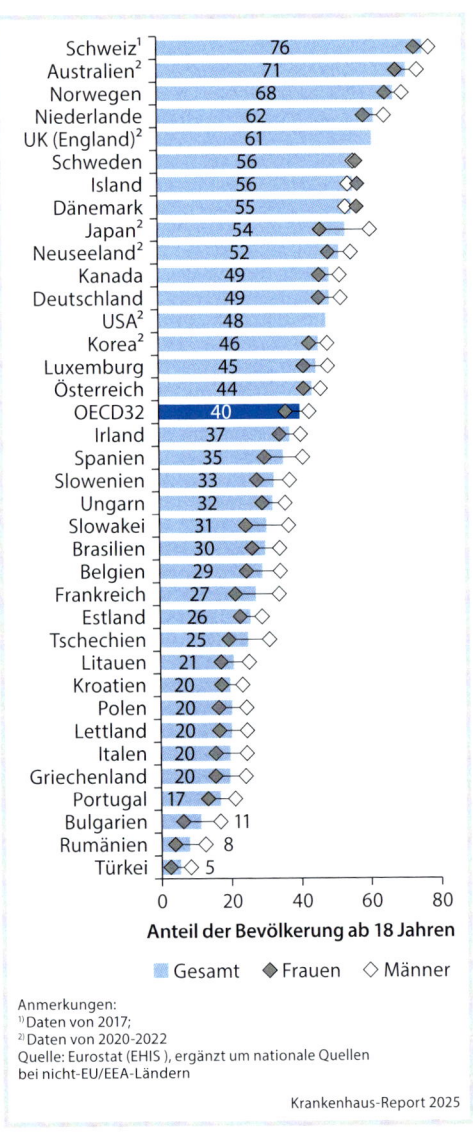

◘ **Abb. 15.10** Anteil der Bevölkerung mit mindestens 150 min körperlicher Aktivität pro Woche, 2019 (oder jüngstes verfügbares Jahr)

Kapitel 15 · Krankenhausversorgung älterer Menschen im internationalen Vergleich

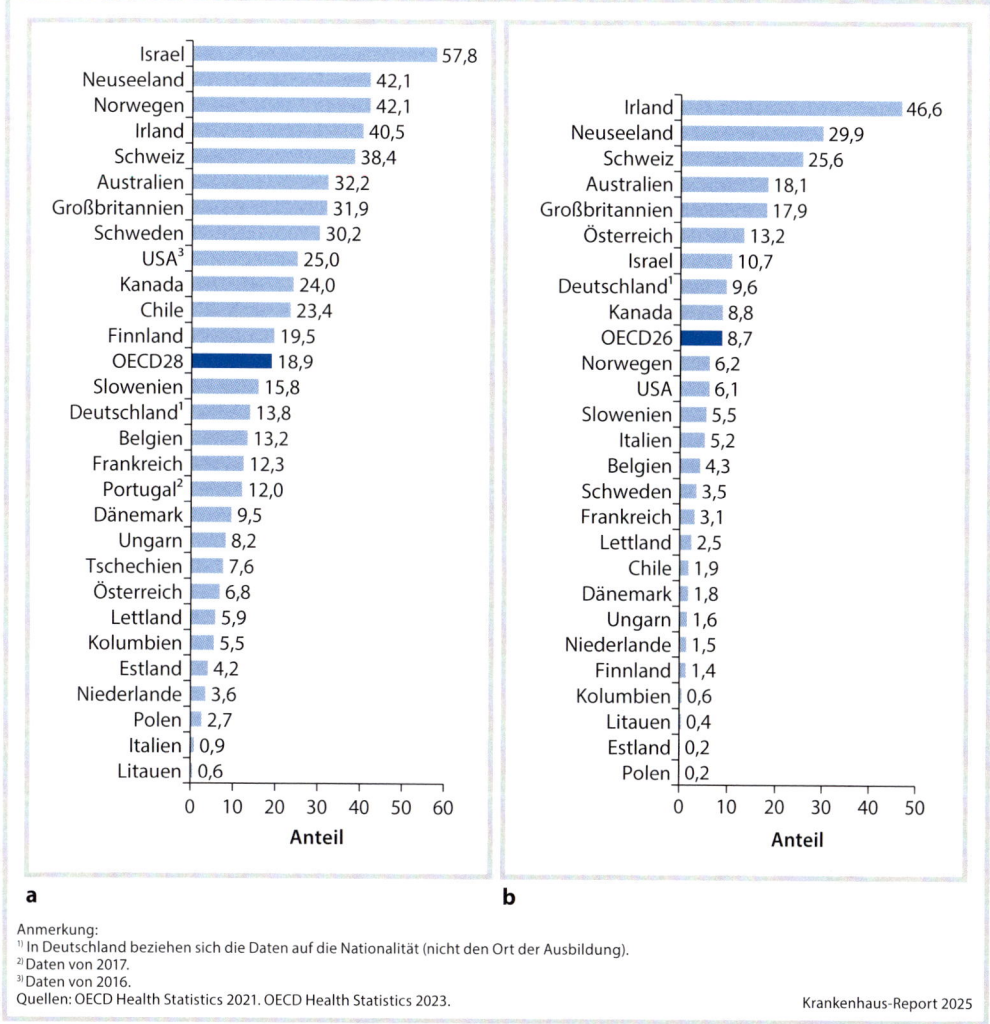

Anmerkung:
[1] In Deutschland beziehen sich die Daten auf die Nationalität (nicht den Ort der Ausbildung).
[2] Daten von 2017.
[3] Daten von 2016.
Quellen: OECD Health Statistics 2021. OECD Health Statistics 2023.

Krankenhaus-Report 2025

◻ **Abb. 15.11** Anteil im Ausland ausgebildeter Ärztinnen und Ärzte und Pflegekräfte, 2021 (oder jüngstes verfügbares Jahr)

Präventive Maßnahmen spielen eine Schlüsselrolle im Umgang mit der alternden Bevölkerung. Initiativen wie „Stopp Sturz" zielen darauf ab, Stürze bei älteren Menschen zu verhindern, indem verschiedene Berufsgruppen wie Spitex-Mitarbeitende und Therapeuten eingebunden werden. Zusätzlich wird in neue Technologien wie Monitoring-Systeme investiert, die ältere Menschen unterstützen und gleichzeitig die Gesundheitskosten senken könnten. Die Integration solcher Technologien steht jedoch noch am Anfang.

Eine Herausforderung ist der Fachkräftemangel, insbesondere im Bereich der Grundversorgung. Viele Hausärztinnen und -ärzte

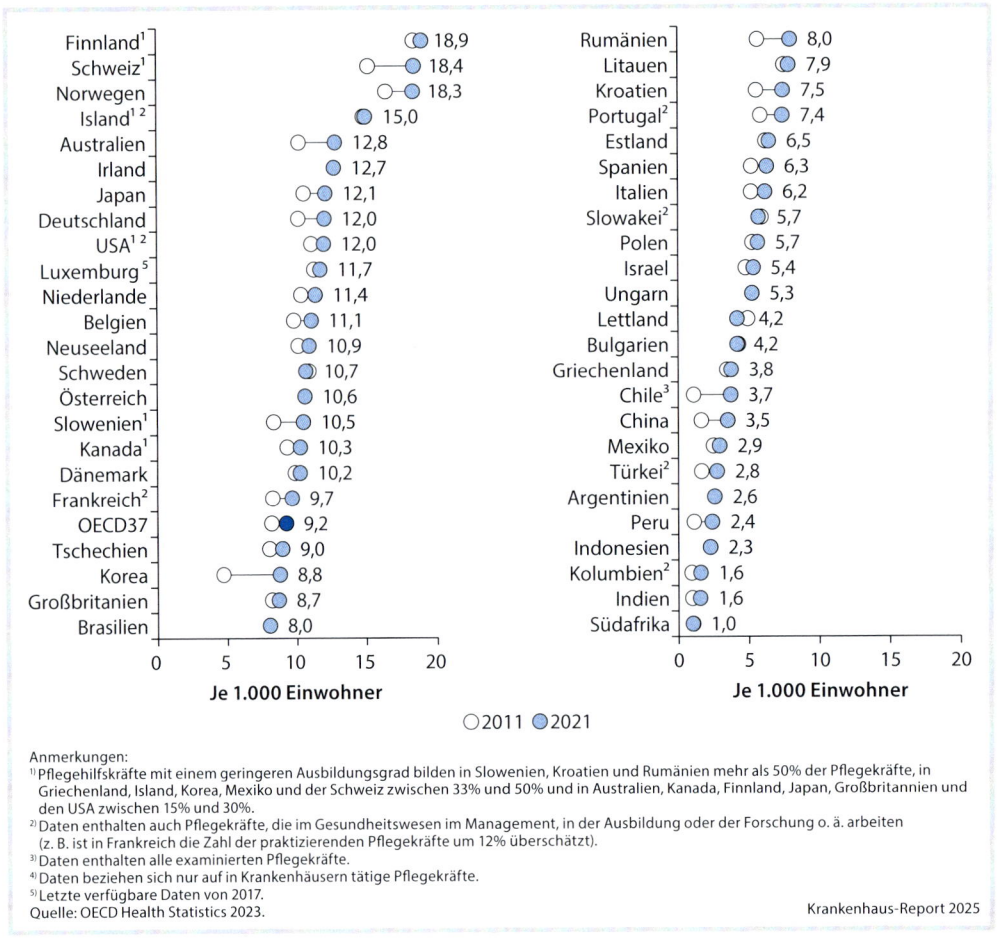

◨ **Abb. 15.12** Pflegekräfte je 1.000 Einwohnerinnen und Einwohner, 2011 und 2021 (oder jüngstes verfügbares Jahr)

nähern sich dem Ruhestand und Nachfolger fehlen oft, sodass die Sicherstellung der ambulanten Versorgung gefährdet ist. Dies führt dazu, dass ältere Menschen häufiger Notaufnahmen nutzen, was zu einer ineffizienteren Versorgung führt. Gleichzeitig gibt es eine mögliche Überversorgung bei spezialisierten Leistungen, etwa in der Orthopädie, wo Eingriffe wie Hüftoperationen schneller zugänglich sind als in anderen Ländern.

Im Bereich Rehabilitation wurde ein wichtiger Fortschritt mit der Einführung geriatrischer Diagnosis Related Groups (DRGs) erzielt, die multidimensionale und interdisziplinäre Ansätze fördern. Dennoch bestehen Herausforderungen bei der praktischen Umsetzung und Finanzierung. Zudem mangelt es an einer übergeordneten nationalen Strategie für die alternde Bevölkerung, da jeder Kanton eigene Pläne verfolgt.

Die Finanzierung des Gesundheitswesens bleibt ein kritisches Thema, insbesondere bei den hohen Kosten für Langzeitpflege. Trotz dieser Herausforderungen bietet das System Chancen, insbesondere durch den Einsatz moderner Technologien und eine verstärkte Ausrichtung auf Prävention. Diese Ansätze könnten dazu beitragen, langfristig Kosten zu senken und gleichzeitig die Lebensqualität der älteren Bevölkerung zu verbessern.

15.4 Deutschland: Status quo und Perspektiven

Die Kennzahlen für Deutschland sind in vielen Bereichen nicht zufriedenstellend (Blümel et al. 2020). Im Hinblick auf den Eintritt der Babyboomer in die nachberufliche Phase stellt dies das Gesundheitssystem vor enorme Herausforderungen. Die Ausgangsvoraussetzungen sind somit anspruchsvoll. Die Lebenserwartung ab 65 liegt oft bei mehr als 20 Jahren (◘ Abb. 15.14) – hier sind eine hohe Nachfrage und ein hoher Bedarf an medizinischen Leistungen absehbar.

Es wird darauf ankommen, oft schwierige Reallokationsentscheidungen zu treffen. Insbesondere muss Geld aus dem Krankenhaussektor in die ambulante hausärztliche Versorgung umverteilt werden. Die Investitionen in Prävention müssen steigen, wobei Prävention bei Älteren besonders gefragt ist. Die gegenwärtigen Entwicklungen der Digitalisierung einschließlich der generativen KI bieten riesige Chancen. Wenn diese nicht zeitnah genutzt werden, wird es zu zunehmenden Versorgungsproblemen kommen. Die exorbitanten Ausgaben im Bereich der Medikation sind nicht hinnehmbar – die Zahlen sprechen für sich (◘ Abb. 15.15 und 15.16).

Weitere zentrale Themen sind die Verhinderung unnötiger stationärer Einweisungen (z. B. aus der Langzeitpflege). Durch die Entwicklung von Hospital@Home-Angeboten könnten weitere Einweisungen verhindert werden.

Wenn eine deutliche Verkürzung der Verweildauern erreicht werden soll, muss im Gegenzug die Postakutversorgung besser organisiert werden. Hierzu gehört ein flächendeckendes Angebot an geriatrischer Rehabilitation und eine besser koordinierte Kurzzeitpflege. Die geriatrische Rehabilitation sollte, wann immer möglich, mobil durchgeführt werden. Die ambulanten Pflegedienste sollten zeitnah durch Nurse-Practitioner-Modelle ergänzt werden, um die Allgemeinmedizin zu ergänzen und zu entlasten. Der Anteil der Pflegebe-

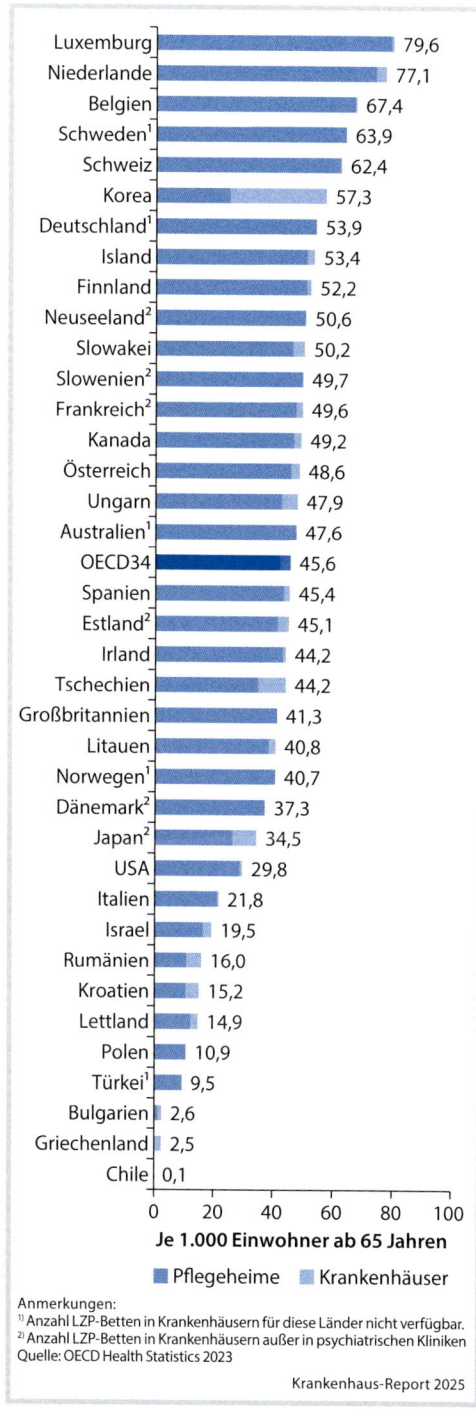

◘ Abb. 15.13 Betten der Langzeitpflege in Pflegeeinrichtungen und Krankenhäusern, 2021 (oder jüngstes verfügbares Jahr)

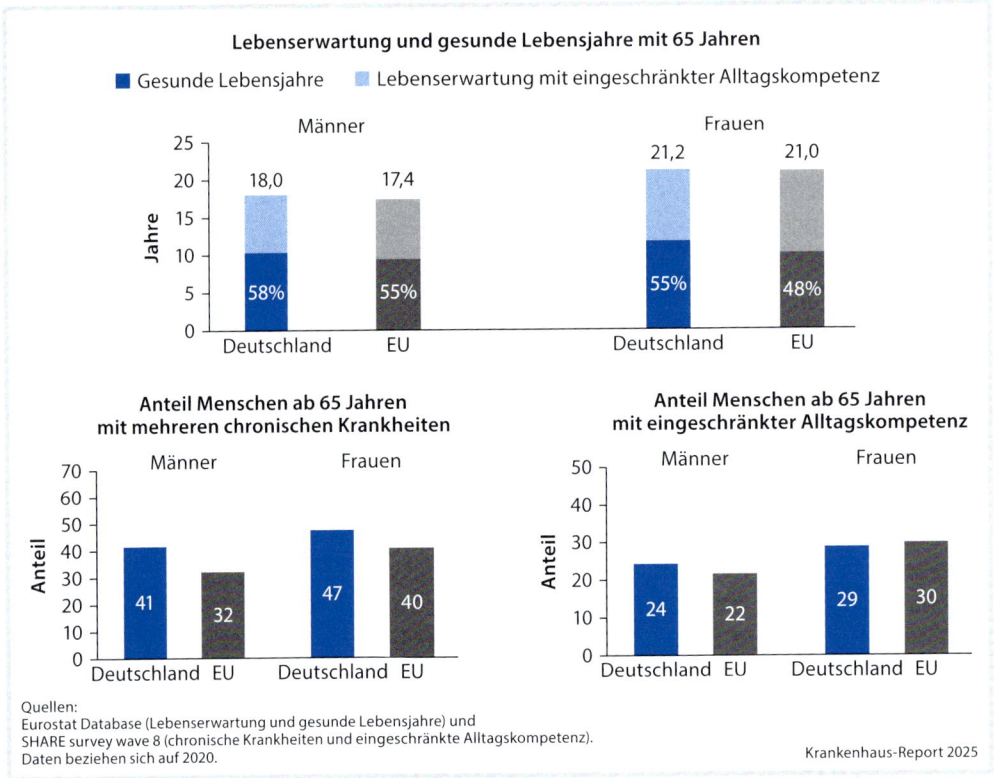

◘ **Abb. 15.14** Deutschland: Hoher Anteil der Bevölkerung ab 65 Jahren mit chronischen Krankheiten

dürftigen in Langzeitpflege ist im ambulanten und stationären Sektor vergleichsweise hoch (◘ Abb. 15.17 und 15.18). Dies deutet darauf hin, dass ein Präventions- und Rehabilitationsbedarf besteht und das Angebot für die ambulante Betreuung von Demenzkranken erweitert werden sollten.

Eine der größten Entwicklungsaufgaben ist der Rückstand im Bereich der Digitalisierung. Nachdem endlich die elektronischen Rezepte (2024) und die elektronische Patientenakte (2025) umgesetzt wurden, ist es unter Hochdruck nötig, weitere Schritte einzuleiten. Die Nutzung von Videokonsultationen und anderen Formen der Telemedizin muss rasch weiterentwickelt werden. Die Zahl der persönlichen Arztkontakte sollte reduziert werden, da die Versorgung von Akutproblemen, ein komplexes Fallmanagement und Wohnortwechsel mit Arztsuche nicht gelingen können. Die generative künstliche Intelligenz wird in der Vorbereitung und Nachbereitung durch die Patientinnen und Patienten zunehmend genutzt werden, ganz gleich, ob dies regulatorisch benutzt wird. Evidenzbasierte Zugänge und deren Nutzung (z. B. Meditron oder OpenEvidence[2]) sollten hier gefördert werden.

---

2 ▶ https://www.openevidence.com/.

Kapitel 15 · Krankenhausversorgung älterer Menschen im internationalen Vergleich

Die Kapazitäten bei allen Gesundheitsfachberufen sind häufig schon jetzt defizitär. Deutschland verfügt über ein vergleichsweise gut entwickeltes Netzwerk ambulanter Fachärzte, die Anzahl der Ärztinnen und Ärzte in der Allgemeinmedizin und klinischen Geriatrie ist aber unzureichend. Diese Fachgruppen werden jedoch für die ambulante und stationäre Betreuung komplexer Patientinnen und Patienten dringend benötigt (◘ Abb. 15.19).

Ein Versäumnis der Länder und der Bundesregierung ist die unzureichende Kapazitätssteigerung in der Ausbildung von Medizinern. Die Abbildung zeigt drastische Unterschiede im Vergleich zu den europäischen Nachbarn. Möglicherweise wurde hier lange gehofft, dass die Lücke durch das Anwerben von Ärztinnen und Ärzten aus dem EU-Raum aufzufüllen ist. Dies ist letztlich auch ethisch fragwürdig.

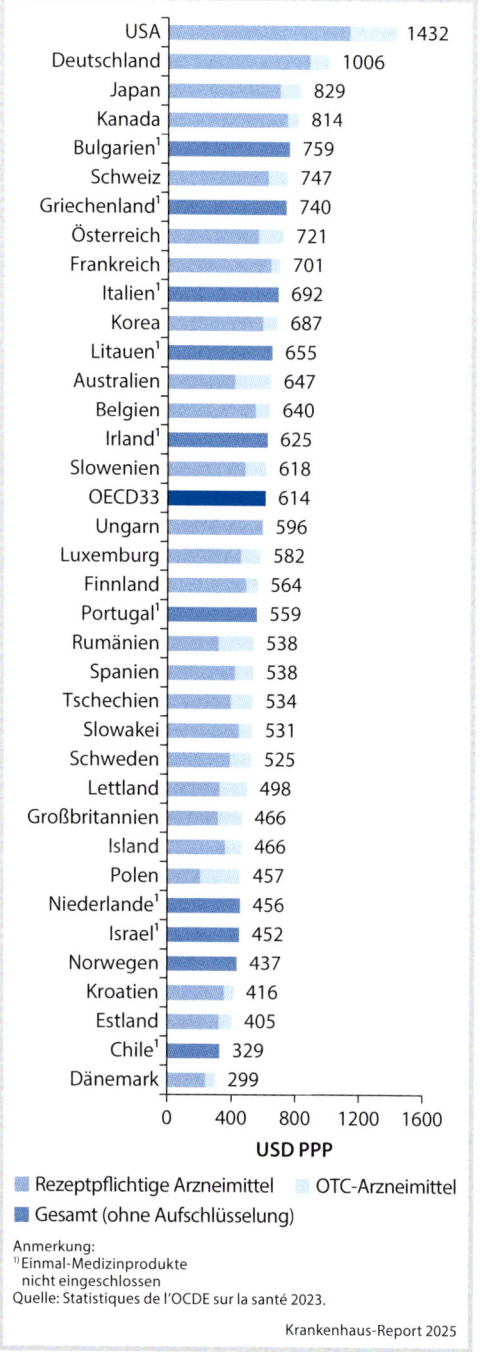

◘ Abb. 15.15 Arzneimittelausgaben pro Kopf, 2021 (oder jüngstes verfügbares Jahr)

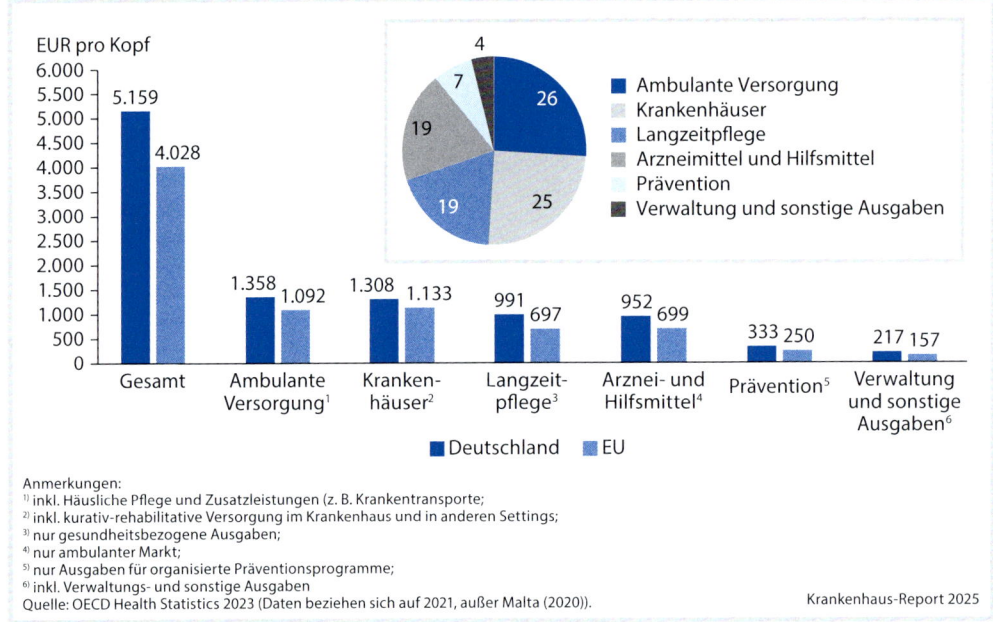

Abb. 15.16 Deutschland: Der Anteil der Gesundheitsausgaben für Langzeitpflege ist deutlich höher als in anderen EU-Ländern

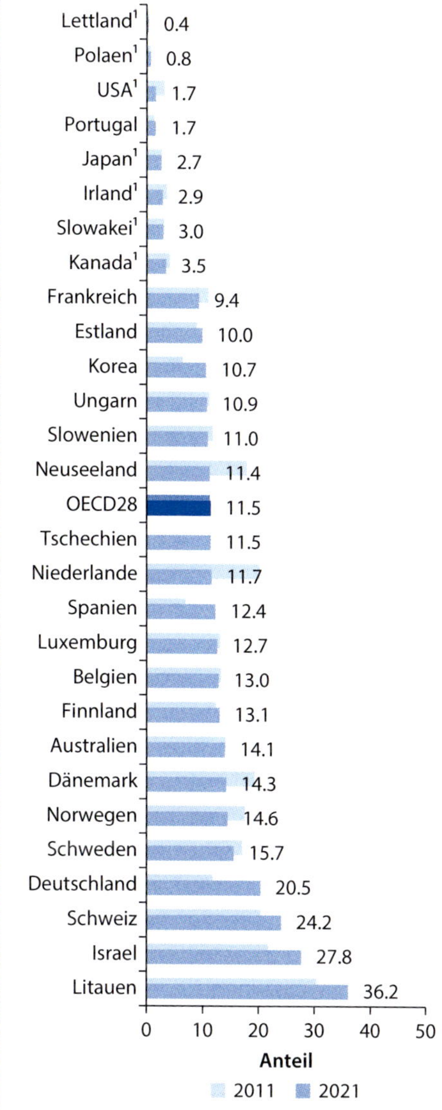

Kapitel 15 · Krankenhausversorgung älterer Menschen im internationalen Vergleich

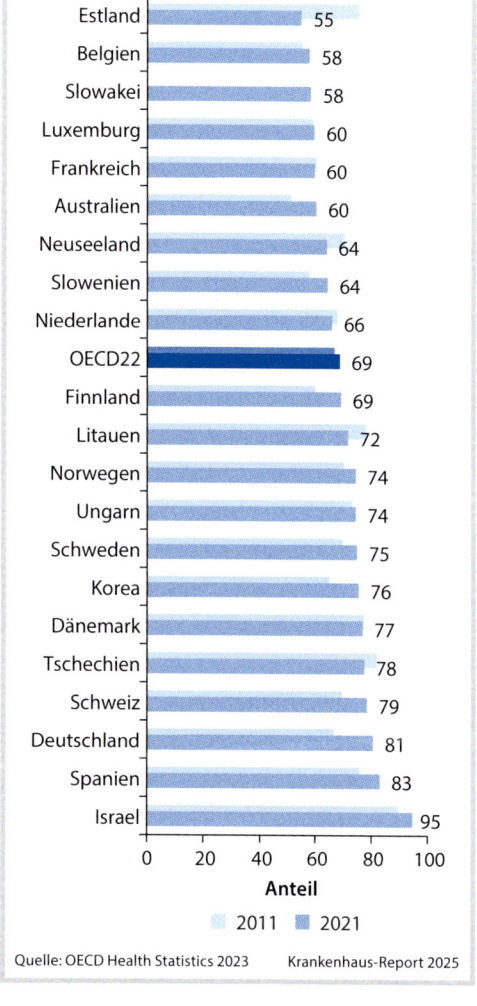

Abb. 15.17 Anteil Erwachsener ab 65 Jahren in Langzeitpflegeeinrichtungen, 2011 und 2021 (oder jüngstes verfügbares Jahr)

Abb. 15.18 Anteil Erwachsener ab 65 Jahren in häuslicher Langzeitpflege, 2011 und 2021 (oder jüngstes verfügbares Jahr)

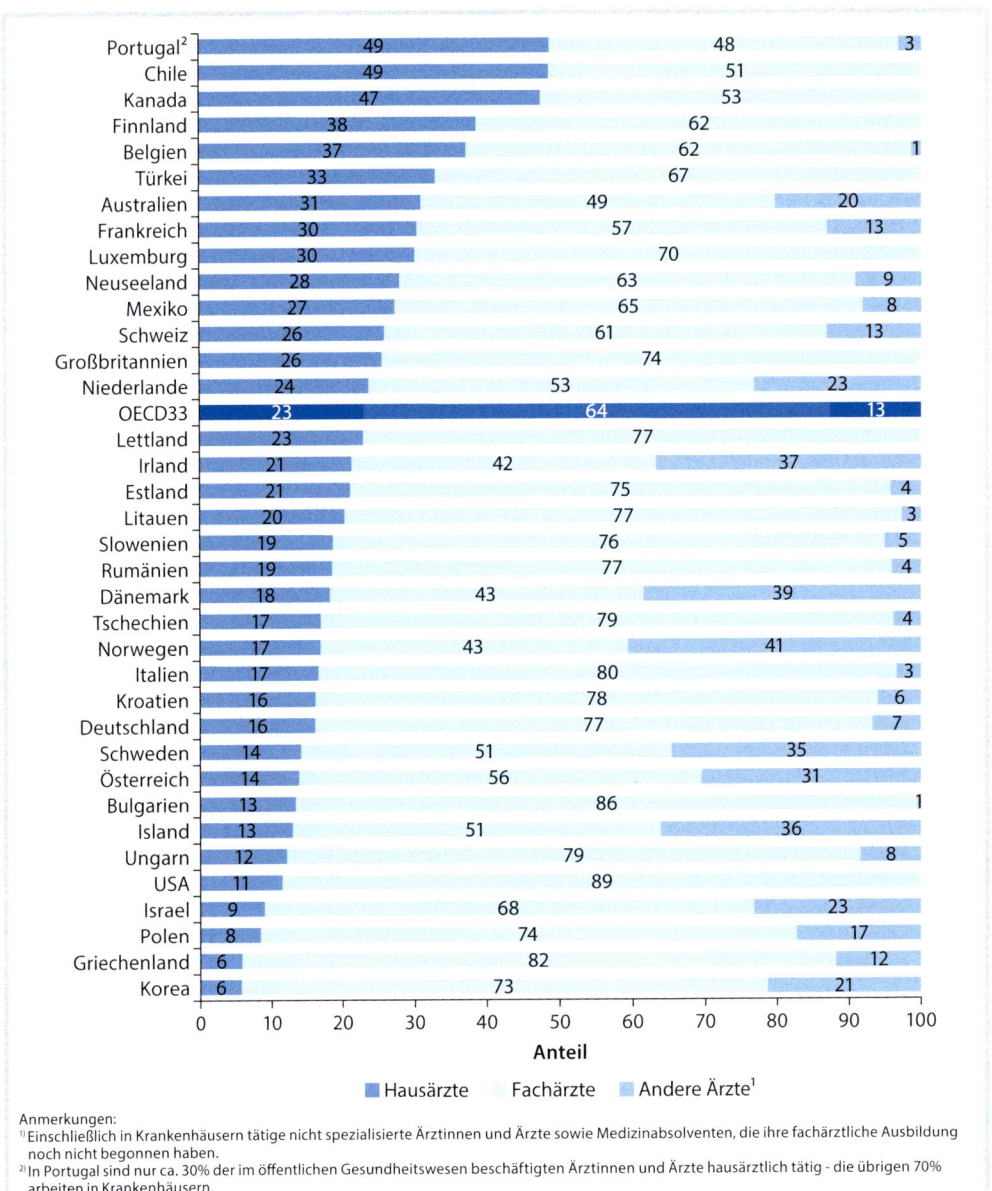

◘ **Abb. 15.19** Anteil verschiedener Facharztgruppen, 2021 (oder jüngstes verfügbares Jahr)

15.5 Fazit

Die Daten und die Gespräche verdeutlichen den dringenden Handlungsbedarf für Reformen in Deutschland. Bislang war es möglich, einen Teil der Probleme mit hohem materiellem Ressourceneinsatz zu kompensieren. Dies wird in der absehbaren Zukunft nicht mehr möglich sein. Die Erhöhung der Beitragssätze zum Jahreswechsel spricht eine deutliche Sprache. Die Krankenhausstrukturreform wird bei Weitem nicht ausreichen. Die Einblicke aus den Nachbarländern sprechen dafür, dass die ambulante Versorgung an erster Stelle stehen sollte. Dies bedarf einer viel besseren digitalen Infrastruktur einschließlich der Nutzung von Telemedizin in allen Versorgungssegmenten.

Es gibt in allen Gesundheitsfachberufen große Versäumnisse in der Qualifikation. Die Eigenfinanzierung der Ausbildung in den Therapieberufen ist hierfür ein groteskes negatives Beispiel. Der Ausgleich des Fachkräftemangels aus anderen EU-Ländern wird nicht weiter funktionieren.

Die Verweildauer in den Krankenhäusern muss deutlich verkürzt werden, parallel müssen aber Strukturen für die vor- und stationäre Behandlung geschaffen werden (mobile Teams und Hospital@Home). Die ambulante Versorgung muss zu Gunsten der Allgemeinmedizin entwickelt werden. Ärztinnen und Ärzte sollten auch im ambulanten Bereich in multiprofessionellen Teams arbeiten. Die Delegation ärztlicher Leistungen sollte dynamisch entwickelt werden.

Die hohen Ausgaben für Arzneimittel sprechen für einen unkontrollierten Lobbyismus. Die (Fehl-)Entwicklungen betreffen vor allem, aber nicht nur die Gesundheitsversorgung älterer Menschen. Nicht zuletzt sollten die Fähigkeiten der Babyboomer-Generation genutzt werden. Hier ist ein hohes Potenzial für Self-Management vorhanden. Dies sollte für die Prävention und Therapie eingesetzt werden.

Literatur

Birk HO, Vrangbæk K, Rudkjøbing A, Krasnik A, Eriksen A, Richardson E, Jervelund SS (2024) Denmark: health system review. Health Syst Transit 26(1):1–186

Blümel M, Spranger A, Achstetter K, Maresso A, Busse R (2020) Germany: health system review. Health Syst Transit 22(6):1–272

Eriksen J, Ebbesen M, Eriksen KT, Hjermitslev C, Knudsen C, Bertelsen P, Nøhr C, Weber D (2023) Equity in digital healthcare – the case of Denmark. Front Public Health 11:1225222. https://doi.org/10.3389/fpubh.2023.1225222

Kroneman M, Boerma W, van den Berg M, Groenewegen P, de Jong J, van Ginneken E (2016) Netherlands: health system review. Health Syst Transit 18(2):1–240

OECD (2024) Health at a Glance: Europe 2024. https://www.oecd.org/en/publications/health-at-a-glance-europe-2024_b3704e14-en.html. Zugegriffen: 30. Dez. 2024

OECD (2024) OECD Member Denmark. https://www.oecd.org/en/countries/denmark.html. Zugegriffen: 30. Dez. 2024

OECD (2024) OECD Member Germany. https://www.oecd.org/en/countries/germany.html. Zugegriffen: 30. Dez. 2024

OECD (2024) OECD Member Switzerland. https://www.oecd.org/en/countries/switzerland.html. Zugegriffen: 30. Dez. 2024

OECD (2024) OECD Member The Netherlands. https://www.oecd.org/en/countries/netherlands.html. Zugegriffen: 30. Dez. 2024

De Pietro C, Camenzind P, Sturny I, Crivelli L, Edwards-Garavoglia S, Spranger A, Wittenbecher F, Quentin W (2015) Switzerland: health system review. Health Syst Transit 17(4):1–288

Sundhedsstrukturkommissionen – kommissionens rapport (2024) aktueller Bericht der dänischen Expertenkommission – in Dänisch. https://www.ism.dk/publikationer-sundhed/2024/juni/sundhedsstrukturkommissionen. Zugegriffen: 21. Jan. 2025

Open Access Dieses Kapitel wird unter der Creative Commons Namensnennung 4.0 International Lizenz (http://creativecommons.org/licenses/by/4.0/deed.de) veröffentlicht, welche die Nutzung, Vervielfältigung, Bearbeitung, Verbreitung und Wiedergabe in jeglichem Medium und Format erlaubt, sofern Sie den/die ursprünglichen Autor(en) und die Quelle ordnungsgemäß nennen, einen Link zur Creative Commons Lizenz beifügen und angeben, ob Änderungen vorgenommen wurden.

Die in diesem Kapitel enthaltenen Bilder und sonstiges Drittmaterial unterliegen ebenfalls der genannten Creative Commons Lizenz, sofern sich aus der Abbildungslegende nichts anderes ergibt. Sofern das betreffende Material nicht unter der genannten Creative Commons Lizenz steht und die betreffende Handlung nicht nach gesetzlichen Vorschriften erlaubt ist, ist für die oben aufgeführten Weiterverwendungen des Materials die Einwilligung des jeweiligen Rechteinhabers einzuholen.

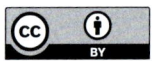

Ambulant-sensitive Krankenhausfälle: Fokus alte Menschen

Philipp Hengel, Ulrike Nimptsch und Reinhard Busse

Inhaltsverzeichnis

16.1 Einleitung – 252

16.2 Methodik – 254

16.3 Ergebnisse – 255
16.3.1 ASK-Raten ab 15 Jahren im europäischen Vergleich – 255
16.3.2 ASK-Raten Hochaltriger in Deutschland – 256
16.3.3 Charakteristika hochaltriger ASK-Fälle in Deutschland – 258

16.4 Diskussion – 260

Literatur – 263

© Der/die Autor(en) 2025
J. Klauber et al. (Hrsg.), *Krankenhaus-Report 2025*, https://doi.org/10.1007/978-3-662-70947-4_16

▪▪ Zusammenfassung

Ambulant-sensitive Krankenhausfälle (ASK), also durch eine adäquate ambulante Versorgung potenziell vermeidbare stationäre Aufnahmen, werden seit einigen Jahren als Maß für den Zugang zu und die Qualität ambulanter Versorgung sowie die Effizienz an der ambulant-stationären Schnittstelle diskutiert. In diesem Beitrag werden anhand ausgewählter Diagnosen für den Zeitraum 2017 bis 2022 ASK-Raten für Deutschland im europäischen Vergleich dargestellt sowie Charakteristika der Krankenhausfälle ab 80 Jahren näher betrachtet. Dazu wurde die DRG-Statistik des Statistischen Bundesamtes als Vollerhebung der akutstationären Fälle im DRG-Bereich sowie Daten der Organisation für wirtschaftliche Zusammenarbeit und Entwicklung analysiert. Im Vergleich zum Durchschnitt der Nachbarländer weist Deutschland 1,2- (COPD) bis 5-fach (Hypertonie) höhere ASK-Raten pro Bevölkerung ab 15 Jahren auf. Zwar sanken die Raten in den Pandemiejahren 2020/21 und bewegten sich 2022 weiterhin unter den Werten von 2019, jedoch verringerte sich der relative Abstand zu den Vergleichsländern dabei nicht. Der Anteil der Hochaltrigen stieg aufgrund der demographischen Entwicklungen auf zuletzt knapp die Hälfte der ASK-Fälle an, die Raten pro Bevölkerung entwickelten sich bei den Hochaltrigen jedoch ähnlich wie bei den Erwachsenen insgesamt. Die hochaltrigen ASK-Fälle zeichnen sich durch überdurchschnittlich häufige Aufnahmen als (administrativer) „Notfall" und Aufnahmen abends/nachts sowie am Wochenende aus, werden unterdurchschnittlich oft weiterverlegt und haben meist kurze Verweildauern. Hier zeigen sich jedoch variierende Muster zwischen den Krankheitsbildern, die Hinweise auf unterschiedliche Entwicklungspotenziale geben können. Die Ergebnisse werden vor dem Hintergrund der (post-)pandemischen Entwicklungen sowie aktueller politischer Rahmenbedingungen mit Blick auf mögliche Entstehungshintergründe und Handlungsoptionen diskutiert.

Ambulatory care-sensitive conditions (ACSC), i.e. hospital admissions potentially avoidable by adequate ambulatory care provision, have been discussed for several years as a measure of access to and quality of ambulatory care. In this chapter, selected diagnoses for the period 2017 to 2022 are employed to present ACSC rates for Germany in a European comparison and to take a closer look at the characteristics of ACSC cases aged 80 and over. For this purpose, the Diagnosis Related Groups statistics of the Federal Statistical Office covering all somatic acute inpatient cases as well as data from the Organization for Economic Co-operation and Development were used. Compared to the average of its neighbouring countries, Germany has 1.2 (COPD) to 5 times (hypertension) higher ACSC rates per population aged 15 and over. Although the rates declined in 2020/21 and remained below the 2019 values in 2022, the relative gap to the comparison countries did not narrow. Due to demographic developments, the proportion of 80+ year olds rose to just under half of all ACSC cases, but the rates per population remained similar to those of adults overall. The ACSC cases 80+ are characterized by above-average admissions as (administrative) „emergencies" and at night and weekends, they are transferred less frequently than average and usually have short stays. However, patterns vary between the ACSC diagnoses, which may indicate different areas for improvements. The results are further discussed in the light of (post-)pandemic and current political developments in Germany, with a focus on possible causes of ACSC and implications for policy and practice.

16.1 Einleitung

Als ambulant-sensitive Konditionen oder Krankenhausfälle (ASK) werden stationäre Behandlungen bezeichnet, die durch eine angemessene ambulante Versorgung potenziell hätten vermieden werden können. Dies betrifft die Vermeidung von Krankheiten durch Primärprävention, das Management und die Sekundärprävention bei chronischen Erkrankungen oder die Kontrolle akuter Ereignisse (Purdy et al. 2009). Je nach Versorgungsstrukturen beziehen sich ASK international teilweise auch lediglich auf die Primärversorgung, jedoch weniger im deutschen Kontext, wo diese Unterscheidung aufgrund der im Allgemeinen frei zugänglichen ambulanten fachärztlichen Strukturen weniger sinnvoll erscheint.

Die Diskussion um ASK kam zuerst in den 1990er Jahren in den USA auf, wo ASK-Raten zunächst als Maß für den Zugang zu Primärversorgung verwendet wurden und bis heute werden (Weissmann et al. 1992; Agency for Healthcare Research and Quality 2024). Daneben werden ASK als das Ergebnis der (unzureichenden) Qualität von Primär- bzw. ambulanter Versorgung interpretiert. Dabei wird davon ausgegangen, dass etwa durch eine kontinuierliche und zwischen den Leistungserbringenden gut abgestimmte Behandlung bestimmte Erkrankungen bzw. deren Fortschreiten oder Entgleisen verhindert werden können. Gleichzeitig entspricht es im Regelfall auch einer patientenorientierten Versorgung, eine solche stationäre Aufnahme zu vermeiden. Aufgrund der Annahme, dass durch die Substitution von stationären Aufnahmen durch vorgelagerte ambulante Behandlungen Ressourcen im Gesundheitssystem eingespart werden können, werden ASK auch als Maß für die Effizienz von Versorgung an der Schnittstelle ambulanter und stationärer Strukturen diskutiert (Purdy et al. 2009).

Für Deutschland liegen Analysen zu ASK im weiteren Sinne des bis heute verwendeten Begriffs der unnötigen (unangemessenen, vermeidbaren) Krankenhausaufenthalte bereits aus den Jahren 1989/90 vor; in diesen Analysen wurden Patientinnen- und Patientenakten sowohl von über 60-Jährigen als auch der Allgemeinbevölkerung herangezogen, um eine Vermeidbarkeit der Aufenthalte zu bewerten und die potenziell überzähligen Betten und Bettentage zu schätzen (Klar et al. 1989, 1990). Neben der möglichen gänzlichen Vermeidbarkeit einer Hospitalisierung war im damaligen Kontext der Vergütung über tagesgleiche Pflegesätze auch die Länge der Aufenthalte im Zentrum der Betrachtungen (Buck 1997). In den 2010er Jahren nahm die Debatte um ASK in Deutschland an Fahrt auf, zunächst insbesondere mit einem Fokus auf regionale Unterschiede von ASK-Raten und deren Zusammenhang mit ärztlichen und Bettendichten (Freund et al. 2010; Sundmacher und Busse 2011; Freund et al. 2014; Burgdorf und Sundmacher 2014; Sundmacher und Kopetsch 2015; Naumann et al. 2015; Sundmacher et al. 2015a; Pollmanns et al. 2018a, b). In der Folge wurden auch auf Deutschland angepasste ASK-Kataloge mit zu berücksichtigenden Krankheitsbildern und zugehörigen Diagnosen entwickelt, für die jeweils der Anteil der mutmaßlich vermeidbaren Krankenhausfälle konsentiert wurde (Sundmacher et al. 2015b; Schuettig und Sundmacher 2019). In den letzten Jahren wurden ASK in Deutschland vermehrt im Kontext ambulanter Versorgungsqualität betrachtet und in der Evaluation von Interventionen zur Stärkung der ambulanten Versorgung verwendet, beispielsweise zur Verbesserung von Koordination und Kontinuität sowie zum Management chronischer Erkrankungen (Freund et al. 2016; Wensing et al. 2017, 2021; Lichtl und Bozorgmehr 2019; Senft et al. 2021; Sundmacher et al. 2021; Warth et al. 2021; Schüttig und Sundmacher 2022; Iashchenko et al. 2023). Gleichzeitig wurde das ASK-Konzept einhergehend mit internationalen Entwicklungen weiter ausdifferenziert. So werden ASK auch im Kontext vermeidbarer Inanspruchnahmen stationärer Notaufnahmen verwendet und weiterentwickelt (IGES Institut 2015, 2016; Frick et al. 2017; Schmiedhofer et al. 2018; Schuettig und Sundmacher 2019). Dabei spielen entsprechend die Vermeidbarkeit zum konkreten Zeitpunkt der Vorstellung der Patientinnen und Patienten (anstatt im Vorhinein) sowie die Verfügbarkeit von und das

Wissen über (Notfall-)Versorgungsstrukturen eine größere Rolle. Daneben rückt aktuell das Konzept der Pflegeheim-sensitiven Krankenhausfälle (PSK) in den Fokus (s. ▶ Kap. 18 in diesem Band). Es trägt dem Umstand Rechnung, dass ASK bzw. vermeidbaren Krankenhausaufenthalten in der Gruppe der Pflegeheimbewohnerinnen und -bewohner sowohl quantitativ als auch hinsichtlich patientenseitiger Risiken eine besondere Bedeutung zukommt, wofür beispielsweise angepasste PSK-Kataloge mit entsprechenden Krankheitsbildern entwickelt wurden (Leutgeb et al. 2019; Kümpel 2019; Kümpel und Schneider 2020; Bohnet-Joschko et al. 2021; Warth et al. 2021; Valk-Draad et al. 2023). Doch nicht nur Menschen im Pflegeheim, auch ältere Menschen insgesamt stellen eine relevante Gruppe im Kontext von ASK dar. So sind sie aufgrund höherer Morbidität stärker auf gut zugängliche und qualitativ hochwertige Gesundheitsversorgung angewiesen und haben insbesondere höhere Bedarfe bezüglich des Managements chronischer Erkrankungen und der Koordination und Kontinuität von Versorgung an den Schnittstellen der Sektoren. Gleichzeitig bestehen, wie bereits angesprochen, größere altersbedingte und gesundheitliche Risiken bei stationären Aufnahmen. Für Deutschland sind höhere ASK-Raten bei Älteren und Hochaltrigen nachgewiesen, insgesamt bezieht sich die Literatur aber oftmals auf Erwachsene der Allgemeinbevölkerung (Burgdorf und Sundmacher 2014; Wolf et al. 2019; Wensing et al. 2021).

Dieser Beitrag zeigt anhand von Analysen zu stationären Krankenhausfällen zunächst die Häufigkeiten ausgewählter ASK-Diagnosen in den letzten Jahren im europäischen Vergleich auf und betrachtet anschließend die Gruppe der Hochaltrigen ab 80 Jahren in Deutschland nach Charakteristika ihrer stationären Aufenthalte, die Hinweise auf eine mögliche Vermeidbarkeit geben können. Die Ergebnisse werden vor dem Hintergrund der (post-)pandemischen Entwicklungen sowie aktueller politischer Rahmenbedingungen mit Blick auf mögliche Entstehungshintergründe und Handlungsoptionen diskutiert.

16.2 Methodik

Für das vorliegende Kapitel zu ASK bei hochaltrigen Personen wurden in einem ersten Schritt Daten der Organisation for Economic Co-operation and Development (OECD) herangezogen, um die ASK-Raten für Deutschland im internationalen Kontext einordnen zu können. Die OECD stellt über ihre Mitgliedsstaaten für verschiedene ASK-Diagnosen alters- und geschlechtsstandardisierte Raten pro Bevölkerung in ihrer statistischen Datenbank zur Verfügung (OECD 2024a). Eine vereinheitlichte Methodik sowie die Standardisierung sollen dabei die Vergleichbarkeit zwischen den Ländern sicherstellen (OECD 2024b). Die Daten sind jedoch lediglich für die Bevölkerung ab 15 Jahren erhältlich, Altersstrata sind nicht verfügbar. Hier wurden die Diagnosen COPD (chronisch obstruktive Lungenerkrankung), Herzinsuffizienz, Hypertonie und Diabetes mellitus (Typ 1 und 2) gewählt. Als Vergleichsländer werden Österreich, die Schweiz, Belgien, die Niederlande, Dänemark, das Vereinigte Königreich und Schweden dargestellt (für Frankreich stehen keine aktuellen Werte zur Verfügung). Die Daten für die Nachbarländer wurden aus der OECD-Datenbank entnommen. Für Deutschland wurden die Berechnungen entsprechend der OECD-Methodik anhand der DRG-Statistik des Forschungsdatenzentrums des Bundes und der Länder vorgenommen (FDZ der Statistischen Ämter des Bundes und der Länder 2024). Die so generierten Ergebnisse können geringfügig von den in der OECD-Datenbank für Deutschland berichteten abweichen, da letztere auf einer 10 %-Stichprobe der DRG-Statistik basieren. Ausgewiesen werden die ASK-Raten pro 100.000 Einwohnerinnen und Einwohner, gemäß OECD-Methodik jeweils ohne Stundenfälle, Geburtshilfe, Zuverlegungen und Verstorbene, die nach Altersgruppen und Geschlecht auf die OECD-Bevölkerung 2015 standardisiert wurden.

Aufbauend darauf wurden im nächsten Schritt von diesen ASK-Fällen die Achtzigjährigen und Älteren in Deutschland weitergehend betrachtet. Dazu wurden die vier genannten OECD-Diagnosen um drei Diagnosegruppen aus dem ASK-Katalog nach Sundmacher und Kolleginnen erweitert (Sundmacher et al. 2015b): Infektionen des Harnsystems (Zystitis, Urethritis, Harnwegsinfekt), Stoffwechselstörungen (Volumenmangel, Hypokaliämie, Hypothyreose nach medizinischen Maßnahmen) sowie Mangelernährung (ungenügende Nahrungs-/Flüssigkeitsaufnahme, Mangel an Eisen, Vitaminen, Folsäure, Eiweiß und weiteren Makro- und Mikronährstoffen).[1] Für eine bessere Vergleichbarkeit wurden entsprechend der OECD-Methodik auch hier Stundenfälle, Geburtshilfe, Zuverlegungen und Verstorbene ausgeschlossen. Die verbliebenen Krankenhausfälle je ASK-Diagnose werden anteilig nach Alter (80–89/90+ Jahre), Aufnahmeanlass (Notfall [Schlüssel „N"] vs. andere), Aufnahmezeit (zwischen 19 Uhr und 7 Uhr oder am Wochenende vs. werktags tagsüber), Entlassungsgrund (Weiterverlegung in ein anderes Krankenhaus oder eine Rehaeinrichtung [Schlüssel 6, 8, 9] vs. andere) und Verweildauer (1–3 Tage vs. 4+ Tage) dargestellt.

Alle Analysen wurden für die Jahre 2017 bis 2022 durchgeführt, wobei die Daten der Vergleichsländer zum Zeitpunkt des Abrufs nur bis 2021 vorlagen.

16.3 Ergebnisse

16.3.1 ASK-Raten ab 15 Jahren im europäischen Vergleich

Bei den alters- und geschlechtsstandardisierten Raten pro 100.000 Einwohner ab 15 Jahren ohne Zuverlegungen, Stundenfälle, Geburtshilfe und Verstorbene liegt Deutschland bei allen vier Krankheitsbildern oberhalb des Durchschnitts der sieben Nachbarländer (◘ Abb. 16.1).

Der Durchschnitt bewegt sich etwa bei der *Hypertonie* von 2017 bis 2019 um die 55 Krankenhausfälle pro 100.000 Einwohner und fällt 2020/21 auf rund 45 Fälle. Hier liegt Deutschland mit über 250 Fällen von 2017 bis 2019 bei knapp dem Fünffachen. Seit 2020 sinkt die Rate jedoch deutlich und betrug 2022 170 Fälle pro 100.000 Einwohner in Deutschland. Das Verhältnis zum Vergleichsländerdurchschnitt änderte sich dadurch bis einschließlich 2021 jedoch nicht.

Etwas geringer ist der Abstand bei den Krankenhausfällen mit Hauptdiagnose *Diabetes mellitus*. Während die Rate pro 100.000 Einwohner in Deutschland von 2017 bis 2019 etwa 215 und von 2020 bis 2022 ca. 170 Fälle betrug, bewegte sich der Vergleichsländerdurchschnitt bei rund 105 bzw. 90 Fällen, was bei allen Jahren einem Faktor von rund 2 entspricht.

Bei der *COPD* liegt dieser über alle Jahre bei ca. 1,2; Dänemark wie auch Belgien weisen höhere Krankenhausraten als Deutschland auf. Von ungefähr 270 Fällen pro 100.000 Einwohner vor der Pandemie fiel die Rate in Deutschland 2020 auf 190 sowie 2021 weiter auf 170 Fälle und stieg im Gegensatz zu den anderen drei betrachteten Krankheitsbildern 2022 erneut auf 195 Fälle an.

Bei der *Herzinsuffizienz* schließlich bewegte sich Deutschland vor 2020 um die 430 Fälle/100.000, was sich in den Folgejahren auf 370 Fälle reduzierte. In den Nachbarländern ergibt sich ein Durchschnitt von etwa 190 bis 2019 und 160 im Jahr 2020 bzw. 170 im Jahr

---

[1] Die ASK-Diagnosen nach Sundmacher (Sundmacher et al. 2015b) basieren auf folgenden Hauptdiagnosen: Krankheiten des Harnsystems: N30, N34, N39.0; Stoffwechselstörungen: E86, E87.6, E89.0; Mangelernährung: D50–D52, D53.1, D56, E40–64, R63.6.

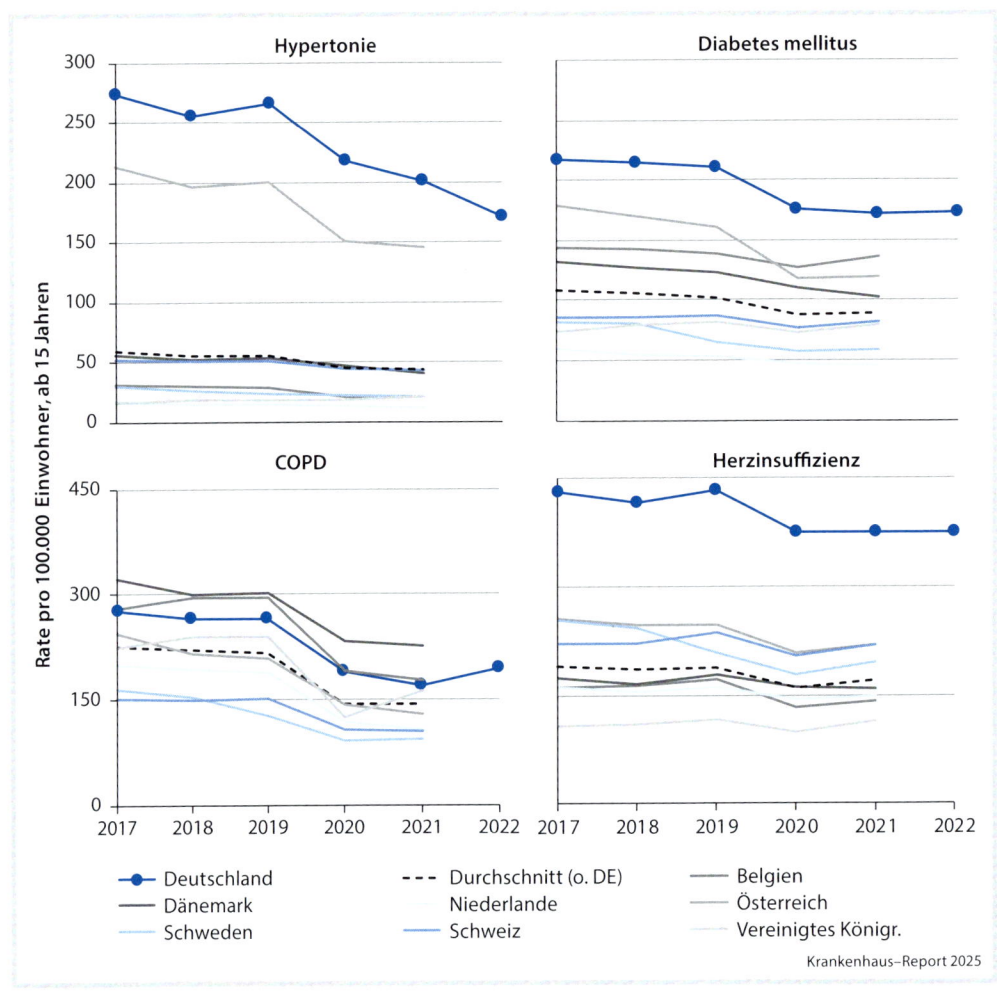

◘ **Abb. 16.1** Raten der Krankenhausfälle ab 15 Jahren pro 100.000 Einwohner, alters- und geschlechtsstandardisiert nach OECD-Bevölkerung 2015, von vier ausgewählten ASK-Diagnosen in Deutschland und sieben Nachbarländern, 2017–2022 (ohne Stundenfälle/Verstorbene/Geburtshilfe/Zuverlegungen). (Datenquellen: FDZ der Statistischen Ämter des Bundes und der Länder 2024; Statistisches Bundesamt (Destatis) 2024; OECD 2024a)

2021, was einem über die Jahre nahezu unveränderten Faktor von etwa 2,2 entspricht.

16.3.2 ASK-Raten Hochaltriger in Deutschland

Für die weiteren Analysen zu Hochaltrigen ab 80 Jahren in Deutschland wurden zusätzlich zu den bisherigen vier ASK-Diagnosen der OECD die drei weiteren Gruppen Infektionen des Harnsystems, Mangelernährung und Stoffwechselstörungen (insb. Volumenmangel) hinzugenommen. In ◘ Tab. 16.1 ist dazu eine Übersicht über die Fallzahlen von 2017 bis 2022 inklusive der Ausschlussfälle dargestellt. Die aufsummierten Krankenhausfälle hochaltriger Personen der sieben Diagnosegruppen stieg zunächst von 606.000 im Jahr 2017 auf 655.000 Fälle 2019, um dann 2020 und 2021

Kapitel 16 · Ambulant-sensitive Krankenhausfälle: Fokus alte Menschen

Tab. 16.1 Fallzahlen der sieben ausgewählten ASK-Diagnosen insgesamt ab 15 Jahren bzw. ab 80 Jahren und für letztere die ausgeschlossenen Fälle (Zuverlegte/Stundenfälle/Verstorbene) sowie die verbleibenden Fälle nach Diagnosegruppen und jeweils als Rate pro Bevölkerung; Deutschland 2017–2022

	2017	2018	2019	2020	2021	2022	2022 zu 2017
ASK-Fälle ab 15 J.	1.541.599	1.528.283	1.574.803	1.334.117	1.306.890	1.346.219	−15 %
ASK-Fälle ab 80 J.	605.986	617.359	655.301	580.073	587.999	621.656	+3 %
Anteil 80+ an 15+ J.	39 %	40 %	42 %	43 %	45 %	46 %	+15 %
Davon:							
Zuverlegte	21.366	21.545	23.063	19.277	20.304	20.204	−6 %
Stundenfälle	8.128	8.187	8.637	7.361	7.289	6.354	−28 %
Verstorbene	41.471	42.061	42.853	40.173	42.273	48.311	+14 %
Verbleibend nach Ausschlüssen[a]	534.531	544.751	578.786	511.332	515.608	544.430	+2 %
Anteil Verbleibende an allen 80+ J.	88 %	88 %	88 %	88 %	88 %	88 %	−1 %
Davon:							
Diabetes mellitus	41.347	41.449	42.218	36.564	36.351	36.714	−13 %
(Rate pro 100.000 Einwohner)	*803*	*769*	*743*	*616*	*595*	*601*	*−34 %*
COPD	52.022	49.827	50.366	36.498	32.013	38.011	−37 %
(Rate pro 100.000 Einwohner)	*1.010*	*925*	*887*	*615*	*524*	*622*	*−62 %*
Herzinsuffizienz	210.482	210.968	234.376	209.897	219.686	228.187	+8 %
(Rate pro 100.000 Einwohner)	*4.086*	*3.915*	*4.126*	*3.536*	*3.595*	*3.733*	*−9 %*
Hypertonie	68.125	67.007	73.003	62.642	59.108	54.187	−26 %
(Rate pro 100.000 Einwohner)	*1.323*	*1.243*	*1.285*	*1.055*	*967*	*886*	*−49 %*
Infektionen des Harnsystems	63.760	66.323	73.033	75.470	77.781	82.089	+22 %
(Rate pro 100.000 Einwohner)	*1.238*	*1.231*	*1.286*	*1.271*	*1.273*	*1.343*	*+8 %*
Mangelernährung	21.117	21.868	22.938	21.141	21.372	22.104	+4 %
(Rate pro 100.000 Einwohner)	*410*	*406*	*404*	*356*	*350*	*362*	*−13 %*
Stoffwechselstörungen	77.678	87.309	82.852	69.120	69.297	83.138	+7 %
(Rate pro 100.000 Einwohner)	*1.508*	*1.620*	*1.458*	*1.164*	*1.134*	*1.360*	*−11 %*

[a] Die Differenz aus ASK-Fällen ab 80 Jahren und verbleibenden Fällen nach Ausschlüssen ist aufgrund von Mehrfachzählungen etwas geringer als die Summe aus Zuverlegten, Stundenfällen und Verstorbenen. (Datenquellen: FDZ der Statistischen Ämter des Bundes und der Länder 2024; Statistisches Bundesamt (Destatis) 2024)
Krankenhaus-Report 2025

auf rund 580.000 Fälle zurückzugehen und 2022 erneut deutlich auf 622.000 Fälle anzusteigen. Die Fallzahlsteigerungen der Hochaltrigen stehen damit im Gegensatz zu den Entwicklungen der jüngeren Altersgruppen, da die Fallzahlen ab 15 Jahren bis 2019 zunächst stagnierten und nach dem pandemiebedingten Rückgang 2020/21 im Jahr 2022 nur geringfügig anstiegen. So erhöhte sich der Anteil der Hochaltrigen an den Fällen ab 15 Jahren von 2017 bis 2022 stetig von 39 % auf 46 %. Nach Abzug der ausgeschlossenen zuverlegten Fälle (rund 20.000 pro Jahr), Stundenfälle (bis 2019: über 8.000; 2022: 6.300) und Verstorbenen (bis 2021: etwa 42.000; 2022: 48.000) verbleiben 88 % für die weiteren Analysen. Von diesen fällt der größte Anteil auf die ASK-Diagnose Herzinsuffizienz mit grob 220.000 Fällen (+8 % von 2017 auf 2022). Zuwächse von 2017 auf 2022 zeigen sich zudem bei den Stoffwechselstörungen mit Fallzahlen im Bereich von 80.000 Fällen je Jahr (+7 % von 2017 auf 2022), bei den Infektionen des Harnsystems mit 64.000 (2017) bis 82.000 (2022) Fällen (+22 %) und bei der Mangelernährung (rund 22.000 Fälle, +4 %). Niedrigere Zahlen gegenüber vor der Pandemie ergeben sich bei der Hypertonie mit ca. 70.000 (2017–2019) zu 54.000 (2022) (−26 %, auch 2022 weiter gesunken), COPD (rund 50.000 zu 38.000 im Jahr 2022, −37 %, zuletzt wieder steigend) und Diabetes mellitus (42.000 zu 36.000, −13 %). Berücksichtigt man die stetige Zunahme der Anzahl der Hochaltrigen in der deutschen Bevölkerung von 2017 (5,15 Mio.) bis 2021/2022 (je 6,11 Mio.) (Statistisches Bundesamt (Destatis) 2024), so zeigt sich über den betrachteten Sechs-Jahres-Zeitraum lediglich bei den Infektionen des Harnsystems eine leichte Steigerung der ASK-Rate pro Einwohner (+8 %). Es ist zudem die einzige der betrachteten ASK-Diagnosegruppen, bei der die Rate pro Bevölkerung 2020 nicht zurückging. Bei Diabetes mellitus und COPD zeigten sich hingegen schon vor der Pandemie sinkende und bei Herzinsuffizienz, Mangelernährung und Stoffwechselstörungen stagnierende Raten, wobei es nach den Rückgängen 2020/2021 jeweils im Jahr 2022 zu erneuten (leichten) Anstiegen kam.

16.3.3 Charakteristika hochaltriger ASK-Fälle in Deutschland

Diese hochaltrigen ASK-Fälle wurden in einem letzten Schritt nach verschiedenen Merkmalen betrachtet, die möglicherweise Hinweise auf das Vermeidungspotenzial der stationären Behandlungen geben können. So liegt der Anteil der Fälle ab 90 Jahren unter allen hochaltrigen Fällen (nicht nur der ASK-Fälle) von 2017 bis 2022 nahezu konstant bei 16 % (◘ Abb. 16.2). Ähnlich bzw. etwas darunter liegt er bei Diabetes mellitus (13 %), COPD (gesunken von 13 % auf zuletzt 11 %) und Hypertonie (16 %). Oberhalb des Durchschnitts der Referenzgruppe der Hochaltrigen insgesamt liegt der Anteil der Fälle ab 90 Jahren bei den ASK-Diagnosen Mangelernährung (20 %), Herzinsuffizienz (22 %), Infektionen des Harnsystems (24 % auf zuletzt 21 %) und Stoffwechselstörungen (28 % auf zuletzt 26 %).

Der Aufnahmeanlass „Notfall" war bei 62 % (2017) bis 66 % (2022) der Hochaltrigen dokumentiert, wobei mit Ausnahme der Diagnosegruppe Mangelernährung (50 bis zuletzt 63 %) alle ASK-Diagnosen darüber liegen. Ebenso zeigt sich in allen Gruppen eine stetige, deutliche Zunahme dieses Aufnahmeanlasses. Die weiteren ASK-Gruppen variieren

◘ **Abb. 16.2** Prozentuale Verteilung der Krankenhausfälle ab 80 Jahren für sieben ausgewählte ASK-Diagnosen sowie insgesamt (alle Hochaltrigen) nach den Faktoren Alter, Aufnahmeanlass „Notfall", Aufnahmezeit off-hours (abends/nachts oder am Wochenende), Wegverlegung in ein anderes Krankenhaus/Reha und Verweildauer 1–3 Tage (je ohne Stundenfälle/Verstorbene/Zuverlegungen), 2017–2022. (Datenquelle: FDZ der Statistischen Ämter des Bundes und der Länder 2024) ▶

Kapitel 16 · Ambulant-sensitive Krankenhausfälle: Fokus alte Menschen

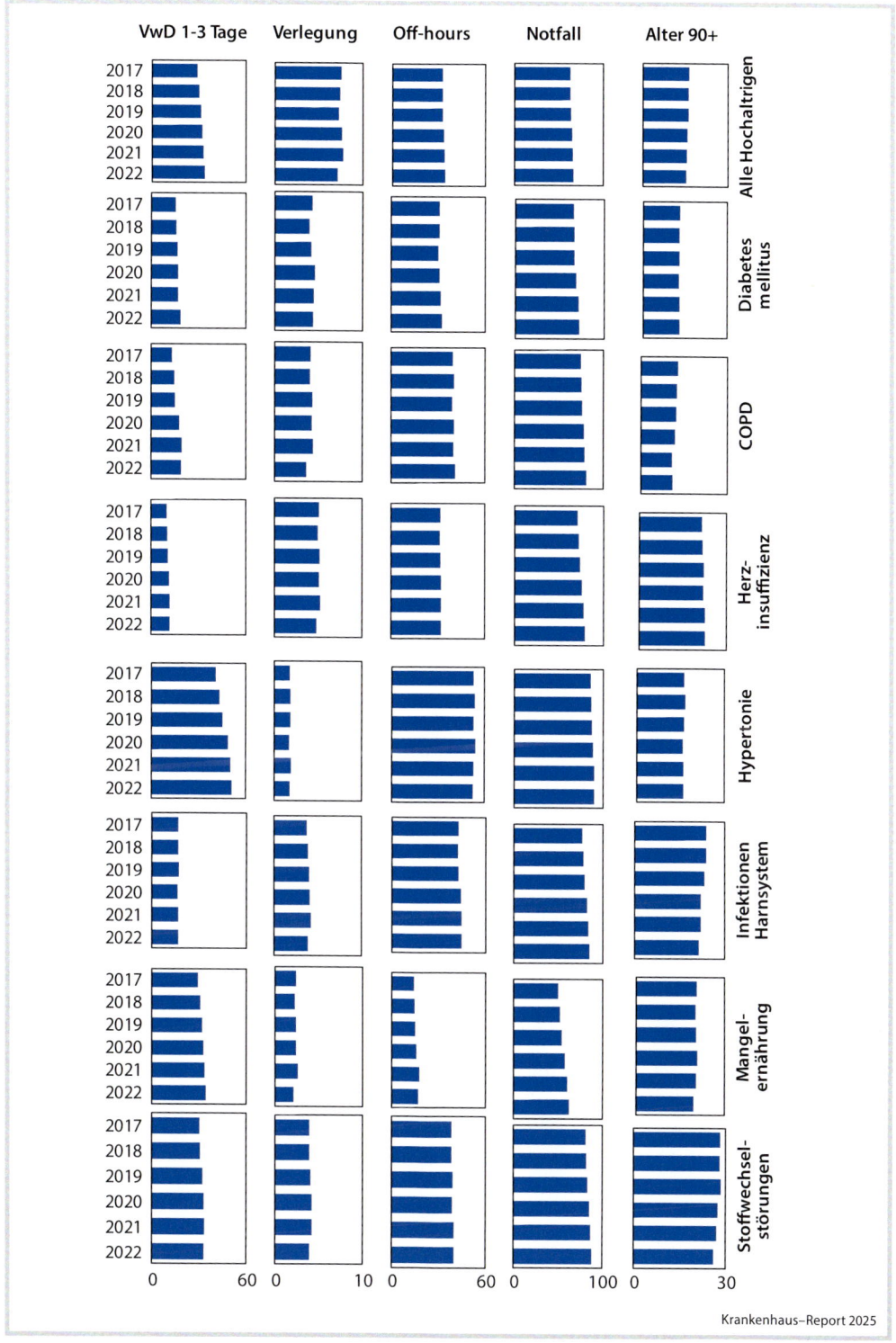

Krankenhaus-Report 2025

dabei von Diabetes mellitus (66 bis 72 %), Herzinsuffizienz (71 bis 78 %), COPD (74 bis 80 %), Infektionen des Harnsystems (77 bis 85 %) zu den Stoffwechselstörungen (82 bis 88 %) und der Hypertonie (86 bis 90 %).

Zudem wurden die Aufnahmezeiten zu den „off-hours" (abends/nachts und am Wochenende) betrachtet. Dieser Anteil ist unter den Krankenhausfällen der Hochaltrigen insgesamt ebenfalls über die Jahre 2017 bis 2022 angestiegen, von 32 % auf 34 %. Im Einklang mit den vorigen Ergebnissen liegen hier lediglich die Fälle mit Mangelernährung (2017: 14 %; 2022: 17 %) deutlich darunter. Bei Diabetes mellitus und Herzinsuffizienz (je rund 32 %) fallen sie ähnlich dem Durchschnitt aus und bei Stoffwechselstörungen (38 bis 40 %), COPD (39 bis 41 %), Infektionen des Harnsystems (42 bis 45 %) und Hypertonie (53 %) deutlich darüber.

Eine Verlegung in ein anderes Krankenhaus oder in eine Rehabilitationseinrichtung kommt hingegen bei allen ASK-Diagnosen seltener vor als bei den Hochaltrigen insgesamt mit rund 8 %. So sind es bei Diabetes, COPD, Herzinsuffizienz, Infektionen des Harnsystems und Stoffwechselstörungen jeweils etwa 4–5 % und bei Hypertonie und Mangelernährung etwa 2 %.

Der Anteil mit einer Verweildauer von 1–3 Tagen lag bei 29 % (2017) bis 33 % (2022) der Krankenhausfälle von Hochaltrigen insgesamt sowie jeweils auch bei den ASK-Fällen mit Mangelernährung und Stoffwechselstörungen. Höher ist dieser Anteil lediglich bei der Hypertonie mit 41 bis 51 %, während Fälle mit Infektionen des Harnsystems (17 %), Diabetes (15 bis 19 %), COPD (13 bis 19 %) und Herzinsuffizienz (10 bis 12 %) deutlich seltener kurze Aufenthalte haben.

16.4 Diskussion

In den Analysen zeigt sich, dass Deutschland im Vergleich zu den Nachbarländern (sehr) hohe Raten an ASK-Fällen aufweist, die zumeist deutlich höher als die ohnehin schon um ca. 50 % erhöhten Hospitalisierungsraten insgesamt liegen. Im Verhältnis zum Durchschnitt der betrachteten sieben Vergleichsländer sind diese um das 1,2- (COPD) bis 5-Fache (Hypertonie) erhöht. Die mutmaßlich hohe Vermeidbarkeit bei Fällen mit Hypertonie deckt sich auch mit den Ergebnissen der Fallcharakteristika der Hochaltrigen. Denn unter diesen ist der Anteil mit einer Aufnahme als (administrativer) Notfall, d. h. es erfolgte weder eine Einweisung noch eine Zuverlegung, mit zuletzt 90 % besonders hoch. Dazu passend sind ebenfalls Aufnahmen nachts/abends oder am Wochenende mit über 50 % sehr häufig. Ebenso ist eine Wegverlegung in ein anderes Krankenhaus oder eine Reha-Einrichtung als möglicher Hinweis auf die Notwendigkeit einer stationären Behandlung besonders niedrig. Auch sind kurze Verweildauern von 1–3 Tagen mit zuletzt der Hälfte der Fälle sehr häufig. In ähnlicher Weise verhält es sich bei den Infektionen des Harnsystems und den Stoffwechselstörungen (darunter die Diagnose Volumenmangel). Letztere beiden ASK-Gruppen zeichnen sich jedoch durch überdurchschnittlich viele Personen ab 90 Jahren aus. Es kann vermutet werden, dass es sich hierbei oftmals um pflege-sensitive Krankenhausfälle handelt, die – wie die Hypertonie – häufig auch als „Verlegenheitsdiagnose" für ungeplante stationäre Aufenthalte mit kurzer Verweildauer genutzt werden (Bohnet-Joschko et al. 2021). So zeigte sich in einer Studie mit Daten der AOK Baden-Württemberg, dass auch nach Berücksichtigung von Alter, Geschlecht und Komorbidität die in Pflegeheimen lebenden Versicherten höhere Hospitalisierungsraten aufwiesen als die restliche Bevölkerung – sowohl für ASK (OR: 1,2) als auch für ungeplante Aufenthalte insgesamt (OR: 1,5) (Leutgeb et al. 2019).

Bei den anderen ASK-Diagnosen zeigen sich hingegen weniger starke Abweichungen von den hochaltrigen Krankenhausfällen insgesamt bei den hier betrachteten Kriterien. Lediglich der Aufnahmegrund Notfall und eine Weiterverlegung sind bei allen Krankheitsgruppen häufiger bzw. seltener. Bei den Wegverlegungen ist jedoch zu beachten, dass der Vergleich mit der Referenzgruppe aller Hochaltrigen ggf. durch die bei den ASK-Fällen i. d. R. nicht vorkommenden Verlegungen in Reha-Einrichtungen verzerrt sein kann. Auch ist hier zu beachten, dass besonders leichte Fälle, auch wenn sie stationär behandlungsbedürftig sind, generell sehr selten verlegt werden. Einzige Ausnahme sind die Fälle mit der Diagnose Mangelernährung, die sich durch unterdurchschnittlich häufige Aufnahmen als Notfall und zu off-hours auszeichnen. Diese Krankenhausfälle, für die der Anteil der vermeidbaren Fälle als besonders hoch eingeschätzt wurde (Sundmacher et al. 2015b), scheinen daher insbesondere auf eine inadäquate ambulante und pflegerische Versorgungsqualität statt auf einen niedrigschwelligen patientenseitigen Zugang zur stationären Versorgung zurückzuführen zu sein.

In der zeitlichen Entwicklung für Deutschland blieben die ASK-Raten pro Bevölkerung in den drei Jahren vor der Pandemie sowohl insgesamt als auch bei den Hochaltrigen, die knapp die Hälfte der betrachteten ASK-Fälle ausmachen, stabil oder gingen leicht zurück. In den Pandemiejahren 2020/21 erfolgte insgesamt ein deutlicher Rückgang, der allerdings nicht bei den Infektionen des Harnsystems zu beobachten war. Für 2022 schließlich zeigen sich – erneut sowohl bei den Hochaltrigen als auch insgesamt – stagnierende oder (leicht) ansteigende ASK-Raten, die (mit Ausnahme der Infektionen des Harnsystems) jeweils unter den Werten von 2019 liegen. Lediglich die Raten für Hypertonie nahmen weiter ab, was erneut auf die Vermeidbarkeit der stationären Aufenthalte bei dieser Gruppe hindeuten könnte. Gleichzeitig hat sich das Verhältnis der ASK-Raten in Deutschland gegenüber dem Mittelwert der sieben Vergleichsländer über die Jahre 2017 bis 2021 bei allen vier ASK-Diagnosen nicht wesentlich verändert. Es bleibt dahingehend zunächst abzuwarten, ob sich die ASK-Raten auf einem niedrigeren Niveau als vor der Pandemie einpendeln (s auch ▶ Kap. 20 in diesem Band). Ohne weitere gezielte Maßnahmen werden sie jedoch vermutlich nicht das Niveau der anderen Länder erreichen.

Zu den Entstehungshintergründen von ASK-Fällen liegen aus Deutschland und den Niederlanden Studien zu Interviews mit Ärztinnen und Ärzten sowie teilweise mit betroffenen Patientinnen und Patienten vor, in denen auf abstrakter Ebene und auch anhand realer Fälle Gründe für eine Aufnahme erfragt bzw. diskutiert wurden. Hier wurde einerseits ein mangelnder Zugang zu ambulanter Versorgung genannt, etwa lange Wartezeiten oder zu wenige Termine für bspw. diagnostische Untersuchungen. Als zweites wurde genannt die ambulante (und stationäre) Versorgungsqualität, zum Beispiel Behandlungsfehler, inadäquates Monitoring und Management von Erkrankungen inklusive der Äußerung von Patienten, zu lange nicht ernst genommen und dadurch zu spät behandelt worden zu sein. Sowie drittens patientenseitige Aspekte, etwa Ängste, Unwissenheit, kulturelle und Sprachbarrieren, fehlende soziale Unterstützung und fehlende Adhärenz oder Fehler bei der Medikamenteneinnahme (Freund et al. 2013; Sundmacher et al. 2015a; Broek et al. 2020, 2024). Einige dieser Aspekte wurden in Deutschland und international über die Jahre gut untersucht. So wurden häufig Zusammenhänge zwischen einem besseren Zugang zu ambulanter Versorgung (z. B. Dichte, Erreichbarkeit) und niedrigeren ASK-Raten gefunden (Rosano et al. 2013; Loenen et al. 2016; Ridge et al. 2022). Dies konnte trotz des im Vergleich bereits sehr guten Zugangs (Busse et al. 2024) überwiegend auch für Deutschland gezeigt werden (Sundmacher und Busse 2011; Freund et al. 2014; Burgdorf und Sundmacher 2014; Sundmacher und Kopetsch 2015). Ebenso konnten Hinweise auf eine angebotsinduzierte Nachfrage gefunden werden, wodurch die hohe Bettendichte und der freie Zugang zu stationärer Versorgung in Deutschland als mögliche Erklärungen für die im internationalen Vergleich hohen ASK-Raten herangezogen werden können (Sundmacher und Busse 2011; Burgdorf und Sundmacher 2014). Hinsichtlich des Einflusses der Qualität der Versorgung auf ASK-Raten existiert einige Evidenz zu negativen Auswirkungen von potenziell inadäquater Medikation (Xing et al. 2019; Weeda et al. 2020). Demnach treten Nebenwirkungen, Unverträglichkeiten und in der Folge vermeidbare Krankenhausaufenthalte durch die Verschreibung und Kombination von insbesondere für ältere und multimorbide Personen weniger gut geeigneten Arzneimitteln auf (s. auch ▶ Kap. 9 in diesem Band). Auch gibt es Hinweise auf Zusammenhänge zwischen der Kontinuität von Versorgung und niedrigeren Raten vermeidbarer stationärer Aufenthalte (Loenen et al. 2014; Schuettig and Sundmacher 2022).

Damit stellt sich die Frage, ob durch entsprechende Verbesserungen in der Versorgung der Anteil der potenziell vermeidbaren stationären Behandlungen verringert sowie in der Folge die Kosten der Behandlung gesenkt werden können. Zu Auswirkungen von Versorgungsprogrammen zur Verbesserung des Managements chronischer Erkrankungen sowie der Koordination und Kontinuität insgesamt auf ASK-Raten existieren verschiedene Studien für Deutschland. So waren Programme der Hausarztzentrierten Versorgung (HzV) mit einem Rückgang an ASK-Raten assoziiert (Wensing et al. 2017, 2021). In einer weiteren Studie fanden sich für ein Case-Management-Programm für chronisch Erkrankte positive Effekte über die HzV hinaus (Senft et al. 2021). Bei einem Programm zur Implementierung von Ärztenetzen hingegen zeigte sich keine Auswirkung auf ASK-Raten (Iashchenko et al. 2023), ebenso bei der Einführung eines Care-Management-Programms (Freund et al. 2016). Insgesamt ist also für Deutschland bisher noch nicht ausreichend geklärt, welche Aspekte der Programme im Hinblick auf welche Zielgruppen am erfolgversprechendsten sind. Wenig Evidenz existiert international bislang auch zur Kosten-Effektivität solcher Maßnahmen (Huntley et al. 2017). Interventionen sind daneben auch auf der regulatorischen Ebene denkbar. So führten in Deutschland Änderungen bei der ambulant-ärztlichen Vergütung von Pflegeheimbewohnern sowie bei der Vergütung der Einrichtungen zu einer Veränderung von ASK-Raten bei Älteren, indem die Anreize für die Versorgung geändert wurden (Kümpel 2019; Kümpel und Schneider 2020). Im Hinblick auf die Stärkung der Primärversorgung und von Einrichtungen an der ambulant-stationären Schnittstelle kann zudem auf Reformen aus anderen Ländern geblickt werden. Beispielsweise führte eine Öffnung der Primärversorgung in Schweden hin zu einer stärkeren Marktbetonung und Privatisierung zu einer Ausweitung der Leistungsanbieter, wobei ein Zusammenhang mit einem Rückgang vermeidbarer Krankenhausfälle verzeichnet wurde, allerdings mit Ausnahme der Älteren und hier insbesondere der Gruppe mit niedrigem Einkommen (Sveréus et al. 2024; Gustafsson et al. 2024). Weitere Reformen zielen etwa auf die Stärkung von Netzwerken in der Primärversorgung ab, wie etwa in Australien und Frankreich, auf die Ausweitung der Befugnisse von Pflegekräften und Apotheken, zum Beispiel in Kanada, und die Etablierung neuer Einrichtungen an der ambulant-stationären Schnittstelle, wie den hôpitaux de proximité in Frankreich (OECD 2020). In dieser Hinsicht bleibt es abzuwarten, inwiefern sich die aktuellen Reformen in Deutschland, wie etwa die Einführung von sektorenübergreifenden Versorgungseinrichtungen mit dem Krankenhausversorgungsverbesserungsgesetz oder die Reform der Notfallversorgung, auf die Versorgung auswirken. Insbesondere erstere könnten das Potenzial bieten, die im Beitrag identifizierten ASK hochaltriger Personen adäquat und gleichzeitig kostengünstiger zu versorgen als bisher. In der Umsetzung wird es dabei mutmaßlich vor allem darauf ankommen, inwieweit sich die sektorenübergreifenden Versorgungseinrichtungen im Rahmen der Krankenhausplanungen sowie bei den Leistungserbringern und Patienten etablieren können und wie sich die Finanzierung über krankenhausindividuelle Tagesentgelte auf die Entwicklung der Kosten auswirkt.

Literatur

Agency for Healthcare Research and Quality (2024) AHRQ QI: prevention quality indicators in inpatient settings overview. https://qualityindicators.ahrq.gov/measures/pqi_resources. Zugegriffen: 28. Okt. 2024

Bohnet-Joschko S, Valk-Draad MP, Schulte T, Groene O (2021) Nursing home-sensitive conditions: analysis of routine health insurance data and modified Delphi analysis of potentially avoidable hospitalizations. F1000Res 10:1223. https://doi.org/10.12688/f1000research.73875.2

van den Broek S, Heiwegen N, Verhofstad M et al (2020) Preventable emergency admissions of older adults: an observational mixed-method study of rates, associative factors and underlying causes in two Dutch hospitals. BMJ Open 10:e40431. https://doi.org/10.1136/bmjopen-2020-040431

van den Broek S, Sir O, Barten D et al (2024) Patient, caregiver and professional views on preventable emergency admissions of older patients, a multi-method study in three Dutch hospitals. BMC Geriatr 24:673. https://doi.org/10.1186/s12877-024-05267-9

Buck RA (1997) Misuse of inpatient care-background, indicators and evaluation parameters. Gesundheitswesen 59:226–230

Burgdorf F, Sundmacher L (2014) Potentially avoidable hospital admissions in Germany. Dtsch Ärztebl Int 111:215–223. https://doi.org/10.3238/arztebl.2014.0215

Busse R, Achstetter K, Blümel M, Haltaufderheide M, Hengel P (2024) Pilotierung einer systematischen Messung der Leistungsfähigkeit und Effizienz des deutschen Gesundheitssystems (Health System Performance Assessment – HSPA). Zweiter Bericht – überarbeitete Fassung (Stand Januar 2024). Technische Universität Berlin, Fachgebiet Management im Gesundheitswesen (MiG), Berlin. https://www.bundesgesundheitsministerium.de/service/publikationen/details/hspa.html

FDZ der Statistischen Ämter des Bundes und der Länder (2024) DRG-Statistik, 2017–2022 (eigene Berechnungen)

Freund T, Wensing M, Mahler C et al (2010) Development of a primary care-based complex care management intervention for chronically ill patients at high risk for hospitalization: a study protocol. Implement Sci 5:70. https://doi.org/10.1186/1748-5908-5-70

Freund T, Campbell SM, Geissler S et al (2013) Strategies for reducing potentially avoidable hospitalizations for ambulatory care-sensitive conditions. Ann Fam Med 11:363–370. https://doi.org/10.1370/afm.1498

Freund T, Heller G, Szecsenyi J (2014) Hospitalisations for ambulatory care sensitive conditions in Germany. ZEFQ 108:251–257. https://doi.org/10.1016/j.zefq.2014.05.001

Freund T, Peters-Klimm F, Boyd CM et al (2016) Medical assistant-based care management for high-risk patients in small primary care practices: a cluster randomized clinical trial. Ann Intern Med 164:323–330. https://doi.org/10.7326/M14-2403

Frick J, Möckel M, Muller R et al (2017) Suitability of current definitions of ambulatory care sensitive conditions for research in emergency department patients: a secondary health data analysis. Bmj Open 7:e16109. https://doi.org/10.1136/bmjopen-2017-016109

Gustafsson PE, Fonseca-Rodríguez O, San Sebastián M et al (2024) Evaluating the impact of the 2010 Swedish choice reform in primary health care on avoidable hospitalization and socioeconomic inequities: an interrupted time series analysis using register data. BMC Health Serv Res 24:972. https://doi.org/10.1186/s12913-024-11434-w

Huntley AL, Chalder M, Shaw ARG et al (2017) A systematic review to identify and assess the effectiveness of alternatives for people over the age of 65 who are at risk of potentially avoidable hospital admission. Bmj Open 7:e16236. https://doi.org/10.1136/bmjopen-2017-016236

Iashchenko I, Flemming R, Franke S, Sundmacher L (2023) Do physician networks with standardized audit and feedback deliver better quality care for older patients compared to regular care? A quasi-experimental study using claims data from Bavaria, Germany. Eur J Public Health 33:981–986. https://doi.org/10.1093/eurpub/ckad135

IGES Institut (2015) Ambulantes Potenzial in der stationären Notfallversorgung. Ergebnisbericht zur Projektphase I für das Zentralinstitut für die Kassenärztliche Versorgung in Deutschland. Berlin

IGES Institut (2016) Ambulantes Potenzial in der stationären Notfallversorgung. Projektphase II. Ergebnisbericht für das Zentralinstitut für die kassenärztliche Versorgung in Deutschland. Berlin

Klar R, Müller U, Mönting JS (1989) A representative study of the scope and structure of faulty admissions of acute hospital patients over 60 years of age. Offentl Gesundheitswes 51:139–142

Klar R, Müller U, Mönting JS (1990) Medically inappropriate inpatient care in West Germany. Soz Praventivmed 35:209–212. https://doi.org/10.1007/BF01369088

Kümpel C (2019) Do financial incentives influence the hospitalization rate of nursing home residents? Evidence from Germany. Health Econ 28:1235–1247. https://doi.org/10.1002/hec.3930

Kümpel C, Schneider U (2020) Additional reimbursement for outpatient physicians treating nursing home residents reduces avoidable hospital admissions: Results of a reimbursement change in Germany. Health Policy 124:470–477. https://doi.org/10.1016/j.healthpol.2020.02.009

Leutgeb R, Berger SJ, Szecsenyi J, Laux G (2019) Potentially avoidable hospitalisations of German nursing home patients? A cross-sectional study on utilisation patterns and potential consequences for healthcare. BMJ Open 9:e25269. https://doi.org/10.1136/bmjopen-2018-025269

Lichtl C, Bozorgmehr K (2019) Effects of introducing a walk-in clinic on ambulatory care sensitive hospitalisations among asylum seekers in Germany: a single-centre pre-post intervention study using medical records. BMJ Open 9:e27945. https://doi.org/10.1136/bmjopen-2018-027945

van Loenen T, van den Berg MJ, Westert GP, Faber MJ (2014) Organizational aspects of primary care related to avoidable hospitalization: a systematic review. Fam Pract 31:502–516. https://doi.org/10.1093/fampra/cmu053

van Loenen T, Faber MJ, Westert GP, van den Berg MJ (2016) The impact of primary care organization on avoidable hospital admissions for diabetes in 23 countries. Scand J Prim Health Care 34:5–12. https://doi.org/10.3109/02813432.2015.1132883

Naumann C, Augustin U, Sundmacher L (2015) Ambulant-sensitive Krankenhausfälle in Deutschland: Eine Analyse auf Kreisebene für die Jahre 2006–2009. Gesundheitswesen 16:e91–e105. https://doi.org/10.1055/s-0034-1372576

OECD (2020) Realising the potential of primary health care. OECD Publishing, Paris

OECD (2024a) OECD Data Explorer. Avoidable hospital admission indicators (Stand September 2024). https://data-explorer.oecd.org/. Zugegriffen: 29. Okt. 2024

OECD (2024b) Healthcare Quality and Outcomes (HCQO) indicators 2022–23 Definitions

Pollmanns J, Romano PS, Weyermann M et al (2018a) Impact of disease prevalence adjustment on hospitalization rates for chronic ambulatory care-sensitive conditions in Germany. Health Serv Res 53:1180–1202. https://doi.org/10.1111/1475-6773.12680

Pollmanns J, Weyermann M, Geraedts M, Drösler SE (2018b) Krankenhausfälle und Amputationen bei Diabetes mellitus – Zeitreihen und Unterschiede auf kleinräumiger Ebene in Deutschland. Bundesgesundheitsbl 61:1462–1471. https://doi.org/10.1007/s00103-018-2812-1

Purdy S, Griffin T, Salisbury C, Sharp D (2009) Ambulatory care sensitive conditions: terminology and disease coding need to be more specific to aid policy makers and clinicians. Public Health 123:169–173. https://doi.org/10.1016/j.puhe.2008.11.001

Ridge A, Peterson GM, Nash R (2022) Risk factors associated with preventable hospitalisation among rural community-dwelling patients: a systematic review. Int J Environ Res Public Health 19:16487. https://doi.org/10.3390/ijerph192416487

Rosano A, Loha CA, Falvo R et al (2013) The relationship between avoidable hospitalization and accessibility to primary care: a systematic review. Eur J Public Health 23:356–360. https://doi.org/10.1093/eurpub/cks053

Schmiedhofer M, Inhoff T, Krobisch V et al (2018) EMANet: A regional network for health services research in emergency and acute medicine. Z Evid Fortbild Qual Gesundhwes 135–136:81–88. https://doi.org/10.1016/j.zefq.2018.07.009

Schuettig W, Sundmacher L (2019) Ambulatory care-sensitive emergency department cases: a mixed methods approach to systemize and analyze cases in Germany. Eur J Public Health 29:1024–1030. https://doi.org/10.1093/eurpub/ckz081

Schuettig W, Sundmacher L (2022) The impact of ambulatory care spending, continuity and processes of care on ambulatory care sensitive hospitalizations. Eur J Health Econ 23:1329–1340. https://doi.org/10.1007/s10198-022-01428-y

Schüttig W, Sundmacher L (2022) Meso-level ambulatory care and ambulatory care sensitive hospitalizations in Germany. Eur J Public Health. https://doi.org/10.1093/eurpub/ckac129.688

Senft JD, Freund T, Wensing M et al (2021) Primary care practice-based care management for chronically ill patients (PraCMan) in German healthcare: Outcome of a propensity-score matched cohort study. Eur J Gen Pract 27:228–234. https://doi.org/10.1080/13814788.2021.1962280

Statistisches Bundesamt (Destatis) (2024) GENESIS-Online. Bevölkerung: Deutschland, Stichtag, Altersjahre (Code: 12411-0005)

Sundmacher L, Busse R (2011) Der Einfluss der Ärztedichte auf ambulant-sensitive Krankenhausfälle. In: Klauber J, Geraedts M, Friedrich J, Wasem J (Hrsg) Krankenhaus-Report 2012 „Regionalität.". Schattauer, Stuttgart, S 183–202

Sundmacher L, Kopetsch T (2015) The impact of office-based care on hospitalizations for ambulatory care sensitive conditions. Eur J Health Econ 16:365–375. https://doi.org/10.1007/s10198-014-0578-4

Sundmacher L, Fischbach D, Schuettig W et al (2015a) Which hospitalisations are ambulatory care-sensitive, to what degree, and how could the rates be reduced? Results of a group consensus study in Germany. Health Policy 119:1415–1423. https://doi.org/10.1016/j.healthpol.2015.08.007

Sundmacher L, Schüttig W, Faisst C (2015b) Krankenhausaufenthalte infolge ambulant-sensitiver Diagnosen in Deutschland (Endbericht). Zentralinstitut für die kassenärztliche Versorgung in Deutschland (Zi), Berlin

Sundmacher L, Flemming R, Leve V et al (2021) Improving the continuity and coordination of ambulatory care through feedback and facilitated dialogue – a study protocol for a cluster-randomised trial to evaluate the ACD study (Accountable Care in Germany). Trials 22:624. https://doi.org/10.1186/s13063-021-05584-z

Sveréus S, Petzold M, Rehnberg C (2024) Change in avoidable hospitalizations for low-income elders following quasi-market reform in primary care – Evidence from a natural experiment in Sweden. Soc Sci Med 346:116711. https://doi.org/10.1016/j.socscimed.2024.116711

Valk-Draad MP, Bohnet-Joschko S (2023) Nursing home-sensitive conditions and approaches to reduce hospitalization of nursing home residents. Bundesgesundheitsblatt Gesundheitsforschung Gesundheitsschutz 66:199–211. https://doi.org/10.1007/s00103-022-03654-4 (PSK-Studiengruppe)

von der Warth R, Kaiser V, Reese C et al (2021) Barriers and facilitators for implementation of a complex health services intervention in long-term care homes: a qualitative study using focus groups. BMC Geriatr 21:632. https://doi.org/10.1186/s12877-021-02579-y

Weeda ER, AlDougham M, Criddle S (2020) Association between potentially inappropriate medications and hospital encounters among older adults: a meta-analysis. Drugs Aging 37:529–537. https://doi.org/10.1007/s40266-020-00770-1

Weissmann JS, Gatsonis C, Epstein AM (1992) Rates of avoidable hospitalization by insurance status in Massachusetts and Maryland. JAMA 268(17):2388–2394

Wensing M, Szecsenyi J, Stock C et al (2017) Evaluation of a program to strengthen general practice care for patients with chronic disease in Germany. BMC Health Serv Res 17:62. https://doi.org/10.1186/s12913-017-2000-2

Wensing M, Szecsenyi J, Laux G (2021) Continuity in general practice and hospitalization patterns: an observational study. BMC Fam Pract 22:21. https://doi.org/10.1186/s12875-020-01361-0

Wolf D, Rhein C, Geschke K, Fellgiebel A (2019) Preventable hospitalizations among older patients with cognitive impairments and dementia. Int Psychogeriatr 31:383–391. https://doi.org/10.1017/S1041610218000960

Xing XX, Zhu C, Liang HY et al (2019) Associations Between Potentially Inappropriate Medications and Adverse Health Outcomes in the Elderly: A Systematic Review and Meta-analysis. Ann Pharmacother 53:1005–1019. https://doi.org/10.1177/1060028019853069

Open Access Dieses Kapitel wird unter der Creative Commons Namensnennung 4.0 International Lizenz (http://creativecommons.org/licenses/by/4.0/deed.de) veröffentlicht, welche die Nutzung, Vervielfältigung, Bearbeitung, Verbreitung und Wiedergabe in jeglichem Medium und Format erlaubt, sofern Sie den/die ursprünglichen Autor(en) und die Quelle ordnungsgemäß nennen, einen Link zur Creative Commons Lizenz beifügen und angeben, ob Änderungen vorgenommen wurden.

Die in diesem Kapitel enthaltenen Bilder und sonstiges Drittmaterial unterliegen ebenfalls der genannten Creative Commons Lizenz, sofern sich aus der Abbildungslegende nichts anderes ergibt. Sofern das betreffende Material nicht unter der genannten Creative Commons Lizenz steht und die betreffende Handlung nicht nach gesetzlichen Vorschriften erlaubt ist, ist für die oben aufgeführten Weiterverwendungen des Materials die Einwilligung des jeweiligen Rechteinhabers einzuholen.

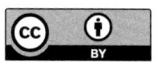

Schnittstelle Krankenhausbehandlung und Langzeitpflege: potenziell vermeidbare Krankenhausfälle

Susann Behrendt, Chrysanthi Tsiasioti und Antje Schwinger

Inhaltsverzeichnis

17.1 Potenzielle Vermeidbarkeit von Krankenhausaufenthalten bei Gepflegten – 268
17.1.1 Hintergrund – 268
17.1.2 Konzeptionelle Aussagekraft der Pflegeheim-sensitiven Krankenhausaufenthalte für Pflegebedürftige im häuslichen und im vollstationären Setting – 270

17.2 Empirische Deskription potenziell vermeidbarer Hospitalisierungen bei Gepflegten – 272
17.2.1 Eckdaten der routinedatenbasierten Schätzung und der Pflegebedürftigen – 272
17.2.2 Die häufigsten Diagnosen – 274
17.2.3 Häufigkeit und Dauer – 276
17.2.4 Entwicklung im Zeitverlauf – 278

17.3 Diskussion und Fazit – 280

Literatur – 282

© Der/die Autor(en) 2025
J. Klauber et al. (Hrsg.), *Krankenhaus-Report 2025*, https://doi.org/10.1007/978-3-662-70947-4_17

Zusammenfassung

Laut amtlicher Pflegestatistik waren 2023 rund 5,7 Mio. Menschen in Deutschland pflegebedürftig. Sie kennzeichnet eine i. d. R. erhöhte Morbidität und Vulnerabilität. Aufenthalte im Krankenhaus sind häufig. Gleichsam sind diese Transfers von der Häuslichkeit bzw. vom Pflegeheim in ein Krankenhaus oftmals insbesondere bei Betagten mit somatischen und psychischen Belastungen und bei einer vorliegenden dementiellen Erkrankung mit kognitiven Verschlechterungen assoziiert. Eine sorgsame und individuelle Abwägung von Nutzen und Risiken eines Krankenhausaufenthalts stellt damit eine zentrale Versorgungsentscheidung dar. Die Fragen nach der Vermeidbarkeit eines Transfers ins Krankenhaus und entsprechenden Versorgungsalternativen sind grundlegend. Der vorliegende Beitrag nähert sich auf Basis der Diagnoselistung für die sogenannten Pflegeheim-sensitiven Krankenhausaufenthalte (PSK) einer Schätzung der Häufigkeit potenziell vermeidbaren Hospitalisierungen bei Pflegebedürftigen und verwendet hierbei anonymisierte Abrechnungsdaten der AOK-Kranken- und Pflegekassen. Die Analyse zeigt: hochgerechnet auf die Pflegebedürftigen der Gesamtbevölkerung sind 36 % aller Krankenhausfälle von Pflegebedürftigen durch eine PSK-Hauptdiagnose begründet. Neben abgeleiteten Optimierungsbedarf, vor allem in der ambulant-ärztlichen Versorgung von Pflegebedürftigen besteht Forschungsbedarf. Denn: die PSK-Listung wurde grundsätzlich für die Zielgruppe der Pflegeheimbewohnenden entwickelt. Die ambulant Gepflegten jedoch bilden den weitaus größten Teil der Pflegebedürftigen in Deutschland.

According to official care statistics, around 5.7 million people in Germany were in need of care in 2023. They are characterised by generally increased morbidity and vulnerability. Hospital stays are frequent. However, transfers from the home or nursing home to a hospital are often associated with cognitive deterioration, especially in the elderly with somatic and mental health issues or dementia. Careful and individual consideration of the benefits and risks of a hospital stay is therefore a central care decision. Whether a transfer to hospital is avoidable and whether there are corresponding care alternatives is of fundamental importance. This paper uses anonymised billing data from the AOK health and long-term care insurance funds to estimate the frequency of potentially avoidable hospitalisations among people in need of care on the basis of a list of diagnoses for so-called nursing home-sensitive hospital stays. The analysis shows: In 2022, such a diagnosis was documented for around 36 % of all people in need of care with at least one hospital stay (on average over the quarters). In addition to the need to optimise long-term care, especially regarding outpatient medical care, further research is calles for: The PSK list was developed principally for the target group of nursing home residents; however, the majority of people in need of care in Germany receive care at home.

17.1 Potenzielle Vermeidbarkeit von Krankenhausaufenthalten bei Gepflegten

17.1.1 Hintergrund

Rund 5,7 Mio. Menschen in Deutschland galten gemäß Amtlicher Pflegestatistik im Jahr 2023 als pflegebedürftig. Mehr als vier Fünftel (85,9 %) von ihnen lebten in der eigenen Häuslichkeit und wurden durch Angehörige und/oder ambulante Pflegedienste versorgt, 14 % in Einrichtungen der vollstationären Dauerpflege. Der weitaus größte Teil der pflegebedürftigen Menschen, konkret: 54 %, ist 80 Jahre oder älter (Destatis 2024). Ihnen allen gemein ist eine i. d. R. erhöhte (Multi-)Morbidität und damit einhergehende Vulnerabilität. Aufenthalte im Krankenhaus sind bei Pflegebedürftigen häufig und stehen vermehrt im Zentrum von aktuellen Forschungsarbeiten. Ågotnes et al. (2016) unterstreichen in ihrem critical review die Relevanz der wissenschaftlichen Beschäftigung mit eben diesen Krankenhausaufenthalten von

Pflegeheimbewohnenden und zitieren M. C. Creditor, der vor mehr als 30 Jahren einen Beitrag zu den „Hazards of hospitalization of the elderly" im Journal Annals of Internal Medicine veröffentlichte wie folgt:

> „To summarize: in many cases, hospitalization leads to a worsening of functional abilities even though the specific condition for which one is hospitalized improves" (Creditor 1993, in: Ågotnes et al. 2016, S. 5).

Neben somatischen Komplikationen und Beschwerdebildern sind Transfers von der Häuslichkeit bzw. vom Pflegeheim in ein Krankenhaus oftmals und insbesondere bei Betagten mit erheblichen psychischen Belastungen und bei einer vorliegenden dementiellen Erkrankung mit kognitiven Verschlechterungen assoziiert (Castle 2001; Kirsebom et al. 2015; Ouslander et al. 2010, Dwyer et al. 2014). Mit Blick auf Pflegeheimbewohnende zählen neu auftretende Dekubiti, Infektionen aufgrund resistenter Keime sowie herabgesetzte funktionelle Fähigkeiten zu den „hazards" (Dwyer et al. 2014; Kada et al. 2011). Deutlich wurde, das zeigten u. a. Interviews mit Ärztinnen und Ärzten sowie Pflegepersonal in Österreich, zudem der psychische Stress durch den eigentlichen Transport der Betroffenen zwischen Pflegeheim und Krankenhaus, insbesondere bei dementiell Erkrankten. Es bestätigt sich, dass der kognitive und auch physische Zustand der Pflegeheimbewohnenden nach dem Krankenhausaufenthalt und der Rückkehr in die Pflegeeinrichtung in vielen Fällen wesentlich schlechter ausfällt (Kada et al. 2011). Auch Hospitalisierungen von Pflegebedürftigen am Lebensende stehen in der kritischen Reflexion (Behrendt et al. 2022a; Schwinger et al. 2022). Zahlreiche aus Mitteln des Innovationsfonds geförderte Projekte widmen sich insofern Krankenhausaufenthalten von Gepflegten und ihrem Vermeidungspotenzial (u. a. HOMERN[1], NOVELLE[2], PSK[3], AvenuePal[4], DemWG[5]). Den Erkenntnissen des Projekts „Hospitalisierung und Notaufnahmebesuche von Pflegeheimbewohnern" (HOMERN) der Universität Oldenburg und der Universität Bremen zufolge sind rechtliche Unsicherheiten und finanzielle Anreize relevante Einflussgrößen, die das Risiko eines Besuchs in der Notaufnahme erhöhen können (Schmiemann et al. 2021).

Sprechen wir von potenziell vermeidbaren Krankenhausaufenthalten, summieren wir verschiedene Optionen eben dieser Vermeidbarkeit: Sie lässt sich dann als solche bezeichnen, wenn die Indikation, d. h. die Ursache der stationären Versorgung, hätte vermieden (bspw. durch geeignete Maßnahmen der Sturzprophylaxe; Behrendt et al. 2022b) oder auch dann, wenn die Indikation durch adäquate ambulante medizinische Maßnahmen hätte versorgt werden können bzw. die Risiken-Nutzen-Abwägung zugunsten einer ambulanten statt einer stationären Versorgung ausfallen würde (Ouslander et al. 2010; Valk-Draad et al. 2023). Das Handeln gemäß einer bestenfalls individuellen und sorgfältigen Abwägung von Nutzen und Risiken eines Krankenhausaufenthalts stellt damit eine zentrale Versorgungsentschei-

---

1 ▶ https://innovationsfonds.g-ba.de/beschluesse/homern-hospitalisierung-und-notaufnahmebesuche-von-pflegeheimbewohnern-haeufigkeit-ursachen-und-entwicklung-einer-intervention-zur-verbesserung-der-versorgung.35.

2 ▶ https://innovationsfonds.g-ba.de/beschluesse/novelle-sektoruebergreifendes-integriertes-notfall-und-verfuegungsmanagement-fuer-die-letzte-lebensphase-in-stationaerer-langzeitpflege.276.

3 ▶ https://innovationsfonds.g-ba.de/beschluesse/psk-bedarfsgerechte-versorgung-von-pflegeheimbewohnern-durch-reduktion-pflegesensitiver-krankenhausfaelle.161.

4 ▶ https://innovationsfonds.g-ba.de/beschluesse/avenue-pal-analyse-und-verbesserung-des-sektor-und-bereichsuebergreifenden-schnittstellen-und-verlegungsmanagements-in-der-palliativversorgung.158.

5 ▶ https://innovationsfonds.g-ba.de/beschluesse/demwg-reduktion-des-risikos-fuer-krankenhauseinweisungen-bei-menschen-mit-demenz-in-ambulant-betreuten-wohngemeinschaften.215.

dung dar. Voraussetzung hierfür, so legt es die bestehende Forschungsliteratur nahe, sind gelingende Kommunikations- und Kooperationsstrukturen, Qualifikationen der Leistungserbringenden, Vorausplanungen inkl. Patientenverfügungen sowie letztlich auch die rechtliche Absicherung für die involvierten Leistungserbringenden.

Die aktuelle Versorgungsrealität ist hiervon teilweise weit entfernt: Potenziell vermeidbare Krankenhausaufenthalte sind häufig (Klie 2022; Valk-Draad et al. 2023) und bergen das Risiko einer Verschärfung der Vulnerabilität. Ziel des hier präsentierten Beitrags ist eine routinedatenbasierte Schätzung von potenziell vermeidbaren Hospitalisierungen von Pflegebedürftigen in Deutschland auf Basis der Diagnoseliste für Pflegeheim-sensitive Krankenhausaufenthalte (PSK). Nach einer Einordnung des methodischen Konstrukts der PSK (▶ Abschn. 17.1.2) und Ausführungen zu Datengrundlage, Operationalisierungen und Studienpopulation (▶ Abschn. 17.2.1) werden die Anlässe der PSK, d. h. die entsprechenden Diagnosen (▶ Abschn. 17.2.2), die Häufigkeit und Dauer von PSK-Fällen (▶ Abschn. 17.2.3) sowie die zeitliche Entwicklung von Krankenhausfällen mit PSK (▶ Abschn. 17.2.4) dargestellt und kontextualisiert. Nach einer Differenzierung der PSK-Fälle bei Pflegebedürftigen nach Pflegegrad und Pflegeart schließt der Beitrag mit einer Diskussion der Ergebnisse und einen Ausblick auf Handlungs- und Forschungsbedarfe (▶ Abschn. 17.3).

17.1.2 Konzeptionelle Aussagekraft der Pflegeheim-sensitiven Krankenhausaufenthalte für Pflegebedürftige im häuslichen und im vollstationären Setting

Die für Deutschland vorliegende Listung von Diagnosen, die PSK indizieren sollen, ist Resultat des vom Innovationsausschuss geförderten und 2023 beendeten Projekts „PSK – Bedarfsgerechte Versorgung von Pflegeheimbewohnern durch Reduktion Pflegeheim-sensitiver Krankenhausfälle"[6]. Die vorliegende Analyse basiert folglich auf einem relativ jungen Instrument zur Schätzung potenziell vermeidbarer Krankenhausaufenthalte („a proxy measure"; Ouslander et al. 2010). Gleichsam greift diese Listung auf eine in den 90er Jahren begonnene Forschungshistorie zurück, die sich – bezogen auf die Allgemeinbevölkerung – mit sogenannten ambulant-sensitiven Krankenhausaufenthalten (ASK) befasste (vgl. auch den Beitrag von Hengel et al. in diesem Band). Die erste dieser Diagnoselistungen stammt von Weissman et al. (1992) und bezieht sich auf das US-amerikanische Gesundheitssystem. Sundmacher et al. (2015) haben vor nunmehr zehn Jahren – basierend auf Routinedaten für das Jahr 2012 – einen ASK-Katalog für das deutsche Setting vorgelegt. Die zugrunde liegende These: Ist eine dieser 163 Diagnosen als Hauptdiagnose der Entlassung aus dem stationären Aufenthalt kodiert, handelt es sich um eine potenziell vermeidbare Hospitalisierung, da eine eigentlich ambulant behandelbare Indikation vorliegt. Die ASK-Liste geht folglich von der Annahme aus, dass diese Hospitalisierungen durch „Vorsorge oder rechtzeitige Intervention im ambulanten Sektor" in vielen Fällen vermeidbar wären. ASK-Analysen können somit Anhaltspunkte liefern, inwiefern Krankenhausaufenthalte aufgrund von Verschlechterungen einer chronischen Erkrankung durch sekundärpräventive, leitliniengerechte ambulante Versorgung gar nicht erst aufgetreten wären (z. B. Herzinsuffizienz, Diabetes, COPD; *preventability*) oder die Behandlung grundsätzlich auch im ambulanten Setting möglich gewesen wäre (z. B. Krankheiten des Harnsystems, Grippe und Pneumonie, HNO-Infektionen; *appropriateness*; Sundmacher et al. 2015).

Eine Eins-zu-eins-Übertragung der ASK-Liste zur Identifizierung von potenziell ver-

---

6 ▶ https://www.pflegeheim-sensitive-krankenhausfaelle.de/.

Tab. 17.1 Pflegeheim-sensitive Krankenhausaufenthalte – Indikationsgruppen und Diagnosen. (Quelle: eigene Abbildung nach Valk-Draad et al. 2023)

Krankheitsgruppe	ICD-Codes	Vermeidbare Krankenhaus*fälle* [%]
Herz-Kreislauf-Erkrankungen	I10, I50, I70, I80, I95	78
Neurologische Erkrankungen, exkl. demenzielle Erkrankungen	F05, F06, F07, F10, F20, F32, F33, G35, G40	82
Demenzielle Erkrankungen	F01, G20, G30	86
Harnwegserkrankungen und Störungen des Volumenhaushalts	N18, N30, N39, E86, E87	81
Magen-Darm-Erkrankungen	A04, A08, A09, K21, K25, K26, K29, K52, K57, K59, K62, R11	82
Diabetes mellitus Typ 2	E11	90
Respiratorische Erkrankungen, exkl. Pneumonien und Influenza	J20, J22, J40, J44	81
Dermatologische Erkrankungen	A46, C44, L02, L89	81
Muskuloskelettale Erkrankungen und Verletzungen	(M54, R26, S00, S01, S20, S30, S70, S80)	87
Sonstige PSK	J10, R07, D50, D64, K08, R13, H25	81

Krankenhaus-Report 2025

meidbaren Krankenhausaufenthalten bei Pflegebedürftigen erscheint jedoch nicht belastbar. Hauptgrund hierfür ist die Spezifik der pflegebedürftigen Bevölkerung selbst. Während die ASK-Listung sich auf die Allgemeinbevölkerung mit Krankenhausaufenthalt bezieht, zielt die PSK-Listung explizit und ausschließlich auf die Pflegeheimbewohnenden ab. Welche Erkrankungen als ambulant-sensitiv gelten können und damit welche Diagnosen auf einer derartigen Listung zu verzeichnen sind, verändert sich zu großen Teilen durch den Bezug auf die i. d. R. hochbetagten, multimorbiden, mobilitäts- und auch kognitiv eingeschränkten Menschen, die sich zu einem bedeutenden Teil an ihrem Lebensende befinden. Valk-Draad et al. (2023) sehen hier den Bedarf einer auf die Pflegebedürftigen zielenden Betrachtung bei der Schätzung des Vermeidbarkeitspotenzials von Krankenhausaufenthalten, denn: „Die Altersstruktur der PHB und die damit einhergehende Zahl der Komorbiditäten, das geriatrische/gerontologische Erkrankungsspektrum, der Heilungsprozess der älteren Bevölkerung, die erforderlichen medizinischen Maßnahmen und die Intensität der Versorgung im Pflegeheim zeigen deutliche Unterschiede zur ambulanten Versorgung auf" (Valk-Draad et al. 2023).

Die aus dem PSK-Projekt hervorgegangene Listung an Diagnosen, die potenziell vermeidbare Hospitalisierungen kennzeichnen können, findet sich in ◘ Tab. 17.1. Sie zeigt neben den Erkrankungsgruppen und ihren zugehörigen ICD-10-Codes den mittels Delphi-Verfahren geschätzten Vermeidungsgrad sowie das sogenannte Präventionspotenzial.

Die PSK-Liste nach Valk-Draad et al. (2023) ist insofern ein wichtiger Schritt, um das Vermeidbarkeitspotenzial von Krankenhausaufenthalten mit ausschließlichem Blick auf (betagte) Pflegeheimbewohnende zu diskutieren. Limitierend für die folgenden Untersuchungen ist gleichwohl, dass für im häuslichen Setting Gepflegte, dem weitaus größten Teil der Pflegebedürftigen in Deutschland, weiterhin eine Listung fehlt, um angesichts der beschriebenen Risiken die *preventability* und die *appropriateness* von Hospitalisierungen systematisch zu identifizieren sowie ihre Prävalenz zu schätzen.

17.2 Empirische Deskription potenziell vermeidbarer Hospitalisierungen bei Gepflegten

17.2.1 Eckdaten der routinedatenbasierten Schätzung und der Pflegebedürftigen

Die Analyse der Häufigkeit von PSK-Fällen bei Pflegebedürftigen in Deutschland basiert auf verschlüsselten Routinedaten aller elf AOK-Kranken- und Pflegekassen. Die ihnen entsprechenden Daten des SGB-V-Leistungsspektrums und jene des SGB XI werden in anonymisierter Form verknüpft (Linkage). So lassen sich für jede Person des Datensatzes Alter, Geschlecht, Pflegegrad und Pflegeart feststellen, Aussagen zum Vorliegen von Diagnosen der vertragsärztlichen und stationären Versorgung sowie zu den entsprechenden Behandlungen ableiten, die Arzneimittelverordnungen charakterisieren sowie weitere therapeutische Leistungen darstellen.

Die Identifizierung von potenziell vermeidbaren Hospitalisierungen auf PSK-Basis bezieht sich – aufgrund des fortbestehenden Mangels an einem Proxy-Tool für stationär *und* häuslich Gepflegte – auf die in ▶ Abschn. 17.1.2 vorgestellte Erkrankungslistung nach (Valk-Draad et al. 2023). Ein PSK liegt folglich dann vor, wenn die stationäre Hauptdiagnose der Entlassung eine Diagnose der PSK-Listung (◻ Tab. 17.1) darstellt.

Einbezogen wurden alle Krankenhausfälle unabhängig vom Einweisungsgrund (Einweisung durch Kassenarzt, Notfall, Verlegung etc.) und unabhängig von der Verweildauer.

Relevante Parameter der Analyse sind die Häufigkeit von PSK bei Pflegebedürftigen im Allgemeinen sowie differenziert nach Alter, Geschlecht, Pflegegrad und Pflegeart. Hierbei konzentrieren sich die Ergebnisse auf das Jahr 2022 sowie bei der Betrachtung der zeitlichen Entwicklung auf die vier Vorjahre.

Die Grundgesamtheit der vorliegenden PSK-Auswertung umfasst alle AOK-Versicherten mit einer im Sinne des SGB XI anerkannten Pflegebedürftigkeit und mindestens einem Krankenhausaufenthalt im Berichtszeitraum 2017 bis 2022. Exkludiert sind Pflegebedürftige, die eine Pauschalleistung für Einrichtungen der Behindertenhilfe z. B. zur Teilhabe am Arbeitsleben, an Bildung oder zur sozialen Teilhabe aus der Pflegeversicherung erhalten (§ 45a SGB XI). Die Analyse bezieht damit jährlich rund 300.000 Pflegebedürftige ein. Sie zeigt: Rund 16 % aller Pflegebedürftigen wiesen im Jahr 2022 (Durchschnitt der Quartale) mindestens einen Krankenhausfall auf (9,4 % ohne PSK und 6,4 % mit PSK). Mehr als ein Drittel (40,4 %) dieser Aufenthalte wurde mit einer PSK-Hauptdiagnose begründet. ◻ Tab. 17.2 charakterisiert für das Jahr 2022 (im Durchschnitt der Quartale) die hospitalisierten Pflegebedürftigen und differenziert hierbei zusätzlich nach Vorliegen eines PSK-Falls.

Der Anteil der Frauen an den hospitalisierten Pflegebedürftigen beträgt rund 57 % und bleibt bei den unterschiedlichen Subgruppen stabil. Im Bereich des Alters zeigt sich ein Schwerpunkt in Richtung der höheren Altersgruppen, wobei hier in den 5-Jahres-Altersegmenten ab 80 Jahren eine reverse Dynamik sichtbar wird: Während rund ein Fünftel der Pflegebedürftigen (21,9 %) im Jahr 2022 (Durchschnitt der Quartale) im Krankenhaus behandelt wurde, sind es bei den mindestens 90-Jährigen fast halb so viele (11,6 %). Diese Verteilung zeichnet sich auch dann ab, wenn nach Vorliegen einer PSK-Diagnose unter-

Tab. 17.2 Pflegebedürftige (PB) mit Krankenhausaufenthalt mit und ohne PSK-Diagnose: Alter, Geschlecht, Pflegegrad und -art, 2022 (Durchschnitt der Quartale). (Quelle: AOK-Daten 2022, standardisiert auf die gesetzlich Versicherten [KM 6, 2022])

	PB mit ≥ 1 Krankenhausaufenthalt (n = 326.057) [in %]	Davon:	
		PB mit ≥ 1 Krankenhausaufenthalt *mit* PSK-Diagnose (n = 131.742) [in %]	PB mit ≥ 1 Krankenhausaufenthalt, jedoch *ohne* PSK-Diagnose (n = 194.315) [in %]
Geschlecht			
Männer	42,9	42,6	43,1
Frauen	57,1	57,4	56,9
Alter in Jahren			
0–19	2,5	1,5	3,2
20–59	8,8	7,0	10,0
60–64	5,8	5,2	6,2
65–69	7,6	7,1	8,0
70–74	10,3	9,9	10,5
75–79	12,3	12,3	12,3
80–84	21,9	22,7	21,4
85–89	19,3	21,2	18,0
90+	11,6	13,2	10,5
Pflegegrad			
PG 1	10,8	9,2	11,9
PG 2	33,9	32,3	35,0
PG 3	31,8	33,4	30,8
PG 4	16,6	18,0	15,7
PG 5	6,9	7,1	6,7
Pflegeart (exkl. PG 1)			
Pflegegeld	56,0	51,4	59,2
Sach- und Kombi	21,4	23,2	20,1
Vollstat. Pflege	22,6	25,4	20,7

Krankenhaus-Report 2025

schieden wird. Dabei scheinen Pflegebedürftige mit einem PSK im Jahr 2022 hochbetagter zu sein als jene ohne PSK (80+-Anteil: 57,0 % versus 49,8 %).

◘ Tab. 17.2 zeigt außerdem die Pflegegradverteilung an allen pflegebedürftigen Krankenhauspatientinnen und -patienten mit PSK, wobei zwei Drittel von ihnen Pflegegrad 2 und 3 (32,3 % und 33,4 %) aufweisen. Erwartungsgemäß sind Pflegebedürftige mit PSK häufiger vollstationär gepflegt (25,4 % versus 20,7 %) und beziehen seltener ausschließlich Geldleistungen (51,4 % versus 59,2 %) als jene ohne PSK. Auch hier ist wichtig zu beachten, dass die verwendete Klassifikation sich ausdrücklich auf die Gruppe der *Pflegeheimbewohnenden* bezieht und insofern hier entsprechende Verzerrungen zu vermuten sind (vgl. auch ▶ Abschn. 17.1.2).

17.2.2 Die häufigsten Diagnosen

Ein Fünftel (20,8 %) aller PSK-Fälle von Pflegebedürftigen im Jahr 2022 wiesen als begründende Diagnose des stationären Aufenthalts die I50 – Herzinsuffizienz auf (◘ Abb. 17.1). Zu den fünf häufigsten PSK-Diagnosen bei Pflegebedürftigen zählen außerdem die J44 – Sonstige chronische obstruktive Lungenkrankheit, die E86 – Volumenmangel, die N39 – Harnwegsinfektion sowie die E11 – Diabetes mellitus 2.

Eine Aufschlüsselung nach Pflegearten liefert weitere Befunde, zunächst: Die fünf häufigsten PSK-Diagnosen in den einzelnen Pflegearten im Jahr 2022 stimmen nahezu vollständig überein – ihre Reihenfolge und ihre Häufigkeit unterscheiden sich jedoch. Während die Herzinsuffizienz bei allen das Ranking anführt, variiert der Anteil dieser PSK-Diagnose unter allen PSK-Diagnosen je nach Pflegeart zwischen 19 % (Pflegeheimbewohnende) und 23 % (Sach- und Kombinationsleistung; ◘ Abb. 17.2b). Der Volumenmangel (E86), so die deskriptiven Auswertungen,

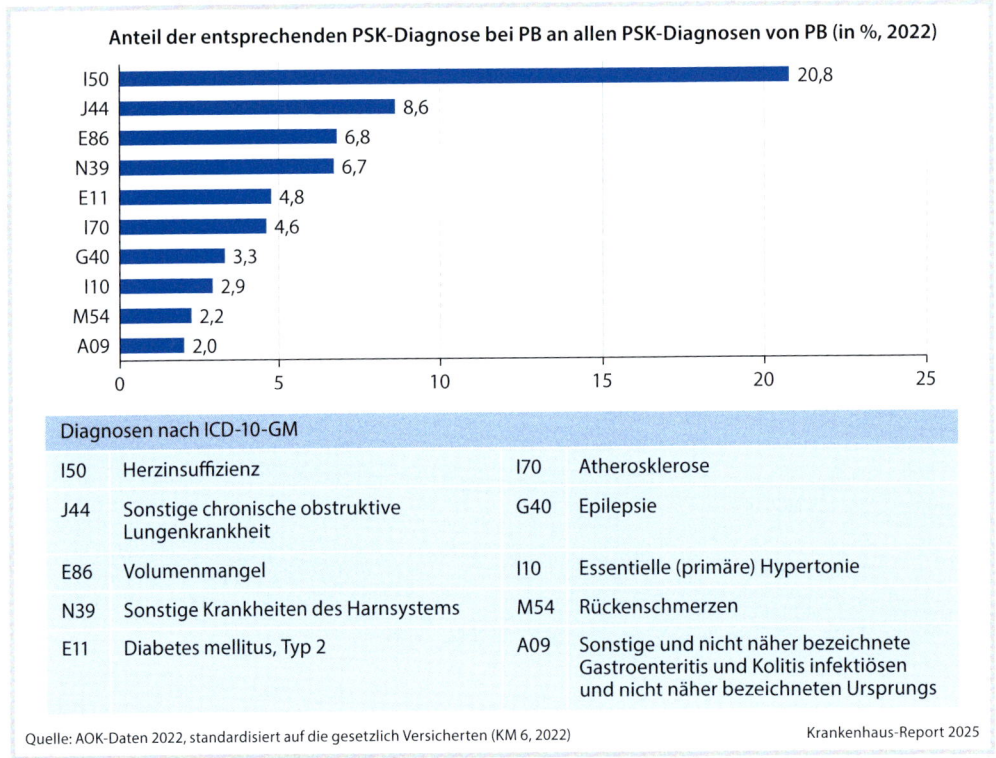

◘ **Abb. 17.1** Die 10 häufigsten PSK-Hauptdiagnosen bei Pflegebedürftigen (PB), 2022. (Quelle: AOK-Daten 2022, standardisiert auf die gesetzlich Versicherten [KM 6, 2022])

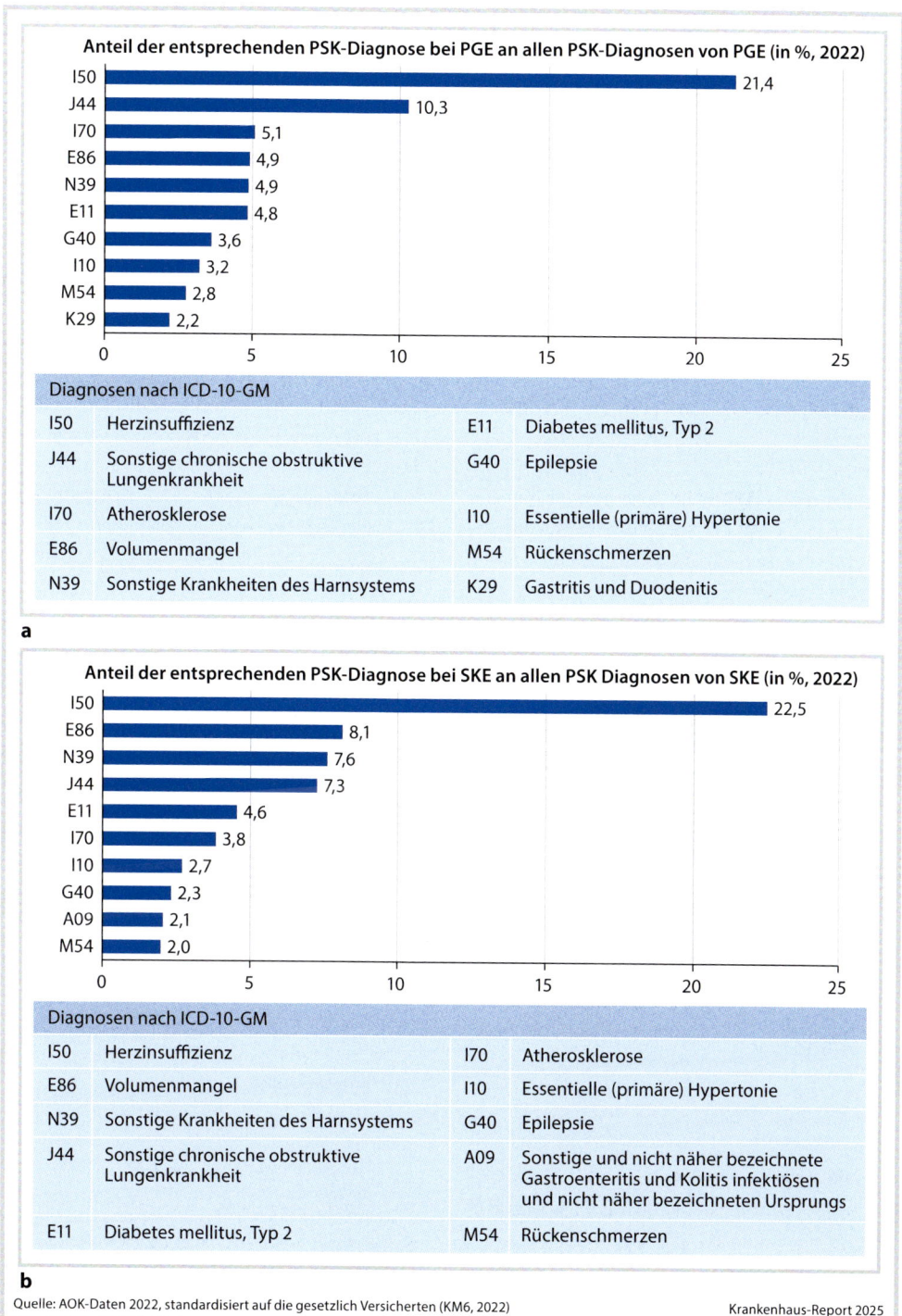

Abb. 17.2 Verteilung der 10 häufigsten PSK Hauptdiagnosen nach Pflegearten, 2022. **a** Pflegegeldempfangende (PGE), **b** Sach- und Kombinationsleistungsempfangende (SKE), **c** Pflegeheimbewohnende (PHB, Quelle: AOK-Daten 2022, standardisiert auf die gesetzlich Versicherten [KM 6, 2022])

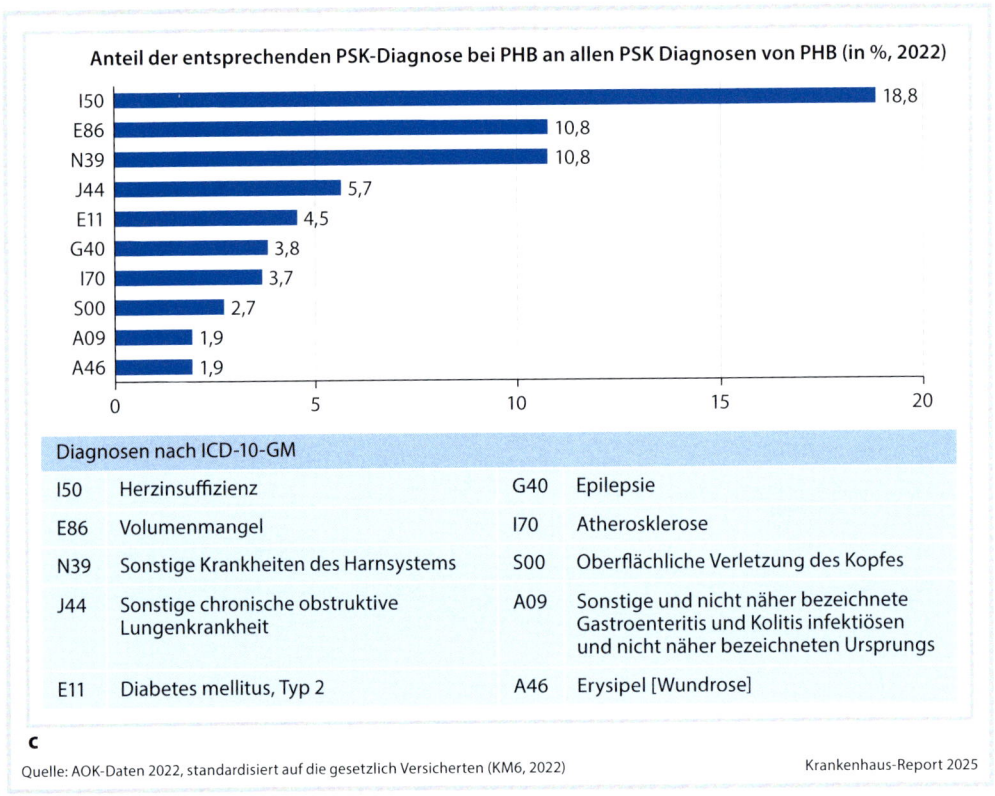

◘ Abb. 17.2 (Fortsetzung)

stellt jede zehnte PSK-Diagnose von vollstationär gepflegten Personen dar (10,8 %) – demgegenüber jedoch „nur" 5 % bei Pflegegeldempfangenden. Ebenso ist die Diagnose „Sonstige Krankheiten des Harnsystems" (N39) über die Pflegearten recht unterschiedlich verteilt: Entfielen 11 % der PSK-Diagnosen von Pflegeheimbewohnenden auf dieses Erkrankungsbild, war der entsprechende Anteil bei den Pflegegeldbeziehenden nur halb so hoch (4,9 %), bei Pflegebedürftigen mit Sach- und Kombinationsleistungen knapp 8 % (◘ Abb. 17.2b).

Die Sonstige chronische obstruktive Lungenkrankheit (J44) zählt wiederum zu den Diagnosen, die im Gegensatz zu den vorgenannten Erkrankungsbildern häufiger bei den ambulant Gepflegten (Pflegegeld: 10,3 %; Sach- und Kombinationsleistung: 7,3 %) als bei den stationär Gepflegten (5,7 %) als Hauptdiagnose einen PSK begründet.

17.2.3 Häufigkeit und Dauer

Die AOK-Versicherten der Analysegrundgesamtheit wiesen 2022 rund 5,6 Mio. Krankenhausfälle auf. Hochgerechnet[7] auf die Bun-

---

[7] Die Hochrechnung
– für die Bundesbevölkerung ist wie folgt kalkuliert: (Anzahl AOK-Krankenhausfälle / Anzahl AOK-Versicherte) × Anzahl Bevölkerung (Bevölkerungsfortschreibung). AOK-Krankenhausfall- und AOK-Versichertenzahl sind dabei alters- und geschlechtsstandardisiert auf GKV-Population nach KM 6 der Amtlichen Statistik.
– für die Pflegebedürftigen bundesweit (Anzahl AOK-Krankenhausfälle / Anzahl AOK-Versicherte) × Anzahl Pflegebedürftige (Pflegestatistik). AOK-

Tab. 17.3 Krankenhaustage von Pflegebedürftigen mit und ohne PSK, 2022 (im Durchschnitt der Quartale) – differenziert nach Pflegearten. (Quelle: AOK-Daten 2022, standardisiert auf die gesetzlich Versicherten [KM 6, 2022])

	Dauer je Krankenhausfall in Tagen
Krankenhausfälle insgesamt (Pflegebedürftige und Nicht-Pflegebedürftige)	6,12
Krankenhausfälle bei Pflegebedürftigen *mit* PSK-Diagnose gesamt	8,0
Pflegegeld	7,0
Sach- und Kombinationsleistung	7,9
Vollstationäre Pflege	8,3
Krankenhausfälle bei Pflegebedürftigen *ohne* PSK-Diagnose gesamt	10,7
Pflegegeld	9,9
Sach- und Kombinationsleistung	12,3
Vollstationäre Pflege	12,8

Krankenhaus-Report 2025

desbevölkerung beläuft sich diese Zahl auf 16,9 Mio. Krankenhausfälle. Gemäß der Hochrechnung beziehen sich knapp ein Viertel dieser Krankenhausfälle (23,8 %) auf die Versorgung von Pflegebedürftigen. Rund 1,4 Mio. Krankenhausaufenthalte – und damit 36 % der Hospitalisierungen von Pflegebedürftigen – wären 2022 der Hochrechnung zufolge der Gruppe der PSK zuzuordnen. Diese Fälle wiesen als Hauptdiagnose der Entlassung eine PSK-Diagnose gemäß ◘ Tab. 17.1 auf. Unter Beachtung der Limitation, dass das PSK-Konstrukt für Pflegeheim-sensitive Krankenhausfälle auch in dieser Berechnung eine 1:1-Übertragung auf die Population der ambulant Gepflegten impliziert, liefert dieser Wert folglich eine grobe Näherung an potenziell vermeidbare Fallzahlen.

- Krankenhausfall- und AOK-Versichertenzahl sind dabei alters- und geschlechtsstandardisiert auf GKV-Population nach KM 6 der Amtlichen Statistik.
- Damit setzen wir voraus, dass das Verhältnis AOK-Krankenhausfall je AOK-Versicherten auch für die Bevölkerung gilt.

Pflegebedürftige mit PSK bleiben, das zeigt ◘ Tab. 17.3 auf Basis unserer Analysegrundgesamtheit der AOK-Versicherten (und damit nicht hochgerechnet), zwar wesentlich kürzer im Krankenhaus (rund 8 Tage versus rund 11 Tage für das Jahr 2022). Jedoch im Vergleich zur allgemeinen durchschnittlichen Verweildauer im Krankenhaus im gleichen Berichtsjahr, welche 6 Tage je Fall beträgt, befinden sich Pflegebedürftige mit PSK-Diagnose wesentlich länger in stationärer Behandlung. Ambulant und stationär Gepflegte unterscheiden sich dabei ebenso: Tritt ein mit PSK-Diagnose begründeter Aufenthalt ein, weisen vollstationär Versorgte mit 8 Tagen je Fall im Jahr 2022 die höchste Verweildauer auf (◘ Tab. 17.3). Zu betonen ist, dass es sich hierbei um eine rein beschreibende Ansicht handelt: Da die hier gewählte Darstellung bspw. weder die (vermutlich) unterschiedlichen Alters- und Geschlechtsverteilungen noch Pflegeschwere oder Begleiterkrankungen zwischen den Gruppen bereinigt, sind kausale Rückschlüsse über das Wirken der Versorgungsform nicht möglich.

17.2.4 Entwicklung im Zeitverlauf

Die zeitliche Entwicklung der Krankenhausfälle mit PSK-Diagnose bei Pflegebedürftigen findet sich in ◘ Abb. 17.3. Sichtbar ist der Anteil der Krankenhausfälle von Pflegebedürftigen an allen Krankenhausfällen in Deutschland zwischen 2018 und 2022 sowie der Anteil der PSK-begründeten Fälle an allen Krankenhausfällen von Pflegebedürftigen im gleichen Zeitraum. Die Kennwerte basieren erneut auf der Hochrechnung[7] auf die Bundesbürgerinnen und -bürger insgesamt bzw. auf die Pflegebedürftigen insgesamt in der Bevölkerung. Deutlich wird: Der Anteil der Krankenhausfälle bei Pflegebedürftigen stieg innerhalb von fünf Jahren von 16 % auf 24 % und damit um 8 Prozentpunkte. Der Blick auf die absoluten – hochgerechneten – Fallzahlen hinter den in der Grafik visualisierten Anteilswerten zeigt: während im Jahr 2018 von einer Krankenhausfallzahl insgesamt von 20,0 Mio. auszugehen ist, sank in den Folgejahren diese Fallzahl auf knapp 16,9 Mio.. Demgegenüber stieg die Zahl der Krankenhausfälle bei Pflegebedürftigen im selben Zeitraum von rund 3,2 Mio. auf 4,0 Mio. im Jahr 2022.

Der Anteil der Krankenhausfälle mit PSK-Begründung bei Pflegebedürftigen wiederum, das unterstreicht ◘ Abb. 17.3 ebenso, sank leicht von knapp 38 % auf knapp 36 % in den betrachteten fünf Jahren. Absolut gesehen ist jedoch auch bei der PSK-Fallzahl ein Anstieg zu verzeichnen – und zwar von 1,2 Mio. (2018) auf 1,4 Mio. Fälle (2022). Der sichtbare Rückgang der Anteilswerte bei den PSK-Fällen mit Beginn der Covid-19-Pandemie im Jahr 2020 bis 2021 ist ein genereller Trend bei den Krankenhausaufenthalten in diesen Jahren. Für

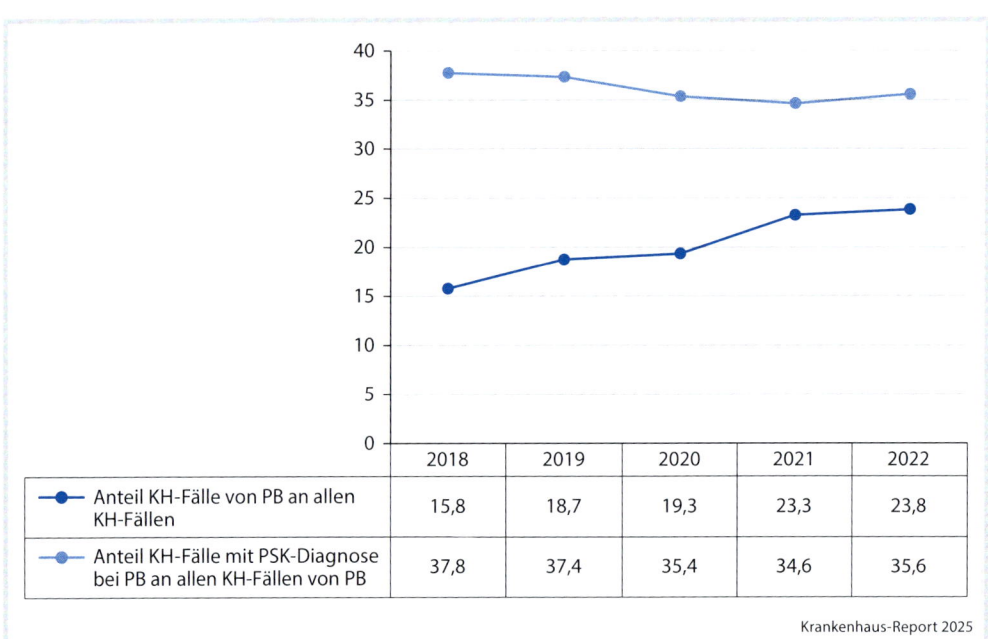

◘ **Abb. 17.3** Zeitliche Entwicklung der Krankenhausfälle (KH-Fälle) von Pflegebedürftigen (PB) im Allgemeinen und mit PSK-Diagnose im Speziellen (PB) – Bevölkerungshochrechnung[7] (2018–2022). (Quelle: AOK-Daten 2018–2022, standardisiert auf die gesetzlich Versicherten [KM 6, 2022], Bevölkerungshochrechnung: Bevölkerungsfortschreibung 2018–2022, Pflegestatistik 2017–2021; Statistisches Bundesamt [Destatis] 2025)

Kapitel 17 · Schnittstelle Krankenhausbehandlung und Altenpflege

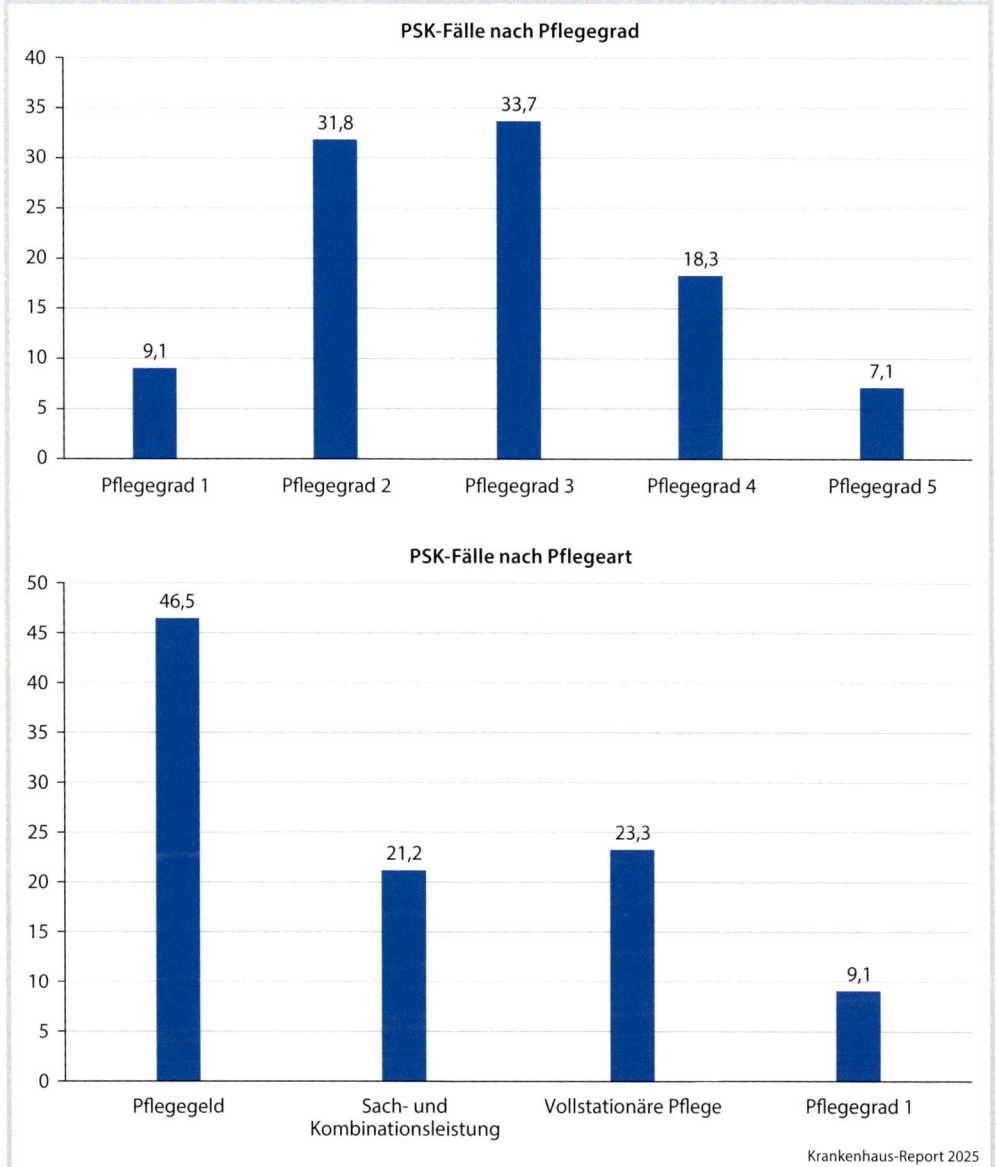

Abb. 17.4 Anteil Krankenhausfälle von Pflegebedürftigen (PB) mit PSK-Diagnose, differenziert nach Pflegegrad und Pflegeart, 2022; Basis: AOK-Versicherte. (Quelle: AOK-Daten 2022, standardisiert auf die gesetzlich Versicherten [KM 6, 2022])

2022 steigen die beiden hier visualisierten Anteilswerte wieder (stärker) an.

Neben dieser globalen Betrachtungsweise auf die Pflegebedürftigen liefert ◻ Abb. 17.4 einen differenzierten Blick nach Pflegeschwere und Hauptleistungsart der pflegerischen Unterstützung.

Deutlich tritt hervor: Ein Drittel (33,7 %) der Krankenhausfälle mit PSK-Begründung bei Pflegebedürftigen bezieht sich auf Pflegegrad 3 und damit auf Personen mit schwerer Beeinträchtigung ihrer Selbstständigkeit. Ein Viertel der Fälle (25,4 %) betreffen Patientinnen und Patienten mit schwerster Beeinträchtigung ohne oder mit besonderen Anforderungen an die pflegerische Versorgung (◘ Abb. 17.4).

Schließlich zeigt die Differenzierung nach Pflegearten in ◘ Abb. 17.4 auch, dass potenziell vermeidbare Hospitalisierungen – hier mittels *Pflegeheim*-sensitiver Liste operationalisiert – ein relevantes Versorgungsthema bei häuslich Gepflegten darstellen. Zwei Drittel der PSK-Fälle entfallen auf ebendiese Gruppe, konkret auf die Pflegebedürftigen mit Sach- und Kombinationsleistung (21,2 %) sowie – allen weit voran – mit Pflegegeldleistung (46,5 %).

17.3 Diskussion und Fazit

Die Schätzung potenziell vermeidbarer Krankenhausaufenthalte bei Pflegebedürftigen auf Basis der PSK-Listung nach Valk-Draad et al. (2023) zeigt: Diese Hospitalisierungen sind häufig. 36 % aller Krankenhausfälle von Pflegebedürftigen, so das Ergebnis der Hochrechnung in diesem Beitrag, lassen sich unter Beachtung der Limitationen gemäß PSK-Listung als potenziell vermeidbar einordnen. Patientenbezogen zeigt der Beitrag zudem: Für rund 40 % aller Pflegebedürftigen mit mindestens einem Krankenhausaufenthalt (im Durchschnitt der Quartale) war im Jahr 2022 eine PSK-Diagnose dokumentiert. Ein Fünftel aller PSK-Diagnosen bei Pflegebedürftigen wiesen dabei die Diagnose Herzinsuffizienz auf, gefolgt von der sonstigen chronischen obstruktiven Lungenkrankheit sowie dem Volumenmangel und der Harnwegsinfektion. Darauf, dass zu viele Patientinnen und Patienten mit einer fortgeschrittenen Herzinsuffizienz allein aufgrund palliativmedizinischer Unterversorgung am Lebensende unter Notfalleinweisungen versterben, verweist bereits die nationale Versorgungsleitlinie der BÄK, KBV und der AWMF und damit auf bedeutsame Risiken, die potenziell vermeidbare Krankenhausaufenthalte in sich bergen (BÄK et al. 2019). Deutlich wird: Es bedarf einer indikationsspezifischen Bewertung der PSK-Befunde durch die an der Versorgung von Pflegebedürftigen Involvierten. Dies sollte vor dem Hintergrund einer sorgfältigen Abwägung von Risiken eines Transfers und Aufenthalts in einem Krankenhaus und des Nutzens für den Gesundheitszustand und die Lebensqualität der i. d. R. betagten, multimorbiden und vulnerablen Betroffenen erfolgen.

Ein deutliches PSK-Aufkommen – verstanden als potenziell vermeidbare und damit zu vermeidende Krankenhausaufenthalte – indiziert Optimierungsbedarf in anderen Versorgungsbereichen, allen voran der ambulant-ärztlichen Leistungserbringung. Hier lassen sich systemische und direkt medizinische Ansatzpunkte identifizieren: In den Delphi-Runden zur – wohlgemerkt auf die gesamte Bevölkerung bezogen – ASK-Listung nach Sundmacher et al. (2015) hoben die geladenen 35 ärztlichen Expertinnen und Experten die Bedeutung einer kontinuierlichen Versorgung hervor, die es zu stärken gelte. Auch der Zugang zur ambulanten Leistungserbringung ebenso wie finanzielle Anreize wären wichtig, so das Delphi-Panel, um hohen ASK-Raten entgegenzuwirken. Aus medizinischer Sicht wären u. a. die Früherkennung von Erkrankungen, das Management insbesondere chronischer Störungsbilder sowie die Immunisierung zentral, um unnötige Krankenhausaufenthalte zu vermeiden (Sundmacher et al. 2015).

Die Rolle der pflegerischen Versorgung bei der indizierten Vermeidbarkeit von Hospitalisierungen variiert je nach Pflegesetting und ist hierbei – auch im Sinne der berufsgruppenübergreifenden Kooperation – nicht unerheblich. Für die vollstationäre Langzeitpflege zeigen die eingangs gelisteten aktuellen Forschungsprojekte Ursachen potenziell vermeidbarer Hospitalisierungen und Optionen zu deren Vermeidung (vgl. ▶ Abschn. 17.1.1). Auch eine gesundheitliche Vorausplanung bzw. das Vorliegen einer Patientenverfügung können hier der Schlüssel sein, um nicht indizierte

– und nicht gewünschte – Krankenhausaufenthalte insbesondere bei Pflegebedürftigen am Lebensende zu vermeiden. Die Kenntnis dieser Vollmacht seitens aller Involvierten inklusive Angehöriger und Pflegender sowie ihre Befolgung in der entscheidenden Versorgungssituation sind hier maßgeblich. Die – recht heterogenen – Befunde zum Vorliegen einer solchen Vorausverfügung – primär in Pflegeheimen – verweisen mehrheitlich auf eine teils beträchtliche „Unterversorgung" (Allers et al. 2020; Strautmann et al. 2020). Die regelmäßige Prüfung und Aktualisierung einer Patientenverfügung, so das Ergebnis einer Befragung von rund 500 Pflegenden in deutschen Pflegeheimen, findet aus Sicht fast jeder zweiten befragten Person „selten oder nie" (44 %) statt (Behrendt et al. 2022a).

Insofern sollte auch bei Hospitalisierungen in den letzten Tagen vor dem Versterben ebenso wie bei sehr kurzzeitigen Krankenhausaufenthalten genauer hingeschaut und ihre Indizierung und Unumgänglichkeit hinterfragt werden. Das nunmehr erfolgreich abgeschlossene Innovationsfondsprojekt „Qualitätsmessung in der Pflege mit Routinedaten" entwickelte zu beiden kritischen Versorgungsaspekten sogenannte QCare-Qualitätsindikatoren im Hinblick auf die Versorgung von Pflegeheimbewohnenden (Behrendt et al. 2022b) und bietet damit ein Tool, das in den nächsten Schritten auch für den ambulanten Versorgungskontext getestet und weiterentwickelt werden kann und sollte.

Möglichkeiten und Ansätze einer Reduzierung von PSK bei Pflegebedürftigen sind vorhanden und komplex. Die Handlungsempfehlungen, die als Teil des PSK-Projekts entwickelt wurden, zielen auf Pflegeheimbewohnende und nennen als zentrale Aktionsfelder: eine Stärkung der geriatrischen und gerontologischen Expertise der an der Versorgung beteiligten Akteure, ein verbessertes berufs- und sektorenübergreifendes Zusammenwirken sowie den Ausbau der nicht zuletzt telemedizinischen Infrastruktur in den Pflegeheimen für mehr Vor-Ort-Behandlungen und Diagnostiken. Zu diesen Empfehlungen zählen nicht zuletzt ebenso eine Überprüfung und ggf. Modifikation der eingangs angesprochenen rechtlichen und finanziellen Rahmenbedingungen dieser Versorgung (PSK o.J.). Die meisten dieser Empfehlungen lassen sich ebenso auf die ambulant Gepflegten übertragen.

Die Optionen zur Reduzierung vermeidbarer Krankenhausaufenthalte verdeutlichen aus Kostensicht auch: Ein Wegfall von PSK bedeutet nicht die absolute Einsparung dieser Kosten. Vielmehr bedarf es alternativ der Finanzierung ambulant-ärztlicher und auch pflegerischer Strukturen, Anreize und Leistungen, die niedrigschwellig, rechtzeitig und qualitativ hochwertig bei Vorliegen von entsprechenden Erkrankungen und Beschwerden ebenso wie präventiv im Sinne einer kontinuierlichen und kooperativen Versorgung in Anspruch genommen werden können. Die mit Pandemiebeginn beobachtete Abnahme der Krankenhausaufenthalte von Pflegebedürftigen und ebenso deren PSK ist hier ein gutes Beispiel: Diese Reduktion allein ist noch kein Beleg dafür, dass die ambulant-ärztliche Versorgung ab 2020 effizienter und „bedarfsgerechter" erfolgte. Eine umfassende Bewertung, inwieweit dies vielmehr zu einer Verschlechterung der Versorgung führte, steht aktuell noch aus.

Schlussendlich ist die PSK-Listung ein Proxy für eine potenzielle Fehlversorgung, d. h. eine Annäherung an die tatsächliche Häufigkeit zu vermeidender Krankenhausaufenthalte. Nicht jede als PSK-Fall geschätzte Hospitalisierung ist automatisch eine wirklich unnötige Behandlung. Eine Analyse wie die vorliegende Auswertung identifiziert Auffälligkeiten zwischen Personengruppen, setzt zeitliche Vergleiche und elaboriert, welche PSK-Diagnosen bei Pflegebedürftigen gehäuft zum Vorschein kommen. Relevante Einflussfaktoren auf der systemischen (bspw. die regionale Arztdichte) und auf der patientenindividuellen Seite (bspw. das Vorliegen einer Demenz oder einer ausgeprägten Multimorbidität) können das Urteil, inwieweit die Hospitalisierung tatsächlich umgänglich war, in der Einzelfallbetrachtung erheblich modifizieren.

Die Limitation einer Anwendung der PSK-Listung auf die gesamte pflegebedürftige Bevölkerung – über die Pflegeheimbewohnenden, die eigentliche Zielgruppe der PSK, hinaus – verweist in diese Richtung. Sie benennt damit einen zentralen Forschungs- und maßgeblichen Optimierungsbedarf an den Schnittstellen der Versorgung von Pflegebedürftigen: Es existiert momentan kein Proxy-Tool, das potenziell vermeidbare Krankenhausaufenthalte bei in der Häuslichkeit Gepflegten untersucht und quantifiziert. Weder ein Übertrag der ASK-Liste mit Referenz auf die Allgemeinbevölkerung noch die hier vorgenommene Verwendung der Pflegeheim-sensitiven Diagnoselistung erfasst das Phänomen adäquat. Sowohl im Zugang und in der Existenz von ambulant-ärztlicher und pflegerischer Versorgung als auch im Hinblick auf Morbidität und Vulnerabilität unterscheiden sich Pflegeheimbewohnende von in ihrer Häuslichkeit Gepflegten. Dem muss methodisch und konzeptionell-inhaltlich Rechnung getragen werden, handelt es sich doch bei Letzteren um den größten Teil der Pflegebedürftigen in Deutschland.

Literatur

Ågotnes G, Jacobsen FF, Harrington C, Petersen KA (2016) A critical review of research on hospitalization from nursing homes; what is missing? Ageing Int 41:3–16

Allers K, Fassmer AM, Spreckelsen O, Hoffmann F (2020) End-of-life care of nursing home residents: a survey among general practitioners in northwestern Germany. Geriatrics Gerontology Int 20:25–30. https://doi.org/10.1111/ggi.13809

BÄK, KBV, AWMF (2019) Nationale VersorgungsLeitlinie Chronische Herzinsuffizienz Langfassung. https://www.dgfn.eu/files/content/leitlinien/201911_LL_herzinsuffizienz-3aufl-vers1-lang.pdf. Zugegriffen: 15. Nov. 2021

Behrendt S, Guerra FA, Räker M, Jürchott K, Klauber J, Schwinger A (2022a) Die Versorgung von Pflegeheimbewohnenden am Lebensende aus Sicht der Pflege. Eine Befragung in deutschen Pflegeheimen. Wissenschaftliches Instituts der AOK (WIdO), Berlin (https://repository.publisso.de/resource/frl:6434217/data. Zugegriffen: 24. Januar 2023)

Behrendt S, Tsiasioti C, Stammann C et al (2022b) Qualitätsmessung in der Pflege mit Routinedaten (QMPR): Indikatoren. Schnittstelle Hospitalisierung bei Pflegeheimbewohner:innen. Abschlussbericht, Bd. 2. Wissenschaftliches Instituts der AOK (WIdO), Berlin https://doi.org/10.4126/FRL01-006432928

Castle NG (2001) Relocation of the elderly. Med Care Res Rev 58(3):291–333

Dwyer R, Gabbe B, Stoelwinder JU, Lowthian J (2014) A systematic review of outcomes following emergency transfer to hospital for residents of aged care facilities. Age Ageing 43:759–766

Kada O et al (2011) Vom Pflegeheim ins Krankenhaus und wieder zurück . . . Eine multimethodale Analyse von Krankenhaustransporten aus Alten und Pflegeheimen. Z Evid Fortbild Qual Gesundhwes 105:714–722. https://doi.org/10.1016/j.zefq.2011.03.023

Kirsebom M, Hedström M, Pöder U, Wadensten B (2015) Transfer of nursing home residents to emergency departments: organizational differences between nursing homes with high vs. low transfer rates. Nurs Open 4:41–48. https://doi.org/10.1002/nop2.68

Klie T (2022) Pflegereport 2022 Häusliche Pflege – das Rückgrat der Pflege in Deutschland Analysen, Befunde, Perspektiven. medhochzwei, Heidelberg

Ouslander JG et al (2010) Potenzially avoidable hospitalizations of nursing home residents: frequency, causes, and costs. J Am Geriatr Soc 58:627–635. https://doi.org/10.1111/j.1532-5415.2010.02768.x

PSK Handlungsempfehlungen zur Vermeidung Pflegeheim-sensitiver Krankenhausfälle. https://www.pflegeheim-sensitive-krankenhausfaelle.de/_files/ugd/088084_184ebafb88d54453b53503bedeea6ac6.pdf

Schmiemann G, Fassmer A, Pulst A, Hoffmann F (2021) Ansatzpunkte zur Verbesserung der medizinischen Versorgung Pflegebedürftiger. HOMERN – Teil 2: Perspektiven der Beteiligten. Universität Oldenburg; Universität Bremen, Bremen, Oldenburg

Schwinger A, Jürchott K, Behrendt S, Argüello Guerra F, Stegbauer C, Willms G, Klauber J (2022) Krankenhausaufenthalte von Pflegeheimbewohnenden am Lebensende: Eine empirische Bestandsaufnahme. In: Jacobs K, Kuhlmey A, Greß S, Klauber J, Schwinger A (Hrsg) Pflege-Report 2022: Spezielle Versorgungslagen in der Langzeitpflege. Springer, Berlin Heidelberg, S 53–74

Statistisches Bundesamt (2024) Pflegestatistik – Pflege im Rahmen der Pflegeversicherung. Wiesbaden. https://www.destatis.de/DE/Themen/Gesellschaft-Umwelt/Gesundheit/Pflege/Publikationen/Downloads-Pflege/statistischer-bericht-pflege-deutschlandergebnisse-5224001239005.xlsx. Zugegriffen: 12. Febr. 2025

Statistisches Bundesamt (Destatis) (2025) Bevölkerungsstatistik (Ergebnisse auf Grundlage des Zensus 2022).

https://www-genesis.destatis.de/datenbank/online/statistic/12411/table/12411-0001. Zugegriffen: 11. März 2025

Strautmann A, Allers K, Fassmer AM, Hoffmann F (2020) Nursing home staff's perspective on end-of-life care of German nursing home residents: a cross-sectional survey. BMC Palliat Care 19:2. https://doi.org/10.1186/s12904-019-0512-8

Sundmacher L, Fischbach D, Schuettig W, Naumann C, Augustin U, Faisst C (2015) Which hospitalisations are ambulatory care-sensitive, to what degree, and how could the rates be reduced? Results of a group consensus study in Germany. Health Policy 119:1415–1423. https://doi.org/10.1016/j.healthpol.2015.08.007

Valk-Draad MP, Bohnet-Joschko S (2023) Pflegeheimsensitive Krankenhausfälle und Ansätze zur Verringerung der Hospitalisierung von Pflegeheimbewohnerinnen und -bewohnern. Bundesgesundheitsbl 66:199–211. https://doi.org/10.1007/s00103-022-03654-4 (PSK-Studiengruppe)

Weissman JS, Gatsonis C, Epstein AM (1992) Rates of avoidable hospitalization by insurance status in Massachusetts and Maryland. JAMA 268(17):2388–2394

Open Access Dieses Kapitel wird unter der Creative Commons Namensnennung 4.0 International Lizenz (http://creativecommons.org/licenses/by/4.0/deed.de) veröffentlicht, welche die Nutzung, Vervielfältigung, Bearbeitung, Verbreitung und Wiedergabe in jeglichem Medium und Format erlaubt, sofern Sie den/die ursprünglichen Autor(en) und die Quelle ordnungsgemäß nennen, einen Link zur Creative Commons Lizenz beifügen und angeben, ob Änderungen vorgenommen wurden.

Die in diesem Kapitel enthaltenen Bilder und sonstiges Drittmaterial unterliegen ebenfalls der genannten Creative Commons Lizenz, sofern sich aus der Abbildungslegende nichts anderes ergibt. Sofern das betreffende Material nicht unter der genannten Creative Commons Lizenz steht und die betreffende Handlung nicht nach gesetzlichen Vorschriften erlaubt ist, ist für die oben aufgeführten Weiterverwendungen des Materials die Einwilligung des jeweiligen Rechteinhabers einzuholen.

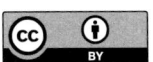

Versorgungsforschung

Inhaltsverzeichnis

Kapitel 18   Palliativbehandlung alter Menschen im
             Krankenhaus – 287
             Bernd-Oliver Maier

Kapitel 19   Fragilitätsfrakturen: Empirische Bestands-
             aufnahme, Ursachen und Hintergründe sowie
             Handlungsempfehlungen – 297
             Jan Wulf, Carsten Schöneberg und Carl Neuerburg

Kapitel 20   Versorgung älterer Personen im Krankenhaus
             in Zeiten der Pandemie – 313
             Carolina Pioch, Ulrike Nimptsch und Reinhard Busse

Kapitel 21   Klima und die Krankenhausversorgung
             alter Menschen – 329
             *Elke Hertig, Mathias Schlögl, Bastian Wein und
             Pablo Escrihuela Branz*

Palliativbehandlung alter Menschen im Krankenhaus

Bernd-Oliver Maier

Inhaltsverzeichnis

18.1 Palliativbehandlung im Krankenhaus – 288

18.2 Herausforderungen, Probleme und Verbesserungspotenziale – 290
18.2.1 Datengrundlage und Evaluationsmaßnahmen – 290
18.2.2 Fachkräftemangel – 291
18.2.3 Fehlversorgung (Über- und Unterversorgung) – 291
18.2.4 Schnittstellen in die ambulante Versorgung – sektorenübergreifende Versorgung – 292

18.3 Zusammenfassung – 293

Literatur – 294

© Der/die Autor(en) 2025
J. Klauber et al. (Hrsg.), *Krankenhaus-Report 2025*, https://doi.org/10.1007/978-3-662-70947-4_18

► ► Zusammenfassung

Die Situation der Palliativbehandlung alter Menschen im Krankenhaus ist aufgrund der aktuellen Datengrundlage nur vage zu beschreiben. Es ist davon auszugehen, dass bundesweit weiterhin ein Mangel an palliativmedizinischen Einrichtungen im Krankenhaus besteht. Darüber hinaus sind nur in wenigen Einrichtungen Prozesse implementiert, die überhaupt eine systematische Bedarfserhebung oder Bedürfniserfassung insbesondere hochaltriger Menschen im Kontext palliativmedizinischer Behandlungsindikation adressieren. Fehlende Evaluation von Pilotprojekten, Fachkräftemangel und regelhaft zu beobachtende Fehlversorgung erschweren die Weiterentwicklung palliativmedizinischer Versorgungsstrukturen für hochbetagte Menschen. Ein besonders schwieriges Hindernis stellt auch der Übergang über die Sektorengrenzen dar. Die systematische Datenanalyse auch von realen Versorgungsdaten und die unabhängige und wissenschaftlich fundierte Begleitung auch von kleineren Pilotprojekten wäre ein wichtiger methodischer Ansatz, um zeitnah und zielgerichtet Antworten für die bestehenden Herausforderungen zu finden.

The situation regarding palliative treatment of old people in German hospitals can only be vaguely described on the basis of the current data. Presumably, there is still a lack of palliative medical facilities in hospitals throughout the country. Furthermore, only a few institutions have implemented processes that address a systematic assessment of needs or requirements, especially for very old people, in the context of palliative medical treatment indications. The lack of evaluation of pilot projects, a shortage of skilled workers and regularly observed misuse make it difficult to further develop palliative medical care structures for the very old. Apart from that, the transition across sectoral boundaries represents a particularly difficult problem The systematic analysis of real health care data and an independent and scientifically sound monitoring of smaller pilot projects would be an important methodological approach to finding timely and targeted answers to the existing challenges.

18.1 Palliativbehandlung im Krankenhaus

Palliativbehandlung im Krankenhaus ist sowohl integraler Behandlungsinhalt im Sinne eines originären Querschnittsfaches als auch spezialisiertes Angebot, das insbesondere auf Palliativstationen und über Palliativdienste vermittelt wird. Im Jahr 2023 gab es bei 1.874 Krankenhäusern (Statistisches Bundesamt 2023) korrespondierend 334 Palliativstationen, die im Wegweiser Hospiz- und Palliativversorgung der Deutschen Gesellschaft für Palliativmedizin (DGP) aufgeführt sind (Wegweiser Hospiz- und Palliativmedizin o.J.). Das heißt, dass 17,8 % der deutschen Krankenhäuser entsprechend den Informationen der DGP eine Palliativstation aufweisen.

Palliativstationen gelten als das spezialisierte vollstationäre Behandlungsangebot für Patienten mit komplexem Unterstützungsbedarf. Strukturelle Anforderungen an Palliativstationen sind unter anderem in der S3-Leitlinie palliativmedizinische Versorgung für Menschen mit unheilbarer Krebserkrankung, den Zertifizierungskriterien für Palliativstationen und in den abrechnungsrelevanten OPS-Codes der Palliativversorgung definiert. Als wesentlicher Wirkfaktor der Behandlung auf einer Palliativstation ist das koordinierte Zusammenwirken von fachlich kompetent qualifizierten und auf die Palliativversorgung spezialisierten Vertretern unterschiedlicher Berufsgruppen zu verstehen, da darüber eine umfassende, allen Dimensionen der Palliativversorgung Rechnung tragende Therapieplanung und Umsetzung gewährleistet werden kann. Neben den qualifizierten Ärztinnen und Ärzten und Pflegefachkräften spielen weitere therapeutische und unterstützende Angebote aus dem Bereich der Psychologie/Psychotherapie, Physiotherapie, sozialen Arbeit, Ergotherapie, Ernährungstherapie, künstlerischen Therapie, ergänzt durch qualifizierte Seelsorge, eine große Rolle (Leitlinienprogramm Onkologie 2020).

Der medizinische Ansatz trägt dem Grundsatz Rechnung, dass nicht die Behandlung der Grunderkrankung im Vordergrund steht, sondern der wesentliche Fokus auf der Beeinflussung des Befindens liegt. Es geht um die bestmögliche Lebensqualität und effektive Behandlung von Symptomen, um Menschen mit erkannten lebensbegrenzenden Erkrankungen und begrenzter Lebenserwartung trotz der herausfordernden Ausgangslage eine lebensbejahende, sinnstiftende Lebensperspektive für die verbleibende Zeit zu vermitteln.

Neben der Palliativstation bieten im Krankenhaus auch ortsunabhängige multiprofessionelle Teams ein palliatives Mit-Behandlungsangebot als spezialisiertes Versorgungsangebot an. Hier werden Menschen mit palliativmedizinischer Unterstützung und Behandlungsbedarf in der fachführenden Abteilung durch ein Team mitbetreut, das dem Anspruch und der Qualifikation nach mit den Teams der Palliativstation zu vergleichen ist. Der Unterschied besteht im Wesentlichen darin, dass die Fall- und Behandlungsführung bei der jeweiligen Fachabteilung verbleibt und das palliativmedizinische Behandlungsangebot das fachspezifische Angebot ergänzt.

Ein Palliativdienstangebot besteht nach Informationen des DGP-Wegweisers in 93 Krankenhäusern, was 4,9 % der Krankenhäuser entspricht (Wegweiser Hospiz- und Palliativmedizin o.J.). Dies liegt deutlich hinter den geschätzten Bedarfserwartungen zurück. Als Erklärung für die deutliche Unterdeckung des Bedarfs wird von den Fachgesellschaften die unsichere Finanzierung der Leistung des Dienstes angegeben.

Die allgemeine Palliativversorgung im Krankenhaus wird nicht durch spezifische strukturelle Charakteristika definiert. Zwar wird seitens der Fachgesellschaft DGP die Einrichtung der Stelle eines Palliativbeauftragten analog eines z. B. Hygienebeauftragten als sinnvoll und wünschenswert diskutiert, um einen qualitativen Mindestanspruch an die allgemeine Palliativversorgung sicherzustellen – dieses Konzept erhält bislang jedoch keine politische Rückendeckung.

In der Gesamtbetrachtung der palliativmedizinischen Versorgungsstrukturen ist leider weiterhin davon auszugehen, dass der tatsächlich bestehende Versorgungsbedarf nicht gedeckt ist.

In einer bundesweiten Befragung von Palliativstationen zu Strukturen und Patientenversorgung für das Jahr 2022 (Dasch et al. 2024) wurde ein Mittel von 34,1 Palliativbetten pro 1 Mio. Einwohner als verfügbar ermittelt. Ergänzt um ca. 27 Hospizbetten pro 1 Mio. Einwohner ergibt das insgesamt 61 Betten, die der stationären Hospiz- und Palliativversorgung pro 1 Mio. Einwohner zur Verfügung stehen (Bertelsmann Stiftung (2019) – was im internationalen Vergleich und gegenüber den Empfehlungen der European Association of Palliative Care (EAPC) weiterhin eine Unterversorgung darstellt. In den Empfehlungen wird eine Zahl von 80 bis 100 Palliativ- und Hospizbetten pro 1 Mio. Einwohner als bedarfsgerecht beschrieben (Payne et al. 2022).

Durchschnittlich wurden 262 Fälle pro Jahr auf einer Palliativstation betreut, hiervon 210 Fälle mit einer Tumorerkrankung. Die mittlere Verweildauer lag bei 11,0 Tagen. Im Mittel verstarben 130 Patienten pro Jahr.

Vergleichbare Daten zur strukturellen Ausgestaltung und Inanspruchnahme palliativversorgerischer Angebote, die im Kontext der Allgemeinen Palliativversorgung erbracht werden, liegen nicht vor (Dasch et al. 2024).

Auch wenn es dem Anspruch und den Zielen einer umfassenden Palliativversorgung inhaltlich nicht ausreichend gerecht wird, Sterbezahlen im Krankenhaus als Referenzwert für die Verfügbarkeit von Palliativversorgung heranzuziehen, so lassen einige Überlegungen durchaus einen Rückschluss auf die Größe der Daten und Wissenslücken zu: Im Jahr 2023 verstarben deutschlandweit insgesamt 441.557 Personen in Krankenhäusern – bei 1.028.206 Sterbefällen in der Bundesrepublik Deutschland entspricht das einem Anteil von 42,9 % im Krankenhaus verstorbener Personen an allen Sterbefällen (Statista 2023).

Bei den oben zitierten 130 Verstorbenen auf einer Palliativstation pro Jahr und 334 Palliativstationen sterben rechnerisch 43.420 Menschen, also ca. 10 % aller im Krankenhaus sterbenden Menschen, auf einer Palliativstation.

Da keine verlässlichen Zahlen zur Bedarfsermittlung für diese Konstellation vorliegen, fällt eine Beurteilung, inwieweit dies als „bedarfsgerecht" eingestuft werden kann, schwer.

Klar ist aber, dass weiterhin mehr als 80 % der auf einer Palliativstation behandelten Patientinnen und Patienten eine onkologische Grunderkrankung aufweisen – also der Zugang für Patienten mit nicht maligner Grunderkrankung weiterhin vergleichsweise erschwert scheint. Auch hierzu gibt es keine verlässlichen Daten, aber in einer der wenigen Studien zur Bedarfserhebung wurde der generelle Bedarf an Palliativunterstützung im Krankenhaus auf fach- und diagnoseübergreifend 7,1 % aller Patienten taxiert, was ebenso eine nach wie vor bestehende Unterdeckung nahelegt (Meffert et al. 2016).

Wenn die Verfügbarkeit der Palliativbehandlung nun auf die Versorgungssituation hochbetagter Menschen fokussiert wird, so wird die Datenlage nochmals erheblich dünner. Zusammenfassend ist die Situation für den Zugang alter Menschen zur Palliativbehandlung also in mehrfacher Hinsicht unbefriedigend:
- Die insgesamt unbefriedigende Datenlage zur Behandlungssteuerung von Palliativversorgung im Krankenhaus lässt keine Aussagen oder Subgruppenanalysen für die spezifische Gruppe der Hochaltrigen zu.
- Es gibt keine verlässlichen Daten zu spezifischem palliativmedizinischem Unterstützungsbedarf der Hochaltrigen im Krankenhaus.
- Es gibt keine Daten über die tatsächliche Angemessenheit und Ergebnisse palliativmedizinischer Behandlungen im Kontext der hochaltrigen Patientengruppen.

18.2 Herausforderungen, Probleme und Verbesserungspotenziale

18.2.1 Datengrundlage und Evaluationsmaßnahmen

Aus dem Defizit an realitätsnahen Daten zur tatsächlichen Situation Hochbetagter ergibt sich eine klare grundlegende Forderung, die von der wissenschaftlichen Fachgesellschaft DGP gestellt wird: Den Bemühungen um Verbesserung der Versorgungsstrukturen im Bereich der Palliativversorgung sollte eine umfassende und unabhängige Evaluation an die Seite gestellt werden. So ist die geforderte Evaluation des bereits 2015 in Kraft getretenen Hospiz- und Palliativgesetzes (HPG) unbedingt als zukunftsorientierter Ansatz zu bewerten, um sich nach zehn Jahren zu vergewissern, wie die Umsetzung im Detail gelungen bzw. auch nicht gelungen ist. Auch sollten neue Impulse, Netzwerk-getragene Innovationen und Projekte, die über die aktuellen Rahmenbedingungen hinauswirken, wie z. B. einzelne regionale teilstationäre Palliativversorgungsangebote, über begleitende qualitativ saubere Evaluationsmodelle schneller Ergebnisse bringen, die eine seriöse Aussage zur Verallgemeinerungsfähigkeit, Wirksamkeit und gesundheitsökonomischen Perspektive erlauben (Prütz und Saß 2017).

Vielerorts werden engagiert neue Versorgungsmodelle etabliert und ausprobiert, um die Situation von Menschen mit palliativmedizinischem Unterstützungsbedarf zu verbessern. Dies gilt insbesondere auch für Einrichtungen der Pflege- und Altenhilfe. Gerade diese Institutionen verfügen aber über keine eigenständige begleitende Infrastruktur, die systematische Analysen und objektivierbare Auswertungen erlaubt. Es wäre sehr wünschenswert, dass zur tatsächlichen nachvollziehbaren Objektivierung der Wirksamkeit und Übertragbarkeit von Erkenntnisgewinn auf andere Einrichtungen sowohl Geld als auch Forschungskompetenz verfügbar gemacht werden könnte.

Ähnliches gilt in besonderem Maße für Interventionen, die auf die Verbesserung der Bedingungen der allgemeinen Palliativversorgung im Krankenhaus abzielen.

18.2.2 Fachkräftemangel

Ein eigenes Handlungsfeld wird zunehmend auch der Umgang mit begrenzten Ressourcen sein.

Fachkräftemangel wirkt sich dabei auf zweierlei Art auf Palliativversorgung aus: Zum einen ist die Palliativversorgung selbst von Fachkräftemangel betroffen, wie alle anderen Bereiche im Krankenhaus auch, zum anderen ergeben sich aus dem Fachkräftemangel gerade auch in Einrichtungen der Altenhilfe kritische Entwicklungen: Bewohnerinnen und Bewohner dieser Einrichtungen, die als Notfallpatienten ins Krankenhaus verbracht wurden, werden häufig wenig kompetent ins Krankenhaus übergeleitet, genauso wie die Verbringung zurück in die Pflegeeinrichtung oft nicht einem am Patientenwohl orientierten geregelten Prozess entspricht.

Insbesondere kommunikativ eingeschränkte Patientinnen und Patienten, die sich vermehrt in der Gruppe der Hochaltrigen finden, können selbst wenig zur Kompensation dieses Defizits beitragen.

Sensible Information, etwa zu einer möglicherweise vorliegenden Vorausverfügung oder deren Inhalten, sind nicht zuverlässig verfügbar und werden bei einem Ortswechsel der Betroffenen nicht regelhaft übergeben. Genauso wenig zuverlässig wird allerdings im Rahmen der Rettungsmedizin systematisch nach dem Vorliegen einer Patientenverfügung gefragt.

18.2.3 Fehlversorgung (Über- und Unterversorgung)

Insbesondere im Rahmen der notwendigen Abwägungen für eine sinnvolle Ressourcenallokation im Gesundheitswesen wird häufig auch die finanzielle Belastung durch Überversorgung angeprangert. Im Report der Bertelsmann Stiftung (2019) wird die Einschätzung geäußert, dass 30 % aller medizinischen Maßnahmen auf die Kategorie der Überversorgung entfallen.

Ebenso wird gerade in diesem Bericht unter den Lösungsansätzen die medizin-ethische Verantwortung der Ärztinnen und Ärzte selbst betont. Unter dem Handlungsgrundsatz „Ethische Verantwortung übernehmen" wird gefordert: „Ärzte stehen in der Verantwortung, mit ihren Patienten Nutzen und Risiken der in Frage kommenden Behandlungsoptionen zu besprechen. Sie sollten ihren Patienten stärker bewusst machen, dass überlegtes Abwarten und Beobachten auch in ihrem Fall viele unnötige und eventuell schädigende Maßnahmen verhindern kann." (Bertelsmann Stiftung 2019)

Auch wenn diese Feststellung nicht spezifisch für Hochbetagte formuliert ist, so hat sie im Kontext hochaltriger Patienten besonderes Gewicht: Zum einen ist die Gruppe der Hochaltrigen in vielen für medizinische Maßnahmen als relevant indikationsbegründend angesehenen Studien unterrepräsentiert, zum anderen sind viele der hochaltrigen Patienten in besonderem Maße bei der Entscheidungsfindung hinsichtlich genau dieser medizinischen Maßnahmen unterstützungsbedürftig.

Das bezieht sich dabei nicht nur auf erworbene offensichtliche kognitive oder mnestische Defizite – es geht um die Veränderung der individuellen Perspektive auf die „Sinnhaftigkeit" einer einzelnen medizinischen Maßnahme vor dem Hintergrund der natürlichen und in diesem Verständnis normalen Annäherung an das Lebensende selbst.

Diesem sehr relevanten Schritt einer medizinischen oder in diesem Kontext ebenso lebensperspektivischen Entscheidungsfindung ist aber kein klarer Ort in der Kaskade von Teilschritten in der Entscheidungsfindung zugewiesen. Im Gegenteil: Im Zuge der zunehmenden Ressourcenknappheit ist zu befürchten, dass eher die Situation einer zufälligen und beliebigen Abfolge zementiert wird, als dass hier ohne regulierende Maßnahmen eine Änderung zu erwarten ist.

Problematisch ist dabei im Besonderen, dass Alter selbst oft als entscheidungsrelevanter Faktor in die intuitive Wertung entscheidungsbefugter Ärzte einfließt. So ist der Einsatz z. B. der Frailty Scale nach der Deutschen Gesellschaft für Geriatrie (DGG) als Objektivierung des Kriteriums einerseits sehr zu begrüßen, ersetzt aber andererseits mit seinem Score-Ergebnis in keiner Weise die individuelle Analyse der Lebensrealität der Betroffenen (Ärztekammer Nordrhein o.J.).

Während die rein intuitive Indikationsstellung medizinischer Maßnahmen also mit dem Risiko einer nicht objektivierbaren Entscheidung als Grundlage für Fehlversorgung verbunden ist, so birgt die rein objektive Analyse ohne kompetente ergänzende Einschätzung der persönlichen Lebenssituation der Patientinnen und Patienten inklusive deren persönlicher Werte ebenso das Risiko einer gravierenden Fehleinschätzung.

Und neben dem Risiko einer viel zitierten Überversorgung bieten beide Methoden, wenn nicht gut aufeinander abgestimmt, ein ebenso gravierendes Problem einer denkbaren Unterversorgung: Altersdiskriminierung im medizinischen Entscheidungskontext (ACP Deutschland o.J.).

Hinzu kommt, dass auch im Fall einer erkannten sinnhaften Therapiebegrenzung als Ergebnis einer systematisch reflektierten Indikationsstellung die Weiterversorgung in vielen Fällen wenig konstruktiv ist: Statt der jetzt indizierten unmittelbaren moderierten Beratung oder Begleitung durch Palliativversorger erfolgt oft schlicht die Rückführung in das vorbestehende Betreuungssystem.

Die Komplexität einer an der Lebensrealität der Betroffenen orientierten, aber individuellen Therapiezielfindung ist in einem Diagnosen-getriebenen Gesundheits- und Abrechnungssystem nicht abgebildet – hier wäre gerade im Kontext der Hochaltrigkeit ein wesentlicher Beitrag einer gut etablierten palliativmedizinischen Versorgung zu erwarten, und gerade das Instrument eines ausgebauten und ortsunabhängig verfügbaren Palliativdienstes könnte effiziente Unterstützung bieten.

18.2.4 Schnittstellen in die ambulante Versorgung – sektorenübergreifende Versorgung

Ein besonderes Hindernis in der Palliativversorgung stellt wie oben schon ausgeführt der Übergang vom ambulanten in den stationären Sektor und umgekehrt dar. Durch limitierte palliativmedizinische Möglichkeiten in der Rettungsmedizin werden oftmals Patientinnen und Patienten aufgrund fehlender Versorgungsmöglichkeiten auch in der Lebensendphase ins Krankenhaus verbracht.

Um hier eine bessere Verbindung zu erreichen, wäre die klar definierte Integration palliativmedizinischer Akutbehandlung in notfallmedizinische und rettungsmedizinische Konzepte wünschenswert. Damit wären zum einen nicht indizierte Krankenhauszuweisungen, die sich aufgrund mangelnder ambulanter Versorgungsmöglichkeiten als Ultima Ratio ergeben, zu verhindern, zum anderen wäre eine zielgerichtete Therapiezuweisung durch die vorab getroffene kompetente Einordnung zu erreichen.

Auch teilstationäre Versorgungsangebote zur dringlichen Beurteilung einer stationären Weiterbehandlung können hier eine hilfreiche Alternative im Sinne einer Clearingstelle sein und gleichzeitig die notfallmedizinischen Einrichtungen entlasten. Verschiedene lokale Initiativen und Modellprojekte geben diesbezüglich ermutigende Hinweise – aber die unzureichend abgebildete systematische begleitende Evaluation lässt bislang keine klare Übertragbarkeit lokal erfolgreicher Modelle zu.

Im Rahmen von Netzwerkmodellen, ambulanter Ethikberatung sowie vielfältiger Initiativen auf der Grundlage von „Behandlung im Voraus planen" gibt es eine große Anzahl struktureller Ideen, die Umsetzung im klinischen Alltag gestaltet sich jedoch aufgrund der Heterogenität der Rahmenbedingungen schwierig.

Gerade hoch vulnerable Patienten, zu denen insbesondere hochbetagte Patienten mit palliativmedizinischem Unterstützungsbedarf zu rechnen sind, könnten hier von einer guten Verzahnung und abgestimmten Behandlungsplanung profitieren.

18.3 Zusammenfassung

Die Palliativbehandlung im Krankenhaus ist gekennzeichnet durch vielfältige Limitationen, die sich unter anderem daraus ergeben, dass die für eine Versorgungsplanung notwendige Datengrundlage sehr schlecht ist.

Erschwerende Faktoren sind die unzureichende Durchlässigkeit der Sektorengrenze, der zunehmende Fachkräftemangel, die nicht explizit ausgewiesene Notwendigkeit und Vergütungsgrundlage für systematische Ansätze zur medizinethischen Entscheidungsfindung.

Die Patientinnen und Patienten selbst können im Wesentlichen in vier Kategorien unterteilt werden:
1. Patienten in hohem Alter, bei denen eine palliativmedizinische Behandlung als indikationsbasierte Option im Raum steht,
2. Patienten in hohem Alter, bei denen eine palliativmedizinische Behandlung als willensbasierte Option im Raum steht,
3. Patientinnen in hohem Alter, bei denen eine unheilbar progrediente Erkrankung bekannt ist und akuter palliativmedizinischer Unterstützungsbedarf besteht,
4. Patientin in hohem Alter, die sich im Krankenhaus befinden oder dort als Notfall vorgestellt werden und die sich in der akuten Sterbephase befinden.

Eine umfassende Palliativbehandlung alter Menschen im Krankenhaus sollte alle vier Subgruppen angemessener integrieren können.

Gruppe 1 beschreibt die Patienten, bei denen kurativ oder zumindest krankheitsspezifisch zentrierte Maßnahmen als miteinander konkurrierend oder simultan indiziert nebeneinanderstehen. Hier sollte strukturiert und systematisch eine moderierte Therapiezielfindung mit den Betroffenen herbeigeführt werden. Insbesondere hochaltrigen Menschen, deren Lebenserwartung biologisch begrenzt ist – auch ohne das Vorliegen einer schwerwiegenden Erkrankung –, sollte hier durch kompetente Unterstützung und Moderation zu einer ihrer persönlichen Lebens- und Wertrealität entsprechenden Entscheidung verholfen werden. Die Qualität der Entscheidungsfindung steht hier vor der medizinisch oder biologisch begründeten Präferenz. Ein klinisches Beispiel hierfür wäre eine fortgeschrittene onkologische Erkrankung, in deren Zusammenhang die Sinnhaftigkeit einer medikamentösen, lebensverlängernden Therapie erörtert und bewertet werden muss.

Gruppe 2 beschreibt Menschen, bei denen aufgrund persönlicher Überzeugung medizinische Maßnahmen, selbst wenn sie zur Kuration führen könnten, unterbleiben und die durch diese persönliche Entscheidung zu Patienten mit absehbar palliativmedizinischem Behandlungsauftrag werden. Das heißt, eine Erkrankung, die potenziell technisch deutlich beeinflusst werden könnte, wird nicht behandelt, da der Patient das Einverständnis zur Durchführung dieser Maßnahme aus persönlichen Gründen nicht gibt. Daraus resultiert in nicht wenigen Fällen ein akuter oder zumindest absehbarer Palliativbedarf, der dann auch entsprechend adressiert und in der Vorausplanung berücksichtigt werden sollte. Ein klinisches Beispiel hierfür wäre z. B. eine weit fortgeschrittene Aortenklappensklerose, die eine Indikation für Intervention darstellen würde, die vom Patienten aber abgelehnt werden.

Gruppe 3 beschreibt die Gruppe von Patienten, bei denen am wenigsten Uneinigkeit über die Sinnhaftigkeit der palliativmedizinischen Betreuung besteht. Eine als lebensverkürzend erkannte und fortschreitende Erkrankung würde ohne palliativmedizinische Behandlung zu Symptombelastung führen, somit ist eine klare Indikation für palliativmedizinische Unterstützung gegeben. Diese kann und sollte im Kontext der Gruppe 3 allerdings auch palliativ-rehabilitative Ansatzpunkte beinhalten.

Gruppe 4 beschreibt die Patienten, bei denen die Indikation „Sterben zulassen" und die damit verbundene Indikation zur Sicherstellung bestmöglicher Symptomkontrolle und Wahrung von Würde gänzlich in den Vordergrund treten und sich die Maßnahmen entsprechend vollumfänglich am Befinden des Patienten orientieren.

Alle vier Gruppen benötigen kompetente teilspezialisierte palliativmedizinische Unterstützung mit unterschiedlich gelagerten Schwerpunkten. Der Zugang zu dieser kompetenten Unterstützung sollte ortsunabhängig allen Betroffenen zuteilwerden. Alte Patienten sind dabei weniger gut in der Lage, aktiv diese Schwerpunkte einzufordern, als jüngere Patienten.

Es ist Aufgabe eines modernen Gesundheitssystems, allen Aspekten der Betreuung in diesem Kontext gerecht zu werden sowie Strukturen vorzuhalten und verfügbar zu machen, die in angemessen reflektierter und systematischer Weise sowohl Entscheidungsprozesse herbeiführen als auch Überleitungen qualitativ absichern, Behandlungsimpulse geben und bei spezialisiertem Versorgungsbedarf auch die Behandlungsführung übernehmen können.

Zum jetzigen Zeitpunkt sind diese Strukturen ansatzweise ausgebildet, aber nicht flächendeckend soweit verfügbar, dass wir von Bedarfsgerechtigkeit ausgehen können. Wesentliche Grundlage für eine Weiterentwicklung der Versorgungsstrukturen wäre die systematische Datenerhebung – auch auf der Grundlage von realen Versorgungsdaten – zur Bedarfsermittlung, die konsequente Mitberücksichtigung von Patienten- und Angehörigen-zentrierter Outcome-Messung als relevantem Kriterium erfolgreicher Behandlung und die Stärkung der systematischen Evaluation von Initiativen im Sinne von Good-Practice-Beispielen.

Alle Forderungen nach einer strukturellen Qualitätssteigerung müssen allerdings vor dem realistischen Hintergrund eines zunehmenden Fachkräftemangels auch eine erhebliche Zeit- und Ressourcen-Effizienz aufweisen. Dabei muss wachsam darauf geachtet werden, dass die Palliativmedizin selbst nicht als vermeintliche Lösung einer nicht offen geführten Rationierungsdebatte fehlinterpretiert wird.

Literatur

ACP Deutschland Clinical Frailty Scale (CFS) – FAQ. ACP Konkret. https://www.acp-deutschland.de. Zugegriffen: 18. Febr. 2025

Ärztekammer Nordrhein Überversorgung – eine Spurensuche. „Wir haben verlernt, über das Lebensende zu sprechen. https://www.aekno.de. Zugegriffen: 18. Febr. 2025

Bertelsmann Stiftung (2019) Überversorgung – eine Spurensuche. https://www.bertelsmann-stiftung.de/de/publikationen/publikation/did/ueberversorgung-eine-spurensuche. Zugegriffen: 18. Febr. 2025

Dasch B, Melching H, Maier BO, Lenz P, Bausewein C, Rosenbruch J (2024) A nationwide survey of palliative care units in Germany on structures and patient care. Dtsch Ärztebl Int 121:92–93

Leitlinienprogramm Onkologie (2020) S3-Leitlinie Palliativmedizin für Patienten mit einer nicht heilbaren Krebserkrankung, Langversion 2.1. https://www.leitlinienprogramm-onkologie.de/fileadmin/user_upload/Downloads/Leitlinien/Palliativmedizin/Version_2/LL_Palliativmedizin_2.1_Langversion.pdf. Zugegriffen: 18. Febr. 2025

Meffert C, Rücker G, Hatam I et al (2016) Identification of hospital patients in need of palliative care – a predictive score. BMC Palliat Care 15:21

Payne S, Harding A, Williams T, Ling J, Ostgathe C (2022) Revised recommendations on standards and norms for palliative care in Europe from the European Association for Palliative Care (EAPC): A Delphi study. Palliat Med 36(4):680–697

Prütz F, Saß A-C (2017) Daten zur Palliativversorgung in Deutschland – Welche Datenquellen gibt es, und was sagen sie aus? Bundesgesundheitsbl 60:26–26

Statista (2023) Anzahl der Sterbefälle in deutschen Krankenhäusern in den Jahren von 1994 bis 2023. https://de.statista.com/statistik/daten/studie/218760/umfrage/sterbefaelle-in-deutschen-krankenhaeusern/. Zugegriffen: 18. Febr. 2025

Statistisches Bundesamt (2023) Krankenhäuser 2023 nach Trägern und Bundesländern. https://www.destatis.de/DE/Themen/Gesellschaft-Umwelt/Gesundheit/Krankenhaeuser/Tabellen/eckzahlen-krankenhaeuser.html. Zugegriffen: 18. Febr. 2025

Wegweiser Hospiz- und Palliativmedizin Palliativdienste im Krankenhaus. https://www.wegweiser-hospiz-palliativmedizin.de/institutions/category/12/palliativdienste-im-krankenhaus?page=5. Zugegriffen: 18. Febr. 2025

Open Access Dieses Kapitel wird unter der Creative Commons Namensnennung 4.0 International Lizenz (http://creativecommons.org/licenses/by/4.0/deed.de) veröffentlicht, welche die Nutzung, Vervielfältigung, Bearbeitung, Verbreitung und Wiedergabe in jeglichem Medium und Format erlaubt, sofern Sie den/die ursprünglichen Autor(en) und die Quelle ordnungsgemäß nennen, einen Link zur Creative Commons Lizenz beifügen und angeben, ob Änderungen vorgenommen wurden.

Die in diesem Kapitel enthaltenen Bilder und sonstiges Drittmaterial unterliegen ebenfalls der genannten Creative Commons Lizenz, sofern sich aus der Abbildungslegende nichts anderes ergibt. Sofern das betreffende Material nicht unter der genannten Creative Commons Lizenz steht und die betreffende Handlung nicht nach gesetzlichen Vorschriften erlaubt ist, ist für die oben aufgeführten Weiterverwendungen des Materials die Einwilligung des jeweiligen Rechteinhabers einzuholen.

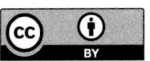

Fragilitätsfrakturen: Empirische Bestandsaufnahme, Ursachen und Hintergründe sowie Handlungsempfehlungen

Jan Wulf, Carsten Schöneberg und Carl Neuerburg

Inhaltsverzeichnis

19.1 Einleitung – 299

19.2 Osteoporose-assoziierte Fragilitätsfrakturen und deren Behandlung – 300
19.2.1 Überblick über die häufigsten und relevantesten Fragilitätsfrakturen – 300
19.2.2 Spezifische Diagnostik und Therapie bei Osteoporose – 304

19.3 Der Circulus vitiosus der Frailty – 305

19.4 Probleme an den Schnittstellen der Versorgungskette – 305

19.5 Handlungsempfehlungen – 307

19.6 Fazit und Ausblick – 308

Literatur – 309

© Der/die Autor(en) 2025
J. Klauber et al. (Hrsg.), *Krankenhaus-Report 2025*, https://doi.org/10.1007/978-3-662-70947-4_19

▪▪ Zusammenfassung

Zunehmend häufiger präsentieren sich Patienten nach Niedrigenergietraumata bzw. Sturz aus dem Stand mit immobilisieren Schmerzen in den Kliniken. Frakturen bei den überwiegend geriatrischen Patienten werden aufgrund des inadäquaten Traumamechanismus dann oft als Fragilitätsfrakturen bezeichnet. Die Fragilität und Vulnerabilität dieser geriatrischen Patienten, die häufig durch diverse Begleiterkrankungen (Komorbiditäten) sowie zugrundeliegende Medikamente (Polypharmazie) und Gebrechlichkeit verursacht wird, erhöht das Risiko für Stürze und gesundheitliche Komplikationen im Verlauf, wobei Osteoporose-assoziierte Frakturen eine große Herausforderung darstellen. In Deutschland machen Osteoporose-assoziierte Frakturen den überwiegenden Anteil der Frakturen aus, wobei insbesondere Frauen von Osteoporose betroffen sind. Zu den häufigsten Fragilitätsfrakturen zählen Becken-/Wirbelkörperfrakturen, proximale Femurfrakturen (Hüftfrakturen), proximale Humerusfrakturen sowie distale Radiusfrakturen.

Die Behandlung umfasst sowohl konservative als auch operative Maßnahmen, wobei die Wahl der Therapie oft vom Frakturtyp und dem Aktivitäts-/Mobilisationslevel der Patienten abhängt. Ein bedeutendes Problem ist der Circulus vitiosus der Fragilität, bei dem eine Fraktur zu weiterer Immobilität und Muskelabbau führt, was die Fragilität verstärkt. Um diesen Teufelskreis zu durchbrechen bzw. dem drohenden Verlust von Aktivität und Selbstständigkeit vorzubeugen, sind umfassende Präventions- und Rehabilitationsstrategien erforderlich in Form einer interdisziplinären alterstraumatologischen Versorgung. In Deutschland sind in den letzten zehn Jahren zunehmend zertifizierte Alterstraumazentren etabliert worden und zur Absicherung der interdisziplinären, ganzheitlichen Versorgung auch G-BA-Richtlinien z. B. bei Patienten mit Hüftfrakturen verabschiedet worden. Dennoch weist die Versorgungskette Schwächen insbesondere in der sekundären Frakturprävention auf, die zu einer hohen Rate an nicht erkannten oder unzureichend behandelten Osteoporose-Fällen führt. Fracture Liaison Services (FLS) bieten einen vielversprechenden Ansatz zur Verbesserung der Versorgung und Einleitung einer weiterführenden osteologischen Therapie, indem sie eine kontinuierliche Nachsorge sicherstellen. Die Implementierung solcher Programme kann sowohl die Rate von Folgefrakturen senken als auch die langfristigen Gesundheitskosten und Mortalität reduzieren. Um die Herausforderungen der alternden Bevölkerung und die wirtschaftlichen Belastungen durch Osteoporose zu bewältigen, sind präventive Maßnahmen, eine optimierte Patientenversorgung und fortlaufende Versorgungsforschung unerlässlich.

Patients with immobilising pain who have suffered a low-energy trauma or a fall from a standing position are inceasingly admitted to hospitals. In these predominantly geriatric patients, fractures are often referred to as fragility fractures due to an inadequate trauma mechanism. The fragility and vulnerability of these geriatric patients, often caused by various comorbidities and underlying medications (polypharmacy) and frailty, increase the risk of falls and health complications over time, with osteoporosis-associated fractures posing a major challenge. In Germany, osteoporosis-associated fractures account for the majority of fractures, with women being particularly affected by osteoporosis. The most common fragility fractures include pelvic/vertebral body fractures, proximal femoral fractures (hip fractures), proximal humeral fractures and distal radius fractures.

Treatment includes both conservative and surgical measures, with the choice of therapy often depending on the type of fracture and the level of activity/mobilisation of the patient. A significant problem is the vicious circle of fragility, in which a fracture leads to further immobility and muscle loss, which in turn increases fragility. To break this vicious circle and to prevent the impending loss of activity and independence, comprehensive prevention and rehabilitation strategies are needed in the form of interdisciplinary, age-related traumatology care. In Germany, an increasing number of certified age trauma centres have been established in the last ten years, and G-BA guidelines have been adopted to ensure interdisciplinary, holistic care, for example, for patients with hip fractures. Nevertheless, the care chain still shows weaknesses, particularly in secondary fracture prevention, which leads to a high rate of undetected or inadequately treated osteoporosis cases. Fracture Liaison Services (FLS) offer a promising approach to improving care and initiating further osteological therapy by ensuring continuous follow-up. Implementing such programmes can both reduce the rate of subsequent fractures and lower long-term healthcare costs and mortality. To overcome the challenges of an ageing population and the economic burden of osteoporosis, preventive measures, optimised patient care and ongoing health services research are essential.

19.1 Einleitung

Gebrechlichkeit bzw. Fragilität (englisch: *frailty*) ist ein komplexer, altersbedingter klinischer Zustand, der durch eine Degeneration multipler Organsysteme gekennzeichnet ist und in dessen Folge es zu einer erhöhten Vulnerabilität des Organismus gegenüber endogenen und exogenen Stressoren kommt (Cesari et al. 2017; Dent et al. 2019). Dieser Zustand wird durch verschiedene Faktoren beeinflusst und erhöht das Risiko negativer gesundheitlicher Folgen. So ist beispielsweise das Risiko von Stürzen bei einem Patienten oder einer Patientin mit Frailty signifikant erhöht, ebenso wie das Risiko eine Fraktur zu erleiden (gemittelte Odds Ratio in einer Meta-Analyse 1,70 bzw. 2,78; Vermeiren et al. 2016). Handelt es sich bei einer durch einen Sturz zugefügten Fraktur um ein „Niedrigenergietrauma" (zum Beispiel Sturz aus der stehenden oder sitzenden Position), so wird an dieser Stelle auch der Begriff der Fragilitätsfraktur eingesetzt (Friedman und Mendelson 2014). Oftmals steht eine derartige Fraktur im direkten Zusammenhang mit einer reduzierten Knochendichte (englisch: *bone mineral density*, BMD), die wiederum Ausdruck einer Erkrankung des Knochens (in der Regel einer Osteoporose) sein kann (Sànchez-Riera und Wilson 2017). Angesichts der globalen Alterung der Bevölkerung stellt die zunehmende Verbreitung von Frailty eine große Herausforderung für die Gesundheits- und Sozialsysteme sowohl in hoch- als auch in einkommensschwächeren Ländern dar. Die Prävalenz ist abhängig von der Ausgangspopulation und den Einschlusskriterien (Dlima et al. 2024). Die Prävalenz der Osteoporose als einem der hauptverantwortlichen Risikofaktoren für Fragilitätsfrakturen bei Patienten mit Frailty wurde 2009 im Rahmen der BEST-Studie mit 14 % bei den über 50-jährigen Einwohnerinnen und Einwohnern Deutschlands berechnet (Hadji et al. 2013); die SCOPE-Studie berichtet von einer Gesamtprävalenz in Deutschland von 6,1 % (Kanis et al. 2021). Das Risiko für Fragilitätsfrakturen ist abhängig vom Geschlecht und steigt mit zunehmendem Alter (weshalb epidemiologische Angaben in der Regel adjustiert an Alter und Geschlecht angegeben werden), jedoch ist auch mit einer generellen Zunahme der Prävalenz in der Zukunft zu rechnen (Kurth 2020). In diesem Beitrag soll ein Überblick über die Osteoporose-assoziierten Frakturen und deren Behandlung gegeben werden sowie der zu einer zunehmenden Frailty führende Circulus vitiosus nach stattgefundener Fragilitätsfraktur erläutert werden. Damit einhergehend werden die Probleme an den Schnittstellen zwischen Prävention und Therapie erarbeitet und Handlungsempfehlungen zur Behebung der Probleme an den Schnittstellen gegeben. Ein Resümee mit der Darstellung der sozioökonomischen Relevanz von Fragilitätsfrakturen unterstreicht die Thematik und schließt das Kapitel ab.

19.2 Osteoporose-assoziierte Fragilitätsfrakturen und deren Behandlung

Zu den wichtigsten (da am häufigsten auftretenden) Fragilitätsfrakturen zählen Wirbelkörperfrakturen, proximale Femurfrakturen, proximale Humerusfrakturen sowie distale Radiusfrakturen. Seltener erkannt, jedoch mit einer hohen Dunkelziffer behaftet und aufgrund der Komplikationen bei verspäteter Diagnose ebenfalls von herausragender Bedeutung sind Frakturen des Beckenringes (◘ Abb. 19.1a bis 19.1e; typische Röntgenbilder bei häufigen Fragilitätsfrakturen). Im ▶ Abschn. 19.2.1 wird zu den genannten Frakturen jeweils ein kurzer epidemiologischer, pathophysiologischer und therapeutischer Überblick gegeben, die spezifische Osteoporose-Therapie bleibt zunächst unbeachtet. In ▶ Abschn. 19.2.2 wird dann separat die bei Osteoporose-assoziierten Fragilitätsfrakturen obligate Diagnostik und anti-osteoporotische Therapie erläutert.

19.2.1 Überblick über die häufigsten und relevantesten Fragilitätsfrakturen

Wirbelkörperfrakturen

Wirbelkörperfrakturen gelten als eine der häufigsten Osteoporose-assoziierten Frakturen und betreffen insbesondere postmenopausale Frauen. Genaue Fallzahlen sind schwierig zu erheben, da zum einen die Definition sehr weit gefasst ist (beginnend mit nur im MRT erkennbaren Knochenödemen in der STIR-Sequenz bei erhaltener Stabilität und Form des Wirbelkörpers bis hin zur komplett instabilen Fraktur mit gestörtem Alignment der Wirbelsäulenachse; Roth et al. 2024) und zum anderen (und damit einhergehend) viele osteoporotische Wirbelkörperfrakturen wenig symptomatisch und daher unerkannt bleiben (z. B. chronische Rückenschmerzen, Verringerung der Körpergröße, Tannenbaumphänomen der Haut). Die Prävalenz wird in Europa bei 60- bis 64-Jährigen mit 16,8 % angegeben und steigt in der Altersgruppe der 75- bis 79-Jährigen auf 34,8 % (Cummings und Melton 2002). Insgesamt wurden 2019 in Deutschland 75.931 Frakturen an der Brust- und Lendenwirbelsäule ICD-kodiert (Rupp et al. 2021). Der typische Frakturmechanismus ist eine Kompression des geschwächten Wirbelkörpers (meist an der unteren thorakalen oder lumbalen Wirbelsäule) durch die Belastung des eigenen Körpergewichts mit resultierenden Platt-, Keil-, oder Fischwirbelkörpern. Eine Fraktur kann beim osteoporotisch-degenerativen Knochen bereits bei minimalen Alltagsbelastungen auftreten, etwa beim Inklinieren der Wirbelsäule beim Herunterbeugen (Myers und Wilson 1997); ein Sturz ist nicht immer erinnerlich. Abhängig von der radiologischen Bildmorphologie erfolgt eine Einteilung der osteoporotischen Wirbelkörperfrakturen anhand der OF-Klassifikation in Typ OF 1 (nur ein Ödem ist im MRT zu erkennen) bis OF 5 (Distraktions- und Rotationsverletzungen), was für die Therapieentscheidung relevant ist. Typ-OF-1 und OF-2-Frakturen werden bevorzugt konservativ behandelt, OF 3 bis OF 5 hingegen sollten operativ versorgt werden (Schnake et al. 2017). Die Therapie zielt – wie bei allen osteoporotischen Frakturen – darauf ab, eine schnelle Schmerzfreiheit und Re-Mobilisation zu ermöglichen. Zu erreichen ist dies im speziellen Fall der Wirbelkörperfrakturen konservativ durch eine adäquate analgetische Therapie (bei meist initialer Immobilität und Bettlägerigkeit) mit darauffolgender Mobilisierung im Rahmen von Konzepten der Physikalischen Medizin, jeweils in Kombination mit physiotherapeutischer Krankengymnastik (Rückenschule). In selteneren Fällen wird Gebrauch von Orthesen gemacht. Die Säule der operativen Therapie besteht aus Verfahren zur Aufrichtung von Wirbelkörpern mittels Kypho- oder Vertebroplastie, oftmals in Kombination mit einer perkutanen Stabilisierung (von dorsal). In ausgewählten Fällen ist die Verwendung eines Wirbelkörperersatzes sowie eines offenen Vorgehens (ggf. von ventral) notwendig (Roth et al. 2024).

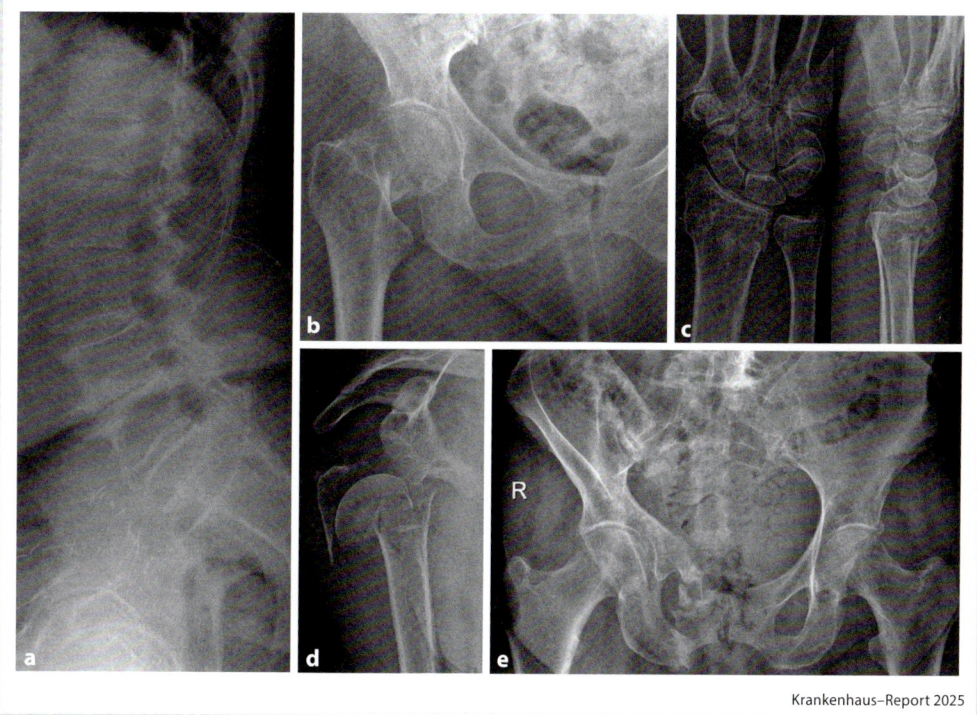

Abb. 19.1 a Seitliches Röntgenbild der unteren Brust- und Lendenwirbelsäule eines 88-jährigen Patienten mit Darstellung einer Deckplattenimpressionsfraktur des ersten Lendenwirbelkörpers (OF Typ III). b Anteroposteriore Röntgenbildgebung bei rechtsseitiger Schenkelhalsfraktur (Pauwels Typ II) bei einer 89-jährigen Patientin. c Dorsopalmare und seitliche Röntgenaufnahme bei distaler Radiusfraktur am rechten Handgelenk (AO Typ 2R3C1.1) einer 65-jährigen Patientin. d Anteroposteriore Aufnahme einer proximalen Humerusfraktur rechts (AO Typ 11C3.3) bei einem 76-jährigen Patienten. e Beckenübersicht Röntgenbild bei einer Beckeninsuffizienzfraktur Typ FFP III rechtsseitig bei einer 89-jährigen Patientin

■ ■ Frakturen am proximalen Femur

Die mediale Schenkelhalsfraktur und die pertrochantären Femurfrakturen zeigen in einer Untersuchung zur Epidemiologie in Deutschland im Jahr 2019 eine kombinierte Inzidenz von 43,4 pro 100.000 Einwohner bei den unter 70-Jährigen; bei den über 70-Jährigen liegt die Inzidenz bei 994,7. Der über 20-fache Anstieg der Inzidenz in dieser Altersgruppe verdeutlicht die Altersabhängigkeit dieser Frakturen; zusammengefasst präsentieren sich in Deutschland pro Jahr > 155.000 Hüftfrakturen dieser Art (Rupp et al. 2021). Im Gegensatz zu Wirbelkörperfrakturen treten Frakturen des proximalen Femurs fast immer infolge eines anamnestisch erfassbaren Traumas auf, beispielsweise beim Ausrutschen mit Sturz auf die Körperseite. Die Fraktur wird in der Regel umgehend durch die gestürzte Person als starkes Schmerzereignis wahrgenommen, was zur sofortigen Immobilisierung und in nahezu allen Fällen zur Hospitalisierung führt. Immobilität und eine verzögerte operative Behandlung hierbei erhöhen die Komplikationsraten für Infektionen und Thrombosen sowie die Entwicklung eines Dekubitus, was letztendlich die Sterblichkeit erhöht (Smektala et al. 2008). In Anbetracht dessen wird bei proximalen Femurfrakturen in den seltensten Fällen eine konservative Therapie gewählt (Bettruhe mit anschließender Mobilisierung unter Analgesie). Einzig bei einer hohen Vulnerabilität und vorbestehender Bettlägerigkeit sowie bei Inoperabilität aus anderen Gründen sollte eine konservative, symptomkontrollierende Therapie bei Hüftfrakturpatienten erwogen werden.

Bei der vorwiegend operativen Hüftfrakturversorgungen werden pertrochantäre Frakturen in der Regel osteosynthetisch mit intra- oder extramedulären Implantaten versorgt (z. B. Marknagel oder DHS), während bei den Schenkelhalsfrakturen seltener hüftkopferhaltende Verfahren angewandt werden und die endoprothetische Versorgung mittels Hemi-(Duokopf-) oder Totalendoprothesen über möglichst schonende operative Zugangswege die „Arbeitspferde" in der Frakturversorgung darstellen (Parker und Johansen 2006).

Um einer interdisziplinären und raschen Hüftfrakturversorgung gerecht zu werden, wurde zum 01.01.2021 der in allen deutschen Kliniken verbindliche G-BA-Beschluss „Hüftgelenknahe Femurfrakturen (QsFFx)" eingeführt. Dabei werden u. a. eine Frakturversorgung binnen 24 h für eine schnellere operative Versorgung sowie eine interdisziplinäre Versorgung gemeinsam mit Geriatern, Physiotherapeuten, Pflegekräften und anderen Berufsgruppen gefordert. In Deutschland sind in den letzten zehn Jahren zur Absicherung dieser ganzheitlichen Versorgung zunehmend zertifizierte Alterstraumazentren etabliert worden, die jedoch nicht nur Hüftfrakturpatienten vorbehalten sein sollen. Ebenso widmen sich zunehmend Leitlinien dieser interdisziplinären Versorgung von Hüftfrakturpatienten, da eine isoliert chirurgische Frakturversorgung nicht ausreichend ist, um das bestmögliche Behandlungsergebnis bei diesen Patienten zu erreichen (G-BA 2019).

■ ■ Frakturen am Beckenring

Frakturen des Beckenringes treten bei über 60-Jährigen in Deutschland mit einer Inzidenz von 224 pro 100.000 Einwohnern auf (Oberkircher et al. 2018). Man unterscheidet zwischen nach Niedrigenergietrauma auftretenden Fragilitätsfrakturen (englisch: *fragility fractures of the pelvis*, FFP) und Insuffizienzfrakturen des Beckens, die ohne äußerliches Trauma aufgrund eines Knochensubstanzverlustes auftreten. Die Inzidenz der genannten Frakturen nimmt nicht nur mit steigendem Alter, sondern auch insgesamt über den Zeitverlauf der letzten Jahrzehnte zu (Sterneder et al. 2021). Bei den traumatischen FFP-Frakturen liegt häufig ein Sturz auf Hüfte oder Gesäß mit lateraler Kompressionsverletzung des osteoporotisch veränderten knöchernen Beckens zugrunde. Als Besonderheit zu erwähnen ist eine häufig erschwerte Diagnostik aufgrund fehlender oder nur subtiler Frakturzeichen im zweidimensionalen Röntgenbild, sodass (um eine verzögerte Therapie zu vermeiden) eine frühzeitige Schnittbildgebung erfolgen sollte (Fleischhacker et al. 2021). Die Einteilung der FFP-Frakturen in Typ FFP-I bis FFP-IV, die von der Lokalisation der Fraktur bzw. Frakturen am Beckenring und deren Stabilität abhängt, ist ebenfalls für die Therapieentscheidung relevant. Während Frakturen vom Typ FFP-I konservativ mittels analgetischer Therapie und schmerzadaptierter Mobilisation therapiert werden und nur den vorderen Beckenring betreffen, benötigen Frakturen vom Typ FFP-III und höher in der Regel eine operative Versorgung. Bei der Stabilisierung von geriatrischen Beckenringfrakturen (FFPs) kommen überwiegend minimalinvasive, osteosynthetische OP-Techniken zur Anwendung, die entweder den vorderen oder überwiegend den hinteren Beckenring stabilisieren (◘ Abb. 19.2a) bzw. je nach Ausprägungsgrad auch eine 360°-Versorgung (vorne und hinten) erfordern (◘ Abb. 19.2b). Ebenso werden Plattenosteosynthesen, Augmentationstechniken und Kompressionssysteme am Beckenring angewandt. In manchen Frakturkonfigurationen wie den FFP-Ivb-Frakturen ist der Beckenring vollständig von der Aufhängung an der Wirbelsäule separiert und erfordert eine überbrückende lumbopelvine Stabilisierung. Die Therapieentscheidung wird heutzutage neben den bildmorphologischen Befunden überwiegend vom Ausmaß der Mobilisation der Patientinnen und Patienten unter einer bestehenden Schmerztherapie abhängig gemacht. Oftmals werden Patienten für ein bis zwei Wochen mit Schmerzmedikamenten

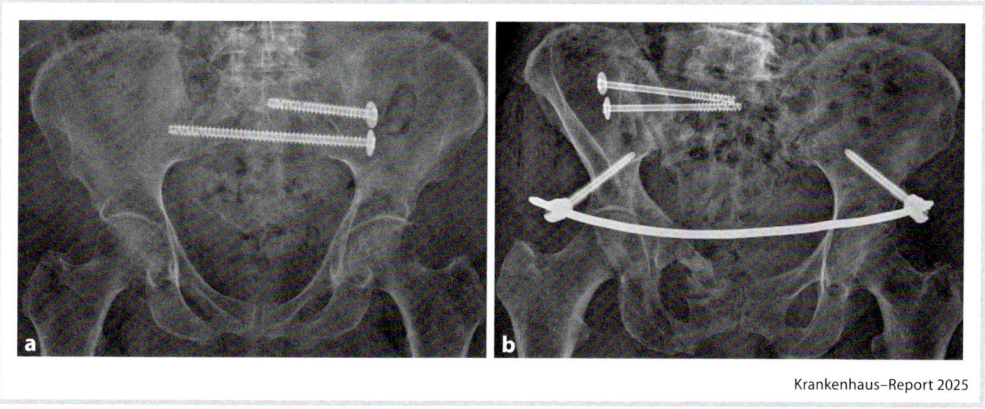

◘ **Abb. 19.2 a** Postoperative Beckenübersicht Röntgenaufnahme nach Schraubenosteosynthese am hinteren Beckenring bei einer FFP-Typ-IIc-Fraktur. **b** Postoperative Beckenübersicht Röntgenaufnahme nach Fixateur interne am vorderen und Schraubenosteosynthese am hinteren Beckenring bei einer FFP-Typ-III-Fraktur

und einer osteologischen Behandlung versorgt. Bleibt dann eine ausreichende Remobilisierung aus, wird für eine operative Stabilisierung des Beckenrings entschieden (Rommens und Hofmann 2013). Bisher besteht jedoch bei der operativen Versorgung am Becken kein einheitlicher Konsens, wann welche Form der Frakturversorgung von FFPs zu favorisieren ist; zur Klärung wurden bereits groß angelegte Multicenterstudien angestoßen, um hier perspektivisch einen klareren Behandlungsalgorithmus entwickeln zu können.

Proximale Humerusfrakturen

Die proximale Humerusfraktur zeigte 2019 in Deutschland eine Inzidenz von 288 pro 100.000 Einwohner im Alter > 70 Jahre (Rupp et al. 2021). Der häufigste Mechanismus ist dabei ein Sturz auf den ausgestreckten Arm, seltener kommt es zu einer direkten Krafteinwirkung auf die Schulter. Proximale Humerusfrakturen stellen im Alter eine klassische Indikatorfraktur einer zugrundeliegenden Osteoporose dar. Je nach Ausmaß der Dislokation können solche Verletzungen konservativ mit frühfunktioneller Beübung, mittels offener Reposition und interner Fixierung mit Marknägeln oder winkelstabilen Plattensystemen oder gar gelenkersetzend behandelt werden. Das durch ein konservatives Verfahren höhere Maß an Dislokation und Fehlstellung ist bei schwer vorerkrankten und kognitiv stark eingeschränkten Patientinnen und Patienten tolerabel. Zwar kann dies nach der Heilung ggf. in einer eingeschränkten Funktion der Schulter resultieren, erspart den Patienten aber einen Krankenhausaufenthalt und eine Operation. Bei der Rekonstruktion und winkelstabilen Plattenosteosynthese stehen heute außerdem zusätzliche Systeme zur Verfügung, die über perforierte Schrauben eine Zementaugmentation ermöglichen und so auch im osteoporotischen Knochen einen größeren Halt bieten, das Risiko der sekundären Dislokation minimieren und eine sichere Verankerung gewährleisten. In komplexeren Frakturkonstellationen sowie bei geriatrischen Patienten mit hohem Risiko für eine avaskuläre Humeruskopfnekrose im Verlauf bzw. bestehenden degenerativen Veränderungen kann auch eine Endoprothese notwendig werden. Auch muss die Abhängigkeit der Patienten von Hilfsmitteln wie Rollatoren zur Mobilisation individuell bedacht werden, weshalb die Funktionalität der oberen Extremität oftmals tatsächlich bedeutender ist als angenommen. Bei höhergradiger Beteiligung der Gelenkfläche ist die primäre Implantation eines Gelenkersatzes einer Rekonstruktion vorzuziehen. Unter Berücksichtigung der gegenwärtigen Literatur zeigt sich, dass der primäre Gelenkersatz nach einer Fraktur dem sekundären Gelenkersatz überlegen ist, was wiederum im Sinne der „single-shot-surgery" insbesondere bei älteren Patienten bedeutsam ist. Insgesamt ist die Evidenz einer besseren Versorgung durch chirurgisches Vorgehen im Vergleich zur konservativen Therapie jedoch weniger eindeutig als bei den Frakturen der unteren Extremitäten (Handoll et al. 2022).

Distale Radiusfrakturen

Die distale Radiusfraktur ist bei den Einwohnerinnen und Einwohnern Deutschlands 2019 mit einer Inzidenz von 235 pro 100.000 ebenfalls eine der häufigsten Frakturen in der Altersgruppe der über 70-Jährigen (Rupp et al. 2021). Häufig ist die distale Radiusfraktur das Resultat eines Sturzes auf den ausgestreckten Arm mit der im Handgelenk dorsalextendierten Hand bei dem Versuch sich abzustützen, wie etwa beim Stolpern oder Ausrutschen. Typischerweise erfährt der distale Radius dabei eine volarseitige Zugbelastung, die zu einer extraartikulären Fraktur der Metaphyse führt, mit Verschiebung des distalen Fragmentes nach dorsoradial. Die osteoporotischen Frakturen bei geriatrischen Patientinnen und Patienten können – sofern die Frakturmorphologie eine stabile Situation suggeriert – konservativ mittels Ruhigstellung im Gips/Cast für vier bis sechs Wochen nach geschlossener Reposition versorgt werden. In Fällen von Instabilität wird häufig aufgrund des hohen funktionellen Anspruchs an die Hand und zur schnelleren sozialen Wiedereingliederung die operative Therapie indiziert. Allgemein gültig gilt die offene Reposition und Fixierung mittels Plattenosteosynthese als Therapie der Wahl, allerdings ist die Evidenz der Überlegenheit bezüglich des Outcomes im Vergleich zur konservativen Therapie umstritten. In beiden Fällen ist die Physiotherapie ein wichtiger Bestandteil zur Rückgewinnung der Funktionalität (Mauck und Swigler 2018).

19.2.2 Spezifische Diagnostik und Therapie bei Osteoporose

11 % der Patientinnen und Patienten mit einer Fragilitätsfraktur erleiden innerhalb der ersten drei Jahre nach initialem Ereignis eine zweite Fragilitätsfraktur. Daher ist es obligatorisch, dass bei Vorstellung eines geriatrischen Patienten, bei dem die Anamnese bei Abfrage des Unfallmechanismus Hinweise auf ein stattgefundenes Niedrigenergietrauma (oder bei Abfrage von Risikofaktoren auf eine sekundäre Osteoporose) ergeben hat, eine weitere Abklärung einer Osteoporose erfolgt, da eine spezifische Diagnostik und Therapie entscheidend ist für die Prävention und Behandlung weiterer Fragilitätsfrakturen (Dang et al. 2019). Die Diagnostik beginnt typischerweise mit der Komplettierung der körperlichen Untersuchung und wird ergänzt durch bildgebende Verfahren zur Knochendichtemessung mittels Dual-Energy X-ray Absorptiometry (DEXA) oder hochauflösendem peripher-quantitativem CT (HR-pQCT). Eine Knochendichtemessung ist selbst bei scheinbar klarer Indikation zur medikamentösen Therapie wichtig, da die Werte vor Therapie als Baseline bei der Verlaufskontrolle herangezogen werden können. Eine laborchemische Untersuchung des Blutes ist ebenfalls notwendig, um weitere sekundäre Osteoporose-Ursachen (bspw. Schilddrüsendysfunktion, Nebenschilddrüsenüberfunktion, Testosteron-Mangel, Vitamin-D-Mangel etc.) und Kontraindikationen für eine medikamentöse Therapie der Osteoporose auszuschließen. Ergänzend kann bei niedriger Prätestwahrscheinlichkeit zur Diagnosestellung ein Risikorechner (bspw. FRAX®) herangezogen werden (Drey et al. 2024). Die Therapie der Osteoporose ist abhängig von der Ursache (primär vs. sekundär) und umfasst sowohl pharmakologische als auch nicht-pharmakologische Ansätze. Zu den allgemeingültigen und nicht pharmakologischen Therapieoptionen zählen Lebensstil-Modifikationen, die eine Anpassung beeinflussbarer Risikofaktoren beinhalten: Raucherentwöhnung, Reduktion des Al-

koholkonsums, Mobilisierung und Muskelaufbau unter Gewichtbelastungsübungen, immer in Kombination mit ausgewogener Ernährung, wenn nötig mit unterstützender Substitution von Calcium und Vitamin D. Je nach diagnostiziertem Wert in der Knochendichtemessung bzw. dem errechneten Risiko mittels Risiko-Rechner ist zusätzlich bei der primären Osteoporose die medikamentöse Therapie mittels antiresorptiver (z. B. Bisphosphonate, Denosumab) oder osteoanaboler Substanzen (z. B. Romosozumab, Teriparatid) indiziert. Frauen (in der Postmenopause) profitieren unter Umständen auch von einer Therapie mittels selektiver Estrogenrezeptormodulatoren (z. B. Raloxifen) oder Estrogen-Analoga. Die Therapie einer sekundären Osteoporose ist kausal und abhängig von der Ätiologie (bspw. Therapie eines Hypogonadismus beim Mann). Im Verlauf sollten sich Kontrolluntersuchungen anschließen, die mögliche unerwünschte Nebenwirkungen und den Therapieerfolg überprüfen (Dachverband Osteologie (DVO) 2023).

19.3 Der Circulus vitiosus der Frailty

Die hohe Inzidenz von Fragilitätsfrakturen stellt eine erhebliche Herausforderung dar und wirft die Frage nach den zugrundeliegenden Ursachen auf. Um die Entstehung dieser Frakturen zu verstehen, ist eine detailliertere Betrachtung der Pathophysiologie erforderlich. Fragilitätsfrakturen resultieren aus einem komplexen Zusammenspiel mehrerer Faktoren, die zu einer allgemeinen körperlichen Schwächung führen. Eine zentrale Rolle spielt hierbei der Circulus vitiosus der Frailty, ein Teufelskreis, der durch ein exogenes Stressereignis aktiviert werden kann (Jakob et al. 2014). Ein typisches Beispiel wäre ein nächtlicher Stolpersturz mit Anprall der Hüfte bei unzureichender Beleuchtung und vorbestehender Grunderkrankung am Auge, einer typischen Kombination im geriatrischen Patientenkollektiv (Ouyang et al. 2022). Dieser Sturz kann bei entsprechend osteoporotischer Knochenstruktur beispielsweise zu einer medialen Schenkelhalsfraktur führen, die starke belastungsabhängige Schmerzen verursacht und damit die Mobilität einschränkt. Die resultierende Bettlägerigkeit verstärkt die Entwicklung einer Sarkopenie, welche die Muskelmasse und -kraft reduziert und damit (auch im Falle einer operativen Versorgung) das Risiko weiterer Stürze und Frakturen erhöht (Cruz-Jentoft et al. 2017). Diese Kaskade aus Schmerzen, Immobilität und Muskelabbau verstärkt die Fragilität der betroffenen Patientinnen und Patienten und destabilisiert das fragile Gleichgewicht weiter. Um diesen Teufelskreis zu durchbrechen, muss rechtzeitig interveniert werden, bspw. durch rechtzeitige Diagnostik und eine rasche, oftmals chirurgische Frakturversorgung. Während die Diagnose und initiale Therapie von Frakturen bei Osteoporose und Frailty noch verhältnismäßig häufig gelingen, zeigt sich im Verlauf häufig eine problematische Anbindung der Patienten an ambulante Versorger. In der Versorgungskette sind daher spezifische Herausforderungen zu berücksichtigen, insbesondere die Notwendigkeit einer frühzeitigen Identifikation von Risikofaktoren und eine organisierte Kommunikation, um das Fortschreiten des Circulus vitiosus der Frailty weiter einzudämmen. Auch eine Einbindung der Angehörigen und sozialen Netzwerke der Patienten kann helfen, die weiterführende Behandlung abzusichern.

19.4 Probleme an den Schnittstellen der Versorgungskette

In der Realität stellt sich insbesondere die nahtlose Versorgung und Übergabe eines Patienten vom stationären in den ambulanten Bereich als problematisch heraus. Dies zeigt sich auch dadurch, dass eine stattgefundene Fragilitätsfraktur (insbesondere an Schenkelhals oder Wirbelsäule) das Risiko für ein weiteres Event im Vergleich zur Normalbevölkerung signifikant erhöht. Bei Schenkelhalsfrakturen zeigt sich in den ersten drei Monaten ein bis zu siebenfach höheres Risiko für eine weitere Fraktur; erst mit zunehmender Zeit nimmt das Risiko ab (Lee et al. 2016). Zurückzuführen ist dies unter anderem auf eine fehlende Osteoporose-Diagnostik bei bis zu 86 % der Patientinnen und Patienten mit Fragilitätsfraktur sowie auf eine fehlende anti-osteoporotische Therapie (im Sinne einer Sekundärprävention) bei mehr als drei Vierteln der Patienten mit Fragilitätsfraktur nach Entlassung aus der stationären Behandlung (Hadji et al. 2013). Die Gründe hierfür sind vielschichtig und nicht ausreichend untersucht; möglicherweise beruht dies auf der Annahme, dass eine schriftliche Aufforderung zur Vorstellung und Weiterbehandlung beim niedergelassenen Osteologen oder Hausarzt ausreichend wäre (Byszewski et al. 2011). Andere Autoren gehen schlicht von einer Weiterbildungslücke der behandelnden Ärzte aus. Allerdings zeigt sich auch bei Patienten, die mit einer anti-osteoporotischen Therapie das Krankenhaus nach Fragilitätsfraktur verlassen, dass deren Therapie-Adhärenz zum Teil erheblich reduziert ist, mit eigenständigem Absetzen der Medikation in bis zu 75 % der Fälle nach 18 Monaten (Dwolatzky 2022). Ähnliches gilt für die Abklärung und Behandlung der gleichzeitig bei Fragilitätsfrakturen mitverursachenden und häufig vorliegenden multifaktoriellen Sturzneigung, was ebenfalls zur sekundären Prävention gezählt wird. Nahezu 70 % der Unfälle bei über 70-Jährigen sind sturzbedingt (Saß et al. 2016), die Lücke in der Abklärung wird deutlich bei Betrachtung der rezidivierenden Stürze in über 50 % der Fälle (Akyol 2007). Falls im stationären Setting des Akutkrankenhauses nach Frakturversorgung keine Einleitung einer antiosteoporotischen Therapie möglich ist, sollte zur Aufrechterhaltung der Therapieadhärenz zumindest die konsequente Weiterleitung und Anbindung an Spezialisten für Osteologie, Geriatrie und Alterstraumatologie erfolgen. Gleiches gilt für Physiotherapeuten zur Mobilisierung der Patienten zum Wiederaufbau der Muskulatur und Sturzpräventionsmaßnahmen. Während die Krankengymnastik im stationären Setting in der Regel verlässlich stattfindet, berichten Patienten immer wieder von fehlenden Therapieplätzen im ambulanten Bereich. Dies spiegelt den zunehmenden Fachkräftemangel wider; so dauerte es 2023 im Median 166 Tage, bis eine Physiotherapeuten-Stelle nachbesetzt werden konnte (Bundesagentur für Arbeit 2023). Ganz abgesehen von der poststationären Versorgung von verunfallten Patienten liegt ein weiteres zentrales Problem bei (nicht-geriatrischen) Patienten in der unzureichenden Primärprävention. Hierbei handelt es sich nicht um ein direktes Problem der Versorgungskette, sondern eher um ein allgemeines Problem im Gesundheitssystem bzw. beim versorgenden Arzt mit nur unzureichender Informierung der Patienten. In einer Studie zur Teilnahme an verhaltenspräventiven Maßnahmen des Robert Koch-Instituts gaben nur 22,6 % aller Befragten an, im letzten Jahr an einer verhaltenspräventiven Maßnahme im Bereich der Bewegung im Alltag teilgenommen zu haben, im Bereich der Ernährung waren es nur 4,2 % der Teilnehmer (Jordan und von der Lippe 2013). Dabei ist zur Prävention einer frühzeitigen Frailty die Förderung eines gesunden Lebensstils nötig, der eine ausgewogene Ernährung mit ausreichender Zufuhr von Mikro- und Makronährstoffen sowie regelmäßige körperliche Aktivität umfasst (Cianferotti et al. 2024). Das Ziel ist dabei, eine möglichst hohe Knochendichte zu erhalten. Gleichzeitig haben simple Maßnahmen zur Anpassung des Environments (z. B. Beseitigen von potenziellen Stolperfallen wie Teppichen im Wohnheim) eine herausragende Bedeutung. Der Einfluss von Ernährung, Bewegung und Sport zeigt in Metaanalysen zwar nur eine geringe bis moderate Effektstärke, allerdings handelt es sich gleichzeitig um einfache Maßnahmen ohne nennenswerte Risiken, die genauso auch bei bereits verunfallten und geriatrischen Patienten angewendet werden können (Clegg et al. 2013).

19.5 Handlungsempfehlungen

Zur Verbesserung der Versorgungskette für Patientinnen und Patienten mit Fragilitätsfrakturen und zur effektiven Prävention von Folgefrakturen sind spezifische Handlungsempfehlungen erforderlich. Ein zentraler Ansatz, der in der Orthopädie und Unfallchirurgie erstmals Ende der 1990er Jahre in UK aufgekommen ist, ist die Implementierung eines „Fraktur-Koordinations-Dienstes" (Englisch: *Fracture Liaison Services*, FLS). Diese spezialisierten Programme spielen eine wesentliche Rolle bei der ganzheitlichen Betreuung nach einer Fraktur und bieten einen innovativen Ansatz zur gezielten Schließung der Versorgungslücke zwischen Krankenhaus und niedergelassenem Arzt bei Patienten mit Osteoporose-bedingten Frakturen. Diese Programme erkennen betroffene Patienten und stellen sicher, dass sie eine durchgängige und strukturierte Betreuung erhalten. Dies beginnt bereits im Akutkrankenhaus mittels umfassender Beurteilung des Frakturrisikos, der Durchführung von Knochendichtemessungen und der Initiierung spezifischer Osteoporose-therapeutischer Maßnahmen. Im ursprünglichen FLS-Modell übernehmen spezialisierte Fallmanager, oft aus den Reihen des Pflegepersonals oder von verwandten Berufsgruppen, die zentrale Rolle in der Koordination der Behandlung – von der Klinik über den Hausarzt bis hin zum Osteoporose-Facharzt. Sie sind für die Koordination der Patientenversorgung verantwortlich und stellen sicher, dass alle notwendigen Schritte von der Diagnostik bis zur Therapie und Nachsorge ordnungsgemäß umgesetzt werden. Zudem helfen sie den Patienten dabei, die Behandlungstermine einzuhalten (Geusens et al. 2019). Trotz des nachgewiesenen Erfolgs in anderen Ländern weltweit ist dieses Modell in Deutschland bisher weiterhin in nur wenigen Zentren etabliert. Beispielsweise konnte in einer Meta-Analyse aus dem Jahr 2021 gezeigt werden, dass Patienten, die in einem FLS-Setting behandelt wurden, eine signifikant geringere Wahrscheinlichkeit für Folgefrakturen haben (Odds Ratio: 0,70). In Studien mit einer Nachbeobachtungszeit von über zwei Jahren zeigte sich eine noch deutlichere Reduktion (OR 0,57) des Risikos für erneute Frakturen (Li et al. 2021). Zudem konnte ein Kostenvorteil bei medikamentös behandelten, in FLS-Programme eingeschlossenen Patienten gezeigt werden, was an den ersparten Kosten durch ausfallende (ansonsten notwendige und kostenintensive) operative Versorgung bei Refrakturen liegt (Hesse et al. 2019). In deutschen Zentren durchgeführte Studien bestätigen im Wesentlichen die Relevanz der zunehmend aufkommenden FLS-Programme, zum Beispiel konnte nach zwei Jahren eine Therapieadhärenz von > 85 % aufgezeigt (Oberthür et al. 2023) und die Verbesserung einer adäquaten Osteoporose-Basistherapie um über 45 % erzielt werden (Schray et al. 2016). Das Entlassungsmanagement ist ein weiterer kritischer Bereich, in dem FLS-Programme entscheidende Verbesserungen bringen können. Ein effektives Entlassungsmanagement sorgt dafür, dass Patienten nach der akuten Phase der Frakturversorgung nahtlos in die ambulante (ärztlich-physiotherapeutische) Nachsorge übergeleitet werden. Dies umfasst die Koordination von physiotherapeutischen Maßnahmen und regelmäßigen Kontrollen, um den Heilungsprozess zu überwachen und die Therapieergebnisse zu sichern. Ein wichtiger Schritt wurde hierbei in Deutschland mit der Einführung des GKV-Versorgungsstärkungsgesetzes geschaffen; so hat seit 2015 jeder Patient den Anspruch auf ein Entlassmanagement mit Hilfestellung zur Organisation bei den oben genannten Angelegenheiten der Nachsorge (§ 39 Abs. 1a SGB V). Eine frühzeitige und koordinierte Überleitung in die ambulante Versorgung stellt sicher, dass Patienten Zugang zu notwendiger physiotherapeutischer Betreuung und osteologischen Facharztbesuchen erhalten. Abschließend sollten Kliniken, die ein FLS-Programme etablieren, regelmäßige Schulungen für medizinisches Personal anbieten, um sicherzustellen, dass alle Beteiligten auf dem neuesten Stand der Forschung und der bestmöglichen Praktiken sind. Dies schließt die kontinuierliche Fortbildung in der Anwendung der neuesten diagnostischen und therapeutischen Standards ein, die in den Leitlinien festgelegt sind (Le et al. 2024).

19.6 Fazit und Ausblick

Die ökonomische und soziale Belastung durch osteoporotische Fragilitätsfrakturen stellt ein bedeutendes Problem für das Gesundheitswesen dar. Eine Studie aus dem Jahr 2019 schätzt die Kosten, die durch osteoporotische Frakturen und deren Langzeitfolgen in Deutschland entstehen, auf über 13,8 Mrd. € (Kanis et al. 2021). Dies entspricht etwa 3,35 % der gesamten Gesundheitsausgaben des Landes für das Jahr 2019 (Statistisches Bundesamt 2021). Diese enormen Kosten verdeutlichen die dringende Notwendigkeit, bestehende Probleme in der Versorgungskette zu adressieren und effektive Lösungen zu implementieren. Die demographische Entwicklung, insbesondere die Alterung der Bevölkerung und die zu erwartende Häufung von Fragilitätsfrakturen, stellen das Gesundheitssystem vor erhebliche Herausforderungen. Um diesen Herausforderungen zu begegnen, sind präventive Maßnahmen und neue Therapieansätze von entscheidender Bedeutung. Die Sicherung einer sekundären Frakturprävention, z. B. durch Fracture Liaison Services (FLS), sowie die interdisziplinäre Versorgung von geriatrischen Frakturpatientinnen und -patienten sind wesentliche Schritte, um die Versorgungskette zu verbessern. Durch die zunehmende Implementierung von Alterstraumazentren in der Akutversorgung von Fragilitätsfrakturen ermöglichen FLS-Programme auch in der längerfristigen Rehabilitation eine strukturierte und koordinierte Behandlung über Sektorgrenzen hinweg, die nicht nur die Rate von Folgefrakturen senken, sondern auch langfristig Gesundheitskosten reduzieren kann (Le et al. 2024). Beispielsweise konnten Nayak et al. (2021) in einem Modell berechnen, dass die Umsetzung einer sekundären Frakturprävention pro Patient mit Fragilitätsfraktur in den USA eine Kostenersparnis (*lifetime cost savings*) von 418 US$ erbringt. Wang et al. (2023) untersuchten retrospektiv im Zeitraum 2008 bis 2017 die Kosten für das taiwanesische Gesundheitssystem bei Patienten mit Hüftfrakturen und zeigten, dass die frühe Einleitung einer antiosteoporotischen Therapie durchschnittlich 10.267 New Taiwan Dollars (entsprach circa 339 US $ im Jahr 2017) ersparte im Vergleich zur Kontrollgruppe ohne antiosteoporotische Medikation ein Jahr nach initialem Fraktureignis. In einer aktuellen probalistischen Sensitivitätsanalyse aus den Niederlanden zeigte sich mit Blick auf die sog. QALYs (quality-adjusted life years), dass ein FLS in 90 % der Simulationen bei einem Schwellenwert von 20.000 €/QALY kosteneffektiv war, wobei es bei Frauen zu 92 % und bei Männern zu 84 % kosteneffektiv war (Li et al. 2024).

Bereits 2013 konnten Niedhart et al. (2013) ähnliche Daten in Deutschland für die Region Aachen/Heinsberg zeigen. Die Analyse von Daten der AOK belegte, dass Patienten in einem frühen FLS-Modell der integrierten Versorgung mit Osteoporose-Diagnosen durchschnittlich eine Gesamtkostenersparnis von 1.869 € aufzeigen im Vergleich zu Patienten in der Regelversorgung. Zwar sind die Kosten für spezifische medikamentöse Therapeutika doppelt so hoch in der Gruppe der integrierten Versorgung, die durch Fragilitätsfrakturen verursachten Kosten beim Krankenhausaufenthalt übersteigen diese jedoch in unverhältnismäßigem Ausmaß. Insgesamt zeigt sich, dass eine integrierte Versorgung z. B. durch einen FLS wesentlich zur Reduktion der gesundheitlichen und ökonomischen Belastungen einer zugrundeliegenden Osteoporose beitragen kann, was unter Berücksichtigung unserer alternden Bevölkerung in Deutschland von relevanter Bedeutung ist.

Literatur

Akyol AD (2007) Falls in the elderly: what can be done? Int Nurs Rev 54(2):191–196. https://doi.org/10.1111/j.1466-7657.2007.00505.x

Bundesagentur für Arbeit (2023) Engpassanalyse. https://statistik.arbeitsagentur.de/DE/Navigation/Statistiken/Interaktive-Statistiken/Fachkraeftebedarf/Engpassanalyse-Nav.html?Thema%3Dsuche%26DR_Region%3Dd%26DR_Anf%3D3%26DR_Berufe%3D8171%26mapHadSelection%3Dfalse. Zugegriffen: 31. Aug. 2024

Byszewski A, Lemay G, Molnar F, Azad N, McMartin SE (2011) Closing the osteoporosis care gap in hip fracture patients: an opportunity to decrease recurrent fractures and hospital admissions. J Osteoporos 2011:1–6. https://doi.org/10.4061/2011/404969

Cesari M, Calvani R, Marzetti E (2017) Frailty in older persons. Clin Geriatr Med 33(3):293–303. https://doi.org/10.1016/j.cger.2017.02.002

Cianferotti L, Bifolco G, Caffarelli C, Mazziotti G, Migliaccio S, Napoli N, Ruggiero C, Cipriani C (2024) Nutrition, vitamin D, and calcium in elderly patients before and after a hip fracture and their impact on the musculoskeletal system: a narrative review. Nutrients 16(11):1773. https://doi.org/10.3390/nu16111773

Clegg A, Young J, Iliffe S, Rikkert MO, Rockwood K (2013) Frailty in elderly people. Lancet 381(9868):752–762. https://doi.org/10.1016/S0140-6736(12)62167-9

Cruz-Jentoft AJ, Kiesswetter E, Drey M, Sieber CC (2017) Nutrition, frailty, and sarcopenia. Aging Clin Exp Res 29(1):43–48. https://doi.org/10.1007/s40520-016-0709-0

Cummings SR, Melton LJ (2002) Epidemiology and outcomes of osteoporotic fractures. Lancet 359(9319):1761–1767. https://doi.org/10.1016/S0140-6736(02)08657-9

Dachverband Osteologie (DVO) (2023) Leitlinie Prophylaxe, Diagnostik und Therapie der Osteoporose 2023. AWMF-Register-Nr 183-001

Dang DY, Zetumer S, Zhang AL (2019) Recurrent fragility fractures: a cross-sectional analysis. J Am Acad Orthop Surg 27:e85–e91. https://doi.org/10.5435/JAAOS-D-17-00103

Dent E, Martin FC, Bergman H, Woo J, Romero-Ortuno R, Walston JD (2019) Management of frailty: opportunities, challenges, and future directions. Lancet 394(10206):1376–1386. https://doi.org/10.1016/S0140-6736(19)31785-4

Dlima SD, Hall A, Aminu AQ, Akpan A, Todd C, Vardy ERLC (2024) Frailty: a global health challenge in need of local action. Bmj Glob Health 9(8):e15173. https://doi.org/10.1136/bmjgh-2024-015173

Drey M, Otto S, Thomasius F, Schmidmaier R (2024) Update der S3-Leitlinie Diagnostik, Prophylaxe und Therapie der Osteoporose. Orthopädie 53(7):541–549. https://doi.org/10.1007/s00132-024-04522-6

Dwolatzky T (2022) Secondary prevention of osteoporosis: if not now, when? Rambam Maimonides Med J 13(3):e21. https://doi.org/10.5041/RMMJ.10478

Fleischhacker E, Gleich J, Hesse E, Bücking B, Liener UC, Neuerburg C (2021) Individuelle Besonderheiten bei hochbetagten Patienten mit Fragilitätsfrakturen. Radiologe 61(12):1107–1114. https://doi.org/10.1007/s00117-021-00928-x

Friedman SM, Mendelson DA (2014) Epidemiology of fragility fractures. Clin Geriatr Med 30(2):175–181. https://doi.org/10.1016/j.cger.2014.01.001

G-BA – Gemeinsamer Bundesausschuss (2019) Beschluss des Gemeinsamen Bundesausschusses über eine Richtlinie zur Versorgung der hüftgelenknahen Femurfraktur. Berlin, 22. Nov. 2019

Geusens P, Bours SPG, Wyers CE, van den Bergh JP (2019) Fracture liaison programs. Best Pract Res Clin Rheumatol 33(2):278–289. https://doi.org/10.1016/j.berh.2019.03.016

Hadji P, Klein S, Gothe H, Häussler B, Kless T, Schmidt T, Steinle T, Verheyen F, Linder R (2013) The epidemiology of osteoporosis. Dtsch Ärztebl Int 110(4):52–57. https://doi.org/10.3238/arztebl.2013.0052

Handoll HHG, Elliott J, Thillemann TM, Aluko P, Brorson S (2022) Interventions for treating proximal humeral fractures in adults. Cochrane Database Syst Rev. https://doi.org/10.1002/14651858.CD000434.pub5

Hesse E, Böcker W, Kammerlander C, Stumpf U, Weber I, Maus U (2019) Etablierung von Frakturnetzwerken in Deutschland. Unfallchirurg 122(10):766–770. https://doi.org/10.1007/s00113-019-00705-5

Jakob F, Seefried L, Schwab M (2014) Alter und Osteoporose. Internist 55(7):755–761. https://doi.org/10.1007/s00108-014-3468-z

Jordan S, von der Lippe E (2013) Teilnahme an verhaltenspräventiven Maßnahmen. Bundesgesundheitsblatt Gesundheitsforschung Gesundheitsschutz 56(5–6):878–884. https://doi.org/10.1007/s00103-013-1664-y

Kanis JA, Norton N, Harvey NC, Jacobson T, Johansson H, Lorentzon M, McCloskey EV, Willers C, Borgström F (2021) SCOPE 2021: a new scorecard for osteoporosis in Europe. Arch Osteoporos 16(1):82. https://doi.org/10.1007/s11657-020-00871-9

Kurth A (2020) Osteoporose – Prävalenz, Bedeutung und Implikationen für die Prävention und Gesundheitsförderung. In: Tiemann M, Mohokum M (Hrsg) Prävention und Gesundheitsförderung. Springer, Berlin Heidelberg, S 1–12

Le HV, Van BW, Shahzad H, Teng P, Punatar N, Agrawal G, Wise B (2024) Fracture liaison service – a multidisciplinary approach to osteoporosis management.

Osteoporos Int. https://doi.org/10.1007/s00198-024-07181-7

Lee S-H, Chen I-J, Li Y-H, Chiang FC-Y, Chang C-H, Hsieh P-H (2016) Incidence of second hip fractures and associated mortality in Taiwan: a nationwide population-based study of 95,484 patients during 2006–2010. Acta Orthop Traumatol Turc 50(4):437–442. https://doi.org/10.1016/j.aott.2016.06.008

Li N, Hiligsmann M, Boonen A, van Oostwaard MM, de Bot RTAL, Wyers CE, Bours SPG, van den Bergh JP (2021) The impact of fracture liaison services on subsequent fractures and mortality: a systematic literature review and meta-analysis. Osteoporos Int 32(8):1517–1530. https://doi.org/10.1007/s00198-021-05911-9

Li N, van den Bergh JP, Boonen A, Wyers CE, Bours SPG, Hiligsmann M (2024) Cost-effectiveness analysis of fracture liaison services: a Markov model using Dutch real-world data. Osteoporos Int 35(2):293–307. https://doi.org/10.1007/s00198-023-06924-2

Mauck BM, Swigler CW (2018) Evidence-based review of distal radius fractures. Orthop Clin N Am 49(2):211–222. https://doi.org/10.1016/j.ocl.2017.12.001

Myers ER, Wilson SE (1997) Biomechanics of osteoporosis and vertebral fracture. Spine 22(24):25S–31S

Nayak S, Singer A, Greenspan SL (2021) Cost-effectiveness of secondary fracture prevention intervention for medicare beneficiaries. J Am Geriatr Soc 69(12):3435–3444. https://doi.org/10.1111/jgs.17381

Niedhart C, Preising A, Eichhorn C (2013) Signifikante Reduktion von Krankenhauseinweisungen aufgrund osteoporoseassoziierter Frakturen durch intensivierte multimodale Therapie – Ergebnisse der Integrierten Versorgung Osteoporose Nordrhein. Z Orthop Unfall 151(1):20–24. https://doi.org/10.1055/s-0032-1328206

Oberkircher L, Ruchholtz S, Rommens PM, Hofmann A, Bücking B, Krüger A (2018) Osteoporotic pelvic fractures. Dtsch Ärztebl Int 115(5):70–80. https://doi.org/10.3238/arztebl.2018.0070

Oberthür S, Lendeckel A, Jäckle KB, Siggelkow H, Lehmann W, Sehmisch S (2023) A fracture liaison service for the secondary prevention of osteoporosis. Dtsch Ärztebl Int. https://doi.org/10.3238/arztebl.m2022.0400

Ouyang S, Zheng C, Lin Z, Zhang X, Li H, Fang Y, Hu Y, Yu H, Wu G (2022) Risk factors of falls in elderly patients with visual impairment. Front Public Health 10:984199. https://doi.org/10.3389/fpubh.2022.984199

Parker M, Johansen A (2006) Hip fracture. BMJ 333(7557):27. https://doi.org/10.1136/bmj.333.7557.27

Rommens PM, Hofmann A (2013) Comprehensive classification of fragility fractures of the pelvic ring: recommendations for surgical treatment. Injury 44(12):1733–1744. https://doi.org/10.1016/j.injury.2013.06.023

Roth S, Oberthür S, Sehmisch S, Decker S (2024) Osteoporotische Wirbelkörperfrakturen der Brust- und Lendenwirbelsäule. Die Unfallchirurgie 127(4):263–272. https://doi.org/10.1007/s00113-023-01407-9

Rupp M, Walter N, Pfeifer C, Lang S, Kerschbaum M, Krutsch W, Baumann F, Alt V (2021) The incidence of fractures among the adult population of Germany. Dtsch Ärztebl Int 118(40):665–669. https://doi.org/10.3238/arztebl.m2021.0238

Sànchez-Riera L, Wilson N (2017) Fragility fractures & their impact on older people. Best Pract Res Clin Rheumatol 31(2):169–191. https://doi.org/10.1016/j.berh.2017.10.001

Saß A, Varnaccia G, Rommel A (2016) Sturzunfälle in Deutschland – Faktenblatt zu GEDA 2010: Ergebnisse der Studie „Gesundheit in Deutschland aktuell 2010". RKI, Berlin https://doi.org/10.17886/RKI-GBE-2016-019

Schnake KJ, Bula P, Spiegl UJ, Müller M, Hartmann F, Ullrich BW, Blattert TR (2017) Thorakolumbale Wirbelsäulenfrakturen beim alten Menschen. Unfallchirurgie (Heidelb) 120(12):1071–1085. https://doi.org/10.1007/s00113-017-0435-x

Schray D, Neuerburg C, Stein J, Gosch M, Schieker M, Böcker W, Kammerlander C (2016) Value of a coordinated management of osteoporosis via Fracture Liaison Service for the treatment of orthogeriatric patients. Eur J Trauma Emerg Surg 42(5):559–564. https://doi.org/10.1007/s00068-016-0710-5

Smektala R, Grams A, Pientka L, Raestrup US (2008) Leitlinie oder Landrecht bei der Versorgung der Schenkelhalsfraktur? Eine Analyse der Versorgungssituation in Nordrhein-Westfalen. Dtsch Ärztebl Int 105(16):295–302. https://doi.org/10.3238/arztebl.2008.0295

Statistisches Bundesamt (2021) Gesundheitsausgaben im Jahr 2019 auf über 400 Milliarden Euro gestiegen. In: Pressemitteilung Nr. 167 vom 6. April 2021. https://www.destatis.de/DE/Presse/Pressemitteilungen/2021/04/PD21_167_236.html. Zugegriffen: 18. Aug. 2024

Sterneder P, Riesner HJ, Hackenbroch C, Friemert B, Palm HG (2021) Insufficiency fractures vs. Low-energy pelvic ring fractures – epidemiological, diagnostic and therapeutic characteristics of fragility fractures of the pelvic ring. Z Orthop Unfall 160(05):497–506. https://doi.org/10.1055/a-1394-6502

Vermeiren S, Vella-Azzopardi R, Beckwée D, Habbig A-K, Scafoglieri A, Jansen B, Bautmans I, Bautmans I, Verté D, Beyer I, Petrovic M, De Donder L, Kardol T, Rossi G, Clarys P, Scafoglieri A, Cattrysse E, de Hert P, Jansen B (2016) Frailty and the prediction of negative health outcomes: a meta-analysis. J Am Med

Dir Assoc 17(12):1163.e1–1163.e17. https://doi.org/10.1016/j.jamda.2016.09.010

Wang CY, Wu CH, Chen HM, Lin JW, Hsu CC, Chang YF, Tai TW, Fu SH, Hwang JS (2023) Cost and effectiveness analyses of the anti-osteoporosis medication in patients with hip fracture in Taiwan: A population-based national claims database analysis. J Formos Med Assoc 122(Suppl 1):S92–S100. https://doi.org/10.1016/j.jfma.2023.07.018

Open Access Dieses Kapitel wird unter der Creative Commons Namensnennung 4.0 International Lizenz (http://creativecommons.org/licenses/by/4.0/deed.de) veröffentlicht, welche die Nutzung, Vervielfältigung, Bearbeitung, Verbreitung und Wiedergabe in jeglichem Medium und Format erlaubt, sofern Sie den/die ursprünglichen Autor(en) und die Quelle ordnungsgemäß nennen, einen Link zur Creative Commons Lizenz beifügen und angeben, ob Änderungen vorgenommen wurden.

Die in diesem Kapitel enthaltenen Bilder und sonstiges Drittmaterial unterliegen ebenfalls der genannten Creative Commons Lizenz, sofern sich aus der Abbildungslegende nichts anderes ergibt. Sofern das betreffende Material nicht unter der genannten Creative Commons Lizenz steht und die betreffende Handlung nicht nach gesetzlichen Vorschriften erlaubt ist, ist für die oben aufgeführten Weiterverwendungen des Materials die Einwilligung des jeweiligen Rechteinhabers einzuholen.

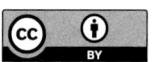

Versorgung älterer Personen im Krankenhaus in Zeiten der Pandemie

Carolina Pioch, Ulrike Nimptsch und Reinhard Busse

Inhaltsverzeichnis

20.1 Einleitung – 314

20.2 Daten und Methode – 315

20.3 Veränderungen in der Krankenhausversorgung von 2019 bis 2023 – 315
20.3.1 Gesamtzahl der Behandlungsfälle – 315
20.3.2 Top-10-Hauptdiagnosen der akutstationären Behandlungsfälle mit Alter ab 80 Jahren – 323

20.4 Diskussion – 323

20.5 Fazit – 326

Literatur – 326

Zusammenfassung

Die Covid-19-Pandemie führte in Deutschland zu erheblichen Veränderungen in der Krankenhausversorgung. Dies wirft die Frage auf, inwieweit ältere Personen von einer veränderten Versorgung betroffen waren. Dieser Beitrag betrachtet daher die stationäre Versorgung von Personen ab 80 Jahren und vergleicht diese mit jüngeren Altersgruppen im Zeitraum von 2019 bis 2023. Untersucht wurden Veränderungen der Fallzahlen sowie der Krankenhaussterblichkeit für ausgewählte akute Behandlungsanlässe sowie die Verteilung der häufigsten Behandlungsanlässe bei älteren Personen. Es zeigt sich, dass die Gesamtzahl der Krankenhausbehandlungen in Deutschland zwar abnahm, die Behandlungszahlen bei Personen ab 80 Jahren jedoch aufgrund des Bevölkerungswachstums in dieser Altersgruppe weitgehend stabil blieben. Im Vergleich zu jüngeren Altersgruppen waren die bevölkerungsbezogenen Fallzahlrückgänge in der Altersgruppe ab 80 Jahren nur in Bezug auf Herzinfarktbehandlungen ausgeprägter, während die Fallzahlen anderer Behandlungsanlässe wie beispielsweise Hüftfraktur oder Pneumonie zunahmen. Unter den häufigsten Behandlungsanlässen bei Personen ab 80 Jahren fanden sich viele ambulant-sensitive Diagnosen, was auf mögliche Optimierungspotenziale in der Versorgung im häuslichen Umfeld hindeutet. Angesichts der demographischen Entwicklung ist ein weiterhin steigender Versorgungsbedarf von älteren Personen zu erwarten, der neue oder optimierte Versorgungskonzepte erfordern könnte.

The Covid-19 pandemic led to significant changes in inpatient care in Germany, raising questions about the impact of these changes on older adults. This article examines hospital admissions for individuals aged 80 and above, comparing these findings with those for younger age groups from 2019 to 2023. It analyses changes in case numbers and hospital mortality rates for selected acute treatment causes, as well as the distribution of the most common reasons for treatment among older adults. The findings indicate that although the total number of hospitalisations in Germany decreased, case numbers for people aged 80 and above remained relatively stable due to population growth in this age group. Compared to younger age groups, the population-adjusted decline in case numbers for individuals aged 80 and older was notably more pronounced only for heart attack treatments, while cases for other treatments such as hip fractures and pneumonia increased. Many of the most common reasons for treatment among people aged 80 and older were ambulatory care sensitive conditions, suggesting opportunities to optimise home-based care. Given demographic trends, an increasing need for healthcare services for older adults is anticipated, which may require new or enhanced care models.

20.1 Einleitung

Bis April 2022 führte Covid-19 in Deutschland zu schätzungsweise 915.000 Krankenhauseinweisungen (Bonsignore et al. 2022). Besonders ältere Bevölkerungsgruppen wiesen bei dieser Erkrankung ein deutlich erhöhtes Risiko für schwerwiegende Verläufe auf. Die Krankenhaussterblichkeit von an Covid-19 erkrankten Personen ab 60 Jahren betrug im Jahr 2021 etwa 10 % und lag damit fünfmal höher als beim Durchschnitt aller Altersgruppen sowie dreimal höher als bei älteren Personen ohne Covid-19 (Brandt et al. 2024). Während der Pandemie waren Krankenhäuser nicht nur mit der Behandlung von an Covid-19 erkrankten Personen konfrontiert, sondern durch personelle Engpässe aufgrund eines hohen Krankenstandes zusätzlich belastet (Karagiannidis et al. 2021). Krankenhäuser waren angehalten, elektive Eingriffe und nicht lebensnotwendige Leistungen zu verschieben, um Ressourcen zu sparen und die Kapazitäten des Gesundheitspersonals zu maximieren (Panteli 2020). Darüber hinaus zeigten sich auch deutliche Rückgänge von nicht planbaren Krankenhausbehandlungen, wie beispielsweise aufgrund von

Herz-Kreislauf-Erkrankungen oder chronisch-obstruktiven Lungenerkrankungen (Thiele und Zeymer 2023; Busse und Nimptsch 2021). Dies wirft die Frage auf, inwieweit ältere Personen von einer veränderten Versorgung betroffen waren. Der vorliegende Beitrag betrachtet daher die Krankenhausversorgung älterer Personen während der Covid-19-Pandemie im Vergleich zu jüngeren Altersgruppen. Im Fokus stehen Veränderungen der Fallzahlen sowie der Krankenhaussterblichkeit für ausgewählte akute Behandlungsanlässe sowie Veränderungen in der Verteilung der häufigsten Behandlungsanlässe bei älteren Personen. Ziel des Beitrags ist, die Versorgungssituation älterer Personen in deutschen Krankenhäusern während der Pandemie zu beleuchten und vor dem Hintergrund internationaler Erfahrungen zu bewerten.

20.2 Daten und Methode

Die Analysen basieren auf den Daten gemäß § 21 KHEntgG, die vom Institut für das Entgeltsystem im Krankenhaus (InEK) über den InEK-DatenBrowser aggregiert bereitgestellt werden (InEK 2024). Die Daten umfassen alle akutstationären Behandlungsfälle, die in Krankenhäusern im DRG-Entgeltbereich versorgt wurden und enthalten aggregierte Informationen zu Diagnosen, Prozeduren, Altersgruppen und zum Entlassungsgrund. Über eine Auswahlmaske können die Daten anhand von Einschlusskriterien gefiltert werden. Betrachtet wurden die vollständigen Datenjahre 2019 bis 2022 sowie die unterjährige Datenlieferung für den Zeitraum vom 1. Januar bis 31. Dezember 2023.

Analysiert wurden jährliche absolute und bevölkerungsbezogene Fallzahlen, sowohl insgesamt als auch für ausgewählte akute Behandlungsanlässe, die insbesondere ältere Personen betreffen. Dabei wurden Behandlungsfälle mit den Hauptdiagnosen Herzinfarkt, Schlaganfall, Pneumonie (mit und ohne Covid-19) sowie Hüftfraktur betrachtet. Die Fallzahlen wurden für jedes Beobachtungsjahr für Personen ab 80 Jahren im Vergleich zu jüngeren Altersgruppen dargestellt. Daneben wurde auch die Krankenhaussterblichkeit nach Altersgruppen stratifiziert. Ergänzend wurden Veränderungen in der Verteilung der zehn häufigsten dreistelligen Hauptdiagnosen unter allen Behandlungsfällen mit einem Alter ab 80 Jahren betrachtet.

20.3 Veränderungen in der Krankenhausversorgung von 2019 bis 2023

20.3.1 Gesamtzahl der Behandlungsfälle

Die Gesamtzahl der akutstationären Behandlungsfälle von Personen ab 18 Jahren ist von 17,15 Mio. im Jahr 2019 auf 15,22 Mio. im Jahr 2023 gesunken, was einer relativen Veränderung von −11,3 % entspricht. Die Zahl der Behandlungsfälle pro 1.000 Einwohner sank von 246,9 auf 216,3 (−12,4 %). Den stärksten Rückgang verzeichnete die Altersgruppe der 18- bis 64-Jährigen mit einer Abnahme von 8,24 Mio. auf 6,97 Mio. Behandlungsfälle (−15,4 %) bzw. von 163,7 Behandlungsfällen pro 1.000 Einwohner auf 138,7 Behandlungsfälle pro 1.000 Einwohner (−15,3 %). In der Altersgruppe der 65- bis 79-Jährigen ging die Zahl um 12,2 % zurück, von 5,19 Mio. auf 4,56 Mio. Behandlungsfälle. Auch pro 1.000 Einwohner verzeichneten die Behandlungsfälle der 65- bis 79-Jährigen einen deutlichen Rückgang von 385,6 auf 327,0 (−15,2 %). Im Gegensatz dazu veränderten sich die Behandlungsfälle in der Altersgruppe ab 80 Jahren von 3,72 Mio. im Jahr 2019 nach Rückgängen in den Pandemiejahren auf 3,69 Mio. im Jahr 2023 (−0,8 %). Die Zahl der Behandlungsfälle pro 1.000 Einwohner sank jedoch von 655,5 auf 601,2 (−8,3 %) (◘ Tab. 20.1 und 20.2, ◘ Abb. 20.1).

Der Anteil der Behandlungsfälle von Personen ab 80 Jahren an allen Behandlungsfällen von Erwachsenen stieg von 21,7 % im Jahr 2019 auf 24,3 % im Jahr 2023.

◼ **Tab. 20.1** Akutstationäre absolute Krankenhausbehandlungsfallzahlen bei Erwachsenen von 2019 bis 2023, stratifiziert nach Altersgruppen. (Quelle: InEK DatenBrowser, eigene Berechnungen)

	2019	2020	2021	2022	2023	Veränderung 2023 zu 2019	
						Absolut	Relativ
Behandlungsfälle insgesamt (ab 18 Jahren)							
Anzahl Fälle	17.153.603	14.906.432	14.761.106	14.770.158	15.222.576	−1.931.027	−11,3 %
18–64 Jahre	8.240.138	7.141.242	7.087.740	6.870.058	6.972.701	−1.267.437	−15,4 %
65–79 Jahre	5.189.667	4.414.076	4.266.898	4.326.896	4.555.906	−633.761	−12,2 %
ab 80 Jahre	3.723.798	3.351.114	3.406.468	3.573.204	3.693.969	−29.829	−0,8 %
Ausgewählte Behandlungsanlässe							
Hauptdiagnose Herzinfarkt (I21 I22)							
Anzahl Fälle	212.788	198.279	196.144	190.859	188.012	−24.776	−11,6 %
18–64 Jahre	74.610	70.461	70.376	68.241	68.055	−6.555	−8,8 %
65–79 Jahre	79.389	72.137	70.223	68.488	68.496	−10.893	−13,7 %
ab 80 Jahre	58.789	55.681	55.545	54.130	51.461	−7.328	−12,5 %
Hauptdiagnose Schlaganfall (I60 I61 I63 I64)							
Anzahl Fälle	305.401	287.054	290.839	282.564	292.288	−13.113	−4,3 %
18–64 Jahre	72.997	70.091	71.493	69.340	70.954	−2.043	−2,8 %
65–79 Jahre	115.132	104.997	103.774	100.549	104.643	−10.489	−9,1 %
ab 80 Jahre	117.272	111.966	115.572	112.675	116.691	−581	−0,5 %
Hauptdiagnose Pneumonie (A48.1 J10–J16 J18) *mit* Covid-19 (U07.1)							
Anzahl Fälle	–	90.722	54.750	51.478	34.647	+4.895	+16,5 %
Hauptdiagnose Pneumonie (A48.1 J10–J16 J18) *ohne* Covid-19 (U07.1)							
Anzahl Fälle	280.395	218.358	159.151	191.153	258.527	−21.868	−7,8 %
18–64 Jahre	62.930	50.296	35.835	42.366	60.267	−2.663	−4,2 %
65–79 Jahre	95.838	71.965	51.782	62.450	82.549	−13.289	−13,9 %
ab 80 Jahre	121.627	96.097	71.534	86.337	115.711	−5.916	−4,9 %
Hauptdiagnose Hüftfraktur (S72.0 S72.1)							
Anzahl Fälle	157.017	155.535	158.668	169.425	175.177	+18.160	+11,6 %
18–64 Jahre	15.377	14.952	15.059	15.721	15.764	+387	+2,5 %
65–79 Jahre	42.701	40.153	40.221	42.680	45.006	+2.305	+5,4 %
ab 80 Jahre	98.939	100.430	103.388	111.024	114.407	+15.468	+15,6 %

Krankenhaus-Report-2025

Tab. 20.2 Akutstationäre Krankenhausbehandlungsfallzahlen pro 1.000 Einwohner bei Erwachsenen von 2019 bis 2023, stratifiziert nach Altersgruppen. (Quelle: InEK DatenBrowser, eigene Berechnungen)

	2019	2020	2021	2022	2023	Veränderung 2023 zu 2019	
						Absolut	Relativ
Behandlungsfälle insgesamt (ab 18 Jahren)							
Fälle pro 1.000 Einwohner	246,9	214,8	212,8	210,7	216,3	−30,5	−12,4 %
18–64 Jahre	163,7	142,6	142,2	136,5	138,7	−25,0	−15,3 %
65–79 Jahre	385,6	329,1	317,8	316,4	327,0	−58,6	−15,2 %
ab 80 Jahre	655,5	564,5	557,4	584,5	601,2	−54,2	−8,3 %
Ausgewählte Behandlungsanlässe							
Hauptdiagnose Herzinfarkt (I21 I22)							
Fälle pro 1.000 Einwohner	3,1	2,9	2,8	2,7	2,7	−0,4	−12,7 %
18–64 Jahre	1,5	1,4	1,4	1,4	1,4	−0,1	−8,7 %
65–79 Jahre	5,9	5,4	5,2	5,0	4,9	−1,0	−16,7 %
ab 80 Jahre	10,3	9,4	9,1	8,9	8,4	−2,0	−19,1 %
Hauptdiagnose Schlaganfall (I60 I61 I63 I64)							
Fälle pro 1.000 Einwohner	4,4	4,1	4,2	4,0	4,2	−0,2	−5,5 %
18–64 Jahre	1,4	1,4	1,4	1,4	1,4	−0,04	−2,7 %
65–79 Jahre	8,6	7,8	7,7	7,4	7,5	−1,0	−12,2 %
ab 80 Jahre	20,6	18,9	18,9	18,4	19,0	−1,6	−8,0 %
Hauptdiagnose Pneumonie (A48.1 J10–J16 J18) *mit* Covid-19 (U07.1)							
Fälle pro 1.000 Einwohner	–	1,3	2,9	1,5	0,9	−0,4	−33,5 %
18–64 Jahre	–	0,7	1,7	0,4	0,1	−0,5	−79,2 %
65–79 Jahre	–	2,1	4,5	2,4	1,4	−0,7	−31,9 %
ab 80 Jahre	–	5,0	9,0	8,4	5,6	+0,6	+12,5 %
Hauptdiagnose Pneumonie (A48.1 J10–J16 J18) *ohne* Covid-19 (U07.1)							
Fälle pro 1.000 Einwohner	4,0	3,1	2,3	2,7	3,7	−0,4	−8,9 %
18–64 Jahre	1,2	1,0	0,7	0,8	1,2	−0,1	−4,1 %
65–79 Jahre	7,1	5,4	3,9	4,6	5,9	−1,2	−16,8 %
ab 80 Jahre	21,4	16,2	11,7	14,1	18,8	−2,6	−12,0 %
Hauptdiagnose Hüftfraktur (S72.0 S72.1)							
Fälle pro 1.000 Einwohner	2,3	2,2	2,3	2,4	2,5	+0,2	+10,2 %
18–64 Jahre	0,3	0,3	0,3	0,3	0,3	+0,01	+2,6 %
65–79 Jahre	3,2	3,0	3,0	3,1	3,2	+0,1	+1,8 %
ab 80 Jahre	17,4	16,9	16,9	18,2	18,6	+1,2	+6,9 %

Bevölkerungszahlen gemäß Bevölkerungsfortschreibung auf der Grundlage des Zensus 2011
Krankenhaus-Report-2025

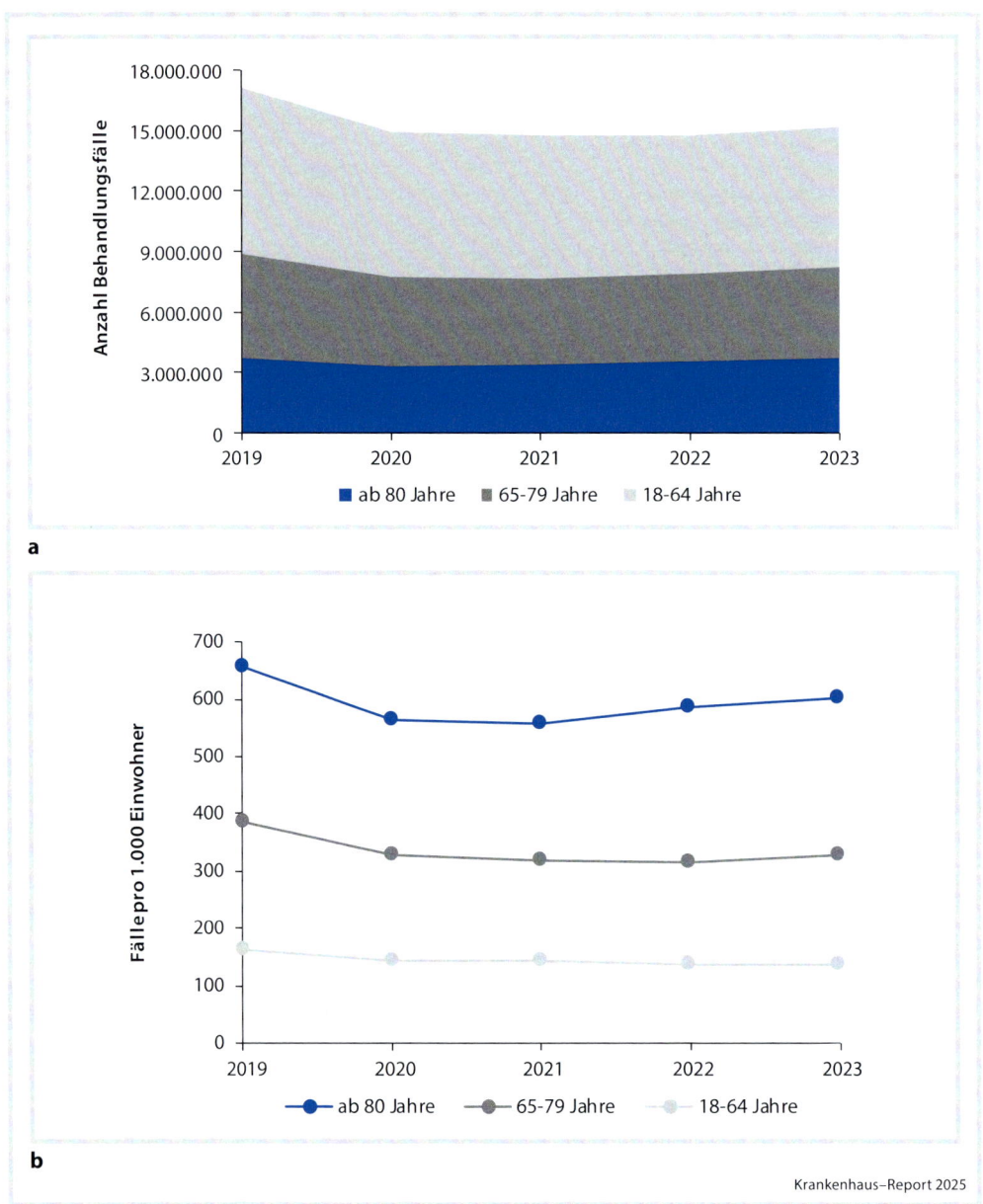

◘ **Abb. 20.1** Akutstationäre Krankenhausbehandlungsfallzahlen bei Erwachsenen von 2019 bis 2023, stratifiziert nach Altersgruppen. Bevölkerungszahlen gemäß Bevölkerungsfortschreibung auf der Grundlage des Zensus 2011. (Quelle: InEK DatenBrowser, eigene Berechnungen)

Kapitel 20 · Versorgung älterer Personen im Krankenhaus in Zeiten der Pandemie

▪▪ Fallzahlen ausgewählter Behandlungsanlässe

Die Anzahl der stationären Behandlungsfälle aufgrund eines *Herzinfarkts* ging in allen Altersgruppen von 212.788 im Jahr 2019 auf 188.012 im Jahr 2023 zurück, was einem relativen Rückgang um −11,6 % entspricht. Der stärkste Rückgang trat bei den 65- bis 79-Jährigen auf (−13,7 %), gefolgt von den ab 80-Jährigen (−12,5 %) und den 18- bis 64-Jährigen (−8,8 %). In der Betrachtung der Behandlungsfälle je 1.000 Einwohner zeigte sich bei Personen ab 80 Jahren der deutlichste Rückgang (−19,1 %) (◘ Tab. 20.1 und 20.2, ◘ Abb. 20.2).

Bei *Schlaganfällen* sanken die Fallzahlen insgesamt von 305.401 im Jahr 2019 auf 292.288 im Jahr 2023 (Abnahme um −4,3 %). Die Altersgruppe der 65- bis 79-Jährigen verzeichnete den stärksten Rückgang um −9,1 %. Bei den ab 80-Jährigen blieben die absoluten Fallzahlen hingegen weitgehend stabil (−0,5 %), während die Behandlungsfälle pro 1.000 Einwohner um −8,0 % sanken (◘ Tab. 20.1 und 20.2, ◘ Abb. 20.2).

Die Anzahl der Behandlungsfälle aufgrund von *Pneumonie mit Covid-19* ging von 90.722 im Jahr 2020 auf 61.141 im Jahr 2023 deutlich zurück, was einem relativen Rückgang um −32,6 % entspricht. Besonders stark war

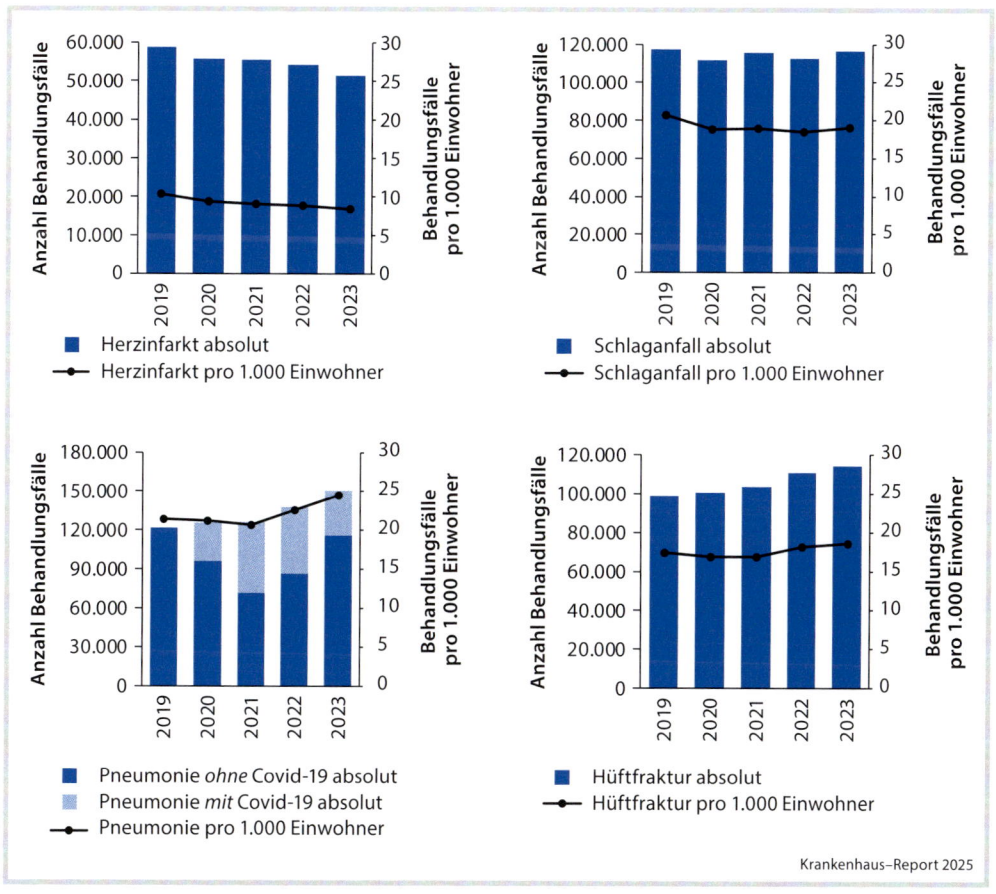

◘ **Abb. 20.2** Anzahl akutstationärer Krankenhausbehandlungsfallzahlen bei Personen ab 80 Jahren von 2019 bis 2023, stratifiziert nach Behandlungsanlässen. (Quelle: InEK DatenBrowser, eigene Berechnungen)

der Rückgang in der Altersgruppe der 18- bis 64-Jährigen, deren Fallzahlen im Vergleich zu 2020 nach einem Anstieg im Jahr 2021 bis 2023 um −79,1 % abnahmen, während sie in der Altersgruppe der über 80-Jährigen von 29.752 im Jahr 2020 auf 34.647 im Jahr 2023 anstiegen (+16,5 %). Ebenso nahm die Anzahl der Behandlungsfälle pro 1.000 Einwohner in dieser Altersgruppe um +12,5 % zu (◘ Tab. 20.1 und 20.2, ◘ Abb. 20.2).

Die Anzahl der Behandlungsfälle mit *Pneumonie ohne Covid-19* lag im Jahr 2019 bei 280.395 Fällen und im Jahr 2023 bei 258.527 Fällen (−7,8 %). In allen Altersgruppen war zunächst ein Rückgang der Fallzahlen bis zum Jahr 2021 zu beobachten, gefolgt von einem Anstieg ab 2022, wobei sich die Werte wieder den Niveaus von 2019 annäherten. In der Altersgruppe der 65- bis 79-Jährigen ging die Zahl zwischen 2019 und 2023 um −13,9 % zurück und bei den ab 80-Jährigen verringerte sich die Fallzahl von 121.627 im Jahr 2019 auf 115.711 im Jahr 2023 (−4,9 %). Noch ausgeprägter sank die Zahl der Behandlungsfälle pro 1.000 Einwohner im Alter ab 80 Jahren (−12,0 %) (◘ Tab. 20.1 und 20.2, ◘ Abb. 20.2).

Betrachtet man die Fallzahlen der *Pneumonie mit und ohne Covid-19* zusammengenommen, so zeigt sich in der Altersgruppe ab 80 Jahren eine relative Zunahme um +23,6 %. Der Anteil der Behandlungsfälle pro 1.000 Einwohner stieg in dieser Altersgruppe um +14,3 % (◘ Tab. 20.2, ◘ Abb. 20.2).

Im Gegensatz zu den anderen Indikationen ist die Zahl der Behandlungsfälle aufgrund von *Hüftfrakturen* um 11,6 % gestiegen, von 157.017 Fällen im Jahr 2019 auf 175.177 im Jahr 2023. Dieser Anstieg entfiel vorwiegend auf die Altersgruppe ab 80 Jahren, deren Fallzahlen kontinuierlich von 98.939 im Jahr 2019 auf 114.407 im Jahr 2023 zunahmen (+15,6 %). Auch die Anzahl der Behandlungsfälle pro 1.000 Einwohner in dieser Altersgruppe stieg um +6,9 % (◘ Tab. 20.1 und 20.2, ◘ Abb. 20.2). In den Altersgruppen der 18- bis 64-Jährigen und der 65- bis 79-Jährigen gab es im Jahr 2020 einen leichten Rückgang, der jedoch in den folgenden Jahren wieder ausgeglichen wurde (◘ Tab. 20.1).

■ ■ Krankenhaussterblichkeit der ausgewählten Behandlungsanlässe

Die Krankenhaussterblichkeit bei Behandlungsfällen mit *Herzinfarkt* blieb relativ stabil (7,9 % im Jahr 2019 und 7,8 % im Jahr 2023). In den Jahren 2020 und 2021 stieg die Sterblichkeit in allen Altersgruppen leicht an, näherte sich jedoch in den Jahren 2022 und 2023 wieder den Werten von 2019. In der Altersgruppe ab 80 Jahren war der Anteil der Todesfälle am höchsten (13,6 % im Jahr 2019 und 13,5 % im Jahr 2023) (◘ Tab. 20.3).

Die Krankenhaussterblichkeit bei *Schlaganfällen* stieg von 8,6 % im Jahr 2019 kontinuierlich auf 9,4 % im Jahr 2023. Die über 80-Jährigen verzeichneten den höchsten Anteil an Todesfällen, mit 13,5 % im Jahr 2019 und 14,4 % im Jahr 2023 (+0,9 %-Punkte) (◘ Tab. 20.3).

Im Gegensatz dazu sank der Anteil der Todesfälle bei *Pneumonien mit Covid-19* von 22,6 % im Jahr 2020 auf 19,2 % im Jahr 2023. Während bei den 18- bis 64-Jährigen ein Anstieg von 4,4 % auf 9,1 % (+4,7 %-Punkte) zu verzeichnen war, zeigten die Altersgruppen der 65- bis 79-Jährigen sowie der ab 80-Jährigen einen Rückgang von 21,9 % auf 16,0 % (−5,8 %-Punkte) bzw. von 43,8 % auf 23,1 % (−20,7 %-Punkte) (◘ Tab. 20.3).

Bei *Pneumonien ohne Covid-19* stieg die Sterblichkeit von 10,7 % im Jahr 2019 auf 11,4 % im Jahr 2023. In allen Altersgruppen war in den Jahren 2020 und 2021 zunächst ein Anstieg zu verzeichnen, gefolgt von einem Rückgang in den Jahren 2022 und 2023. Dabei war die Sterblichkeit bei den ab 80-Jährigen mit 16,4 % im Jahr 2023 am höchsten (◘ Tab. 20.3).

Der Anteil der Todesfälle bei *Hüftfrakturen* blieb relativ stabil (4,9 % im Jahr 2019 und 5,0 % im Jahr 2023). In der Altersgruppe ab 80 Jahren lag die Krankenhaussterblichkeit bei 6,5 % im Jahr 2019 und bei 6,4 % im Jahr 2023 (◘ Tab. 20.3).

Tab. 20.3 Krankenhaussterblichkeit für ausgewählte Behandlungsanlässe 2019 bis 2023, stratifiziert nach Altersgruppen. (Quelle: InEK DatenBrowser, eigene Berechnungen)

	2019	2020	2021	2022	2023	Veränderung 2023 zu 2019 in Prozentpunkten
Hauptdiagnose Herzinfarkt (I21 I22)						
Anteil Todesfälle	7,9 %	8,2 %	8,5 %	8,2 %	7,8 %	−0,1 %
18–64 Jahre	4,0 %	4,2 %	4,4 %	3,9 %	3,9 %	−0,1 %
65–79 Jahre	7,4 %	7,7 %	8,2 %	8,0 %	7,5 %	+0,1 %
ab 80 Jahre	13,6 %	13,9 %	14,0 %	13,9 %	13,5 %	−0,1 %
Hauptdiagnose Schlaganfall (I60 I61 I63 I64)						
Anteil Todesfälle	8,6 %	9,0 %	9,1 %	9,6 %	9,4 %	+0,9 %
18–64 Jahre	3,8 %	4,0 %	4,4 %	4,3 %	4,2 %	+0,5 %
65–79 Jahre	6,6 %	7,1 %	7,3 %	7,6 %	7,4 %	+0,8 %
ab 80 Jahre	13,5 %	13,8 %	13,7 %	14,7 %	14,4 %	+0,9 %
Hauptdiagnose Pneumonie (A48.1 J10–J16 J18) *mit* Covid-19 (U07.1)						
Anteil Todesfälle	–	22,6 %	20,7 %	21,4 %	19,2 %	−3,4 %
18–64 Jahre	–	4,4 %	6,1 %	9,7 %	9,1 %	+4,7 %
65–79 Jahre	–	21,9 %	23,5 %	19,0 %	16,0 %	−5,8 %
ab 80 Jahre	–	43,8 %	40,4 %	27,6 %	23,1 %	−20,7 %
Hauptdiagnose Pneumonie (A48.1 J10–J16 J18) *ohne* Covid-19						
Anteil Todesfälle	10,7 %	12,5 %	13,9 %	13,2 %	11,4 %	+0,7 %
18–64 Jahre	3,9 %	4,7 %	5,5 %	5,1 %	3,9 %	+0,02 %
65–79 Jahre	9,1 %	11,2 %	12,4 %	10,9 %	9,7 %	+0,6 %
ab 80 Jahre	15,4 %	17,5 %	19,1 %	18,8 %	16,4 %	+1,1 %
Hauptdiagnose Hüftfraktur (S72.0 S72.1)						
Anteil Todesfälle	4,9 %	5,3 %	5,4 %	5,5 %	5,0 %	+0,1 %
18–64 Jahre	1,0 %	1,2 %	1,2 %	1,0 %	1,0 %	+0,02 %
65–79 Jahre	2,7 %	2,9 %	3,0 %	3,0 %	2,9 %	+0,2 %
ab 80 Jahre	6,5 %	6,8 %	6,9 %	7,0 %	6,4 %	−0,1 %

Krankenhaus-Report-2025

◼ **Tab. 20.4** Top-10-Hauptdiagnosen (3-Steller) der akutstationären Behandlungsfälle mit Alter ab 80 Jahren, 2019, 2021, 2023. (Quelle: InEK DatenBrowser, eigene Berechnungen)

Rang	2019 (Stationäre Behandlungsfälle ab 80 Jahren N = 3.723.798)			2021 (Stationäre Behandlungsfälle ab 80 Jahren N = 3.406.468)				2023 (Stationäre Behandlungsfälle ab 80 Jahren N = 3.693.969)			
	ICD-10	Kategorie	Fälle	ICD 10	Kategorie	Fälle	Veränderung zu 2019	ICD 10	Kategorie	Fälle	Veränderung zu 2019
1	I50	Herzinsuffizienz	277.303	I50	Herzinsuffizienz	262.118	−15.185 −5,5 %	I50	Herzinsuffizienz	287.730	+10.427 +3,8 %
2	S72	Fraktur des Femurs	119.992	S72	Fraktur des Femurs	125.502	+5.510 +4,6 %	S72	Fraktur des Femurs	138.384	+18.392 +15,3 %
3	I63	Hirninfarkt	102.549	I63	Hirninfarkt	101.375	−1.174 −1,1 %	I63	Hirninfarkt	102.447	−102 −0,1 %
4	E86	Volumenmangel	88.343	I48	Vorhofflimmern und Vorhofflattern	81.494	+236 +0,3 %	I48	Vorhofflimmern und Vorhofflattern	97.608	+16.350 +20,1 %
5	J18	Pneumonie, Erreger nicht näher bezeichnet	88.078	E86	Volumenmangel	73.980	−14.363 −16,3 %	E86	Volumenmangel	90.848	+2.505 +2,8 %
6	I48	Vorhofflimmern und Vorhofflattern	81.258	N39	Sonstige Krankheiten des Harnsystems	72.071	+5.725 +8,6 %	N39	Sonstige Krankheiten des Harnsystems	85.108	+18.762 +28,3 %
7	S06	Intrakranielle Verletzung	73.471	S06	Intrakranielle Verletzung	69.997	−3.474 −4,7 %	J18	Pneumonie, Erreger nicht näher bezeichnet	81.988	−6.090 −6,9 %
8	I10	Essentielle (primäre) Hypertonie	67.153	I21	Akuter Myokardinfarkt	55.477	−3.223 −5,5 %	S06	Intrakranielle Verletzung	76.214	+2.743 +3,7 %
9	N39	Sonstige Krankheiten des Harnsystems	66.346	J12	Viruspneumonie, anderenorts nicht klassifiziert	55.319	+54.360 +5.668,4 %	S32	Fraktur der Lendenwirbelsäule und des Beckens	57.768	+4.817 +9,1 %
10	I21	Akuter Myokardinfarkt	58.700	I10	Essentielle (primäre) Hypertonie	54.584	−12.569 −18,7 %	I70	Atherosklerose	55.055	+1.328 +2,5 %

Krankenhaus-Report-2025

20.3.2 Top-10-Hauptdiagnosen der akutstationären Behandlungsfälle mit Alter ab 80 Jahren

Die Betrachtung der häufigsten Behandlungsanlässe von Personen mit einem Alter ab 80 Jahren auf Ebene der dreistelligen Hauptdiagnosen zeigt, dass die Rangfolge der drei häufigsten Behandlungsanlässe Herzinsuffizienz, Fraktur des Femurs und Hirninfarkt in den Jahren 2019, 2021 und 2023 unverändert blieb.

Die häufigste Hauptdiagnose war „Herzinsuffizienz" (I50) mit 277.303 Behandlungsfällen im Jahr 2019. Bis 2021 ging diese Zahl um 5,5 % zurück, stieg jedoch bis 2023 auf 287.730 Fälle an und war damit um +3,8 % höher als 2019. Die Hauptdiagnose „Fraktur des Femurs" (S72) zeigte eine kontinuierliche Zunahme, während die Zahlen der Hauptdiagnose „Hirninfarkt" (I63) relativ stabil blieben (◘ Tab. 20.4).

Verschiebungen gab es bei der Hauptdiagnose Pneumonie: Die „Viruspneumonie, andernorts nicht klassifiziert" (J12), die im Jahr 2019 bei lediglich 959 Fällen kodiert war, erschien im Jahr 2021 mit 55.319 Fällen in den Top-10-Hauptdiagnosen, während in den Jahren 2019 und 2023 stattdessen häufiger die „Pneumonie, Erreger nicht näher bezeichnet" (J18) angegeben wurde.

Eine weitere häufige Hauptdiagnose war „Volumenmangel" (E86). Diese belegte im Jahr 2019 mit 88.343 Fällen Platz 4 der häufigsten Hauptdiagnosen von Personen ab 80 Jahren. Im Jahr 2021 reduzierten sich Fälle mit dieser Hauptdiagnose um −16,3 %, stiegen jedoch bis 2023 wieder auf 90.848 Fälle an. Die Diagnose „Sonstige Krankheiten des Harnsystems" (N39) wies die größte prozentuale Zunahme auf, mit einem Anstieg von 66.346 Fällen im Jahr 2019 auf 85.108 Fälle im Jahr 2023 (+28,3 %). Die Anzahl der Behandlungsfälle mit Hauptdiagnose „Vorhofflimmern und Vorhofflattern" (I48) blieb im Jahr 2021 im Vergleich zu 2019 relativ stabil, zeigte jedoch im Jahr 2023 eine Zunahme gegenüber 2019 auf 97.608 Fälle (+20,1 %) (◘ Tab. 20.4).

Unter den Top-10-Hauptdiagnosen im Jahr 2019 waren auch „Essentielle (primäre) Hypertonie" (I10) sowie „Akuter Myokardinfarkt" (I21). Diese zeigten im Jahr 2021 deutlich verringerte Fallzahlen und waren im Jahr 2023 nicht mehr unter den Top-10-Hauptdiagnosen vertreten. Stattdessen gehörten die Hauptdiagnosen „Fraktur der Lendenwirbelsäule und des Beckens" (I32) sowie „Atherosklerose" (I70) mit jeweils mehr als 55.000 Fällen im Jahr 2023 zu den Top-10-Hauptgnosen der Behandlungsfälle mit einem Alter ab 80 Jahren (◘ Tab. 20.4).

Zusammengenommen entfiel in der Altersgruppe ab 80 Jahren jeweils ein Anteil von 27 % (2019) bis 29 % (2023) aller Behandlungsfälle auf die zehn häufigsten dreistelligen Hauptdiagnosen.

20.4 Diskussion

Obwohl die Gesamtzahl der stationären Krankenhausbehandlungen von 2019 bis 2023 insgesamt zurückgegangen ist, blieben die Fallzahlen bei Personen ab 80 Jahren weitgehend stabil. Bezieht man die Fallzahlen jedoch auf die Bevölkerung in dieser Altersgruppe, die im Betrachtungszeitraum von 5,68 Mio. auf 6,14 Mio. angestiegen ist (Statistisches Bundesamt (Destatis) 2024), zeigt sich eine deutliche Abnahme. Personen ab 80 Jahren werden also insgesamt etwas seltener als vor der Pandemie stationär im Krankenhaus behandelt, aufgrund der demographischen Entwicklung verringerte sich die absolute Versorgungslast jedoch nicht.

Im Vergleich des Prä-Pandemiejahres 2019 mit dem Post-Pandemiejahr 2023 zeigte sich bei Personen ab 80 Jahren ein Rückgang der Fallzahlen aufgrund von Herzinfarkten, während die Anzahl der Schlaganfallbehandlungen konstant blieb. Bei beiden Behandlungsanlässen nahm die Zahl der Behandlungsfälle pro 1.000 Einwohner ab. Zunahmen der Fallzahlen in der Altersgruppe ab 80 Jahren zeigten sich beim Behandlungsanlass Hüftfraktur sowie in der kombinierten Betrachtung von Pneumonien mit und ohne Covid-19. Hier nahm auch jeweils die Zahl der Behandlungsfälle pro 1.000 Einwohner zu.

Die Betrachtung der Krankenhaussterblichkeit bei Personen ab 80 Jahren ergab einen leichten Anstieg bei Schlaganfallbehandlungen, blieb jedoch bei den Behandlungsanlässen Herzinfarkt und Hüftfraktur weitgehend unverändert. Die Sterblichkeit bei Pneumonien mit Covid-19 ging in der Altersgruppe ab 80 Jahren deutlich zurück, während bei Pneumonien ohne Covid-19 ein leichter Anstieg beobachtet wurde.

Die häufigsten Behandlungsanlässe bei Personen ab 80 Jahren waren Herzinsuffizienz, Femurfraktur und Hirninfarkt. Insgesamt finden sich unter den zehn häufigsten Behandlungsanlässen viele ambulant-sensitive Diagnosen wie z. B. „Volumenmangel" oder „Sonstige Krankheiten des Harnsystems".

Während der Pandemie ging die Anzahl stationärer Krankenhausbehandlungen nicht nur in Deutschland, sondern auch in anderen Ländern deutlich zurück. In den USA, Dänemark und Belgien sanken die Aufnahmen für zahlreiche nicht-Covid-19-bedingte Erkrankungen zu Beginn der Pandemie erheblich (Bodilsen et al. 2021; Yombi et al. 2021; Cassell et al. 2022). In Deutschland entfiel dieser Rückgang überwiegend auf jüngere Altersgruppen, während Personen ab 80 Jahren davon weniger stark betroffen waren.

Der in Deutschland beobachtete Rückgang der Herzinfarktbehandlungen in allen Altersgruppen korrespondiert mit internationalen Beobachtungen: Eine systematische Übersichtsarbeit berichtet, dass die Krankenhausaufnahmen für akute Myokardinfarkte weltweit bis Dezember 2020 um 35 % zurückgingen (Pourasghari et al. 2022). Ähnliche Trends wurden auch in Schweden festgestellt, wo die Inzidenz von Herzinfarkten bei Personen ab 60 Jahren von 2020 bis 2022 kontinuierlich abnahm. Der Rückgang hatte dort jedoch bereits vor der Pandemie begonnen, weshalb dieser nicht direkt auf die Pandemie zurückgeführt werden kann (Meyer et al. 2024). Insofern ist es möglich, dass die Frage, warum sich die Fallzahlen der Herzinfarktbehandlungen in Deutschland noch nicht auf das Vor-Pandemie-Niveau „erholt" haben, wenig zielführend ist – ein langjähriger Trend scheint sich allenfalls beschleunigt zu haben. Die bevölkerungsbezogene Betrachtung zeigt, dass Personen mit einem Alter ab 80 Jahren im Vergleich zu jüngeren Altersgruppen überdurchschnittlich stark von den Rückgängen betroffen waren. Eine höhere Krankenhaussterblichkeit, die auf eine höhere Fallschwere hindeuten könnte, zeigte sich vorübergehend in den Pandemiejahren 2020 bis 2022. Im Jahr 2023 war die Sterblichkeit jedoch in allen Altersgruppen vergleichbar mit der im Jahr 2019.

Bei Schlaganfällen war zu Beginn der Pandemie ein Rückgang der Krankenhausbehandlungen zu verzeichnen, der sich jedoch ab 2021 wieder dem Vor-Pandemie-Niveau annäherte. Auch dieser Trend entspricht internationalen Beobachtungen: Eine systematische Übersichtsarbeit aus 18 Ländern berichtet, dass die Krankenhausaufnahmen für Schlaganfälle bei Personen ab 65 Jahren weltweit zunächst um 31 % sanken (Van Dusen et al. 2023). In Ländern wie Italien (Padroni et al. 2022), Dänemark (Bodilsen et al. 2021) und Norwegen (Kristoffersen et al. 2021) erholten sich die Einweisungsraten nach dem anfänglichen Rückgang. Auch in Deutschland war die Anzahl der Behandlungsfälle bei den ab 80-Jährigen nach einem vorübergehenden Rückgang im Jahr 2023 wieder vergleichbar mit der Anzahl im Jahr 2019, wobei die bevölkerungsbezogene Betrachtung einen Rückgang erkennen ließ. Die leichte Zunahme der Krankenhaussterblichkeit bei den Personen ab 80 Jahren könnte zudem auf eine zunehmende Fallschwere hindeuten.

In Deutschland stieg die Zahl der Pneumonien mit Covid-19 in allen Altersgruppen bis 2021 an und ging im Verlauf der Pandemie wieder zurück. Internationale Studien zeigen, dass zu Beginn der Pandemie etwa 15–30 % der hospitalisierten Covid-19-Erkrankten schwere Atemwegskomplikationen wie Covid-19-Pneumonien und akute Atemnotsyndrome entwickelten (Attaway et al. 2021; Tzotzos et al. 2020). Die Krankenhaussterblichkeit bei Pneumonie mit Covid-19 war in der Altersgruppe ab 80 Jahren zu Beginn der Pandemie mit über 40 % sehr hoch, verzeichnete anschließend aber einen starken Rückgang. International berichten Studien ebenfalls über anfangs hohe Sterblichkeitsraten von beispielsweise 40 % in Spanien (Nuevo-Ortega et al. 2022) oder 58 % in Italien (Bongiovanni et al. 2021), abhängig von den angewandten Behandlungsstrategien. Karagiannidis et al. berichten, dass insbesondere an Covid-19 erkrankte Personen ab 80 Jahren, die invasiv beatmet wurden, hohe Sterblichkeitsraten aufwiesen (Karagiannidis et al. 2024). Die deutliche Abnahme der Sterblichkeit bei den ab 80-Jährigen bis zum Jahr 2023 könnte auf den vermehrten Einsatz von nicht-invasiven Beatmungsmethoden, optimierte Therapieansätze sowie die zunehmende Erfahrung des medizinischen Personals zurückgeführt werden (Schüttler et al. 2021; Stegmaier 2024). Auch mildere Covid-19-Varianten, wie die Omikron-Variante, könnten zum Rückgang der Sterblichkeit bei älteren Personen beigetragen haben (Thietart et al. 2023).

Die Zahl der Pneumonien ohne Covid-19 ging zu Beginn der Pandemie zurück, stieg ab dem Jahr 2022 jedoch wieder an. Studien aus den USA und Dänemark berichteten ebenfalls einen Rückgang von nicht-Covid-19-bedingten Atemwegserkrankungen, einschließlich Pneumonien. Diese Entwicklungen sind vermutlich weniger auf eine veränderte Inanspruchnahme zurückzuführen, sondern vielmehr auf Maßnahmen wie Abstandsregeln und erhöhte Hygienestandards (Tanislav und Kostev 2022; Oh et al. 2021).

Betrachtet man jedoch die Fallzahlen der stationären Behandlungen von Personen ab 80 Jahren aufgrund einer Pneumonie mit oder ohne Covid-19 insgesamt, so deutet die Zunahme von ca. 120.000 Fällen im Jahr 2019 auf mehr als 150.000 Fälle im Jahr 2023 auf einen steigenden Versorgungsbedarf hin, der nicht nur demographisch bedingt ist.

Auffällig ist der kontinuierliche Anstieg der Behandlungsfälle von Hüftfrakturen in Deutschland, der überwiegend Personen ab 80 Jahren betrifft. Ähnliche Entwicklungen wurden auch in anderen Ländern wie Großbritannien (Arafa et al. 2020) und dem Iran (Yalamchi et al. 2024) beobachtet. Als mögliche Erklärung werden die während der Pandemie eingeführten Isolierungsmaßnahmen diskutiert, die mit Verringerungen der körperlichen Aktivität einhergingen. Weniger Bewegung und der damit verbundene Muskelabbau erhöhen das Sturzrisiko bei älteren Personen (Hoffman et al. 2022), wobei Stürze die Hauptursache für Hüftfrakturen darstellen (Marks et al. 2003). Interessanterweise berichten andere internationale Studien von stabilen Fallzahlen (Zayat et al. 2023) oder sogar einem Rückgang der Krankenhauseinweisungen aufgrund von Hüftfrakturen während der Pandemie (Weerasinghe et al. 2024). Die Zunahme der Fallzahlen pro 1.000 Einwohner in Deutschland zeigt, dass der erhöhte Versorgungsbedarf nicht nur durch die wachsende Bevölkerung in dieser Altersgruppe erklärbar ist. Die Krankenhaussterblichkeit bei Hüftfrakturen blieb auch bei den steigenden Fallzahlen bei den über 80-Jährigen relativ stabil. Auch international wurde kein signifikanter Unterschied in der Sterblichkeitsrate zwischen der Zeit vor und während der Pandemie festgestellt (Tripathy et al. 2021; Case et al. 2024).

Unter den Top-10-Hauptdiagnosen bei Personen ab 80 Jahren finden sich viele Behandlungsanlässe, die zu den sogenannten ambulant-sensitiven Konditionen zählen. Nach internationalem Verständnis könnten Krankenhausaufenthalte aufgrund solcher Diagnosen zumindest anteilig vermieden werden, wenn chronische Erkrankungen gut gemanagt, akute Behandlungen im ambulanten Bereich effizient durchgeführt oder präventive Maßnahmen angewandt würden. Eine Zunahme von ambulant-sensitiven Krankenhausfällen kann daher auf Schwächen in der Verfügbarkeit oder der Qualität der ambulanten und/oder pflegerischen Versorgung hinweisen (Weissman et al. 1992). Neben diesen „Push"-Faktoren der ambulanten Versorgung muss in Deutschland jedoch auch von einem „Pull"-Faktor des im internationalen Vergleich überdimensionierten stationären Sektors ausgegangen werden.

Bereits vor der Pandemie war die ambulant-sensitive Kondition „Herzinsuffizienz" die häufigste Hauptdiagnose bei Personen ab 80 Jahren. Eine deutliche Zunahme der Behandlungsfälle war bei der Hauptdiagnose „Sonstige Erkrankungen des Harnsystems" zu verzeichnen, die beispielsweise „Harnwegsinfektionen nicht näher bezeichneter Lokalisation" umfasst. Unter den häufigsten Hauptdiagnosen bei Personen ab 80 Jahren finden sich auch Verletzungen wie „Fraktur des Femurs", „Intrakranielle Verletzung" und „Verletzung der Lendenwirbelsäule und des Beckens", die auf ein hohes Sturzrisiko in dieser Altersgruppe und mögliche präventive Handlungsfelder in der pflegerischen Versorgung älterer Personen im häuslichen Umfeld hindeuten (s. auch ▶ Kap. 16 und ▶ Kap. 17).

Die zugrunde liegenden Daten stellen eine Vollerhebung der akutstationären Krankenhausversorgung in Deutschland dar und ermöglichen damit eine verzerrungsfreie Abschätzung der Versorgungslast. Eine Untersuchung von Variationen auf regionaler Ebene oder der Krankenhausebene konnte jedoch nicht durchgeführt werden. Beachtet werden müssen auch spezifische Einschränkungen, wie beispielsweise der Fallbezug der Daten, der Mehrfachzählungen aufgrund von mehrfachen Behandlungen einzelner Personen oder aufgrund von Verlegungen zwischen Krankenhäusern bedingt und damit zu Unschärfen führen kann. Bei der Interpretation der Ergebnisse ist zudem zu beachteten, dass hier nur ein Ausschnitt der akutstationären Versorgung älterer Menschen betrachtet wurde.

20.5 Fazit

Die Analysen zeigen, dass Personen ab 80 Jahren im Jahr 2023 insgesamt etwas seltener stationär im Krankenhaus behandelt wurden als vor der Pandemie. Aufgrund der Zunahme der Bevölkerung in dieser Altersgruppe blieb die absolute Versorgungslast jedoch weitgehend stabil. Im Vergleich zu jüngeren Altersgruppen waren die bevölkerungsbezogenen Fallzahlrückgänge in der Altersgruppe ab 80 Jahren nur in Bezug auf Herzinfarktbehandlungen ausgeprägter, während die Fallzahlen anderer Behandlungsanlässe wie beispielsweise Hüftfraktur oder Pneumonie über die demographische Veränderung hinaus zunahmen. Dies lässt darauf schließen, dass schwerwiegende akute Behandlungsanlässe bei älteren Personen trotz der Belastungen des Gesundheitssystems während der Pandemie überwiegend kontinuierlich versorgt wurden.

Weitgehend unabhängig vom Leistungsgeschehen während der Pandemie lässt sich feststellen, dass der stationäre Versorgungsbedarf unter Personen ab 80 Jahren hoch ist. Dass sich unter den häufigsten Behandlungsanlässen viele ambulant-sensitive Konditionen finden, deutet darauf hin, dass ein Optimierungsbedarf in der Versorgung älterer Menschen im häuslichen Umfeld bestehen könnte. Angesichts der demographischen Entwicklung ist ein weiterhin steigender Versorgungsbedarf von älteren Personen zu erwarten, der neue oder optimierte Versorgungskonzepte sowohl im ambulanten und pflegerischen Bereich als auch in der stationären Versorgung, wie beispielsweise durch sektorenübergreifende Versorgungseinrichtungen, erfordern könnte. Diese sollten so ausgestaltet sein, dass die Sicherstellung der Versorgung älterer Menschen auch während temporärer, z. B. pandemiebedingter, Belastungen des Gesundheitssystems gewährleistet ist.

Literatur

Arafa M, Nesar S, Abu-Jabeh H, Jayme MOR, Kalairajah Y (2020) COVID-19 pandemic and hip fractures: impact and lessons learned. Bone Jt Open 1:530–540. https://doi.org/10.1302/2633-1462.19.BJO-2020-0116.R1

Attaway AH, Scheraga RG, Bhimraj A, Biehl M, Hatipoğlu U (2021) Severe covid-19 pneumonia: pathogenesis and clinical management. BMJ 372:n436. https://doi.org/10.1136/bmj.n436

Bodilsen J, Nielsen PB, Søgaard M, Dalager-Pedersen M, Speiser LOZ, Yndigegn T, Nielsen H, Larsen TB, Skjøth F (2021) Hospital admission and mortality rates for non-covid diseases in Denmark during covid-19 pandemic: nationwide population based cohort study. BMJ 373:n1135. https://doi.org/10.1136/bmj.n1135

Bongiovanni M, De Lauretis A, Manes G, Marra AM, Bodini BD, Pellegrini L, Berra SA, Picascia D, Schettino M, Bini F (2021) Clinical characteristics and outcome of COVID-19 pneumonia in elderly subjects. J Infect 82:e33–e34. https://doi.org/10.1016/j.jinf.2020.08.023

Bonsignore M, Hohenstein S, Kodde C, Leiner J, Schwegmann K, Bollmann A, Möller R, Kuhlen R, Nachtigall I (2022) Burden of hospital-acquired SARS-CoV-2 infections in Germany: occurrence and outcomes of different variants. J Hosp Infect 129:82–88. https://doi.org/10.1016/j.jhin.2022.08.004

Brandt F, Simone G, Loth J, Schilling D (2024) COVID-19-associated costs and mortality in Germany: an incidence-based analysis from a payer's perspective. BMC Health Serv Res 24:321. https://doi.org/10.1186/s12913-024-10838-y

Busse R, Nimptsch U (2021) Krankenhäuser: Bettenauslastung auf Rekordtief. Dtsch Ärztebl 118:A-1852 / B-1530

Case T, Kricfalusi M, Ruckle D, Razzouk J, Dahan A, Elsissy JG, Schneiderman BA (2024) Evolving effects of the COVID-19 pandemic on hip fracture outcomes: a retrospective comparison of pre, early, and late pandemic timepoints. J Am Acad Orthop Surg Glob Res Rev 8:e24.00178. https://doi.org/10.5435/JAAOSGlobal-D-24-00178

Cassell K, Zipfel CM, Bansal S, Weinberger DM (2022) Trends in non-COVID-19 hospitalizations prior to and during the COVID-19 pandemic period, United States, 2017–2021. medRxiv. https://doi.org/10.1101/2022.04.26.22274301

Hoffman GJ, Malani PN, Solway E, Kirch M, Singer DC, Kullgren JT (2022) Changes in activity levels, physical functioning, and fall risk during the COVID-19 pandemic. J Am Geriatr Soc 70:49–59. https://doi.org/10.1111/jgs.17477

Institut für das Entgeltsystem im Krankenhaus (2024) InEK DatenBrowser. https://datenbrowser.inek.org. Zugegriffen: 08.2024

Karagiannidis C, Schröder H, Wicker S, Janssens U (2021) COVID-19-Pandemie: Pflegende deutlich häufiger krank. Dtsch Ärztebl 118:A-1352 / B-1120

Karagiannidis C, Krause F, Bentlage C, Wolff J, Bein T, Windisch W, Busse R (2024) In-hospital mortality, comorbidities, and costs of one million mechanically ventilated patients in Germany: a nationwide observational study before, during, and after the COVID-19 pandemic. Lancet Reg Health Eur 42:100954. https://doi.org/10.1016/j.lanepe.2024.100954

Kristoffersen ES, Jahr SH, Faiz KW, Thommessen B, Rønning OM (2021) Stroke admission rates before, during and after the first phase of the COVID-19 pandemic. Neurol Sci 42:791–798. https://doi.org/10.1007/s10072-021-05039-y

Marks R, Allegrante JP, MacKenzie RC, Lane JM (2003) Hip fractures among the elderly: causes, consequences and control. Ageing Res Rev 2:57–93. https://doi.org/10.1016/s1568-1637(02)00045-4

Meyer AC, Ebeling M, Acosta E, Modig K (2024) Continued decline in the incidence of myocardial infarction beyond the COVID-19 pandemic: a nationwide study of the Swedish population aged 60 and older during 2015–2022. Eur J Epidemiol 39:605–612. https://doi.org/10.1007/s10654-024-01118-4

Nuevo-Ortega P, Reina-Artacho C, Dominguez-Moreno F, Becerra-Muñoz VM, Ruiz-Del-Fresno L, Estecha-Foncea MA, HOPE Group Hospital Universitario Virgen de la Victoria (2022) Prognosis of COVID-19 pneumonia can be early predicted combining age-adjusted Charlson Comorbidity Index, CRB score and baseline oxygen saturation. Sci Rep 12:2367. https://doi.org/10.1038/s41598-022-06199-3

Oh DY, Buda S, Biere B, Reiche J, Schlosser F, Duwe S, Wedde M, von Kleist M, Mielke M, Wolff T, Dürrwald R (2021) Trends in respiratory virus circulation following COVID-19-targeted nonpharmaceutical interventions in Germany, january – September 2020: analysis of national surveillance data. Lancet Reg Health Eur 6:100–112. https://doi.org/10.1016/j.lanepe.2021.100112

Padroni M, Laudisi M, Azzini C, De Vito A, Casetta I (2022) Stroke admissions during the COVID-19 pandemic: a single-center retrospective analysis. Neurol Sci 43:5169–5174. https://doi.org/10.1007/s10072-022-06207-4

Panteli D (2020) How are countries reorganizing non-COVID-19 health care service delivery. https://eurohealthobservatory.who.int/analyses/hsrm/how-are-countries-reorganizing-non-covid-19-health-care-service-delivery. Zugegriffen: 09.2024

Pourasghari H, Tavolinejad H, Soleimanpour S, Abdi Z, Arabloo J, Bragazzi NL, Behzadifar M, Rashedi S, Omidi N, Ayoubian A, Tajdini M, Ghorashi SM, Azari S (2022) Hospitalization, major complications and mortality in acute myocardial infarction patients during the COVID-19 era: a systematic review and meta-analysis. Int J Cardiol Heart Vasc 41:101058. https://doi.org/10.1016/j.ijcha.2022.101058

Schüttler J, Mang JM, Kapsner LA, Seuchter SA, Binder H, Zöller D, Kohlbacher O, Boeker M, Zacharowski K, Rohde G, Balig J, Kampf MO, Röhrig R, Prokosch HU (2021) Letalität von Patienten mit COVID-19: Untersuchungen zu Ursachen und Dynamik an deutschen Universitätsklinika. Anästh Intensivmed 62:244–257. https://doi.org/10.19224/ai2021.244

Statistisches Bundesamt (2024) Statistischer Bericht – Bevölkerungsfortschreibung – 2023. https://www.destatis.de/DE/Themen/Gesellschaft-Umwelt/Bevoelkerung/Bevoelkerungsstand/_inhalt.html#_t5vgzyj7j. Zugegriffen: 10.2024

Stegmaier P (2024) Viel zu viel unnötig Verstorbene während Corona. Monit Versorgungsforsch. https://doi.org/10.24945/MVF.01.24.1866-0533.2572

Tanislav C, Kostev K (2022) Fewer non-COVID-19 respiratory tract infections and gastrointestinal infections during the COVID-19 pandemic. J Med Virol 94:298–302. https://doi.org/10.1002/jmv.27321

Thiele H, Zeymer U (2023) The changing spectrum of cardiovascular emergencies during the COVID-19 pandemic. Herz 48:218–222. https://doi.org/10.1007/s00059-023-05174-6

Thietart S, Rozes A, Tubach F, Marot S, Marcelin AG, Raux M, Vallet H, Riou B, Boddaert J, Zerah L (2023) In-hospital mortality of older patients with COVID-19 throughout the epidemic waves in the great Paris area: a multicenter cohort study. BMC Geriatr 23:573. https://doi.org/10.1186/s12877-023-04236-y

Tripathy SK, Varghese P, Panigrahi S, Panda BB, Velagada S, Sahoo SS, Naik MA, Rao SK (2021) Thirty-day mortality of patients with hip fracture during COVID-19 pandemic and pre-pandemic periods: a systematic review and meta-analysis. World J Orthop 12:35–50. https://doi.org/10.5312/wjo.v12.i1.35

Tzotzos SJ, Fischer B, Fischer H, Zeitlinger M (2020) Incidence of ARDS and outcomes in hospitalized patients with COVID-19: a global literature survey. Crit Care 24:516. https://doi.org/10.1186/s13054-020-03240-7

Van Dusen RA, Abernethy K, Chaudhary N, Paudyal V, Kurmi O (2023) Association of the COVID-19 pandemic on stroke admissions and treatment globally: a systematic review. BMJ Open 13(3):e62734. https://doi.org/10.1136/bmjopen-2022-062734

Weerasinghe A, Thielman J, Li Y, Doguparty VB, Medeiros A, Keller-Olaman S, Carsley S, Richmond SA (2024) Trends in falls among older adults before and during the COVID-19 pandemic in Ontario, Canada: a retrospective observational study. BMC Geriatr 24:418. https://doi.org/10.1186/s12877-024-05032-y

Weissman JS, Gatsonis C, Epstein AM (1992) Rates of avoidable hospitalization by insurance status in Massachusetts and Maryland. JAMA 268:2388–2394

Yalamchi F, Khalagi K, Fahimfar N, Tabrizian P, Sanjari M, Mansourzadeh MJ, Ostovar A, Asadi-Lari M (2024) The process of hip fracture management before and during the COVID-19 pandemic in Iran. BMC Geriatr 24:359. https://doi.org/10.1186/s12877-024-04839-z

Yombi JC, Yildiz H, Beguin C, Habimana L (2021) Non-COVID-19 in-hospital admission in a large academic center in Belgium during the first two waves of the COVID-19 pandemic. Int J Gen Med 14:7895–7905. https://doi.org/10.2147/IJGM.S335968

Zayat MN, Griend MV, Flesher N, Lightwine K, Ablah E, Okut H, Haan JM (2023) Falls Among Older Adults During the COVID-19 Pandemic Compared to a Pre-pandemic Period: A Case-Control Study. Am Surg 89:5988–5995. https://doi.org/10.1177/00031348231180919

Open Access Dieses Kapitel wird unter der Creative Commons Namensnennung 4.0 International Lizenz (http://creativecommons.org/licenses/by/4.0/deed.de) veröffentlicht, welche die Nutzung, Vervielfältigung, Bearbeitung, Verbreitung und Wiedergabe in jeglichem Medium und Format erlaubt, sofern Sie den/die ursprünglichen Autor(en) und die Quelle ordnungsgemäß nennen, einen Link zur Creative Commons Lizenz beifügen und angeben, ob Änderungen vorgenommen wurden.

Die in diesem Kapitel enthaltenen Bilder und sonstiges Drittmaterial unterliegen ebenfalls der genannten Creative Commons Lizenz, sofern sich aus der Abbildungslegende nichts anderes ergibt. Sofern das betreffende Material nicht unter der genannten Creative Commons Lizenz steht und die betreffende Handlung nicht nach gesetzlichen Vorschriften erlaubt ist, ist für die oben aufgeführten Weiterverwendungen des Materials die Einwilligung des jeweiligen Rechteinhabers einzuholen.

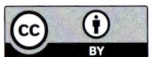

Klima und die Krankenhausversorgung alter Menschen

Elke Hertig, Mathias Schlögl, Bastian Wein und Pablo Escrihuela Branz

Inhaltsverzeichnis

21.1 Hitzebedingte Hospitalisierungen, regionale Variation und Prognose der Entwicklung – 330
21.1.1 Regionale Variation – 330
21.1.2 Prognose der Entwicklung – 331

21.2 Gesundheitsbezogene Auswirkungen des Klimawandels auf alte Menschen am Beispiel von Hitzewellen – 332

21.3 Herausforderungen für die Krankenhäuser – 333

21.4 Fazit – 335

Literatur – 335

© Der/die Autor(en) 2025
J. Klauber et al. (Hrsg.), *Krankenhaus-Report 2025*, https://doi.org/10.1007/978-3-662-70947-4_21

▸▸ Zusammenfassung

Herausforderungen in der Versorgung von Patientinnen und Patienten treten insbesondere dann auf, wenn Ereignisse in kurzer Zeit zu einer starken Zunahme der Krankenhausaufnahmen führen. Durch die progredienten Effekte des anthropogenen Klimawandels kommt es vermehrt zu Hitzewellen und -perioden. Städtische Regionen sowie der Südwesten und Osten der Bundesrepublik sind verstärkt thermischer Belastung ausgesetzt. Diese trifft besonders die vulnerablen Gruppen älterer Menschen und führt zu vermehrten Krankenhauseinweisungen. Um diese Personen zu schützen, benötigen die Einrichtungen eine ganzheitliche Betreuung sowie eine Schulung des Personals. Diese Anpassung umfasst bauliche und technische Maßnahmen, die Förderung ausreichender Trinkmengen und ggf. Anpassungen der Medikation. Zusätzlich ist ein sowohl auf kommunaler Ebene als auch innerhalb der Krankenhäuser abgestimmter Maßnahmenplan unverzichtbar, um in akuten Situationen eine schnelle und kompetente Lösungsstrategie umzusetzen und die Bevölkerung vor Hitzeereignissen zu warnen.

Challenges in patient care arise when events lead to a sharp increase in hospital admissions within a short period of time. The progressive effects of anthropogenic climate change are leading to an increase in heat waves. In Germany, urban regions as well as the general south-west and east are increasingly exposed to this thermal stress. This affects particularly the vulnerable group of geriatric patients and thus leads to increased hospital admissions. To protect these patients, the facilities require holistic support/comprehensive care and staff training. This adaptation includes structural and technical measures, the promotion of sufficient drinking quantities and, if necessary, adjustments to medication. In addition, a heat alert plan which is coordinated both at the local level and within the hospitals, is essential to implement a quick and competent solution strategy in acute situations and to warn the population of heat events.

21.1 Hitzebedingte Hospitalisierungen, regionale Variation und Prognose der Entwicklung

21.1.1 Regionale Variation

Der menschengemachte Klimawandel äußert sich nicht nur durch die Zunahme der Mitteltemperaturen, sondern auch durch die Zunahme von Wetterextremen und vor allem durch eine erhöhte Häufigkeit, Intensität und Dauer von Hitzeextremen. Die Auswirkungen des Klimawandels auf die Krankenhausversorgung sind dabei regional sehr unterschiedlich. Dies lässt sich zum einen auf regionale Unterschiede in der Hitzeexposition zurückführen, zum anderen auf räumliche Unterschiede in der Vulnerabilität (Günster und Schmuker 2024). In Bezug auf die Hitzeexposition zeigt sich, dass Hitzebelastungen in Deutschland je nach Lage, Topografie und Landnutzung sehr unterschiedlich auftreten. Hitzewellen treten im rezenten Klima besonders in südwestlichen und östlichen Regionen Deutschlands auf (Hertig et al. 2023). Aufgrund des städtischen Wärmeinseleffekts sind zudem Städte stark von thermischer Belastung betroffen. Mit Bezug auf räumliche Unterschiede in der Vulnerabilität ist zu beachten, dass diese sowohl vom individuellen gesundheitlichen Zustand als auch von den lokalen Angebots- und Versorgungsstrukturen abhängig ist. Eine hohe Vulnerabilität kann somit einerseits auf eine höhere Morbidität zurückzuführen sein, andererseits auf lokale Versorgungsstrukturen (Klauber und Koch 2021). Eine Auswertung auf Basis von AOK-Versichertendaten zeigt für Deutschland ein sehr heterogenes räumliches Muster der Hitzevulnerabilität. Mit Bezug auf hitzebedingte Hospitalisierungen als Produkt aus Exposition und Vulnerabilität lässt sich feststellen, dass die Küstenregion, die Mittelgebirgsschwelle und das südliche Alpenvorland wenig betroffen sind, während die anderen Landesteile durch höhere Werte gekennzeichnet sind (Klauber und Koch 2021).

Eine regionale Studie für Berlin-Brandenburg von Scherber et al. (2013) zeigte signifikante innerstädtische Disparitäten beim relativen Risiko einer Krankenhausaufnahme bei den über 64-Jährigen mit Atmungssystemerkrankungen, das signifikant positiv mit der Wärmebelastung, Bevölkerungsdichte und sozioökonomischen Faktoren assoziiert war. Eine Untersuchung der Auswirkung von thermischer Belastung von Ghada et al. (2021) für Bayern ergab hingegen einen Rückgang der Krankenhauseinweisungen für Lungen-, Herz- und andere Erkrankungen unter sommerlicher Wärmebelastung in den wärmeren nordwestlichen Landesteilen (Franken).

21.1.2 Prognose der Entwicklung

Die Entwicklung der hitzebedingten Krankenhausaufenthalte hängt stark von der künftig zu erwartenden thermischen Belastung ab. Bisher traten relativ wenige länger andauernde Hitzewellen in Deutschland auf; ein starker Anstieg von deren Anzahl und Intensität ist jedoch in den letzten Jahren beobachtbar und künftig weiter zu erwarten. Bis zur Mitte des Jahrhunderts verlief die Zunahme der Temperaturextreme moderat, unabhängig vom gewählten Klimaszenario. Für die zweite Hälfte des 21. Jahrhunderts zeigen sich jedoch starke Unterschiede in den Projektionen: Für Deutschland werden am Ende des Jahrhunderts unter dem moderaten RCP4.5-Szenario im Mittel 4,5 Hitzewellen pro Jahr projiziert, unter dem starken Klimawandelszenario RCP8.5 über sechs Hitzewellen pro Jahr (Hertig und Schneider 2021; Hertig et al. 2023). Unter Annahme eines starken Klimawandels (RCP8.5-Szenario) wird für bayerische Städte eine Erhöhung der Anzahl heißer Tage (> 30 °C) auf ein Drittel aller Tage in den Sommermonaten April bis September bis Ende des Jahrhunderts projiziert (Hertig 2020). Parallel mit der Zunahme der Hitzeexposition steigt auch die Hitzevulnerabilität der älteren Bevölkerung weiter an. Global gesehen stellt derzeit Europa die gefährdetste Region dar, dicht gefolgt vom östlichen Mittelmeerraum, aufgrund der alternden Bevölkerung, des hohen Grades der Verstädterung und der hohen Prävalenz kardiovaskulärer und respiratorischer Erkrankungen sowie Diabetes (Watts et al. 2019). Für Deutschland ermittelten Karlsson und Ziebarth (2018) bis zu 19.000 zusätzliche Krankenhaustage pro Hitzetag im Untersuchungszeitraum von 1999 bis 2008, für 2050 eine demographisch bedingte Steigerung um 60 % unter der Annahme, dass vor allem Ältere ab 65 Jahren von hitzebedingten Krankenhauseinweisungen betroffen sind. Eine Schätzung der jährlichen hitzebedingten Krankenhaus-Behandlungskosten beläuft sich auf 300 bis 700 Mio. € am Ende des 21. Jahrhunderts unter dem A1B-Szenario (Hübler 2014). Verglichen mit den gesamten Kosten der stationären medizinischen Behandlung in Deutschland wären dies weniger als 1 %. Karlsson und Ziebarth (2018) schätzen die Gesundheitsausgaben für hitzebedingte Krankenhausaufenthalte auf 90.000 € bis 9,5 Mio. € pro zusätzlichen Hitzetag in Deutschland. Klauber und Koch (2021) ermitteln für das hohe RCP8.5-Emissionsszenario eine Steigerung der Anzahl der hitzebedingten Krankenhauseinweisungen um 85 % bis zum Jahr 2050 und um 488 % bis zum Jahr 2100. Bei allen Projektionen muss jedoch beachtet werden, dass Akklimatisierungseffekte an Hitze stattfinden könnten, sodass die Folgen zunehmender Hitze abgemildert werden könnten. Darüber hinaus könnten sich die temperaturbezogenen Auswirkungen aufgrund des Rückgangs kälteassoziierter Fälle zunächst nicht erhöhen, obwohl die hitzebedingten Fälle zunehmen. Auf längere Sicht muss jedoch mit einer stärkeren Zunahme der adversen gesundheitlichen Auswirkungen aufgrund von hohen Temperaturen gerechnet werden. Hinzu kommen die ebenfalls durch den Klimawandel hervorgerufenen häufigeren und stärkeren kurzfristigen Temperaturschwankungen (Hertig und Schneider 2021).

21.2 Gesundheitsbezogene Auswirkungen des Klimawandels auf alte Menschen am Beispiel von Hitzewellen

Der Klimawandel führt zu einer Zunahme extremer Wetterereignisse wie Hitzewellen, die besonders gefährlich für ältere Menschen sind. In Deutschland und weltweit steigen die Temperaturen stetig und das Risiko hitzebedingter Gesundheitsprobleme nimmt zu (Howard et al. 2024). Besonders gefährdet sind akutgeriatrische Patientinnen und Patienten, deren Gesundheitszustand durch Hitzeexposition während einer Hospitalisierung weiter belastet wird. Es ist von entscheidender Bedeutung, präventive und therapeutische, ganzheitliche Maßnahmen zu ergreifen, die sowohl die Reduktion der Hitzeeinwirkung als auch die Anpassung der Medikation und Ernährung umfassen. Durch eine interprofessionelle Zusammenarbeit und eine verbesserte Kommunikation zwischen Patientinnen und Patienten und den Teams im Krankenhaus können die gesundheitlichen Risiken durch Hitzewellen erheblich reduziert werden.

■ ■ Risiken für akutgeriatrische Patientinnen und Patienten

Ältere Menschen sind aufgrund altersbedingter Veränderungen des Körpers, bestehender chronischer Erkrankungen und der Einnahme mehrerer Medikamente besonders anfällig für Hitze. Untersuchungen zeigen, dass die Hitzeexposition während Hitzewellen das Risiko für Hitzschlag, Hitzeerschöpfung und weitere hitzebedingte Komplikationen signifikant erhöht. Die Fähigkeit des Körpers, sich durch Schwitzen abzukühlen, nimmt im Alter ab, was zu einer erhöhten Körperkerntemperatur und Kreislaufproblemen führen kann. Besonders gefährlich ist dies für Patientinnen und Patienten mit bestehenden kardiovaskulären, respiratorischen oder renalen Erkrankungen.

■ ■ Multimodale Interventionen: Kommunikation und Betreuung

Die effektive Kommunikation innerhalb der interprofessionellen Teams und mit den Patientinnen und Patienten spielt eine Schlüsselrolle bei der Prävention und Behandlung hitzebedingter Erkrankungen (Ratwatte et al. 2022; Husser und Kitt-Lewis 2024). Pflegepläne sollten auf die individuellen Bedürfnisse der Patientinnen und Patienten zugeschnitten werden, wobei Risikofaktoren wie Alter, Vorerkrankungen und die Einnahme von Medikamenten berücksichtigt werden müssen. Besonders wichtig ist dabei, dass Risiko-Patientinnen und -Patienten täglich überwacht und bei Bedarf vom Pflegepersonal oder von den Angehörigen unterstützt werden (Vu et al. 2019).

Regelmäßige Kontrollen der Körpertemperatur, die Überwachung der Flüssigkeitsaufnahme sowie die Anpassung der Medikation sind essenziell, um Nebenwirkungen durch hitzebedingte Dehydrierung oder Elektrolytstörungen zu vermeiden. Antihypertensiva und Diuretika sollten überprüft werden, da sie das Risiko für hitzebedingte Komplikationen erhöhen können.

■ ■ Maßnahmen zur Reduktion der Hitzeeinwirkung

Die Reduktion der Hitzeeinwirkung auf akutgeriatrische Patientinnen und Patienten ist ein zentrales Element der Prävention. Bauliche Maßnahmen wie die Nutzung von Ventilatoren und Klimaanlagen können dabei helfen, die Umgebungstemperatur zu senken. Studien zeigen jedoch, dass elektrische Ventilatoren bei extremen Temperaturen über 33 °C nur begrenzte Wirksamkeit haben (O'Connor et al. 2024). Daher sollten diese Hilfsmittel ergänzend zu anderen Kühlmethoden eingesetzt werden.

Zusätzlich ist die Anpassung der Ernährung und Flüssigkeitsaufnahme von Bedeutung. Ältere Menschen haben oft ein vermindertes Durstempfinden, was das Risiko einer Dehydrierung erhöht. Daher sollte der Flüssigkeitsbedarf aktiv überwacht werden. Es empfiehlt sich, kühle, leichte Speisen mit hohem Wassergehalt wie Salate und Obst anzubieten, um die Flüssigkeitszufuhr zu steigern.

▬ ▬ Medikationsanpassung

Ein wichtiger Aspekt der multimodalen Interventionen bei älteren Patientinnen und Patienten während Hitzewellen ist die Anpassung der Medikation. Medikamente wie Diuretika und Anticholinergika können das Risiko für hitzebedingte Erkrankungen erhöhen, da sie die Thermoregulation und den Wasserhaushalt des Körpers beeinflussen. Eine enge Überwachung und, falls erforderlich, eine Anpassung der Dosierung können das Risiko minimieren.

▬ ▬ Empfohlene Leitlinien für Gesundheitsfachkräfte (Johnson 2024)

Im Folgenden sind die aktuelle Leitlinienempfehlungen zusammengefasst:
1. Pflegepläne anpassen: Bestehende Pflegepläne sollten überprüft und auf die spezifischen Bedürfnisse während Hitzeperioden angepasst werden. Dabei ist sicherzustellen, dass betroffene Patientinnen und Patienten regelmäßig Kontakt zu Pflegern und Pflegerinnen oder Angehörigen haben.
2. Vorsorgepläne für Einrichtungen: Krankenhäuser und Pflegeheime sollten Aktionspläne vorbereiten, die bei vorhergesagten Hitzewellen umgehend aktiviert werden können. Eine präventive Kommunikation innerhalb des Teams ist entscheidend.
3. Risikofaktoren identifizieren: Es sollten alle Risikofaktoren der Patientinnen und Patienten erfasst und evaluiert werden, um individuelle Maßnahmen zur Hitzereduktion umzusetzen.
4. Auf die Medikation achten: Die Einnahme von Medikamenten, die die Thermoregulation beeinflussen, sollte überprüft und gegebenenfalls angepasst werden. Besonders Medikamente wie Antihypertensiva und Diuretika erfordern besondere Aufmerksamkeit.
5. Flüssigkeitszufuhr sicherstellen: Es sollte aktiv darauf geachtet werden, dass Patientinnen und Patienten ausreichend trinken und regelmäßig hydriert bleiben.
6. Auf die Ernährung achten: Leichte und wasserreiche Nahrung sollte bereitgestellt werden, um die Belastung des Kreislaufsystems zu reduzieren und die Flüssigkeitszufuhr zu unterstützen.

21.3 Herausforderungen für die Krankenhäuser

Um die direkten und indirekten Auswirkungen von Hitzewellen auf Patientinnen und Patienten sowie Mitarbeitende zu minimieren, stehen Krankenhäuser vor einer Reihe von organisatorischen und baulich-technischen Herausforderungen. Von entscheidender Bedeutung ist ein Hitzemonitoring mit frühzeitiger Erkennung von Hitzewellen, um rechtzeitig einen Hitzeschutz- bzw. Hitzeaktionsplan aktivieren zu können (Toloo et al. 2013; Vaidyanathan et al. 2019). Diese Pläne müssen nicht nur in die organisatorischen Strukturen einzelner Krankenhäuser integriert werden, sondern auch auf der Ebene der Landkreise und Krankenhausverbünde koordiniert werden, um einen effektiven Schutz zu gewährleisten (WHO 2008; BMG 2023; Dresden 2023). Hierbei ist es essenziell, klare Zuständigkeiten und Abläufe festzulegen und regelmäßig Probedurchläufe zu absolvieren. Während die operative Umsetzung auf Kreis- oder Landesebene erfolgt, ist eine bundesweite Abstimmung und finanzielle Unterstützung unerlässlich. Die einzelnen Aufgaben sind beispielhaft in ◘ Tab. 21.1 aufgeführt.

Zusätzlich zu den organisatorischen Maßnahmen erfordert die zunehmende Häufigkeit und Intensität von Hitzeperioden auch baulich-technische Anpassungen. Insbesondere beim Krankenhausneubau muss Hitze als Standortfaktor betrachtet, in die Standortentscheidung einfließen und hierauf abgestimmt müssen die erforderlichen baulichen und haustechnischen Planungen erfolgen. Im Krankenhausbestand ist die Erfassung der Tempera-

Tab. 21.1 Aufgabenverteilung der Aktionspläne

Ebene	Aufgaben
(Über-)Regional	– Identifizieren der Gefahr durch meteorologische Daten – Aktivieren der Frühwarnsysteme und der zuständigen Ansprechpartner – Warnung der Bevölkerung durch Plakat-/Infokampagnen – Anleitung für Verhalten bei Hitze bereitstellen – Schattenflächen schaffen – Trinkwasser für die Allgemeinheit bereitstellen
Krankenhaus Praxis Seniorenheim	– Gezieltes Ansprechen der vulnerablen Gruppen – Detektion von hitzebedingten Krankheitsfällen – Kapazitätsjustierung – Identifikation von hitzesensiblen Bereichen – Bauliche Maßnahmen (bspw. Sonnensegel, Klimatisierung …)
Stationsebene Seniorenheime	– Klimatisierung bereitstellen – Trinkmengen anpassen und ggf. monitoren – Schulung hinsichtlich hitzebedingter Beschwerden – Prüfung von Lagerbeständen hinsichtlich der Hitzestabilität

Krankenhaus-Report 2025

turverteilung und -exposition (Heat-Map) für Mitarbeitende und Patienten zentral. Hieraus lassen sich Heat-Spots identifizieren und im Rahmen der Instandhaltung temperaturmindernde Maßnahmen umsetzen, wie z. B. Sonnschutzfolien oder Markisen. Mögliche bauliche Anpassungen sind in ◘ Abb. 21.1 zusammengefasst. Die Grundvoraussetzung, um im Krankenhausbau Hitzeschutz voranzubringen, ist ein patientennahes Monitoringsystem. Hierfür ist obligat, mögliche Temperaturdifferenzen durch bspw. externe Sonneneinstrahlung mittels Thermostaten auf Zimmerebene zu detektieren. Dies würde eine patientenzentrierte, präzisere Steuerung der Raumtemperatur ermöglichen. Der Einbau von Klimaanlagen allein bewirkt bereits eine verkürzte Hospitalisierungszeit und eine reduzierte Mortalität (Lenzer et al. 2020).

Diese baulichen und organisatorischen Maßnahmen sind von zentraler Bedeutung, um eine weitere Herausforderung abzufedern: den erhöhten Bedarf an Krankenhausbetten infolge hitzebedingter Krankenhauseinweisungen. Eine proaktive Planung und Umsetzung dieser Maßnahmen ist essenziell, um die Versorgungskapazitäten auch während extremer Hitzewellen sicherzustellen. Während Hitze-

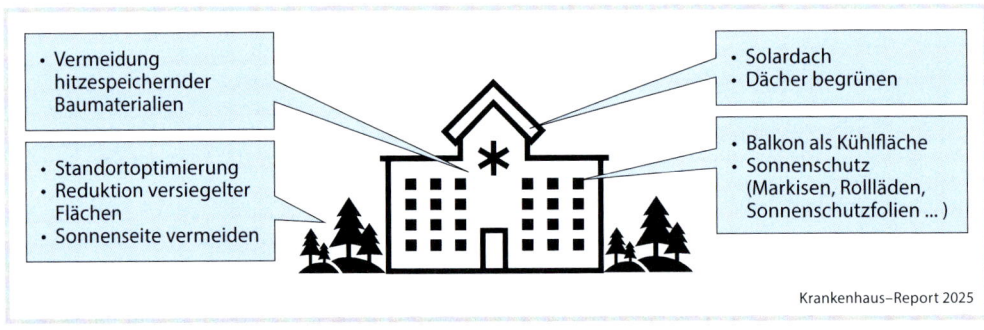

◘ Abb. 21.1 Hitzeresilienz fördernde baulich-technische Maßnahmen

perioden kann es zu einer Verschiebung des Bettenbedarfs einzelner Fachabteilungen kommen, denn insbesondere kardiovaskuläre, nephrologische und psychiatrische (Verwirrtheit, Demenz) Erkrankungen zeigten eine deutliche Korrelation mit Hitzewellen (Hansen et al. 2008; Knowlton et al. 2009; Anderson et al. 2013). Hier antizipative Regelungen zu etablieren ist für eine bedarfsorientierte Patientenversorgung essenziell. Schulungen zur Hitzeresilienz bei spezifischen Krankheitsbildern könnte die Behandlungsqualität weiter verbessern und helfen, Spitzenlasten effektiver zu bewältigen. Ein Teil der Patienten betrifft die Notaufnahme, zusätzlich sind auch die begehrten intensivmedizinischen Betten besonders gefordert. Hier kommt es zu einer punktuellen Mehrbelastung von über 100 % (Megarbane et al. 2003).

21.4 Fazit

Aufgrund des zunehmenden Klimawandels und einer älter werdenden Bevölkerung ist es notwendig, sowohl Maßnahmen für die allgemeine Bevölkerung als auch für vulnerable Gruppen zu treffen. In Städten führt der Wärmeinseleffekt zu einem erhöhten Risiko. Hier können Projekte zum Schutz zu einer effektiven Prävention führen. Die Mehrkosten hierfür müssen in den Kontext der Zunahme hitzebedingter Krankheitsfälle gesehen werden. Effektive Vermeidung von hitzewellenbedingter Krankheitsfällen macht die Kosten der Prävention wett.

Hitzewellen stellen insbesondere eine erhebliche Bedrohung für die Gesundheit älterer Menschen dar, insbesondere für akutgeriatrische Patientinnen und Patienten in Krankenhäusern. Eine präventive und ganzheitliche Betreuung, die sowohl die Reduktion der Hitzeeinwirkung als auch die Anpassung von Medikation und Ernährung umfasst, ist entscheidend. Durch interprofessionelle Zusammenarbeit und verbesserte Kommunikation können gesundheitliche Risiken infolge von Hitzewellen erheblich reduziert werden. Diese interprofessionelle Zusammenarbeit muss in Hitzeschutzplänen entwickelt und festgelegt werden. So kann effektiv auf kommunaler und bundesweiter Ebene gewarnt werden. Zudem können zahlreiche bauliche und technische Maßnahmen innerhalb der Krankenhäuser selbst zu einer verbesserten Versorgung und Prävention beitragen. Es ist nun gefordert, Lücken in der Versorgung zu identifizieren, erforderliche bauliche und strukturelle Anpassungen vorzunehmen, um so die Bevölkerung und insbesondere die vulnerablen Gruppen effektiver zu schützen.

Literatur

Anderson GB, Dominici F, Wang Y, McCormack MC, Bell ML, Peng RD (2013) Heat-related emergency hospitalizations for respiratory diseases in the Medicare population. Am J Respir Crit Care Med 187(10):1098–1103. https://doi.org/10.1164/rccm.201211-1969OC

BMG – Bundesministerium für Gesundheit (2023) Hitzeschutzplan für Gesundheit des BMG. https://www.bundesgesundheitsministerium.de/fileadmin/Dateien/3_Downloads/H/Hitzeschutzplan/230727_BMG_Hitzeschutzplan.pdf. Zugegriffen: 19. Sept. 2024

Dresden L (2023) Hitze-Handbuch: Gut vorbereitet auf Hitze. https://www.dresden.de/media/pdf/gesundheit/WHO/SGP_Hitze-Handbuch.pdf. Zugegriffen: 19. Sept. 2024

Ghada W, Estrella N, Ankerst DP, Menzel A (2021) Universal thermal climate index associations with mortality, hospital admissions, and road accidents in Bavaria. PLoS ONE 16(11):e259086. https://doi.org/10.1371/journal.pone.0259086

Günster C, Schmuker C (2024) Gesundheit und Klimawandel – welche Potenziale haben versorgungsnahe Daten? Bundesgesundheitsblatt Gesundheitsforschung Gesundheitsschutz 67(2):155–163. https://doi.org/10.1007/s00103-023-03828-8

Hansen A, Bi P, Nitschke M, Ryan P, Pisaniello D, Tucker G (2008) The effect of heat waves on mental health in a temperate Australian city. Environ Health Perspect 116(10):1369–1375. https://doi.org/10.1289/ehp.11339

Hertig E (2020) Health-relevant ground-level ozone and temperature events under future climate change using the example of Bavaria, Southern Germany. Air Qual Atmos Health 13(4):435–446

Hertig E, Schneider A (2021) Der Einfluss von Temperatur auf die Mortalität. In: Günster C, Klauber J, Robra B-P, Schmacke N, Schmuker C (Hrsg) Versorgungs-

Report: Klima und Gesundheit. Medizinisch Wissenschaftliche Verlagsgesellschaft, Berlin, S 41–52

Hertig E, Hunger I, Kaspar-Ott I, Matzarakis A, Niemann H, Schulte-Droesch L, Voss M (2023) Klimawandel und Public Health in Deutschland – Eine Einführung in den Sachstandsbericht Klimawandel und Gesundheit 2023. J Health Monit. https://doi.org/10.25646/11391

Howard JT, Androne N, Alcover KC, Santos-Lozada AR (2024) Trends of heat-related deaths in the US, 1999–2023. JAMA 332(14):1203–1204. https://doi.org/10.1001/jama.2024.16386

Hübler M (2014) Sozio-ökonomische Bewertung von Gesundheitseffekten des Klimawandels in Deutschland. In: Lozán JL, Grassl H, Karbe L, Jendritzky G (Hrsg) Warnsignal Klima: Gefahren für Pflanzen, Tiere und Menschen. Wissenschaftliche Auswertungen, Hamburg, S 299–306

Husser EK, Kitt-Lewis E (2024) Knowledge is power: protect older adults against high and sustained heat events. J Gerontol Nurs 50(7):3–5. https://doi.org/10.3928/00989134-20240618-01

Johnson L (2024) Information for healthcare professionals caring for older people during hot weather. https://www.bgs.org.uk/hotweather. Zugegriffen: 24. Okt. 2024

Karlsson M, Ziebarth NR (2018) Population health effects and health-related costs of extreme temperatures: comprehensive evidence from Germany. J Environ Econ Manage 91:93–117

Klauber H, Koch N (2021) Individuelle und regionale Risikofaktoren für hitzebedingte Hospitalisierungen der über 65-Jährigen in Deutschland. In: Günster C, Klauber J, Robra B-P, Schmacke N, Schmuker C (Hrsg) Versorgungs-Report: Klima und Gesundheit. Medizinisch Wissenschaftliche Verlagsgesellschaft, Berlin, S 63–77

Knowlton K, Rotkin-Ellman M, King G, Margolis HG, Smith D, Solomon G, Trent R, English P (2009) The 2006 California heat wave: impacts on hospitalizations and emergency department visits. Environ Health Perspect 117(1):61–67. https://doi.org/10.1289/ehp.11594

Lenzer B, Rupprecht M, Hoffmann C, Hoffmann P, Liebers U (2020) Health effects of heating, ventilation and air conditioning on hospital patients: a scoping review. BMC Public Health 20(1):1287. https://doi.org/10.1186/s12889-020-09358-1

Megarbane B, Resiere D, Shabafrouz K, Duthoit G, Delahaye A, Delerme S, Baud F (2003) Descriptive study of the patients admitted to an intensive care unit during the heat wave of August 2003 in France. Presse Med 32(36):1690–1698

O'Connor FK, Meade RD, Wagar KE, Harris-Mostert RC, Tetzlaff EJ, McCormick JJ, Kenny GP (2024) Effect of electric fans on body core temperature in older adults exposed to extreme indoor heat. JAMA. https://doi.org/10.1001/jama.2024.19457

Ratwatte P, Wehling H, Kovats S, Landeg O, Weston D (2022) Factors associated with older adults' perception of health risks of hot and cold weather event exposure: a scoping review. Front Public Health 10:939859. https://doi.org/10.3389/fpubh.2022.939859

Scherber K, Langner M, Endlicher W (2013) Spatial analysis of hospital admissions for respiratory diseases during summer months in Berlin taking bioclimatic and socio-economic aspects into account. Die Erde – J Geogr Soc Berl 144(3–4):217–223

Toloo G, FitzGerald G, Aitken P, Verrall K, Tong S (2013) Evaluating the effectiveness of heat warning systems: systematic review of epidemiological evidence. Int J Public Health 58(5):667–681. https://doi.org/10.1007/s00038-013-0465-2

Vaidyanathan A, Saha S, Vicedo-Cabrera AM, Gasparrini A, Abdurehman N, Jordan R, Hawkins M, Hess J, Elixhauser A (2019) Assessment of extreme heat and hospitalizations to inform early warning systems. Proc Natl Acad Sci U S A 116(12):5420–5427. https://doi.org/10.1073/pnas.1806393116

Vu A, Rutherford S, Phung D (2019) Heat health prevention measures and adaptation in older populations – A systematic review. Int J Environ Res Public Health. https://doi.org/10.3390/ijerph16224370

Watts N, Amann M, Arnell N, Ayeb-Karlsson S, Belesova K, Boykoff M, Byass P, Cai W, Campbell-Lendrum D, Capstick S (2019) The 2019 report of The Lancet Countdown on health and climate change: ensuring that the health of a child born today is not defined by a changing climate. Lancet 394(10211):1836–1878

WHO (2008) Heat – Health Action Plans. https://iris.who.int/bitstream/handle/10665/107888/9789289071918-eng.pdf?sequence=1. Zugegriffen: 19. Sept. 2024

Kapitel 21 · Klima und die Krankenhausversorgung alter Menschen

Open Access Dieses Kapitel wird unter der Creative Commons Namensnennung 4.0 International Lizenz (http://creativecommons.org/licenses/by/4.0/deed.de) veröffentlicht, welche die Nutzung, Vervielfältigung, Bearbeitung, Verbreitung und Wiedergabe in jeglichem Medium und Format erlaubt, sofern Sie den/die ursprünglichen Autor(en) und die Quelle ordnungsgemäß nennen, einen Link zur Creative Commons Lizenz beifügen und angeben, ob Änderungen vorgenommen wurden.

Die in diesem Kapitel enthaltenen Bilder und sonstiges Drittmaterial unterliegen ebenfalls der genannten Creative Commons Lizenz, sofern sich aus der Abbildungslegende nichts anderes ergibt. Sofern das betreffende Material nicht unter der genannten Creative Commons Lizenz steht und die betreffende Handlung nicht nach gesetzlichen Vorschriften erlaubt ist, ist für die oben aufgeführten Weiterverwendungen des Materials die Einwilligung des jeweiligen Rechteinhabers einzuholen.

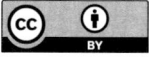

Zur Diskussion

Inhaltsverzeichnis

Kapitel 22 Empirische und ordnungspolitische Analyse der Krankenhausinsolvenzen – 341
Adam Pilny, Andreas Beivers, Boris Augurzky und Jürgen Malzahn

Kapitel 23 Standortbestimmung von Integrierten Notfallzentren – 355
Kathleen Lehmann, Daniela Männicke, Charlotte Vogt, Kerstin Bockhorst und Julian Dilling

Kapitel 24 Reform der Krankenhausversorgung: was vom ursprünglichen Vorschlag bleibt und was die nächsten Schritte sind – 391
Reinhard Busse und Christian Karagiannidis

Empirische und ordnungspolitische Analyse der Krankenhausinsolvenzen

Adam Pilny, Andreas Beivers, Boris Augurzky und Jürgen Malzahn

Inhaltsverzeichnis

22.1 Ausgangslage – 342

22.2 Aktualisierte Sonderanalyse „Insolvenzen bei Krankenhäusern" des Krankenhaus Rating Reports 2024 – 344

22.3 Weitere Einflussfaktoren von Klinikinsolvenzen – 348

22.4 Aktuelle (juristische) Debatten im Kontext des Insolvenzgeschehens – 348

22.5 Vor- und Nachteile staatlicher Subventionierung eines von Insolvenz bedrohten Klinikbetriebs: Eine ordnungspolitische Betrachtung – 350

22.6 Fazit – 351

Literatur – 353

© Der/die Autor(en) 2025
J. Klauber et al. (Hrsg.), *Krankenhaus-Report 2025*, https://doi.org/10.1007/978-3-662-70947-4_22

■ ■ Zusammenfassung

Insolvenzen von Kliniken sind in Deutschland ein kontrovers diskutiertes Thema sowie ein mit Sorge beobachtetes Phänomen, das seit dem Jahr 2022 präsenter ist. Dabei gilt es festzuhalten, dass sich die Art und die Gründe der jeweiligen Insolvenz von Standort zu Standort unterscheiden. Die Analyse zu Klinikinsolvenzen bringt einerseits erwartbare und andererseits schwierig zu interpretierende Ergebnisse zum Vorschein. Bei den insgesamt 61 Klinikstandorten, die zwischen Juli 2022 und Oktober 2024 ein Insolvenzverfahren angemeldet haben, kam es bisher in summa zu 13 Standortschließungen. Ab Sommer 2023 nahm das Auftreten von Insolvenzen spürbar zu und erreichte zu Beginn des Jahres 2024 ein neues Hoch. In 66 % der Fälle wurde (i) eine Insolvenz in Eigenverwaltung beantragt, gefolgt von (ii) einem Regelinsolvenzverfahren (18 %) und (iii) einem Schutzschirmverfahren (16 %). Trägerschaft und Größe haben einen messbaren Einfluss auf die Insolvenzwahrscheinlichkeit. Bei den sozio-ökonomischen Indikatoren zeigt sich dagegen ein heterogenes und widersprüchliches Bild, sodass zum jetzigen Forschungsstand keine Aussage darüber getroffen werden kann, ob Klinikinsolvenzen zu einer Vergrößerung von sozio-ökonomisch bedingten Versorgungsunterschieden in Deutschland beitragen. Aber auch die ordnungspolitische Betrachtung der Subventionierung von öffentlichen Klinikträgern kann als kritisch betrachtet werden. Die Klage von Agaplesion könnte dabei weitreichende Auswirkungen auf die Praxis der kommunalen Subventionierung haben, da sie ein Grundsatzurteil zu einer nationalen und international üblichen Finanzierungspraxis anstrebt. Eine Lösung kann in transparenteren Finanzierungsmodellen und klaren Anreizen für Effizienzsteigerungen liegen, und dies sektorenunabhängig.

Hospital insolvencies in Germany represent a controversially debated topic and a phenomenon of growing concern which has become increasingly prominent since 2022. It is important to note that the nature and reasons for insolvency vary significantly from one location to another. The analysis of hospital insolvencies reveals both expected and challenging-to-interpret results. Among the total of 61 hospital sites that filed for insolvency proceedings between July 2022 and October 2024, 13 closures have occurred to date. From the summer of 2023, the occurrence of insolvencies increased noticeably, reaching a new peak at the beginning of 2024. In 66 % of cases, (i) debtor-in-possession insolvency proceedings were initiated, followed by (ii) standard insolvency proceedings (18 %) and (iii) protective shield proceedings (16 %). Ownership type and hospital size have a measurable impact on the probability of insolvency. By contrast, socio-economic indicators present a heterogeneous and contradictory picture, making it impossible at the current state of research to determine whether hospital insolvencies contribute to an increase in socio-economically driven disparities in healthcare provision in Germany. Furthermore, the regulatory examination of cross-subsidisation of publicly owned hospitals can also be regarded as critical. The lawsuit filed by Agaplesion may have far-reaching implications for the practice of municipal subsidisation, as it seeks a landmark ruling on a financing practice that is both nationally and internationally prevalent. A solution may lie in more transparent financing models and clear incentives for efficiency improvements, irrespective of sector affiliation.

22.1 Ausgangslage

Es war beinahe ein gesundheitspolitischer Krimi, ob das Krankenhausversorgungsverbesserungsgesetz (KHVVG) am 22. November 2024 den Bundesrat ohne einen Vermittlungsausschuss passiert. Jetzt ist bekannt: Es ist gelungen und die Lauterbach'sche Krankenhausreform hat nach einem zähen Prozess das „gesundheitspolitische Licht der Welt" erblickt. Ziel ist – wie es der Gesundheitsminister selbst formulierte – eine Revolution im Krankenhausbereich auszurufen, oder besser gesagt die größte Struktur- und Vergütungsreform seit zwanzig Jahren in diesem Bereich. Die wirtschaftlich kritische Situation der Krankenhäuser in Deutschland in Kombination mit einer zunehmenden Insolvenzwahrscheinlichkeit vieler Kliniken hat sicherlich dazu beigetragen, dass sich die Bundesländer final nicht gegen das Gesetz gestellt haben, um so die im KHVVG vorgesehenen finanziellen Erleichterungen und Hilfen für ihre Kliniken nicht zu gefährden.

Doch nach wie vor ist im Status quo die wirtschaftliche Lage vieler Kliniken angespannt; eine steigende Zahl an Klinikinsolvenzen zeichnet sich ab. Im Jahr 2023 meldeten bereits 29 Klinikstandorte Insolvenz an. Die Deutsche Krankenhausgesellschaft (DKG) hat für das Jahr 2024 bis zu 80 weitere Klinikinsolvenzen erwartet. Diese Befürchtungen haben sich bislang nicht bewahrheitet – von Januar bis Oktober 2024 haben 25 Standorte ein Insolvenzverfahren angemeldet. Als Hauptursachen für diese Entwicklung werden v. a. steigende Personalkosten, weiterhin hohe Energiepreise und nicht vollständig refinanzierte Kostensteigerungen in der öffentlichen Diskussion genannt (DKG 2024; Ärztezeitung 2023; Journal Med 2023).

Zu konstatieren ist aber auch, dass die Belegungsquoten der Krankenhäuser nach wie vor rund zehn Prozentpunkte unterhalb des Jahres 2019 stagnieren und die Beschäftigenzahlen des medizinischen Personals gegenüber 2019 nicht zurückgegangen sind. Diesen Entwicklungen ausreichend Rechnung tragende planerische Aktivitäten der Bundesländer sind nicht zu beobachten. Im Ergebnis erhält die GKV für jeden eingesetzten Euro circa 15 % weniger Leistungen als noch 2014 (Goerdt et al. 2024). Dabei lag bereits Anfang des Jahres 2023 die Ausgabenentwicklung der GKV wieder oberhalb der Inflation, wie es in den letzten zehn Jahren mit Ausnahme des Zeitraums 2021 bis 2023 regelhaft der Fall gewesen ist (ebenda).

Nachdem ökonomisch erforderliche strukturelle Anpassungen von Länder- und Krankenhausträgerseite nicht im erforderlichen Ausmaß erfolgt sind – mutmaßlich mit der Hoffnung auf Erlösanhebungen –, müssen derzeit viele Krankenhäuser drastische Sparmaßnahmen umsetzen, darunter Personalabbau, Schließungen von Stationen oder Abteilungen und Einschränkungen im Leistungsangebot (DKG 2024; Ärztezeitung 2023). Dies wird sich trotz der vorgesehenen finanziellen Entlastungen im KHVVG nicht ad hoc signifikant verändern.

Auch der Krankenhaus Rating Report 2024 hat sich in einer Sonderanalyse des Insolvenzgeschehens angenommen und dieses näher untersucht (Augurzky et al. 2024). Dabei sind Insolvenzen derzeit ein in vielen Branchen zu beobachtendes Phänomen: In den Jahren 2023 und 2024 haben sich in Deutschland die Meldungen zu Insolvenzen überschlagen. Wie auch das Leibniz-Institut für Wirtschaftsforschung Halle (IWH) in einer jüngst veröffentlichten Analyse feststellt, ist die Zahl der Insolvenzen von Personen- und Kapitalgesellschaften in Deutschland im September 2024 nochmals angestiegen. Im dritten Quartal 2024 lag die Zahl der Insolvenzen damit so hoch wie in keinem anderen Quartal seit Mitte 2010. Die Zahl der Insolvenzen von Personen- und Kapitalgesellschaften in Deutschland lag laut IWH-Insolvenztrend im September 2024 bei 1.303. Dies sind 2 % mehr als im Vormonat, aber 28 % mehr als im September 2023. Der Wert liegt damit 44 % über dem September-Durchschnitt der Jahre 2016 bis 2019 (IWH 2024).

Insolvenzen von Kliniken sind in Deutschland ein kontrovers diskutiertes Thema sowie ein mit Sorge beobachtetes Phänomen, das seit dem Jahr 2022 präsenter ist. Dabei gilt es festzuhalten, dass sich die Art und die Gründe der jeweiligen Insolvenz von Standort zu Standort unterscheiden. Pauschale Aussagen sind aufgrund dieser Heterogenität kaum möglich und wissenschaftlich nicht geboten.

Ziel der vorliegenden Untersuchungen, die eine aktualisierte Version der im Krankenhaus Rating Report 2024 (Augurzky et al. 2024) durchgeführten Analysen darstellen, ist es, alle Klinikinsolvenzen seit Juni 2022 anhand ausgewählter Kriterien zu untersuchen. Es wird dabei deskriptiv dargestellt, welche Art von

Krankenhäusern besonders von Insolvenz betroffen ist – und ob es hier regionale und auch sozio-ökonomische Unterschiede gibt, die einen Einfluss auf die Insolvenzhäufigkeit haben. Dies wird durch aktuelle ordnungspolitische Debatten flankiert.

22.2 Aktualisierte Sonderanalyse „Insolvenzen bei Krankenhäusern" des Krankenhaus Rating Reports 2024

Mit dem Krankenhaustransparenzgesetz (KHTG) und dem Krankenhausversorgungsverbesserungsgesetz (KHVVG) versucht der Gesetzgeber, mithilfe einer Übergangsfinanzierung – u. a. durch eine außerplanmäßige Erhöhung der Landesbasisfallwerte – eine weitere Insolvenzwelle abzumildern und vermindert dadurch eine Steigerung der Produktivität der Kliniken durch eine Kapazitätsreduktion. Dies erklärt die vergleichsweise langsame Anpassung an eine verminderte Nachfrage an vollstationären Leistungen. Die Insolvenzverfahren seit Januar 2022 sind jedoch auf mehr Gründe als „nur" steigende Tariflöhne und Sachkosten zurückzuführen, sondern auch auf die dauerhaft gesunkene Nachfrage nach vollstationären Leistungen. Auch werden inzwischen die Fallzahlrückgänge nicht mehr durch Ausgleichszahlungen wie während der Corona-Pandemie mit Steuergeldern aufgefangen, sodass ohne deutliche Strukturanpassungen Defizite die logische Folge sind.

Im OECD-Vergleich ist die überdurchschnittliche hohe Hospitalisierungsquote in Deutschland seit langem bekannt. Die aktuellen Entwicklungen müssen aber auch vor dem Hintergrund der sinkenden personellen

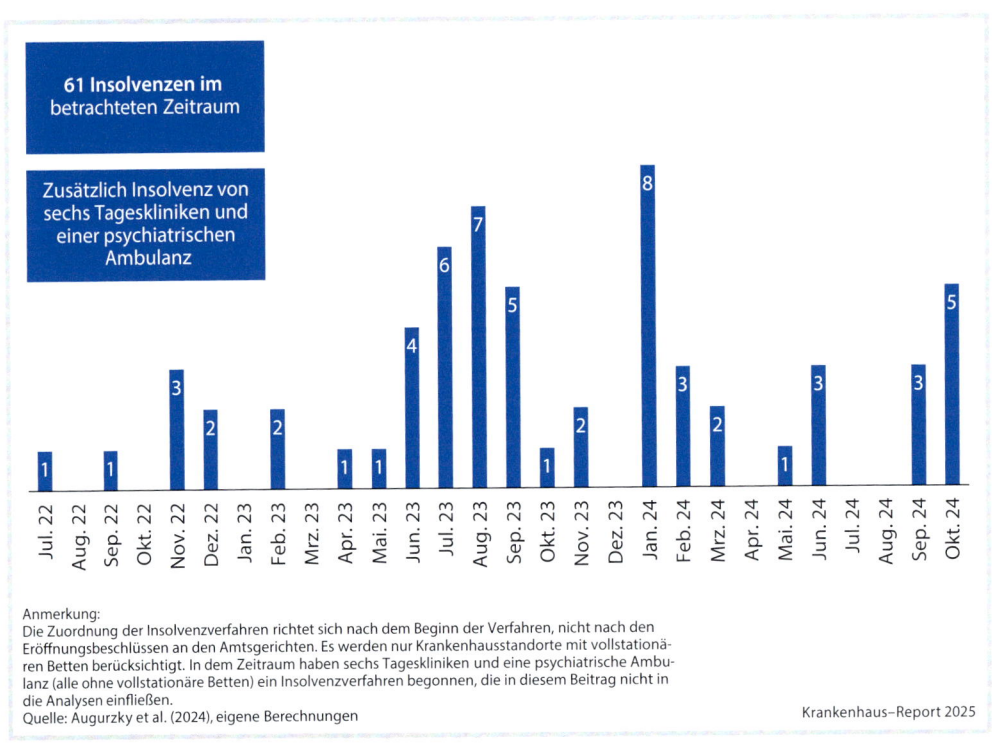

Abb. 22.1 Anzahl der Krankenhausstandorte mit begonnenen Insolvenzverfahren (Juni 2022 bis Oktober 2024)

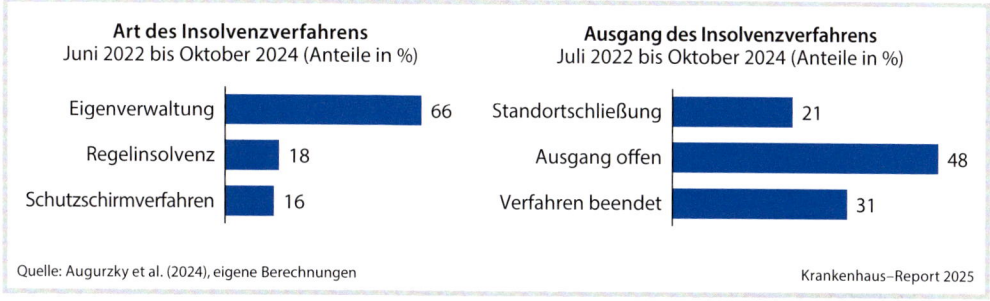

◘ **Abb. 22.2** Klinikinsolvenzen nach Art der Insolvenz und deren Ausgang (Juni 2022 bis Oktober 2024)

Ressourcen und der Notwendigkeit der Effizienzsteigerung betrachtet werden. Denn bei manchen Krankenhäusern gibt es betriebsinterne Ineffizienzen in der Organisation und den Prozessen, die nun stärker sichtbar werden (Augurzky et al. 2024).

Bei den insgesamt 61 Klinikstandorten, die zwischen Juli 2022 und Oktober 2024 ein Insolvenzverfahren angemeldet haben, kam es bisher in summa zu 13 Standortschließungen (◘ Abb. 22.1)[1]. Das entspricht 21 % der betrachteten Standorte. Bei rund der Hälfte der Standorte ist der Ausgang offen (Stand: 31. Oktober 2024) und bei etwa einem Drittel[2] konnte das Insolvenzverfahren beendet werden. Hierunter fallen u. a. die Abnahme des Sanierungskonzepts oder die Übernahme des Standorts durch einen neuen Eigentümer. Ab Sommer 2023 nahm das Auftreten von Insolvenzen spürbar zu. Zusätzlich kam es zur Insolvenz von sechs Tageskliniken und einer psychiatrischen Ambulanz, die in den weiteren Analysen nicht berücksichtigt werden.[3] In 66 % der Fälle wurde (i) eine Insolvenz in Eigenverwaltung beantragt, gefolgt von (ii) einem Regelinsolvenzverfahren (18 %) und (iii) einem Schutzschirmverfahren (16 %; ◘ Abb. 22.2). Kasten 1 gibt einen kurzen Überblick zu diesen drei Verfahren (Augurzky et al. 2024).

Kasten 1: Insolvenzfahren[4]

Insolvenz in Eigenverwaltung (§ 270 ff. InsO). Sie eröffnet einem Unternehmen auf Antrag die Möglichkeit, die Insolvenzmasse unter Aufsicht eines Sachwalters selbst zu verwalten und das Unternehmen zu sanieren. Das Gericht stimmt der Verfahrenseröffnung auf Antrag zu, wenn keine offensichtlichen Gläubigernachteile zu erwarten sind (Nachteilsprognose) bzw. der vorläufige Gläubigerausschuss der Verfahrenseröffnung zustimmt. Den vorläufigen Sachwalter kann sich das Unternehmen nicht selbst auswählen. Dies übernimmt das zuständige Gericht. Auf der Grundlage eines Insolvenzplans wird unter Erhalt des bestehenden Unternehmens die Sanierung angestrebt. Alternativ kommen ein Unternehmensverkauf aus der Insolvenzmasse („übertragende Sanierung") oder Mischformen zwischen Verkauf und Insolvenzplan in Betracht. Wenn diese Maßnahmen insgesamt keine Aussichten auf Erfolg erkennen lassen und daher nicht in Erwägung gezogen werden, schließt sich das Insolvenzregelverfahren

---

1 Stand zum 31. Oktober 2024.
2 Formal betrachtet handelt es sich bei den Standortschließungen ebenfalls um beendete Insolvenzverfahren. Für diesen Beitrag werden die Standortschließungen als separate Kategorie betrachtet.
3 Der Fokus der Analysen wird auf bettenführende Standorte gelegt.

4 Auf Basis von ETL WRG GmbH Wirtschaftsprüfungsgesellschaft Steuerberatungsgesellschaft.

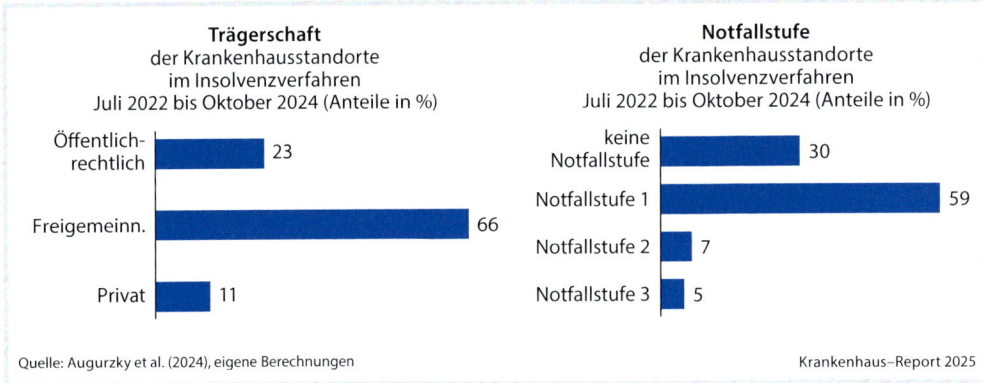

◘ **Abb. 22.3** Art der Insolvenz nach Trägerschaft und Notfallstufe

an. Das Eigenverwaltungsverfahren endet mit Anordnung des zuständigen Gerichts.

Schutzschirmverfahren (§ 270d InsO). Es ist eine besondere Variante der Insolvenz in Eigenverwaltung. Es verbindet die (vorläufige) Eigenverwaltung mit dem Ziel der frühzeitigen Vorlage eines Insolvenzplans, um hierdurch eine Sanierung von Unternehmen zu erleichtern. Ziel ist es, in diesem Verfahren das Unternehmen ganz oder in wesentlichen Teilen in Eigenregie mit Begleitung eines Sachwalters zu sanieren und zu erhalten. Als wesentlicher Unterschied zum Regelinsolvenzverfahren und zur normalen (vorläufigen) Eigenverwaltung kann der Sachwalter im Schutzschirmverfahren vom Unternehmen weitgehend neu gewählt werden (Vorschlagsrecht des Unternehmens). Ein Schuldner hat damit bereits bei drohender Zahlungsunfähigkeit oder bei Überschuldung die Möglichkeit, innerhalb von drei Monaten unter Aufsicht eines Sachwalters und frei von Vollstreckungsmaßnahmen ein Sanierungskonzept (Insolvenzplan) auszuarbeiten und vorzulegen. In diesem Zeitraum darf das Insolvenzverfahren nicht eröffnet werden. Das Stadium der Zahlungsunfähigkeit darf nachweislich noch nicht eingetreten sein und die angestrebte Sanierung des Unternehmens darf nicht „offensichtlich aussichtslos" sein.

Regelinsolvenzverfahren. Sein Ziel ist es, die Gläubiger in ihrer Gesamtheit bestmöglich und gleichmäßig zu befriedigen. Zu diesem Zweck erfolgt entweder eine Zerschlagung des insolventen Unternehmens, indem das vorhandene Vermögen des Schuldners verwertet und der Erlös verteilt wird, oder es wird eine Sanierung durchgeführt, aus deren Erträgen die Gläubiger befriedigt werden können. Als Sanierungswege kommen insbesondere die „übertragende Sanierung" (Verkauf des Unternehmens) oder das Insolvenzplanverfahren in Betracht. Grundsätzlich gilt das Prinzip der Gläubigergleichbehandlung. Einzelne Gläubiger haben keine Möglichkeit, auf einzelne Vermögensgegenstände zuzugreifen. Das Regelinsolvenzverfahren wird durch einen gerichtlich bestellten Insolvenzverwalter durchgeführt. Quelle: Krankenhaus Rating Report 2024 (Augurzky et al. 2024)

Zwei Drittel aller Insolvenzen entfallen auf Standorte in freigemeinnütziger Trägerschaft, etwa ein Viertel auf öffentlich-rechtliche Trä-

Kapitel 22 · Analyse der Krankenhausinsolvenzen

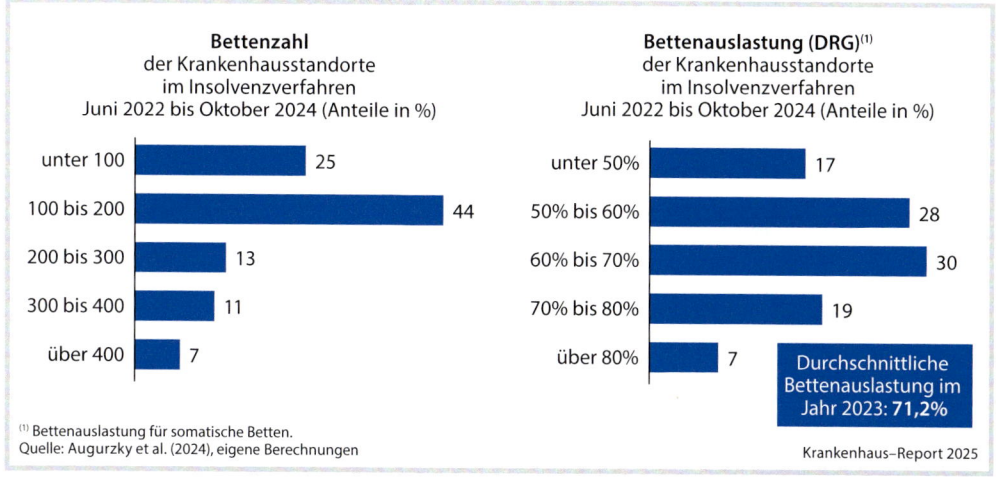

Abb. 22.4 Krankenhausstandorte im Insolvenzverfahren nach Bettenzahl und Bettenauslastung

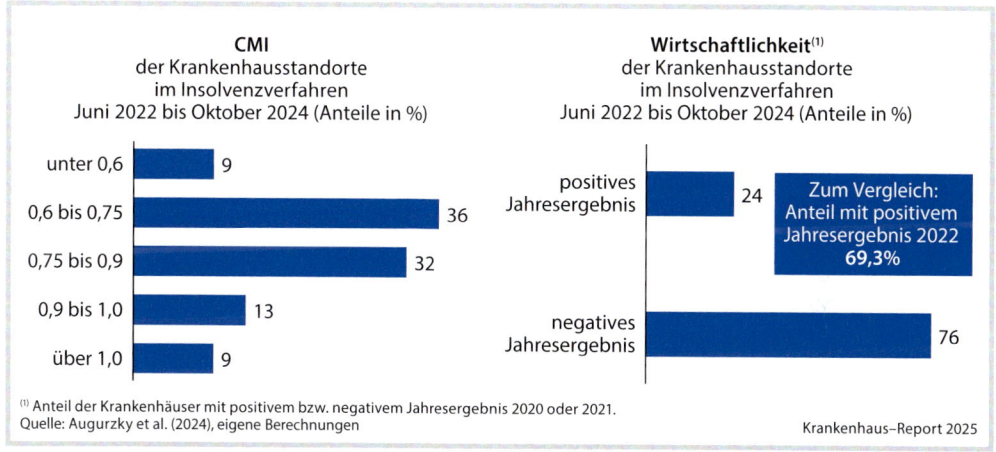

Abb. 22.5 Krankenhausstandorte im Insolvenzverfahren nach CMI und Wirtschaftlichkeit

ger, gefolgt von den Privaten. 70 % der insolventen Standorte verfügen über eine GBA-Notfallstufe, davon mehrheitlich Stufe 1 (60 %). Seltener sind Standorte mit den höheren Notfallstufen 2 bzw. 3 betroffen (◘ Abb. 22.3).

Aber auch weitere Faktoren sind im Kontext des Insolvenzgeschehens zu beobachten. So sind überwiegend kleine Standorte und solche mit einer unterdurchschnittlichen Bettenauslastung betroffen, wie ◘ Abb. 22.4 zeigt. Demnach sind am häufigsten Kliniken zwischen 100 und 200 Betten von Insolvenzen betroffen, sodass das Zählen insolventer Krankenhausstandorte bezogen auf das Ausmaß von Insolvenzen einer Branche zu einer systematischen Überschätzung der Auswirkungen führen muss.

Die Krankenhausstandorte im Insolvenzverfahren weisen häufiger einen geringen CMI auf. Je höher der Schweregrad der behandelten Fälle ist, desto geringer ist das Insolvenzrisiko. Eine Auswertung der Bilanzen für die Geschäftsjahre 2020 bzw. 2021 zeigt, dass drei von vier der insolventen Standorte ein negatives Jahresergebnis hatten und somit vor der Insolvenz bereits rote Zahlen schrieben (◘ Abb. 22.5).

22.3 Weitere Einflussfaktoren von Klinikinsolvenzen

Im Kontext der gesundheitspolitischen Diskussion zum Insolvenzgeschehen wird oftmals die Gefahr geäußert, dass auch versorgungsrelevante Kliniken verschwinden könnten und sich zudem sozio-ökonomisch bedingte Versorgungsunterschiede in Deutschland weiter vergrößern. Daher wurden in der Sonderanalyse des Krankenhaus Rating Reports 2024 Faktoren, die mit dem Risiko einer Klinikinsolvenz zusammenhängen können, untersucht (Augurzky et al. 2024). Hierzu wurde ein so genanntes multivariates Analyseverfahren angewendet, das einzelne Einflussfaktoren durch gleichzeitige Berücksichtigung aller übrigen Faktoren isoliert.

Dafür wurden als Datengrundlage die Qualitätsberichte der Krankenhäuser für das Jahr 2021 genutzt. In der aktualisierten Analyse mit nun 61 insolventen Standorten werden diese mit allen anderen nicht-insolventen somatischen Standorten[5] verglichen – zunächst nur in Bezug auf Krankenhausmerkmale. Anschließend wird die Analyse sukzessive um regionale Indikatoren erweitert. Dabei wird auf die *Indikatoren zur Raum- und Stadtentwicklung des Bundesinstituts für Bau-, Stadt- und Raumforschung* (sog. INKAR-Datenbank[6]) zurückgegriffen (BBSR 2024), die auf Kreisebene vorliegen und sich auf das Erhebungsjahr 2020 beziehen. Kliniken aus Stadtstaaten werden dabei ausgeschlossen, weil für einige kommunale Kennzahlen in der INKAR-Datenbank keine vergleichbaren Daten für Stadtstaaten vorliegen.[7] Da bis auf einen Standort alle insolventen Standorte aus den Flächenländern stammen, ist kein verzerrender Effekt der Schätzergebnisse zu erwarten.[8]

Die Ergebnisse finden sich in ◘ Tab. 22.1. Öffentliche und private Träger weisen eine geringere Häufigkeit von Insolvenzen auf als freigemeinnützige Träger. Größere Krankenhäuser haben ein geringeres Insolvenzrisiko als kleine Häuser. Standorte mit der GBA-Notfallstufe 1 haben eine statistisch signifikant höhere Insolvenzhäufigkeit als solche Standorte ohne Notfallstufe. Bei den regionalen Indikatoren zeigt sich bei den sozio-ökonomischen Kennzahlen ein gemischtes Bild. Klinikinsolvenzen finden häufiger in Kreisen statt, in denen der Anteil älterer Menschen höher ist. Interessanterweise finden Krankenhausinsolvenzen seltener in Kreisen mit einem höheren Anteil von Haushalten mit einem geringeren Einkommen[9] statt. Ebenfalls zeigt sich, dass Insolvenzen häufiger in reicheren Kommunen auftreten.[10]

22.4 Aktuelle (juristische) Debatten im Kontext des Insolvenzgeschehens

Im Kontext der Klinikinsolvenzen steht u. a. die Frage im Raum, weshalb es vielen Trägern nicht (mehr) gelingt, die ökonomische Tragfähigkeit des Klinikbetriebes zu sichern. Ebenso wird darüber diskutiert, welche Maßnahmen wie auch (finanzielle) Unterstützungspakte von Seiten der Politik sowie der Kos-

---

5 Tageskliniken und psychiatrische Klinikstandorte werden nicht berücksichtigt.
6 Die INKAR-Datenbank bietet aktuelle regionalstatistische Informationen zu nahezu allen gesellschaftlich wichtigen Themen wie z. B. Bildung, Demographie, Arbeitsmarkt, Wirtschaft, Wohnen, Verkehr oder Umwelt (BBSR 2024).
7 Das betrifft u. a. die kommunalen Schulden je Einwohner, die für Stadtstaaten (per definitionem) nicht angegeben werden.
8 Es wurden mehrere Modelle mit verschiedenen Zusammenstellungen der Kovariate jeweils mit und ohne Kliniken aus den Stadtstaaten geschätzt. Die Schätzergebnisse sind vergleichbar.
9 Nettoeinkommen von unter 1.500 € pro Monat je Haushalt.
10 Gemessen über die Steuereinnahmen (Summe der kommunalen Steuereinnahmen aus Einkommenssteuer, Umsatzsteuer und Gewerbesteuer je Einwohner) und die Schuldenstände.

Tab. 22.1 Multivariate Regressionsanalyse zur Insolvenzwahrscheinlichkeit

Einflussfaktoren auf Insolvenzwahrscheinlichkeit	Modell 1	Modell 2	Modell 3
Krankenhausmerkmale			
Öffentlich-rechtlich	−0,039[c]	−0,046[c]	−0,052[c]
	(0,326)	(0,331)	(0,332)
Privat	−0,071[c]	−0,078[c]	−0,081[c]
	(0,481)	(0,483)	(0,485)
Betten	−0,088[b]	−0,073[a]	−0,067[a]
	(1,078)	(1,074)	(1,105)
Notfallstufe 1	0,023[b]	0,022[b]	0,021[a]
	(0,312)	(0,314)	(0,321)
Notfallstufen 2 und 3	0,002	0,002	0,003
	(0,511)	(0,524)	(0,517)
Weitere Merkmale			
Ost-Deutschland		−0,012	−0,006
		(0,386)	(0,527)
Anteil über-65-jähriger Einwohner		0,007[c]	0,007[c]
		(0,074)	(0,074)
Lebenserwartung Neugeborener		0,005	−0,012
		(0,153)	(0,241)
BIP je Einwohner		0,024	−0,03
		(1,255)	(1,276)
Anteil Haushalte mit geringem Einkommen			−0,003[a]
			(0,045)
Erwerbsquote			−0,002
			(0,069)
Kommunale Steuereinnahmen je Einwohner			0,039[b]
			(0,558)
Kommunale Schulden je Einwohner			−0,013[b]
			(0,179)
Pseudo-R^2	0,0872	0,1072	0,1344
Beobachtungen	1.568	1.568	1.568

[a] Statistisches Signifikanzniveau von 10 %
[b] Statistisches Signifikanzniveau von 5 %
[c] Statistisches Signifikanzniveau von 1 %
Krankenhaus-Report 2025

tenträger die angespannte Situation mildern können.

Vor diesem Hintergrund ist festzustellen, dass v. a. öffentliche Träger Steuermittel aufwenden, um von Insolvenz bedrohte Standorte zu unterstützen und somit zu subventionieren, damit der Krankenhausbetrieb aufrechterhalten werden kann. Dies führt v. a. bei privaten und freigemeinnützigen Krankenhausträgern zu Unmut und Unverständlichkeit. Sie werfen die Frage auf, weshalb sie keine Unterstützung durch Steuermittel erhalten. Dem folgt auch die öffentlichkeitswirksame Klage des freigemeinnützigen Krankenhauskonzerns Agaplesion gegen die Stadt Frankfurt. Deren Klage zielt auf die Klärung ab, ob die Subventionierung des kommunalen Klinikums Frankfurt-Höchst in Höhe von 47 Mio. € rechtmäßig ist. Agaplesion argumentiert, dass diese Mittel eine Wettbewerbsverzerrung darstellen, da ausschließlich das städtische Krankenhaus unterstützt wird, während andere, wie die Agaplesion-Kliniken, auf eigene wirtschaftliche Mittel angewiesen sind. Diese Praxis sei aus Sicht von Agaplesion rechtswidrig und würde Steuergelder ineffizient einsetzen, die stattdessen für andere öffentliche Zwecke wie Bildung oder Infrastruktur genutzt werden könnten (Schrupp 2024; kma online 2024).

Dabei wird in der Klage von Agaplesion auch darauf verwiesen, dass die Subventionierung nicht nur in Frankfurt, sondern deutschlandweit ein Problem sei, wodurch private und freigemeinnützige Krankenhäuser strukturell benachteiligt würden. Die Klage soll daher als Präzedenzfall dienen, um die gängige Praxis der Finanzierung kommunaler Kliniken grundsätzlich zu hinterfragen (kma online 2024). Die Stadt Frankfurt hingegen verteidigt die Subventionierung als notwendig, um die Gesundheitsversorgung vor Ort aufrechtzuerhalten, insbesondere angesichts finanzieller Verluste des Klinikums Höchst (Schrupp 2024; kma online 2024).

22.5 Vor- und Nachteile staatlicher Subventionierung eines von Insolvenz bedrohten Klinikbetriebs: Eine ordnungspolitische Betrachtung

Wie bereits erwähnt sind es vor allem die Kommunen und Städte, die derzeit aus ihren ohnehin knappen Mitteln die Defizite der von ihnen getragenen Häuser durch verschiedene Finanzierungsvarianten, Ausgleiche sowie Patronatserklärungen übernehmen, um deren Tragfähigkeit zu sichern und Insolvenzen abzuwenden.

Jedoch können sich dies – aufgrund regional sehr heterogener Steuereinnahmen und Finanzstärke – nicht alle Kommunen leisten. Daher wird dies sowohl von staatlichen Akteuren wie beispielsweise den finanzschwachen Kommunen als auch von den anderen Klinikträgern kritisch beäugt.

In der Tat ist auch aus ordnungspolitischer Sicht die Finanzierung von Defiziten öffentlicher Krankenhäuser durch Steuermittel bedenklich, da dies mehrere grundlegende Prinzipien der Wettbewerbs- und Finanzpolitik berührt (Zimmermann et al. 2009; Breyer et al. 2012; Wellisch 2000). Zum einen kommt es zu einer **(i) Verzerrung des Wettbewerbs** durch ungleiche Bedingungen, denn: Wenn öffentliche Krankenhäuser Defizite mit Steuermitteln decken, während private oder freigemeinnützige Krankenhäuser dies nicht können, entsteht ein ungleicher Wettbewerb (Breyer et al. 2012). Die öffentlichen Krankenhäuser erlangen so einen Vorteil, unabhängig von ihrer Wirtschaftlichkeit oder Effizienz. Dergleichen Subventionierung kann dann auch dazu führen, dass ineffizient wirtschaftende öffentliche Krankenhäuser überleben, während effizientere private Einrichtungen benachteiligt werden – ein klassischer Effekt einer Wettbewerbsverzerrung (Corneo 2018; Pindyck und Rubinfeld 2009; Wellisch 2000, Zimmermann et al. 2009).

Zum anderen werden **(ii) Fehlanreize für Wirtschaftlichkeit** und ein zu geringerer Druck zur Effizienz gesetzt, denn: Wenn Defizite immer wieder durch Steuermittel ausgeglichen werden, besteht weniger Anreiz für öffentliche Krankenhäuser, wirtschaftlich zu arbeiten oder ihre Strukturen und Prozesse zu optimieren. In der Volkswirtschaftslehre wird dieses Phänomen auch als X-Ineffizienz bezeichnet (Pindyck und Rubinfeld 2009; Wellisch 2000; Zimmermann et al. 2009). Darüber hinaus sind auch sogenannte Moral-Hazard-Phänomene in der Form denkbar, dass die Erwartung, dass Verluste immer durch den Staat aufgefangen werden, zu einer Förderung von riskanten oder ineffizienten Entscheidungen des Managements führen können (Breyer et al. 2012; Zimmermann et al. 2009; Wellisch 2000).

Zusätzlich erfolgt eine **(iii) Belastung der Steuerzahler durch eine intransparente Mittelverwendung**. Die Steuerzahler tragen im Zweifel die Last für ineffiziente Krankenhausstrukturen, ohne direkten Einfluss auf deren Betrieb zu haben. Das kann die Akzeptanz der Steuerfinanzierung schmälern. Der **(iv) Verlust von Marktsignalen durch eine „marktfremde Steuerung"** in Form derartiger Subventionen kann dazu führen, dass wirtschaftliche Signale wie Nachfrage, Preisgestaltung oder Qualität ignoriert werden. Das kann langfristig zu einer Fehlallokation von Ressourcen im Gesundheitswesen führen (Breyer et al. 2012; Zimmermann et al. 2009).

Als Gegenargument werden in diesem Kontext oftmals das Gemeinwohl und die soziale Verantwortung der jeweiligen öffentlichen Träger genannt. Daher kann man auch ordnungspolitische Argumente finden, die für eine Finanzierung durch Steuermittel sprechen, wie die Sicherstellung der flächendeckenden Gesundheitsversorgung und die soziale Daseinsvorsorge. Diese müssen jedoch mit Effizienz- und Wettbewerbserwägungen abgewogen werden (Wellisch 2000).

Die bereits angesprochene Unterlassungsklage von Agaplesion gegen die Stadt Frankfurt am Main zielt dabei inhaltlich auf ganz ähnliche Argumente ab (FAZ 2024): Demnach kommt es auch hier zu einer **(i) Wettbewerbsverzerrung**: Agaplesion argumentiert, dass die finanzielle Unterstützung ausschließlich für das städtische Klinikum eine ungerechtfertigte Bevorzugung darstellt. Während kommunale Krankenhäuser auf solche Subventionen zurückgreifen können, müssen private und freigemeinnützige Krankenhäuser, wie die von Agaplesion, ihre Defizite eigenständig bewältigen. Dies beeinträchtigt ihre Wettbewerbsfähigkeit erheblich. Auch **(ii) Rechtswidrigkeit** ist einer der Vorwürfe: Laut einem von Agaplesion in Auftrag gegebenen Gutachten verletzen diese Zahlungen das EU-Beihilferecht sowie das deutsche Haushalts- und Krankenhausfinanzierungsrecht. Kommunale Zuschüsse, die über die reguläre Finanzierung hinausgehen, seien nur dann zulässig, wenn sie keine Marktverzerrungen verursachen. Hier sieht Agaplesion jedoch genau das als gegeben an. Darüber hinaus wird auch die **(iii) Ungleichbehandlung** aufgeführt wie auch der Vorwurf der **(iv) Belastung der Steuerzahler** (FAZ 2024; kma online 2024; Schrupp 2024).

Die Entscheidung des Frankfurter Verwaltungsgerichtes wird daher mit Spannung erwartet und könnte im Kontext der im Artikel geführten ordnungspolitischen Diskussion wegweisend sein und auch die Dynamik des Insolvenzgeschehens signifikant beeinflussen.

22.6 Fazit

Die Analyse zu Klinikinsolvenzen bringt einerseits erwartbare und andererseits schwierig zu interpretierende Ergebnisse zum Vorschein. Trägerschaft und Standortgröße korrelieren sehr stark mit der Insolvenzwahrscheinlichkeit. Bei den sozio-ökonomischen Indikatoren zeigt sich dagegen ein heterogenes und widersprüchliches Bild, sodass zum jetzigen Forschungsstand keine Aussage darüber getroffen werden kann, ob Klinikinsolvenzen zu einer Vergrößerung von sozio-ökonomisch bedingten Versorgungsunterschieden in Deutschland beitragen.

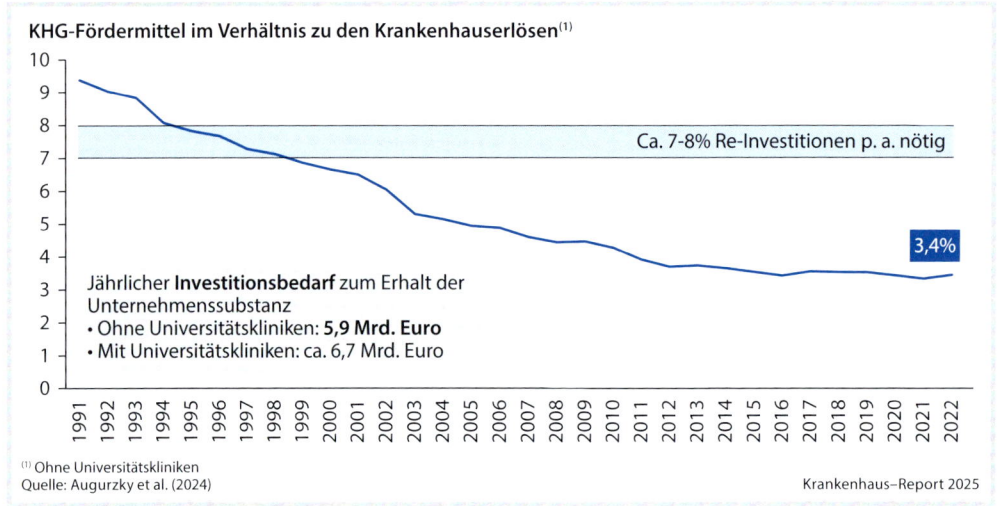

◻ Abb. 22.6 KHG-Fördermittel im Verhältnis zu den Krankenhauserlösen. Anmerkung: ohne Universitätskliniken

Aber auch aus ordnungspolitischer Sicht kann die Subventionierung von öffentlichen Klinikträgern als kritisch betrachtet werden. Die Klage von Agaplesion könnte dabei weitreichende Auswirkungen auf die Praxis der kommunalen Subventionierung haben, da sie ein Grundsatzurteil zu einer national üblichen Finanzierungspraxis anstrebt.

Aus politischer und ökonomischer Sicht ist anzumerken, dass alle Träger spezifische Vor- und Nachteile haben (Augurzky et al. 2018). Sofern ein Urteil dazu käme, dass Beihilfen der Kommunen unzulässig sind, erscheint es unrealistisch, dass allen Krankenhäusern eine finanzielle Bestandsgarantie zuteil wird. Dies wäre finanziell nicht leistbar und zugleich ein Rückfall in die Selbstkostendeckung der 70er Jahre. Insoweit bleibt die Reaktion der Politik – sofern die Klage von Agaplesion erfolgreich wäre – spannend, weil in diesem Fall weitreichende Gesetzesanpassungen erfolgen müssten.

Ein politischer Ausweg aus dieser Thematik, der weit über das Thema der Krankenhausinsolvenzen hinausgeht, läge darin, die Krankenhausinvestitionsfinanzierung gemäß den gesetzlichen Vorgaben des KHG zu lösen oder bei der Investitionsfinanzierung neue Wege zu beschreiten. Seit 1991 sinkt die Investitionsquote der Länder weitgehend kontinuierlich (◻ Abb. 22.6), sodass inzwischen nicht einmal mehr 50 % der Investitionen durch die Länder bestritten werden.

Es wäre wünschenswert, wenn nach über dreißig Jahren die ordnungspolitisch vorgesehene Verteilung der Finanzierungsströme wiederhergestellt werden könnte – und damit die Grundlage für Subventionen der Kommunen entfiele. Schließlich betrug die Investitionsquote 1991 rund 10 % und wurde erst ab 1991 schrittweise vermindert. Die Investitionslücke beträgt inzwischen jährlich rund sechs Milliarden Euro – mit Universitätsklinika sind es sogar 6,7 Mrd. €. Mit diesen Mitteln könnte jedes Bundesland alle bedarfsnotwendigen Krankenhäuser in die Lage versetzen, eine Insolvenz zu vermeiden.

Eine weitere Lösung kann – aus ökonomischer Sicht – auch in transparenteren Finanzierungsmodellen und klaren Anreizen für Effizienzsteigerungen liegen, und dies sektorenunabhängig. Es bleibt abzuwarten, ob die Krankenhausreform in diesem Bereich zu tragfähigen Lösungen beiträgt.

Literatur

Ärztezeitung (2023) Bekenntnis zur Klinikreform: Deutsche Krankenhausgesellschaft warnt vor Insolvenzwelle 2024. https://www.aerztezeitung.de/Wirtschaft/Deutsche-Krankenhausgesellschaft-warnt-vor-Insolvenzwelle-2024-445161.html (Erstellt: 3. Dez. 2023). Zugegriffen: 8. Jan. 2025

Augurzky B, Beivers A, Pilny A (2018) Krankenhäuser in privater Trägerschaft 2018. Gutachten im Auftrag des Bundesverbandes Deutscher Privatkliniken. RWI Leibniz-Institut für Wirtschaftsforschung, Essen. http://www.rwi-essen.de/media/content/pages/publikationen/rwi-materialien/rwi-materialien_122.pdf. Zugegriffen: 8. Jan. 2025

Augurzky B et al (2024) Krankenhaus Rating Report [KHRR] 2024: Zwischen Hoffen und Bangen. medhochzwei, Heidelberg

BBSR – Bundesinstitut für Bau-, Stadt und Raumforschung (2024) Laufende Raumbeobachtung des BBSR: INKAR – Indikatoren und Karten zur Raum- und Stadtentwicklung, Bonn. https://www.inkar.de/

Breyer F, Zweifel O, Kifmann M (2012) Gesundheitsökonomik, 6. Aufl. Springer Gabler, Berlin

Corneo G (2018) Öffentliche Finanzen: Ausgabenpolitik, 5. Aufl. Mohr Siebeck, Tübingen

DKG – Deutsche Krankenhausgesellschaft DKG (2024) DKG zu drohenden Einschränkungen in der Patientenversorgung: Krankenhäuser sind gefährdet wie nie zuvor. Pressemitteilung vom 14. März 2024. https://www.dkgev.de/dkg/presse/details/krankenhaeuser-sind-gefaehrdet-wie-nie-zuvor/. Zugegriffen: 8. Jan. 2025

FAZ – Frankfurter Allgemeine Zeitung (2024) Klinikverbund verklagt Stadt Frankfurt. Artikel von Monika Ganster vom 21.03.2024. FAZ, Frankfurt. https://www.faz.net/aktuell/rhein-main/klinikverbund-agaplesion-verklagt-die-stadt-frankfurt-19601002.html. Zugegriffen: 8. Jan. 2025

Goerdt G, Wolff J, Malzahn J (2024) Krankenhausstrukturen – Dokumentation des stationären Produktivitätsverlusts. F&w Führen Wirtschaften Im Krankenh 41(9):823–827

IWH – Leibniz-Institut für Wirtschaftsforschung Halle (2024) IWH-Insolvenztrend: Zahl der Firmenpleiten im September gestiegen, drittes Quartal 2024 erreicht damit Rekordwerte. Pressemitteilung vom 10. Oktober 2024. https://www.iwh-alle.de/presse/pressemitteilungen/detail/iwh-insolvenztrend-zahl-der-firmenpleiten-im-september-gestiegen-drittes-quartal-2024-erreicht-damit-rekordwerte. Zugegriffen: 8. Jan. 2025

Journal Med (2023) Krankenhausgesellschaft: 2024 bis zu 80 Klinik-Insolvenzen. https://www.journalmed.de/gesundheitspolitik/lesen/krankenhausgesellschaft-klinik-insolvenzen. Zugegriffen: 8. Jan. 2025

kma online (2024) Rechtswidrige Querfinanzierung? Agaplesion verklagt die Stadt Frankfurt. 21. März 2024. https://www.kma-online.de/aktuelles/klinik-news/detail/agaplesion-reicht-unterlassungsklage-gegen-stadt-frankfurt-ein-51719. Zugegriffen: 8. Jan. 2025

Pindyck RS, Rubinfeld DL (2009) Mikroökonomie, 7. Aufl. Pearson Studium

Schrupp A (2024) Evangelischer Klinikverbund Agaplesion klagt gegen die Stadt Frankfurt. in: Evangelische Kirche in Frankfurt und Offenbach (Hrsg) Evangelisches Frankfurt und Offenbach. 21. Mai 2024. https://www.efo-magazin.de/aktuelles/evangelischer-klinikverbund-agaplesion-klagt-gegen-die-stadt-frankfurt/. Zugegriffen: 8. Jan. 2025

Wellisch D (2000) Finanzwissenschaft I – Rechtfertigung der Staatstätigkeit. Vahlen, München

Zimmermann H, Henke K-D, Broer M (2009) Finanzwissenschaft, 10. Aufl. Vahlens Handbücher. Vahlen, München

Open Access Dieses Kapitel wird unter der Creative Commons Namensnennung 4.0 International Lizenz (http://creativecommons.org/licenses/by/4.0/deed.de) veröffentlicht, welche die Nutzung, Vervielfältigung, Bearbeitung, Verbreitung und Wiedergabe in jeglichem Medium und Format erlaubt, sofern Sie den/die ursprünglichen Autor(en) und die Quelle ordnungsgemäß nennen, einen Link zur Creative Commons Lizenz beifügen und angeben, ob Änderungen vorgenommen wurden.

Die in diesem Kapitel enthaltenen Bilder und sonstiges Drittmaterial unterliegen ebenfalls der genannten Creative Commons Lizenz, sofern sich aus der Abbildungslegende nichts anderes ergibt. Sofern das betreffende Material nicht unter der genannten Creative Commons Lizenz steht und die betreffende Handlung nicht nach gesetzlichen Vorschriften erlaubt ist, ist für die oben aufgeführten Weiterverwendungen des Materials die Einwilligung des jeweiligen Rechteinhabers einzuholen.

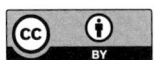

Standortbestimmung von Integrierten Notfallzentren

Modell des GKV-Spitzenverbandes für eine bedarfsgerechte Versorgungsstruktur

Kathleen Lehmann, Daniela Männicke, Charlotte Vogt, Kerstin Bockhorst und Julian Dilling

Inhaltsverzeichnis

23.1 Einleitung – 356

23.2 Integrierte Notfallzentren an der Sektorengrenze – 358

23.3 Welcher Bestandteil von Integrierten Notfallzentren ist planungsrelevant? – 360

23.4 Modell des GKV-Spitzenverbandes zur Angebotssteuerung – 361
23.4.1 Kapazitätsschätzung auf Basis von KV-Abrechnungsdaten – 362
23.4.2 Räumliche Planungsebene – 363
23.4.3 Verteilung der ermittelten Kapazitäten auf die Krankenhausstandorte – 364
23.4.4 Die Frage der personellen Ausstattung – 365
23.4.5 Feinabstimmung – 367

23.5 Ergebnisse – 368

23.6 Fazit – 386

Literatur – 387

© Der/die Autor(en) 2025
J. Klauber et al. (Hrsg.), *Krankenhaus-Report 2025*, https://doi.org/10.1007/978-3-662-70947-4_23

▪▪ Zusammenfassung

Gesundheitliche Probleme treten oft unerwartet auf. Viele Menschen wissen nicht, wie sie sich in einem Akut- oder Notfall verhalten sollen, wenn sie abends, nachts oder an den Wochenenden medizinische Hilfe benötigen – zu Zeiten, in denen die Arztpraxen geschlossen sind. Zudem können viele Patientinnen und Patienten nicht einschätzen, wie dringlich ihr Anliegen unter medizinischen Gesichtspunkten tatsächlich ist. Diese Gemengelage trifft auf ein unzureichend strukturiertes deutsches Gesundheitssystem, das Doppelstrukturen in der Notfallversorgung vorhält. So versorgen Krankenhäuser ambulante und stationäre Patienten 24 h am Tag. Ambulante Akutpatienten werden zu den Sprechstundenzeiten in den Arztpraxen behandelt. Zu den sprechstundenfreien Zeiten gibt es den ärztlichen Bereitschaftsdienst. Allerdings ist dieser vielen Menschen unbekannt und oft schlecht aufgestellt. Im Ergebnis nehmen zu viele Menschen mit leichten Beschwerden die Notaufnahmen in Anspruch, weswegen diese überlastet sind. Für eine bessere Patientensteuerung ist daher seitens des Gesetzgebers geplant, an ausgewählten Krankenhäusern den ärztlichen Bereitschaftsdienst mit der Notaufnahme in einem sogenannten Integrierten Notfallzentrum zu vernetzen, um die ambulant behandelbaren Fälle vor Ort, aber außerhalb der Notaufnahme zu versorgen. Der GKV-Spitzenverband hat für dieses Reformvorhaben ein Planungstool entwickelt, um geeignete Standorte für diese Integrierten Notfallzentren zu ermitteln. In diesem Beitrag werden die wesentlichen Aspekte des Planungstools des GKV-Spitzenverbandes vorgestellt.

Health problems often arise unexpectedly. Many people do not know what to do when they need medical help in the evenings, at night or on weekends when the doctors' offices are closed. In addition, many patients cannot assess how urgent their health concern actually is from a medical perspective and if they need urgent care or whether their health concern can wait until the next day. These questions come up against an inadequately and insufficient German health care system that provides duplicate care structures in emergency care. Acute outpatients are treated in the doctors' offices during consultation hours. Additionally, there is a medical on-call service during times when there are no consultation hours. However, this is unknown to many people and often poorly positioned. As a result, too many people with minor complaints use the emergency rooms, which is why the latter are overloaded. In order to improve patient management along the care chain, the legislature is therefore planning to integrate the medical on-call service at selected hospitals with the emergency room in so-called "integrated emergency centers". Here, patients with acute health concerns could be treated on an outpatient basis at the hospital, but outside of the emergency room. The National Association of Statutory Health Insurance Funds (GKV-Spitzenverband) has developed a planning tool for this reform project in order to determine suitable locations for these new integrated emergency centers. This article presents and discusses the key aspects of the planning tool.

23.1 Einleitung

Heute erfolgt ein Großteil der ambulanten Akutversorgung in den Vertragsarztpraxen. Diese sind trotz einer räumlich vergleichsweise guten Verteilung jedoch insbesondere fachgebietsbezogen nicht immer gut erreichbar und zeitlich begrenzt geöffnet. Zwar umfasst der Sicherstellungsauftrag der Kassenärztlichen Vereinigungen (KVen) auch die Versorgung zu den sprechstundenfreien Zeiten (Notdienst) sowie eine zentrale Terminvermittlung. Allerdings zeigen die Erfahrungen von Hilfesuchenden, dass diese Angebote nicht ausreichend bekannt und auch nicht in ausreichendem Maße verfügbar sind. Mangels Alternative und aufgrund persönlicher Präferenzen nehmen die Menschen daher häufig im Akutfall die Notaufnahmen der Krankenhäuser in Anspruch oder wählen den Notruf über die Telefonnummer 112.

Die Patientensteuerung ist in Deutschland sowohl im Akutfall als auch im Notfall unzureichend, das Leistungsangebot heterogen und intransparent. Die Ursache liegt dabei in der Regel nicht bei den Patientinnen und Patienten, denn diese können den Ernst der Lage medizinisch-fachlich häufig nicht bewerten und schätzen ihren Behandlungsbedarf subjektiv als dringlich ein (Somasundaram et al. 2018).

Erschwert wird die Situation dadurch, dass die Begrifflichkeiten im Bereich der ambulanten Akutversorgung und der Notfallversorgung ebenso verwechselt werden wie die verschiedenen Versorgungssysteme und Leistungsanbieter.

- Ein Notfall ist ein plötzlich eintretendes Ereignis, das eine unmittelbare Gefahr für Leib und Leben der Patientin oder des Patienten bedeutet. Die vitalen Funktionen sind bedroht, gestört oder ausgefallen. Bei vital bedrohlichen Notfällen greift die notärztliche Versorgung im Rahmen des Rettungsdienstes.
- Ambulante Vertragsärztinnen und Vertragsärzte versorgen nicht unmittelbar lebensbedrohliche Krankheitsfälle. Der ambulante Akutfall wird trotzdem als Notfallsituation bezeichnet. Dabei handelt es sich um einen plötzlich eingetretenen Zustand, der mit einer akuten Bedrohung oder dem Gefühl einer solchen einhergeht, ohne dass eine gegenwärtige Bedrohung vorliegt.

Die Abgrenzung von lebensbedrohlichen Notfällen und akuten Notfallsituation ohne vitale Bedrohung (Akutfall) erfordert ärztliche Expertise (Scholz et al. 2013). Als ambulante Notfälle werden oft Fälle bezeichnet, die außerhalb der Sprechstundenzeiten der Vertragsärztinnen und Vertragsärzte im organisierten Notdienst und von nicht an der vertragsärztlichen Versorgung teilnehmenden Ärzten, Instituten und Krankenhäusern über den Einheitlichen Bewertungsmaßstab (EBM) abgerechnet werden. EBM-Leistungen der vertragsärztlichen Akutversorgung an Krankenhäusern unterscheiden sich nicht von EBM-Leistungen der vertragsärztlichen Versorgung im Notdienst. Allerdings erfolgt die Organisation der ambulanten Notfallversorgung der Vertragsärztinnen und Vertragsärzte über die KVen. Die Akutversorgung der Notfallaufnahmen dagegen wird in Eigenregie der Krankenhäuser organisiert. Dabei weist die Akutversorgung in den Notaufnahmen der Krankenhäuser teilweise Merkmale der allgemeinen ambulanten Versorgung auf, da sie auch zu den üblichen Sprechzeiten von Vertragsärztinnen und Vertragsärzten stattfindet (Slowik et al. 2018). Im Folgenden wird für die Versorgung in Integrierten Notfallzentren (INZ) der Begriff „ambulante Akutversorgung an Krankenhäusern und im Notdienst" verwendet.

Die unterschiedlichen Versorgungsstrukturen führen im Ergebnis dazu, dass in den Notaufnahmen der Krankenhäuser viele leichte, ambulante Fälle behandelt werden, die eine Behandlung in der Notaufnahme aus medizinischen Gründen nicht benötigt hätten (Köster et al. 2016). Die Notaufnahmen beklagen eine Überlastung. Die leichten, ambulanten Fälle binden Kapazitäten, die für die stationäre Versorgung benötigt werden (Tagesspiegel 2022). Gleichzeitig leiden die Patientinnen und Patienten unter langen Wartezeiten für vergleichsweise triviale Behandlungen (Spiegel 2017). Unnötige Rettungsdienstfahrten verstärken das Problem. So zeigt beispielsweise eine Auswertung im Rahmen des Innovationsfondsprojektes Inno_RD, dass nur etwa die Hälfte der Patientinnen und Patienten einen stationären Behandlungsbedarf hatten. Mit etwa jedem vierten Rettungsdiensteinsatz waren ausschließlich Leistungen im ambulanten Sektor verbunden (Swart et al. 2022). Eine zunehmende Anzahl von Rettungsdiensteinsätzen bei hochbetagten Patientinnen und Patienten, die in ihrer Häuslichkeit nicht ausreichend ambulant versorgt werden und deshalb immer wieder in Akutsituationen ärztliche Behandlung benötigen, kommen verstärkend hinzu (Schwabe et al. 2021). Dennoch stellt das Weiterleiten in die vertragsärztliche Versorgung von Patientinnen und Patienten ohne akuten Behandlungsbedarf für Krankenhäuser ein unliebsames Thema dar. Derzeit werden nur etwa 100.000 Hilfesuchende pro Jahr aufgrund fehlender Behandlungsnotwendigkeit von den Krankenhäusern ohne Behandlung in die Häuslichkeit entlassen. Das entspricht 1 % der rund 10 Mio. ambulanten Notfälle, die in den Krankenhäusern behandelt werden (Deutsches Ärzteblatt 2017). Anstelle einer unmittelbaren Weiterleitung in die vertragsärztliche Versorgung erfolgt häufig eine diagnostische Abklärung und eine niederschwellige ambulante Behandlung, die auch direkt in der vertragsärztlichen Versorgung hätte erfolgen können und sollen. Eine Möglichkeit zur Lösung dieses Dilemmas wird vielfach darin gesehen, den vertragsärztlichen Notdienst[1] auszubauen und direkter an die Krankenhäuser zu binden. Im Zuge dessen wurden in den letzten Jahren zunehmend KV-Notdienstpraxen an Krankenhausstandorten angesiedelt. Für einen optimalen Versorgungseffekt sollen die KV-Notdienstpraxen aber nicht nur an den Krankenhäusern verortet, sondern stärker integriert und personell besser ausgestattet werden, um den Hilfesuchenden eine fallabschließende Behandlung zukommen zu lassen und gleichzeitig die Notaufnahmen zu entlasten (GKV-Spitzenverband 2017). INZ an den Krankenhäusern sollten also künftig flächendeckend dafür sorgen, die ambulante Akutversorgung an Krankenhäusern und im Notdienst zu verbessern. Dabei bestehen INZ aus den folgenden Elementen: einer zentralen Notaufnahme des Krankenhauses (ZNA), einer KV-Notdienstpraxis und einem gemeinsamen Tresen. An diesem soll anhand eines qualifizierten und standardisierten Ersteinschätzungsverfahrens eine Einschätzung des medizinischen Behandlungsbedarfs der Hilfesuchenden vorgenommen werden und eine Weiterleitung in die geeignete Versorgungsebene erfolgen (Deutscher Bundestag 2024).

Das Konzept wird als Bestandteil einer Reform der Notfallversorgung seit mehreren Jahren diskutiert und grundsätzlich von allen entscheidenden Akteuren unterstützt. Die konkrete Umsetzung hängt dabei von vielen verschiedenen Faktoren ab. Unabhängig von der politischen Durchsetzbarkeit einer umfassenden Notfallreform inklusive einer Reform des Rettungsdienstes ist das Konzept der INZ niederschwellig umsetzbar. So ist es lediglich erforderlich, den Sicherstellungsauftrag der KVen für den Notdienst zu konkretisieren und das Angebot der ambulanten Akutversorgung in KV-Notdienstpraxen präziser zu definieren. Da es bereits etwa 550 KV-Notdienstpraxen an Krankenhausstandorten gibt, wäre der Ausbau zu einem flächendeckenden Versorgungsangebot gut realisierbar (GKV-Spitzenverband 2023a). Entscheidend ist allerdings, den Bedarf an INZ-Standorten sowie die Auswahl geeigneter Standorte eindeutig zu bestimmen.

In diesem Beitrag wird das Konzept des GKV-Spitzenverbandes als Planungsgrundlage für die Auswahl geeigneter INZ-Standorte dargestellt.

23.2 Integrierte Notfallzentren an der Sektorengrenze

INZ werden von verschiedenen Expertinnen und Experten als ein sinnvoller Ansatz angesehen, um die ambulante Akutversorgung an Krankenhäusern und im Notdienst zu verbessern und die stationären Notaufnahmen zu entlasten (Regierungskommission 2023). Schon in seinem Gutachten aus dem Jahr 2018 empfahl der Sachverständigenrat zur Begutachtung der Entwicklung im Gesundheitswesen INZ als Mittel zur Verbesserung der Versorgung (SVR 2018). Diese Empfehlung wird auch vom GKV-Spitzenverband unterstützt. Allerdings muss die weitere Etablierung von INZ-Standorten ausschließlich am Bedarf der Bevölkerung ausgerichtet werden. So ist es zum Beispiel unter Versorgungsgesichtspunkten nicht erforderlich, an jedem Krankenhausstandort und auch nicht an jedem Standort eines Krankenhauses mit umfassender oder

---

[1] Der vertragsärztliche Notdienst wird vielfach auch als Bereitschaftsdienst bezeichnet.

erweiterter Notfallstufe ein INZ einzurichten (GKV-Spitzenverband 2023b). Aus den vorliegenden Fallzahlen lässt sich weder die Erforderlichkeit noch die Wirtschaftlichkeit für einen so hohen Bedarf ableiten. Dies gilt auch für die Frage, ob INZ 24/7 betrieben werden sollten.

Zu den Sprechstundenzeiten wird die ambulante Versorgung durch rund 185 Tsd. Ärztinnen und Ärzte sowie Psychotherapeutinnen und Psychotherapeuten sichergestellt, die derzeit an der ambulanten Versorgung teilnehmen (KBV 2023). Der ambulante Versorgungsbereich erbringt jährlich zwischen 500 und 600 Mio. Behandlungsfälle, bei denen es sich zu einem erheblichen Teil um ambulante Akutfälle handelt (KBV 2022). Im Notdienst und als ambulante Akutfälle am Krankenhaus werden jährlich etwa 19 Mio. Patientinnen und Patienten behandelt; davon ca. 50 % als ambulante Fälle in den Notaufnahmen der Krankenhäuser (ZI 2023; Statistisches Bundesamt 2023). Dabei konzentriert sich die Inanspruchnahme auf Wochenenden und Feiertage sowie auf die Zeiten, in denen die Arztpraxen geschlossen sind, d. h. auf die Abendstunden sowie auf Mittwoch- und Freitagnachmittage. Die Zeiten höherer Inanspruchnahme fallen vor allem in die Zeitspanne zwischen 18 und 22 Uhr. Zwischen 23 Uhr und 7 Uhr findet nahezu keine Inanspruchnahme statt. Eine generelle Rund-um-die-Uhr-Besetzung von KV-Notdienstpraxen ist damit weder wirtschaftlich noch entspricht sie dem Bedarf der Bevölkerung. Hinzu kommt, dass sich die Belastung der Krankenhäuser durch die ambulante Akutversorgung sehr unterschiedlich darstellt. Während ca. 70 % der Krankenhäuser durchschnittlich weniger als einen ambulanten Akutfall pro Stunde behandeln, weisen nur 6 % der Krankenhäuser mehr als 2,5 ambulante Akutfälle pro Stunde aus (Fürstenberg et al. 2024). Insofern empfiehlt sich ein Ausbau der INZ-Strukturen mit Augenmaß.

Der Gesetzentwurf der Bundesregierung zum Gesetz zur Reform der Notfallversorgung (NotfallG) vom 2. Oktober 2024 sah die Öffnung von KV-Notdienstpraxen an INZ deshalb auch nur für bestimmte Zeiträume vor. „Die Notdienstpraxis ist [demnach] mindestens an Wochenenden und Feiertagen von 9 bis 21 Uhr, Mittwoch und Freitag von 14 bis 21 Uhr und Montag, Dienstag und Donnerstag von 18 bis 21 Uhr zu öffnen" (◘ Abb. 23.1; Deutscher Bundestag 2024).

Hierfür würde eine ärztliche Arbeitszeit von 54 Wochenstunden in den Wochen ohne Feiertage und 67 Wochenstunden in den Wochen mit Feiertagen benötigt. Geht man davon aus, dass in Deutschland durchschnittlich neun Feiertage auf Wochentagen liegen, ergibt sich ein zeitlicher Bedarf von insgesamt 2.925 Arztstunden pro Jahr und INZ (kwheute 2024). Ausgehend von einem ärztlichen Vollzeitäquivalent (VZÄ) mit 210 Arbeitstagen pro Jahr und einer täglichen Arbeitszeit von acht Stunden ergibt sich ein Personalbedarf von 1,74 Vollzeitäquivalenten (Destatis 2023). Jedes INZ müsste damit rund zwei Arztstellen für die Erfüllung der Mindestöffnungszeiten vorhalten. Dabei ist es je nach Fallvolumen möglich, dass gleichzeitig mehr als eine Ärztin oder ein Arzt zur Verfügung stehen müsste, um das Patientenaufkommen zu bewältigen.

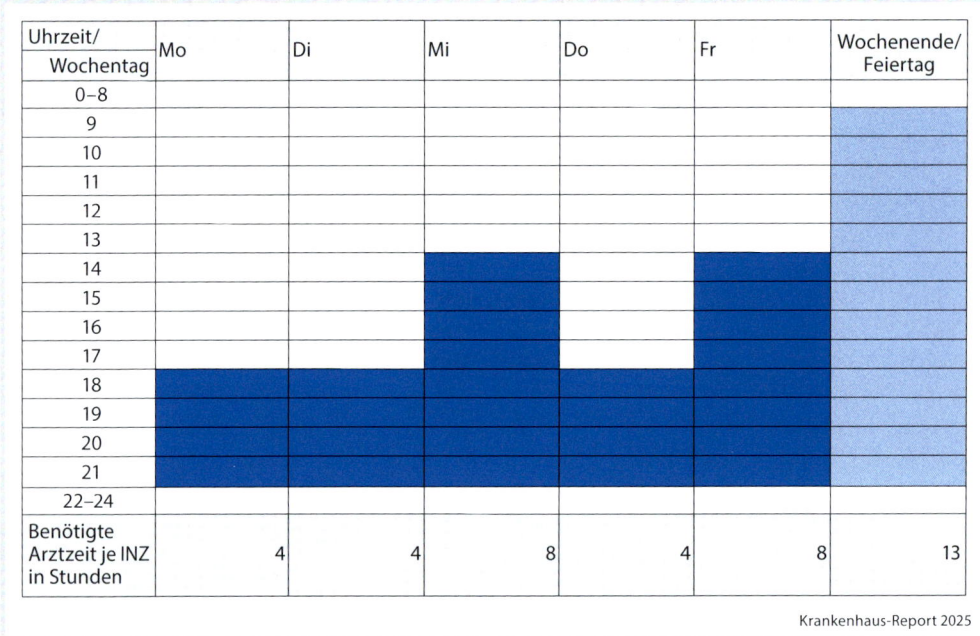

Abb. 23.1 Schematische Darstellung der vorgesehenen Mindestöffnungszeiten nach dem NotfallG

23.3 Welcher Bestandteil von Integrierten Notfallzentren ist planungsrelevant?

Die Bestandteile der INZ unterliegen unterschiedlichen rechtssystematischen Grundlagen. Während die ZNA einen originären und unverzichtbaren Bestandteil im Rahmen der stationären Versorgung darstellt, stammen die KV-Notdienstpraxen aus dem Sicherstellungsauftrag der KVen für die ambulante Versorgung.[2] Für die flächendeckende Etablierung von INZ bietet es sich an, diese rechtlich nicht als Einheiten zu behandeln, da dies unweigerlich die Länderkompetenz zur Krankenhausplanung berühren würde. Da die Krankenhäuser in der Regel ohnehin bereits über eine ZNA und einen Tresen verfügen, stellen diese beiden Bestandteile keine Innovation im eigentlichen Sinne dar. Zu einem INZ wird das Konstrukt erst, wenn am Krankenhausstandort zusätzlich eine KV-Notdienstpraxis vorhanden ist und alle drei INZ-Bestandteile ein koordiniertes Versorgungsangebot schaffen. Insofern könnte der bestehende Sicherstellungsauftrag der KVen für den Notdienst konkretisiert werden. Im Zuge dessen könnten die Standorte, die Ausstattung und die Qualitätsanforderungen für die KV-Notdienstpraxen definiert werden. Da der Gemeinsame Bundesausschuss (G-BA) bereits eine weitreichende Regelungskompetenz für die vertragsärztliche Bedarfsplanung hat und auch der Notdienst zum Sicherstellungsauftrag der KVen gehört, ließe sich eine entsprechende Erweiterung des Regelungsauftrages des G-BA gut begründen, sodass auch für KV-Notdienstpraxen eine verbindliche bundeseinheitliche Grundlage geschaffen werden könnte.[3] Damit wären die INZ maßgeblich über den Bestandteil der KV-Notdienstpraxen regelbar und eine flächendeckende Einführung von INZ möglich, ohne die Länderkompetenz für die stationäre Versorgung zu tangieren.

---

2 § 75 Absatz 2b SGB V.

3 Vgl. § 101 SGB V.

Bundeseinheitliche Vorgaben des G-BA, die mit entsprechenden Abweichungsmöglichkeiten regional umgesetzt werden, würden der Systematik der bisherigen Bedarfsplanung entsprechen. Das erscheint auch deshalb sinnvoll, weil die grundlegende Zielsetzung der Sicherung gleichwertiger Lebensverhältnisse im ganzen Land auf der Bundesebene zunächst unabhängig von regionalen Partikularinteressen durch ausgewogene Entscheidungen berücksichtigt werden kann (WD 2023). Insgesamt kommt es bei den INZ und der Bewertung einer angemessenen Angebotsstruktur maßgeblich auf die Standortauswahl an. Es ist zu erwarten, dass in einigen Ländern das Interesse bestehen wird, möglichst an jedem Krankenhausstandort ein INZ aufzubauen, auch wenn dies einer bedarfsgerechten und wirtschaftlichen Versorgungsstruktur diametral entgegenstehen würde. An dieser Stelle ist die Frage der Standortauswahl von INZ mit der Frage verbunden, ob Krankenhäuser ohne INZ künftig überhaupt noch ambulante Akutfälle versorgen dürfen. Im Sinne der beabsichtigten Patientensteuerung wäre dies kontraproduktiv und würde letzten Endes dazu führen, dass sich am Status quo nichts ändert. INZ können als Versorgungsstruktur nur dann wirtschaftlich und ressourcenschonend betrieben werden, wenn anstelle der breiten Streuung, die wir heute vorfinden, eine Konzentration auf ausgewählte Standorte erfolgt und damit auch die ambulante Akutversorgung im Krankenhaus und im Notdienst an diesen Standorten gebündelt wird. Das Interesse der Krankenhäuser, auch weiterhin ambulante Akutfälle versorgen zu können, ist grundsätzlich nachvollziehbar. Deutsche Krankenhäuser generieren aus Patientinnen und Patienten, die in den Notaufnahmen behandelt werden, in nicht unwesentlichem Umfang stationäre Fälle. Die Zahl der Krankenhauseinweisungen je 1.000 Einwohner gehört mit mehr als 200 zu den höchsten im OECD-Vergleich (OECD 2023b). INZ sollten nicht genutzt werden, um stationäre Betten zu füllen. Sie sollten eine bekannte und zentrale Anlaufstelle für ambulante Akutfälle sein, bedarfsgerechte Angebote machen und die Notaufnahmen von leichten Fällen entlasten. Dies kann nur gelingen, wenn auch Regeln für Standorte ohne INZ im Rahmen einer Reform mitgedacht werden. Das Reformvorhaben wird letztendlich scheitern, wenn Regelungen zur Ausgestaltung von INZ lediglich die Krankenhäuser mit einem INZ-Standort betreffen und alle anderen Krankenhäuser die bestehende Praxis unverändert fortführen können. Stattdessen sollten alle Standorte, egal ob mit oder ohne INZ, eine Ersteinschätzung durchführen. Wenn ein akuter ambulanter Behandlungsbedarf festgestellt wird, sollte eine verbindliche Weiterleitung zu einem INZ-Standort erfolgen (GKV-Spitzenverband 2024).

23.4 Modell des GKV-Spitzenverbandes zur Angebotssteuerung

Bei den heute schon bestehenden KV-Notdienstpraxen zeigt sich die Heterogenität der aktuellen notdienstlichen Versorgung. In einigen KVen bestehen bereits relativ viele KV-Notdienstpraxen, in anderen sind unabhängige Bereitschaftsdienstpraxen oder der fahrende Bereitschaftsdienst stärker vertreten. Darüber hinaus gibt es derzeit keine verbindliche Definition, wie eine KV-Notdienstpraxis personell und sächlich ausgestattet sein sollte und was sie leisten soll. Die Sprechstundenzeiten unterscheiden sich ebenso wie die Personalausstattung und das angebotene Behandlungsspektrum. Heute gibt es bereits ca. 550 KV-Notdienstpraxen an Krankenhäusern (GKV-Spitzenverband 2023a). Ob der jeweilige Standort hierfür geeignet ist, bestimmt maßgeblich die KV. Das Modell des GKV-Spitzenverbandes ermöglicht eine Einbeziehung bestehender Standorte von KV-Notdienstpraxen, gibt dies jedoch nicht zwingend vor.

Das Modell ist mehrstufig aufgebaut. Zunächst wird geschätzt, wie hoch der benötigte Personalbedarf für die ambulante Akutversorgung an Krankenhäusern und im Notdienst derzeit insgesamt ist. Anschließend erfolgt die Auswahl der am besten geeigneten Standorte

23.4.1 Kapazitätsschätzung auf Basis von KV-Abrechnungsdaten

In einem ersten Schritt gilt es, die Versorgungskapazität einer KV-Notdienstpraxis als Bestandteil eines INZ auf Basis von KV-Abrechnungsdaten abzuschätzen. Um den Bedarf an Ärztinnen und Ärzten zu ermitteln, der für eine bedarfsgerechte Versorgung in der ambulanten Akutversorgung an Krankenhäusern und im Notdienst benötigt wird, ist zunächst das Abrechnungsvolumen der maßgeblichen Notfallziffern des Einheitlichen Bewertungsmaßstabs (EBM) für ein Jahr zu ermitteln (01210, 01212, 01205, 01207, zzgl. regionaler Ziffern). Für die EBM-Ziffern werden Annahmen zur benötigten ärztlichen Arbeitszeit hinterlegt. Für die Ziffern 01205 und 01207 wird eine Kalkulationszeit von zwei Minuten verwendet. Für die Ziffern 01210 und 01212 werden zehn Minuten ärztliche Arbeitszeit angenommen. Diese Arbeitszeiten werden summiert und auf die hierfür insgesamt benötigten Ärztinnen und Ärzte in der ambulanten Akutversorgung an Krankenhäusern und im Notdienst in Vollzeitäquivalente umgerechnet. Ein Vollzeitäquivalent wird entsprechend dem üblichen Vorgehen im Rahmen von Personalbemessungsmodellen mit 210 Arbeitstagen pro Jahr und jeweils acht Stunden Tätigkeitsumfang pro Arbeitstag angenommen.[4] Daraus ergeben sich die insgesamt benötigten Arztkapazitäten in Vollzeitäquivalenten (VZÄ; Destatis 2023). Die bundesweite Bevölkerungszahl wird durch die bundesweit benötigten VZÄ dividiert. Daraus ergibt sich das Verhältnis von Bevölkerungsanzahl je Ärztin oder Arzt in der ambulanten Akutversorgung am Krankenhaus und im Notdienst. Dieser Wert entspricht in etwa der Verhältniszahl, die in der vertragsärztlichen Bedarfsplanung verwendet wird und stellt den Sollwert für die weiteren Planungsüberlegungen dar. Sie ist in diesem Modell als Variable aktuell mit 46.748 Einwohnern je Arztkapazität für ambulante Akutfälle an Krankenhäusern und im Notdienst definiert. Die Verhältniszahl ist in dem Modell anpassbar.

Für die Modellierung ist es notwendig, einige Annahmen zu treffen. Das betrifft beispielsweise die Auswahl der berücksichtigten EBM-Ziffern, die Annahmen zur jeweils benötigten ärztlichen Arbeitszeit, die Annahmen zur Umrechnung in Vollzeitäquivalente oder die Tatsache, dass im Rahmen des Modells davon ausgegangen wird, dass künftig alle ambulanten Akutfälle an Krankenhäusern und im Notdienst in INZ abgerechnet werden. Daneben hat jedes Modell Limitationen. So ist die Nutzung von Routinedaten aus der Abrechnung methodisch grundsätzlich mit einer eingeschränkten Aussagekraft verbunden. Der „wahre" Bedarf lässt sich nicht rechnerisch bestimmen. Was in den vorhandenen Daten sichtbar wird, ist die erfolgte Inanspruchnahme. Diese entspricht nicht unbedingt dem Bedarf. So gibt es Regionen mit vielen medizinischen Angeboten, in denen ein starker Anreiz für angebotsinduzierte Nachfrage besteht. Zugleich gibt es Regionen mit wenigen medizinischen Angeboten, in denen anhand der Bevölkerungsstruktur eine deutlich höhere Inanspruchnahme zu erwarten wäre. Insofern wird die Inanspruchnahme immer auch durch das bestehende Angebot beeinflusst. Gleichzeitig ist es bisher nicht gelungen, den „wahren" Bedarf für medizinische Angebote aufgrund von exogenen Variablen zu ermitteln (von Stackelberg und Lehmann 2016). Darüber hinaus ist zu beachten, dass die EBM-Abrechnung ggf. nicht alle Leistungsbestandteile der Versicherten erfasst, die selbstständig eine Notaufnahme aufsuchen und als ambulanter Abrechnungsfall ohne stationäre Aufnahme versorgt werden können. Die Krankenhäuser haben die Möglichkeit, diese Fälle auch ander-

---

[4] 250 Arbeitstage – 30 Urlaubstage – 10 Tage Krankheit/Weiterbildung.

weitig abzurechnen, beispielsweise als Fall einer Hochschulambulanz gemäß § 117 SGB V, als reguläre EBM-Abrechnung in einem eigenem MVZ oder als vor- oder teilstationären Fall gemäß §§ 115a bzw. 39 Abs. 1 Satz 2 SGB V. Diese Informationen lassen sich aus den Routinedaten nicht ableiten. Daneben erfolgen in Deutschland sehr viele stationäre Aufnahmen, obwohl ein Anteil dieser Fälle in einer KV-Notdienstpraxis fallabschließend hätte versorgt werden können. Das ambulante Potenzial in der stationären Versorgung und stationäre Fehlbelegungen sind jedoch teilweise auch spekulative Bereiche, zu denen es in den Routinedaten keine belastbaren Informationen gibt. Dennoch weisen verschiedene Studien auf ein hohes Potenzial hin, insbesondere im internationalen Vergleich zu Ländern wie Dänemark und Großbritannien (Schreyögg und Milstein 2021; Tillmanns und Jäckel 2024; IGES 2022; OECD 2023a). Ein mögliches Verlagerungspotenzial in die KV-Notdienstpraxen lässt sich nicht prognostizieren, ungeachtet der Tatsache, dass verdecktes Potenzial erst einmal gehoben werden müsste. Aufgrund der großen Unsicherheiten an dieser Stelle erfolgt die Bedarfsschätzung allein auf Basis der EBM-Abrechnungen.

23.4.2 Räumliche Planungsebene

Im nächsten Schritt ist die Entscheidung zu treffen, auf welcher räumlichen Ebene eine Planung erfolgen soll. Je kleinräumiger eine Planung ist, desto mehr Anbieter sind grundsätzlich erforderlich. Eine kleinräumige Planung ist also mit einer besseren Erreichbarkeit des Angebots für die Bevölkerung verbunden. Erfolgt eine Planung großräumig, besteht die Tendenz zur Konzentration des Angebots zu Lasten der Erreichbarkeit und der Verteilung im Raum. Daneben gäbe es auch die Möglichkeit, mit Gravitationsmodellen zu arbeiten, die die Planung auf Grundlage der Anziehungskraft von Krankenhausstandorten aufbaut. Allerdings sind derartige Modelle sehr komplex, wodurch die Nachvollziehbarkeit eingeschränkt sein könnte. Die Klarheit und Nachvollziehbarkeit eines Planungsmodells geht in der Regel mit einer höheren Rechtssicherheit der Entscheidungen einher. Daher wurde hier ein Ansatz gewählt, der auf bewährten Elementen der ambulanten Bedarfsplanung aufbaut (G-BA 2024).

Da es sich hinsichtlich der geeigneten Standorte für INZ um regionalspezifisch relevante Fragen handelt, erschien es sachgerecht, die Standortplanung eher regional als überregional aufzubauen. Das hier vorgestellte Modell geht für die Standortplanung von INZ daher davon aus, dass eine räumliche Planung auf der Ebene von Kreisen und kreisfreien Städten die besten Ergebnisse im Hinblick auf die Bedarfsgerechtigkeit und Erreichbarkeit des Angebots erzielt. Für Hamburg und Berlin erfolgt die Planung auf der Ebene von Bezirken bzw. Stadtteilen. Beide Städte stellen raumplanerisch jeweils eine einzige Planungsregion dar. Berlin ist gleichzeitig ein Mittelbereich, ein Kreis, eine Raumordnungsregion und eine Kassenärztliche Vereinigung (BBSR 2022). Angesichts der hohen Bevölkerungsanzahl und -dichte erscheint eine Einteilung in kleinere regionale Planungseinheiten sachgerecht, damit gerade in Akutfällen für die gesamte Bevölkerung eine gute Erreichbarkeit gewährleistet werden kann. Es ist für das Simulationsmodell technisch jedoch möglich, mehrere Regionen gezielt gemeinsam oder getrennt zu betrachten. Beispielsweise kann es sinnvoll sein, eine Kreisstadt und ihr unmittelbares Umland gemeinsam zu analysieren, da die Städte in der Regel Mitversorgungsfunktionen erfüllen.

Um den Bedarf an Arztkapazitäten in einer Planungsregion zu ermitteln, wird nun je Planungsregion (Kreis, Stadtteil, Bezirk) die Anzahl der Einwohner durch die bundeseinheitliche Verhältniszahl dividiert. Es ergibt sich der Sollwert der ärztlichen VZÄ für die ambulante Akutversorgung am Krankenhaus und im Notdienst in jedem Planungsbereich. ◻ Abb. 23.2 stellt die Berechnung am Beispiel Berlin-Mitte dar.

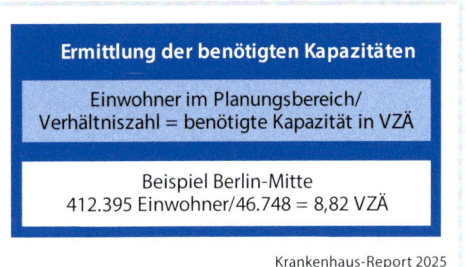

Abb. 23.2 Berechnung der benötigten Arztkapazitäten in VZÄ am Beispiel Berlin-Mitte

23.4.3 Verteilung der ermittelten Kapazitäten auf die Krankenhausstandorte

In einem weiteren Schritt ist die Definition eines Auswahlalgorithmus erforderlich, um die errechneten Arztbedarfe in den jeweiligen Planungsbereichen auf potenzielle Standorte von KV-Notdienstpraxen verteilen zu können. Dabei stellen sich wichtige Fragen:
- Nach welchen Kriterien soll ein Krankenhausstandort für eine KV-Notdienstpraxis ausgewählt werden?
- In welcher Reihenfolge werden die Kriterien angewendet?
- Welche zwingenden Vorgaben sind oder sind nicht zu setzen?

Das vom GKV-Spitzenverband entwickelte Modell filtert auf Krankenhausstandorte, die mindestens eine Basisnotfallstufe nach den Regelungen des G-BA zu einem gestuften System von Notfallstrukturen in Krankenhäusern gemäß § 136c Absatz 4 SGB V aufweisen. Bestehende KV-Notdienstpraxen können einbezogen oder zwingend gesetzt werden. Bei Bedarf können auch Standorte mit umfassender und erweiterter Notfallstufe sowie Sicherstellungshäuser nach den Sicherstellungszuschläge-Regelungen des G-BA gemäß § 136c Absatz 3 SGB V zwingend gesetzt werden.

Die Auswahl der Krankenhausstandorte entscheidet über die Vergabe von Standorten für KV-Notdienstpraxen. Der Auswahlalgorithmus sieht vor, dass für die Reihenfolge der Praxisvergabe zuerst die Notfallstufe des jeweiligen Krankenhausstandorts betrachtet wird. Krankenhäuser mit höherer Notfallstufe werden zuerst ausgewählt. Gibt es zwei Krankenhäuser mit der gleichen Notfallstufe, wird das Krankenhaus mit der höheren stationären Fallzahl ausgewählt. Bei gleichen Fallzahlen wird geprüft, ob eines der Krankenhäuser ein Sicherstellungshaus ist. Das Modell geht hierbei davon aus, dass alle für die Auswahl in Frage kommenden Krankenhäuser – auch Sicherstellungshäuser – mindestens über eine Basisnotfallstufe verfügen. Trifft dies auf beide Krankenhäuser zu, wird als viertes Prüfkriterium das Vorhandensein einer KV-Notdienstpraxis am Standort angewandt. Die ersten beiden Kriterien sind vor allem in Ballungsregionen relevant, die über mehrere Krankenhäuser verfügen und in der Notfallversorgung exzellent aufgestellt sind. Da nicht alle Krankenhäuser mit einer erweiterten oder umfassenden Notfallstufe eine KV-Notdienstpraxis erhalten können, stellt die stationäre Fallzahl das entscheidende Kriterium dar. Die Auswahl nach der Anzahl der ambulanten Notfälle wäre grundsätzlich denkbar, lässt sich mit den derzeit vorhandenen Routinedaten jedoch nicht vollständig abbilden. Zwar ist es möglich, die von den Krankenhäusern abgerechneten Notfälle den Standorten zuzuordnen. Schwieriger stellt es sich allerdings dar, die von den Ärztinnen und Ärzten im Bereitschaftsdienst erbrachten Leistungen einem Krankenhausstandort zuzuordnen. Hier werden die Fälle unterschiedlich abgerechnet. Teilweise verfügen die Krankenhausstandorte über eine KV-Notdienstpraxis mit einer Betriebsstättennummer (BSNR). In diesem Fall ist die Zuordnung leicht möglich. In anderen Fällen besteht ebenfalls eine KV-Notdienstpraxis an einem Krankenhausstandort, aber die Bereitschaftsdienstärztinnen und -ärzte rechnen jeweils über die BSNR ihrer eigenen Praxis ab. Ist Letzteres der Fall, können die Daten keinem Krankenhausstandort zugeordnet werden.

Der Auswahlalgorithmus führt dazu, dass in den Ballungsregionen eine Auswahl zwischen mehreren geeigneten Standorten erfolgt. Gleichzeitig werden in der Fläche auch kleinere Krankenhäuser ausgewählt. Dies führt im Ergebnis zu einer stärkeren Konzentration in den Städten und einer besseren Erreichbarkeit von KV-Notdienstpraxen für die Bevölkerung in der Fläche. Würden in den Städten alle fachlich geeigneten Standorte ausgewählt werden, würde die hohe Krankenhausdichte zu einer erheblichen Überversorgung führen. Zudem würde an diesen Standorten eine große Anzahl an Ärztinnen und Ärzten in KV-Notdienstpraxen gebunden werden, ohne dass hierfür ein ausreichender Versorgungsbedarf vorhanden wäre. Die Folge wäre eine ineffiziente und unwirtschaftliche Allokation personeller Ressourcen.

23.4.4 Die Frage der personellen Ausstattung

Entscheidend für die Frage, wie viele KV-Notdienstpraxen in einer Region benötigt werden, ist neben der Verhältniszahl und dem Auswahlalgorithmus vor allem die Annahme, wie viele VZÄ für den Betrieb einer KV-Notdienstpraxis benötigt werden.

Je höher die Anzahl der in einer KV-Notdienstpraxis eingesetzten VZÄ, desto geringer die Zahl der Standorte und desto stärker die Konzentration. Eine starke Konzentration bedeutet gleichzeitig eine schlechtere Flächenabdeckung und eine schlechtere Erreichbarkeit für die Bevölkerung. Die Anzahl der benötigten VZÄ leitet sich maßgeblich aus dem zugrunde liegenden Modell ab. Für einen 24/7-Betrieb werden mehr Ärztinnen und Ärzte benötigt als für die Abdeckung der wesentlichen Inanspruchnahmezeiten während der sprechstundenfreien Zeiten im Sinne des bisherigen Notdienstes. Dabei ist zu berücksichtigen, dass die Fallzahlen für ambulante Akutfälle am Krankenhaus im Bundesdurchschnitt pro Stunde sehr gering sind. Ein Betrieb zu den vertragsärztlichen Sprechstundenzeiten ist nur an solchen Standorten sinnvoll, die in dieser Zeit auch regelhaft ein hohes Fallzahlaufkommen haben. Hier sollte geprüft werden, ob dieser Bedarf auch durch eine vertragsärztliche Zulassung in einem Krankenhaus-MVZ gedeckt werden kann. Für die ambulante Akutversorgung am Krankenhaus bietet sich insbesondere der Einsatz von Hausärztinnen und -ärzten an, die auch in der vertragsärztlichen Versorgung die meisten Akutpatienten versorgen. Dieser Ansatz könnte sowohl für die Notaufnahmen eine Entlastung bedeuten als auch eine Verbesserung der Versorgung für die Versicherten. Derzeit bestehen fast 5.000 freie Hausarztsitze (KBV 2024). Das Modell des GKV-Spritzenverbandes geht für die weiteren Berechnungen davon aus, dass die Kapazitäten in den KV-Notdienstpraxen dazu dienen sollen, die Notdienste zu den sprechstundenfreien Zeiten sicherzustellen.

Für die Berechnungen werden vor diesem Hintergrund zwei benötigte VZÄ für Krankenhäuser mit einer Basisnotfallstufe angenommen. Das entspricht in etwa den Kapazitäten, die benötigt werden, um die im aktuellen Gesetzgebungsverfahren vorgesehenen Mindestöffnungszeiten abzudecken. Krankenhäusern mit erweiterter oder umfassender Notfallstufe werden als maximale Kapazität fünf VZÄ zugewiesen. Hierbei wird davon ausgegangen, dass ein höheres Fallzahlaufkommen vorliegt und deshalb teilweise mehrere Ärztinnen und Ärzte pro Schicht benötigt werden. Die Zuweisung von maximalen Kapazitäten auf Standorte ist in dem Modell erforderlich, um ermitteln zu können, wann die durch die Verhältniszahl berechneten Kapazitäten in einem Planungsbereich insgesamt gedeckt sind.

Der Algorithmus wählt den ersten Standort nach den oben dargestellten Kriterien aus und füllt diesen bis zur maximalen Kapazität mit VZÄ. Ist die maximale Kapazität pro Standort erreicht und verbleibt ein zu deckender Bedarf, wird ein zweiter Standort nach den genannten Kriterien ausgewählt und wiederum bis zur maximalen Kapazität gefüllt – und so weiter.

◘ Abb. 23.3 stellt die Auswahlentscheidung am Beispiel von Berlin-Mitte dar. Von

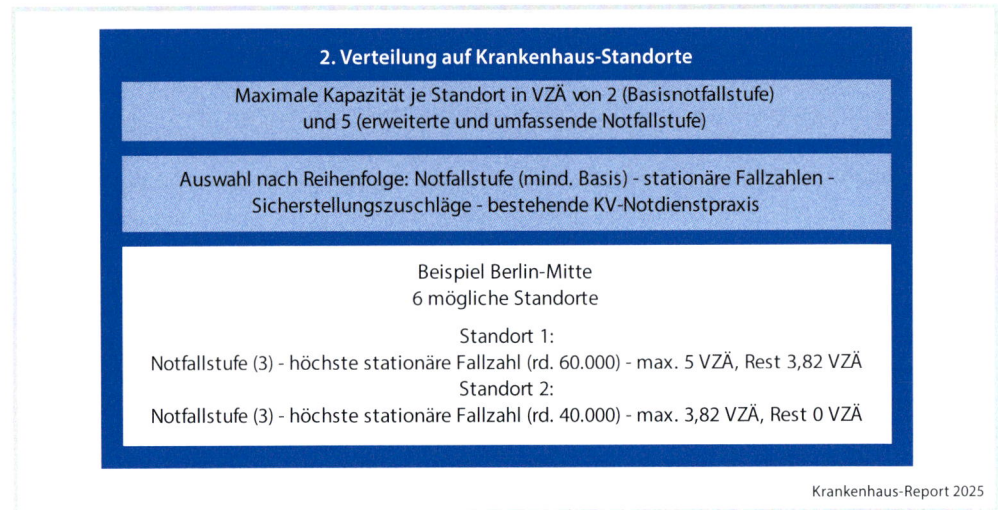

Abb. 23.3 Auswahl der Standorte am Beispiel Berlin-Mitte

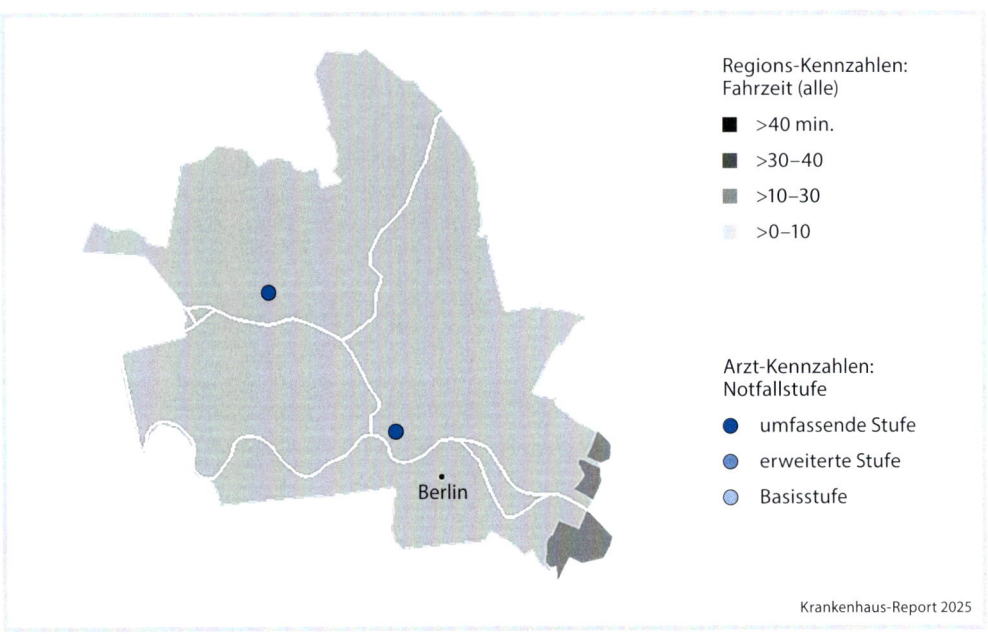

Abb. 23.4 Ergebnis der Standortauswahl für das Beispiel Berlin-Mitte

sechs möglichen Standorten in Berlin-Mitte, die mindestens über eine Basisnotfallstufe verfügen, wurden zunächst die Krankenhäuser mit den höchsten Notfallstufen ausgewählt. Es gibt drei Krankenhäuser mit umfassender Notfallstufe, die jedoch nicht alle benötigt werden, um den ermittelten Bedarf zu erfüllen (Charité Standort Virchow-Klinikum, Charité Standort Mitte und das Bundeswehrkrankenhaus). Deshalb wird das nächste Kriterium herangezogen; in diesem Fall die stationäre Fallzahl. Der Algorithmus wählt zunächst das Krankenhaus mit der höchsten stationären Fallzahl aus und weist diesem maximal fünf VZÄ aus dem ermittelten Kapazitätsbedarf zu (Charité Standort Virchow-Klinikum). Da noch nicht alle benötigten Kapazitäten ausgeschöpft werden, wird ein zweiter Standort ausgewählt (Charité Standort Mitte).

Damit ist der errechnete Bedarf gedeckt. Das Bundeswehrkrankenhaus würde – trotz umfassender Notfallstufe – kein INZ zugewiesen bekommen. Die Kriterien „Sicherstellungszuschlag" und ob eine KV-Notdienstpraxis vorhanden ist, sind hier nachrangig und greifen deshalb nicht. Sicherstellungshäuser gibt es in Berlin nicht. Das Vorhandensein einer KV-Notdienstpraxis würde nur dann einen Unterschied machen, wenn dies als Kriterium zwingend gesetzt würde. In diesem Beispiel würde anstelle der Charité Standort Mitte das Jüdische Krankenhaus ausgewählt werden, weil es über eine bestehende KV-Notdienstpraxis verfügt. ◘ Abb. 23.4 fasst das Ergebnis des Auswahlprozesses für das Beispiel Berlin-Mitte zusammen.

23.4.5 Feinabstimmung

Das Modell ermöglicht es, nicht jedem Standort die maximal mögliche Kapazität zuzuweisen und vermeidet damit eine Überversorgung. Der zuletzt ausgewählte Standort erhält lediglich die Kapazität, die erforderlich ist, um den noch ungedeckten Bedarf abzudecken. Würden beide Standorte in Berlin-Mitte die maximale Kapazität von fünf VZÄ zugewiesen bekommen, würden mehr Kapazitäten bereitgestellt (10 VZÄ) als erforderlich wären, um den ermittelten Versorgungsbedarf der Bevölkerung zu decken (8,82 VZÄ). Dementsprechend läge der Versorgungsgrad nicht bei den angestrebten 100 %, sondern bei rund 113 %. In der ambulanten Bedarfsplanung spricht man in einem solchen Fall von Überversorgung.

Das Modell kann allerdings auch bei einer Unterversorgung justieren. So kann es passieren, dass in einem Planungsbereich nicht genügend potenzielle Krankenhausstandorte vorhanden sind, um den Bedarf vollumfänglich decken zu können. In diesem Fall würde das Modell die je Standort zugewiesenen VZÄ über die maximale Anzahl hinaus erhöhen. Beispielsweise hat Berlin-Friedrichshain 273.580 Einwohner und benötigt damit 5,9 VZÄ an ärztlichen Kapazitäten. Es gibt jedoch nur einen Krankenhausstandort im Bezirk. Deshalb werden diesem Standort nicht 5,0, sondern 5,9 VZÄ zugeordnet.

Eine weitere Besonderheit ergibt sich für einige Regionen, in denen kein möglicher Standort zur Verfügung steht. Es gibt einige Kreise, die Kreisstädte umgeben und die von den Kreisstädten mitversorgt werden. Solche sogenannten „Donut"-Kreise gibt es beispielsweise in Bayern (z. B. Coburg). ◘ Abb. 23.5 zeigt mehrere Regionen in Bayern, in denen ein gut versorgtes Zentrum von einem dunkel gefärbten Umland umgeben ist. Hier gibt es entweder keine oder zu wenige Krankenhäuser, die als INZ-Standort geeignet wären. In solchen Fällen kann auf regionaler Ebene entschieden werden, ob es sinnvoller wäre, unter dem Aspekt der Erreichbarkeit eine KV-Notdienstpraxis ohne Krankenhausanbindung einzurichten oder mehrere Planungsbereiche zusammen zu betrachten und der Kreisstadt mehr Kapazitäten zuzuweisen, damit sie Mitversorgungsfunktion erfüllen kann.

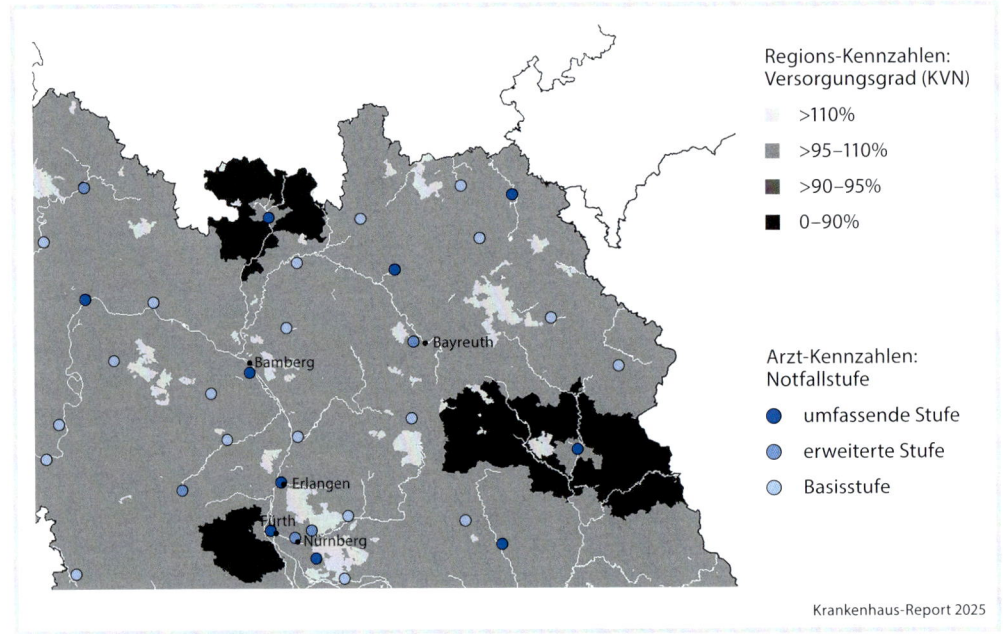

Abb. 23.5 Versorgungsgrade nach Sollwerten des Planungsmodells des GKV-Spitzenverbandes in Bayern

23.5 Ergebnisse

Das Planungsmodell des GKV-Spitzenverbandes führt durch die Kombination einer bevölkerungsbezogenen Bedarfsschätzung mit bundeseinheitlichen Qualitätskriterien für die Krankenhausstandorte sowohl hinsichtlich des Versorgungsniveaus als auch hinsichtlich der Angebotsverteilung zu plausiblen Ergebnissen. Es kann gezeigt werden, dass eine Planung allein auf Grundlage der Notfallstufen deutlich stärkere Über- und Unterversorgungssituationen erzeugt als das vorgestellte Modell. Dabei generiert das Modell des GKV-Spitzenverbandes zugunsten der Erreichbarkeit eine höhere Anzahl benötigter INZ-Standorte als ein Modell, das allein auf die Notfallstufen oder andere Qualitätskriterien von Krankenhäusern abstellt.

Im Folgenden werden anhand verschiedener Beispiele die Ergebnisse der Standortbestimmung gezeigt, die sich beim Modell des GKV-Spitzenverbandes und zum Vergleich bei einem Modell ergeben, das lediglich auf dem Kriterium der erweiterten und umfassenden Notfallstufe aufsetzt. Es ergeben sich erhebliche regionalen Disparitäten. Für die Vermeidung von Unter- und Überversorgungssituationen kommt es maßgeblich darauf an, dass die Planung relativ kleinräumig erfolgt, ein Bevölkerungsbezug hergestellt wird, eine zu hohe Konzentration des Angebots vermieden wird und eine Begrenzung im Sinne einer Auswahlentscheidung bei einem Überangebot potenzieller Standorte eingezogen wird (Abb. 23.6).

Nach dem ursprünglichen Modell der Regierungskommission in ihrer vierten Stellungnahme würden ca. 435 Notdienstpraxen an allen Krankenhausstandorten mit erweiterter oder umfassender Notfallstufe vorgesehen werden (Regierungskommission 2023). Im Ergebnis müssten rund zwölf Mio. Einwohner mehr als 30 PKW-Minuten fahren, um ein INZ zu erreichen. Gleichzeitig würde in den Ballungsregionen eine erhebliche Überversorgung entstehen. Hier gibt es sehr viele und viele sehr gut ausgestattete Krankenhäuser. Das heißt jedoch nicht, dass ein gleichermaßen

Kapitel 23 · Standortbestimmung von Integrierten Notfallzentren

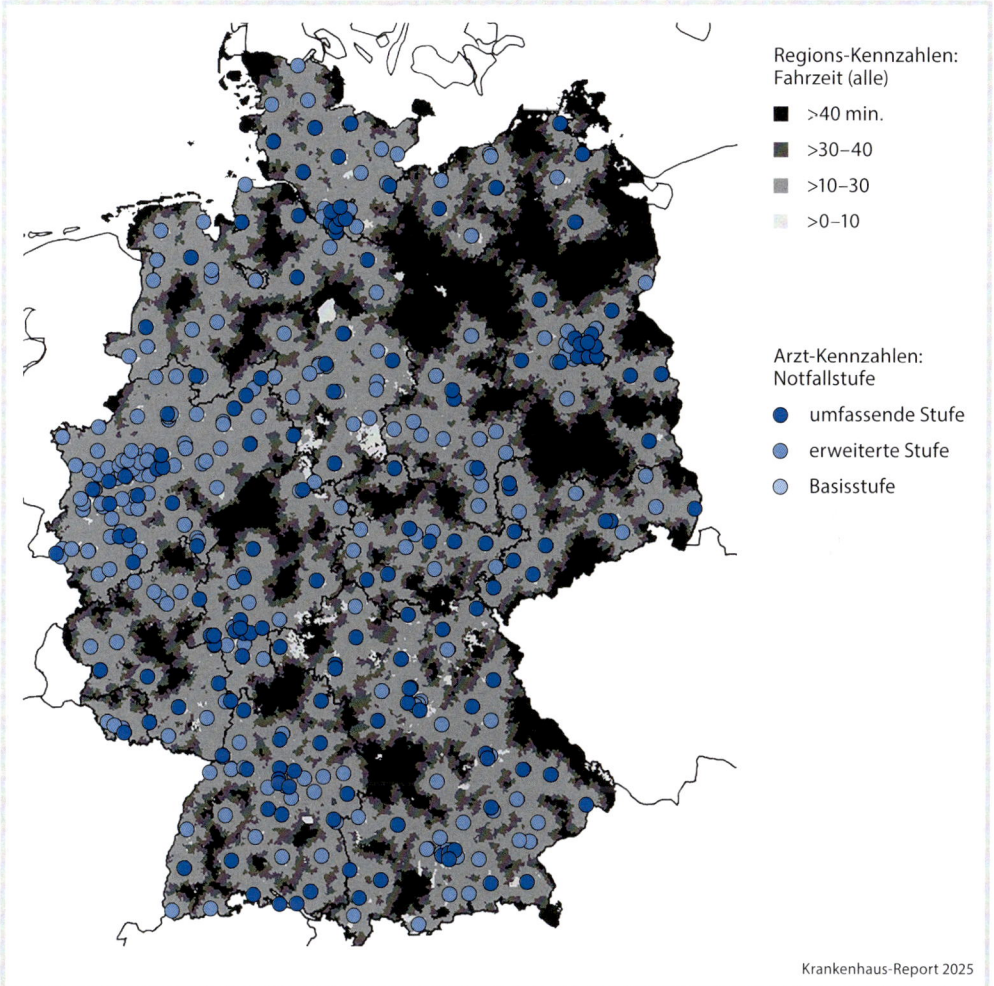

◘ **Abb. 23.6** Standortauswahl und Fahrtzeiten nach einem Modell zur Standortauswahl von INZ, das nur Häuser mit umfassender und erweiterter Notfallstufe berücksichtigt

hoher Bedarf für die Behandlung ambulanter Notfälle besteht. Im Sinne einer guten Patientensteuerung und einer effizienten ambulanten Akutversorgung an Krankenhäusern und im Notdienst ist es wichtig, die Versorgungsangebote an einigen bekannten und gut erreichbaren Standorten zu bündeln und hier gut zu organisieren. Die ungesteuerte Situation, die heute besteht, führt gerade dazu, dass an vielen Krankenhäusern durchschnittlich wenige ambulante Akutfälle erbracht werden, die oft auf Strukturen treffen, die nicht auf die ambulante Akutversorgung ausgerichtet sind. Wenn einige ausgewählte Standorte den Betrieb von INZ organisieren, können sich die anderen Krankenhäuser auf die stationäre Versorgung konzentrieren und ihre Notaufnahmen von leichten ambulanten Fällen entlasten.

Das Modell des GKV-Spitzenverbandes führt zu etwa 730 Standorten (◘ Abb. 23.7), wenn alle bestehenden KV-Notdienstpraxen zwingend erhalten bleiben sollen. Ließe man die bestehenden Strukturen unberücksichtigt, würden sich nur etwa 640 Standorte ergeben.

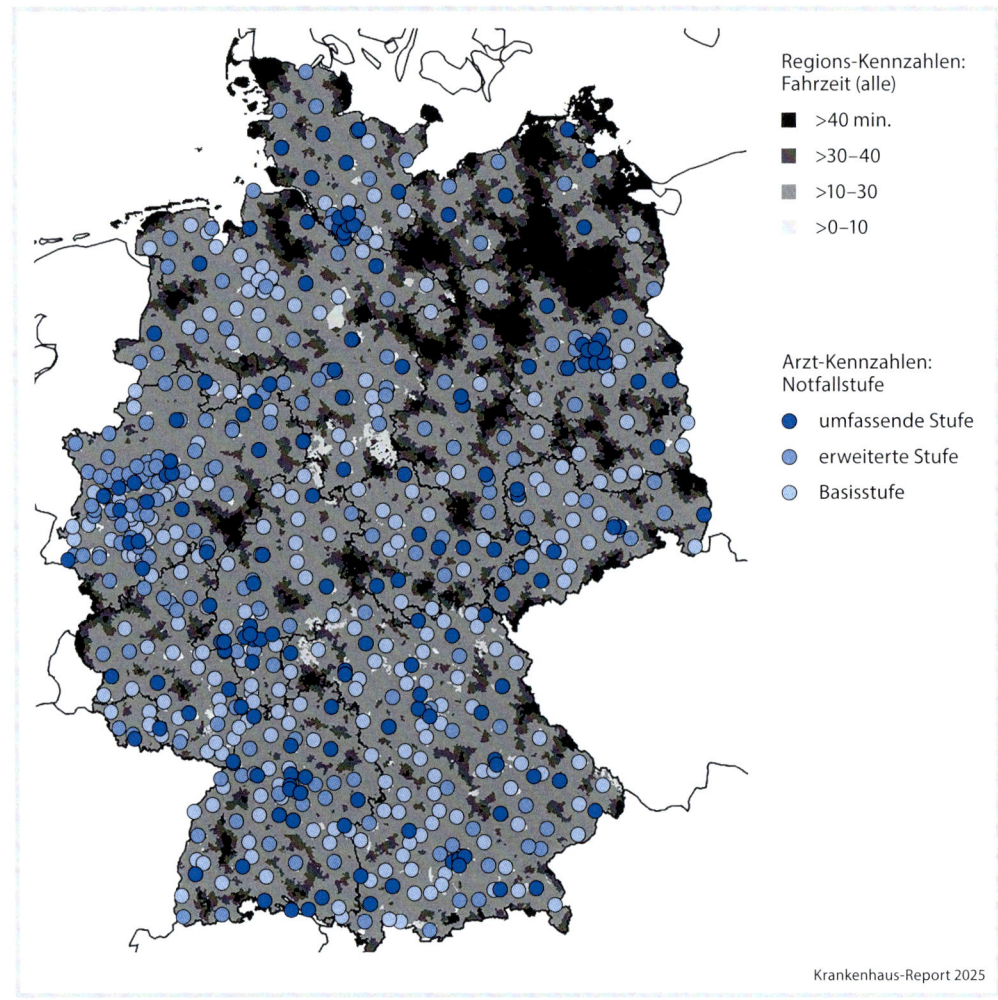

Abb. 23.7 Standortauswahl nach dem Modell des GKV-Spitzenverbandes

Das würde praktisch eine Schließung oder Verlagerung bereits bestehender KV-Notdienstpraxen bedeuten. Darüber hinaus werden in dem Modell des GKV-Spitzenverbandes fast 400 Krankenhäuser einbezogen, die lediglich über eine Basisnotfallstufe verfügen. Dadurch wird eine deutlich bessere Flächendeckung und eine bessere Erreichbarkeit erzielt. Mehr als 96 % der Einwohner würden einen potenziellen INZ-Standort in weniger als 30 Minuten erreichen.

Mit einem abweichenden Simulationsmodell kam das Leibniz-Institut für Wirtschaftsforschung (RWI) mit einer Studie im Jahr 2018 zu vergleichbaren Ergebnissen. Eine hohe Konzentration des Angebots ging auch hier mit inakzeptablen Erreichbarkeitswerten einher. 736 der an der Notfallversorgung teilnehmenden Krankenhäuser würden laut dieser Studie für eine flächendeckende Versorgung der Bevölkerung innerhalb von einer halben Stunde Fahrzeit ausreichen (RWI 2018).

Am Beispiel Berlins lässt sich gut zeigen, dass der Bevölkerungsbezug die Standortauswahl signifikant beeinflusst. Während die Standorte in einem Modell allein mit erwei-

Kapitel 23 · Standortbestimmung von Integrierten Notfallzentren

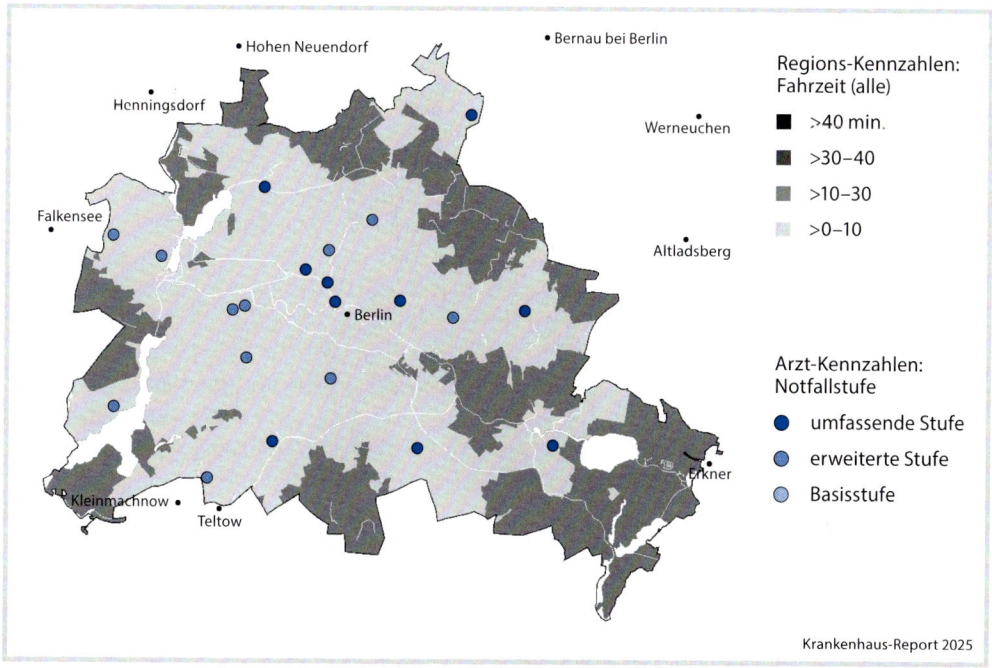

☐ **Abb. 23.8** Berlin, Fahrzeiten in PKW-Fahrzeitminuten bei einem Modell, das ausschließlich Krankenhäuser mit umfassender und erweiterter Notfallstufe berücksichtigt

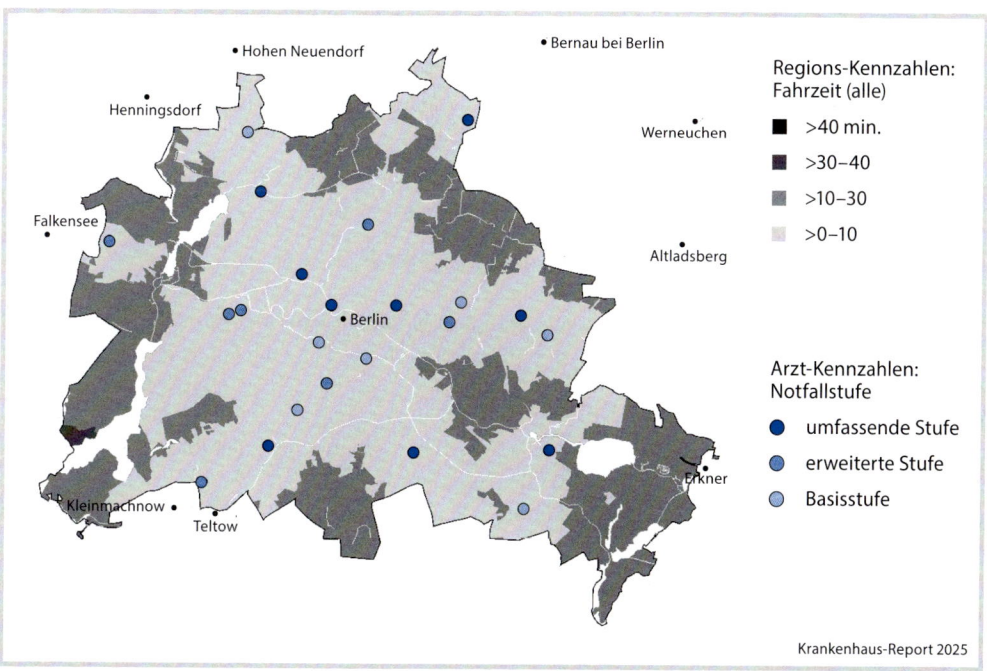

☐ **Abb. 23.9** Berlin, Fahrzeiten in PKW-Fahrzeitminuten nach dem Modell des GKV-Spitzenverbandes

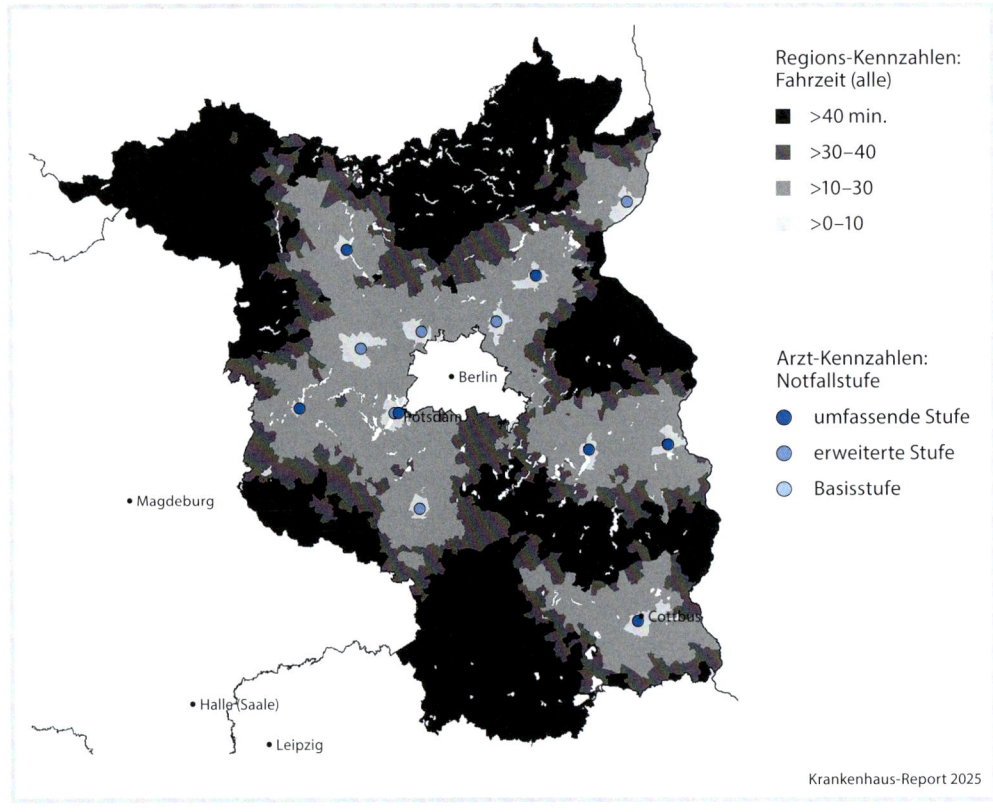

Abb. 23.10 Brandenburg, Fahrzeiten in PKW-Fahrzeitminuten bei einem Modell, das ausschließlich Krankenhäuser mit umfassender und erweiterter Notfallstufe berücksichtigt

terter und umfassender Notfallstufe (**Abb. 23.8**) vielfach im Westteil der Stadt liegen, führt das Modell des GKV-Spitzenverbandes (**Abb. 23.9**) zu einer West-Ost-Verschiebung und damit insgesamt zu einer flächendeckenderen Versorgung mit etwas besseren Erreichbarkeiten. Da die Erreichbarkeiten in Berlin generell sehr gut sind, sind die Effekte auf den ersten Blick gering. Interessant ist allerdings, dass eine Planung auf Bezirksebene, die einen starken Bevölkerungsbezug hat, zu einer signifikant veränderten Standortauswahl führt. Im Vergleich der beiden Modelle führt das Notfallstufenkonzept, indem nur Krankenhäuser mit umfassender und erweiterter Notfallstufe ausgewählt werden, zu 21 Standorten in Berlin (**Tab. 23.1**). Das Modell des GKV-Spitzenverbandes berechnet mit 23 Standorten lediglich zwei Standorte mehr (**Tab. 23.2**). Allerdings werden fünf Krankenhäuser mit erweiterter oder umfassender Notfallstufe nicht berücksichtigt, während sieben Krankenhäuser mit Basisnotfallstufe zugunsten des Bevölkerungsbezuges hinzukommen. Das kommt insbesondere Stadtbezirken in den Außenbereichen und im Ostteil der Stadt zugute.

Daneben macht eine Berechnung für das Flächenland Brandenburg deutlich, dass die Auswahlkriterien einen erheblichen Einfluss auf die Auswahlentscheidung und auf die Flächenabdeckung des Angebots haben. Anders als in den Großstädten kommt es hier nicht darauf an, aus einem Überangebot die geeigneten Standorte auszuwählen und die ambulante Akutversorgung an geeigneten Standorten zu konzentrieren. In den Flächenländern und in

Kapitel 23 · Standortbestimmung von Integrierten Notfallzentren

Tab. 23.1 Ausgewählte Standorte bei einem Modell, das ausschließlich Krankenhäuser mit umfassender und erweiterter Notfallstufe berücksichtigt

KH-Name	Kreis/kreisfr. Stadt	Notfallstufe	Fallzahl	Praxis-Typ	Akut-ärzte	Einwohnerzahl Kreis/kreisfr. Stadt	Einwohner-Versorgungsgrad [%]	Einwohner-Versorgungsgrad final [%]
Charité-Universitätsmedizin Berlin Campus Virchow-Klinikum	Berlin-Mitte	Umfassende Stufe	59.230	Neue Praxis	5,00	412.395	6,2	
HELIOS Klinikum Berlin-Buch	Berlin-Pankow	Umfassende Stufe	46.470	Neue Praxis	5,00	360.666	12,4	
Charité-Universitätsmedizin Berlin Campus Charité Mitte	Berlin-Mitte	Umfassende Stufe	39.635	Neue Praxis	5,00	412.395	18,7	
Vivantes Klinikum im Friedrichshain	Berlin-Friedrichshain	Umfassende Stufe	35.880	Existierende Praxis	5,00	273.580	24,9	
Vivantes Klinikum Neukölln	Berlin-Neukölln	Umfassende Stufe	33.973	Neue Praxis	5,00	345.163	31,1	
Vivantes Humboldt-Klinikum	Berlin-Reinickendorf	Umfassende Stufe	21.835	Neue Praxis	5,00	238.549	37,3	
BG-Unfallklinik – Unfallkrankenhaus Berlin	Berlin-Marzahn	Umfassende Stufe	21.251	Existierende Praxis	5,00	272.757	43,6	
DRK Kliniken Berlin-Köpenick	Berlin-Treptow	Umfassende Stufe	21.241	Neue Praxis	5,00	275.156	49,8	
Charité-Universitätsmedizin Berlin Campus Benjamin Franklin	Berlin-Steglitz	Umfassende Stufe	18.761	Existierende Praxis	5,00	298.192	56,0	
Bundeswehrkrankenhaus Berlin	Berlin-Mitte	Umfassende Stufe	8.799	Neue Praxis	5,00	412.395	62,2	
DRK Kliniken Berlin-Westend	Berlin-Charlottenburg	Erweiterte Stufe	27.524	Existierende Praxis	5,00	342.973	68,5	

◘ Tab. 23.1 (Fortsetzung)

KH-Name	Kreis/kreisfr. Stadt	Notfallstufe	Fallzahl	Praxis-Typ	Akut-ärzte	Einwohnerzahl Kreis/kreisfr. Stadt	Einwohner-Versorgungsgrad [%]	Einwohner-Versorgungsgrad final [%]
Sana Klinikum Lichtenberg	Berlin-Lichtenberg	Erweiterte Stufe	25.747	Neue Praxis	5,00	322.942	74,7	
St. Joseph Krankenhaus	Berlin-Tempelhof	Erweiterte Stufe	21.634	Neue Praxis	5,00	380.723	80,9	
Evangelisches Waldkrankenhaus Spandau	Berlin-Spandau	Erweiterte Stufe	20.100	Neue Praxis	5,00	232.155	87,1	
HELIOS Klinikum Emil von Behring	Berlin-Steglitz	Erweiterte Stufe	19.678	Neue Praxis	5,00	298.192	93,4	
Vivantes Klinikum Spandau	Berlin-Spandau	Erweiterte Stufe	16.560	Neue Praxis	5,00	232.155	99,6	
Martin-Luther-Krankenhaus Berlin	Berlin-Steglitz	Erweiterte Stufe	15.696	Neue Praxis	5,00	298.192	105,8	
Caritas-Klinik Maria Heimsuchung Berlin-Pankow	Berlin-Pankow	Erweiterte Stufe	12.543	Neue Praxis	5,00	360.666	112,0	
Gemeinschaftskrankenhaus Havelhöhe	Berlin-Spandau	Erweiterte Stufe	11.930	Neue Praxis	5,00	232.155	118,3	
Jüdisches Krankenhaus Berlin – Stiftung des bürgerlichen Rechts	Berlin-Mitte	Erweiterte Stufe	11.086	Existierende Praxis	5,00	412.395	124,5	
Schlosspark-Klinik Berlin	Berlin-Charlottenburg	Erweiterte Stufe	9.321	Neue Praxis	5,00	342.973	130,7	130,7

Krankenhaus-Report 2025

Kapitel 23 · Standortbestimmung von Integrierten Notfallzentren

Tab. 23.2 Ausgewählte Standorte nach dem Modell des GKV-Spitzenverbandes

KH-Name	Bezirk	Notfallstufe	Fallzahl stationär	KV-Notdienstpraxis Typ	Akutärzte je INZ gesetzt	Anzahl Einwohner	Versorgungsgrad nach Auswahl [%]	Versorgungsgrad final [%]
DRK Kliniken Berlin Westend	Berlin-Charlottenburg	Erweiterte Stufe	27.524	Existierende Praxis	5,00	342.973	68,2	
Schlosspark-Klinik Berlin	Berlin-Charlottenburg	Erweiterte Stufe	9.321	Neue Praxis	2,35	342.973	100,2	100,2
Vivantes Klinikum im Friedrichshain	Berlin-Friedrichshain	Umfassende Stufe	35.880	Existierende Praxis	5,90	273.580	100,8	100,8
Sana Klinikum Lichtenberg	Berlin-Lichtenberg	Erweiterte Stufe	25.747	Neue Praxis	5,00	322.942	72,4	
Evangelisches Krankenhaus Königin Elisabeth Herzberge	Berlin-Lichtenberg	Basisstufe	14.731	Neue Praxis	1,95	322.942	100,6	100,6
BG-Unfallklinik – Unfallkrankenhaus Berlin	Berlin-Marzahn	Umfassende Stufe	21.251	Existierende Praxis	5,00	272.757	85,7	
Vivantes Klinikum Kaulsdorf	Berlin-Marzahn	Basisstufe	11.250	Neue Praxis	0,85	272.757	100,3	100,3
Charité-Universitätsmedizin Berlin Campus Virchow-Klinikum	Berlin-Mitte	Umfassende Stufe	59.230	Neue Praxis	5,00	412.395	56,7	
Charité-Universitätsmedizin Berlin Campus Charité Mitte	Berlin-Mitte	Umfassende Stufe	39.635	Neue Praxis	3,85	412.395	100,3	100,3
Vivantes Klinikum Neukölln	Berlin-Neukölln	Umfassende Stufe	33.973	Neue Praxis	5,20	345.163	70,4	
Vivantes Klinikum Am Urban	Berlin-Neukölln	Basisstufe	22.914	Neue Praxis	2,20	345.163	100,2	100,2
HELIOS Klinikum Berlin-Buch	Berlin-Pankow	Umfassende Stufe	46.470	Neue Praxis	5,00	360.666	64,8	

◻ Tab. 23.2 (Fortsetzung)

KH-Name	Bezirk	Notfallstufe	Fallzahl stationär	KV-Notdienstpraxis Typ	Akutärzte je INZ gesetzt	Anzahl Einwohner	Versorgungsgrad nach Auswahl [%]	Versorgungsgrad final [%]
Caritas-Klinik Maria Heimsuchung Berlin-Pankow	Berlin-Pankow	Erweiterte Stufe	12.543	Neue Praxis	2,75	360.666	100,5	100,5
Vivantes Humboldt-Klinikum	Berlin-Reinickendorf	Umfassende Stufe	21.835	Neue Praxis	5,00	238.549	98,0	
Caritas-Klinik Dominikus – Berlin-Reinickendorf	Berlin-Reinickendorf	Basisstufe	6.819	Neue Praxis	0,15	238.549	100,9	100,9
Evangelisches Waldkrankenhaus Spandau	Berlin-Spandau	Erweiterte Stufe	20.100	Neue Praxis	5,00	232.155	100,7	100,7
Charité-Universitätsmedizin Berlin Campus Benjamin Franklin	Berlin-Steglitz	Umfassende Stufe	18.761	Existierende Praxis	5,00	298.192	78,4	
HELIOS Klinikum Emil von Behring	Berlin-Steglitz	Erweiterte Stufe	19.678	Neue Praxis	1,40	298.192	100,3	100,3
St. Joseph Krankenhaus	Berlin-Tempelhof	Erweiterte Stufe	21.634	Neue Praxis	5,00	380.723	61,4	
Vivantes Auguste-Viktoria-Klinikum	Berlin-Tempelhof	Basisstufe	19.618	Neue Praxis	2,00	380.723	86,0	
Evangelische Elisabeth Klinik	Berlin-Tempelhof	Basisstufe	6.734	Neue Praxis	1,15	380.723	100,1	100,1
DRK Kliniken Berlin-Köpenick	Berlin-Treptow	Umfassende Stufe	21.241	Neue Praxis	5,00	275.156	84,9	
St. Hedwig-Kliniken Berlin – Standort Krankenhaus Hedwigshöhe	Berlin-Treptow	Basisstufe	10.438	Neue Praxis	0,90	275.156	100,2	100,2

Krankenhaus-Report 2025

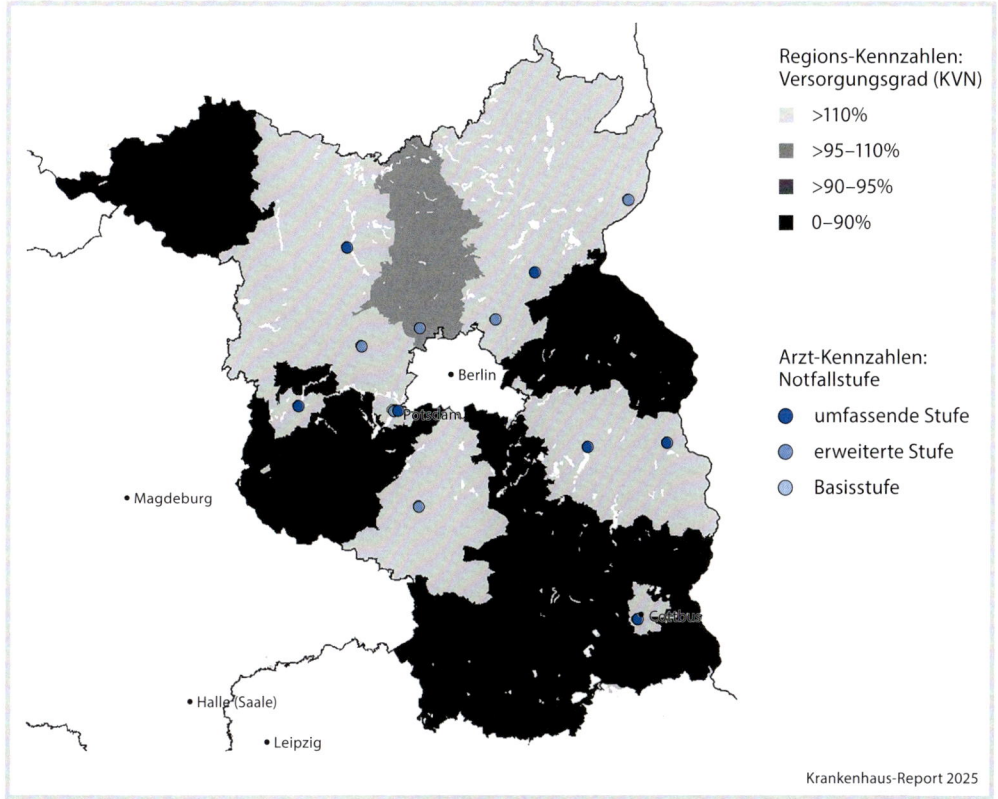

Abb. 23.11 Brandenburg, Versorgungsgrade bei einem Modell, das ausschließlich Krankenhäuser mit umfassender und erweiterter Notfallstufe berücksichtigt

ländlichen Regionen zeigt sich vielmehr, dass sehr hohe Qualitätsanforderungen oft nicht erreicht werden können. In vielen Fällen verbessert sich die Erreichbarkeit für die Bevölkerung signifikant, wenn auch kleinere Häuser berücksichtigt werden, die lediglich über eine Basisnotfallstufe verfügen. ◘ Abb. 23.10 zeigt für weite Teile Brandenburgs einen Zeitaufwand von mehr als 40 und sogar 60 Minuten, die in PKW-Fahrtzeitminuten für das Erreichen eines INZ erforderlich wären, wenn nur Krankenhäuser mit umfassender und erweiterter Notfallstufe als INZ-Standorte in Frage kämen. ◘ Abb. 23.11 verdeutlicht dies anhand von Versorgungsgraden, die in sieben Kreisen unter dem Sollwert liegen würden.

In ◘ Tab. 23.3 wird dargestellt, welche 13 Standorte nach dem Konzept der erweiterten und umfassenden Notfallstufe ausgewählt werden würden, wenn Brandenburg als ein gemeinsamer Planungsbereich betrachtet werden würde. ◘ Tab. 23.4 zeigt die gleichen Berechnungsergebnisse, allerdings unter Berücksichtigung einer kreisbezogenen Planung. Deutlich wird eine Konzentration in städtischen Gebieten und eine erhebliche Überversorgung in nahezu allen aufgeführten Bezirken mit Versorgungsgraden weit über den angestrebten 100 %. Die Überversorgung wird in ◘ Tab. 23.4 durch die kleinräumigere Betrachtung noch einmal deutlicher.[5]

---

5 Grundsätzlich sind weder die maximale Besetzung von 5 VZÄ noch die Ermittlung von Versorgungsgraden und Sollwerte Bestandteil des Planungskonzeptes nach Notfallstufen. Die Kriterien wurden hier in die Berechnung eingebunden, um die Effekte beider Pla-

■ **Tab. 23.3** Brandenburg, ausgewählte Krankenhaus-Standorte bei einem Modell, das ausschließlich Krankenhäuser mit umfassender und erweiterter Notfallstufe berücksichtigt, Planung für Brandenburg als ein Planungsbereich

KH-Name	Bezirk	Notfallstufe	Fallzahl stationär	KV-Notdienstpraxis Typ	Akutärzte je INZ gesetzt	Anzahl Einwohner	Versorgungsgrad nach Auswahl [%]	Versorgungsgrad final [%]
Carl-Thiem-Klinikum Cottbus	Cottbus, Stadt	Umfassende Stufe	32.045	Neue Praxis	5,00	99.515	9,1	
Klinikum Ernst von Bergmann	Potsdam, Stadt	Umfassende Stufe	30.321	Neue Praxis	5,00	185.750	18,2	
HELIOS Klinikum Bad Saarow	Oder-Spree	Umfassende Stufe	22.397	Neue Praxis	5,00	182.401	27,3	
Städtisches Klinikum Brandenburg	Brandenburg an der Havel, Stadt	Umfassende Stufe	20.384	Existierende Praxis	5,00	73.609	36,3	
Klinikum Frankfurt (Oder)	Frankfurt (Oder), Stadt	Umfassende Stufe	20.338	Neue Praxis	5,00	58.230	45,4	
Universitätsklinikum Ruppin-Brandenburg	Ostprignitz-Ruppin	Umfassende Stufe	16.979	Existierende Praxis	5,00	99.871	54,5	
GLG Werner Forßmann Klinikum Eberswalde	Barnim	Umfassende Stufe	16.311	Existierende Praxis	5,00	191.849	63,6	

Tab. 23.3 (Fortsetzung)

KH-Name	Bezirk	Notfallstufe	Fallzahl stationär	KV-Notdienstpraxis Typ	Akutärzte je INZ gesetzt	Anzahl Einwohner	Versorgungsgrad nach Auswahl [%]	Versorgungsgrad final [%]
Oberhavel Kliniken – Klinik Hennigsdorf	Oberhavel	Erweiterte Stufe	12.580	Neue Praxis	5,00	218.551	72,7	
Asklepios Klinikum Uckermark	Uckermark	Erweiterte Stufe	12.401	Existierende Praxis	5,00	117.845	81,8	
Immanuel Klinikum Bernau	Barnim	Erweiterte Stufe	11.018	Existierende Praxis	5,00	191.849	90,8	
St. Josefs-Krankenhaus Potsdam	Potsdam, Stadt	Erweiterte Stufe	10.248	Existierende Praxis	5,00	185.750	99,9	
Havelland Kliniken – Klinik Nauen	Havelland	Erweiterte Stufe	9.757	Neue Praxis	5,00	169.334	109,0	
KMG Klinikum Luckenwalde	Teltow-Fläming	Erweiterte Stufe	8.479	Neue Praxis	5,00	176.648	118,1	118,1

Krankenhaus-Report 2025

Tab. 23.4 Brandenburg, ausgewählte Krankenhaus-Standorte bei einem Modell, das ausschließlich Krankenhäuser mit umfassender und erweiterter Notfallstufe berücksichtigt, Planung auf der Ebene von Kreisen und kreisfreien Städten

KH-Name	Bezirk	Notfallstufe	Fallzahl stationär	KV-Notdienstpraxis Typ	Akutärzte je INZ gesetzt	Anzahl Einwohner	Versorgungsgrad nach Auswahl [%]	Versorgungsgrad final [%]
GLG Werner Forßmann Klinikum Eberswalde	Barnim	Umfassende Stufe	16.311	Existierende Praxis	5,00	191.849	121,8	
Immanuel Klinikum Bernau	Barnim	Erweiterte Stufe	11.018	Existierende Praxis	5,00	191.849	243,7	243,7
Städtisches Klinikum Brandenburg	Brandenburg an der Havel, Stadt	Umfassende Stufe	20.384	Existierende Praxis	5,00	73.609	317,5	317,5
Carl-Thiem-Klinikum Cottbus	Cottbus, Stadt	Umfassende Stufe	32.045	Neue Praxis	5,00	99.515	234,9	234,9
Klinikum Frankfurt (Oder)	Frankfurt (Oder), Stadt	Umfassende Stufe	20.338	Neue Praxis	5,00	58.230	401,4	401,4
Havelland Kliniken – Klinik Nauen	Havelland	Erweiterte Stufe	9.757	Neue Praxis	5,00	169.334	138,0	138,0
Oberhavel Kliniken – Klinik Hennigsdorf	Oberhavel	Erweiterte Stufe	12.580	Neue Praxis	5,00	218.551	106,9	106,9
HELIOS Klinikum Bad Saarow	Oder-Spree	Umfassende Stufe	22.397	Neue Praxis	5,00	182.401	128,1	128,1

Kapitel 23 · Standortbestimmung von Integrierten Notfallzentren

☐ **Tab. 23.4** (Fortsetzung)

KH-Name	Bezirk	Notfallstufe	Fallzahl stationär	KV-Notdienstpraxis Typ	Akutärzte je INZ gesetzt	Anzahl Einwohner	Versorgungsgrad nach Auswahl [%]	Versorgungsgrad final [%]
Universitätsklinikum Ruppin-Brandenburg	Ostprignitz-Ruppin	Umfassende Stufe	16.979	Existierende Praxis	5,00	99.871	234,0	234,0
Klinikum Ernst von Bergmann	Potsdam, Stadt	Umfassende Stufe	30.321	Neue Praxis	5,00	185.750	125,8	
St. Josefs-Krankenhaus Potsdam	Potsdam, Stadt	Erweiterte Stufe	10.248	Existierende Praxis	5,00	185.750	251,7	251,7
KMG Klinikum Luckenwalde	Teltow-Fläming	Erweiterte Stufe	8.479	Neue Praxis	5,00	176.648	132,3	132,3
Asklepios Klinikum Uckermark	Uckermark	Erweiterte Stufe	12.401	Existierende Praxis	5,00	117.845	198,3	198,3

Krankenhaus-Report 2025

◘ Tab. 23.5 Brandenburg, ausgewählte Krankenhaus-Standorte bei einem Modell, das Krankenhäuser mit mindestens Basis-Notfallstufe berücksichtigt und Über- und Unterversorgung durch Anpassungen korrigiert

KH-Name	Bezirk	Notfallstufe	Fallzahl stationär	KV-Notdienstpraxis Typ	Akutärzte je INZ gesetzt	Anzahl Einwohner	Versorgungsgrad nach Auswahl [%]	Versorgungsgrad final [%]
GLG Werner Forßmann Klinikum Eberswalde	Barnim	Umfassende Stufe	16.311	Existierende Praxis	4,15	191.849	101,1	101,1
Städtisches Klinikum Brandenburg	Brandenburg an der Havel, Stadt	Umfassende Stufe	20.384	Existierende Praxis	1,60	73.609	101,6	101,6
Carl-Thiem-Klinikum Cottbus	Cottbus, Stadt	Umfassende Stufe	32.045	Neue Praxis	2,15	99.515	101,0	101,0
Klinikum Dahme-Spreewald – Achenbach-Krankenhaus	Dahme-Spreewald	Basisstufe	10.812	Existierende Praxis	2,00	178.967	52,2	
Klinikum Dahme-Spreewald – Spreewaldklinik Lübben	Dahme-Spreewald	Basisstufe	8.237	Existierende Praxis	1,85	178.967	100,6	100,6
Elbe-Elster Klinikum – Standort Herzberg	Elbe-Elster	Basisstufe	5.982	Existierende Praxis	2,00	100.902	92,7	
Elbe-Elster Klinikum – Standort Elsterwerda	Elbe-Elster	Basisstufe	4.207	Neue Praxis	0,20	100.902	101,9	101,9
Klinikum Frankfurt (Oder)	Frankfurt (Oder), Stadt	Umfassende Stufe	20.338	Neue Praxis	1,25	58.230	100,4	100,4
Havelland Kliniken – Klinik Nauen	Havelland	Erweiterte Stufe	9.757	Neue Praxis	3,65	169.334	100,8	100,8
Immanuel Klinik Rüdersdorf	Märkisch-Oderland	Basisstufe	11.772	Existierende Praxis	2,00	200.292	46,7	
Krankenhaus Märkisch Oderland – Standort Strausberg	Märkisch-Oderland	Basisstufe	5.814	Neue Praxis	2,00	200.292	93,4	

Kapitel 23 · Standortbestimmung von Integrierten Notfallzentren

Tab. 23.5 (Fortsetzung)

KH-Name	Bezirk	Notfallstufe	Fallzahl stationär	KV-Notdienstpraxis Typ	Akutärzte je INZ gesetzt	Anzahl Einwohner	Versorgungsgrad nach Auswahl [%]	Versorgungsgrad final [%]
Krankenhaus Märkisch Oderland – Standort Wriezen	Märkisch-Oderland	Basisstufe	4.098	Neue Praxis	0,30	200.292	100,4	100,4
Oberhavel Kliniken – Klinik Hennigsdorf	Oberhavel	Erweiterte Stufe	12.580	Neue Praxis	4,70	218.551	100,5	100,5
Klinikum Niederlausitz – Standort Senftenberg	Oberspreewald-Lausitz	Basisstufe	6.797	Existierende Praxis	2,00	108.263	86,4	
Klinikum Niederlausitz – Standort Lauchhammer	Oberspreewald-Lausitz	Basisstufe	5.529	Neue Praxis	0,35	108.263	101,5	101,5
HELIOS Klinikum Bad Saarow	Oder-Spree	Umfassende Stufe	22.397	Neue Praxis	3,95	182.401	101,2	101,2
Universitätsklinikum Ruppin-Brandenburg	Ostprignitz-Ruppin	Umfassende Stufe	16.979	Existierende Praxis	2,15	99.871	100,6	100,6
Klinikum Ernst von Bergmann	Potsdam, Stadt	Umfassende Stufe	30.321	Neue Praxis	4,00	185.750	100,7	100,7

Tab. 23.5 (Fortsetzung)

KH-Name	Bezirk	Notfallstufe	Fallzahl stationär	KV-Notdienstpraxis Typ	Akutärzte je INZ gesetzt	Anzahl Einwohner	Versorgungsgrad nach Auswahl [%]	Versorgungsgrad final [%]
Klinik Ernst von Bergmann Bad Belzig	Potsdam-Mittelmark	Basisstufe	4.340	Neue Praxis	4,80	222.570	100,8	100,8
Kreiskrankenhaus Prignitz	Prignitz	Basisstufe	12.786	Existierende Praxis	1,65	76.045	101,4	101,4
Lausitz Klinik Forst	Spree-Neiße	Basisstufe	5.343	Neue Praxis	2,00	112.493	83,1	
Naemi-Wilke-Stift Guben	Spree-Neiße	Basisstufe	4.255	Neue Praxis	0,45	112.493	101,8	101,8
KMG Klinikum Luckenwalde	Teltow-Fläming	Erweiterte Stufe	8.479	Neue Praxis	3,80	176.648	100,6	100,6
Asklepios Klinikum Uckermark	Uckermark	Erweiterte Stufe	12.401	Existierende Praxis	2,55	117.845	101,2	101,2

Krankenhaus-Report 2025

Kapitel 23 · Standortbestimmung von Integrierten Notfallzentren

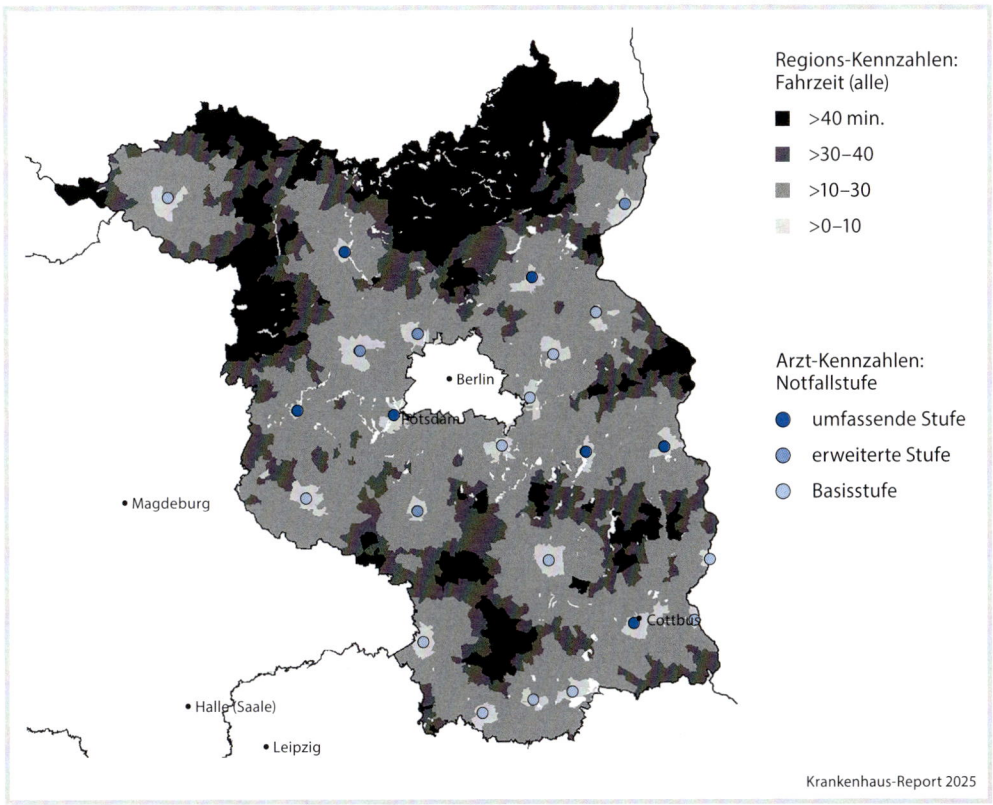

◘ **Abb. 23.12** Brandenburg, Fahrzeiten in PKW-Fahrzeitminuten beim bevölkerungsbezogenen Modell des GKV-Spitzenverbandes

Die Übersicht in ◘ Tab. 23.5 über die Krankenhäuser, die nach dem bevölkerungsbezogenen Modell des GKV-Spitzenverbandes ausgewählt werden würden, weist 24 anstelle von 13 Standorte nach dem Modell der Regierungskommission aus – und damit 85 % mehr Standorte als das Konzept der erweiterten und umfassenden Notfallstufe. Bei 13 dieser Standorte handelt es sich um Häuser, die Sicherstellungszuschläge erhalten. Mit ebenfalls 13 Standorten sind Krankenhäuser mit Basisnotfallstufe breit vertreten. Zwei Krankenhäuser mit erweiterter Notfallstufe würden nicht als Standort ausgewählt.

nungssysteme vergleichen zu können. Sie haben keinen Einfluss auf die Ermittlung der Standorte nach dem Notfallstufenkonzept.

◘ Abb. 23.12 verdeutlicht den positiven Effekt des Modells des GKV-Spitzenverbandes auf die Erreichbarkeit der ausgewählten Standorte. Lediglich im Bereich der Uckermark konnte die Situation nicht signifikant verbessert werden. Dies begründet sich durch die geringe Bevölkerungsdichte. ◘ Abb. 23.13 zeigt, dass sich die nach wie vor schlechte Erreichbarkeit nicht in gleichermaßen schlechten Verhältniszahlen ausdrückt. Vielmehr wird in allen Planungsbereichen, auch in der Uckermark, der angestrebte Versorgungsgrad von 100 % erreicht. Dies liegt daran, dass schon ein Standort genügt, um den rechnerischen Versorgungsbedarf insgesamt zu decken. Dieser Standort liegt jedoch stark im Osten der Uckermark an der polnischen Grenze, was für den Rest des geographisch großen, aber dünn be-

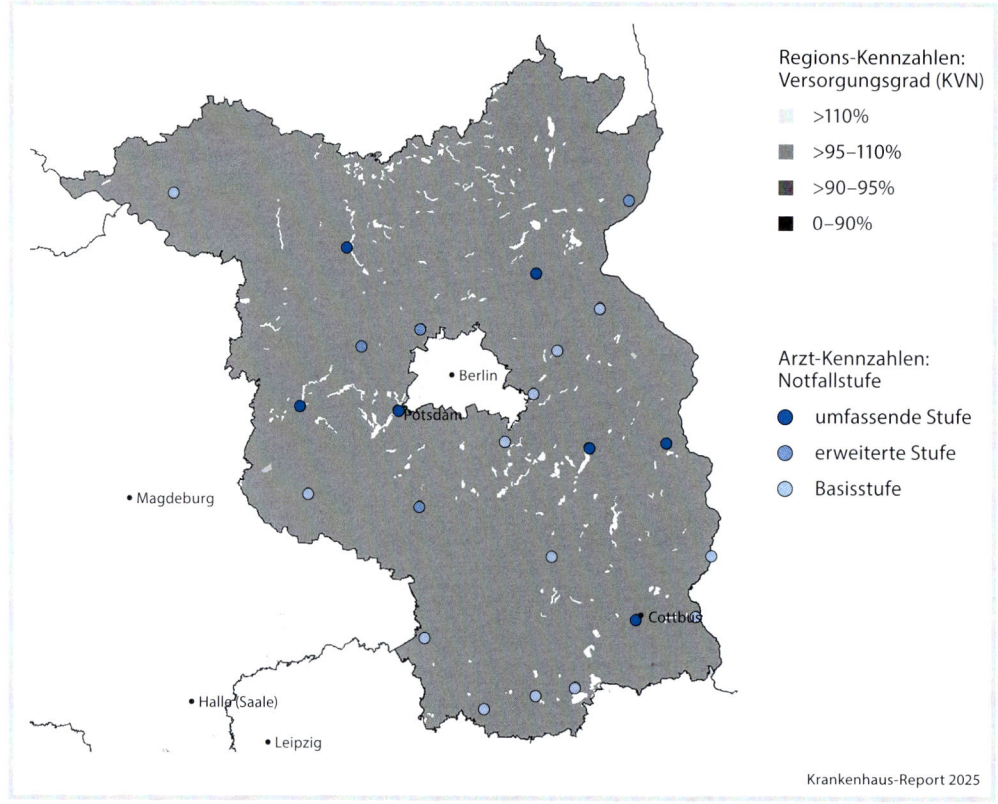

◘ **Abb. 23.13** Brandenburg, Versorgungsgrade beim bevölkerungsbezogenen Modell des GKV-Spitzenverbandes

siedelten Kreises zu einer schlechten Erreichbarkeit führt. In derart ländlichen Regionen müssen abseits von Berechnungsmodellen individuelle Lösung gefunden werden, um einen gleichwertigen Zugang der Bevölkerung zur Gesundheitsversorgung sicherzustellen.

23.6 Fazit

Die in diesem Beitrag vorgestellten Ergebnisse zeigen, dass es erforderlich ist, die Bestimmung von INZ-Standorten auf Basis eines bundesweit einheitlichen Modells vorzunehmen, um so das Ziel einer bedarfsgerechten Versorgung zu erreichen und gleichzeitig regionale Disparitäten zu vermeiden. Aufgrund der systematischen Schwierigkeiten, die sich bei sektorenübergreifenden Fragestellungen durch den Sicherstellungsauftrag der KVen für die ambulante Versorgung einerseits und die Planungsverantwortung der Länder für die Krankenhäuser andererseits ergeben, bietet es sich an, INZ nicht als Einheit zu konzipieren. Die Planung der Standorte sollte sich vielmehr auf den Bestandteil beschränken, der INZ von anderen Notaufnahmen unterscheidet. Das sind die KV-Notdienstpraxen. Die Planung sollte im Sinne einer Konkretisierung des Sicherstellungsauftrages erfolgen und an die ambulante Bedarfsplanung angelehnt sein. Eine aktive und prospektive Gestaltung der Versorgung macht es dabei notwendig, KV-Notdienstpraxen nicht an jedem Krankenhaus einzurichten. Sie müssen vielmehr an ausgewählten, geeigneten Standorten konzentriert werden – nur dann lassen sich einerseits effiziente und wirtschaftlich tragfähige Versorgungseinrichtungen aufbauen und andererseits die Notaufnahmen der Krankenhäuser entlasten. Die dargestellten Beispiele des Modells des GKV-Spitzenverbandes zeigen deutlich, dass ein Bevölkerungsbezug für die Bestimmung von INZ-Standorten relevant ist und damit auch eine räumliche Planungsebene Anwendung finden sollte, die dem Versorgungsbedarf der Bevölkerung und der Möglichkeit der Erreichbarkeit von Versorgungsangeboten Rechnung trägt. Unter Berücksichtigung der Tatsache, dass zukünftig mehr ältere und hochbetagte Patientinnen und Patienten auf eine wohnortnahe Akutversorgung angewiesen sind und gleichzeitig Mobilitätskonzepte für große Flächenländer und ländliche Räume fehlen, darf sich eine Standortplanung für INZ nicht ausschließlich an den Qualitätskriterien der großen Kliniken ausrichten. Wie in anderen medizinischen Versorgungsbereichen bestehen in den Ballungsregionen in der Regel keine Versorgungsprobleme – abgesehen von einer erheblichen Überversorgung. Vielmehr sind Steuerungsansätze nötig, um die am Versorgungsbedarf der Bevölkerung orientierten INZ-Kapazitäten in städtischen Regionen auf das unter Versorgungsgesichtspunkten erforderliche und wirtschaftlich tragfähige Maß zu begrenzen – und gleichzeitig eine ausreichende Flächenabdeckung sicherstellen. Die aktive Ausgestaltung ist für prospektive und zukunftssichere Versorgungsstrukturen unabkömmlich; es ist höchste Zeit, dass der Gesetzgeber tätig wird und die notwendigen rechtlichen Grundlagen für eine sachgerechte Weiterentwicklung der Versorgung schafft.

Literatur

BBSR – Bundesamt für Bau-, Stadt- und Raumforschung (2022) Referenztabellen zu Raumgliederungen des BBSR. https://www.bbsr.bund.de/BBSR/DE/forschung/raumbeobachtung/downloads/downloadreferenzen.html. Zugegriffen: 28. Nov. 2024

Deutsches Ärzteblatt (2017) Abklärungspauschale wird kaum abgerechnet. 3. November 2017. https://www.aerzteblatt.de/nachrichten/83252/Abklaerungspauschale-wird-kaum-abgerechnet. Zugegriffen: 18. Dez. 2024

Deutscher Bundestag (2024) Gesetzentwurf der Bundesregierung: Entwurf eines Gesetzes zur Reform der Notfallversorgung. BT-Drucks. 20/13166 vom 02.Okt.2024. https://dserver.bundestag.de/btd/20/131/2013166.pdf. Zugegriffen: 12. Nov. 2024

Destatis (2023) Volkswirtschaftliche Gesamtrechnungen. Inlandsproduktbemessung. Erste Jahresergebnisse. 2023, Fachserie 18 Reihe 1.1, Tabelle 4. https://www.destatis.de/DE/Themen/Wirtschaft/Volkswirtschaftliche-Gesamtrechnungen-Inlandsprodukt/Publikationen/Downloads-Inlandsprodukt/inlandsprodukt-erste-ergebnisse-pdf-2180110.html. Zugegriffen: 18. Dez. 2024

Fürstenberg T, Lehmann K, Gierling P (2024) Notfallversorgung – Reformnotwendigkeiten aus Sicht der gesetzlichen Krankenkassen. Gesundh Pflege 2:61

G-BA – Gemeinsamer Bundesausschuss (2024) Bedarfsplanungs-Richtlinie. https://www.g-ba.de/downloads/62-492-3160/BPL-RL_2023-03-16_iK-2023-06-03.pdf. Zugegriffen: 13. Nov. 2024

GKV-Spitzenverband (2017) Neugestaltung der Notfallversorgung: Positionspapier. Verabschiedet vom Verwaltungsrat. https://www.gkv-spitzenverband.de/media/dokumente/service_1/publikationen/Positionspapier_Notfallversorgung_barrierefrei.pdf (Erstellt: 13. Aug. 2017). Zugegriffen: 21. Nov. 2024

GKV-Spitzenverband (2023a) Pressemitteilung. Reform der Notfallversorgung: rund 730 integrierte Notfallzentren notwendig. https://www.gkv-spitzenverband.de/gkv_spitzenverband/presse/pressemitteilungen_und_statements/pressemitteilung_1703296.jsp. Zugegriffen: 28. Nov. 2024

GKV-Spitzenverband (2023b) Bedarfsgerechte Planung und Ausstattung von Integrierten Notfallzentren – Vorschläge des GKV-Spitzenverbandes. Stand: 29. Aug. 2023. https://www.gkv-spitzenverband.de/media/dokumente/service_1/publikationen/20230918_Positionspapier_INZ_barrierefrei.pdf. Zugegriffen: 12. Nov. 2024

GKV-Spitzenverband (2024) Stellungnahme des GKV-Spitzenverbandes vom 29.10.2024 zum Gesetzentwurf zur Reform der Notfallversorgung BT-DRS.: 20/13166. S. 32. https://www.gkv-spitzenverband.de/media/dokumente/presse/p_stellungnahmen/20241029_SN_GKV-SV_zu_GE_Notfall.pdf. Zugegriffen: 27. Feb. 2025

IGES-Institut (2022) Gutachten nach § 115b Abs. 1a SGB V. IGES_AOP_Gutachten_032022_ger.pdf. Zugegriffen: 29. Sep. 2023

KBV – Kassenärztliche Bundesvereinigung (2022) Honorarbericht der KBV, quartalsweise Veröffentlichung, Stand 2022. https://www.kbv.de/html/honorarbericht.php. Zugegriffen: 11. Nov. 2024

KBV – Kassenärztliche Bundesvereinigung (2023) Statistische Informationen aus dem Bundesarztregister: Bundesgebiet insgesamt. Stand: 31. Dez. 2023. https://www.kbv.de/media/sp/2023-12-31_BAR_Statistik.pdf. Zugegriffen: 12. Nov. 2024 (Tabelle 2 Angabe nach Personen (Köpfe), Tabelle 1 Angabe nach Bedarfsplanungsgewichten: 142.211 Ärztinnen und Ärzte inkl. PT)

KBV – Kassenärztliche Bundesvereinigung (2024) Bedarfsplanungsumfrage der KVen, 31.12.2022. https://gesundheitsdaten.kbv.de/cms/html/17017.php. Zugegriffen: 28. Nov. 2024

Köster C, Wrede S, Herrmann T, Meyer S, Willms G, Broge B, Szecsenyi J (2016) Ambulante Notfallversorgung. Analyse und Handlungsempfehlungen. AQUA – Institut für angewandte Qualitätsförderung und Forschung im Gesundheitswesen, Göttingen, S 15

OECD (2023a) Health care utilisation. Surgical Procedures. https://stats.oecd.org/Index.aspx. Zugegriffen: 15. Sept. 2023

kwheute (2024) Arbeitstage 2024. https://kwheute.de/arbeitstage/2024. Zugegriffen: 27. Feb. 2025

OECD (2023b) Health at a glance 2023: OECD indicators. OECD Publishing, Paris https://doi.org/10.1787/7a7afb35-en (https://www.oecd.org/en/publications/health-at-a-glance-2023_7a7afb35-en.html. Zugegriffen: 17. Dez. 2024)

Regierungskommission (2023) Vierte Stellungnahme und Empfehlung der Regierungskommission für eine moderne und bedarfsgerechte Krankenhausversorgung: Reform der Notfall- und Akutversorgung in Deutschland, integrierte Notfallzentren und integrierte Leitstellen vom 13. Febr. 2023. https://www.bundesgesundheitsministerium.de/fileadmin/Dateien/3_Downloads/K/Krankenhausreform/Vierte_Stellungnahme_Regierungskommission_Notfall_ILS_und_INZ.pdf. Zugegriffen: 12. Nov. 2024

RWI – Leibnitz-Institut für Wirtschaftsforschung (2018) Notfallversorgung in Deutschland. Projektbericht im Auftrag der Kassenärztlichen Bundesvereinigung. April 2018. https://www.kbv.de/media/sp/2018-04-18_Projektbericht_Notfallversorgung.pdf. Zugegriffen: 17. Dez. 2024

Scholz J, Sefrin P, Böttiger B, Dörges V, Wenzel V (2013) Notfallmedizin. 3 Notfallmedizinische Begriffsdefinitionen. Thieme, Stuttgart, S 66

Schreyögg J, Milstein R (2021) Identifizierung einer initialen Auswahl von Leistungsbereichen für eine sektorengleiche Vergütung im Auftrag des Bundesministeriums für Gesundheit. https://www.kbv.de/media/sp/2018-04-18_Projektbericht_Notfallversorgung.pdf. Zugegriffen: 18. Dez. 2023

Schwabe S, Bleidorn J, Günther A, Krause O, Schneider N, Poeck J (2021) Strukturierung des Notfallmanagements in Pflegeheimen: Ergebnisse interprofessioneller Fokusgruppeninterviews. Z Gerontol Geriatr 55:569–574. https://doi.org/10.1007/s00391-021-01958-9

Slowik M, Wehner Ch, Dräther H, Fahlenbrach C, Richard S (2018) Sektorübergreifende Neuordnung der Notfallversorgung. In: Klauber J, Geraedts M, Friedrich J, Wasem J (Hrsg) Krankenhaus-Report 2018, Schwerpunkt: Bedarf und Bedarfsgerechtigkeit. Schattauer, Stuttgart, S 233–255

Somasundaram R, Geissler A, Leidel BA, Wrede CE (2018) Beweggründe für die Inanspruchnahme von Notaufnahmen – Ergebnisse einer Patientenbefragung. Gesundheitswesen 80(07):621–627. https://doi.org/10.1055/s-0042-112459

Spiegel (2017) Zu viele Patienten. Die Not der Notaufnahmen. Stundenlanges Warten, schlecht gelauntes Personal, pöbelnde Patienten. Die Notaufnahmen in Deutschland sind überfüllt. Ändern könnten das: die Kranken selbst. https://www.spiegel.de/gesundheit/diagnose/notaufnahmen-lange-wartezeiten-anspruchsvolle-patienten-a-1116540.html. Zugegriffen: 18. Dez. 2024

von Stackelberg J-M, Lehmann K (2016) Das GKV-Versorgungsstärkungsgesetz: Reform ohne Konsequenz. GuP 1:28

Statistisches Bundesamt (2023) Behandlungen in Notfallambulanzen. 12,4 Millionen Behandlungen in Notfallambulanzen im Jahr 2023. Wiebaden. https://www.destatis.de/DE/Presse/Pressemitteilungen/2024/12/PD24_N061_23.html. Zugegriffen: 18. Dez. 2024

SVR – Sachverständigenrat zur Begutachtung der Entwicklung im Gesundheitswesen (2018) Bedarfsgerechte Steuerung der Gesundheitsversorgung – Gutachten 2018, S 584–589. https://www.svr-gesundheit.de/fileadmin/Gutachten/Gutachten_2018/Gutachten_2018.pdf. Zugegriffen: 12. Nov. 2024

Swart E, Rothhardt J, Goldhahn L, Branse D, Comos P, Fischer H (2022) Ergebnisbericht. Inno_RD_Integrierte Notfallversorgung: Rettungsdienst im Fokus. Institut für Sozialmedizin und Gesundheitssystemforschung der Otto-von-Guericke Universität Magdeburg. https://innovationsfonds.g-ba.de/downloads/beschluss-dokumente/264/2022-09-20_Inno_RD_Ergebnisbericht.pdf. Zugegriffen: 17. Dez. 2024

Tagesspiegel (2022) Überlastete Rettungsstellen in Berlin: Zwei Drittel der Notaufnahmen-Patienten sind keine Notfälle. Berlins Rettungsstellen versorgen bis zu 1,3 Millionen Fälle im Jahr – 70 Prozent davon aber nur ambulant. Andere wichtige Daten aus den Kliniken verschweigt der Senat. https://www.tagesspiegel.de/berlin/uberlastete-rettungsstellen-in-berlin-zwei-drittel-der-notaufnahmen-patienten-sind-keine-notfalle-8673979.html. Zugegriffen: 28. Nov. 2024

Tillmanns H, Jäckel D (2024) Entwicklung der Ambulantisierung. In: Klauber J, Wasem J, Berivers A, Mostert

C, Scheller-Kreinsen D (Hrsg) Krankenhaus-Report 2024, S 255–268

WD – Wissenschaftliche Dienste Deutscher Bundestag (2023) Dokumentation. Begriff der „gleichwertigen Lebensverhältnisse". Eine Übersicht zum Begriffsverständnis im rechtlichen und politisch-wissenschaftlichen Kontext. WD 3 - 3000 - 162/22, WD 1 - 3000 - 041/022 vom 23.01.2023. https://www.bundestag.de/resource/blob/958030/6e26383d73713da5ceda1523c768e376/WD-3-162-22-WD-1-041-22-pdf.pdf. Zugegriffen: 18. Dez. 2024

Zi – Zentralinstitut kassenärztliche Versorgung (2023) Zi bewertet Daten zur Inanspruchnahme der Notfallversorgung 2009 bis 2021. Gesamtzahl aller ambulant oder stationär versorgten Notfälle 2009–2021 von 27,8 auf 22,6 Millionen zurückgegangen. Medieninformationen und Statements vom 17. Februar 2023. https://www.zi.de/das-zi/medien/medieninformationen-und-statements/detailansicht/zi-bewertet-zahlen-der-regierungskommission-zur-inanspruchnahme-der-notfallversorgung-2009-2021. Zugegriffen: 27. Feb. 2025

Open Access Dieses Kapitel wird unter der Creative Commons Namensnennung 4.0 International Lizenz (http://creativecommons.org/licenses/by/4.0/deed.de) veröffentlicht, welche die Nutzung, Vervielfältigung, Bearbeitung, Verbreitung und Wiedergabe in jeglichem Medium und Format erlaubt, sofern Sie den/die ursprünglichen Autor(en) und die Quelle ordnungsgemäß nennen, einen Link zur Creative Commons Lizenz beifügen und angeben, ob Änderungen vorgenommen wurden.

Die in diesem Kapitel enthaltenen Bilder und sonstiges Drittmaterial unterliegen ebenfalls der genannten Creative Commons Lizenz, sofern sich aus der Abbildungslegende nichts anderes ergibt. Sofern das betreffende Material nicht unter der genannten Creative Commons Lizenz steht und die betreffende Handlung nicht nach gesetzlichen Vorschriften erlaubt ist, ist für die oben aufgeführten Weiterverwendungen des Materials die Einwilligung des jeweiligen Rechteinhabers einzuholen.

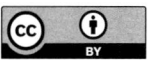

Reform der Krankenhausversorgung: was vom ursprünglichen Vorschlag bleibt und was die nächsten Schritte sind

Reinhard Busse und Christian Karagiannidis

Inhaltsverzeichnis

24.1 Einführung: Das KHVVG – 392

24.2 Versorgungsstufen (Level) – 393

24.3 Leistungsgruppen – 395

24.4 Zeitplan zur Umsetzung – 396

24.5 Fazit – 400

Literatur – 401

▶▶ Zusammenfassung

Zwei Jahre nach der Veröffentlichung des Reformvorschlags der Regierungskommission für eine moderne und bedarfsgerechte Krankenhausversorgung ist das Krankenhausversorgungsverbesserungsgesetz im Dezember 2024 in Kraft getreten. Die drei Kernelemente des Kommissionsvorschlags waren (1) Einteilung der Krankenhäuser in bundeseinheitliche Versorgungsstufen (Level), (2) Gliederung der Krankenhausleistungen in Leistungsgruppen mit definierten Qualitätsanforderungen und (3) Änderung der Krankenhausvergütung in ein Zwei-Säulen-Modell durch Hinzufügen einer Vorhaltefinanzierung. Der Beitrag gibt einen Überblick, welche der ursprünglichen Reformvorschläge in welcher Form im Gesetz erhalten geblieben sind und welche nächsten Schritte im Rahmen der Umsetzung erforderlich sind.

Two years after the presentation of the reform proposal by the Government Commission for Modern and Needs-Based Hospital Care in Germany, the „Hospital Care Improvement Act" went into force. Its three core elements of the commission proposal were: (1) Hospitals are sorted into uniformly defined care levels, (2) the range of services of each hospital is defined by a system of service groups with defined quality requirements, and (3) the DRG-based remuneration will be supplemented by adding a budget component to financing. The chapter provides an overview about which elements of the original proposal are included in which form in the final law and which are the next steps in the implementation process.

24.1 Einführung: Das KHVVG

Am 12. Dezember 2024 ist das „Gesetz zur Verbesserung der Versorgungsqualität im Krankenhaus und zur Reform der Vergütungsstrukturen (Krankenhausversorgungsverbesserungsgesetz – KHVVG)" in Kraft getreten, nachdem es vom Bundestag am 17. Oktober in dritter Lesung mit namentlicher Abstimmung mit 373 Ja- und 285 Nein-Stimmen bei einer Enthaltung verabschiedet und am 11. Dezember im Bundesgesetzblatt veröffentlicht worden war. Zwischendrin war am 22. November die Anrufung des Vermittlungsausschusses durch den Bundesrat in einer turbulenten Sitzung gescheitert. Das Gesetz trat damit rund zwei Jahre nach der Veröffentlichung der zugrunde liegenden dritten Stellungnahme der Regierungskommission für eine moderne und bedarfsgerechte Krankenhausversorgung zu einer „Grundlegenden Reform der Krankenhausvergütung" am 6. Dezember 2022 in Kraft und stellt einen Meilenstein für eine grundlegende Gesundheitsreform dar. Dieser Reformvorschlag zielte darauf ab, die hinlänglich bekannten Probleme der Krankenhausversorgung zu reduzieren oder gar zu beseitigen. Dies sind die nicht immer überzeugende Behandlungsqualität (z. B. dargelegt im OECD-Report „Health at a Glance"; OECD 2023), die mangelnden strukturellen Voraussetzungen (Strukturqualität und Steuerung), die erheblichen Mengenanreize mit der daraus resultierenden Übertherapie, die damit verbundenen Personalprobleme und nicht zuletzt die von der Solidargemeinschaft zu tragenden Kosten. Im Kern war der ursprüngliche Vorschlag stringent und klar formuliert: Krankenhäuser und ihre Leistungen werden einheitlich kategorisiert – und jedes Krankenhaus darf nur noch die Leistungen erbringen und vergütet bekommen, für die es personell und technisch ausgestattet ist. Im Gegenzug sollte die Vergütung so umgestellt werden, dass Krankenhäuser ihre bedarfsgerechten und qualitativ angemessenen Leistungen auch wirtschaftlich erbringen können, ohne nur auf die Fallmenge setzen zu müssen (Busse et al. 2023). Zudem sollten bestimmte Fachabteilungen bzw. Leistungsgruppen auf bestimmten Leveln vorgehalten werden im Sinne eines „General Hospitals", das die wesentlichen Erkrankungen vor Ort behandeln kann.

Die Veränderung der derzeit fast ausschließlich mengenbezogenen DRG-basierten Vergütung zugunsten eines Zwei-Säulen-Modells durch Hinzufügen einer Vorhaltefinanzierung – bei gleichzeitiger Reduktion der DRG-Komponente – war, und ist, daher ein Kernelement der Reform. Im Gegensatz zu den anderen beiden Kernelementen hatte dieses Modell die Bund-Länder-Gespräche im Jahr 2023 nicht nur überlebt, sondern es wurde auch noch gestärkt, indem der auf die Vorhaltebudgets entfallende Anteil der Gesamtvergütung von rund 20 % auf 40 % verdoppelt wurde (d. h. unter Berücksichtigung des Pflegebudgets auf 60 %). Dies wird nach dem nunmehr verabschiedeten Gesetz nach zweijähriger Konvergenzphase in den Jahren 2027/28 ab dem Jahr 2029 gelten. Die Höhe der landesweit zur Verfügung stehenden Vorhaltebudgets richtet sich dabei in der Konvergenzphase nach den Leistungszahlen von 2023/24 und ab der vollständigen Umsetzung jeweils nach dem vorvergangenen Jahr (für 2029 also 2027).

In der Debatte um die Krankenhausreform vergessen – oder ignoriert – wurde dabei, dass eine so wesentliche Veränderung der Krankenhausvergütung voraussetzt, dass die intendierten Wirkungen, also die Erhöhung der Qualität und Bedarfsgerechtigkeit der stationären Versorgung, auch erreicht werden (Busse und Karagiannidis 2024). Zur Verbesserung der Qualität der medizinischen Versorgung und der bestmöglichen Patientenallokation sollten Krankenhäuser daher in drei einheitlich definierte Krankenhaus-Versorgungsstufen (Level) eingeteilt werden. Diese sollten es ermöglichen, lokale, regionale und überregionale Versorgungsaufträge mit unterschiedlichem Bedarf an personeller und technischer Ausstattung voneinander abzugrenzen. Um die Mindestqualität auch auf Ebene der bisher kaum nach Leistungsspektrum definierten Fachabteilungen sicherstellen zu können, wurde auch die Einführung eines Systems von Leistungsgruppen empfohlen. Dadurch sollten einzelne Leistungen passgenauer als DRGs (wegen sehr hoher Granularität) oder Fachabteilungen (wegen zu niedriger Spezifität) den Leveln zugeordnet und dem Bevölkerungsbedarf angepasst werden können. Jede Leistungsgruppe sollte einer Versorgungsstufe zugeordnet werden.

24.2 Versorgungsstufen (Level)

Die Regierungskommission hatte nicht nur vorgeschlagen, die Krankenhausstandorte bundeseinheitlich in drei (mit Sub-Unterteilungen: fünf) Versorgungsstufen (Level) einzuordnen, sondern für diese jeweils eine verpflichtende Mindestausstattung sowie Anforderungen an die ärztliche Anwesenheit außerhalb der Kernarbeitszeiten erarbeitet (vgl. Tab. 4.1 in Busse und Karagiannidis 2024).

Nicht nur der Vorschlag einer bundeseinheitlichen Einteilung in Level war „revolutionär", sondern auch die Überlegungen, die derzeit längst nicht bundeseinheitlich definierte „Grundversorgung" in zwei Sub-Level zu teilen, nämlich in „In" und „Ii". In Level In sollten die von der Politik oftmals mit „Grundversorgung" gleichgesetzten Krankenhäuser in ländlichen Regionen und mit entsprechender Entfernung zu Standorten der Level II bzw. III einsortiert werden. Die Klassifikation entspricht daher in etwa den Standorten der „Basis-Notfallversorgung" (N1) der Notfallstufeneinteilung des G-BA, allerdings verknüpft mit (modifizierten) Kriterien für Sicherstellungszuschläge. Level-II-Krankenhäuser sollten nicht nur die Anforderungen der „erweiterten Notfallversorgung" (N2) erfüllen, d. h. u. a. nicht nur über einen Linksherzkatheter und zehn Beatmungs-Intensivbetten, sondern auch über eine Stroke Unit verfügen. Ärztinnen und Ärzte in der Inneren Medizin, Chirurgie, Intensivmedizin und der Notaufnahme sollten dort gemäß der Stellungnahme im Schichtdienst arbeiten. Level-III-Krankenhäuser sollten nicht nur die Anforderungen der „umfassenden Notfallversorgung" (N3) erfüllen, sondern in den genannten Abteilungen auch die fachärztliche Anwesenheit 24/7 sicherstellen. Während sich also die drei Level grundsätzlich an den drei Notfallstufen des G-BA orientieren, gehen sie im Detail über die G-BA-Anforderungen hinaus.

Im Krankenhaus-Report 2024 konnten wir zeigen, dass die 472 Standorte der Notfallstufen 3 und 2 zusammen 2022 knapp 60 % der AOK-Fälle versorgten und 62 % des Case-

Tab. 24.1 Vergleich des Vorschlags der Regierungskommission und des KHVVG

	Was war von der Regierungskommission vorgeschlagen?	Was ist in das Gesetz übernommen?
Level	– Bundesweite Einteilung der Krankenhausstandorte in Level III, II, In und Ii – Koppelung bestimmter Ausstattungs- und Personalvoraussetzungen an Level (etwa Stroke Unit, ärztliche Anwesenheit außerhalb Kernarbeitszeiten) – Level IIIU mit zusätzlichen Koordinationsaufgaben – Level In definiert durch hohe Entfernung zu Level-III- bzw. II-Standorten – Level Ii zur ambulant-stationären Versorgung ohne Notaufnahme	– Bundesweite Einteilung der Standorte nicht zur Planung, sondern nur im Transparenzverzeichnis (Bundes-Klinik-Atlas) in Level IIIU, III, II, In und F (§ 136d SGB V) – Level-IIIU- und III-Standorten können Koordinations- und Steuerungsaufgaben übertragen werden (§ 6b KHG) – Standorte, die Sicherstellungskriterien des G-BA erfüllen, können LG trotz des Fehlens von bestimmten Qualitätsanforderungen zugeteilt bekommen (§ 6a (4) KHG) – Level Ii wird als „Sektorübergreifende Versorgungseinrichtungen" als § 115g kodifiziert
Leistungsgruppen (LG)	– Aufteilung aller Leistungen auf 128 LG – Jede LG ist definiert durch bestimmte Mindestkriterien an Standort (durch Koppelung an Mindest-Level), personelle und technische Ausstattung – Jede LG wird einem Mindest-Level zugeordnet, sodass komplexere LG nur ab Level II bzw. III erbracht werden können – Standorte dürfen nur Patientinnen und Patienten der ihnen zugeteilten LG behandeln	– Umsetzung des KHVVG startet mit 65 LG (60 aus NRW plus 5 zusätzliche wie Notfallmedizin) (§ 6a KHG) – Mindestkriterien zunächst durch SGB V definiert, wird 2027 ersetzt durch Rechtsverordnungen zu Kriterien (§ 135e SGB V) und Mindestvorhaltezahlen (§ 135f SGB V); spezifische Vorgaben für onko-chirurgische Leistungen (§ 40 KHG) – Standorte dürfen nur Patientinnen und Patienten der ihnen zugeteilten LG behandeln; Sektorübergreifende Versorgungseinrichtungen erhalten eigenes Leistungsspektrum
Vorhaltefinanzierung	– Absenkung der Fallpauschalen zugunsten von Vorhaltebudgets pro LG (um generell ein Viertel, d. h. 20 % der Gesamtvergütung, aber die Hälfte für vorhalteintensive LG wie Intensiv- und Notfallmedizin)	– Absenkung der Fallpauschalen zugunsten von Vorhaltebudgets pro LG (um die Hälfte für alle LG), sodass sich mit Pflegebudget ab 2029 eine zu 60 % fallzahlunabhängige Vergütung (ohne variable Sachkosten) ergibt; 2027/28 Konvergenzphase mit abnehmendem DRG-Anteil

Krankenhaus-Report 2025

Mixes erbrachten (Tab. 4.2 in Busse und Karagiannidis 2024). Eine andere für den Krankenhaus-Report 2024 durchgeführte Analyse zeigte, dass in vielen Teilen Deutschlands die Standorte der Notfallstufen 3 und 2 so verteilt sind, dass eine Erreichbarkeit innerhalb von 30 min gegeben ist. Zugleich wurde aufgezeigt, dass es jedoch in einigen Bundesländern, z. B. in Bayern, durchaus Reformbedarf gibt: Standorte der Notfallstufe 1 personell und technisch so zu verbessern, dass sie die Kriterien der Notfallstufe 2 erfüllen (Abb. 4.1 in Busse und Karagiannidis 2024). Dafür wären höchstens 100 zusätzliche Standorte mit der Notfallstufe 2 respektive Level 2 notwendig – bei gleichzeitiger deutlicher Reduktion der verbleibenden Notfallstufe-1-Häuser. In einer weitergehenden Analyse wurden zusätzlich die Krankenhäuser der Notfallstufe 1 berücksichtigt, die die G-BA-Kriterien für einen Sicherstellungszuschlag erfüllen, wodurch insbesondere in Mecklenburg-Vorpommern die Erreichbarkeitslücken kleiner wurden (Abb. 4.2 in Busse und Karagiannidis 2024). Diese Idee ist im KHVVG aufgegriffen worden, indem diese Standorte von der Erfüllung der Mindestanforderungen an Leistungsgruppen ausgenommen worden sind. Dabei handelt es sich aber um eine zweischneidige Regelung – bedeutet sie doch, dass in bevölkerungsarmen Räumen Krankenhäuser zwar als notwendig angesehen werden, aber kraft Gesetz schlechter sein dürfen als für gute Qualität erforderlich.

Trotz dieser eigentlich soliden Grundlagen, die für eine bundeseinheitliche Nutzung des Level-Konzeptes sprechen, lehnten die Länder dies ab. Das war die Geburtsstunde eines zweiten Gesetzes, und zwar zur „Förderung der Qualität der stationären Versorgung durch Transparenz" (Krankenhaustransparenzgesetz), das im Wesentlichen den § 135d in das SGB V eingeführt hat und zum 28. März 2024 in Kraft trat. In dem dadurch geschaffenen Transparenzverzeichnis (dem Bundes-Klinik-Atlas) soll den Krankenhaus-Standorten auf Basis der Leistungsgruppen jeweils ein Level zugeordnet werden – wobei die Logik (Leistungsgruppen determinieren Level) damit umgekehrt wie im Vorschlag der Regierungskommission (Level determiniert die möglichen Leistungsgruppen) ist.

Von dem Level-Vorschlag der Regierungskommission wurde auch der Vorschlag des Levels „Ii" übernommen, wobei der entsprechende § 115g SGB V diese nunmehr „Sektorübergreifende Versorgungseinrichtungen" nennt. Daneben gibt es außerhalb des § 135d SGB V noch Level IIIU für die universitären Standorte; so können laut § 6b KHG die zuständigen Landesbehörden diesen Standorten „Koordinations- und Steuerungsaufgaben" zuweisen. Gibt es keine IIIU-Standorte oder hält die zuständige Behörde dies für „erforderlich", können mit diesen Aufgaben auch andere Level-III-Standorte betraut werden.

◘ Tab. 24.1 stellt die Vorschläge der Regierungskommission der Umsetzung kursorisch gegenüber.

24.3 Leistungsgruppen

Eine einheitliche Definition von Versorgungsstufen und die Festlegung von Mindestanforderungen pro Stufe allein würde einen entscheidenden Schwachpunkt der derzeitigen deutschen Krankenhausversorgung noch nicht beseitigen: Krankenhäuser behandeln zu häufig auch ohne passende personelle und technische Ausstattung. Grund dafür ist, dass sich in der Regel die Fachabteilungen lediglich an den ärztlichen Fachgebieten orientieren.

Die Regierungskommission hatte in ihrer Stellungnahme stattdessen vorgeschlagen, das Leistungsspektrum mithilfe sogenannter Leistungsgruppen (LG) zu definieren. Diese sollten jeweils, definiert über ICD- und OPS-Codes, diejenigen Patientinnen und Patienten bzw. die für sie bedarfsgerecht und qualitativ notwendigen Leistungen zusammenfassen, die eine ähnliche personelle und technische Ausstattung benötigen. Die Kommission hatte dafür – aufbauend auf dem detaillierten Schweizer System und unter Berücksichtigung des NRW-Systems mit 60 somatischen LG – einen Katalog von 128 Leistungsgruppen erarbeitet, deren Definitionen auch alle anderen qualitätssichernden Vorgaben (wie etwa die Mindestmengen-Regelung) ersetzen sollten. Für die Erarbeitung der jeweiligen Strukturvoraussetzungen regte sie die aktive Beteiligung von medizinischen Fachgesellschaften und weiteren Verbänden an.

Im Kommissionspapier wurden alle LG jeweils einem Mindestlevel zugeordnet. Level-I*n*-Kliniken hätten dementsprechend nur Leistungen passend zu Level I abrechnen dürfen, Level-II-Kliniken nur die passend zu Level I und II, während Level-III-Kliniken alle abrechnen dürften – sofern jeweils die leistungsgruppenspezifischen Anforderungen erfüllt wären und ein entsprechender Versorgungsauftrag vorläge (vgl. ◘ Tab. 24.1).

In den Bund-Länder-Verhandlungen wurde zwar der Vorschlag einer Nutzung von LG aufgegriffen, aber (1) von der detaillierten Gliederung der LG sowie (2) von ihrer Koppelung an Level Abstand genommen. Stattdessen sollen die in Nordrhein-Westfalen entwickelten LG mit ihren z. T. schwachen, zum Teil unter den für OPS-Strukturmerkmale liegenden qualitativen Anforderungen (vgl. etwa die Vorgaben für Beatmungs-OPS vs. denen für die LG Intensivmedizin) für die bundesweite Gruppierungslogik Anwendung finden. Dadurch verliert das System sowohl die Koppelung an krankenhausweite Qualitätsvorgaben, die an die Level geknüpft sind (s. o.), als auch durch die z. T. sehr breit definierten NRW-LG die Möglichkeit, pro LG sehr spezifische Anforderungen zu definieren. Da zudem – zumindest initial – auch die Anforderungen von NRW übernommen (und im Anhang des KHVVG kodifiziert) worden sind und diese für viele LG durch die ärztliche Weiterbildungsordnung definiert sind und auch mittels Kooperationen als erfüllt gelten, verlieren die LG viel von ihrem intendierten Biss. Allerdings gibt es gegenüber NRW mehrere Veränderungen: (1) Fachärztinnen und Fachärzte sind nur auf höchstens drei LG anrechenbar. Zudem ist das BMG aufgefordert, 2025 zwei Rechtsverordnungen zu erlassen, die der Zustimmung des Bundesrates bedürfen. Diese sind die (2) Definition der LG und ihrer Qualitätskriterien (§ 135e (2): Erbringung verwandter LG, sachliche und personeller Ausstattung, sonstige Struktur- und Prozessvoraussetzungen (bis 31.03.)) und (3) Mindestvorhaltezahlen (bis 12.12.). Außerdem werden (4) für onko-chirurgische Leistungen gesonderte Berechnungen vorgenommen, womit verhindert wird, dass deren Erbringung – insbesondere im Rahmen der Leistungsgruppe Allgemeine Chirurgie – ohne spezifische Erfahrung erfolgen kann.

24.4 Zeitplan zur Umsetzung

Wie eingangs angeführt ist das KHVVG zwar am 12. Dezember 2024 in Kraft getreten, allerdings entfalten die meisten im SGB V, im Krankenhausfinanzierungsgesetz und im Krankenhausentgeltgesetz vorgenommenen Änderungen keine unmittelbare Wirkung auf die Krankenhausversorgung. Angelegt ist vielmehr eine Kette von Regelungen, die noch ausgefüllt werden müssen und dabei voneinander abhängen. Dies ist in ◘ Tab. 24.2 kursorisch dargestellt; die Zeilen geben den Zeitplan nach Jahren wieder, während die Spalten von links nach rechts der Logik folgen, welche Regulierungen zunächst erforderlich sind, weil weitere Schritte auf sie angewiesen sind und auf ihnen aufbauen.

Dies ist – in Abwesenheit der Definition von Leveln – zunächst die Definition der Leistungsgruppen. Zwar sind diese im KHVVG als Anlage 1 zum SGB V direkt definiert, doch ihre Ausgestaltung und ihre Mindestanforderungen werden durch zwei ab 2027 gültige Rechtverordnungen noch genauer spezifiziert: (1) – bis zum 31. März 2025 – zur Definition der LG und ihrer Qualitätskriterien (§ 135e), d. h. Erbringung verwandter LG, sachliche und personelle Ausstattung, sonstige Struktur- und Prozessvoraussetzungen, und (2) – bis zum 12. Dezember 2025 – Mindestvorhaltezahlen pro LG (§ 135f), die zusätzlich zu den Qualitätskriterien als Anforderung zur Geltung kommen sollen. Der Inhalt der erstgenannten Rechtsverordnung wird durch einen Ausschuss vorbereitet, in dem Vertreter des GKV-SV und der DKG, der Bundesärztekammer, der Hochschulmedizin und der Berufsorganisationen der Pflegeberufe sitzen. Hinzugezogen werden können Vertreter der AWMF. Da der Ausschuss aber erstmals erst Ende Januar 2025 tagen soll, ist nicht zu erwarten, dass die Rechtsverordnung deutlich von der – durch NRW geprägten – Anlage 1 zum SGB V abweicht. Im Detail sind aber Verbesserungen zu erwarten, etwa indem Versorgungsverträge nach § 109 SGB V für Krankenhausstandorte, die eine bestimmte LG nicht zugeteilt bekommen haben, für die entsprechenden Patientinnen und Patienten ausgeschlossen werden.

Parallel in einer Spalte sind die Maßnahmen zu Erfassung des ärztlichen Personals pro Leistungsgruppe (erstmals für das 1. Quartal 2025 bis zum 15. April 2025) aufgeführt. Das betrifft die Beauftragung eines Konzeptes für

Kapitel 24 · Reform der Krankenhausversorgung

Tab. 24.2 Ausstehende Komponenten und Zeitplan zur Umsetzung des KHVVG

	Leistungsgruppen- (LG-)Definition und Anforderungen	Personalausstattung	Planung/Zuweisung LG & Kriterien für Leistungserbringung	Vergütungsumstellung DRGs → Vorhaltebudgets und DRGs bzw. Tagesentgelte für sektorübergreifende Versorgungseinrichtungen (sü. V.)	Änderungen von KH-Strukturen: Fusionen, finanzielle Förderung	Evaluation des KHVVG
2024	Listung und Anforderungen gemäß Anlage 1 des SGB V					
2025	Ausschuss für Empfehlungen zur Rechtsverordnung nach § 135e eingerichtet; BMG beauftragt IQWiG mit Empfehlungen zu Mindestvorhaltezahlen nach § 135f; Rechtsverordnungen zur (1) Definition der LG und ihrer Qualitätskriterien (§ 135e): Erbringung verwandter LG, sonstige Struktur- und Prozessvoraussetzungen (bis 31.03.) und (2) Mindestvorhaltezahlen pro LG (§ 135f (1); bis 12.12.) erlassen; zusätzliche Werte für onko-chirurgische Leistungen von BfArm und InEK (§ 40 KHG)	Beauftragung Konzept für Rechtsverordnung zur bedarfsgerechten ärztlichen Personalausstattung (bis 31.03.); Vorlage Abschlussbericht bis 6 Monate nach Beauftragung (§ 137m SGB V); erstmalige Meldung ärztliches Personal nach LG für I. Quartal 2025 an InEK (bis 15.04.); Einsetzen Kommission für Personalbemessung im Krankenhaus (weitere Berufsgruppen) (§ 137n SGB V; bis 30.09.)	Beauftragung des Medizinischen Dienstes wegen geplanter Zuweisung von LG an KH-Standorte durch Landesbehörden (bis 30.09.)	Konzept zur Vorgehensweise bei der Ermittlung der Vorhaltevolumina durch InEK (bis 30.09.); Landesbehörden können LG pro Standort an InEK zur Berechnung Vorhaltevolumina im Jahr 2026 übermitteln (bis 31.10.); Vereinbarung zu stationärem Leistungsspektrum von sü. V. (bis 31.12.)	Rechtsverordnung zur Förderung durch Transformationsfonds	
2026			Prüfung durch Medizinischen Dienst (bis 30.06.); Zuweisung der LG an KH-Standorte durch Landesbehörden (bis 31.10.); zusätzlich Zuweisung von Koordinierungs- und Vernetzungsaufgaben	Vorhaltevolumina (noch ohne Vergütungsrelevanz) auf Basis der Fallzahlen 2023/24; Landesbehörden übermitteln erstmals LG pro Standort an InEK zur Berechnung Vorhaltebudgets (bis 31.10.); Mindestfallzahl für Vergütung mit Hybrid-DRGs = 1 Mio.	Fördermöglichkeit durch Transformationsfonds beginnt	

Tab. 24.2 (Fortsetzung)

	Leistungsgruppen-(LG-)Definition und Anforderungen	Personalausstattung	Planung/Zuweisung LG & Kriterien für Leistungserbringung	Vergütungsumstellung DRGs → Vorhaltebudgets und DRGs bzw. Tagesentgelte für sektorübergreifende Versorgungseinrichtungen (sü. V.)	Änderungen von KH-Strukturen: Fusionen, finanzielle Förderung	Evaluation des KHVVG
2027	Rechtsverordnungen von 2025 treten in Kraft, ersetzen Anlage 1 des SGB V		Leistungen dürfen nur noch erbracht werden, wenn LG zugewiesen	Vorhaltebudgets auf Basis Vorhaltevolumina pro LG starten (mit 66 % Konvergenz; § 6b (6) KHEntgG); erstmals Zuschläge für (1) Koordinierungs- und Vernetzungsaufgaben (§ 38 (1) KHG), (2) spezielle Vorhaltung von Hochschulkliniken (§ 38 (2) KHG) und (3) zusätzliche Förderbeiträge für LG Pädiatrie, Geburtshilfe, Stroke Unit, Spezielle Traumatologie und Intensivmedizin (§ 39 KHG); de facto Start der Tagesentgelte für sü. V.		
2028				Konvergenz sinkt auf 33 % (§ 6b (6) KHEntgG; Vorhaltevolumina ermittelt auf Basis der Fallzahlen des vorvergangenen Jahres; Mindestfallzahl für Vergütung mit Hybrid-DRGs = 1,5 Mio.		Erster Bericht zu KHVVG-Auswirkungen durch GKV-SV, PKV und DKG
2029				Vorhaltebudgets ohne Konvergenz starten		Zwischenbericht zu Auswirkungen der Vorhaltebudgets durch inEK; 1. Bericht über die Auswirkungen der Leistungserbringung durch sü. V. einschließlich der finanziellen Auswirkungen durch GKV-SV, KBV und DKG

Tab. 24.2 (Fortsetzung)

	Leistungsgruppen- (LG-) Definition und Anforderungen	Personalausstattung	Planung/Zuweisung LG & Kriterien für Leistungserbringung	Vergütungsumstellung DRGs → Vorhaltebudgets und DRGs bzw. Tagesentgelte für sektorübergreifende Versorgungseinrichtungen (sü. V.)	Änderungen von KH-Strukturen: Fusionen, finanzielle Förderung	Evaluation des KHVVG
2030				Mindestfallzahl für Vergütung mit Hybrid-DRGs = 2 Mio.	Sonderregel für Krankenhausfusionen im GWB endet	Zweiter Bericht zu KHVVG-Auswirkungen
2031						Abschlussbericht zu Auswirkungen der Vorhaltebudgets durch inEK; 2. Bericht über die Auswirkungen der Leistungserbringung durch sü. V.
2033						Dritter Bericht zu KHVVG-Auswirkungen; 3. Bericht über die Auswirkungen der Leistungserbringung durch sü. V.
2035					Fördermöglichkeit durch Transformationsfonds endet	4. Bericht über die Auswirkungen der Leistungserbringung durch sü. V.
2036						Vierter Bericht zu KHVVG-Auswirkungen
2037						5. Bericht über die Auswirkungen der Leistungserbringung durch sü. V.
2039						Fünfter Bericht zu KHVVG-Auswirkungen; 6. Bericht über die Auswirkungen der Leistungserbringung durch sü. V.

Krankenhaus-Report 2025

eine (nicht fest datierte) Rechtsverordnung für eine bedarfsgerechte ärztliche Personalausstattung und das Einsetzen einer Kommission für andere Berufsgruppen. Doch diese Daten und Empfehlungen kommen zu spät, um in der ersten Version der Rechtsverordnung nach § 135e Berücksichtigung zu finden, d. h. es ist zu erwarten, dass die personellen Anforderungen nicht über das in Anlage 1 zum SGB V genannte Niveau hinausgehen werden.

In der folgenden Spalte ist die Nutzung der LG für Planung und Zuweisung auf Ebene der Krankenhäuser abgebildet, die zunächst auf Basis der in der SGB-V-Anlage definierten Kriterien erfolgen soll. Damit der Medizinische Dienst vor der finalen, zu 2027 gültigen endgültigen Zuweisung der LG noch überprüfen kann, ob die Kriterien erfüllt werden, müssen die Zuweisung durch die Länder bis zum 30. September 2025 erfolgen.

Die in der vierten Spalte abgetragene Umstellung der DRG-Vergütung zugunsten einer Vorhaltefinanzierung erfordert ebenfalls Vorarbeiten, damit sie ab 2027 angewendet werden kann – initial zunächst für zwei Jahre im Rahmen einer Konvergenzphase, dann ab 2029 im definierten Umfang, d. h. sodass sich mit Pflegebudgets ein Umfang von 60 % der Gesamtsumme nach Abzug der variablen Sachkosten ergibt. Da die auf die Krankenhausstandorte aufzuteilende Kalkulation der Vorhaltevolumina pro LG und Land abhängig ist von der Anzahl der bundeseinheitlichen Bewertungsrelationen, ist hierbei die enge Verzahnung mit den neuen Bestimmungen zu § 115f SGB V (Hybrid-DRGs) und § 115g SGB V (Sektorübergreifende Versorgungseinrichtungen, ehemals „Level Ii") zu berücksichtigen. Das KHVVG setzt hier für den Zeitraum ab 2026 Mindestanforderungen an die Anzahl von mit Hybrid-DRGs abgerechneten Leistungen. Die Vergütung der sektorübergreifenden Versorgungseinrichtungen, deren Leistungen bei der Vorhaltevergütung nicht berücksichtigt werden, kann de facto auch 2027 starten, da bis Ende 2025 zunächst das stationäre Leistungsspektrum definiert werden muss und die Vergütungsverträge prospektiv geschlossen werden sollen.

Die fünfte Spaltet listet begleitende Maßnahmen zur Unterstützung der Krankenhaus-Umstrukturierung, d. h. die Regelungen zum Transformationsfonds (die ebenfalls in einer Rechtsverordnung noch näher definiert werden sollen; ein erster Referentenentwurf liegt seit 17.01.2025 vor), der von 2026 bis 2035 seine Wirkung entfalten soll. Ab sofort und bis 2030 gültig ist das Aussetzen von Regeln zur Fusionskontrolle von Krankenhäusern im Gesetz gegen Wettbewerbsbeschränkungen (GWB).

Die letzte Spalte listet Regelungen zur Evaluation der Vorhaltebudgets bzw. der sektorübergreifenden Versorgungseinrichtungen im Speziellen und zum KHVVG insgesamt, die zweimal vom InEK (2029 und 2031), regelmäßig alle zwei Jahre und fünfmal zwischen 2028 und 2039 durch GKV-SV, PKV und DKG vorzulegen sind.

24.5 Fazit

Zusammenfassend gibt es jetzt eine Krankenhausversorgungsreform, die grundsätzlich den richtigen Weg beschreitet. Die Einteilung des Leistungsspektrums in Leistungsgruppen, auf denen die Krankenhausplanung und mit den Vorhaltebudgets auch ein Großteil der Vergütung beruhen, sowie die „sektorübergreifenden Versorgungseinrichtungen" sind der richtige Weg, um die großen Probleme des Krankenhaussektors anzugehen, nämlich die hohe Zahl an Krankenhausstandorten, -betten und -fällen mit vielen unnötigen stationären Behandlungen, der Behandlung der notwendigen Fälle häufig am falschen Standort und der ineffizienten Nutzung insbesondere der Personalressourcen. Jedoch ist die Reform gegenüber dem stringenten Vorschlag der Regierungskommission mit der Einteilung aller Krankenhäuser in Versorgungsstufen (Level), mit denen klare Anforderungen etwa an die ärztliche Verfügbarkeit verbunden gewesen wären, verwässert worden bzw. durch eine Vielzahl an Einzelbestimmungen ersetzt, die z. T. noch mit engem Zeitplan durch Rechtsverordnungen ergänzt werden müssen. Als weitere große Hürde bleibt dann die Umsetzung in planerischer Hinsicht durch die Länder. Hier zeigen die Erfahrungen in NRW, dass bei den allgemeinen Leistungsgruppen bisher keine Konzentration erfolgt. Ob die Bestimmungen zu Sektorübergreifenden Versorgungseinrichtungen und die Fallzahlvorgaben für Hybrid-DRGs die notwendigen Veränderungen herbeiführen, bleibt abzuwarten. Gleiches gilt für den Kern der Reform – die Definition der Leistungsgruppen, ihre Mindestanforderungen, ihre Zuweisung an Standorte und die neuen Anreize durch Vorhaltebudgets. Aller Voraussicht nach sind insbesondere bei den Vorgaben für die Mindestpersonalausstattung, die im Vergleich zu den Regeln der Luftfahrt in Bezug auf die Qualität zu gering ausfallen, noch Nachadjustierungen notwendig.

Literatur

Busse R, Karagiannidis C, Augurzky B, Schmitt J, Bschor T (2023) Der Vorschlag der Regierungskommission für eine grundlegende Reform der Krankenhausvergütung. In: Klauber J, Wasem J, Beivers A, Mostert C (Hrsg) Krankenhaus-Report 2023 – Schwerpunkt: Personal. Springer, Berlin, Heidelberg, S 267–280

Busse R, Karagiannidis C (2024) Krankenhausreform: warum Level und gut definierte Leistungsgruppen essentiell sind. In: Klauber J, Wasem J, Beivers A, Mostert C, Scheller-Kreinsen D (Hrsg) Krankenhaus-Report 2024 – Schwerpunkt: Strukturreform. Springer, Berlin, Heidelberg, S 65–78

OECD (2023) Health at a Glance 2023. OECD, Paris

Open Access Dieses Kapitel wird unter der Creative Commons Namensnennung 4.0 International Lizenz (http://creativecommons.org/licenses/by/4.0/deed.de) veröffentlicht, welche die Nutzung, Vervielfältigung, Bearbeitung, Verbreitung und Wiedergabe in jeglichem Medium und Format erlaubt, sofern Sie den/die ursprünglichen Autor(en) und die Quelle ordnungsgemäß nennen, einen Link zur Creative Commons Lizenz beifügen und angeben, ob Änderungen vorgenommen wurden.

Die in diesem Kapitel enthaltenen Bilder und sonstiges Drittmaterial unterliegen ebenfalls der genannten Creative Commons Lizenz, sofern sich aus der Abbildungslegende nichts anderes ergibt. Sofern das betreffende Material nicht unter der genannten Creative Commons Lizenz steht und die betreffende Handlung nicht nach gesetzlichen Vorschriften erlaubt ist, ist für die oben aufgeführten Weiterverwendungen des Materials die Einwilligung des jeweiligen Rechteinhabers einzuholen.

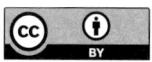

VI

Krankenhauspolitische Chronik

Inhaltsverzeichnis

Kapitel 25   Krankenhauspolitische Chronik – 405
Dirk Bürger und Martina Purwins

Krankenhauspolitische Chronik

Dirk Bürger und Martina Purwins

Ergänzende Information Die elektronische Version dieses Kapitels enthält Zusatzmaterial, auf das über folgenden Link zugegriffen werden kann https://doi.org/10.1007/978-3-662-70947-4_25.

© Der/die Autor(en) 2025
J. Klauber et al. (Hrsg.), *Krankenhaus-Report 2025*, https://doi.org/10.1007/978-3-662-70947-4_25

▪▪ Zusammenfassung

Der Bundestag, dessen Abgeordnete im Ausschuss für Gesundheit, das Bundesgesundheitsministerium, die Landesgesundheitsminister und der Bundesrat setzen jährlich neben den gesundheits- auch die krankenhauspolitischen Rahmenbedingungen. Benannte Expertenbeiräte der Bundesregierung, die Gesundheitsexperten der Parteien, diverse Verbände, die (Sozial-)Gerichtsbarkeit und Bundesbehörden sowie politiknahe und wissenschaftliche Institute prägen dabei die öffentliche Diskussion um diese Regelungen. Die Selbstverwaltungspartner auf Bundesebene nutzen die ihnen übertragenen Aufgaben zur vertraglichen Gestaltung, um die medizinische und pflegerische Versorgung in den Krankenhäusern anhand der aktuellen Anforderungen weiterzuentwickeln. Die „Krankenhauspolitische Chronik" liefert eine Übersicht über alle wesentlichen Entscheidungen der Akteure der deutschen Gesundheits- und Krankenhauspolitik und informiert über die Aktivitäten in den vergangenen zwölf Monaten.

Each year, the Bundestag, its members in the Committee on Health, the Federal Ministry of Health, the state health ministers and the Bundesrat set the framework of health policy as well as hospital policy. Appointed expert advisory boards of the federal government, the health experts of the political parties, various associations, the (social) judiciary and federal authorities as well as policy-related and scientific institutes shape the public discussion about these regulations. The self-governing partners at the federal level use the tasks assigned to them for contractual design to further develop medical and nursing care in hospitals on the basis of current requirements. The "Hospital Policy Chronicle" provides an overview of all the key decisions made by the players in German healthcare and hospital policy and provides information on activities over the past twelve months.

Am 24. November 2021 einigten sich SPD, Grüne und FDP auf ihren Koalitionsvertrag „Mehr Fortschritt wagen". Am 6. Dezember 2021 sagte Olaf Scholz auf seiner Pressekonferenz zur Regierungsbildung: „Die meisten Bürger haben sich gewünscht, dass der Gesundheitsminister vom Fach kommt und Karl Lauterbach heißt – und er wird es". Gute drei Jahre später, am 6. November 2024, endete die Fortschrittskoalition plötzlich mit einem lauten Knall. Denn Bundeskanzler Scholz entließ an diesem Abend den Bundesfinanzminister und FDP-Bundesvorsitzenden Christian Lindner und sorgte so für das vorzeitige Ende der „Ampelkoalition". Dies hat auch zur Folge, dass erstmals in der Geschichte der Bundesrepublik Deutschland eine Minderheitsregierung entstand, welche die Regierungsgeschäfte bis zur geplanten Neuwahl des Deutschen Bundestags am 23. Februar 2025 zu führen hat.

Angetreten war die „Ampel" mit dem geeinten Willen, das deutsche Gesundheitssystem auf die aktuellen und kommenden Herausforderungen besser einzustellen und erforderliche Strukturreformen umzusetzen. Auch sollten die Arbeitsbedingungen der Gesundheitsberufe und Pflegekräfte verbessert werden.

Um die notwendigen Reformen im Krankenhausbereich anzugehen, wurde die Regierungskommission für eine moderne und bedarfsgerechte Krankenhausversorgung am 2. Mai 2022 eingerichtet, bestehend aus 17 Expertinnen und Experten aus der Versorgung (Pflege und Medizin), der Ökonomie sowie den Rechtswissenschaften. Zum Koordinator wurde Herr Prof. Tom Bschor, der langjährige Chefarzt der Abteilung für Psychiatrie der Schlosspark-Klinik Berlin, berufen. Basierend auf der von der Regierungskommission am 6. Dezember 2022 vorgelegten dritten Empfehlung „*Grundlegende Reform der Krankenhausvergütung*" startete dann im Januar 2023 das Großprojekt „Krankenhausstrukturreform".

Fast 24 Monate später und frisch nach dem „Ampel-Aus" stimmten die Bundesländer am 22. November 2024 dem Krankenhausversorgungsverbesserungsgesetz (KHVVG) im Bundesrat mehrheitlich zu. Vorangegangen war aber ein wahrer Abstimmungskrimi – nicht nur, weil erstmals in der Geschichte des Bundesrates eine amtierende Gesundheitsministerin unmittelbar vor der Abstimmung zu einem Gesetz entlassen wurde. So hatte der brandenburgische Ministerpräsident Woidke (SPD) die grüne Gesundheitsministerien Dr. Ursula Nonnenmacher entlassen, da diese, entgegen seiner Anweisung und Vereinbarung mit seinem neuen Koalitionspartner „Bündnis Sahra Wagenknecht" (BSW), dem KHVVG zustimmen wollte. Überraschend war das Verhalten des brandenburgischen Ministerpräsidenten Woidke auch, weil er sich beim Treffen der ostdeutschen Ministerpräsidentinnen und -präsidenten am 9. November 2024 noch gemeinsam im Einklang gegen das KHVVG ausgesprochen hatte.

Ebenfalls hatten die Landesgesundheitsministerinnen und -minister von Baden-Württemberg, Bayern, Nordrhein-Westfalen, Sachsen, Sachsen-Anhalt, Schleswig-Holstein und Thüringen für die Anrufung des Vermittlungsausschusses im Gesundheitsausschuss des Bundesrates am 6. November 2024 votiert. Da aber in den Ausschüssen des Bundesrates jedes Land eine „gleichwertige" Stimme besitzt, fand dieser Antrag keine ausreichende Mehrheit. Im Bundesrat, wo jedoch nach gewichteten Länderstimmen entschieden wird, hätte dies einer Stimmenmehrheit entsprochen und das KHVVG wäre somit an den Vermittlungsausschuss überwiesen worden.

Zur Überraschung vieler Gesundheitspolitikerinnen und -politiker meldete sich am 15. Mai 2024 der Präsident des Bundesrechnungshofs mit einem Gutachten zum KHVVG und äußerte rechtliche Zweifel daran, ob es zulässig wäre, die gesetzliche Krankenversicherung (GKV) zur Hälfte an der Finanzierung des Transformationsfonds zu beteiligen. Vor allem deshalb, weil von einer neuen Kliniklandschaft auch privat Versicherte und Mitglieder anderer Versorgungssysteme profitieren würden – die alle nicht zur Ko-Finanzierung herangezogen werden. Zudem haben Krankenkassen im dualen Finanzierungssystem lediglich die allgemeinen Krankenhausleistungen von Krankenhäusern zu tragen, indem sie für die Behandlung ihrer Versicherten Fallpauschalen zahlen. Die Investitionskosten sind von den Ländern zu übernehmen. Allerdings gab es hierzu einen seltenen Moment des Einvernehmens zwischen Bund und Ländern – die Stellungnahme wurde ignoriert und man beschloss nicht nur diese versicherungsfremde Belastung auf Kosten der GKV. Im Weiteren wurde erlaubt, den vorgeschriebenen Länderanteil zur Finanzierung des erforderlichen Umbaus an den Krankenhausstrukturen zu 50 % auf die Krankenhausträger zu übertragen (§ 12 KHG [neu]) – und woher kommen diese Mittel dann? Aus der Betriebsmittelfinanzierung der Krankenkassen!

Ebenso umstritten war Anfang 2024 auch das sogenannte Krankenhaustransparenzgesetz. Mit diesem wollte Bundesgesundheitsminister Lauterbach vor allem einen digitalen Bundes-Klinik-Atlas durchsetzen, um so einen „übersichtlichen Wegweiser durch den Krankenhaus-Dschungel in Deutschland zu schaffen". Während der Bundes-Klinik-Atlas zum Start im Mai noch 1,4 Mio. Besucher zählte, waren es im Oktober 2024 nur noch 126.000, wie aus einer Antwort der Bundesregierung auf eine Kleine Anfrage der Unionsfraktion hervorging. Der gesundheitspolitische Sprecher der CDU/CSU-Bundestagsfraktion, Tino Sorge MdB, stellte daraufhin Mitte November 2024 die Zukunft des Angebots infrage und erklärte, dass „angesichts dieser Gesamtlage das Schicksal des Klinik-Atlas von der nächsten Bundesregierung überdacht werden müsse".

Das Jahr 2025 wird zeigen, wie es mit der Umsetzung des KHVVG weitergeht, denn es sind noch die drei Rechtsverordnungen aus dem KHVVG umzusetzen:
1. Einrichtung des Transformationsfonds zur Finanzierung der Umstrukturierung (Frist: 31.03.2025)
2. Festlegung der Leistungsgruppenkriterien (Frist: 31.03.2025)
3. Festlegung der Mindestvorhaltezahlen (Frist: 12.12.2025)

Ebenfalls sind immer noch nicht die Forderungen der Bundesländer befriedet worden, die eine zusätzliche „Übergangsfinanzierung" (Bundesrats-Drucksache 532/2/24) im Zusammenhang mit der Zustimmung zum KHVVG verlangt hatten. Sowohl die Kassen der gesetzlichen Krankenversicherung als auch die Konten des Bundeshaushalts wurden geleert.

Es bleiben herausfordernde Zeiten, weil die Möglichkeit, mit Geld Konflikte zu befriedigen, vorbei ist. Für das Gelingen der Mammutaufgabe „Krankenhausreform" wird von den politischen Entscheidungstragenden eine erhebliche Durchhaltekraft verlangt und alle Akteure sollten immer das Ziel im Auge behalten.

Termin	Leitbegriff	Vorgang	Legende
27. Dezember 2024	Politik	Bundespräsident verkündet Auflösung des Bundestages und Neuwahlen	Bundespräsident Frank-Walter Steinmeier hat den Weg für vorgezogene Neuwahlen freigemacht. Er habe sich dazu entschieden, den 20. Deutschen Bundestag aufzulösen und Neuwahlen für den 23. Februar 2025 anzusetzen. Bundeskanzler Olaf Scholz hatte am 16. Dezember im Bundestag die Vertrauensfrage gestellt, nachdem die Ampel-Koalition aus SPD, Grünen und FDP zerbrochen war. Der Bundeskanzler erhielt für seinen Antrag (Bundestags-Drs. 20/14150) wie beabsichtigt keine Mehrheit. Er bat daraufhin den Bundespräsidenten, den Bundestag aufzulösen und vorzeitige Neuwahlen anzuberaumen.
27. Dezember 2024	Wissenschaft	Nur 5 % der Kliniken schätzen ihre Lage als gut ein	Laut Ergebnissen des Krankenhaus-Barometers 2024 des Deutschen Krankenhausinstituts (DKI) haben noch nie so viele Krankenhäuser Verluste verzeichnet wie im Jahr 2023 (61 % der Häuser) und eine so schlechte wirtschaftliche Lage beklagt wie 2024. Der Anteil der Kliniken mit unbefriedigender wirtschaftlicher Lage erreichte 2024 einen Höchststand von 80 %, der Anteil mit guter wirtschaftlicher Lage mit 5 % einen absoluten Tiefststand. Für 2024 gehen 79 % der Krankenhäuser von einem negativen Jahresergebnis aus. Zwei Drittel der Häuser erwarten für 2025, dass sich ihre wirtschaftliche Situation weiter verschlechtert.
23. Dezember 2024	Wissenschaft	Leitlinie zur Nachhaltigkeit in der Intensivmedizin veröffentlicht	Unter der Federführung der Deutschen Gesellschaft für Internistische Intensivmedizin und Notfallmedizin (DGIIN) wird die S1-Leitlinie „Nachhaltigkeit in der Intensiv- und Notfallmedizin" veröffentlicht, in der zahlreiche Empfehlungen zusammengefasst sind: vom Energieverbrauch über die Müllvermeidung bis hin zur Reduzierung von Übertherapie.
20. Dezember 2024	Selbstverwaltung	Neue Hybrid-DRG und höhere Vergütung vereinbart	Die Hybrid-DRG-Vergütungsvereinbarung für 2025 zwischen DKG, KBV und GKV-SV ersetzt die Ersatzvornahme des BMG, die bis zum 31. Dezember gilt. Mit der neuen Vereinbarung gibt es nun 22 Hybrid-DRG, die Vertrags- und Klinikärzte im kommenden Jahr abrechnen können. Davon sind zehn Fallpauschalen neu. Neu hinzugekommen sind Hybrid-DRG für Eingriffe an Analfisteln, endoskopische Eingriffe an Galle, Leber und Pankreas, Eingriffe an Hoden und Nebenhoden sowie Lymphknotenbiopsien.

Kapitel 25 · Krankenhauspolitische Chronik

Termin	Leitbegriff	Vorgang	Legende
18. Dezember 2024	Politik	Deutlich mehr Ausgaben für Krankenhausbehandlungen	Aus der Antwort der Bundesregierung auf die Große Anfrage (Bundestags-Drs. 20/11131) der CDU/CSU-Fraktion zur Stabilität der Sozialversicherungssysteme geht auch hervor, dass die Ausgaben der GKV für Krankenhausbehandlungen seit 2015 um mehr als 20 Mrd. € angestiegen sind (2015: 70 Mrd. € und 2023: rund 94 Mrd. €).
18. Dezember 2024	Politik	Kabinett beschließt PKG	Trotz Ampel-Aus hat das Bundeskabinett noch grünes Licht für zwei gesundheitspolitische Vorhaben gegeben: In seiner letzten Sitzung in diesem Jahr stimmte die Ministerrunde einem Entwurf zum Pflegekompetenzgesetz (PKG) und einem Gesetzentwurf zur besseren Suizidprävention zu. Mit dem PKG soll die Pflege als Heilberuf mit eigenen Befugnissen aufgewertet werden.
17. Dezember 2024	Politik	Erstes Bundesland schließt Krankenhausreform nach Leistungsgruppen ab	Die neue Krankenhausplanung in Nordrhein-Westfalen (NRW) ist formell abgeschlossen. Die 330 Krankenhäuser haben die endgültigen Feststellungsbescheide über ihr künftiges Leistungsspektrum erhalten, so Gesundheitsminister Karl-Josef Laumann (CDU). Ab dem 1. April 2025 müssen die Kliniken die neue Krankenhausplanung nach Leistungsbereichen und -gruppen umgesetzt haben. Für gravierende Veränderungen in den Krankenhäusern gelten längere Übergangsfristen. Dafür sei das ganze Jahr 2025 vorgesehen. Diese gelten in den Leistungsgruppen der Kardiologie, Notfallversorgung, Orthopädie sowie in der Bariatrischen Chirurgie. Damit wird die bisherige Krankenhausplanung in NRW nach Betten abgelöst.
16. Dezember 2024	Wissenschaft	Inanspruchnahme von Notaufnahmen häufig vermeidbar	Als Ergebnis einer repräsentativen Versichertenbefragung, die im Auftrag des GKV-Spitzenverbandes durchgeführt wurde, führten rund 58 % der Befragten aus, dass sie eine Behandlung in der Arztpraxis grundsätzlich für möglich hielten und sie auf die Inanspruchnahme einer Notaufnahme verzichten könnten, wenn ihnen die Terminservicestellen der Kassenärztlichen Vereinigungen (KVen) innerhalb von 48 h einen fachärztlichen Termin vermitteln würden.
16. Dezember 2024	Politik	Bundestag spricht Bundeskanzler kein Vertrauen aus	Der Bundeskanzler erhält für seinen Antrag (Bundestags-Drs. 20/14150) wie beabsichtigt keine Mehrheit. Er bittet daraufhin den Bundespräsidenten, den Bundestag aufzulösen und vorzeitige Neuwahlen für den 23. Februar 2025 anzuberaumen.
13. Dezember 2024	Politik	24 Insolvenzverfahren im Jahr 2024	Von den insgesamt 24 bekannten Insolvenzverfahren im Jahr 2024 sind 16 Kliniken in freigemeinnütziger Trägerschaft, sieben Kliniken in öffentlicher Trägerschaft und eine Klinik in privater Hand. Vor allem kommunale Häuser werden häufig von ihren Trägern – Landkreise oder Gemeinden – bei finanziellen Schwierigkeiten gestützt, bevor sie Insolvenz anmelden müssen. Zum Vergleich: Im vergangenen Jahr gab es 29 neu eröffnete Klinikinsolvenzverfahren. Dabei sind acht Klinikstandorte geschlossen worden.

Termin	Leitbegriff	Vorgang	Legende
13. Dezember 2024	Qualität	PPP-Richtlinie: Stichprobenprüfung löst Vollerhebung ab	Der Medizinische Dienst (MD) teilt mit, dass ab Januar 2025 seine neuen Vorgaben zu Qualitätskontrollen in Krankenhäusern in Kraft treten werden. Sie zielen auf eine effizientere und transparentere Qualitätskontrolle in psychiatrischen und psychosomatischen Kliniken ab und sollen die Mitwirkung der Krankenhäuser stärken.
11. Dezember 2024	Gesetzgebung	KHVVG wird im Bundesgesetzblatt veröffentlicht	Das KHVVG wird im Bundesgesetzblatt (BGBL) Nr. 400 veröffentlicht. Es tritt somit am 12. Dezember 2024 in Kraft.
9. Dezember 2024	Wissenschaft	12,4 Mio. Behandlungen in Notfallambulanzen im Jahr 2023	Wie das Destatis mitteilt, wurden im Jahr 2023 in Krankenhäusern rund 12,4 Mio. ambulante Notfälle behandelt – der höchste Wert seit Beginn der Erfassung im Jahr 2018. Zum Vergleich: Die Zahl der vollstationären Behandlungsfälle betrug im Jahr 2023 insgesamt rund 17,2 Mio.
6. Dezember 2024	Politik	Defizit der GKV steigt auf 3,7 Mrd. €	Aus der Pressemeldung des BMG geht hervor, dass das Defizit der GKV im 3. Quartal auf 3,7 Mrd. € angestiegen ist. Die Krankenkassen verzeichneten laut den Zahlen einen Anstieg bei den Leistungsausgaben um 7,8 % – deutlich mehr als in den vergangenen Jahren. Die Aufwendungen für Krankenhausbehandlungen sind in den ersten neun Monaten um 7,8 % (5,4 Mrd. €) gestiegen. Deutlich nach oben entwickelt haben sich auch die Pflegepersonalkosten (plus 12,8 %, 1,9 Mrd. €) sowie die Aufwendungen für stationäre psychiatrische Behandlungen (7,2 %, 500 Mio. €).
29. November 2024	Selbstverwaltung	Nur noch 43,6 % der Krankenhäuser erreichen 5-Prozent-Prüfquote	Der vom GKV-SV veröffentlichten Statistik zur Abrechnungsprüfung für das dritte Quartal 2024 ist zu entnehmen, dass 730 Krankenhäuser (43,6 %) 60 % oder mehr als 60 % unbeanstandete Rechnungen hatten. Daraus resultieren für das 1. Quartal 2025 Prüfquoten von 5 % und eine Aufschlagshöhe von 0 %. Im Vergleich dazu waren es im 2. Quartal 2024 noch 763 Krankenhäuser (45,4 %) – also 33 mehr. Der Anteil der Kliniken, die weniger als 40 % unbeanstandete Rechnungen haben, ist um 1,3 % auf 11,7 % gestiegen.
26. November 2024	Politik	Bundes-Klinik-Atlas – dramatischer Einbruch bei Nutzendenzahlen	Aus der Antwort der Bundesregierung auf die Kleine Anfrage der CDU/CSU-Bundestagsfraktion, Bundestags-Drs. 20/13979, geht hervor, dass im Oktober nur noch 126.000 Besuchende gezählt wurden. Zum Start im Mai waren es noch 1,4 Mio. Auch die Zahl der einzelnen Seitenaufrufe brach drastisch ein – von rund 100 Mio. zum Start des Portals auf nur noch knapp vier Mio. im Oktober 2024.

Kapitel 25 · Krankenhauspolitische Chronik

Termin	Leitbegriff	Vorgang	Legende
22. November 2024	Politik	Krankenhausreform passiert den Bundesrat – Brandenburgs Gesundheitsministerin wird entlassen	Ein Antrag auf Anrufung des Vermittlungsausschusses fand keine Mehrheit. Das KHVVG kann nun ausgefertigt und verkündet werden. Es tritt am Tag nach der Verkündung in Kraft. In einer begleitenden Entschließung, die auf einen gemeinsamen Antrag der Länder Niedersachsen, Hamburg und Mecklenburg-Vorpommern zurückgeht, fordert der Bundesrat pragmatische Lösungen, u. a. Bürokratieabbau, Ausbau der Digitalisierung zur Umsetzung der Krankenhausreform. Kurz vor der Abstimmung entlässt der brandenburgische Ministerpräsident Woidke (SPD) die amtierende Gesundheitsministerien Dr. Ursula Nonnenmacher (Grüne), da diese entgegen seiner Anweisung dem KHVVG zustimmen wollte.
20. November 2024	Wissenschaft	Konzentration der Schlaganfallversorgung verlängert Fahrtzeiten geringfügig	Nach einer Analyse des Science Media Center unter den ärztlichen Leitungen des Rettungsdienstes in Deutschland, Österreich und der Schweiz werden bis zu 20 % der schwer betroffenen Patientinnen und Patienten mit einem Schlaganfall in die nächstgelegene Klinik und nicht in eine zertifizierte Stroke Unit transportiert. Wenn aber die Patienten ausschließlich in Stroke Units transportiert würden, stiege die Fahrtdauer um 4,5 min an. Am 21. November berät der Bundesrat abschließend über das KHVVG, das unter anderem zu einer solchen Konzentration von Leistungen führen soll.
20. November 2024	Politik	Entschließungsantrag zum KHVVG	Mit dem Entschließungsantrag „Für eine zukunftsfähige Krankenhauslandschaft – Pragmatische Lösungen zur Umsetzung der Krankenhausreform forcieren" möchten Mecklenburg-Vorpommern, Niedersachsen und Hamburg die Anrufung des Vermittlungsausschusses vermeiden.
19. November 2024	Wissenschaft	Pflegenotstand erhöht Verweildauer von Krankenhauspatientinnen und -patienten	Der Mangel an Pflegeheimplätzen in Deutschland, so eine Studie des RWI – Leibniz-Institut für Wirtschaftsforschung, sorgt für höhere Kosten für Krankenhäuser, weil sich dadurch die Verweildauer um bis zu 40 % erhöhe und zusätzlich abgerechnete Krankenhauskosten in Höhe von durchschnittlich 400 € pro Patienten entstünden.
19. November 2024	Politik	17.000 offene Stellen in der Alten- und Krankenpflege	Nach Angaben der Statistik der Bundesagentur für Arbeit hat es im Oktober 2024 jeweils rund 17.000 gemeldete offene Stellen in den Berufsgruppen „Gesundheits- und Krankenpflege, Rettungsdienst und Geburtshilfe" und „Altenpflege" gegeben. Die durchschnittliche Vakanzzeit habe bei 269 beziehungsweise 296 Tagen gelegen. Diese Zahlen nennt die Bundesregierung in einer Antwort (Bundestags-Drs. 20/13882) auf eine Kleine Anfrage der AfD-Fraktion.

Termin	Leitbegriff	Vorgang	Legende
18. November 2024	Politik	Appelle an die Landespolitik zur Krankenhausreform	In einem Brief an die Vorsitzende der GMK, Prof. Kerstin von der Decken (CDU), fordert der Deutsche Städtetag, dass es zügig zu einer Krankenhausreform kommen müsse. Vor einem Scheitern warnen auch die notfallmedizinischen Fachgesellschaften Deutsche Interdisziplinäre Vereinigung für Intensiv- und Notfallmedizin (DIVI) und die Deutsche Gesellschaft für Interdisziplinäre Notfall- und Akutmedizin (DGINA). Ihnen geht es neben dem KHVVG auch um den Gesetzentwurf „zur Reform der Notfallversorgung" (NotfallG), der zwar im Bundestag bereits mit Expertinnen und Experten diskutiert wurde, aber noch nicht abgestimmt ist. Der Hartmannbund fordert hingegen von den Bundesländern noch einmal eine „kluge Abwägung ihrer Möglichkeiten zur Durchsetzung notwendiger Änderungen" am KHVVG. So dürfe die flächendeckende Grundversorgung der Bevölkerung in ländlichen und strukturschwachen Regionen nicht gefährdet werden. Eine Anrufung des Vermittlungsausschusses fordert zudem der Berufsverband der Ärzte und Psychologischen Psychotherapeuten in der Schmerz- und Palliativmedizin in Deutschland (BVSD). Dieser befürchtet, dass durch das KHVVG die „Interdisziplinäre multimodale Schmerztherapie" kein Bestandteil einer zukünftigen stationären und teilstationären Versorgung mehr sein würde. Daher müsse im Vermittlungsausschuss die „Einführung einer eigenen Leistungsgruppe ‚Interdisziplinäre multimodale Schmerztherapie' prioritär auf die Agenda gesetzt werden."
11. bis 14. November 2024	Politik	47. Deutscher Krankenhaustag	Der NRW-Landesgesundheitsminister nutzt seinen Auftritt beim 47. Deutschen Krankenhaustag in Düsseldorf dazu, für die Anrufung des Vermittlungsausschusses beim KHVVG durch die Länder am 22. November zu werben. Die DKG fordert ebenso die Bundesländer auf, die Klinikreform in den Vermittlungsausschuss zu verweisen. „Schicken Sie dieses Gesetz in den Vermittlungsausschuss. Für die stationäre Versorgung in Deutschland tragen die Länder auch in den kommenden Jahren die Verantwortung", appelliert Gerald Gaß, Vorstandsvorsitzender der DKG.
12. November 2024	Politik	Rund 39.000 Leiharbeitnehmerinnen und -nehmer in Pflegeberufen	Die Arbeitnehmerüberlassung in der Pflege könne einen Beitrag dazu leisten, kurzfristig und flexibel auf Belastungsspitzen zu reagieren, so die Bundesregierung in der Antwort (Bundestags-Drs. 20/13759) auf eine Kleine Anfrage der Unionsfraktion. Allerdings führe nach Einschätzung der Konzertierten Aktion Pflege die Nutzung der Arbeitnehmerüberlassung zu Belastungen für die Stammbelegschaften, die beispielsweise verstärkt Wochenend- und Nachtdienste übernehmen müssten.

Kapitel 25 · Krankenhauspolitische Chronik

Termin	Leitbegriff	Vorgang	Legende
11. November 2024	Politik	Mehr Beschäftigte in Pflegeberufen	2023 sind rund 1,8 Mio. Frauen und Männer in Pflegeberufen beschäftigt gewesen. Das geht aus der Antwort der Bundesregierung (Bundestags-Drs. 20/13754) auf eine Kleine Anfrage der AfD-Fraktion hervor. Das sogenannte Medianentgelt (mittleres Einkommen) in Pflegeberufen lag für Personen mit deutscher Staatsangehörigkeit 2023 bei 3.954 €. Pflegekräfte mit ausländischer Staatsangehörigkeit kamen demnach im Mittel auf 3.519 €.
9. November 2024	Politik	Ostländer votieren gegen die Krankenhausreform	Die Ministerpräsidenten der ostdeutschen Bundesländer positionieren sich beim Treffen der Ost-Ministerpräsidentenkonferenz in Berlin gegen das KHVVG, weil eine flächendeckende Krankenversorgung so nicht mehr gesichert sei.
7. November 2024	Gesetzgebung	Pflegepersonaluntergrenzen-Verordnung	Die Pflegepersonaluntergrenzen-Verordnung ist im Bundesgesetzblatt veröffentlicht.
6. November 2024	Politik	Bundeskanzler entlässt Bundesfinanzminister – Ampelkoalition geplatzt	Nach einem weiteren Versuch einer Einigung im Koalitionsausschuss über die zukünftige Zusammenarbeit und Schwerpunktsetzung der Bundesregierung entlässt Bundeskanzler Scholz den Bundesfinanzminister Lindner, da das Vertrauensverhältnis zerstört sei. Die Bundesminister Stark-Watzinger (BMBF) und Buschmann (BMJ) bitten daraufhin um die Entlassung aus ihrem Amt. Minister Wissing (BMDV) bleibt als „parteiloser" Bundesminister in der Regierung, tritt daher aus der FDP aus.
6. November 2024	Gesetzgebung	Länder beraten KHVVG im Bundesratsgesundheitsausschuss	Der Antrag der Länder Nordrhein-Westfalen, Baden-Württemberg, Bayern, Sachsen, Sachsen-Anhalt, Schleswig-Holstein und Thüringen zur Anrufung des Vermittlungsausschusses zur Krankenhausreform findet im Gesundheitsausschuss des Bundesrats keine Mehrheit.
4. November 2024	Politik	Finanzierung der Heilmittelerbringer im Krankenhaus	Mit der im KHVVG beschlossenen Finanzreform werde die Krankenhausvergütung auf eine Kombination aus Fallpauschalen (DRG), krankenhausindividueller Pflegepersonalkostenvergütung und einen Vorhaltevergütungsanteil umgestellt, heißt es in der Antwort (Bundestags-Drs. 20/13603) der Bundesregierung auf eine Kleine Anfrage (Bundestags-Drs. 20/13446) der Unionsfraktion. Soweit für Leistungen der Physiotherapie, Ergotherapie, Logopädie, Ernährungstherapie und andere Formen der Heilmittelerbringung sowie der sozialen Arbeit Kosten entstünden, würden diese im Rahmen der Kalkulation berücksichtigt. Damit seien sie auch Teil der auszugliedernden Vorhaltekosten.
31. Oktober 2024	Politik	NRW gewährt Übergangsfristen für die Krankenhausreform	Die Kliniken in Nordrhein-Westfalen bekommen mehr Zeit, die geplante Krankenhausreform umzusetzen. Zwar sollen alle Häuser wie angekündigt bis zum Jahresende ihre Feststellungsbescheide erhalten. In Kraft treten werden diese aber grundsätzlich erst zum 1. April 2025. Darüber hinaus werde dem Landesausschuss für Krankenhausplanung vorgeschlagen, für bestimmte Leistungsgruppen sogar eine Übergangsfrist bis Jahresende 2025 vorzusehen.

Termin	Leitbegriff	Vorgang	Legende
30. Oktober 2024	Politik	Krankenhausreform: Grouper erst im Januar	Der Grouper, mit dem im Rahmen der geplanten Krankenhausreform alle stationären Fälle in die 65 Leistungsgruppen zugeordnet werden sollen, wird vermutlich erst im Januar zertifiziert vorliegen. Entsprechend äußerte sich heute Michael Weller, Leiter der Abteilung 2 Gesundheitsversorgung und Krankenversicherung im BMG beim Herbstforum der Barmer Landesvertretung Berlin/Brandenburg.
23. bis 25. Oktober 2024	Politik	Krankenhausreform nicht auf Tagesordnung der Ministerpräsidentenkonferenz	In Leipzig tagt vom 23. bis zum 25. Oktober die Ministerpräsidentenkonferenz (MPK). Die im Bundestag beschlossene Krankenhausreform steht dabei nicht auf der Agenda, bestätigt ein Regierungssprecher der sächsischen Staatskanzlei auf Nachfrage.
18. Oktober 2024	Politik	Landkreistag: „Länder müssen Krankenhausreform im Bundesrat stoppen"	Nach dem Beschluss zum KHVVG hat der Deutsche Landkreistag die Länder erneut aufgefordert, den Entwurf am 22.11.2024 im Bundesrat abzulehnen und den Vermittlungsausschuss anzurufen. Präsident Landrat Dr. Achim Brötel sagte: „Die Reform ist eine Black Box, es gibt nach wie vor keine Auswirkungsanalyse. Deshalb sind wir fassungslos, dass der Bundestag auf einer derart unsicheren Sachgrundlage überhaupt einen Beschluss gefasst hat." Auch dürften die Länder dem Gesetzentwurf im Bundesrat ohne einen auch rückwirkenden Tarif- und Inflationsausgleich nicht zustimmen.
17. Oktober 2024	Gesetzgebung	Deutscher Bundestag beschließt KHVVG in 2./3. Lesung	Nach etwa zwei Jahren Beratungen rund um die Krankenhausreform haben die Ampelfraktionen im Bundestag das KHVVG mit 373 Stimmen beschlossen. Dagegen stimmten 285 Abgeordnete, bei einer Enthaltung. Neben der Abstimmung zum KHVVG gab es noch Anträge der AfD, BSW und der Union zur Krankenhauspolitik. Alle Anträge wurden aber abgelehnt.
16. Oktober 2024	Gesetzgebung	AfG berät KHVVG und beschließt umfangreiche Änderungen	Bei den vom Gesundheitsausschuss beschlossenen Änderungen geht es u. a. um eine künftige ärztliche Personalbemessung im Krankenhaus, die Einbindung von Bundeswehrkrankenhäusern in die Versorgung und die Qualitätsanforderungen für hebammengeleitete Kreißsäle in Krankenhäusern. Darüber hinaus sind die Streichung der Stichprobenprüfung und Entbürokratisierung der Einzelfallprüfung bei der Krankenhausabrechnung, die Voraussetzungen für die Inanspruchnahme des Transformationsfonds einschließlich einer Beteiligung der Privaten Krankenversicherung (PKV) und die geplante Evaluation des Gesetzes vorgesehen. Ärger gab es allerdings im Gesundheitsausschuss. Tino Sorge, der gesundheitspolitische Sprecher der Unionsfraktion, kritisierte, dass die Ampelfraktionen bereits in der Vergangenheit Simulationen zur Auswirkung der Reform gezeigt bekommen hätten.

Kapitel 25 · Krankenhauspolitische Chronik

Termin	Leitbegriff	Vorgang	Legende
16. Oktober 2024	Politik	KHVVG: Sechs Länder wollen Vermittlungsausschuss anrufen	Vor der Entscheidung des Bundestags zur Krankenhausreform am 17. Oktober formiert sich Widerstand bei den Bundesländern. So erklären sowohl NRW als auch Schleswig-Holstein im Bundesrat am 22. November, den Vermittlungsausschuss (VA) anzurufen und damit das Gesetz „vorerst blockieren" zu wollen. Auch die ostdeutschen Länder Sachsen, Thüringen, Brandenburg und Sachsen-Anhalt formulieren Widerstand gegen das KHVVG.
14. Oktober 2024	Selbstverwaltung	Fallpauschalenkatalog für 2025 vereinbart	DKG, GKV-SV und PKV haben sich auf die für 2025 geltenden diagnosebezogenen Fallpauschalen (DRG) verständigt. Der DRG-Katalog ist die verbindliche Abrechnungsgrundlage für rund 17 Mio. stationäre Fälle pro Kalenderjahr und steuert für die somatischen Krankenhäuser ein Finanzierungsvolumen von mehr als 65 Mrd. €. Die Selbstverwaltungspartner haben ebenfalls den Pflegeerlöskatalog 2025 festgelegt, über den die Finanzierung der Pflegepersonalkosten (Pflegebudgets) mit einer Größenordnung von mehr als 20 Mrd. sichergestellt wird.
11. Oktober 2024	Gesetzgebung	51 Änderungsanträge zum KHVVG in den Ausschuss eingebracht	In den Änderungsanträgen wird u. a. eine Finanzierung des Transformationsfonds durch die GKV vorgesehen. Dabei soll die PKV um eine Beteiligung an der Finanzierung gebeten werden.
9. Oktober 2024	Gesetzgebung	Erste Lesung des Gesetzentwurfs zur Reform der Notfallversorgung	Mit dem Gesetzentwurf zur Reform der Notfallversorgung (NotfallGesetz) ist zum einen die Verknüpfung der Notrufnummer 112 und des ärztlichen Bereitschaftsdienstes 116117 vorgesehen. Zum anderen ist die Einführung von integrierten Notfallzentren (INZ) vorgesehen, in der eine Notaufnahme mit einer Notdienstpraxis der Kassenärztlichen Vereinigung (KV) kombiniert wird. Neben der Reform der Notfallversorgung ist auch eine Novelle der Rettungsdienste geplant.
8. Oktober 2024	Gesetzgebung	Bundesgesundheitsminister Lauterbach einigt sich mit Ampelfraktionen auf umfassende Änderungen zum KHVVG	Bundesgesundheitsminister Lauterbach und die Verhandlungsführenden der Ampelfraktionen – Heike Baehrens, gesundheitspolitische Sprecherin der SPD und die gesundheitspolitischen Sprecher der Grünen, Dr. Janosch Dahmen, sowie der FDP, Prof. Andrew Ullmann – einigen sich auf insgesamt 51 Änderungsanträge zum KHVVG. Allerdings werden diese nicht unmittelbar dem Parlament übermittelt, da zuvor noch die Ressortabstimmung erfolgen muss. Opposition und Länder reagieren darauf stark verärgert.
27. September 2024	Wissenschaft	Destatis: Zahl der Krankenhaus-Behandlungen 2023 um 2,4 % gestiegen	Die Zahl der stationär im Krankenhaus behandelten Patientinnen und Patienten ist 2023 gegenüber dem Vorjahr um knapp 400.000 bzw. 2,4 % auf 17,2 Mio. gestiegen. Die Zahl der stationären Behandlungsfälle lag weiterhin deutlich unter dem Vor-Corona-Niveau des Jahres 2019 (−11,4 %) von 19,4 Mio. Die Bettenauslastung betrug 71,2 % und entspricht einer Zunahme um 3,1 % gegenüber dem Jahr 2022. Gegenüber 2019 lag sie um 7,8 % niedriger, so Destatis (PM Nr. 372).

Termin	Leitbegriff	Vorgang	Legende
24. September 2024	Politik	Antrag der Fraktion von CDU/CSU: „Geburtshilfe und medizinische Versorgung von Kindern und Jugendlichen in Deutschland zukunftsfest machen"	In dem Antrag (Drs. 20/12979) wird gefordert, die Geburtshilfe und medizinische Versorgung von Kindern und Jugendlichen zukunftsfest zu machen. „Frauen, Familien und ihre Kinder müssen dort, wo sie wohnen, die für sie bestmögliche medizinische Versorgung und Unterstützung erhalten". Das gelte ganz besonders vor, während und nach der Geburt. Die Abgeordneten fordern unter anderem, mithilfe eines Vorschaltgesetzes stationäre Geburtshilfeeinrichtungen und Kinderkliniken bis zum Greifen der Krankenhausreform zu stabilisieren.
18. September 2024	Politik	Gegenäußerung der Bundesregierung zur KHVVG-Stellungnahme des Bundesrates wurde beschlossen	In der Gegenäußerung stimmt die Bundesregierung einem Teil der Vorschläge des Bundesrates zu (BR-Drs. 235/24 – Beschluss). Diese betreffen die Ausnahmeregelungen für die in § 17b Abs. 1 Satz 10 KHG genannten Besonderen Einrichtungen (Nr. 18), Regelungen zur strahlentherapeutischen Behandlung (Nr. 21), zur Übermittlung von Daten zum Pflege- und ärztlichen Personal an die Landesplanungsbehörden (Nr. 27) sowie Stellungnahmen zur Notwendigkeit einer Krankenhausreform und zur Bürokratieentlastung (Nr. 33).
18. September 2024	Politik	Antwort der Bundesregierung: keine Reformvorhaben für psychiatrische Krankenhäuser und deren Personalausstattung zum jetzigen Zeitpunkt geplant (Drs. 20/13057)	Nach dem Krankenhausversorgungsverbesserungsgesetz (KHVVG) werden psychiatrische und psychosomatische Krankenhäuser nicht in die geplante Reform einbezogen und die vorgesehenen Maßnahmen für eine Krankenhausreform können nicht auf Psychiatrien und psychosomatische Kliniken übertragen werden. Nach Auffassung der Fragesteller besteht jedoch für diese Versorgungsbereiche gleichermaßen ein dringender Reformbedarf (Kleine Anfrage der Fraktion der CDU/CSU, Drs. 20/12589). Die Bundesregierung antwortet u. a., dass zum jetzigen Zeitpunkt weder konkrete Gesetzesinitiativen geplant noch entsprechende Zeitpläne genannt werden können.
16. September 2024	Gesetzgebung	Fraktionen der SPD, Bündnis 90/DIE GRÜNEN und FDP legen Änderungsantrag 0 zum Entwurf des Krankenhausversorgungsverbesserungsgesetz – KHVVG vor	Mit dem eingebrachten Änderungsantrag (0) zum KHVVG in den BT-Gesundheitsausschuss (Ausschuss-Drs. 20(14)221.1) werden zahlreiche Änderungen am Gesetz übermittelt, die sich aus der rechtsförmlichen und rechtssystematischen Prüfung durch das Bundesministerium der Justiz (BMJ) ergeben. Zum Zeitpunkt der Kabinettsfassung war diese Prüfung noch nicht abgeschlossen, sodass dies nachgereicht werden musste.
11. September 2024	Gesetzgebung	Gesundheitsausschusses des Bundesrates spricht Beschlussempfehlung für Medizinforschungsgesetz aus (Bundestags-Drs. 20/12149)	Mit dem Gesetzesentwurf wird u. a. vorgesehen, die Daten zum ärztlichen Personal von Krankenhäusern zukünftig auch gegliedert nach den maßgeblichen Leistungsgruppen zu übermitteln, da mit der geplanten Krankenhausreform Mindestvoraussetzungen zur Vorhaltung von ärztlichem Personal je Leistungsgruppe vorgesehen werden. Darüber hinaus müssen die Krankenhäuser dem InEK übermitteln, ob und auf welcher Stufe der Notfallversorgung ein Krankenhausstandort an dem gestuften System von Notfallstrukturen teilnimmt. Die Daten sollen auch als Grundlage für die Veröffentlichung im Transparenzverzeichnis dienen.

Kapitel 25 · Krankenhauspolitische Chronik

Termin	Leitbegriff	Vorgang	Legende
9. September 2024	Selbstverwaltung	Bundesgesundheitsminister Lauterbach kündigt auf dem Krankenhausgipfel 2024 zusätzlich mehr als 30 Mrd. € für die Übergangszeit der Krankenhausreform für die Kliniken an	Auf dem Krankenhausgipfel 2024 der Deutschen Krankenhausgesellschaft bekundet Bundesgesundheitsminister Lauterbach sein Interesse, sich mit den Ländern über die Krankenhausreform zu einigen, ohne den Vermittlungsausschuss anzurufen. Darüber hinaus stellt er für die Übergangszeit bis zum Wirksamwerden der Reform die Zahl von mehr als 30 Mrd. € zusätzlicher Ausgaben für Krankenhäuser für die Jahre 2023–2025 in den Raum.
26. August 2024	Selbstverwaltung	Gemeinsame Erklärung von Krankenhausträgern, Krankenkassen und Deutscher Krebsgesellschaft zur Krankenhausreform	Die Allianz Kommunaler Großkrankenhäuser (AKG), DAK-Gesundheit, Deutscher Evangelischer Krankenhausverband (DEKV), Deutsche Krebsgesellschaft (DKG) und AOK-Bundesverband fordern in einer gemeinsamen Erklärung „eine konsequente Umsetzung der Krankenhausreform, die die Versorgung der Patientinnen und Patienten sowie die Arbeitsbedingungen für die Beschäftigten tatsächlich verbessert und eine zukunftsfähige Krankenhausstruktur schafft". Als zentrale Forderungen stehen dabei die fallzahlunabhängig und bedarfsorientiert ausgestaltete Vorhaltefinanzierung sowie die zeitnahe Entwicklung eines wissenschaftlich fundierten Instruments zur Bedarfsermittlung der realen Versorgungsbedarfe der Bevölkerung. Ebenfalls soll die Strukturreform nicht von der Finanzierungsreform entkoppelt werden und es sollen zeitnah verbindliche Qualitätsvorgaben für die Krankenhäuser auf Basis der wissenschaftlichen Evidenz geschaffen werden.
6. August 2024	Wissenschaft	Psychische Erkrankungen waren 2022 die Ursache für 19 % der Krankenhausbehandlungen von 10- bis 17-Jährigen	Psychische Erkrankungen und Verhaltensstörungen stellten im Jahr 2022 die zweithäufigste Ursache für stationäre Krankenhausbehandlungen von Kindern und Jugendlichen dar. Von den 435.900 Krankenhauspatientinnen und -patienten im Alter von 10 bis 17 Jahren wurden etwa 81.000 aufgrund von psychischen Erkrankungen und Verhaltensstörungen stationär behandelt, so das Statistische Bundesamt (vgl. Destatis, Nr. 32)
31. Juli 2024	Politik	Antwort der Bundesregierung (Bundestags-Drs. 20/12426) „Stationäre Versorgung von kranken Kindern und Jugendlichen in Deutschland"	Die Bundesregierung antwortet auf die Kleine Anfrage der Fraktion der CDU/CSU (Bundestags-Drs. 20/12269) zur Mittelverwendung der Krankenhäuser für die Versorgung von Kindern und Jugendlichen.

Termin	Leitbegriff	Vorgang	Legende
17. Juli 2024	Politik	Notfallreform durch Bundeskabinett beschlossen	Mit dem Entwurf eines Gesetzes zur Reform der Notfallversorgung (NotfallGesetz – NotfallG) wird u. a. die Etablierung einer sogenannten Akutleitstelle (Rufnummer 116117) der KVen und deren digitale Vernetzung mit den Rettungsleitstellen (Notrufnummer 112) zur gezielteren Steuerung von Patientinnen und Patienten in die geeignete Versorgungsebene vorgesehen. Auch wird der Sicherstellungsauftrag der KVen hinsichtlich des Notdienstes in Form durchgängig vorzuhaltender telemedizinischer und aufsuchender Angebote und Dienste und der Etablierung digital vernetzter sektorenübergreifender Integrierter Notfallzentren (INZ) und Integrierter Notfallzentren für Kinder und Jugendliche (KINZ) zur Erstversorgung ambulanter Not- und Akutfälle konkretisiert.
17. Juli 2024	Gesetzgebung	Kabinett verabschiedet Gesundheits-Digitalagentur-Gesetz	Mit dem Gesetzesentwurf soll u. a. der Anspruch der Versicherten auf Übertragung von Behandlungsdaten in die elektronische Patientenakte durch Krankenhäuser geregelt werden.
16. Juli 2024	Politik	Bundesverfassungsgericht verhandelt über die Durchführung von ärztlichen Zwangsmaßnahmen gegenüber Betreuten im Rahmen eines stationären Aufenthalts	Das Bundesverfassungsgericht (BverfG) hat in Karlsruhe über die zwangsweise medizinische Behandlung von rechtlich betreuten Menschen im Rahmen eines stationären Aufenthalts verhandelt (AZ. 1 BvL 1/24). „Gegenstand ist die Frage, ob die gesetzliche Vorgabe, wonach ärztliche Zwangsmaßnahmen gegenüber Betreuten im Rahmen eines stationären Aufenthalts in einem Krankenhaus durchzuführen sind, in dem die gebotene medizinische Versorgung des Betreuten einschließlich einer erforderlichen Nachbehandlung sichergestellt ist, mit Art. 2 Abs. 2 Satz 1 des Grundgesetzes vereinbar ist", so das BverfG. Ein Urteil des Ersten Senats wurde am Verhandlungstag nicht gefällt.
16. Juli 2024	Politik	Bundesministerium für Familie, Senioren, Frauen und Jugend (BMFSFJ) legt Referentenentwurf eines Pflegeassistenzeinführungsgesetzes (alternativ: Pflegehilfeeinführungsgesetz) vor	Nach dem Gesetz soll ein eigenständiges und einheitliches Berufsprofil für die Pflegefachassistenz/Pflegehilfe als Heilberuf geschaffen werden. Die neue Ausbildung soll die bisherigen 27 verschiedenen landesrechtlich geregelten Pflegehilfe- und Pflegeassistenzausbildungen ablösen. Dabei ist noch nicht entschieden, ob die Ausbildungsdauer 18 oder 12 Monate dauern soll und es sich somit um eine Pflegeassistenzausbildung oder alternativ um eine Pflegehilfeausbildung handeln soll.
8. Juli 2024	Politik	Antwort der Bundesregierung (Bundestags-Drs. 20/12229) zur aktuellen Situation der außerklinischen Intensivpflege	Vor dem Hintergrund, dass mit dem Intensivpflege- und Rehabilitationsstärkungsgesetz (GKV-IPReG) vom 23.10.2020 der Leistungsbereich der außerklinischen Intensivpflege neu geordnet wurde, werden in der Kleinen Anfrage der Fraktion der CDU/CSU (Bundestags-Drs. 20/11913) überwiegend Fragen zur Anzahl an Personen, die eine außerklinische Intensivpflege erhalten, gestellt. Die Bundesregierung erwartet hierzu erst Erkenntnisse aus dem Bericht, den der GKV-Spitzenverband dem Bundestag bis Ende 2026 vorzulegen hat. Dieser soll u. a. Angaben zur Fallzahlenentwicklung enthalten.

Kapitel 25 · Krankenhauspolitische Chronik

Termin	Leitbegriff	Vorgang	Legende
5. Juli 2024	Politik	Bundesländer fordern mit einem Bundesratsbeschluss umfangreiche Änderungen zum KHVVG des Bundes	Die Forderungen basieren überwiegend auf der bereits eingebrachten gemeinsamen Stellungnahme aller Bundesländer, die aus deren Sicht nicht von der Bundesregierung beachtet wurde. Dazu gehören u. a. die Überbrückungsfinanzierung bis zum Wirken der Reform, eine fallzahlenunabhängige Vorhaltevergütung, eine Gestaltungsfreiheit für die Krankenhausplanung der Länder sowie eine Auswirkungsanalyse. Die Vorsitzende der Gesundheitsministerkonferenz (GMK), Kerstin von der Decken, beklagt eine mangelnde Zusammenarbeit von Seiten des Bundes in der eingesetzten redaktionellen Arbeitsgruppe von Bund und Ländern. Der Beschluss des Bundesrates wird den Abgeordneten des Bundestages zur Beratung zugeleitet.
2. Juli 2024	Selbstverwaltung	Bundesamt für Soziale Sicherung (BAS) veröffentlicht Kennzahlen zur Verwaltung des Krankenhausstrukturfonds	Zum Strukturfonds, der einer Förderung von Vorhaben der Länder zur Verbesserung der Strukturen in der Krankenhausversorgung dienen soll, wie dem Abbau von Überkapazitäten, der Konzentration stationärer Versorgungsangebote, der Bildung integrierter Notfall- und telemedizinischer Netzwerkstrukturen, der Verbesserung der IT-Sicherheit sowie der Umwandlung von Krankenhäusern in nicht akutstationäre Versorgungseinrichtungen, hat das BAS seinen jährlichen Bericht zur Zahl der gestellten Anträge nach § 14 KHSFV sowie zur Höhe der bewilligten Fördermittel veröffentlicht. Demnach haben die Bundesländer 17 Anträge auf Fördermittel (§ 12a KHG i. V. m. § 11 ff. KHSFV) im Verwaltungsjahr 2023 gestellt, hierbei für IT-Anlagen, Konzentration und Ausbildungskapazitäten. Es wurden keine Anträge auf Schließung, Umwandlung oder auf Schaffung von telemedizinischen Netzwerkstrukturen gestellt.
27. Juni 2024	Wissenschaft	Umstrukturierung verbessert Wirtschaftlichkeit	Die Autoren des Krankenhaus Rating Reports gehen davon aus, dass die derzeit von Bund und Ländern geplante Krankenhausreform die Krankenhausstruktur in Deutschland nachhaltig verändern wird. Denn es sei davon auszugehen, dass der Anteil der Krankenhäuser mit einer erhöhten Insolvenzgefahr ohne die im KHVVG geplanten Maßnahmen von 14 % im Jahr 2023 auf 48 % im Jahr 2030 ansteigt. Im Jahr 2030 könnten nach der Reform nur noch 24 % der Krankenhäuser im roten Rating-Bereich liegen und 75 % der Häuser wieder ein positives Jahresergebnis schreiben. Erreicht werden könnte dies im Rahmen von Zentralisierungen durch die Zusammenlegung von Standorten sowie von Schwerpunktbildungen durch die Bündelung von Leistungsgruppen.

Termin	Leitbegriff	Vorgang	Legende
27. Juni 2024	Politik	Erste Lesung des KHVVG im Deutschen Bundestag	In einer kontroversen und teilweise emotionalen Debatte berät der Deutsche Bundestag in erster Lesung über die geplante Krankenhausreform. Die Oppositionsfraktionen machten dabei deutlich, dass eine Krankenhausreform zwar grundsätzlich sinnvoll, aber in der jetzt geplanten Form unzulänglich sei. Redner der Koalition werteten die Vorlage hingegen als wichtigen Schritt zur überfälligen Neustrukturierung der Krankenhauslandschaft. Nach der Debatte verwiesen die Abgeordneten den Entwurf an die Ausschüsse. Bei den weiteren Beratungen übernimmt der Gesundheitsausschuss die Federführung.
27. Juni 2024	Wissenschaft	Corona-Pandemie erhöht staatliche Transfers und Zuschüsse	Laut Destatis wurden 100,1 Mrd. € der Gesundheitsausgaben von 488,7 Mrd. € in Deutschland im Jahr 2022 über staatliche Transfers und Zuschüsse finanziert. Gegenüber 2019 haben sich staatliche Transfers und Zuschüsse während der Corona-Pandemie damit nahezu verdoppelt (+91,1 %). Ihr Anteil an den laufenden Gesundheitsausgaben erhöhte sich in diesem Zeitraum von 12,9 % auf 20,5 %.
27. Juni 2024	Rechtsprechung	Arbeitsunfall bei Impfung im Betrieb nicht ausgeschlossen	Der 2. Senat des BSG entscheidet, dass ein Krankenhauskoch unter Unfallversicherungsschutz stehen kann, wenn er an einer von der Krankenhausverwaltung angebotenen Impfung gegen Schweinegrippe teilnimmt. (Az.: B 2 U 3/22 R).
26. Juni 2024	Politik	Zu viele Krankenhausfälle sorgen für hohe Belastungen für Pflegekräfte und Ärzte	Bei den Beratungen des AfG im Deutschen Bundestag zum „Fachkräfte-Gutachten des Sachverständigenrates zur Begutachtung der Entwicklung im Gesundheitswesen und in der Pflege (SVR)" wies der Vorsitzende des SVR, Prof. Michael Hallek, darauf hin, dass Deutschland im Verhältnis zur Bevölkerung über einen hohen Anteil an Gesundheitsfachkräften verfüge. Wenn jedoch die Fachkräftezahl in Bezug gesetzt werde zu den Krankenhausfällen, stehe Deutschland nicht gut da. Es gebe zu viele Krankenhausfälle, dadurch entstünden hohe Belastungen für Pflegekräfte und Ärzte. Eine das System gefährdende Überalterung der Beschäftigten können derzeit aber nicht festgestellt werden.
26. Juni 2024	Politik	Spezialisierung bei Versorgung Frühgeborener erforderlich	Bei der Versorgung von Frühgeborenen unter 1.250 g ist nach Angaben der Bundesregierung eine Spezialisierung der Einrichtungen erforderlich. In Versorgungseinrichtungen mit mehr Erfahrung reduziere sich die Sterbewahrscheinlichkeit sowie das Risiko einer Behinderung der Kinder signifikant, heißt es in der Antwort (Bundestags-Drs. 20/12068) der Bundesregierung auf eine Kleine Anfrage (Bundestags-Drs. 20/11528) der Gruppe Die Linke.

Kapitel 25 · Krankenhauspolitische Chronik

Termin	Leitbegriff	Vorgang	Legende
25. Juni 2024	Wissenschaft	17.200 Menschen wegen Konsums illegaler Drogen im Jahr 2022 stationär behandelt	Zum Internationalen Tag gegen Drogenmissbrauch und illegalen Drogenhandel informiert Destatis darüber, dass die Zahl der stationären Behandlungsfälle wegen Drogenmissbrauchs in den letzten 20 Jahren um 81 % angestiegen ist (2002: 9.500 Fälle). Die Daten beziehen sich auf akute Intoxikationen und Vergiftungen durch illegale Substanzen wie etwa Heroin, Kokain oder LSD. Krankenhausbehandlungen infolge von Cannabis-, Tabak- oder Alkoholkonsum zählen nicht dazu. Die Patienten sollen so mit dem runderneuerten Bundes-Klinik-Atlas leichter das passende Krankenhaus für ihre Behandlung finden.
21. Juni 2024	Politik	Update beim Bundes-Klinik-Atlas	Statt wie bisher für rund 23.000 verschiedene Eingriffe detaillierte Angaben zu machen, sind nun zunächst beim vom BMG verantworteten Bundes-Klinik-Atlas nur die 20 wichtigsten zusammengefasst abgebildet. Dabei geht es z. B. um die Behandlung von Krebs und Herzerkrankungen, Entbindungen oder Prothesen.
21. Juni 2024	Politik	Finanzminister fordern echte Finanzbeteiligung des Bundes an den Transformationskosten	Bei der Finanzierung der Krankenhausreform fordern die Finanzminister der Bundesländer eine stärkere Beteiligung der Bundesregierung. Sie kritisieren in diesem Zusammenhang, dass der Bund sich selbst nicht mit eigenen Haushaltsmitteln beteiligt, sondern ausschließlich die Kosten des Transformationsfonds zu 50 % aus dem Gesundheitsfonds finanzieren soll. Dies sei letztlich eine Finanzierung durch Krankenversicherungsbeiträge, während den Ländern die andere Hälfte aufgebürdet werden solle. Die Krankenhausreform sei aber eine gesamtgesellschaftliche Aufgabe. Deswegen sehen die Länder dabei den Bund in der Pflicht. Aus Sicht der Finanzministerkonferenz sähe eine faire Lastenverteilung wie folgt aus: 40 % Bund, je 30 % Länder und 30 % über die Liquiditätsreserve des Gesundheitsfonds.
19. Juni 2024	Gesetzgebung	Bundesrat: Klinikreform muss zustimmungspflichtig sein	Auf 71 Seiten formulieren die Fachausschüsse ihre Empfehlungen zum KHVVG. Eine wesentliche Forderung ist, dass das KHVVG zustimmungspflichtig werden muss. Die Zustimmungspflicht ergebe sich auch aus den Regelungen der Investitionskostenförderung. Eine Verabschiedung des KHVVG ohne Zustimmung des Bundesrates berge „somit das Risiko einer formellen Verfassungswidrigkeit".
14. Juni 2024	Gesetzgebung	Pflegepersonalbemessungsverordnung im BGBL veröffentlicht	Die Verordnung über die Grundsätze der Personalbedarfsbemessung in der stationären Krankenpflege (Pflegepersonalbemessungsverordnung) wird im BGBL veröffentlicht.
12. bis 13. Juni 2024	Politik	GMK tagt zu Krankenhausreform, Notfallreform & Sozialversicherungspflicht von Poolärzten im Notdienst	Die 16 Gesundheitsminister der Länder beraten während der Gesundheitsministerkonferenz (GMK) in Lübeck-Travemünde gemeinsam mit Bundesgesundheitsminister Lauterbach die Krankenhaus- und Notfallreform sowie Fragen zur Klärung der Sozialversicherungspflicht von Poolärzten im Notdienst. Darüber hinaus stehen weitere Themen aus der Gesundheitspolitik auf der Agenda, u. a. die Forderung aller Länder, die Weiterentwicklung des Paktes für den Öffentlichen Gesundheitsdienst über das Jahr 2027 hinaus.

Termin	Leitbegriff	Vorgang	Legende
11. Juni 2024	Wissenschaft	Nur noch 7 % der Kliniken bezeichnen ihre wirtschaftliche Lage als gut	Laut jährlicher Frühjahrsumfrage des DKI bewerten noch 7 % der Kliniken ihre wirtschaftliche Lage als gut.
7. Juni 2024	Politik	Bundesrat: Unterausschuss für Krankenhausreform eingesetzt	Der Gesundheitsausschuss des Bundesrates hat einen Unterausschuss für das KHVVG eingesetzt. Den Vorsitz des Unterausschusses übernimmt Schleswig-Holstein.
7. Juni 2024	Wissenschaft	Jeder Zehnte in Deutschland stirbt beatmet im Krankenhaus	Die Deutsche Gesellschaft für Pneumologie und Beatmungsmedizin berichtet, dass zwischen 2019 und 2022 rd. jeder zehnte Mensch in Deutschland beatmet im Krankenhaus verstarb. Im internationalen Vergleich ist die Quote an beatmeten Patienten laut den an der Auswertung beteiligten Forschenden auffällig: Im Alter von 18 bis 59 Jahren werden in Deutschland 110 bis 123 pro 100.000 Patienten beatmet, bei den über 80-Jährigen sind es sogar 1.101 bis 1.275 pro 100.000. Bei den kanadischen Kollegen sind es bei den über 80-jährigen Patienten gerade einmal 700 pro 100.000 und in England sogar nur 200 pro 100.000.
7. Juni 2024	Politik	BMG legt Referentenentwurf zur Reform der Notfallversorgung vor	Auf KHTG und KHVVG folgend legt nun das BMG den Referentenentwurf zur Reform der Notfallversorgung vor; damit sollen die drei Versorgungsbereiche – vertragsärztlicher Notdienst, Notaufnahmen der Krankenhäuser und Rettungsdienste – besser vernetzt und aufeinander abgestimmt werden. Die Expertenanhörung durch das BMG ist für den 26. Juni und die Kabinettsberatung für den 17. Juli geplant.
6. Juni 2024	Wissenschaft	Vier Fünftel der Kliniken von falschen Daten im Bundes-Klinik-Atlas betroffen	Die aktuelle Umfrage des Deutschen Krankenhausinstituts (DKI) hat ergeben, dass 85 % der befragten Kliniken die Angaben im Bundes-Klinik-Atlas auf Korrektheit überprüft. Davon haben 79 % fehlerhafte Informationen zu ihrem Krankenhaus gefunden. Krankenhäuser bemängelten dabei falsche oder fehlende Fallzahlen und Bettenzahlen sowie Notfallstufen. Auch Fachabteilungen waren teilweise falsch bezeichnet oder falsch angegeben. Weiter seien veraltete Daten oder nicht nachvollziehbare Pflegepersonalquotienten erkannt worden. Auch Adressen, Krankenhausnamen oder Krankenhausträger waren teilweise falsch angegeben.
4. Juni 2024	Rechtsprechung	Krankenhaus muss sich um notwendige Nachuntersuchungen kümmern	Mit seinem Urteil stellt der Bundesgerichtshof (BGH; Az.: VI ZR 108/23) klar, dass aus einem Verstoß gegen die Pflicht zur therapeutischen Information ein Behandlungsfehler resultiert, wenn entsprechende Schutz- oder Warnhinweise an den Patienten bzw. seinen Sorgetragenden unterbleiben.
31. Mai 2024	Politik	Deutschland setzt Abkommen zu brasilianischen Pflegekräften aus	Bis zu 700 Pflegekräfte pro Jahr sollten aus Brasilien nach Deutschland kommen. Seit 2018 wirbt daher die Bundesagentur für Arbeit (BA) Pflegefachkräfte an. Nun hat aber die brasilianische Pflegekammer „Conselho Federal de Enfermagem" Bedenken bzgl. der Fachkräfteabwanderung geäußert, woraufhin die weitere „Abwerbung" brasilianischer Fachkräfte gestoppt wird.

Kapitel 25 · Krankenhauspolitische Chronik

Termin	Leitbegriff	Vorgang	Legende
31. Mai 2024	Selbstverwaltung	16 Krankenhäuser weniger erreichen 5-%-Prüfquote	Die Quote der aus Sicht der Kassen korrekten Abrechnungen der Krankenhäuser ist demnach gegenüber dem vierten Quartal 2023 minimal gesunken. Im 1. Quartal 2024 hatten 758 Krankenhäuser (45,1 %) 60 % oder mehr als 60 % unbeanstandete Rechnungen. Im Vergleich zum 4. Quartal 2023 waren es 774 Krankenhäuser (45,8 %), also 16 Krankenhäuser mehr, deren Abrechnungen eine hohe Genauigkeit aufwies.
27. Mai 2024	Rechtsprechung	Keine Versicherungszahlung bei Corona-bedingter Krankenhaus-Betriebsbeschränkung – aber Zahlungspflicht wegen Schließung der Cafeteria	Eine Betriebsschließungsversicherung muss beim Versicherungsnehmer nicht für Corona-Beschränkungen bezahlen, die in einer Klinik galten, so das Oberlandesgericht Nürnberg (Az.: 8 U 1004/23). Das geforderte Freihalten von Kapazitäten sei eine „bloße Betriebseinschränkung" gewesen, die vom Begriff der Schließung nicht mitumfasst sei. Vielmehr sei das Klinikum „weiterhin in Betrieb und aufnahmebereit gewesen" und habe sich „wirtschaftlich sinnvoll betätigen können". Eine Ausnahme machte das OLG lediglich für die Cafeteria, weil diese komplett schließen musste. Die Nürnberger Richter ließen die Revision zum Bundesgerichtshof in Karlsruhe zu.
24. Mai 2024	Politik	Bundesgesundheitsminister Lauterbach legt Hitzeschutzpläne vor	Auf der 2. Hitzeschutzkonferenz hat Bundesgesundheitsminister Lauterbach gemeinsam mit Expertinnen und Experten aus allen Bereichen des Gesundheitswesens Bundesempfehlungen für den Hitzeschutz in Pflegeeinrichtungen und Krankenhäusern vorgelegt. Geschützt werden sollen insbesondere vulnerable Gruppen, die vor allem von den Folgen hoher Temperaturen betroffen sind. U. a. wurde die Bundesempfehlung „Musterhitzeschutzplan für Krankenhäuser" gemeinsam mit dem Aktionsbündnis Hitzeschutz Berlin, der DKG, dem Deutschen Pflegerat e. V. (DPR) und unter Einbeziehung von Stellungnahmen verschiedener Akteurinnen und Akteure des Gesundheitswesens erarbeitet.
22. Mai 2024	Politik	Bundeskabinett gibt grünes Licht fürs GVSG	Mit dem Gesundheitsversorgungsstärkungsgesetz (GVSG) soll der Hausarztberuf attraktiver, die ambulante regionale Versorgung gestärkt sowie die psychotherapeutische Versorgung verbessert werden.
22. Mai 2024	Politik	Bundesregierung plant keine Regelung zur Untersagung des Besitzes von Sanitätshäusern durch Krankenhäuser.	Aus der Antwort der Bundesregierung auf die Kleine Anfrage der CDU/CSU-Bundestagsfraktion (Bundestags-Drs. 20/11489) geht hervor, dass diese keine Regelung zur Untersagung des Besitzes von Sanitätshäusern durch Krankenhäuser plant. Denn eine Untersagung wäre unverhältnismäßig, weil Krankenhäuser nur in sehr eingeschränktem Umfang Hilfsmittel zur Inanspruchnahme außerhalb der stationären Behandlung verordnen könnten.

Termin	Leitbegriff	Vorgang	Legende
17. Mai 2024	Politik	Bundes-Klinik-Atlas zur Qualität von Krankenhäusern veröffentlicht	Der vom BMG initiierte Bundes-Klinik-Atlas geht online. Das Transparenzverzeichnis über die Krankenhäuser und ihre Leistungen in Deutschland wird vom BMG betrieben. Zunächst werden die knapp 1.700 somatischen Krankenhäuser (ohne Kliniken für Psychosomatik und Psychiatrie) mit Behandlungszahlen der jeweiligen Erkrankung und Abteilung, Pflegekräften für den gesamten Standort und Pflegepersonalquotienten, Mindestmengen, Notfallstufen sowie ausgewählten Zertifikaten angezeigt. Im kommenden Jahr soll der Atlas weiter um Arztzahlen, die Zahl an Hebammen sowie Daten zu allen registrierten Zertifikaten erweitert werden.
17. Mai 2024	Selbstverwaltung	Krankenfahrten auch bei tagesstationärer Behandlung möglich	Auf Grundlage des Beschlusses des G-BA zur Anpassung der Krankentransportrichtlinie vereinbaren GKV-SV, KBV und DKG, dass Krankenhäuser zur Verordnung einer Krankenbeförderung dauerhaft das vertragsärztliche Formular 4 nutzen dürfen. Allerdings dürfen Krankenhausärzte dies nur für Versicherte verordnen, die einen Schwerbehindertenausweis mit dem Merkzeichen „aG", „Bl" oder „H" vorlegen.
16. Mai 2024	Politik	Krankenhausreform juristisch doch nicht abschließend geprüft	Auf Nachfrage des Deutschen Ärzteblatts bestätigt eine Sprecherin des Bundesjustizministeriums (BMJ), dass das BMJ die rechtliche Prüfung der Krankenhausreform noch nicht abgeschlossen hat. „Aufgrund der vom Bundesgesundheitsministerium vorgebrachten Eilbedürftigkeit hat das BMJ dem Kabinettsbeschluss gestern dennoch zugestimmt", erklärte die BMJ-Sprecherin zudem.
15. Mai 2024	Politik	Bundeskabinett gibt grünes Licht fürs KHVVG	Dass KHVVG soll im Wesentlichen auf eine neue Finanzierung und mehr Spezialisierung der rund 1.700 Krankenhausstandorte abzielen. Die Pläne werden von vielen Seiten kritisiert. Neben den Ländern, die die Zustimmungsfreiheit bezweifeln, melden auch die KBV – die auf beihilferechtliche Bedenken hinweist und EU-Kommission anrufen will – und der GKV-SV – der an der Verfassungsgemäßheit des Transformationsfonds zweifelt– Bedenken an. Der Gesetzentwurf wurde zudem als eilbedürftig deklariert, was im Bundesrat eine verkürzte Beratungsfrist zur Folge hat. Die erste Lesung soll im Deutschen Bundestag noch vor der parlamentarischen Sommerpause stattfinden.
15. Mai 2024	Politik	BRH weist auf Schwächen des KHVVG hin	Der Bundesbeauftragte für Wirtschaftlichkeit in der Verwaltung bewertet zum einen die Finanzierungslast von 25 Mrd. € im Transformationsfonds, die der GKV und damit den Beitragszahlerinnen und -zahlern aufgebürdet werden soll, als sehr kritisch. Zum anderen ist er der Auffassung, dass weder die unzureichende investive Ausstattung der Krankenhäuser durch die Länder noch das Problem einer Krankenhausplanung, die eine länderübergreifende Versorgungswirklichkeiten nicht berücksichtigt oder deren Möglichkeiten nicht ausschöpft, durch das KHVVG nachhaltig gelöst würden. Auch hält er es für wünschenswert, Bund und GKV bei der Krankenhausplanung Mitsprachemöglichkeiten einzuräumen.

Kapitel 25 · Krankenhauspolitische Chronik

Termin	Leitbegriff	Vorgang	Legende
7. bis 10. Mai 2024	Selbstverwaltung	Ärztetag: „Nie wieder ist jetzt!"	Zu Beginn der 128. Ärztetags in Mainz beschließen die Delegierten die Resolution „Nie wieder ist jetzt!" und beziehen klar Position zu der zentralen Bedeutung von Demokratie, Pluralismus und Menschenrechte für den ärztlichen Beruf. Auf Initiative von Dr. Susanne Johna, Vize-Präsidentin der Bundesärztekammer, fordert der Ärztetag zudem Bund und Länder dazu auf, bei der geplanten Krankenhausreform der zentralen Bedeutung einer patienten- und aufgabengerechten ärztlichen Personalausstattung für eine stabile und qualitativ hochwertige Versorgung gerecht zu werden.
8. Mai 2024	Politik	Bundeskabinett tagt – KHVVG jedoch wieder nicht auf der Tagesordnung	Eigentlich sollte das KHVVG im Kabinett beschlossen werden. Nun verschiebt sich dieser Termin um eine Woche, da offenbar noch nicht alle Streitpunkte ausgeräumt sind, auf voraussichtlich den 15. Mai.
7. Mai 2024	Selbstverwaltung	Ärztetag: Lauterbach bittet um Unterstützung bei Reformen – Länder drohen mit Vermittlungsausschuss beim KHVVG	Das Gesundheitswesen befinde sich, so Bundesgesundheitsminister Lauterbach in seiner Rede zur Eröffnung des 128. Deutschen Ärztetages in Mainz, „in einer Zeitenwende". „Die Reformen, an denen wir derzeit arbeiten, sind große Reformen." Diese befänden sich in einer „kritischen Phase" und er bitte daher die Ärzteschaft um Unterstützung. Nordrhein-Westfalens Gesundheitsminister Karl-Josef Laumann (CDU) warnt beim Ärztetag davor, dass die Länder den Vermittlungsausschuss anrufen würden, sollten ihre Einwände nicht berücksichtigt werden. Auch der rheinland-pfälzische Gesundheitsminister Clemens Hoch äußert sich besorgt: „Uns Gesundheitsminister von Bund und Ländern eint, dass wir diese Reform wollen und dass sie jetzt zügig kommen muss." Allerdings sei der Weg dorthin „nicht unbedingt gerade und gespurt".
7. Mai 2024	Selbstverwaltung	DKG fordert Auswirkungsanalyse vor Verabschiedung der Krankenhausreform	Im Rahmen einer weiteren Pressekonferenz fordert die DKG den Bundesgesundheitsminister erneut dazu auf, vor Verabschiedung der Krankenhausreform eine Auswirkungsanalyse durchzuführen. Denn die grundsätzliche Kritik der DKG auch an der Vorhaltefinanzierung, die schon in der Auswirkungsanalyse von Vebeto im Januar vorgestellt worden war, bleibt bestehen. Die vom Minister angekündigte Entökonomisierung finde, so der Chef der DKG, Dr. Gaß, nicht statt. Die Erlöse eines Krankenhauses hängen weiterhin maßgeblich von der Anzahl der behandelten Patienten ab und werden nicht durch eine Vorhaltefinanzierung grundsätzlich gesichert.

Termin	Leitbegriff	Vorgang	Legende
6. bis 8. Mai 2024	Politik	CDU setzt auf mehr Eigenvorsorge für Gesundheit – ehemaliger Bundesgesundheitsminister Spahn ins Präsidium wiedergewählt	Die CDU-Deutschlands hat das neue Grundsatzprogramm beschlossen und ihre gesundheitspolitischen Ziele beschrieben. Sie bekennt sich darin auch zu „strukturellen Anpassungen" im Gesundheitswesen, erhalten bleiben sollen aber u. a. das duale System von gesetzlicher und privater Krankenversicherung, die Selbstverwaltung, die Freiberuflichkeit und die Präsenzapotheken. Für die Sicherung der flächendeckenden Versorgung setzt die CDU auf mehr Studienplätze der Humanmedizin, regionale Gesundheitsversorgungszentren mit Notfallversorgung, sektorenübergreifende Zusammenarbeit und den Ausbau der Telemedizin. Die Hausarztpraxis soll die erste Anlaufstelle für Patienten bleiben, ergänzt um ein ambulantes fachärztliches Angebot sowie die Krankenhausversorgung. Der ehemalige Bundesgesundheitsminister Jens Spahn MdB wurde mit einem schwächeren Ergebnis als in den Jahren zuvor als Mitglied des Parteipräsidiums bestätigt.
3. Mai 2024	Wissenschaft	10. Stellungnahme Regierungskommission: Überwindung der Sektorengrenzen des deutschen Gesundheitssystems	Die vom Bundesgesundheitsminister Lauterbach am 2. Mai 2022 berufene Regierungskommission hat ihre 10. Stellungnahme „Reformvorschläge für eine bessere Zusammenarbeit im Gesundheitssystem durch Überwindung der Sektorengrenzen" vorgelegt. Dazu sollen u. a. kleinere Krankenhäuser in der Fläche verstärkt ambulante Leistungen anbieten können, ein Primärarztsystem aufgebaut und die Versorgung regional und gemeinsam für den ambulanten und den stationären Bereich geplant werden.
29. April 2024	Politik	Bundes-Klinik-Atlas soll ab 16. Mai online sein	Das BMG teilt mit, dass der geplante Bundes-Klinik-Atlas am 16. Mai öffentlich präsentiert werden soll. Schon ab dem 1. Mai soll eine „Betaversion" zur Verfügung stehen.
29. April 2024	Politik	126 Verbände werden zum KHVVG angehört – zweite juristische Baustelle droht	Im Rahmen einer dreistündigen Verbändeanhörung möchte das BMG, dass 126 Expertinnen und Experten ihre Bewertungen zum Referentenentwurf zur Krankenhausreform, ergänzend zu den schriftlichen Stellungnahmen, mündlich begründen. In diesem Zusammenhang äußern Gesundheitsverbände deutliche Kritik an der geplanten Krankenhausreform. Die KBV will sogar die EU-Kommission in Brüssel anrufen, da ein von ihr beauftragtes juristisches Gutachten die Umbau-Finanzierung durch den geplanten Transformationsfonds als unzulässige Beihilfe kritisiert. Damit droht der Reform eine zweite juristische Herausforderung, denn die Länder wollen ggfs. das KHVVG durch das Bundesverfassungsgericht überprüfen lassen.

Kapitel 25 · Krankenhauspolitische Chronik

Termin	Leitbegriff	Vorgang	Legende
26. April 2024	Politik	Bundesrat stimmt Personalbedarfsbemessung zu	Mit der Zustimmung zur Verordnung über die Grundsätze der Personalbedarfsbemessung in der stationären Krankenpflege (PPBV) können Krankenhäuser erstmals auf ein Personalbemessungssystem zurückgreifen. Mit diesem Instrument sollen sie den Personalbedarf auf Normalstationen für Erwachsene und Kinder sowie auf Intensivstationen für Kinder ermitteln und an das Institut für das Entgeltsystem im Krankenhaus übermitteln. In einer begleitenden Entschließung bittet der Bundesrat die Bundesregierung zu prüfen, ob die Verordnung nicht auch für Erwachsenen-Intensivstationen gelten müsse, um den Personalbedarf in Krankenhäusern vollständig zu ermitteln.
25. April 2024	Wissenschaft	Deutschland hat Spitzenrate bei „Fachkräften pro Einwohnende"	Aus dem vom Sachverständigenrat Gesundheit (SVR) vorgelegten Gutachten „Fachkräfte im Gesundheitswesen nachhaltiger einsetzen – Strukturreformen endlich angehen!" geht auch hervor, dass Deutschland beim Verhältnis „Fachkräfte pro Einwohner" auf eine Spitzenrate komme: 12 Pflegekräfte und 4,5 Ärzte kämen auf tausend Einwohnende. Beim Verhältnis „Fachkraft zu behandeltem Fall" wird jedoch einer der hinteren Plätze erreicht. Zu viele stationäre Fälle und eine vergleichsweise lange Verweildauer seien hierfür ausschlaggebend, so der SVR-Vorsitzende Prof. Michael Hallek. Hallek weist in diesem Zusammenhang darauf hin, dass die Lebenserwartung niedriger ist als in Ländern mit weniger Personal und Deutschland auch bei großen Erkrankungen schlechter abschneidet. „Wir müssen anfangen, mit der Verschwendung der Ressource Personal aufzuhören."
24. April 2024	Politik	Mehr Befugnisse für Pflegekräfte geplant	Weil die vielfältigen Kompetenzen von Pflegefachkräften in der Versorgung der Patientinnen und Patienten noch nicht hinreichend genutzt werden, bereitet die Bundesregierung derzeit Gesetze vor, um zum einen die Pflegeausbildung zu stärken und zum anderen die Befugnisse von Pflegekräften zu erweitern. So die Bundesregierung in ihrer Antwort (Bundestags-Drs. 20/11158) auf eine Kleine Anfrage der CDU/CSU-Bundestagsfraktion.
18. April 2024	Politik	KHVVG doch zustimmungspflichtig – Verfassungsrechtler sieht Mitwirkungsrechte der Länder beschnitten	Der im Auftrag der Länder Bayern, Schleswig-Holstein, Nordrhein-Westfalen und Baden-Württemberg beauftragte Prof. Wollenschläger, Inhaber des Lehrstuhls für Öffentliches Recht, Europarecht und Öffentliches Wirtschaftsrecht, an der Universität Augsburg, stellt fest, dass das KHVVG schwerpunktmäßig Versorgungsstrukturen regele und damit die Planungsbefugnisse der Länder beträfe. Somit birgt die geplante Krankenhausreform das Risiko einer formellen Verfassungswidrigkeit.

Termin	Leitbegriff	Vorgang	Legende
17. April 2024	Politik	Bund-Länder-Konferenz zur Krankenhausreform – Länder legen Positionspapier vor	Weil das KHVVG als „nicht zustimmungspflichtig" deklariert ist, signalisieren die Bundesländer ihre Bereitschaft, ggfs. auch dieses Gesetz in den Vermittlungsausschuss zu schicken. Vor allem deshalb, weil die wesentlichen Elemente der Reform nach Beschluss des Gesetzes im Rahmen von Rechtsverordnungen auf den Weg gebracht werden sollen. Des Weiteren legen die Bundesländer gemeinsam ein 23 Seiten umfassendes Forderungspapier vor, aus dem u. a. hervorgeht, dass der Gesetzentwurf zustimmungspflichtig sei.
13. April 2024	Politik	BMG startet Stellungnahmeverfahren zum KHVVG – Kabinettsbeschluss am 24. April nicht mehr erreichbar	Das BMG übermittelt den Verbänden den seit Mitte März bekannten und unveränderten Referentenentwurf zum KHVVG und fordert diese auf, bis zum 30. April hierzu Stellung zu nehmen. Damit wird klar, dass das ursprüngliche Ziel, das KHVVG am 24. April vom Bundeskabinett beschließen zu lassen, nicht mehr haltbar ist.
11. April 2024	Politik	Fachgespräch zum KHVVG	Der Bundesgesundheitsminister hat u. a. Vertreter von KBV, DKG, GKV-SV, BÄK, KH-Verbänden, MB und DPR zu einem Austausch über die Grundzüge der Krankenhausreform eingeladen.
11. April 2024	Selbstverwaltung	Apotheker, Ärzte und Kliniken warnen gemeinsam vor dramatischen Versorgungslücken	Vertreter der Ärzte- und Zahnärzteschaft, der Krankenhäuser sowie der Apotheken treten gemeinsam vor die Bundespresse, um „Vereint in großer Sorge" ihre Sorgen um das Gesundheitssystem zum Ausdruck zu bringen.
11. April 2024	Politik	Krankenhausreform – Gespräch mit kommunalen Spitzenverbänden – Offen, ob Kabinettsbeschluss am 24. April erfolgen kann	Beim Fachgespräch mit kommunalen Spitzenvertretern zum KHVVG betont Bundesgesundheitsminister Lauterbach, dass zum einen der Bundesfinanzminister „diese Reform ohne Wenn und Aber unterstützt." Zudem, dass die Ressortabstimmung zwischen den Bundesministerien nach wie vor laufen würde. Zum anderen, dass die Regierungskommission Krankenhaus ein Instrument entwickelt habe, um eine Folgenabschätzung zur stationären Versorgung in Deutschland, mit der die Versorgung standortspezifisch nach Leistungsgruppen geprüft werden könne, bereits vorgelegt hat. Allerdings sei sich Lauterbach nicht sicher, ob das KHVVG, wie von ihm mehrfach angekündigt, am 24. April im Kabinett beschlossen werden wird.
9. April 2024	Selbstverwaltung	Appell zur Zustimmung der Länder zur Pflegepersonalbemessungsverordnung	Der Deutsche Pflegerat (DPR) fordert die Länder in einem offenen Brief dazu auf, der Pflegepersonalbemessungsverordnung (PPBV) im Bundesrat am 26. April zuzustimmen. Der DPR begründet anhand von fünf Punkten, warum ein Scheitern der PPBV für die Sicherung der pflegerischen Versorgung und damit auch des Patientenschutzes inakzeptabel sei.

Kapitel 25 · Krankenhauspolitische Chronik

Termin	Leitbegriff	Vorgang	Legende
9. April 2024	Selbstverwaltung	DKG, GKV-Spitzenverband und PKV fordern von Ländern höhere Investitionen in Kliniken	In einer gemeinsamen Pressemitteilung zu der Vereinbarung der Investitionsbewertungsrelationen erklären DKG, GKV-SV und PKV: Der Investitionsbedarf der Krankenhäuser bleibt hoch und wird nur zur Hälfte durch die Investitionsmittel der Länder gedeckt. Entsprachen die Investitionsmittel Anfang der 1970er-Jahre noch 25 % der Gesamtausgaben der GKV, liegen sie heute deutlich unterhalb von 4 %.
3. April 2024	Politik	Zahlreiche Cyberattacken auf Krankenhäuser	Aus der Antwort (Bundestags-Drs. 20/10907) der Bundesregierung auf eine Kleine Anfrage der Unionsfraktion geht hervor, dass auf Krankenhäuser in den vergangenen Jahren zahlreiche Cyberangriffe verübt wurden. Wurden 2019 insgesamt 61 solche Vorfälle registriert, waren es 2023 21 Vorfälle, 2024 waren es bislang drei Vorfälle, die unter die sogenannte BSI-KritisV fallen.
27. März 2024	Gesetzgebung	Bundesgesetzblatt veröffentlicht Krankenhaustransparenzgesetz	Das Krankenhaustransparenzgesetz wurde im Bundesgesetzblatt (Nr. 105) veröffentlicht und tritt am 28.03.2024 in Kraft.
25. März 2024	Gesetzgebung	Bundesgesetzblatt veröffentlicht Digital-Gesetz (DigiG) und Gesetz zur verbesserten Nutzung von Gesundheitsdaten (GDNG)	Die beiden Gesetze GDNG (Nr. 102) und DigiG (Nr. 101) wurden im Bundesgesetzblatt veröffentlicht und treten in weiten Teilen am 26.03.2024 in Kraft.
25. März 2024	Wissenschaft	Statistisches Bundesamt (Destatis): „Engpassberufe: Pflegefachkräfte verdienten im April 2023 überdurchschnittlich"	Laut Destatis (vgl. PM Nr. 121) „verdienten Vollzeitbeschäftigte mit anerkannter Berufsausbildung im April 2023 durchschnittlich 3.714 € brutto. In einigen Engpassberufen, in denen die Bundesagentur für Arbeit einen besonderen Fachkräftemangel ausmacht, konnten deutlich höhere Verdienste erzielt werden. So erhielten vollzeitbeschäftigte Fachkräfte in der Altenpflege durchschnittlich 3.920 € und somit rund 200 € mehr. Vollzeit-Fachkräfte in der Krankenpflege verdienten mit 4.067 € sogar rund 350 € mehr."
22. März 2024	Wissenschaft	„Bericht des GKV-Spitzenverbandes und der Deutschen Krankenhausgesellschaft über die Auswirkungen der Pflegepersonaluntergrenzen in den pflegesensitiven Bereichen in Krankenhäusern" wurde als Unterrichtung durch die Bundesregierung (Bundestags-Drs. 20/10810) vorgelegt	Mit dem Bericht wird eine wissenschaftliche Evaluation über die Auswirkungen der Pflegepersonaluntergrenzen (PpUG) in Krankenhäusern gemäß § 137i Abs. 6 SGB V durch die Selbstverwaltungspartner vorgelegt. Dabei werden die wesentlichen Kennzahlen der unterbesetzten Schichten und der Nichteinhaltung im Monatsdurchschnitt sowie auch eine Verteilung der Anzahl an zu versorgenden Patientinnen und Patienten je Pflegekraft dargestellt. Der Bericht enthält aufgrund unterschiedlicher Sichtweisen und Positionen separat getroffene Fazite von GKV-Spitzenverband und Deutscher Krankenhausgesellschaft.

Termin	Leitbegriff	Vorgang	Legende
22. März 2024	Politik	Bundesrat legt keinen Einspruch gegen das Krankenhaustransparenzgesetz ein	Nachdem das Gesetz am 19.10.2023 vom Bundestag beschlossen wurde, hatte der Bundesrat in seiner Sitzung am 02.02.2024 den Vermittlungsausschuss angerufen. Dieser hatte empfohlen, das Gesetz ohne Änderungen zu bestätigen. In einer begleitenden Entschließung wird die Bundesregierung gebeten, in der praktischen Umsetzung oder bei der nächsten Novellierung des Gesetzes dafür zu sorgen, dass das Transparenzverzeichnis tatsächlich alle Kriterien und Informationen enthält, die in verständlicher und zugänglicher Weise für Patienten und Angehörige wesentlich sind.
18. März 2024	Politik	Antwort der Bundesregierung auf „Gewalt gegenüber ärztlichem und Pflegepersonal an deutschen Krankenhäusern" (Bundestags-Drs. 20/10696)	In der Kleinen Anfrage der Fraktion der CDU/CSU (Bundestags-Drs. 20/10533) beziehen sich die Fragesteller auf Medienberichte, wonach die Zahl der Vorfälle von Gewaltanwendungen durch Patienten oder deren Angehörige gegenüber dem ärztlichen und pflegerischen Personal an deutschen Krankenhäusern in den letzten Jahren deutlich ansteigt. Hierbei werden Fragen u. a. nach den vorliegenden Informationen, nach Art, Anzahl und Ursache bzw. Auslösern der Gewaltdelikte gestellt. Zu diesen Fragen liegen der Bundesregierung keine statistischen Daten im Sinne der Fragestellung vor. Zur Frage, wie das Problem im Rahmen der anstehenden Reform der Notfallversorgung konkret bekämpft werden soll, liegen ebenfalls keine Erkenntnisse vor. Darüber hinaus wird geantwortet: „Eine bessere Steuerung von Hilfesuchenden in die richtige Versorgungsebene trägt zur Entlastung sowohl von Rettungsdienst als auch Notaufnahmen in Krankenhäusern bei. Ein wesentliches Ziel der Notfallreform ist es daher, die Strukturen der Notfall- und Akutversorgung besser miteinander zu vernetzen, um Hilfesuchende gezielter in die bedarfsgerechte Versorgung zu leiten. Dies soll insbesondere durch die Stärkung und den Ausbau der bisherigen Terminservicestellen der Kassenärztlichen Vereinigungen und deren Vernetzung mit den Rettungsleitstellen der Länder erreicht werden."
18. März 2024	Gesetzgebung	Online-Gang Organspende-Register	Das Organspende-Register ist mit zwei Jahren Verspätung ans Netz gegangen. Im Register für Erklärungen zur Organ- und Gewebespende (Organspende-Register) kann die Spendebereitschaft online festgehalten werden.

Kapitel 25 · Krankenhauspolitische Chronik

Termin	Leitbegriff	Vorgang	Legende
13. März 2024	Gesetzgebung	Referentenentwurf eines Gesetzes zur Verbesserung der Versorgungsqualität im Krankenhaus und zur Reform der Vergütungsstrukturen (Krankenhausversorgungsverbesserungsgesetz – KHVVG) von mehreren Medien veröffentlicht	Mit dem Entwurf wird die Einführung einer Vorhaltevergütung vorgesehen. Als Grundlage dafür steht die Umsetzung von Leistungsgruppen, die an bundeseinheitliche Qualitätskriterien und Mindestvorhaltezahlen geknüpft werden. Für die Umsetzungsprozesse zur Krankenhausreform ist die Einrichtung eines Transformationsfonds vorgesehen, der anhand des bestehenden Krankenhausstrukturfonds neu aufgesetzt wird. Mit dem Transformationsfonds und neu getroffenen Regelungen zu Eigenfinanzierungsanteilen der Länder soll ein Finanzvolumen von insgesamt bis zu 50 Mrd. € in den Jahren 2026–2035 bereitgestellt werden, das jeweils zur Hälfte durch die Länder und aus Mitteln der Liquiditätsreserve des Gesundheitsfonds beim Bundesamt für Soziale Sicherung und damit aus Mitteln der gesetzlichen Krankenversicherung aufzubringen ist. Die Tarifrefinanzierung aller Beschäftigtengruppen wird bereits ab 2024 unterjährig zu 100 % refinanziert. In struktur- und bevölkerungsschwachen Regionen soll eine medizinische Grundversorgung durch den Ausbau der sektorenübergreifenden und integrierten Gesundheitsversorgung vorangetrieben werden.
18. März 2024	Selbstverwaltung	Hybrid-DRG-Vereinbarung erzielt	Die Vertragsparteien auf Bundesebene, GKV-SV, KBV und DKG, haben eine Einigung über die Hybrid-DRG-Vereinbarung erzielt, die sowohl die Leistungen für den 2025 gültigen Hybrid-DRG-Katalog als auch ein Kalkulationsschema zur Ermittlung der entsprechenden Fallpauschalen umfassen. Mit dieser Vereinbarung wird der gesetzliche Auftrag gemäß § 115f Abs. 2 SGB V dahingehend umgesetzt, alle zwei Jahre und erstmals bis zum 31. März 2024 den Leistungskatalog der Hybrid-DRG zu prüfen und gegebenenfalls anzupassen.
16. März 2024		Referentenentwurf zur Krankenhausreform liegt der Nachrichtenwebsite „DER SPIEGEL" vor	Dem SPIEGEL liegt ein Referentenentwurf zur Krankenhausreform vor. Demnach sollen die Kliniken künftig 60 % der Vergütung allein schon für das Vorhalten von Leistungsangeboten bekommen. Als Grundlage dafür dienen die Leistungsgruppen. Darüber hinaus sollen Stationen der Inneren Medizin und Allgemeinen Chirurgie in max. 30 min sowie die übrigen Leistungsgruppen in max. 40 min per Auto erreichbar sein. Auch die Zahl der Einwohner soll dabei berücksichtigt werden, (vgl. DER SPIEGEL, 16.03.2024, „Maximal 40 min im Auto – Erreichbarkeit von Kliniken soll verbessert werden")
14. März 2024	Selbstverwaltung	Pressekonferenz der DKG: „Kalter Strukturwandel gefährdet zunehmend die Patientenversorgung"	Die DKG befürchtet massive Einschränkungen in der stationären Patientenversorgung durch die verschärfende Insolvenzgefahr der Krankenhäuser. Als Ursache wird der noch fehlende Inflationsausgleich benannt. „Aktuell fehlen den Kliniken Monat für Monat 500 Mio. €". In diesem Rahmen kritisiert die DKG die „anhaltende Untätigkeit der Bundesregierung und des Bundesgesundheitsministers".

Termin	Leitbegriff	Vorgang	Legende
12. März 2024	Selbstverwaltung	Offener Brief der 16 Krankenhausgesellschaften der Länder an Bundesgesundheitsminister Lauterbach zum „Vorwurf der Hetze und Diffamierung der Deutschen Krankenhausgesellschaft (DKG)"	In dem Schreiben drücken die 16 Krankenhausgesellschaften der Länder u. a. ihre Empörung gegen den Vorwurf der „Hetze" und der Gleichsetzung der Deutschen Krankenhausgesellschaft mit der Argumentation der AfD aus. Auch wird der Minister auf seine Verantwortung für die aus dem kalten Strukturwandel resultierenden Beeinträchtigungen der Patientenversorgung hingewiesen. Die Krankenhausgesellschaften verlangen eine Distanzierung des Vergleichs mit der AfD und dem Vorwurf der Hetze sowie einen Dialog in der Weiterentwicklung der Krankenhausversorgung.
6. März 2024	Politik	BR-Gesundheitsausschuss vertagt seine Beratung zur Verordnung über die Grundsätze der Personalbedarfsbemessung in der stationären Krankenpflege (Pflegepersonalbemessungsverordnung – PPBV)	Mit der Begründung, dass noch weiterer Beratungs- und Abstimmungsbedarf bestünde, hat der BR-Gesundheitsausschuss am 06.03.2024 seine Beratung zur Pflegepersonalbemessungsverordnung (BR-Drs. 65/24) vertagt. Auch die abschließende Beratung im BR-Plenum am 22.03.2024 wird damit verschoben.
29. Februar 2024	Rechtsprechung	Bundessozialgericht: „Kosten einer stationären psychiatrischen Behandlung für Asylbewerber bei akuter Erkrankung zu erstatten"	Der 8. Senat des Bundessozialgerichts hat entschieden, dass die Kosten für die Behandlung in einer psychiatrischen Klinik bei akuter Erkrankung als Krankheitskosten nach dem Asylbewerberleistungsgesetz zu erstatten sind (Az.: B 8 AY 3/23 R). „Akut kann auch die Verschlimmerung einer bestehenden, gegebenenfalls chronischen Erkrankung sein, wenn die Behandlung aus medizinischen Gründen unaufschiebbar ist", so das Bundessozialgericht, vgl. PM 8/2024.
26. Februar 2024	Rechtsprechung	BSG-Urteil: Krankenhaus muss Krankentransporte zwischen zwei Krankenhausbetriebsstätten selbst bezahlen	Das Bundessozialgericht hat entschieden, dass die innerklinische Verlegung an einen anderen Standort desselben Krankenhauses von der Krankenhausbehandlung nach § 39 Absatz 1 SGB V und somit von den Fallpauschalen umfasst ist und daher nicht von der Krankenkasse gesondert zu vergüten ist (BSG, Az.: B 3 KR 15/22 R).
21. Februar 2024	Politik	Vermittlungsverfahren zum Gesetz zur Förderung der Qualität der stationären Versorgung durch Transparenz beendet	Der Vermittlungsausschuss des Deutschen Bundestages und des Bundesrates empfiehlt nach seiner 3. Sitzung, das Krankenhaustransparenzgesetz (Bundestags-Drs. 20/8408, 20/8904) ohne Änderungen zu bestätigen. In der Plenarsitzung des Bundesrates am 22.03.2024 ist die abschließende Beratung zur Billigung des Gesetzes vorgesehen.
20. Februar 2024	Gesetzgebung	Krankenhaustransparenzgesetz: zusätzliche 6 Mrd. € durch die Einführung eines Transformationsfonds nach § 12b KHG	Mit einer Protokollerklärung der Bundesregierung zum Krankenhaustransparenzgesetz (BR-Drs. 541/23) wird klargestellt, dass die Förderung von Vorhaben der Länder zur Verbesserung der Strukturen in der Krankenhausversorgung durch die Etablierung eines über Jahre einzusetzenden Transformationsfonds erfolgen soll. Dieser soll aus Landesmitteln und Mitteln aus dem Gesundheitsfonds – und somit nicht aus Bundesmitteln – gespeist werden.

Kapitel 25 · Krankenhauspolitische Chronik

Termin	Leitbegriff	Vorgang	Legende
13. Februar 2024	Rechtsprechung	Bundessozialgericht (BSG) unter neuer Präsidentschaft	Ab dem 1. März übernimmt Dr. jur. Christine Fuchsloch das Amt als Präsidentin des BSG. Der seit 2016 amtierende Präsident Prof. Dr. jur. Rainer Schlegel wurde in den Ruhestand verabschiedet.
12. Februar 2024	Gesetzgebung	BMG leitet Entwurf einer Pflegepersonalbemessungsverordnung (PPR 2.0) an den Bundesrat weiter	Ab dem 01.07.2024 sollen Krankenhäuser ihren Pflegepersonalbedarf für alle bettenführenden Stationen der Somatik ermitteln. Hierzu werden Regelungen zur Personalbemessung getroffen. Gegenüber dem Referentenentwurf erhalten nunmehr auch die Krankenkassen die Datenauswertungen des InEK. Die Verordnung soll zum 01.06.2024 in Kraft treten.
2. Februar 2024	Gesetzgebung	Bundesrat billigt die Gesetze DigG und GDNG	Mit den Gesetzgebungen wird u. a. die Nutzung der elektronischen Patientenakte (ePA) im Rahmen einer Krankenhausbehandlung sowie die Verknüpfung und Nutzung von Gesundheitsdaten für Nutzungsberechtigte vorgesehen.
2. Februar 2024	Politik	Bundesrat fasst Entschließung (Drs. 214/1/23) „Eindämmung der Leiharbeit in der Pflege" – Antrag des Freistaates Bayern	Der Bundesrat fordert die Bundesregierung auf Initiative Bayerns auf, den Einsatz von Leiharbeit in der Pflege sowohl im Krankenhaus als auch in stationären und ambulanten Einrichtungen wirksam zu begrenzen sowie die Arbeitsbedingungen der Stammbelegschaften zu verbessern. In zehn Punkten werden Verbesserungsbedarfe aufgezeigt sowie Maßnahmen zur Abhilfe vorgeschlagen, u. a. durch die Etablierung von Springerpools.
29. Januar 2024	Politik	Bundesminister Lauterbach kündigt auf der Gesundheitsministerkonferenz an, dass das Gesetz zur Krankenhausreform ohne Zustimmung des Bundesrates beschlossen werden soll	Auf der Gesundheitsministerkonferenz (GMK) der Länder rückte Bundesminister Lauterbach von der bisherigen Verabredung ab, dass das Gesetz zur Krankenhausreform im Bundesrat zustimmungspflichtig werde. Vielmehr solle das Gesetz vom Bundeskabinett beschlossen werden. Auch hatte BM Lauterbach im November in der Bund-Länder-Sitzung angekündigt, dass seine damals mündlich vorgetragenen Änderungen am Gesetzentwurf in einen neuen Arbeitsentwurf eingearbeitet und den Ländern bis zum 01.12.2023 zur Prüfung vorgelegt würden, was jedoch nicht erfolgt ist. Der Bund hatte nochmals um Vorlage gebeten (vgl. Landesportal Schleswig-Holstein, ▶ https://www.schleswig-holstein.de/DE/landesregierung/ministerien-behoerden/II/Presse/PI/2024/Gesundheit/240129_gmk, Stand 30.01.2024).
24. Januar 2024	Wissenschaft	Destatis: Bedarf an Pflegekräften steigt bis zum Jahr 2049 voraussichtlich um ein Drittel auf 2,15 Mio.	Bis zum Jahr 2049 werden voraussichtlich zwischen 280.000 und 690.000 Pflegekräfte in Deutschland fehlen, so das Statistische Bundesamt. Auf Basis einer neuen Vorausberechnung zum Pflegekräftearbeitsmarkt wird der Bedarf an erwerbstätigen Pflegekräften ausgehend von 1,62 Mio. im Jahr 2019 voraussichtlich um 33 % auf 2,15 Mio. im Jahr 2049 steigen, vgl. Destatis, PM Nr. 033

Termin	Leitbegriff	Vorgang	Legende
19. Januar 2024	Wissenschaft	Mehr Gewalt in Krankenhäusern	Bundesweit stieg die Zahl der Rohheitsdelikte (u. a. Körperverletzung und Raub) in medizinischen Einrichtungen seit 2019 um 20 % auf 6.894 Taten im Jahr 2022, wie eine SPIEGEL-Umfrage bei allen 16 Landeskriminalämtern ergab. Das Saarland verzeichnete einen Zuwachs um 67 %, Bremen um 55 % und Niedersachsen um 46 %. Allein in Bayern war eine Abnahme um 11 % zu verzeichnen. Für Berlin liegen die Zahlen des Jahres 2023 bereits vor. Demnach stieg die Zahl der Gewalttaten 2023 um 51 %; vgl. DER SPIEGEL 4/2024, „In Krankenhäusern geht es immer brutaler zu"
17. Januar 2024	Selbstverwaltung	Erklärung des Verwaltungsrates des GKV-Spitzenverbandes fordert „Nachhaltige Finanzreform statt weiterer Vergütungszusagen zulasten der Beitragszahlenden!"	In der Erklärung wird der Bundesgesundheitsminister aufgefordert, die nachhaltige finanzielle Stabilisierung der GKV auf die Prioritätenliste zu nehmen. Sowohl die Einnahme- als auch die Ausgabenseite müssten im Rahmen einer Reform angegangen werden, u. a. müssten die Reformen der Notfallversorgung und des Krankenhausbereiches dringend vorankommen. „Statt einer ungesteuerten Finanzierung ineffizienter Strukturen muss die Krankenhausversorgung bedarfsgerecht, qualitäts- und zukunftsorientiert ausgestaltet werden".
17. Januar 2024	Politik	Oppositionsanträge zur Reform der Notfallversorgung und des Rettungsdienstes im Gesundheitsausschuss des Bundestages beraten	In einer öffentlichen Anhörung befasst sich der Gesundheitsausschuss des Bundestages mit den Oppositionsanträgen zur Reform der Notfallversorgung und des Rettungsdienstes. Unter anderem wird von der Union (Bundestags-Drs. 20/7194) die zeitnahe Umsetzung einer Reform der Notfallversorgung im Einklang mit der geplanten Krankenhausreform gefordert, die Rettungsdienste und Notfallambulanzen spürbar entlastet und gleichzeitig die Qualität der Behandlung echter Notfälle steigert. Die AfD (Bundestags-Drs. 20/5364) fordert bundesweit gemeinsame Rettungsleitstellen als alleinige telefonische Ansprechstellen für die Hilfesuchenden im medizinischen Notfall unter der bundesweit einheitlichen Rufnummer 112.

Kapitel 25 · Krankenhauspolitische Chronik

Termin	Leitbegriff	Vorgang	Legende
16. Januar 2024	Gesetzgebung	BMG legt Eckpunkte zur Reform der Notfallversorgung vor	Für eine bedarfsgerechte Steuerung von Hilfesuchenden sollen die Versorgungsbereiche vertragsärztlicher Notdienst, Notaufnahmen der Krankenhäuser und Rettungsdienste stärker aufeinander abgestimmt und vernetzt werden. Zu den geplanten Maßnahmen gehören u. a. der Ausbau und die Stärkung von Terminservicestellen und deren Vernetzung mit den Rettungsleitstellen, die Stärkung der bundesweit einheitlichen notdienstlichen Akutversorgung der KVen durch Konkretisierung des Sicherstellungsauftrages sowie die Einrichtung Integrierter Notfallzentren (INZ) und integrierter Kindernotfallzentren (KINZ) als sektorenübergreifende Behandlungsstruktur.
16. Januar 2024	Selbstverwaltung	Pressemitteilung der DKG: „Vorhaltefinanzierung verfehlt alle Ziele"	Die DKG weist auf eine steigende Insolvenzgefahr im Jahr 2024 hin und fordert die wirtschaftliche Sicherung der Krankenhäuser. Darüber hinaus wird beklagt, dass die Leveleinteilung der Kliniken doch „durch die Hintertür" eingeführt wird, um damit die Krankenhausplanung zu dominieren sowie eine fehlende Wirksamkeit der geplanten Vorhaltefinanzierung.
11. Januar 2024		BMG hat Vorhabenplanung aktualisiert	Das BMG hat seine Vorhabenplanung (Stand Januar 2024) aktualisiert. Darin werden u. a. die Referentenentwürfe zur Notfallversorgung, Lebendorganspende, Medizinforschung und Herz-Kreislauf-Erkrankungen für das 1. Quartal angekündigt.

Open Access Dieses Kapitel wird unter der Creative Commons Namensnennung 4.0 International Lizenz (http://creativecommons.org/licenses/by/4.0/deed.de) veröffentlicht, welche die Nutzung, Vervielfältigung, Bearbeitung, Verbreitung und Wiedergabe in jeglichem Medium und Format erlaubt, sofern Sie den/die ursprünglichen Autor(en) und die Quelle ordnungsgemäß nennen, einen Link zur Creative Commons Lizenz beifügen und angeben, ob Änderungen vorgenommen wurden.

Die in diesem Kapitel enthaltenen Bilder und sonstiges Drittmaterial unterliegen ebenfalls der genannten Creative Commons Lizenz, sofern sich aus der Abbildungslegende nichts anderes ergibt. Sofern das betreffende Material nicht unter der genannten Creative Commons Lizenz steht und die betreffende Handlung nicht nach gesetzlichen Vorschriften erlaubt ist, ist für die oben aufgeführten Weiterverwendungen des Materials die Einwilligung des jeweiligen Rechteinhabers einzuholen.

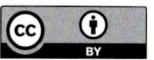

Daten und Analysen

Inhaltsverzeichnis

Kapitel 26 Statistische Krankenhausdaten: Grunddaten der Krankenhäuser 2023 – 439
Ute Bölt

Kapitel 27 Statistische Krankenhausdaten: Diagnosedaten der Krankenhauspatienten 2023 – 467
Sophia Behrens

Statistische Krankenhausdaten: Grunddaten der Krankenhäuser 2023

Ute Bölt

Inhaltsverzeichnis

26.1 Vorbemerkung – 440

26.2 Kennzahlen der Krankenhäuser – 441
26.2.1 Allgemeine und sonstige Krankenhäuser im Vergleich – 441
26.2.2 Krankenhäuser insgesamt – 443

26.3 Die Ressourcen der Krankenhäuser – 445
26.3.1 Sachliche Ausstattung – 445
26.3.2 Angebot nach Fachabteilungen – 455
26.3.3 Personal der Krankenhäuser – 457

26.4 Die Inanspruchnahme von Krankenhausleistungen – 463
26.4.1 Vollstationäre Behandlungen – 463
26.4.2 Teil-, vor- und nachstationäre Behandlungen – 464
26.4.3 Ambulante Leistungen – 464

Ergänzende Information Die elektronische Version dieses Kapitels enthält Zusatzmaterial, auf das über folgenden Link zugegriffen werden kann https://doi.org/10.1007/978-3-662-70947-4_26.

© Der/die Autor(en) 2025
J. Klauber et al. (Hrsg.), *Krankenhaus-Report 2025*, https://doi.org/10.1007/978-3-662-70947-4_26

Zusammenfassung

Dieser Beitrag fasst die Ergebnisse der Krankenhausstatistik zu den Grunddaten der Krankenhäuser für das Berichtsjahr 2023 zusammen. Er gibt einen Überblick über die sachlichen und personellen Ressourcen (z. B. Betten, Fachabteilungen, Personal) sowie die Inanspruchnahme von Krankenhausleistungen (Patientenbewegungen). Die Krankenhausstatistik ist eine seit 1991 bundeseinheitlich durchgeführte jährliche Vollerhebung. Auskunftspflichtig sind die Träger der Krankenhäuser.

This article summarises the results of the hospital statistics for the reporting year 2023. It provides an overview of the material and personnel resources of German hospitals (e.g. beds, departments, staff) as well as the utilisation of hospital service (patient movements). The hospital statistics are an annual survey which has been carried out nationwide since 1991. The hospital owners are obliged to provide information.

26.1 Vorbemerkung

Die Krankenhausstatistik des Statistischen Bundesamtes liefert vielfältige Informationen über das Volumen und die Struktur des Leistungsangebots sowie über die Inanspruchnahme von Krankenhausleistungen. Seit 1991 umfasst die jährlich durchgeführte Vollerhebung die Krankenhäuser im gesamten Bundesgebiet. Das Erhebungsprogramm ist gegliedert in die Grunddaten der Krankenhäuser, den Kostennachweis der Krankenhäuser und die Diagnosen der Krankenhauspatienten.[1] Die fallpauschalenbezogene Krankenhausstatistik (DRG-Statistik – Diagnosis Related Groups Statistics) ergänzt seit 2005 die Krankenhausdiagnosestatistik um Angaben zu Operationen und medizinischen Prozeduren bei stationären Patienten. Eine zusätzliche Erweiterung des Informationsspektrums der herkömmlichen amtlichen Krankenhausstatistik stellt die erstmals für das Berichtsjahr 2018 veröffentlichte Statistik für Psychiatrie und Psychosomatik (PEPP-Statistik)[2] dar.

Gegenstand der folgenden Betrachtung sind die Grunddaten der Krankenhäuser. Rechtsgrundlage ist die 1990 in Kraft getretene und im Jahr 2001 erstmals umfassend novellierte Krankenhausstatistik-Verordnung (KHStatV).[3] Die Novellierung war erforderlich geworden, um die Krankenhausstatistik an die Entwicklungen im Bereich der stationären Gesundheitsversorgung anzupassen.[4] Ziel der am 1. Januar 2018 in Kraft getretenen Zweiten Verordnung zur Änderung der Krankenhausstatistik-Verordnung ist die Modernisierung und Weiterentwicklung der Datenbasis. Die wichtigsten Neuerungen bestehen in der Erfassung ambulanter Leistungen, der Erfassung des ärztlichen und des nichtärztlichen Personals in Form von Einzeldatensätzen (Alter, Beschäftigungsumfang in Stunden, Beruf und Funktionsbereich) sowie des Einsatzbereichs des Krankenpflegepersonals nach Fachabteilungen. Neu ab dem Berichtsjahr 2020 ist die Erhebung ausgewählter

---

1 Die wichtigsten Ergebnisse der Erhebung wurden in der Vergangenheit jährlich in der Fachserie 12 Reihe 6 veröffentlicht. Diese Publikationen stehen in der Statistischen Bibliothek zum kostenlosen Download zur Verfügung: ▶ https://www.statistischebibliothek.de/mir/receive/DESerie_mods_00000124. Ab dem Berichtsjahr 2022 werden (ergänzt zu dem Datenangebot in der Datenbank GENESIS-Online) Statistische Berichte als neues Format in der Rubrik „Publikationen" veröffentlicht. Sie enthalten neben Layout-Tabellen auch maschinenlesbare Datensätze (csv).

2 In der PEPP-Statistik werden Behandlungen in psychiatrischen und psychosomatischen Krankenhäusern nach § 17d Abs. 1 Krankenhausfinanzierungsgesetz (KHG) nachgewiesen. Einbezogen sind Fachkrankenhäuser und selbstständige, gebietsärztlich geleitete Abteilungen an somatischen Krankenhäusern für die Fachgebiete Psychiatrie und Psychotherapie, Kinder- und Jugendpsychiatrie und -psychotherapie sowie Psychosomatische Medizin und Psychotherapie.

3 Den Wortlaut der nationalen Rechtsvorschriften in der jeweils geltenden Fassung finden Sie unter ▶ https://www.gesetze-im-internet.de/.

4 Zu inhaltlichen und methodischen Änderungen aufgrund der ersten Novellierung der Krankenhausstatistik-Verordnung siehe Rolland S/Rosenow C (2005) Statistische Krankenhausdaten: Grund- und Kostendaten der Krankenhäuser 2002. In: Klauber J, Robra BP, Schellschmidt H (Hrsg) Krankenhaus-Report 2004. Schattauer, Stuttgart, S 291–310.

Kapitel 26 · Statistische Krankenhausdaten: Grunddaten der Krankenhäuser 2023

Merkmale der Krankenhäuser nach Standorten[5], darunter die Anzahl der aufgestellten Betten sowie Angaben zur Teilnahme an der stationären Notfallversorgung[6] nach § 136c Abs. 4 des Fünften Buches Sozialgesetzbuch (SGB V).

Der vorliegende Beitrag schließt sich an das Kap. 21 im Krankenhaus-Report 2024 an.[7]

Die Struktur des Kapitels orientiert sich am Angebot und der Inanspruchnahme von Krankenhausleistungen. An einen ersten Überblick über die Ergebnisse des Jahres 2023 anhand ausgewählter Kennzahlen der Krankenhäuser (▶ Abschn. 26.2) schließt sich eine detaillierte Betrachtung des Angebots von Krankenhausleistungen an (▶ Abschn. 26.3). Dabei wird auf die sachliche, personelle und fachlich-medizinische Ausstattung der Krankenhäuser eingegangen. Im Weiteren werden Ergebnisse zur Inanspruchnahme von Krankenhausleistungen nach unterschiedlichen Behandlungsformen präsentiert (▶ Abschn. 26.4).

26.2 Kennzahlen der Krankenhäuser

Die Besonderheiten allgemeiner Krankenhäuser werden im Vergleich zu sonstigen Krankenhäusern anhand ausgewählter Kennzahlen dargestellt. Alle weiteren Ausführungen im vorliegenden Kapitel „Statistische Krankenhausdaten: Grunddaten der Krankenhäuser 2023" beziehen sich auf die Gesamtheit der Krankenhäuser in Deutschland.

---

5 § 3 Satz 2 KHStatV.
6 Die stationäre Notfallversorgung nach § 136c Abs. 4 SGB V gliedert sich in die allgemeine stationäre Notfallversorgung (Stufe 1: Basisnotfallversorgung, Stufe 2: Erweiterte Notfallversorgung, Stufe 3: Umfassende Notfallversorgung) und die spezielle stationäre Notfallversorgung über Module (Schwerverletztenversorgung, Notfallversorgung Kinder, Spezialversorgung, Schlaganfallversorgung und Durchblutungsstörungen am Herzen).
7 Eine ausführliche Darstellung der Krankenhausgrunddaten des Berichtsjahres enthält der Statistische Bericht Grunddaten der Krankenhäuser 2022.

26.2.1 Allgemeine und sonstige Krankenhäuser im Vergleich

Von 1.874 Krankenhäusern insgesamt sind 1.505 allgemeine und 303 sonstige Krankenhäuser (ohne 66 reine Tages- und Nachtkliniken mit ausschließlich teilstationärer Versorgung). Allgemeine Krankenhäuser sind Einrichtungen mit einem in der Regel breiten Behandlungsspektrum. Sie verfügen deshalb über ein entsprechendes Angebot verschiedener Fachabteilungen. Davon zu unterscheiden sind Krankenhäuser, deren Schwerpunkte im psychiatrischen Bereich liegen. Da mit einem Angebot an psychiatrischen Fachabteilungen in diesen Einrichtungen oft auch neurologische oder geriatrische Behandlungsschwerpunkte kombiniert werden, versteht man unter den „sonstigen" Krankenhäusern Einrichtungen mit ausschließlich psychiatrischen und psychotherapeutischen Betten, mit psychiatrischen, psychotherapeutischen und neurologischen Betten, mit psychiatrischen, psychotherapeutischen und geriatrischen Betten sowie mit psychiatrischen, psychotherapeutischen, neurologischen und geriatrischen Betten (◘ Tab. 26.1).

Der Anteil kleinerer Häuser mit weniger als 100 Betten liegt bei den sonstigen Krankenhäusern bei 45,5 % (30,0 % bei allgemeinen Krankenhäusern), lediglich 2,3 % der Häuser verfügen über 500 und mehr Betten (16,3 % bei allgemeinen Krankenhäusern). Von 476.924 Krankenhausbetten waren 48.133 (10,1 %) in sonstigen Krankenhäusern aufgestellt. Von rund 17,2 Mio. stationär behandelten Patientinnen und Patienten wurden zwar nur 3,3 % in einem sonstigen Krankenhaus behandelt; allerdings entfielen auf diese Patientinnen und Patienten 12,6 % der insgesamt knapp 124 Mio. Berechnungs- und Belegungstage des Jahres 2023. Daraus errechnet sich eine durchschnittliche Verweildauer von 27,7 Tagen, die sich aus dem besonderen Behandlungsspektrum dieser Einrichtungen ergibt. Überwiegend werden dort psychische Erkrankungen behandelt. Demgegenüber dauerte der Aufenthalt für die Patientinnen

Tab. 26.1 Kennzahlen allgemeiner und sonstiger Krankenhäuser 2023. (Quelle: Statistisches Bundesamt [Destatis] 2025)

Gegenstand der Nachweisung		Krankenhäuser insgesamt	Allgemeine Krankenhäuser	Sonstige Krankenhäuser[a]
Anzahl der Krankenhäuser		1.874	1.505	303
Krankenhäuser mit … Betten	Unter 100	432	451	138
	100–199	655	321	75
	200–499	570	487	83
	500 und mehr	253	246	7
Aufgestellte Betten		476.924	428.791	48.133
Bettenauslastung		71,2	69,2	89,2
Stationär behandelte Patienten		17.202.131	16.637.377	564.754
Berechnungs-/Belegungstage		123.893.592	108.229.900	15.663.692
Durchschn. Verweildauer in Tagen		7,2	6,5	27,7
Vollkräfte im Jahresdurchschnitt		986.983	915.219	70.591
Davon: Ärztliches Personal		176.774	168.441	8.143
Nichtärztliches Personal		810.209	746.778	62.447
Davon: Pflegedienst		391.506	357.301	33.915
Dar.: In der Psychiatrie tätig		55.126	23.283	31.577
Med.-techn. Dienst		163.830	150.939	12.519
Funktionsdienst		110.084	106.120	3.839
Übriges Personal		144.789	132.418	12.175

[a] Zu den Sonstigen Krankenhäusern zählen (neben reinen Tages- und Nachtkliniken) Krankenhäuser mit
– ausschließlich psychiatrischen und psychotherapeutischen Betten
– psychiatrischen, psychotherapeutischen und neurologischen Betten
– psychiatrischen, psychotherapeutischen und geriatrischen Betten
– psychiatrischen, psychotherapeutischen, neurologischen und geriatrischen Betten

Krankenhaus-Report 2025

und Patienten in allgemeinen Krankenhäusern lediglich 6,5 Tage. Die lange Verweildauer wirkt sich positiv auf die Bettenauslastung in sonstigen Krankenhäusern aus: Sie liegt mit 89,2 % um 20,0 Prozentpunkte über der Bettenauslastung allgemeiner Krankenhäuser (69,2 %).

In sonstigen Krankenhäusern sind lediglich 11,5 % der beschäftigten Vollkräfte dem ärztlichen Personal zuzurechnen, in allgemeinen Krankenhäusern sind 18,4 % der Vollkräfte Ärztinnen und Ärzte. Mehr als die Hälfte der Vollkräfte im nichtärztlichen Dienst (54,3 %) gehört in den sonstigen Krankenhäusern zum Pflegedienst, in allgemeinen Krankenhäusern liegt der Anteil der Vollkräfte im Pflegedienst an den nichtärztlichen Vollkräften bei 47,8 %.

Alle weiteren Ausführungen in diesem Kapitel zu den Statistischen Krankenhausdaten: Grunddaten der Krankenhäuser 2023 beziehen sich auf die Gesamtheit der Krankenhäuser in Deutschland.

Kapitel 26 · Statistische Krankenhausdaten: Grunddaten der Krankenhäuser 2023

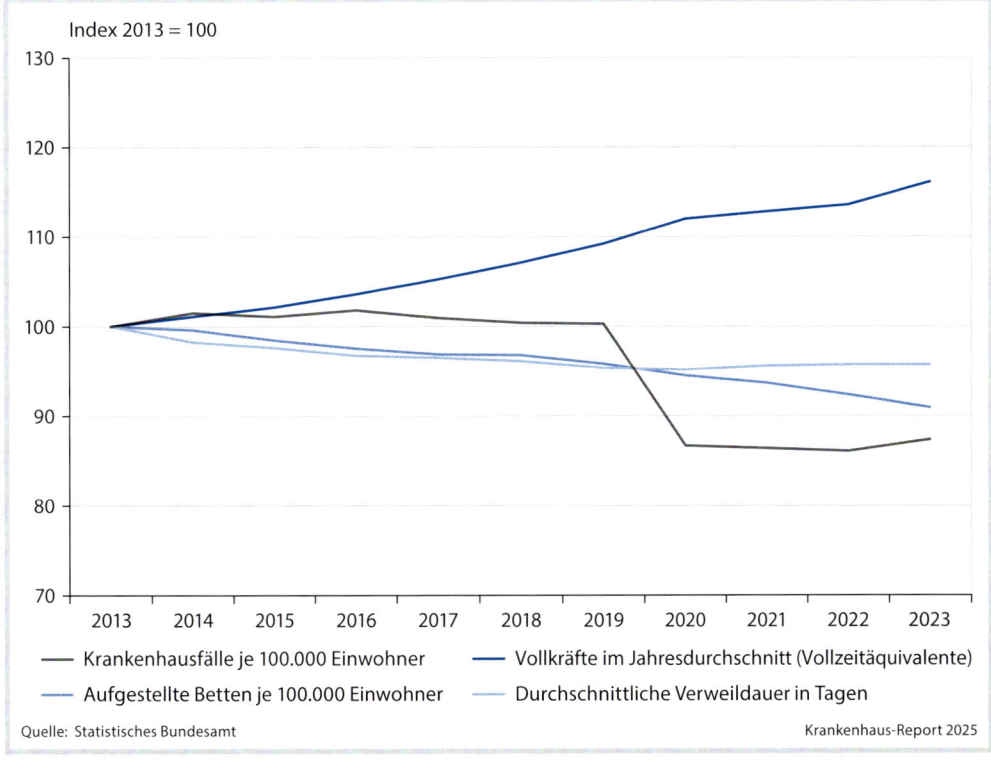

Abb. 26.1 Entwicklung zentraler Indikatoren der Krankenhäuser 2013–2023 (Index 2013 = 100)

26.2.2 Krankenhäuser insgesamt

Einen Überblick über zentrale Ergebnisse des Jahres 2023, auf die in den folgenden Abschnitten intensiver eingegangen wird, gibt ▢ Tab. 26.2.[8] Die kompletten Ergebnisse für die Jahre 1991 bis 2023 finden sich als elektronisches Zusatzmaterial unter ▶ https://doi.org/10.1007/978-3-662-70947-4_26 (Tab. 26.a und 26.b). Zu den grundlegenden Kennzahlen von Krankenhausleistungen gehören auf der Angebotsseite die Anzahl der Einrichtungen, Betten und Beschäftigten. Unter dem Gesichtspunkt der Inanspruchnahme stellen die Anzahl der vollstationären Krankenhausfälle und die durchschnittliche Verweildauer wesentliche Kennzahlen dar.[9]

Um einen Eindruck von der kurz-, mittel- und langfristigen Entwicklung der einzelnen Indikatoren zu gewinnen, wird der Überblick um einen Vorjahres-, 5- und 10-Jahres-Vergleich erweitert. Ergänzend stellt ▢ Abb. 26.1 die zeitliche Entwicklung der wesentlichen Kennzahlen graphisch dar.

---

8 Die Veränderungsraten in diesem Beitrag wurden auf Basis der exakten Ergebnisse errechnet.

9 Die Zahl der stationären Behandlungsfälle lag mit 17,2 Mio. im Jahr 2023 weiterhin deutlich (−11,4 %) unter dem Vor-Corona-Niveau des Jahres 2019 von 19,4 Mio. Pandemiebedingt war die Fallzahl in den Jahren 2020 und 2021 auf 16,8 beziehungsweise 16,7 Mio. gesunken. (▶ https://www.destatis.de/DE/Presse/Pressemitteilungen/2024/09/PD24_372_231.html).

Tab. 26.2 Zentrale Indikatoren der Krankenhäuser 2023. (Quelle: Statistisches Bundesamt [Destatis] 2025)

Gegenstand der Nachweisung			Berichtsjahr			Veränderung 2023 gegenüber		
			2023	2022	2018	2013	2022	2018	2013
			Anzahl				In %		
Krankenhäuser			1.874	1.893	1.925	1.996	−1,0	−2,6	−6,1
Aufgestellte Betten	– Anzahl		476.924	480.382	498.192	500.671	−0,7	−4,3	−4,7
	– je 100.000 Einwohner[a]		564	573	601	621	−1,6	−6,1	−9,1
Krankenhausfälle	– Anzahl		17.202.131	16.802.693	19.392.466	18.787.168	2,4	−11,3	−8,4
	– je 100.000 Einwohner[a]		20.354	20.051	23.391	23.296	1,5	−13,0	−12,6
Berechnungs- und Belegungstage in 1.000			123.894	121.049	140.225	141.340	2,4	−11,6	−12,3
Durchschnittliche Verweildauer in Tagen			7,2	7,2	7,2	7,5	0,0	−0,4	−4,3
Durchschnittliche Bettenauslastung in %			71,2	69,0	77,1	77,3	3,1	−7,7	−8,0
Personal	– Beschäftigte am 31.12. (Kopfzahl)		1.413.604	1.378.065	1.251.765	1.164.145	2,6	12,9	21,4
	– Vollkräfte im Jahresdurchschnitt (Vollzeitäquivalente)		986.983	965.327	910.366	850.099	2,2	8,4	16,1
	Darunter:	– Ärztlicher Dienst	176.774	173.321	164.636	146.988	2,0	7,4	20,3
		– Nichtärztlicher Dienst	810.209	792.007	745.730	703.111	2,3	8,6	15,2
		Darunter: – Pflegedienst	391.506	376.444	331.370	316.275	4,0	18,1	23,8
		– Med.-techn. Dienst	163.830	162.075	154.788	140.195	1,1	5,8	16,9
		– Funktionsdienst	110.084	109.360	112.386	100.205	0,7	−2,0	9,9

[a] (Endgültige) Ergebnisse auf Grundlage des Zensus 2011

Krankenhaus-Report 2025

Kapitel 26 · Statistische Krankenhausdaten: Grunddaten der Krankenhäuser 2023

26.3 Die Ressourcen der Krankenhäuser

Das Angebot der Krankenhäuser setzt sich aus einer sachlichen, einer personellen und einer fachlich-medizinischen Komponente zusammen. Die sachliche Ausstattung wird neben der Einrichtungszahl vor allem durch die Anzahl der aufgestellten Betten sowie der medizinisch-technischen Großgeräte (siehe ▶ Abschn. 26.3.1) bestimmt. Das fachlich-medizinische Angebot der Krankenhäuser spiegelt sich in den Fachabteilungen wider (siehe ▶ Abschn. 26.3.2). Aussagen über die Verteilung der Ressourcen nach Disziplinen sind auf Basis der Bettenzahl nach Fachabteilungen möglich. Besondere Bedeutung kommt im dienstleistungsorientierten Krankenhausbetrieb der Ausstattung der Krankenhäuser mit ärztlichem und pflegerischem Personal zu. Darüber hinaus stellen Krankenhäuser wichtige Arbeitgeber im Gesundheitswesen dar und fungieren als Ausbildungsstätten für Gesundheitsberufe (siehe ▶ Abschn. 26.3.3).

26.3.1 Sachliche Ausstattung

Eine bedarfsgerechte Versorgung der Bevölkerung sicherzustellen ist das Ziel der Krankenhausplanung[10], die in zahlreichen Bundesländern auf der in den 1960er Jahren in den USA entwickelten Hill-Burton-Formel[11] basiert. Im Jahr 2023 standen in insgesamt 1.874 Krankenhäusern Deutschlands 476.924 Betten für die stationäre Gesundheitsversorgung der Bevölkerung zur Verfügung. Das Versorgungsangebot war gegenüber dem Vorjahr geringfügig niedriger (2022: 1.893 Krankenhäuser mit 480.382 Betten). Gegenüber 2013 ging die Zahl der Krankenhäuser infolge von Schließungen, aber auch durch die Fusion[12] mehrerer ehemals eigenständiger Einrichtungen zu einem Krankenhaus um 122 (6,1 %) zurück. Die Zahl der Krankenhausbetten sank von 500.671 im Jahr 2013 um 23.747 oder 4,7 %. Sinkende Bettenzahlen hatten zur Folge, dass sich auch die Bettendichte je 100.000 Einwohner[13] verringerte. Bezogen auf die Bevölkerung Deutschlands standen 2023 durchschnittlich 564 Krankenhausbetten je 100.000 Einwohner zur Verfügung; das sind 57 Betten (9,1 %) weniger als zehn Jahre zuvor.

Die Krankenhausdichte lag bei 2,2 Krankenhäusern je 100.000 Einwohner (2013: 2,5 Krankenhäuser je 100.000 Einwohner; ◘ Tab. 26.3).

Gut ein Sechstel (17,5 %) aller Krankenhäuser Deutschlands hatte seinen Sitz in Nordrhein-Westfalen. Damit verfügte das bevölkerungsreichste Bundesland über annähernd ein Viertel (23,6 %) aller Krankenhausbetten. Die meisten Betten je 100.000 Einwohner gab es jedoch in Thüringen (710 Betten), gefolgt von Hamburg (676 Betten). ◘ Abb. 26.2 verdeutlicht die regionalen Unter-

---

10 Krankenhausplanung der Länder gem. § 6 des Gesetzes zur wirtschaftlichen Sicherung der Krankenhäuser und zur Regelung der Krankenhauspflegesätze – Krankenhausfinanzierungsgesetz (KHG).

11 Die Hill-Burton-Formel ist eine der bekanntesten und am längsten verwendeten Methoden in der Krankenhausplanung. Für die Ermittlung des zukünftigen Bettenbedarfs eines Bundeslandes sind nach dieser Formel neben der Einwohnerzahl (E) die Krankenhaushäufigkeit (KH), die Verweildauer (VD) und die Bettennutzung (BN) von Bedeutung: Bettenbedarf = (E × KH × VD × 100)/(1.000 × [Tage im Jahr] × BN). Einen anderen Ansatz verfolgt Nordrhein-Westfalen mit dem Krankenhausplan 2022 (▶ https://www.mags.nrw/krankenhausplanung-nordrhein-westfalen). „… Die Krankenhausplanung wird nicht mehr wie bislang vorrangig die starre Plangröße Bett zu Grunde legen, sondern von den tatsächlichen Fallzahlen in den verschiedenen Leistungsbereichen ausgehen. Damit orientiert sich die Krankenhausplanung stärker als bisher am tatsächlichen Versorgungsgeschehen."

12 Zusammenschlüsse zwischen Unternehmen unterliegen unter bestimmten Voraussetzungen der Fusionskontrolle durch das Bundeskartellamt, Internet: ▶ http://www.bundeskartellamt.de/DE/Fusionskontrolle.

13 Angaben je 100.000 Einwohner (Betten und Fälle) in den Krankenhausgrunddaten sind ab dem Berichtsjahr 2011 mit der Durchschnittsbevölkerung auf Grundlage des Zensus 2011 ermittelt; bis 2010 basieren die Angaben auf den Durchschnittsbevölkerungen früherer Zählungen.

Tab. 26.3 Zentrale Indikatoren der Krankenhäuser 2023 nach Ländern. (Quelle: Statistisches Bundesamt [Destatis] 2025)

Bundesland	Krankenhäuser insgesamt		Aufgestellte Betten		Aufgestellte Betten je 100.000 Einwohner[a]		Bettenauslastung		Fallzahl		Fallzahl je 100.000 Einwohner[a]		Durchschnittliche Verweildauer	
	2023	Veränderung zum Vorjahr	2023	Veränderung zum Vorjahr	2023	Veränderung zum Vorjahr	2023	Veränderung zum Vorjahr	2023	Veränderung zum Vorjahr	2023	Veränderung zum Vorjahr	2023	Veränderung zum Vorjahr
	Anzahl	In %	Anzahl	In %	Anzahl	In %	In %	In %	Anzahl	In %	Anzahl	In %	In Tagen	In %
Deutschland	**1.874**	**−1,0**	**476.924**	**−0,7**	**564**	**−1,6**	**71,2**	**3,1**	**17.202.131**	**2,4**	**20.354**	**1,5**	**7,2**	**–**
Baden-Württemberg	244	−2,0	52.796	−1,4	467	−2,3	71,3	2,4	1.882.791	1,2	16.647	0,2	7,3	−0,3
Bayern	352	−0,3	74.565	−0,7	556	−1,7	71,2	3,5	2.626.492	2,3	19.597	1,3	7,4	0,5
Berlin	88	–	20.172	−0,4	535	−1,8	76,6	3,3	772.778	3,3	20.505	1,8	7,3	−0,4
Brandenburg	63	–	14.970	0,7	581	−0,1	70,2	3,1	490.979	5,0	19.049	4,1	7,8	−1,1
Bremen	14	–	4.131	−14,3	600	−15,2	77,7	16,7	171.082	0,8	24.856	−0,4	6,8	−0,7
Hamburg	63	3,3	12.846	0,3	676	−1,2	73,3	1,8	449.461	2,2	23.642	0,7	7,6	−0,1
Hessen	148	−0,7	34.837	0,2	544	−0,8	70,9	2,3	1.230.372	1,8	19.206	0,8	7,3	0,7
Mecklenburg-Vorpommern	38	–	10.194	0,2	626	−0,4	68,5	3,3	380.823	4,7	23.379	4,1	6,7	−1,2
Niedersachsen	169	−2,3	40.585	−1,0	498	−1,9	72,5	3,1	1.521.596	2,7	18.667	1,8	7,1	−0,6
Nordrhein-Westfalen	328	−1,5	112.610	−0,2	620	−1,0	71,2	2,4	4.186.321	2,4	23.046	1,7	7,0	−0,3
Rheinland-Pfalz	86	1,2	23.288	0,5	559	−0,3	67,4	2,4	817.637	2,0	19.623	1,2	7,0	0,9
Saarland	21	−4,5	6.645	−0,6	669	−1,2	69,8	4,2	248.867	2,5	25.048	1,8	6,8	1,0

Kapitel 26 · Statistische Krankenhausdaten: Grunddaten der Krankenhäuser 2023

Tab. 26.3 (Fortsetzung)

Bundesland	Krankenhäuser insgesamt		Aufgestellte Betten		Aufgestellte Betten je 100.000 Einwohner[a]		Bettenauslastung		Fallzahl		Fallzahl je 100.000 Einwohner[a]		Durchschnittliche Verweildauer	
	2023	Veränderung zum Vorjahr	2023	Veränderung zum Vorjahr	2023	Veränderung zum Vorjahr	2023	Veränderung zum Vorjahr	2023	Veränderung zum Vorjahr	2023	Veränderung zum Vorjahr	2023	Veränderung zum Vorjahr
	Anzahl	In %	Anzahl	In %	Anzahl	In %	In %	In %	Anzahl	In %	Anzahl	In %	In Tagen	In %
Sachsen	76	−2,6	24.718	−1,5	605	−2,1	69,8	3,9	874.990	2,2	21.405	1,6	7,2	0,1
Sachsen-Anhalt	45	–	13.929	−1,6	638	−1,9	68,8	5,5	495.154	0,8	22.677	0,5	7,1	3,1
Schleswig-Holstein	91	−2,2	15.562	−2,1	526	−2,8	73,8	4,4	533.955	2,9	18.042	2,2	7,8	−0,8
Thüringen	48	−2,0	15.076	−0,5	710	−0,8	67,5	3,3	518.837	4,6	24.421	4,2	7,2	−1,6

[a] (Endgültige) Ergebnisse auf Grundlage des Zensus 2011.

Krankenhaus-Report 2025

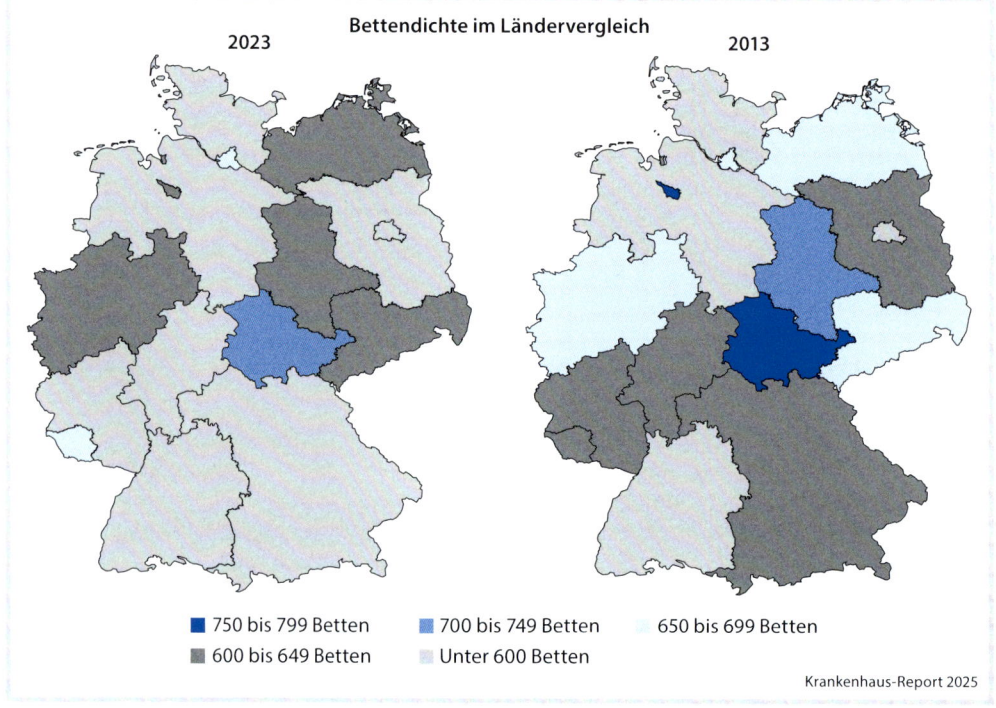

Abb. 26.2 Bettendichte im Ländervergleich 2013 und 2023

schiede und die Veränderung der Bettendichte im Vergleich zu 2013. Den stärksten Rückgang verzeichnete Bremen mit einer um 23,0 % niedrigeren Bettendichte gegenüber 2013, gefolgt von Baden-Württemberg mit einem um 12,8 % geringeren Bettenangebot. Einzig im Saarland gibt es in diesem Zeitraum eine Zunahme der Bettendichte um 3,6 %.

Die Mitversorgungsfunktion, die z. B. die Krankenhäuser der Stadtstaaten für angrenzende Flächenstaaten haben, wird deutlich am Beispiel der Bettendichte in Bremen (600 Betten je 100.000 Einwohner) im Vergleich zum angrenzenden Niedersachsen (mit nur 498 Betten je 100.000 Einwohner). Auch eine weit über dem Bundesdurchschnitt (20.354 Fälle je 100.000 Einwohner) liegende Anzahl der Krankenhausfälle (24.856 je 100.000 Einwohner) macht die Mitversorgungsfunktion Bremens deutlich. Aussagen über die Mitversorgungsfunktion einzelner Bundesländer können darüber hinaus anhand der Versorgungsquote[14] getroffen werden (siehe Tab. 26.4). Werte über 100 % besagen, dass die Krankenhäuser eines Bundeslandes mehr Patienten behandelten als Einwohner des jeweiligen Bundeslandes in vollstationärer Behandlung waren. Dies ist insbesondere bei den Stadtstaaten der Fall. So verfügten die Krankenhäuser Hamburgs 2023 mit 134,3 % über die höchste Versorgungsquote, gefolgt von Bremen (129,8 %)

---

14 Die Versorgungsquote in der Krankenhausstatistik wird auf Basis der durchschnittlichen Anzahl vollstationär belegter Betten pro Tag ermittelt. Weil für jeden vollstationären Patienten pro Tag, den er in der Einrichtung verbringt, ein Bett belegt wird, kann ein Tag mit einem belegten Bett gleichgesetzt werden. Die Summe der Berechnungs- und Belegungstage wird – jeweils für Wohn- und Behandlungsort – durch die Anzahl der Kalendertage im Berichtsjahr dividiert. Aus der Relation zwischen den belegten Betten nach Wohn- und Behandlungsort ergibt sich die Versorgungsquote.

Kapitel 26 · Statistische Krankenhausdaten: Grunddaten der Krankenhäuser 2023

Tab. 26.4 Versorgungsquote nach Ländern 2023. (Quelle: Statistisches Bundesamt [Destatis] 2025)

Bundesland	Wohnort des Patienten	Behandlungsort des Patienten	Absolute Differenz	Versorgungsquote	Anteil im eigenen Land behandelter Patienten
	Anzahl belegter Betten pro Tag[a]			In %	
Deutschland	346.520	347.823	X	X	X
Baden-Württemberg	38.296	39.044	748	102,0	93,4
Bayern	52.179	54.317	2.138	104,1	96,0
Berlin	14.248	15.801	1.553	110,9	92,7
Brandenburg	12.163	10.653	−1.510	87,6	77,6
Bremen	2.524	3.276	751	129,8	84,2
Hamburg	7.439	9.988	2.549	134,3	89,2
Hessen	25.359	25.141	−218	99,1	88,6
Mecklenburg-Vorpommern	7.272	7.193	−79	98,9	91,4
Niedersachsen	32.412	30.285	−2.127	93,4	85,3
Nordrhein-Westfalen	82.054	81.820	−234	99,7	95,9
Rheinland-Pfalz	17.224	16.177	−1.046	93,9	83,0
Saarland	4.648	4.702	54	101,2	89,9
Sachsen	17.373	17.628	255	101,5	94,5
Sachsen-Anhalt	10.226	9.636	−590	94,2	87,5
Schleswig-Holstein	12.602	11.778	−824	93,5	81,9
Thüringen	10.499	10.382	−117	98,9	88,6

[a] Durchschnittliche vollstationäre Bettenbelegung pro Tag.
Berechnung: Anzahl der Berechnungs-/Belegungstage dividiert durch Anzahl der Kalendertage im Berichtsjahr.
X = Kombination nicht sinnvoll bzw. nicht möglich.
Krankenhaus-Report 2025

und Berlin (110,9 %). Entsprechend niedrige Versorgungsquoten wiesen die Krankenhäuser der angrenzenden Flächenstaaten auf (Niedersachsen: 93,4 %, Schleswig-Holstein: 93,5 %, Brandenburg: 87,6 %).

Ergänzend zur Einzugsgebietsstatistik lässt sich der Anteil der Patientinnen und Patienten ermitteln, die sich im eigenen Bundesland behandeln ließen. Die Patienten aus Bayern und Nordrhein-Westfalen bevorzugten zu 96,0 % bzw. 95,9 % eine vollstationäre Krankenhausbehandlung im eigenen Land. Demgegenüber ließen sich nur 77,6 % der Einwohnerinnen und Einwohner Brandenburgs und 81,9 % Schleswig-Holsteins im jeweils eigenen Bundesland behandeln.

Die anhand der Anzahl der aufgestellten Betten bestimmte Krankenhausgröße ist ein weiteres Kriterium zur Beurteilung der Strukturen in der Krankenhauslandschaft. Im Jahr 2023 verfügte ein Krankenhaus über durchschnittlich 254 Betten; das sind drei Betten mehr als die durchschnittliche Krankenhausgröße zehn Jahre zuvor (251 Betten).

Der allgemeine Rückgang der Zahl der Krankenhäuser trifft nicht alle Krankenhaustypen gleichermaßen. Am stärksten zurückgegangen (−0,9 Prozentpunkte) ist der Anteil der Häuser mit 50 bis 99 Betten (2023: 11,9 % gegenüber 2013: 12,8 %), gefolgt von den Krankenhäusern mit 300 bis 399 Betten mit einem Rückgang um 0,6 Prozentpunkte (2023: 9,4 % gegenüber 2013: 10,0 %). Der Anteil sehr großer Krankenhäuser (800 und mehr Betten) lag im Jahr 2023 hingegen unverändert im Vergleich zu 2013 bei 4,7 %. Dieser Krankenhaustyp verfügt über durchschnittlich 1.228 Betten (2013: 1.214). Trotz des geringen Anteils dieses Krankenhaustyps an den Krankenhäusern insgesamt stand in den sehr großen Krankenhäusern knapp ein Viertel (22,9 %) aller Betten, in den sehr kleinen Krankenhäusern jedoch nur 1,6 % aller Betten. ◘ Tab. 26.5 gibt einen Überblick über ausgewählte Kennzahlen nach Krankenhausgröße und Art des Trägers und zeigt die Veränderungen im Vergleich zum Vorjahr.

Die durchschnittliche Bettenauslastung[15] bezogen auf alle Krankenhäuser lag 2023 bei 71,2 % (2022: 69,0 %). Die geringste Bettenauslastung (56,1 %) hatten Krankenhäuser mit 1 bis 49 Betten aufzuweisen, die höchste (74,1 %) Einrichtungen mit 800 und mehr Betten. Allerdings differiert die Bettenauslastung nach Fachabteilungen erheblich (siehe ▶ Abschn. 26.3.2).

Nicht nur bei der Größenstruktur, auch hinsichtlich der Krankenhausträger vollzog sich ein Strukturwandel. Während sich die Anzahl der Krankenhäuser insgesamt von 2013 bis 2023 um 122 (−6,1 %) Einrichtungen verringerte, stieg die Anzahl privater Kliniken um 56 (+8,1 %) auf 750 Einrichtungen. Der allgemeine Rückgang der Zahl der Einrichtungen traf die öffentlichen (−10,4 %) und in noch stärkerem Maße die freigemeinnützigen Krankenhäuser (−16,4 %). ◘ Abb. 26.3 zeigt die Auswirkungen dieser Entwicklungen auf die anteilige Verteilung der Krankenhäuser nach Trägern (siehe auch Zusatztabelle 26.d unter ▶ https://doi.org/10.1007/978-3-662-70947-4_26).

Die meisten Krankenhäuser (750 oder 40,0 %) befanden sich 2023 in privater Trägerschaft, gefolgt von den freigemeinnützigen[16] (590 oder 31,5 %) und den öffentlichen Krankenhäusern (534 oder 28,5 %). Gemessen an der Zahl der verfügbaren Betten dominieren allerdings die öffentlichen Krankenhäuser nach wie vor die Krankenhauslandschaft: Annähernd jedes zweite Bett steht in einem öffentlichen Krankenhaus (223.709 oder 46,9 %). In freigemeinnütziger Trägerschaft befindet sich jedes dritte Krankenhausbett (154.780 oder 32,5 %) und nur jedes fünfte Bett (98.435 oder 20,6 %) steht in einem privaten Krankenhaus. ◘ Abb. 26.4 veranschaulicht die prozentuale Verteilung der Krankenhäuser und der Krankenhausbetten nach Trägerschaft im Jahr 2023.

Zwischen Träger- und Größenstruktur besteht offenbar ein enger Zusammenhang: Während sich z. B. sehr große Einrichtungen, zu denen in erster Linie die Universitätskliniken gehören, in öffentlicher Trägerschaft befinden, werden kleine Häuser eher von privaten Trägern betrieben. 2023 verfügte eine Privatklinik über durchschnittlich 131 Betten. Freigemeinnützige Krankenhäuser waren mit 262 Betten doppelt, öffentliche mit durchschnittlich 419 Betten sogar mehr als dreimal so groß. In Einzelfällen sind private Betreiber auch in den Bereich der Universitätskliniken vorgestoßen[17], die rechtlichen Rahmenbedingungen für eine mögliche künftige Privatisierung sind geschaf-

---

15 Die durchschnittliche Bettenauslastung pro Tag ergibt sich als Quotient aus der Summe der Berechnungs- bzw. Belegungstage im Zähler und der Summe der aufgestellten Betten multipliziert mit der Anzahl der Kalendertage im Berichtsjahr im Nenner.

16 Träger der kirchlichen und freien Wohlfahrtspflege, Kirchengemeinden, Stiftungen oder Vereine.

17 Zusammenlegung der Universitätskliniken Gießen und Marburg, Umwandlung in eine GmbH mit Wirkung vom 2. Januar 2006 und Übernahme von 95 % der Geschäftsanteile durch die Rhön-Klinikum AG (Hessische Staatskanzlei: Initiativen/Verwaltungsreform/Privatisierung).

Kapitel 26 · Statistische Krankenhausdaten: Grunddaten der Krankenhäuser 2023

Tab. 26.5 Ausgewählte Kennzahlen der Krankenhäuser nach Größenklassen und Art des Trägers 2023. (Quelle: Statistisches Bundesamt [Destatis] 2025)

Bettengrößenklasse/Art des Trägers	Krankenhäuser insgesamt		Aufgestellte Betten		Aufgestellte Betten je 100.000 Einwohner[a]		Bettenauslastung		Fallzahl		Fallzahl je 100.000 Einwohner[a]		Durchschnittliche Verweildauer	
	2023	Veränderung zum Vorjahr	2023	Veränderung zum Vorjahr	2023	Veränderung zum Vorjahr	2023	Veränderung zum Vorjahr	2023	Veränderung zum Vorjahr	2023	Veränderung zum Vorjahr	2023	Veränderung zum Vorjahr
	Anzahl	In %	Anzahl	In %	Anzahl	In %	In %	In %	Anzahl	In %	Anzahl	In %	In Tagen	In %
Krankenhäuser insgesamt	**1.874**	**−1,0**	**476.924**	**−0,7**	**564**	**−1,6**	**71,2**	**3,1**	**17.202.131**	**2,4**	**20.354**	**1,5**	**7,2**	**0,0**
KH mit 0 Betten[b]	66	–	–	–	–	–	–	–	–	–	–	–	–	–
KH mit 1 bis 49 Betten	366	−2,7	7.636	−3,5	9	−4,3	56,1	2,7	206.275	−3,2	244	−4,0	7,6	2,4
KH mit 50 bis 99 Betten	223	2,8	16.234	3,0	19	2,2	67,7	2,7	405.139	6,5	479	5,6	9,9	−0,6
KH mit 100 bis 149 Betten	230	−1,7	28.319	−1,0	34	−1,8	68,8	0,1	844.574	−0,8	999	−1,7	8,4	0,0
KH mit 150 bis 199 Betten	166	−4,0	28.580	−4,1	34	−4,9	68,8	5,2	940.095	−2,8	1.112	−3,6	7,6	3,7
KH mit 200 bis 299 Betten	251	–	61.351	−0,3	73	−1,1	69,7	3,9	2.183.898	3,1	2.584	2,3	7,2	0,4
KH mit 300 bis 399 Betten	177	–	60.476	0,0	72	−0,9	72,2	3,2	2.250.472	2,6	2.663	1,7	7,1	0,5
KH mit 400 bis 499 Betten	142	−0,7	62.732	−0,2	74	−1,1	71,9	2,3	2.272.307	0,5	2.689	−0,3	7,2	1,5

Tab. 26.5 (Fortsetzung)

Bettengrößenklasse/Art des Trägers	Krankenhäuser insgesamt		Aufgestellte Betten		Aufgestellte Betten je 100.000 Einwohner[a]		Bettenauslastung		Fallzahl		Fallzahl je 100.000 Einwohner[a]		Durchschnittliche Verweildauer	
	2023	Veränderung zum Vorjahr	2023	Veränderung zum Vorjahr	2023	Veränderung zum Vorjahr	2023	Veränderung zum Vorjahr	2023	Veränderung zum Vorjahr	2023	Veränderung zum Vorjahr	2023	Veränderung zum Vorjahr
	Anzahl	In %	Anzahl	In %	Anzahl	In %	In %	In %	Anzahl	In %	Anzahl	In %	In Tagen	In %
KH mit 500 bis 599 Betten	79	−2,5	43.308	−3,0	51	−3,9	70,2	3,4	1.644.556	3,1	1.946	2,2	6,8	−2,8
KH mit 600 bis 799 Betten	85	−2,3	59.022	−2,6	70	−3,4	71,2	2,6	2.239.122	2,0	2.649	1,1	6,9	−2,0
KH mit 800 und mehr Betten	89	1,1	109.266	1,0	129	0,1	74,1	3,4	4.215.695	4,6	4.988	3,8	7,0	−0,2
Öffentliche Krankenhäuser	534	−0,9	223.709	−1,3	265	−2,1	74,1	3,9	8.285.100	2,8	9.803	1,9	7,3	−0,2
Freigemeinnützige Krankenhäuser	590	−1,3	154.780	−0,6	183	−1,4	69,8	2,0	5.777.077	1,6	6.836	0,7	6,8	−0,2
Private Krankenhäuser	750	−0,8	98.435	0,3	116	−0,5	66,8	3,0	3.139.954	2,8	3.715	1,9	7,6	0,5

[a] (Endgültige) Ergebnisse auf Grundlage des Zensus 2011.
[b] Reine Tages- und Nachtkliniken.
Krankenhaus-Report 2025

Kapitel 26 · Statistische Krankenhausdaten: Grunddaten der Krankenhäuser 2023

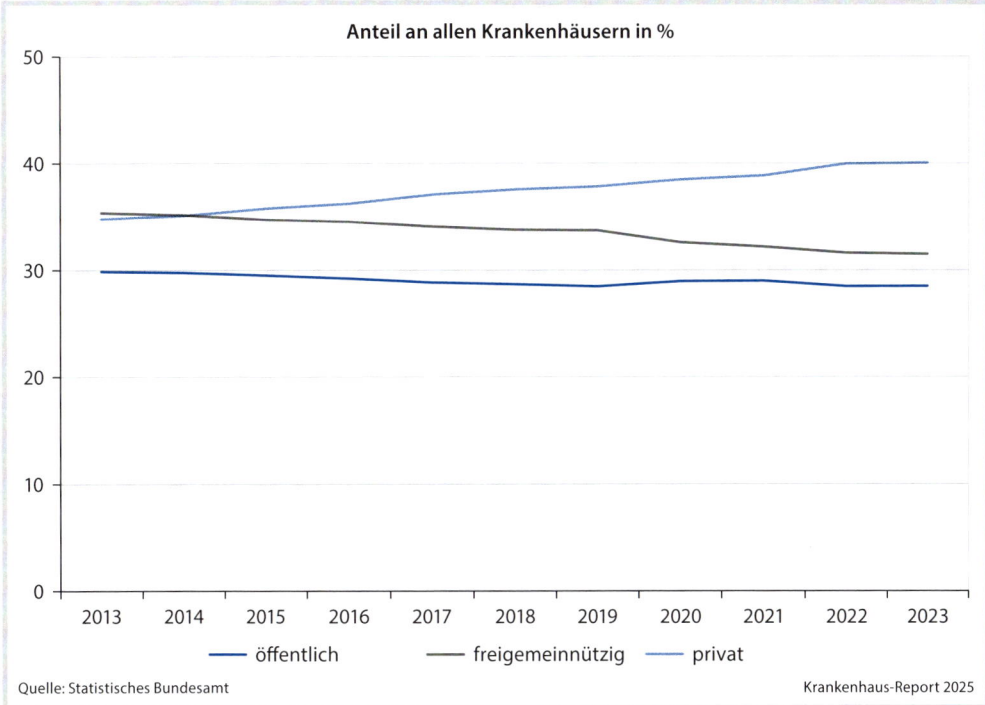

Abb. 26.3 Krankenhäuser nach der Trägerschaft 2013–2023

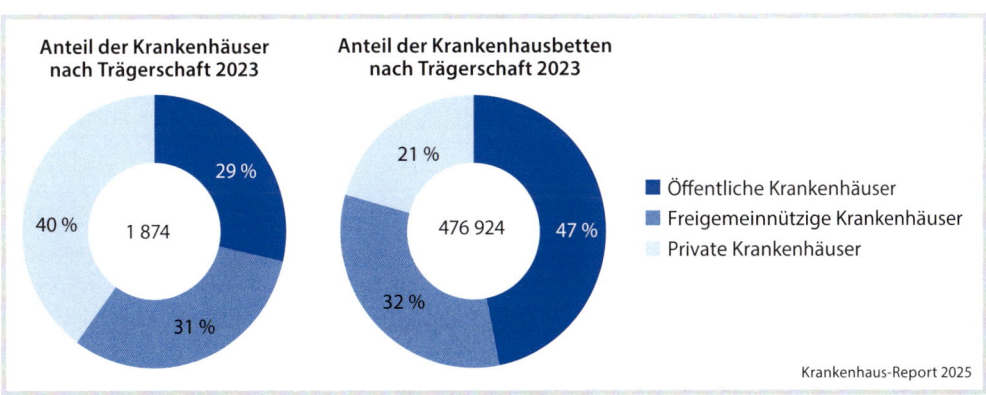

Abb. 26.4 Trägerstruktur bei Krankenhäusern 2023

◘ **Tab. 26.6** Medizinisch-technische Großgeräte und Sondereinrichtungen 2023. (Quelle: Statistisches Bundesamt [Destatis] 2025)

Medizinisch-technisches Großgerät/Sondereinrichtung	2023	Veränderung zum Vorjahr
	Anzahl	In %
Insgesamt	**14.537**	*0,5*
Computer-Tomographen	1.598	–
Dialysegeräte	6.995	*0,8*
Digitale Subtraktions-Angiographie-Geräte	1.044	*−0,8*
Gammakameras	449	*−1,1*
Herz-Lungen-Maschinen	813	*0,2*
Kernspin-Tomographen (Magnetresonanztomographen – MRT)	1.090	*0,3*
Koronarangiographische Arbeitsplätze (Linksherzkatheter-Messplätze)	1.283	*2,2*
Linearbeschleuniger (Kreisbeschleuniger)	383	*1,9*
Positronen-Emissions-Tomographen (PET)	42	*−6,7*
PET/CT (Hybridgerät)	101	*2,0*
PET/MRT (Hybridgerät)	11	*−50,0*
Stoßwellenlithotripter	298	*2,1*
Tele-Kobalt-Therapiegeräte	13	*18,2*
Mammographiegeräte	417	*−1,2*

– = nichts vorhanden
Krankenhaus-Report 2025

fen worden[18] bzw. die rechtlichen Möglichkeiten einer Privatisierung werden geprüft[19].

Zur sachlichen Ausstattung der Krankenhäuser gehören auch medizinisch-technische Großgeräte und Sondereinrichtungen wie z. B. Dialysegeräte, Computer- und Kernspin-Tomographen sowie Koronarangiographische Arbeitsplätze. Insgesamt wurden am 31.12.2023 in den deutschen Krankenhäusern 14.537 medizinisch-technische Großgeräte gezählt. Seit dem Berichtsjahr 2019 werden sogenannte Hybridgeräte (PET/CT und PET/MRT) erhoben, eine neue Generation von Großgeräten, die Computer-Tomographen, Magnetresonanztomographen und Positronen-

---

18 Landesgesetz über die Errichtung der Universitätsmedizin der Johannes-Gutenberg-Universität Mainz (Universitätsmedizingesetz – UMG) vom 10. September 2008 (GVBl. 2008, S. 205), zuletzt geändert durch Artikel 2 des Gesetzes vom 18. August 2015 (GVBl. 2015, S. 196). Das am 1. Januar 2009 in Kraft getretene Gesetz enthält die Option, die rechtsfähige Körperschaft des öffentlichen Rechts in eine Gesellschaft mit beschränkter Haftung (Universitätsmedizin GmbH) umzuwandeln – ggf. auch mit Beteiligung privaten Kapitals an dieser GmbH. Einzelheiten zum Formwechsel regelt § 25.

19 ▶ https://www.schleswig-holstein.de, Staatskanzlei Schleswig-Holstein: Start > Schwerpunkte > Haushaltskonsolidierung > Die Vorschläge im Detail > Universitätsklinikum Schleswig-Holstein (UKSH). „... Im Bereich von Forschung und Wissenschaft soll nach privaten Investoren für das UKSH gesucht werden. Vor dem Hintergrund der Vereinbarung zwischen dem UKSH, dem Land und den Gewerkschaften werden die rechtlichen Möglichkeiten geprüft und eine materielle Privatisierung des UKSH vorbereitet. ... "

Emissions-Tomographen nach und nach ablösen werden. Die Zahl der Dialysegeräte hat gegenüber dem Vorjahr um 53 Geräte (+0,8 %) zugenommen, die Zahl der Koronarangiographischen Arbeitsplätze (Linksherzkatheter-Messplätze) ist um 28 (+2,2 %) gestiegen. ◘ Tab. 26.6 gibt einen Überblick über Art und Anzahl der in der Krankenhausstatistik erfassten Geräte und Sondereinrichtungen.

26.3.2 Angebot nach Fachabteilungen

Fachabteilungen sind organisatorisch abgrenzbare, von Ärztinnen und Ärzten ständig verantwortlich geleitete Abteilungen mit für den jeweiligen Fachbereich typischen Behandlungseinrichtungen. Seit dem Berichtsjahr 2018 orientiert sich die Fachabteilungsgliederung an § 301 SGB V. Im Jahr 2023 sind (gemessen an der Anzahl der aufgestellten Betten) in der Pneumologie (+5,9 %) die Versorgungskapazitäten im Vergleich zum Vorjahr am deutlichsten ausgebaut worden, gefolgt von der Geriatrie (+5,4 %). Das verbesserte Angebot korrespondiert in beiden Fachabteilungen mit gestiegenen Fallzahlen. Demgegenüber stehen in der Endokrinologie (−16,9 %) und in der Lungen- und Bronchialheilkunde (−16,4 %) gegenüber 2022 deutlich weniger Betten zur Verfügung. Die Angaben in ◘ Tab. 26.7 vermitteln einen Eindruck sowohl vom fachlich-medizinischen Versorgungsangebot als auch vom Behandlungsspektrum der Krankenhäuser.

Die Schwerpunkte des Versorgungsangebots liegen in den Bereichen Innere Medizin (100.301 Betten) und Allgemeine Chirurgie (61.624 Betten), gefolgt von der Allgemeinen Psychiatrie (57.056 Betten). Hier wurden rund 8,4 Mio. (49,0 %) aller 17,2 Mio. vollstationären Behandlungsfälle versorgt. Zu den Fachabteilungen mit den höchsten Fallzahlen gehören darüber hinaus die Frauenheilkunde und Geburtshilfe (1,4 Mio. Fälle) und die Kardiologie (1,1 Mio. Fälle). Die durchschnittliche Ver-

◘ **Tab. 26.7** Ausgewählte Kennzahlen nach Fachabteilungen 2023. (Quelle: Statistisches Bundesamt [Destatis] 2025)

Fachabteilungsbezeichnung	Fachabteilungen insgesamt	Aufgestellte Betten	Nutzungsgrad der Betten	Fallzahl[a]	Durchschnittliche Verweildauer
	Anzahl		In %	Anzahl	In Tagen
Fachabteilungen insgesamt	–	476.924	71,2	17.202.131	7,2
Innere Medizin	991	100.301	70,9	4.905.685	5,3
Geriatrie	342	19.372	76,4	353.766	15,3
Kardiologie	264	18.370	73,7	1.064.749	4,6
Nephrologie	66	2.265	76,5	94.545	6,7
Hämatologie und internistische Onkologie	118	5.455	76,2	201.827	7,5
Endokrinologie	15	414	82,4	16.249	7,7
Gastroenterologie	162	8.444	76,9	440.604	5,4
Pneumologie	88	4.760	71,1	210.865	5,9
Rheumatologie	33	1.156	64,1	35.752	7,6
Pädiatrie	323	14.731	58,0	827.835	3,8

◨ **Tab. 26.7** (Fortsetzung)

Fachabteilungsbezeichnung	Fachab-teilungen insgesamt	Aufge-stellte Betten	Nutzungs-grad der Betten	Fallzahl[a]	Durch-schnittliche Verweildauer
	Anzahl		In %	Anzahl	In Tagen
Kinderkardiologie	22	483	63,0	18.317	6,1
Neonatologie	103	2.157	62,8	49.273	10,0
Kinderchirurgie	82	1.502	57,1	113.539	2,8
Lungen- und Bronchialheilkunde	15	1.154	68,2	43.247	6,6
Allgemeine Chirurgie	1.048	61.624	62,7	2.744.951	5,1
Unfallchirurgie	354	18.319	70,3	836.230	5,6
Neurochirurgie	186	6.656	71,3	252.975	6,8
Gefäßchirurgie	215	5.739	65,6	192.159	7,2
Plastische Chirurgie	149	2.088	62,3	92.445	5,1
Thoraxchirurgie	68	1.650	62,1	56.113	6,7
Herzchirurgie	69	4.277	68,6	133.814	8,0
Urologie	481	13.369	67,8	838.899	3,9
Orthopädie	383	19.283	61,8	733.693	5,9
Frauenheilkunde und Geburtshilfe	702	22.550	55,2	1.358.479	3,3
Geburtshilfe	75	2.200	66,2	160.805	3,3
Hals-, Nasen-, Ohrenheilkunde	516	7.361	57,3	488.826	3,2
Augenheilkunde	223	3.981	58,7	319.636	2,7
Neurologie	470	27.067	74,6	1.018.626	7,2
Allgemeine Psychiatrie	402	57.056	90,6	773.590	24,4
Kinder- und Jugendpsychiatrie	144	6.851	85,1	65.513	32,5
Psychosomatik/Psychotherapie	278	13.073	86,8	91.448	45,3
Nuklearmedizin	89	697	42,2	36.799	2,9
Strahlenheilkunde	139	2.201	61,5	59.929	8,2
Dermatologie	108	4.365	68,4	216.361	5,0
Zahn- und Kieferheilkunde, Mund- und Kieferchirurgie	169	1.821	60,2	100.051	4,0
Intensivmedizin	291	7.485	67,8	482.495	3,8
Sonstige Fachabteilung	313	6.647	70,0	310.898	5,5

[a] Die Fallzahl in der Zeile „Insgesamt" ist die einrichtungsbezogene Fallzahl (ohne interne Verlegungen), die fachabteilungsbezogenen Fallzahlen sind unter Berücksichtigung interner Verlegungen ermittelt.

Krankenhaus-Report 2025

weildauer in einer allgemeinen Fachabteilung variierte zwischen 2,7 Tagen in der Augenheilkunde und 15,3 Tagen in der Geriatrie. Ausgehend von einer durchschnittlichen Verweildauer von 7,2 Tagen über alle Fachabteilungen dauerte eine Behandlung in der Fachabteilung Psychosomatik/Psychotherapie mit 45,3 Tagen mehr als sechsmal so lange. Auch in den Fachabteilungen Kinder- und Jugendpsychiatrie und in der Allgemeinen Psychiatrie lag die durchschnittliche Verweildauer mit 32,5 und 24,4 Tagen deutlich über dem Durchschnittswert. Sehr unterschiedlich fällt auch der Nutzungsgrad der Betten nach Fachabteilungen aus: Innerhalb der allgemeinen Fachabteilungen reichte er von 42,2 % in der Nuklearmedizin bis zu 82,4 % in der Endokrinologie. In der Fachabteilung Allgemeine Psychiatrie war die Bettenauslastung mit 90,6 % am höchsten.

◘ Abb. 26.2 zeigte bereits deutliche Unterschiede in der Bettendichte nach Bundesländern. Eine genauere Analyse der Unterschiede ermöglicht eine zusätzliche Betrachtung der Bettendichte nach Fachabteilungen (◘ Tab. 26.8). In 17 von 36 ausgewiesenen Hauptfachabteilungen (ohne „Sonstige Fachabteilung") lag die Bettendichte in Bremen über dem Bundesdurchschnitt, in drei dieser Fachabteilungen verfügte Bremen im Vergleich zu den übrigen Bundesländern über die meisten Betten je 100.000 Einwohner.

In wesentlichen Bereichen, darunter Innere Medizin, Allgemeine Chirurgie, Frauenheilkunde und Geburtshilfe, Neurologie und Orthopädie, gab es in allen Bundesländern ein stationäres Versorgungsangebot. Allerdings gab es nicht in allen Fachrichtungen ein flächendeckendes stationäres Versorgungsangebot. Am geringsten war das Angebot in der Endokrinologie, für die nur neun von sechzehn Bundesländern Betten vorhielten.

26.3.3 Personal der Krankenhäuser

Am 31.12.2023 wurden gut 1,4 Mio. Beschäftigte in den Krankenhäusern gezählt, 35.539 Personen bzw. 2,6 % mehr als am 31.12.2022. 211.994 Beschäftigte waren als hauptamtliche Ärztinnen und Ärzte tätig; rund 1,2 Mio. Beschäftigte (darunter 118.240 Schüler/Schülerinnen und Auszubildende) waren dem nichtärztlichen Dienst zuzurechnen. Im Vergleich zum Vorjahr stieg die Zahl der hauptamtlichen Ärztinnen und Ärzte um 4.606 (+2,2 %) Beschäftigte, die Zahl der im nichtärztlichen Dienst tätigen Krankenhausmitarbeiterinnen und -mitarbeiter nahm um 30.933 (+2,6 %) Beschäftigte zu. 32,9 % des ärztlichen und 52,1 % des nichtärztlichen Personals sind teilzeit- oder geringfügig beschäftigt. Um den Auswirkungen unterschiedlicher Beschäftigungsmodelle (Vollzeit-, Teilzeit- oder geringfügige Beschäftigung sowie kurzfristige Beschäftigung) angemessen Rechnung zu tragen, wird zusätzlich zur Zahl der Beschäftigten am Erhebungsstichtag 31. Dezember des Jahres die Anzahl der Vollkräfte im Jahresdurchschnitt[20] (Vollzeitäquivalente) erhoben. Die Gesamtzahl der Vollkräfte erhöhte sich gegenüber 2022 um 21.656 bzw. 2,2 % auf 986.983 Vollkräfte, von denen 176.774 (17,9 %) im ärztlichen Dienst und 810.209 (82,1 %) im nichtärztlichen Dienst beschäftigt waren. 391.506 nichtärztliche Vollkräfte (48,3 %) wurden allein im Pflegedienst gezählt. Hier nahm die Zahl der Vollkräfte im Vergleich zum Vorjahr um 4,0 % zu.

Die Krankenhausstatistik liefert zudem Informationen über das Geschlecht und den Beschäftigungsumfang[21] der Beschäftigten. 47,1 % des hauptamtlichen ärztlichen Personals waren im Jahr 2023 Frauen (siehe

---

20 Zur Ermittlung der Vollkräfte im Jahresdurchschnitt werden die unterschiedlichen Beschäftigungsmodelle auf die volle jährliche tarifliche Arbeitszeit umgerechnet. Überstunden und Bereitschaftsdienste werden nicht in die Berechnung einbezogen.

21 Zum Nachweis des ärztlichen und des nichtärztlichen Personals der Krankenhäuser nach Beschäftigungsumfang (Vollzeit/Teilzeit, gestaffelt nach Wochenstunden/geringfügige Beschäftigung) und Geschlecht s. Statistischer Bericht zu den Grunddaten der Krankenhäuser 2023, Statistisches Bundesamt (Destatis); ▶ https://www.destatis.de/DE/Themen/Gesellschaft-Umwelt/Gesundheit/Krankenhaeuser/_inhalt.html#sprg234206.

Tab. 26.8 Bettendichte nach Ländern und Fachabteilungen 2023. (Quelle: Statistisches Bundesamt [Destatis] 2025)

Fachabteilungsbezeichnung	Deutschland	Baden-Württemberg	Bayern	Berlin	Brandenburg	Bremen	Hamburg	Hessen	Mecklenburg-Vorpommern	Niedersachsen	Nordrhein-Westfalen	Rheinland-Pfalz	Saarland	Sachsen	Sachsen-Anhalt	Schleswig-Holstein	Thüringen
Aufgestellte Betten je 100.000 Einwohner																	
Innere Medizin	467	556	535	581	600	676	544	125	498	620	559	669	605	638	526	710	
Geriatrie	119	97	96	57	110	100	47	123	119	118	138	158	120	135	170	104	197
Kardiologie	23	2	12	51	50	38	64	34	23	6	33	20	28	18	17	42	31
Nephrologie	22	14	27	33	21	25	41	15	22	21	29	8	40	19	14	16	3
Hämatologie und internistische Onkologie	3	2	4	6	3	4	7	2	3	2	3	1	7	1	1	1	–
Endokrinologie	6	6	6	12	9	18	11	5	6	6	8	1	11	4	3	6	–
Gastroenterologie	0	0	1	0	0	–	–	1	0	–	1	–	–	1	1	–	–
Pneumologie	10	9	16	24	5	5	26	5	10	9	11	6	–	7	4	3	–
Rheumatologie	6	6	6	12	5	8	7	3	6	4	7	3	5	3	7	9	–
Pädiatrie	1	0	2	5	3	4	0	1	1	0	2	0	3	0	3	1	4
Kinderkardiologie	17	16	15	11	20	17	14	14	17	15	20	17	22	24	26	13	26
Neonatologie	1	0	1	1	–	0	1	1	1	1	1	–	1	1	–	1	–
Kinderchirurgie	3	3	3	5	0	3	9	2	3	2	2	2	5	2	–	1	3
	2	1	2	2	1	3	5	2	2	1	2	1	1	3	1	1	2

Kapitel 26 · Statistische Krankenhausdaten: Grunddaten der Krankenhäuser 2023

Tab. 26.8 (Fortsetzung)

Fachabteilungsbezeichnung	Deutschland	Baden-Württemberg	Bayern	Berlin	Brandenburg	Bremen	Hamburg	Hessen	Mecklenburg-Vorpommern	Niedersachsen	Nordrhein-Westfalen	Rheinland-Pfalz	Saarland	Sachsen	Sachsen-Anhalt	Schleswig-Holstein	Thüringen
	Aufgestellte Betten je 100.000 Einwohner																
Lungen- und Bronchialheilkunde	1	–	1	–	3	–	4	2	1	1	3	–	–	2	–	0	–
Allgemeine Chirurgie	73	61	88	40	69	54	87	69	73	72	77	69	61	80	91	65	71
Unfallchirurgie	22	17	33	34	13	18	3	17	22	13	29	18	10	21	16	13	10
Neurochirurgie	8	5	9	8	6	10	10	7	8	9	8	7	10	8	12	8	7
Gefäßchirurgie	7	5	7	8	5	7	12	7	7	3	11	5	11	4	4	3	–
Plastische Chirurgie	2	2	3	6	2	2	4	2	2	2	3	3	2	2	4	2	–
Thoraxchirurgie	2	2	1	3	1	5	2	2	2	1	3	1	11	2	2	2	–
Herzchirurgie	5	4	5	5	5	8	9	5	5	7	5	4	–	6	7	3	5
Urologie	16	13	14	13	13	14	19	15	16	14	19	18	20	18	18	11	23
Orthopädie	23	19	1	20	33	52	43	18	23	23	24	32	48	29	24	29	73
Frauenheilkunde und Geburtshilfe	27	26	26	21	21	29	28	27	27	24	31	27	32	29	25	16	30
Geburtshilfe	3	3	2	6	2	10	6	2	3	2	2	1	–	4	3	5	2
Hals-, Nasen-, Ohrenheilkunde	9	8	8	8	8	17	13	7	9	8	9	9	10	10	11	6	12
Augenheilkunde	5	4	4	6	3	8	9	4	5	4	5	4	12	6	4	5	5
Neurologie	32	28	29	25	50	27	46	38	32	29	31	26	60	34	35	32	42
Allgemeine Psychiatrie	68	63	58	60	76	64	76	62	68	67	76	60	71	73	75	73	81

Tab. 26.8 (Fortsetzung)

Fachabteilungsbezeichnung	Deutschland	Baden-Württemberg	Bayern	Berlin	Brandenburg	Bremen	Hamburg	Hessen	Mecklenburg-Vorpommern	Niedersachsen	Nordrhein-Westfalen	Rheinland-Pfalz	Saarland	Sachsen	Sachsen-Anhalt	Schleswig-Holstein	Thüringen
	Aufgestellte Betten je 100.000 Einwohner																
Kinder- und Jugendpsychiatrie	8	7	6	7	10	7	12	9	8	9	7	7	7	10	17	9	15
Psychosomatik/Psychotherapie	15	18	38	6	10	4	10	21	15	14	4	12	10	4	11	27	12
Nuklearmedizin	1	1	1	1	1	1	0	0	1	1	1	1	2	1	1	0	2
Strahlenheilkunde	3	3	2	3	2	3	2	1	3	2	3	2	3	4	3	1	6
Dermatologie	5	4	6	5	3	8	6	4	5	4	5	2	4	7	6	4	11
Zahn- und Kieferheilkunde, Mund- und Kieferchirurgie	2	2	2	3	2	2	3	2	2	2	3	2	2	3	2	2	3
Intensivmedizin	9	8	9	22	10	20	12	5	9	1	2	18	33	25	11	2	26
Sonstige Fachabteilung	8	5	11	7	4	4	26	12	8	1	5	15	9	6	8	11	7

– = nichts vorhanden
Krankenhaus-Report 2025

Tab. 26.9); gegenüber 2013 stieg der Anteil um 1,4 Prozentpunkte. Mit steigender Hierarchiestufe nimmt der Frauenanteil an den Krankenhausärzten deutlich ab. Während zu Beginn der ärztlichen Laufbahn gut die Hälfte aller Assistenzarztstellen (55,3 %) von Frauen besetzt wurde, war es bei den Oberärzten noch ein Drittel (36,4 %) der Stellen. Der Frauenanteil an den leitenden Ärzten lag bei nur noch 16,2 %.

Deutlich verändert hat sich in den vergangenen zehn Jahren auch der Beschäftigungsumfang. 2013 waren 31,7 % der hauptamtlichen Ärztinnen teilzeit- oder geringfügig beschäftigt; 2023 waren es bereits 43,5 %. Bei ihren männlichen Kollegen nahm im gleichen Zeitraum der Anteil der teilzeit- oder geringfügig Beschäftigten von 10,5 auf 23,5 % zu. Insgesamt gab es 69.779 (32,9 %) hauptamtliche Ärztinnen und Ärzte, die 2023 in einem Teilzeitarbeitsverhältnis standen oder geringfügig beschäftigt waren.

Mit 1.083.370 Beschäftigten (ohne Schüler/Schülerinnen und Auszubildende, ohne Personal der Ausbildungsstätten und Personal ohne Funktionsbereich) war die Zahl der im nichtärztlichen Dienst tätigen Krankenhausmitarbeiter gut fünfmal so hoch wie die der Beschäftigten im ärztlichen Dienst. Die mit Abstand meisten nichtärztlichen Beschäftigten (528.323) waren im Pflegedienst tätig (48,8 %). An zweiter Stelle folgten der medizinisch-technische Dienst (z. B. Laboratoriums- und Radiologieassistentinnen und -assistenten, Krankengymnastinnen und -gymnasten) mit 20,5 % und der Funktionsdienst (z. B. Personal im Operationsdienst, in der Ambulanz und in Polikliniken) mit 13,6 %.

Der Frauenanteil beim nichtärztlichen Personal lag mit 80,2 % deutlich über dem Anteil weiblicher Beschäftigter beim ärztlichen Personal (47,1 %). Der Anteil teilzeit- und geringfügig Beschäftigter ist im nichtärztlichen Bereich im Vergleich zu den hauptamtlichen Ärztinnen und Ärzten gut anderthalbmal so hoch: 52,1 % im Jahr 2023. Zehn Jahre zuvor waren es 46,3 %.

Zusammenfassend gibt Abb. 26.5 einen Überblick über die Personalstruktur der Krankenhäuser auf der Grundlage der für 2023 ermittelten 986.983 Vollkräfte nach Beschäftigtengruppen.

Die Personalstruktur variierte je nach Krankenhausträger. Bei den Krankenhäusern privater Träger gehörten 18,5 % aller Vollkräfte dem ärztlichen Personal an, bei den öffentlichen Krankenhäusern waren dies lediglich 17,8 %. Der Anteil der im Pflegedienst tätigen Vollkräfte ist mit 46,8 % ebenfalls bei den privaten Krankenhäusern am höchsten, gefolgt von den freigemeinnützigen Krankenhäusern mit 42,6 %, bei den öffentlichen Krankenhäusern liegt der Anteil der im Pflegedienst beschäftigten Vollkräfte bei nur 36,2 % (siehe auch Zusatztabelle 26.c im Internetportal ▶ https://doi.org/10.1007/978-3-662-70947-4_26).

Seit 2009 wird zusätzlich zu den Vollkräften mit direktem Beschäftigungsverhältnis beim Krankenhaus die Zahl der Vollkräfte ohne direktes Beschäftigungsverhältnis beim Krankenhaus erhoben. Im Jahr 2023 handelte es sich hierbei um 35.940 Vollkräfte, davon 3.184 im ärztlichen Dienst und 32.756 im nichtärztlichen Dienst Beschäftigte, die z. B. im Personal-Leasing-Verfahren eingesetzt wurden. Entscheidend ist, dass die Leistung vom Krankenhaus erbracht wird[22] und dazu das Personal etwa durch Zeitarbeitnehmerinnen und -arbeitnehmer verstärkt wird. Beim ärztlichen Personal ohne direktes Beschäftigungsverhältnis kann es sich um Honorarkräfte oder um Ärztinnen und Ärzte handeln, die über (konzerninterne) Personalgesellschaften im Krankenhaus eingesetzt werden. Beim nichtärztlichen Personal ohne direktes Beschäftigungsverhältnis spielen sowohl konzerninterne Personalgesellschaften als auch Zeitarbeit eine Rolle.

---

[22] Personal einer Fremdfirma, die z. B. die Reinigung übernommen hat, wird nicht erfasst; hier gehört die („outgesourcte") Reinigung nicht mehr zu den Leistungen des Krankenhauses.

◘ **Tab. 26.9** Frauen- und Teilzeitanteil 2013–2023. (Quelle: Statistisches Bundesamt [Destatis] 2025)

Jahr	Hauptamtliche Ärzte[a]						Nichtärztliches Personal[b]					
	Insgesamt	Darunter Frauen	Frauenanteil	Teilzeitanteil[c]	Teilzeitbeschäftigte insgesamt[c]	Darunter Frauen	Insgesamt	Darunter Frauen	Frauenanteil	Teilzeitanteil[c]	Teilzeitbeschäftigte insgesamt[c]	Darunter Frauen
	Anzahl		In %		Anzahl		Anzahl		In %		Anzahl	
2013	164.720	75.278	45,7	20,2	33.279	23.900	919.650	744.974	81,0	46,3	425.938	391.752
2014	169.528	78.205	46,1	21,3	36.122	25.709	928.355	752.952	81,1	46,7	433.691	398.715
2015	174.391	80.612	46,2	22,3	38.922	27.232	937.099	760.712	81,2	47,2	442.682	406.310
2016	180.372	83.790	46,5	23,7	42.696	29.371	952.659	772.945	81,1	47,8	455.008	416.813
2017	186.021	86.130	46,3	25,1	46.626	31.463	967.439	783.791	81,0	48,3	467.177	426.577
2018	191.122	88.723	46,4	26,8	51.164	34.079	984.257	794.710	80,7	49,5	487.133	442.365
2019	196.470	91.513	46,6	27,8	54.544	35.923	1.006.173	809.601	80,5	49,6	498.944	451.053
2020	200.565	93.450	46,6	28,9	57.864	37.469	1.037.400	834.724	80,5	50,2	520.960	469.221
2021	203.286	95.243	46,9	30,3	61.535	39.359	1.049.990	844.089	80,4	51,2	537.362	481.986
2022	207.388	97.717	47,1	31,8	65.973	41.611	1.065.461	855.433	80,3	51,8	552.387	493.296
2023	211.994	99.890	47,1	32,9	69.779	43.442	1.092.632	875.960	80,2	52,1	569.346	507.594

[a] Ohne Zahnärzte, ab 2018 einschl. Zahnärzte.
[b] Ohne Auszubildende und Personal der Ausbildungsstätten, ab 2018 ohne Auszubildende.
[c] Teilzeit- und geringfügig Beschäftigte.

Krankenhaus-Report 2025

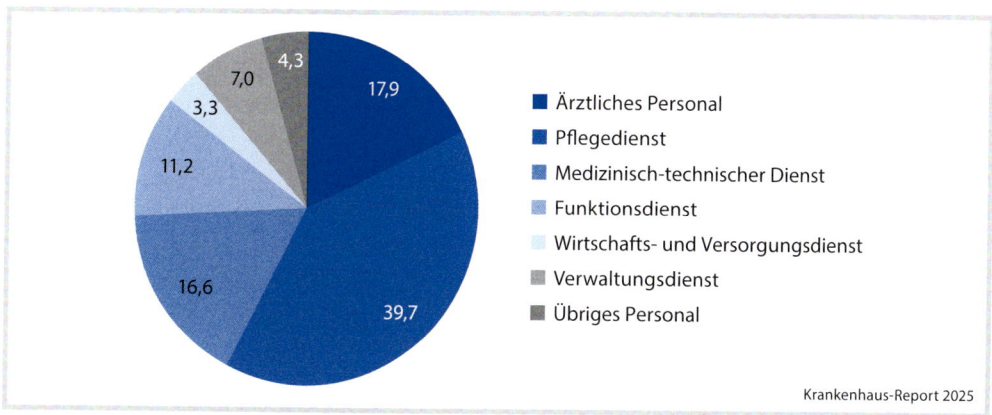

Abb. 26.5 Personalstruktur der Krankenhäuser 2023 (Vollkräfte, Angaben in %)

26.4 Die Inanspruchnahme von Krankenhausleistungen

Die Behandlungsformen im Krankenhaus sind vielfältig und gehen weit über die klassische vollstationäre, d. h. ganztägige Behandlung hinaus. Auch teil-, vor- und nachstationär erbrachte Leistungen sowie ambulante Operationen nach § 115b Fünftes Buch Sozialgesetzbuch (SGB V) werden seit 2002 erhoben. Ab dem Berichtsjahr 2018 ist das Erhebungsspektrum in Bezug auf die von den Krankenhäusern erbrachten ambulanten Leistungen umfassend erweitert worden. Erfasst wird die Anzahl der Einrichtungen sowie die Anzahl der Fälle, die im Rahmen einer Spezialfachärztlichen Versorgung sowie durch die in Krankenhäusern angesiedelten Ambulanzen nach den Vorschriften des SGB V behandelt werden. Die ineinandergreifenden Behandlungsformen werden in der Krankenhausstatistik in unterschiedlicher Tiefe abgebildet, wobei der herkömmlichen vollstationären Behandlung das Hauptinteresse gilt. Im Jahr 2023 lag die Zahl der Krankenhausbehandlungen mit 17,2 Mio. weiterhin deutlich (−11,4 %) unter dem Vor-Corona-Niveau des Jahres 2019 von 19,4 Mio. Der Rückgang betraf alle in Krankenhäusern angebotenen Behandlungsformen (vollstationäre, teil-, vor- und nachstationäre sowie ambulante Behandlungen).

26.4.1 Vollstationäre Behandlungen

Gut 17,2 Mio. vollstationär behandelte Patienten[23] wurden im Berichtsjahr 2023 gezählt. Das waren knapp 400.000 Fälle (2,4 %) mehr als im Jahr 2022. Die Summe der 2023 erbrachten vollstationären Berechnungs- und Belegungstage[24] lag um rund 2,8 Mio. oder 2,4 % über dem Vorjahresergebnis. Ein Krankenhausaufenthalt dauerte auch im Jahr 2023

---

23 Die Fallzahl in den Grunddaten der Krankenhäuser ermittelt sich aus der Summe der vollstationären Aufnahmen (Patientenzugang) und der Summe der Entlassungen aus vollstationärer Behandlung einschließlich der Sterbefälle (Patientenabgang) im Berichtsjahr, dividiert durch 2.

24 Berechnungstage sind die Tage, für die tagesgleiche Pflegesätze (Basispflegesatz, Abteilungspflegesatz oder teilstationäre Pflegesätze) in Rechnung gestellt (berechnet) werden. Unter einem Belegungstag wird ein Tag verstanden, an dem ein aufgestelltes Bett von einer Patientin bzw. einem Patienten vollstationär belegt wurde. Innerhalb des pauschalierenden Entgeltsystems ist der Belegungstag das Äquivalent zum Begriff des Berechnungstages innerhalb der Bundespflegesatzverordnung.

durchschnittlich 7,2 Tage[25]. Gegenüber 2013 (7,5 Tage) ist die Dauer des Krankenhausaufenthalts um knapp einen halben Tag zurückgegangen.

26.4.2 Teil-, vor- und nachstationäre Behandlungen

Um der zunehmenden Bedeutung von nicht rein vollstationären Behandlungsformen in Krankenhäusern gerecht zu werden, werden seit 2002 neben den vollstationären Behandlungen auch einzelne Merkmale im Bereich der teil-, vor- und nachstationären Behandlungen in der Krankenhausstatistik detaillierter erfasst.[26]

Unter einer teilstationären Behandlung versteht man eine Krankenhausleistung, die eine regelmäßige Verweildauer im Krankenhaus von weniger als 24 h erfordert. Sie wird vorwiegend in einer von insgesamt 66 reinen Tages- oder Nachtkliniken angeboten. Die Patientinnen und Patienten verbringen dabei nur den entsprechenden Tagesabschnitt mit der ärztlichen Behandlung in der Klinik, die restliche Zeit aber außerhalb des Krankenhauses. 2023 wurden in den Krankenhäusern rund 717.000 teilstationäre Behandlungen[27] durchgeführt, 7,7 % mehr als im Jahr zuvor. Die meisten Fälle (179.487) wurden in der Fachabteilung Allgemeine Psychiatrie gezählt, gefolgt von 103.466 in der Inneren Medizin behandelten Fällen.

Vorstationäre Behandlungen werden im Vorfeld einer anstehenden vollstationären Behandlung erbracht, z. B. für Voruntersuchungen. In diesem Bereich wurden im Jahr 2023 gut 5,4 Mio. Behandlungsfälle gezählt, gut 147.500 bzw. 2,6 % weniger als 2022. Annähernd jede vierte Behandlung dieser Art (23,4 %) wurde 2023 in der Fachabteilung Allgemeine Chirurgie durchgeführt, in der Inneren Medizin wurden 15,0 % aller vorstationären Behandlungen gezählt.

Nachstationäre Behandlungen finden im Anschluss an einen vollstationären Krankenhausaufenthalt statt. Ihre Zahl lag im Jahr 2023 bei rund 981.500 Behandlungen. Das waren im Vergleich zum Vorjahr 5,7 % mehr. Die meisten dieser Behandlungen erfolgten in der Allgemeinen Chirurgie (23,7 %), weitere 10,7 % in der Fachabteilung Frauenheilkunde und Geburtshilfe und 10,2 % in der Fachabteilung Hals-Nasen-Ohrenheilkunde.

Zusammengenommen erweiterten die genannten Behandlungsformen das Leistungsvolumen der Krankenhäuser im Jahr 2023 um gut 7,1 Mio. Behandlungsfälle.

26.4.3 Ambulante Leistungen

Seit 2002 wird die Anzahl ambulanter Operationen und stationsersetzender Eingriffe nach § 115b Fünftes Buch Sozialgesetzbuch (SGB V) erfasst. Der Umfang, in dem Krankenhäuser zur Durchführung dieser Art von Eingriffen zugelassen sind, ist in einem vom GKV-Spitzenverband, der Deutschen Krankenhausgesellschaft oder den Bundesverbänden der Krankenhausträger gemeinsam und der Kassenärztlichen Bundesvereinigung vereinbarten Katalog geregelt.

---

25 Die durchschnittliche Verweildauer ergibt sich als Quotient aus der Summe der Berechnungs- bzw. Belegungstage und der Fallzahl.

26 Vor Inkrafttreten der Ersten Novellierung der KHStatV wurde lediglich die Anzahl der aus teilstationärer Behandlung entlassenen Patientinnen und Patienten erhoben.

27 Die Fallzählung (Anzahl der Behandlungen) hängt von der Art der Abrechnung teilstationärer Leistungen ab: Sind für teilstationäre Leistungen, die über Entgelte nach § 6 Abs. 1 KHEntgG (Krankenhausentgeltgesetz) abgerechnet werden, fallbezogene Entgelte vereinbart worden, zählt jede abgerechnete Patientin/jeder abgerechnete Patient als ein Fall; sind dagegen tagesbezogene Entgelte vereinbart worden, werden Patientinnen und Patienten, die wegen derselben Erkrankung mehrfach teilstationär behandelt wurden, je Quartal als ein Fall gezählt. Die Quartalszählung ist auch anzuwenden bei teilstationären Leistungen nach § 13 Abs. 1 BPflV (Bundespflegesatzverordnung), die mit einem gesonderten Pflegesatz abgerechnet werden.

Tab. 26.10 Behandlungsformen 2023. (Quelle: Statistisches Bundesamt [Destatis] 2025)

Jahr	Behandlungsfälle				Ambulante Operationen[a]
	Vollstationär	Teilstationär	Vorstationär	Nachstationär	
	Anzahl				
2012	18.620.442	734.263	4.092.333	988.307	1.867.934
2013	18.787.168	724.685	4.336.205	993.593	1.897.483
2014	19.148.626	743.561	4.581.160	1.031.277	1.953.727
2015	19.239.574	764.745	4.656.886	1.057.015	1.978.783
2016	19.532.779	773.807	4.670.177	1.075.006	1.962.051
2017	19.442.810	790.947	4.684.575	1.070.750	1.970.516
2018	19.392.466	781.743	4.900.300	1.083.987	1.856.157
2019	19.415.555	787.595	4.992.463	1.090.660	1.886.544
2020	16.793.962	649.162	4.527.585	945.235	1.698.310
2021	16.742.344	624.389	5.222.024	952.315	1.750.922
2022	16.802.693	665.869	5.571.440	928.825	1.898.050
2023	17.202.131	717.012	5.423.908	981.467	2.170.462
Vergleichsjahr	Veränderung in %				
2022	2,4	7,7	−2,6	5,7	14,4
2013	−7,6	−2,3	32,5	−0,7	16,2

[a] Ambulante Operationen und stationsersetzende Eingriffe nach § 115b SGB V.
Krankenhaus-Report 2025

Annähernd 2,2 Mio. ambulante Operationen und stationsersetzende Eingriffe wurden im Jahr 2023 in Krankenhäusern durchgeführt, 14,4 % mehr als im Vorjahr (Tab. 26.10).

Darüber hinaus werden seit 2018 weitere ambulante Leistungen[28] der Krankenhäuser erhoben. Im Jahr 2023 wurden rund 705.500 Fälle gezählt, die eine spezialfachärztliche Versorgung nach § 116b SGB V als ambulante Leistung im Krankenhaus erhalten haben, sowie 9,5 Mio. Fälle, die in einer Krankenhausambulanz behandelt wurden. Allein in Hochschulambulanzen wurden gut 5,8 Mio. Fälle versorgt, in Psychiatrischen bzw. Psychosomatischen Institutsambulanzen waren es 3,0 Mio. Fälle.

---

28 Eine ausführliche Darstellung der ambulanten Leistungen (nach Einrichtungstypen und nach Bundesländern) enthält der Statistische Bericht Grunddaten der Krankenhäuser 2023 (▶ https://www.destatis.de/DE/Themen/Gesellschaft-Umwelt/Gesundheit/Krankenhaeuser/_inhalt.html#sprg234206).

Open Access Dieses Kapitel wird unter der Creative Commons Namensnennung 4.0 International Lizenz (http://creativecommons.org/licenses/by/4.0/deed.de) veröffentlicht, welche die Nutzung, Vervielfältigung, Bearbeitung, Verbreitung und Wiedergabe in jeglichem Medium und Format erlaubt, sofern Sie den/die ursprünglichen Autor(en) und die Quelle ordnungsgemäß nennen, einen Link zur Creative Commons Lizenz beifügen und angeben, ob Änderungen vorgenommen wurden.

Die in diesem Kapitel enthaltenen Bilder und sonstiges Drittmaterial unterliegen ebenfalls der genannten Creative Commons Lizenz, sofern sich aus der Abbildungslegende nichts anderes ergibt. Sofern das betreffende Material nicht unter der genannten Creative Commons Lizenz steht und die betreffende Handlung nicht nach gesetzlichen Vorschriften erlaubt ist, ist für die oben aufgeführten Weiterverwendungen des Materials die Einwilligung des jeweiligen Rechteinhabers einzuholen.

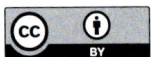

Statistische Krankenhausdaten: Diagnosedaten der Krankenhauspatienten 2023

Sophia Behrens

Inhaltsverzeichnis

27.1 Vorbemerkung – 469

27.2 Kennzahlen der Krankenhauspatienten – 470

27.3 Strukturdaten der Krankenhauspatienten – 473
27.3.1 Alters- und Geschlechtsstruktur der Patienten – 473
27.3.2 Verweildauer der Patienten – 475
27.3.3 Regionale Verteilung der Patienten – 476

27.4 Struktur der Hauptdiagnosen der Krankenhauspatienten – 479
27.4.1 Diagnosen der Patienten – 479
27.4.2 Diagnosen nach Alter und Geschlecht – 482
27.4.3 Verweildauer bei ausgewählten Diagnosen – 489
27.4.4 Regionale Verteilung der Diagnosen – 491

© Der/die Autor(en) 2025
J. Klauber et al. (Hrsg.), *Krankenhaus-Report 2025*, https://doi.org/10.1007/978-3-662-70947-4_27

27.5 Entwicklung ausgewählter Diagnosen 2018 bis 2023 – 494

27.6 Ergebnisse der DRG-Statistik zu Covid-19-Pandemie – 497

27.7 Ausblick – 499

Kapitel 27 · Statistische Diagnosedaten der Krankenhauspatienten 2023

▶▶ Zusammenfassung

Die Diagnosen der Krankenhauspatienten bilden das gesamte vollstationäre Geschehen in den deutschen Krankenhäusern ab. Dieser Beitrag beschreibt die Ergebnisse der Diagnosedaten der Krankenhauspatienten für das Jahr 2023. Diese amtliche Statistik wird seit 1993 jährlich als Vollerhebung durchgeführt, alle Krankenhäuser in Deutschland sind auskunftspflichtig. Erfasst werden alle Patienten, die im Berichtsjahr aus der vollstationären Behandlung eines Krankenhauses entlassen werden. Im Jahr 2023 waren es knapp 17,6 Mio. Patienten, damit ist die Fallzahl im Vorjahresvergleich leicht angestiegen. Die Ergebnisse der Diagnosen werden nach wichtigen Indikatoren wie Hauptdiagnosen, Alter, Geschlecht und Verweildauer dargestellt. Aufgrund geschlechts- und altersspezifischer Morbiditätshäufigkeiten werden die Ergebnisse teilweise standardisiert und so um den demographischen Effekt bereinigt. Dadurch sind bevölkerungsunabhängige Aussagen möglich.

The hospital diagnosis statistics reflect all inpatient cases in Germany. This article describes the 2023 results. These official statistics are carried out annually since 1993 and include all hospitals in Germany. Hospitals are required to disclose information. The data cover all inpatients discharged from hospital in the respective year. In 2023, about 17,6 million patients were treated in hospitals. Compared to the previous year, the numbers of patients have increased slightly. The diagnosis data are described by key indicators such as main diagnosis, age, sex and average length of stay. Due to gender and age specific morbidity frequencies, some of the data are standardised and thus adjusted for demographic effects which allows statements independent of the actual age and sex structure of the population.

27.1 Vorbemerkung

In diesem Beitrag werden vornehmlich die Ergebnisse der Krankenhausdiagnosestatistik des Berichtsjahres 2023 vorgestellt und am Ende durch Angaben aus der Fallpauschalenbezogenen Krankenhausstatistik (DRG-Statistik) mit einem speziellen Blick auf die Auswirkungen der Corona-bedingten Aufenthalte in Krankenhäusern ergänzt. Die Diagnosestatistik ist ein Baustein der vierteiligen Krankenhausstatistik des Statistischen Bundesamtes. Über diese Statistik hinaus werden auch die Grunddaten der Krankenhäuser (Betten, Personal, Ausstattung, etc.), die Kosten (Personal-, Sachkosten, etc.) sowie die DRG-Statistik erfasst. Zusätzlich werden seit 2003 auch die Diagnosedaten von Vorsorge- oder Rehabilitationseinrichtungen mit mehr als 100 Betten erhoben.

Im Rahmen der Diagnosestatistik werden alle im Laufe des Berichtsjahres aus dem Krankenhaus entlassenen vollstationären Patientinnen und Patienten[1] sowie die im Krankenhaus Verstorbenen erfasst. Bei mehrfach im Berichtsjahr vollstationär behandelten Patienten wird jeder Krankenhausaufenthalt als ein Fall nachgewiesen (Fallzahlenstatistik). Nicht nachgewiesen werden die vor- und nachstationären, teilstationären und ambulanten Behandlungsfälle. Die Angaben zur Diagnosestatistik entnehmen die Krankenhäuser der vorhandenen Patientendokumentation.

Um bevölkerungsunabhängige Vergleiche anstellen zu können, werden die Ergebnisse der Diagnosestatistik teilweise alters- und geschlechtsstandardisiert. Mit Hilfe der Standardisierung werden die Ergebnisse um den demographischen Effekt bereinigt. Dies erlaubt bevölkerungsunabhängige intertemporale und interregionale Vergleiche zwischen strukturell verschiedenen Gesamtheiten. Dadurch können Veränderungen beim Auftreten bestimm-

---

1 Die Begriffe „Behandlungsfälle" und „Patienten" werden im Folgenden anstelle der korrekten Bezeichnung „aus der vollstationären Behandlung eines Krankenhauses entlassene Patientinnen und Patienten (einschl. Sterbe- und Stundenfälle)" verwendet.

ter Krankheiten aus rein epidemiologischer Sicht beurteilt werden, ohne dass die Ergebnisse durch sich verändernde Bevölkerungsstrukturen verzerrt werden. Genauer: Mit dieser Methode kann gezeigt werden, ob sich das Risiko jedes Einzelnen, an einer bestimmten Krankheit zu erkranken, erhöht hat oder nicht. Beispiel: Wenn im Vergleich zu 1995 heute mehr Menschen in Deutschland über 80 Jahre alt sind, treten in dieser Altersklasse entsprechend mehr Krankheitsfälle auf.[2] Trotz der höheren Zahlen bedeutet dies nicht, dass sich das Risiko des Einzelnen zu erkranken erhöht hat.

27.2 Kennzahlen der Krankenhauspatienten

Hervorzuheben ist, dass der leichte Anstieg der Behandlungszahlen durch den Einfluss der demographischen Entwicklungen bestimmt wurde. Dies lässt sich anhand der standardisierten Raten[3] ablesen, die trotz des leichten Anstiegs der Behandlungszahlen weiter gesunken sind: So betrug die altersstandardisierte Rate im Jahr 2000 noch 22.392 Fälle je 100.000 Einwohner, ist bis 2019 auf 22.766 Fälle angestiegen und liegt mit 19.728 Fällen im Jahr 2023 weiterhin unter dem Wert im Jahr 2000. Die standardisierte Rate der männlichen Patienten sank in diesem Zeitraum (2000 zu 2023) um −12,2 % und die der Frauen um −12,7 %.

Zu beachten ist hierbei, dass ein direkter Vergleich zwischen Männern und Frauen nur bedingt möglich ist, da Frauen von Natur aus wegen Schwangerschaft und Geburt häufiger im Krankenhaus behandelt werden.

Ein weiterer wichtiger Indikator für Aspekte wie mögliche Einsparpotenziale und Effizienz in Krankenhäusern ist die Verweildauer. Sie wird gleichermaßen als Ansatzpunkt für die Qualität der stationären Versorgung genutzt. Insbesondere die Notwendigkeit, die Kosten zu reduzieren, hat in den Vorjahren dazu geführt, dass die Patienten immer kürzer in den Krankenhäusern verweilen. Waren es im Jahr 2000 noch fast 10 Tage (9,7 Tage), ist diese Zahl kontinuierlich auf 7,3 Tage im Jahr 2017 gesunken. Seitdem sinkt sie nur noch langsam und erreicht in den Jahren seit 2019 mit 7,2 Tagen den niedrigsten Wert. Eine weitere Senkung der Verweildauer scheint damit unwahrscheinlich, sofern sich die Rahmenbedingungen nicht ändern.

Darüber hinaus ist es sinnvoll, ein weiteres Indiz für mögliche Einsparpotenziale heranzuziehen. Die Entwicklung der Anzahl der Kurzlieger (1 bis 3 Tage im Krankenhaus) war lange eng mit der Entwicklung der Verweildauer verknüpft, da sie einen konträren Verlauf aufwies. Das bedeutet, dass die Anzahl der Kurzlieger automatisch gestiegen ist, wenn die Verweildauer gesunken ist. Da die Verweildauer stagniert, verläuft die Entwicklung der Anzahl der Kurzlieger nun unabhängig davon. Sie ist absolut zwischen 2019 und 2020 um 1 Mio. Fälle gesunken und seitdem leicht auf 8,3 Mio. Fälle gestiegen (◉ Tab. 27.1).

Die Auswirkungen der Covid-19-Pandemie prägen nach wie vor die Zahl der Behandlungen in den stationären Einrichtungen in Deutschland. Während sie bis zum Berichtsjahr 2019 kontinuierlich auf 19,9 Mio. Fälle angestiegen sind, sind sie im ersten Jahr der Corona-Pandemie um 13 % auf 17,3 Mio. Fälle und anschließend auf 17,2 Mio. Fälle gesunken. Im Berichtsjahr 2022 gab es im Vergleich zum Vorjahr wieder einen Anstieg der Behandlungszahlen, dieser fiel jedoch mit 0,3 % bzw. 48.036 Fällen äußerst moderat aus. 2023 stieg die Fallzahl um 391.540 Fälle (2,3 %) an. Es handelt sich hierbei um alle Krankenhausfälle inklusive Sterbe- und Stundenfälle einschließlich gesunder Neugeborener.

---

2 Vgl. zum Standardisierungsverfahren in der Diagnosestatistik: Rolland S, Rosenow C. Diagnosedaten der Krankenhauspatientinnen und -patienten 2000 (2004) In: Klauber J, Robra BP, Schellschmidt H (Hrsg) Krankenhaus-Report 2003. Schattauer, Stuttgart, S 365 ff.

3 Standardisiert mit der Standardbevölkerung „Zensus 2011", ohne Patienten mit Wohnsitz im Ausland, unbekanntem Geschlecht und unbekanntem Alter.

Kapitel 27 · Statistische Diagnosedaten der Krankenhauspatienten 2023

Tab. 27.1 Kennzahlen der Patienten im Überblick, 2023. (Quelle: Statistisches Bundesamt)

Gegenstand der Nachweisung	2023	2022	2021	2020	2019	2018	2000	Veränderung 2023 zu (In %)					
								2022	2021	2020	2019	2018	2000
Behandlungsfälle insgesamt[a]	**17.597.125**	**17.205.585**	**17.157.549**	**17.265.142**	**19.855.784**	**19.808.687**	**17.187.527**	**2,3**	**2,6**	**1,9**	**−11,4**	**−11,2**	**2,4**
– Männer	8.479.959	8.309.264	8.232.341	8.322.422	9.535.870	9.486.268	7.755.158	2,1	3,0	1,9	−11,1	−10,6	9,3
– Frauen	9.117.164	8.896.316	8.925.204	8.942.702	10.319.847	10.322.410	9.432.186	2,5	2,2	2,0	−11,7	−11,7	−3,3
Behandlungsfälle ohne Personen mit ausländischem/unbekanntem Wohnort, unbekanntem Geschlecht und unbekanntem Alter	**17.522.946**	**17.132.408**	**17.095.256**	**17.200.539**	**19.758.418**	**19.701.560**	**17.109.619**	**2,3**	**2,5**	**1,9**	**−11,3**	**−11,1**	**2,4**
– Männer	8.435.443	8.264.725	8.193.677	8.283.048	9.478.367	9.424.283	7.713.931	2,1	3,0	1,8	−11,0	−10,5	9,4
– Frauen	9.087.503	8.867.683	8.901.579	8.917.491	10.280.051	10.277.277	9.395.688	2,5	2,1	1,9	−11,6	−11,6	−3,3
Behandlungsfälle je 100.000 Einwohner[c]	**20.734**	**20.445**	**20.548**	**20.683**	**23.779**	**23.764**	**20.818**	**1,4**	**0,9**	**0,2**	**−12,8**	**−12,8**	**−0,4**
– Männer	20.243	20.005	19.962	20.187	23.117	23.039	19.229	1,2	1,4	0,3	−12,4	−12,1	5,3
– Frauen	21.211	20.872	21.119	21.167	24.424	24.469	22.333	1,6	0,4	0,2	−13,2	−13,3	−5,0
Behandlungsfälle je 100.000 Einwohner (standardisiert)[b, c]	**19.728**	**19.386**	**19.508**	**19.700**	**22.766**	**22.864**	**22.392**	**1,8**	**1,1**	**0,1**	**−13,3**	**−13,7**	**−11,9**
– Männer	18.941	18.646	18.657	18.954	21.852	21.928	21.571	1,6	1,5	−0,1	−13,3	−13,6	−12,2
– Frauen	20.435	20.043	20.285	20.372	23.600	23.729	23.399	2,0	0,7	0,3	−13,4	−13,9	−12,7
Durchschnittsalter der Patienten (in Jahren)	56,6	56,1	55,6	55,8	55,6	55,3	51,3	0,9	1,8	1,4	1,8	2,4	10,4
– Männer	56,9	56,4	56,0	56,2	55,7	55,3	50,3	0,8	1,5	1,3	2,1	2,9	13,2
– Frauen	56,4	55,8	55,3	55,5	55,6	55,3	52,2	1,1	2,0	1,5	1,4	2,0	8,1

Tab. 27.1 (Fortsetzung)

Gegenstand der Nachweisung	2023	2022	2021	2020	2019	2018	2000	Veränderung 2023 zu In %					
								2022	2021	2020	2019	2018	2000
Altersspezifische Rate je 100.000 Einwohner[c]													
– unter 15 Jahre	13.418	13.809	13.804	13.634	15.916	16.210	11.749	–2,8	–2,8	–1,6	–15,7	–17,2	14,2
– 15 bis unter 45 Jahre	11.537	12.201	12.201	12.102	13.917	14.094	14.147	–1,4	–5,4	–4,7	–17,1	–18,1	–18,5
– 45 bis unter 65 Jahre	17.753	17.311	17.649	17.796	20.340	20.207	21.880	2,6	0,6	–0,2	–12,7	–12,1	–18,9
– 65 bis unter 85 Jahre	40.016	38.918	38.489	39.500	45.843	45.719	42.782	2,8	4,0	1,3	–12,7	–12,5	–6,5
– 85 Jahre und mehr	65.746	64.738	62.821	63.958	73.884	74.154	59.981	1,6	4,7	2,8	–11,0	–11,3	9,6
Durchschnittliche Verweildauer (in Tagen)	7,2	7,2	7,2	7,2	7,2	7,3	9,7	0,1	0,1	0,2	0,3	–1,0	–25,5
Stundenfälle innerhalb eines Tages	339.032	368.096	416.209	439.958	522.533	543.869	777.404	–7,9	–18,5	–22,9	–35,1	–37,7	–56,4
Kurzlieger (1 bis 3 Tage)	8.315.400	8.148.193	7.992.915	7.916.752	8.917.196	8.735.426	4.710.656	2,1	4,0	5,0	–6,7	–4,8	76,5
Sterbefälle	441.557	457.743	447.473	424.635	427.199	437.398	399.413	–3,5	–1,3	4,0	3,4	1,0	10,6
Erfassungsgrad (in %)	99,4	99,2	99,2	99,5	99,4	99,8	99,6	0,2	0,2	–0,1	0,0	–0,4	–0,2

[a] Behandlungsfälle einschließlich der Patienten mit unbekanntem Geschlecht. Ab 2004 einschl. gesunde Neugeborene.
[b] Standardisiert mit der Standardbevölkerung „Deutschland 2011".
[c] Ab dem Berichtsjahr 2000 ohne Patientinnen/Patienten mit ausländischem Wohnort, unbekanntem Wohnort, unbekanntem Alter und unbekanntem Geschlecht. Ab 2011 mit der Durchschnittsbevölkerung auf Grundlage des Zensus 2011 berechnet, bis 2010 mit der Durchschnittsbevölkerung auf Basis früherer Zählungen. Abweichungen zwischen der Summe der Einzelwerte und der ausgewiesenen Summen sowie den Bundesländer und des Bundesergebnisses ergeben sich aus Rundungsdifferenzen.

Krankenhaus-Report 2025

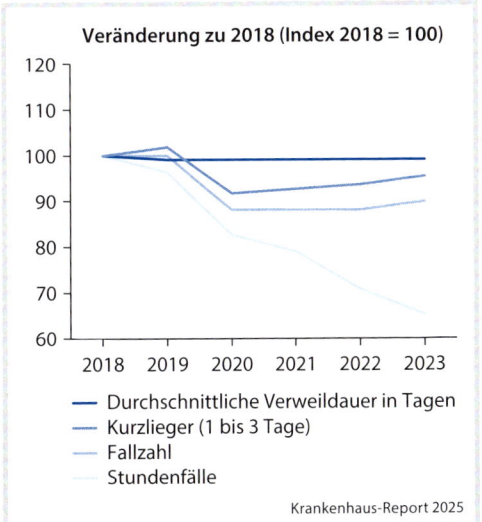

☐ **Abb. 27.1** Kennzahlen im Zeitvergleich 2018–2023 (Index 2018 = 100). (Quelle: Statistisches Bundesamt)

Diese Entwicklung betrifft sowohl männliche als auch weibliche Patienten und beeinflusst damit auch die Anzahl der Fälle je 100.000 Einwohner: Diese ist zwischen 2019 und 2023 um 3.045 Fälle auf 20.734 Fälle je 100.000 Einwohner gesunken, wobei es im Vergleich zum Vorjahr bei den Männern einen Anstieg um 1,2 % und bei den Frauen um einen Anstieg um 1,6 % gab.

Über die Jahre hinweg betrachtet zeigt sich bedingt durch die Corona-Pandemie ein uneinheitliches Bild: Die Anzahl der Behandlungsfälle ist bis zum Beginn der Pandemie angestiegen und bewegt sich aktuell noch auf dem deutlich niedrigeren Niveau als während der Pandemie. Die Verweildauer konnte im fünften Jahr hintereinander auf einem sehr niedrigen Niveau gehalten werden. Es ist zu vermuten, dass diese Entwicklungen direkte Auswirkungen auf den ambulanten Sektor haben, beispielsweise in Form einer Verschiebung dorthin. In welchem Maße dies geschieht, kann an dieser Stelle nicht geklärt werden (vgl. ☐ Abb. 27.1).

27.3 Strukturdaten der Krankenhauspatienten

Sowohl in den Grunddaten und der DRG-Statistik als auch in der Diagnosestatistik wird die Anzahl der entlassenen Patientinnen und Patienten ermittelt. Alle Statistiken werden unabhängig voneinander erhoben. Im direkten Vergleich der Diagnosestatistik mit den Grunddaten hat sich gezeigt, dass es eine unwesentliche Untererfassung in der Diagnosestatistik gibt (2023:99,4 %).

27.3.1 Alters- und Geschlechtsstruktur der Patienten

Im Jahr 2023 waren von den knapp 17,6 Mio. Behandlungsfällen 8,5 Mio. männlichen und 9,1 Mio. weiblichen Geschlechts. Die Männer haben demnach einen Anteil von 48,2 % und die Frauen von 51,8 %. Bezogen auf die Behandlungsfälle je 100.000 Einwohner (rohe Rate) wurden durchschnittlich 20.243 Männer und 21.211 Frauen je 100.000 Einwohner stationär in den Krankenhäusern behandelt. Zusammengenommen wurden 20.734 Personen je 100.000 Einwohner im Krankenhaus als Behandlungsfall gezählt. Dies sind 289 Fälle je 100.000 Einwohner bzw. 1,4 % mehr als noch im Vorjahr.

Das Durchschnittsalter der Patienten hat sich weiter erhöht; im Jahr 2023 lag es bei 56,6 Jahren. Das durchschnittliche Alter der Männer betrug 56,9 Jahre und das der Frauen 56,4 Jahre. Es liegt in der Natur der Sache, dass die Behandlungshäufigkeit mit dem Alter steigt. So wurden bspw. in der Gruppe der 15- bis 45-Jährigen 11.537 Personen je 100.000 Einwohner im Krankenhaus behandelt, während es in der letzten ausgewiesenen Altersgruppe der über 85-Jährigen 65.746 Personen waren, also fast sechsmal so viel.

Die altersspezifische Rate je 100.000 Einwohner ist seit dem Jahr 2018 bei den unter

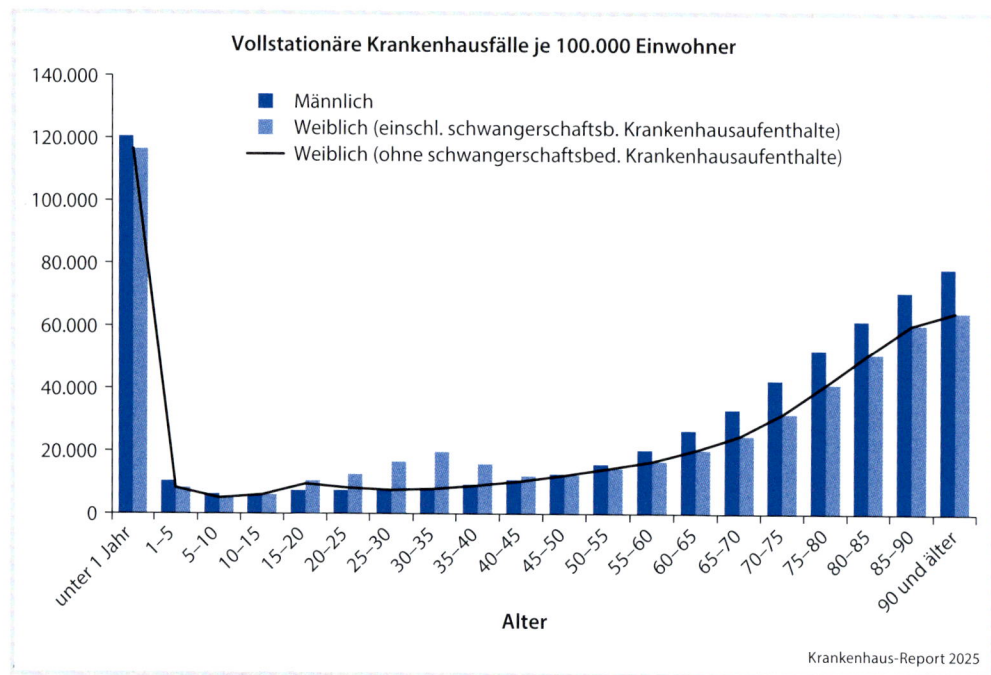

Abb. 27.2 Alters- und Geschlechtsstruktur der Patientinnen und Patienten 2023 je 100.000 Einwohner. (Quelle: Statistisches Bundesamt)

15-Jährigen um −17,2 % gesunken, in der Altersgruppe der 15- bis unter 45-Jährigen ist ein Rückgang von −18,1 % zu verzeichnen. In der Altersgruppe der 45- bis 65-Jährigen ist die Zahl von 2018 auf 2023 um −12,1 % gesunken.

Bei einer genaueren Betrachtung der Alters- und Geschlechtsstruktur der Patienten im Jahr 2023 zeigt sich, dass in fast allen Altersgruppen mehr Männer je 100.000 Einwohner als Frauen stationär im Krankenhaus behandelt wurden (siehe Abb. 27.2). Bei den 15- bis 45-Jährigen zeigt sich zwar zunächst, dass mehr Frauen als Männer behandelt wurden. Dies ist jedoch auf Fälle zurückzuführen, die in Zusammenhang mit Schwangerschaft, Geburt und Wochenbett (ICD-Positionen O00-O99) stehen. Rechnet man diese Fälle heraus, wurden nur in den Altersgruppen der 10- bis 15-Jährigen (6.018 Mädchen zu 5.728 Jungen), der 15- bis 20-Jährigen (9.572 Frauen zu 7.429 Männern), der 20- bis 25-Jährigen (8.322 Frauen zu 7.484 Männern) und der 25- bis 30-Jährigen (7.597 Frauen zu 7.365 Männer) mehr Frauen als Männer im Krankenhaus behandelt.

Vergleicht man den Anteil der Absolutzahlen der Behandlungsfälle je Altersklasse, so zeigt sich ebenfalls, dass die männlichen Patienten in der Regel in der Überzahl waren: Zwar machen sie insgesamt nur 48,2 % der Patienten aus, in den Altersgruppen der unter 15-Jährigen und 45- bis 75-Jährigen liegen die Zahlen hingegen bei 53,4 % und 54,1 %. Lediglich in den Altersgruppen der 15- bis 45-Jährigen (verursacht durch schwangerschaftsbedingte Behandlungen) und der 75-jährigen und älteren Patienten (verursacht durch den höheren Anteil der Frauen in den hohen Altersklassen) liegen die Zahlen der Männer unter denen der Frauen.

27.3.2 Verweildauer der Patienten

Seit dem Berichtsjahr 2003 wird die Fallzahl im Krankenhaus-Report erstmals inklusive der Stundenfälle veröffentlicht. Ein Stundenfall liegt dann vor, wenn Patienten zunächst zwar vollstationär aufgenommen werden, sich aber aufgrund der Lage keine Behandlungsnotwendigkeit ergibt oder sie versterben. Jeder Stundenfall wird als ein Fall mit einem Berechnungs-/Belegungstag in die Statistik aufgenommen. Dies hat zur Folge, dass die Verweildauer per se sinkt. Im Jahr 2023 gab es insgesamt 339.032 Stundenfälle, dies sind 29.064 Fälle weniger als noch im Jahr zuvor.

2023 lag die Verweildauer der Krankenhauspatienten inklusive der oben beschriebenen Stundenfälle bei durchschnittlich 7,2 Tagen und hat sich damit gegenüber dem Vorjahr ganz leicht um 0,1 % erhöht. Insgesamt ist die Verweildauer seit dem Jahr 2018 um −1,0 % gesunken.

Bezogen auf das Geschlecht gibt es kaum Unterschiede. Der niedrigere Wert bei den Frauen im Alter zwischen 20 und 50 Jahren ist wiederum auf schwangerschaftsbedingte Behandlungen zurückzuführen. Mit zunehmendem Alter (ab 50 Jahren) liegen Frauen länger als Männer in den Krankenhäusern. Am größten sind die Unterschiede bei den Altersgruppen 80 bis 85 Jahre und 85 bis 90 Jahre; hier lagen Frauen 0,5 Tage länger im Krankenhaus als Männer.

Insgesamt kann man festhalten, dass ungeachtet des Geschlechts die durchschnittliche Verweildauer in den Krankenhäusern bis zur Altersgruppe der 90- bis unter 95-Jährigen mit dem Alter kontinuierlich zunimmt und nur bei den Hochbetagten leicht abnimmt (◘ Tab. 27.2).

Im Jahr 2023 verbrachten insgesamt 8,3 Mio. Patienten zwischen einem und drei Tagen im Krankenhaus. Diese so genannten Kurzlieger hatten damit einen Anteil von 47,3 % an allen Behandlungsfällen. Im Jahr davor waren es noch 47,4 %. Vergleicht man die letzten Berichtsjahre miteinander, wird deutlich, dass immer mehr Patienten innerhalb von einem bis drei Tagen entlassen werden: Während im Jahr 2000 nur 4,7 Mio. Kurzlieger registriert wurden, lag diese Zahl im Jahr 2023 mit 8,3 Mio. um über 3,6 Mio. darüber. Die Zahlen zeigen, dass es nach wie vor Ziel der Behandlungen ist, die Patienten früher als in den Vorjahren zu entlassen. Auf der einen Seite wird damit die Effektivität erhöht. Auf der anderen Seite steigt aber dadurch auch die Belastung des Personals, da es heute keine oder kaum Patienten in Krankenhäusern geben wird, die ohne oder nur mit wenig Betreuung (Pflege und ärztliche Versorgung) auskommen.

Insgesamt 441.557 Personen sind 2023 in den Krankenhäusern verstorben. Gemessen an der Anzahl der Verstorbenen in Deutschland insgesamt (1.028.206) beträgt der Anteil 42,9 %. Hierbei ist zu beachten, dass dieser Wert nur eine Annäherung darstellt, da beide Erhebungen, die Sterbefälle ausweisen (Krankenhausdiagnose- und Todesursachenstatistik), unterschiedliche Grundgesamtheiten haben. Die Todesursachenstatistik erfasst alle im Berichtsjahr Verstorbenen mit Wohnsitz in Deutschland und damit auch Staatenlose und Ausländer, die ihren Wohnsitz in Deutschland haben (so genanntes Inländerprinzip). Demgegenüber erfasst die Krankenhausdiagnosestatistik alle Patienten, die im Berichtsjahr in einem deutschen Krankenhaus verstarben, das heißt auch Patienten mit ausländischem Wohnort und ausländische Patienten (Inlandsprinzip).

◻ **Tab. 27.2** Verweildauer der Patienten 2023. (Quelle: Statistisches Bundesamt)

Verweildauer in Tagen	Patienten			Berechnungs- und Belegungstage		
	Anzahl	Anteil in %	Kumuliert	Anzahl	Anteil in %	Kumuliert
Insgesamt	17.597.125	100,0	–	126.955.344	100,0	–
Stundenfall	339.032	1,9	1,9	339.032	0,3	0,3
1 Tag	3.020.610	17,2	19,1	3.020.610	2,4	2,6
2 Tage	3.004.415	17,1	36,2	6.008.830	4,7	7,4
3 Tage	2.290.375	13,0	49,2	6.871.125	5,4	12,8
4 Tage	1.544.942	8,8	58,0	6.179.768	4,9	17,7
5 Tage	1.123.997	6,4	64,3	5.619.985	4,4	22,1
6 Tage	915.681	5,2	69,6	5.494.086	4,3	26,4
7 Tage	860.536	4,9	74,4	6.023.752	4,7	31,2
8–9 Tage	1.118.371	6,4	80,8	9.409.267	7,4	38,6
10–12 Tage	864.138	4,9	85,7	9.383.952	7,4	46,0
13–14 Tage	441.303	2,5	88,2	5.971.193	4,7	50,7
15–21 Tage	973.729	5,5	93,7	17.086.748	13,5	64,1
22–28 Tage	416.372	2,4	96,1	10.271.514	8,1	72,2
29–35 Tage	214.265	1,2	97,3	6.795.954	5,4	77,6
36–42 Tage	140.708	0,8	98,1	5.505.064	4,3	81,9
43–70 Tage	223.832	1,3	99,4	12.013.320	9,5	91,4
71–182 Tage	99.481	0,6	100,0	9.607.905	7,6	98,9
183–365 Tage	4.944	0,0	100,0	1.168.969	0,9	99,9
Über 365 Tage	394	0,0	100,0	184.270	0,1	100,0

Krankenhaus-Report 2025

27.3.3 Regionale Verteilung der Patienten

Bei dem Vergleich der Krankenhausfälle nach dem Wohnort der Patienten wird die standardisierte Rate herangezogen, um einen direkten Vergleich der Zahlen zu ermöglichen. Dies geschieht, indem die Fallzahl in eine Rate je 100.000 Einwohner umgerechnet wird. Anschließend wird die Fallzahl alters- und geschlechtsstandardisiert. Eine solche Standardisierung ist notwendig, da sich die Bevölkerung der Bundesländer im Hinblick auf ihre Alters- und Geschlechtsstruktur voneinander unterscheidet. Hierzu wird eine einheitliche Bevölkerungsstruktur in Anlehnung an die Ergebnisse des Zensus 2011 unterstellt, wodurch ein Vergleich der standardisierten Raten der Bundesländer ermöglicht wird. Die standardisierte Fallzahl sagt aus, wie viele Personen wegen einer bestimmten Krankheit vollstationär behandelt werden müssten, wenn die

Kapitel 27 · Statistische Diagnosedaten der Krankenhauspatienten 2023

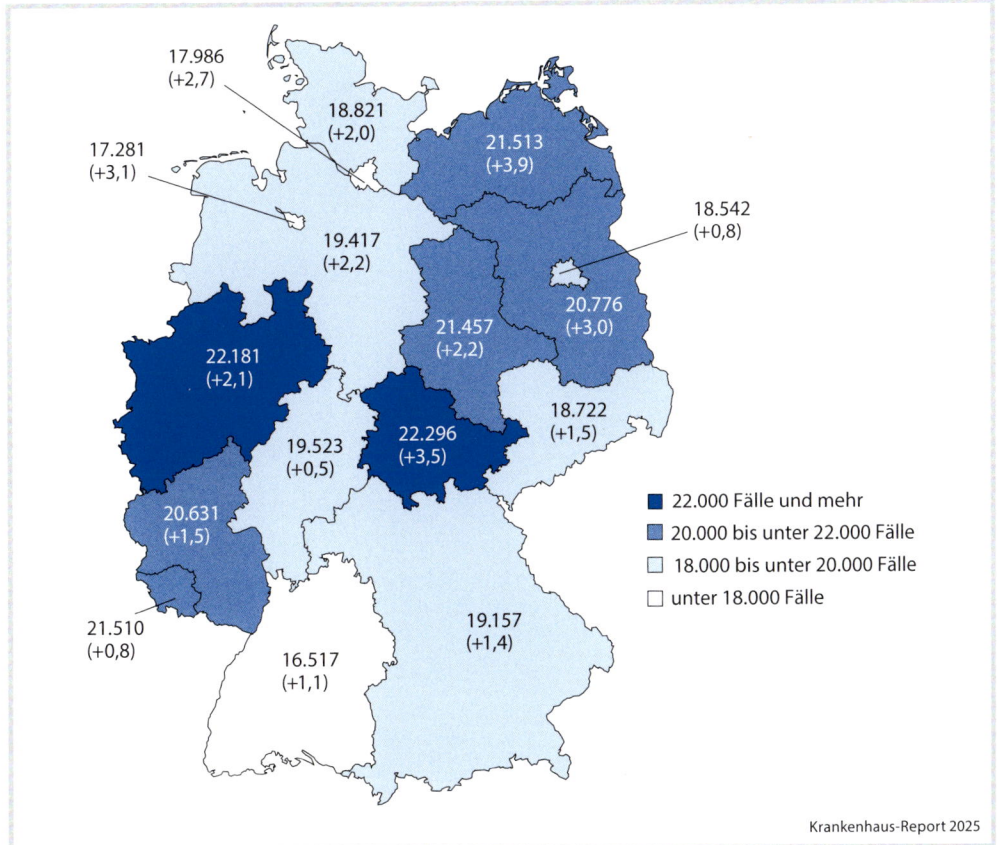

◘ **Abb. 27.3** Patienten (einschl. Stundenfälle) je 100.000 Einwohner nach Bundesländern (Wohnort) 2023 – standardisierte Rate (Durchschnittliche Bevölkerung nach Altersstruktur der gewählten Standardbevölkerung von 2011 vorliegen würde (◘ Abb. 27.3 und ◘ Tab. 27.3). Bundesländern und Altersgruppen. Durchschnittsbevölkerung auf Grundlage des Zensus) und Vorjahresveränderung (Angaben in %). (Quelle: Statistisches Bundesamt)

Im Vergleich zu 2018 verringerten sich die Berechnungs- und Belegungstage sowie die Verweildauer weiter. Die standardisierte Fallzahl je 100.000 Einwohner sank in Deutschland nach Wohnort von 2018 zu 2023 um −13,7 %. Bei den Ländern sind die Veränderungsraten entsprechend. Insgesamt ist die Spannbreite der Änderungsraten unterschiedlich groß.

Die größten Rückgänge bei der standardisierten Fallzahl sind in Bremen (−17,5 %), Berlin und Brandenburg (jeweils −16,5 %) zu beobachten.

Weitere Veränderungen ergeben sich, wenn man die Berechnungs- und Belegungstage betrachtet. Die Rückgänge betragen −17,4 % in Bremen und Brandenburg und −17,2 % in Rheinland-Pfalz. Alle anderen Länder weisen ebenfalls Rückgänge auf. Dies hat auch Auswirkungen auf die durchschnittliche Verweildauer in den einzelnen Ländern. Wie zuvor schon gezeigt, ist sie insgesamt in Deutschland in den letzten Jahren gesunken. Die Veränderungsraten der Verweildauer der Patienten nach dem Wohnortprinzip zwischen den Bundesländern variieren hierbei zwischen −3,8 % in Thüringen und 4,1 % in Hamburg.

Bezogen auf die Standardbevölkerung von 2011 hat Thüringen mit 22.296 Fällen je

◘ **Tab. 27.3** Patienten nach Wohnort 2018 und 2023. (Quelle: Statistisches Bundesamt)

Wohnort des Patienten	Patienten[a]	Berechnungs- und Belegungstage[a]	Durchschnittliche Verweildauer
	Veränderung 2023/2018 in %		
Deutschland	−13,7	−14,7	−0,9
Baden-Württemberg	−15,2	−14,7	0,7
Bayern	−15,6	−15,6	0,3
Berlin	−16,5	−16,5	1,1
Brandenburg	−16,5	−17,4	−1,0
Bremen	−17,5	−17,4	0,5
Hamburg	−12,2	−9,3	4,1
Hessen	−11,2	−13,4	−2,1
Mecklenburg-Vorpommern	−10,3	−12,8	−2,8
Niedersachsen	−13,4	−14,6	−1,4
Nordrhein-Westfalen	−11,9	−13,7	−1,9
Rheinland-Pfalz	−14,2	−17,2	−3,4
Saarland	−16,2	−16,4	−0,6
Sachsen	−13,8	−14,0	−0,2
Sachsen-Anhalt	−15,0	−16,0	−1,7
Schleswig-Holstein	−13,5	−12,8	1,1
Thüringen	−11,5	−15,0	−3,8

[a] Ohne Patienten mit ausländischem oder unbekanntem Wohnort, unbekanntem Geschlecht und unbekanntem Alter.
Standardisiert anhand der Standardbevölkerung „Deutschland 2011".
Mit der Durchschnittsbevölkerung auf Grundlage des Zensus 2011 berechnet.
Krankenhaus-Report 2025

100.000 Einwohner die meisten Behandlungsfälle aufzuweisen, gefolgt von Nordrhein-Westfalen mit 22.181 und Mecklenburg-Vorpommern mit 21.513 Fällen. Diese drei Länder liegen somit deutlich über dem standardisierten Wert für Deutschland (19.728 Fälle je 100.000 Einwohner). Die hinteren drei Plätze werden hierbei von Baden-Württemberg (16.517 Fälle), Bremen (17.281 Fälle) und Hamburg (17.968 Fälle) belegt.

Der Vergleich der Berichtsjahre 2022 zu 2023 zeigt unterschiedliche Veränderungsraten der standardisierten Rate der Krankenhausfälle zwischen den einzelnen Bundesländern. Am höchsten lag diese Zahl in Mecklenburg-Vorpommern (3,9 %), Thüringen (3,5 %) und Bremen (3,1 %).

27.4 Struktur der Hauptdiagnosen der Krankenhauspatienten

In der Krankenhausstatistik wird die Hauptdiagnose nach der Internationalen Klassifikation der Krankheiten kodiert. Im Berichtsjahr 2023 galt die 10. Revision (ICD-10-GM). Die Hauptdiagnose wird gemäß den Deutschen Kodierrichtlinien angegeben und ist als diejenige Diagnose definiert, die nach Analyse hauptsächlich für die Veranlassung des stationären Aufenthalts des Patienten verantwortlich ist. Der Terminus „nach Analyse" bezeichnet die Evaluation der Befunde am Ende des stationären Aufenthalts, um diejenige Krankheit festzustellen, die hauptsächlich verantwortlich für die Veranlassung des stationären Krankenhausaufenthalts war. Daher ist diese genaue Definition wichtig, da die nach Analyse festgestellte Hauptdiagnose nicht mit der Aufnahme- oder Einweisungsdiagnose übereinstimmen muss (◘ Tab. 27.4).

27.4.1 Diagnosen der Patienten

Die in ▶ Abschn. 27.3.1 erläuterte Entwicklung der Behandlungsfälle durchzieht nicht jedes Diagnosekapitel. Die Zahlen zwischen den Kapiteln variieren zum Teil erheblich.

Doch zunächst ist es hilfreich, eine Art Rangliste der Kapitel der ICD nach Behandlungsfällen zu erstellen. Wie in den vorherigen Berichtsjahren auch waren die Krankheiten des Kreislaufsystems (I00 bis I99) die bedeutendsten Krankheiten in Deutschland. Über 2,6 Mio. Fälle sind diesem Kapitel zuzuordnen, was einem Anteil von rund 14,9 % an allen Kapiteln entspricht. Im Vergleich zu 2018 ist die Zahl dieser Behandlungsfälle um −8,0 % gesunken.

An zweiter Stelle liegen die Neubildungen (C00–D48). Sie stellen nach den Krankheiten des Kreislaufsystems mit knapp 1,8 Mio. Fällen (10,1 % an allen Behandlungsfällen) die wichtigste Diagnosegruppe dar. Im Vergleich zu 2018 ist die Zahl um −5,8 % gesunken. An dritter Stelle folgen knapp dahinter die

◘ **Tab. 27.4** Patienten nach Diagnosekapiteln 2023. (Quelle: Statistisches Bundesamt)

ICD-Pos.	Diagnosekapitel	Patientinnen und Patienten		
		Insgesamt[a]	Männlich	Weiblich
		je 100.000 Einwohner[b]		
Insgesamt (std. Rate)		19.728	18.941	20.435
A00–B99	Infektiöse und parasitäre Krankheiten	569	584	551
C00–D48	Neubildungen	2.001	2.005	1.971
D50–D90	Krankheiten des Blutes und der blutbildenden Organe sowie bestimmte Störungen mit Beteiligung des Immunsystems	127	110	142
E00–E90	Endokrine, Ernährungs- und Stoffwechselkrankheiten	554	479	625
F00–F99	Psychische und Verhaltensstörungen	1.262	1.338	1.189
G00–G99	Krankheiten des Nervensystems	716	730	700
H00–H59	Krankheiten des Auges und der Augenanhangsgebilde	345	327	362
H60–H95	Krankheiten des Ohres und des Warzenfortsatzes	148	138	157
I00–I99	Krankheiten des Kreislaufsystems	2.823	3.107	2.525
J00–J99	Krankheiten des Atmungssystems	1.348	1.462	1.218
K00–K93	Krankheiten des Verdauungssystems	1.948	2.055	1.837

◘ Tab. 27.4 (Fortsetzung)

ICD-Pos.	Diagnosekapitel	Patientinnen und Patienten		
		Insgesamt[a]	Männlich	Weiblich
		je 100.000 Einwohner[b]		
L00–L99	Krankheiten der Haut und der Unterhaut	288	311	265
M00–M99	Krankheiten des Muskel-Skelett-Systems und des Bindegewebes	1.686	1.518	1.852
N00–N99	Krankheiten des Urogenitalsystems	1.166	1.128	1.188
O00–O99	Schwangerschaft, Geburt und Wochenbett	2.023	–	2.023
P00–P96	Bestimmte Zustände, die ihren Ursprung in der Perinatalperiode haben	202	226	178
Q00–Q99	Angeborene Fehlbildungen, Deformitäten und Chromosomenanomalien	105	117	94
R00–R99	Symptome und abnorme klinische und Laborbefunde, die anderenorts nicht klassifiziert sind	803	763	836
S00–T98	Verletzungen, Vergiftungen und bestimmte andere Folgen äußerer Ursachen	1.942	1.856	2.041
Z00–Z99	Faktoren, die den Gesundheitszustand beeinflussen und zur Inanspruchnahme des Gesundheitswesens führen	684	686	681

[a] Altersspezifische Rate. Ohne Patienten mit Wohnsitz im Ausland, unbekanntem Geschlecht und unbekanntem Alter.
[b] Berechnet mit der Durchschnittsbevölkerung auf Grundlage des Zensus 2011.
Krankenhaus-Report 2025

Krankheiten des Kapitels S00–T98 (Verletzungen und Vergiftungen und bestimmte andere Folgen äußerer Ursachen) mit 1,8 Mio. Fällen und einem Anteil von ebenfalls 10,1 % an allen Diagnosen (◘ Tab. 27.5).

Ein wichtiges Indiz für die Qualität der Krankenhausdiagnosestatistik ist die Anzahl und der Anteil derjenigen Fälle, die keine Diagnoseangabe beinhalten. Im ersten Jahr der Erhebung (1994) wurden noch 95.860 Behandlungsfälle ohne Diagnoseangaben gezählt, was einem Anteil von 0,6 % entspricht. Mit einem Anteil von 0,001 % im Jahr 2023 liegt dieser Wert aktuell auf einem kaum messbaren Niveau. Vor allem die Entwicklung der letzten Jahre zeigt deutlich, dass die Datenqualität der Krankenhausdiagnosestatistik erheblich verbessert werden konnte und nun auf ein Niveau gestiegen ist, bei dem man von vollständiger Erfassung aller Fälle und deren Zuordnung zu einer Diagnose sprechen kann. Dies beweist auch, dass die Dokumentation in den Krankenhäusern vor allem auch im Hinblick auf abrechnungsrelevante Anforderungen ständig optimiert und angepasst wird.

Um den demographischen Effekt bereinigt (altersstandardisierte Rate) ist bezogen auf 100.000 Einwohner in den Jahren 2018 und 2023 bei den Fällen der Symptome und abnormen klinischen Laborbefunde, a. n. k. (R00–R99) mit −25,8 % der größte Rückgang zu verzeichnen, gefolgt von Infektiösen und parasitären Krankheiten (A00–B99) mit −22,2 %. Rückgänge sind auch bei den Krankheiten des Ohres und des Warzenfortsatzes (H60–H95) und den Krankheiten des Nervensystems (G00–G99) festzustellen (◘ Tab. 27.6).

Tab. 27.5 Hauptdiagnose nach Diagnosekapiteln im Zeitverlauf 2018, 2022 und 2023. (Quelle: Statistisches Bundesamt)

ICD-Pos.	Diagnosekapitel	2023	2022	2018
Insgesamt		**17.597.125**	**17.205.585**	**19.808.687**
A00–B99	Infektiöse und parasitäre Krankheiten	517.465	509.466	640.866
C00–D48	Neubildungen	1.779.193	1.733.937	1.888.171
D50–D90	Krankheiten des Blutes u. der blutbildenden Organe sowie bestimmte Störungen mit Beteiligung des Immunsystems	116.628	113.579	129.607
E00–E90	Endokrine, Ernährungs- und Stoffwechselkrankheiten	506.694	485.223	539.143
F00–F99	Psychische und Verhaltensstörungen	1.048.803	1.024.804	1.178.518
G00–G99	Krankheiten des Nervensystems	631.169	606.594	756.605
H00–H59	Krankheiten des Auges und der Augenanhangsgebilde	310.477	296.407	342.666
H60–H95	Krankheiten des Ohres und des Warzenfortsatzes	127.951	117.885	154.521
I00–I99	Krankheiten des Kreislaufsystems	2.537.301	2.537.301	2.854.506
J00–J99	Krankheiten des Atmungssystems	1.228.700	1.130.202	1.310.063
K00–K93	Krankheiten des Verdauungssystems	1.714.727	1.678.222	1.948.302
L00–L99	Krankheiten der Haut und der Unterhaut	249.757	230.708	298.732
M00–M99	Krankheiten des Muskel-Skelett-Systems und des Bindegewebes	1.481.259	1.416.205	1.712.903
N00–N99	Krankheiten des Urogenitalsystems	1.026.954	985.486	1.079.175
O00–O99	Schwangerschaft, Geburt und Wochenbett	880.563	928.929	1.045.825
P00–P96	Bestimmte Zustände, die ihren Ursprung in der Perinatalperiode haben	173.678	183.418	202.813
Q00–Q99	Angeborene Fehlbildungen, Deformitäten u. Chromosomenanomalien	91.445	90.694	106.595
R00–R99	Symptome und abnorme klinische und Laborbefunde, a.n.k.	715.306	723.527	929.779
S00–T98	Verletzungen, Vergiftungen u. best. andere Folgen äußerer Ursachen	1.777.897	1.776.387	1.997.585
Z00–Z99	Faktoren, die den Gesundheitszustand beeinflussen und zur Inanspruchnahme des Gesundheitswesens führen	591.341	634.924	691.362
Z38	Darunter: gesunde Neugeborene	486.588	519.250	556.323

a.n.k. = andernorts nicht klassifiziert
Krankenhaus-Report 2025

◘ **Tab. 27.6** Veränderungsraten der Patienten je 100.000 Einwohner 2018 zu 2023 – standardisierte Rate. (Quelle: Statistisches Bundesamt)

Diagnoseklasse	Behandlungsanlass	Veränderung 2018/2023 in %
A00–B99	Infektiöse und parasitäre Krankheiten	−22,2
C00–D48	Neubildungen	−8,7
D50–D90	Krankheiten des Blutes u. der blutbildenden Organe sowie bestimmte Störungen mit Beteiligung des Immunsystems	−13,9
E00–E90	Endokrine, Ernährungs- und Stoffwechselkrankheiten	−9,7
F00–F99	Psychische und Verhaltensstörungen	−11,4
G00–G99	Krankheiten des Nervensystems	−19,0
H00–H59	Krankheiten des Auges und der Augenanhangsgebilde	−12,4
H60–H95	Krankheiten des Ohres und des Warzenfortsatzes	−19,3
I00–I99	Krankheiten des Kreislaufsystems	−12,4
J00–J99	Krankheiten des Atmungssystems	−10,1
K00–K93	Krankheiten des Verdauungssystems	−14,5
L00–L99	Krankheiten der Haut und der Unterhaut	−18,3
M00–M99	Krankheiten des Muskel-Skelett-Systems und des Bindegewebes	−16,1
N00–N99	Krankheiten des Urogenitalsystems	−7,7
O00–O99[b]	Schwangerschaft, Geburt und Wochenbett	−17,1
P00–P96	Bestimmte Zustände, die ihren Ursprung in der Perinatalperiode haben	−5,9
Q00–Q99	Angeborene Fehlbildungen, Deformitäten u. Chromosomenanomalien	−13,3
R00–R99	Symptome und abnorme klinische und Laborbefunde, a.n.k.	−25,8
S00–T98	Verletzungen, Vergiftungen u. best. andere Folgen äußerer Ursachen	−15,0
Z00–Z99	Faktoren, die den Gesundheitszustand beeinflussen und zur Inanspruchnahme des Gesundheitswesens führen	−7,9

[a] Ohne Patienten mit ausländischem oder unbekanntem Wohnort, unbekanntem Geschlecht und unbekanntem Alter.
Standardisiert anhand der Standardbevölkerung „Deutschland 2011".
[b] Standardisiert anhand der weiblichen Bevölkerung.
Krankenhaus-Report 2025

27.4.2 Diagnosen nach Alter und Geschlecht

Die häufigste Einzeldiagnose bei stationären Behandlungsfällen insgesamt war im Jahre 2023 die Diagnose Lebendgeborene nach dem Geburtsort (Z38), sie wurde insgesamt 486.588-mal gezählt. Mit 468.579 Behandlungsfällen war die Herzinsuffizienz (I50) der zweithäufigste Anlass für eine stationäre Versorgung. Dies sind 21.765 Fälle mehr als noch im Jahr zuvor (446.814 Behandlungsfälle).

Bei den weiblichen Patienten war die Position Lebendgeborene nach dem Geburtsort

Kapitel 27 · Statistische Diagnosedaten der Krankenhauspatienten 2023

(Z38) die häufigste Diagnose; auf sie entfallen 243.781 Fälle. An zweiter Stelle folgt die Herzinsuffizienz (I50), die in 236.462 Fällen der Grund für einen stationären Aufenthalt war. Bei dieser Diagnose lag das Durchschnittsalter der Patientinnen bei 82 Jahren. Vorhofflattern und Vorhofflimmern (I48) war in 164.685 Fällen der Behandlungsgrund, das Durchschnittsalter betrug 75 Jahre. Die Fraktur des Femurs (S72) folgte mit rund 144.993 Fällen. Die Patientinnen waren durchschnittlich 81 Jahre alt (◘ Tab. 27.7).

Bei den männlichen Patienten liegen die Lebendgeborenen nach dem Geburtsort (Z38) mit 242.807 Fällen an erster Stelle, gefolgt von der Herzinsuffizienz (I50) mit 232.117 Fällen. Das Vorhofflattern und Vorhofflimmern (I48) war auch bei den Männern der dritthäufigste Anlass, sich einer stationären Behandlung zu unterziehen. Hier wurden rund 185.348 Fälle behandelt.

Über alle Diagnosen hinweg lag das Durchschnittsalter der Frauen bei 56,4 und das der Männer bei 56,9 Jahren (vgl. ◘ Tab. 27.7).

Beim Vergleich der Anzahl der Behandlungsfälle nach den Diagnosekapiteln der ICD zeigt sich, dass beide Geschlechter unterschiedlich von Krankheiten betroffen sind und nur bei wenigen Kapiteln eine annähernde Übereinstimmung entsprechend der Verteilung der Frauen und Männer in der Bevölkerung festzustellen ist. Grundsätzlich zeigt der Aufbau der Bevölkerung 2023 (auf Basis des Zensus 2011), dass von den knapp 84,7 Mio. Einwohnern ca. 50,7 % Frauen und ca. 49,3 % Männer sind.

Die größten Übereinstimmungen anhand der absoluten Zahl der Behandlungsfälle ergeben sich demnach in den Kapiteln Faktoren, die den Gesundheitszustand beeinflussen und zur Inanspruchnahme des Gesundheitswesens führen (Z00–Z99) und Krankhei-

◘ **Tab. 27.7** Die 10 häufigsten Hauptdiagnosen der männlichen und weiblichen Patienten (einschließlich Sterbe- und Stundenfälle) 2023. (Quelle: Statistisches Bundesamt)

Rang	ICD-Pos.	Hauptdiagnose	Patienten	Durchschnittliche Verweildauer	Durchschnittliches Alter
			Anzahl	in Tagen	in Jahren
Männer					
Insgesamt			**8.479.959**	**7,2**	**56,9**
1	Z38	Lebendgeborene nach dem Geburtsort	242.807	2,7	0
2	I50	Herzinsuffizienz	232.117	9,8	77,3
3	I48	Vorhofflattern und Vorhofflimmern	185.348	3,4	68,3
4	F10	Psychische und Verhaltensstörungen durch Alkohol	169.790	10,5	46,7
5	K40	Hernia inguinalis	135.768	1,8	61,2
6	I25	Chronische ischämische Herzkrankheit	133.118	4,1	68,8
7	I63	Hirninfarkt	131.457	12,0	71,4
8	S06	Intrakranielle Verletzung	128.939	4,7	46,1
9	I21	Akuter Myokardinfarkt	127.782	6,9	67,4
10	I70	Atherosklerose	115.797	8,9	70,9

Tab. 27.7 (Fortsetzung)

Rang	ICD-Pos.	Hauptdiagnose	Patienten	Durchschnittliche Verweildauer	Durchschnittliches Alter
			Anzahl	in Tagen	in Jahren
Frauen					
Insgesamt			9.117.164	7,2	56,4
1	Z38	Lebendgeborene nach dem Geburtsort	243.781	2,7	0
2	I50	Herzinsuffizienz	236.462	9,8	81,9
3	I48	Vorhofflattern und Vorhofflimmern	164.685	4,1	74,6
4	S72	Fraktur des Femurs	144.993	14,2	81,3
5	K80	Cholelithiasis	140.122	4,7	58,3
6	M17	Gonarthrose [Arthrose des Kniegelenkes]	127.752	7,5	69,0
7	O80	Spontangeburt eines Einlings	124.133	2,8	30,8
8	C50	Bösartige Neubildung der Brustdrüse [Mamma]	122.364	5,4	63,2
9	M16	Koxarthrose [Arthrose des Hüftgelenkes]	120.627	7,9	70,0
10	S06	Intrakranielle Verletzung	117.533	3,7	54,4

Krankenhaus-Report 2025

ten des Urogenitalsystems (N00–N99). Dagegen sind bei den Krankheiten des Kreislaufsystems (I00–I99) und angeborenen Fehlbildungen, Deformitäten und Chromosomenanomalien (Q00–Q99) bei Männern überdurchschnittlich häufig vertreten. Hier liegt ihr Anteil mit 55,4 % bzw. 55,1 % deutlich über ihrem eigentlichen Bevölkerungsanteil. Außer beim Kapitel Schwangerschaft, Geburt und Wochenbett dominieren Frauen in den Diagnosekapiteln E00–E99 (Endokrine, Ernährungs- und Stoffwechselkrankheiten) und D50–D90 (Krankheiten des Blutes und der blutbildenden Organe sowie bestimmte Störungen mit Beteiligung des Immunsystems). Hier liegt ihr Anteil mit 56,0 % und 55,7 % über ihrem eigentlichen Anteil in der Bevölkerung. Aber auch die Krankheiten des Muskel-Skelett-Systems und des Bindegewebes (M00–M95) sowie Krankheiten des Ohres und des Warzenfortsatzes (H60–H95) betreffen mit einem Anteil von 55,3 % bzw. 53,7 % eher Frauen als Männer (◘ Abb. 27.4).

Zum Abschluss werden die Hauptdiagnosen nach Altersgruppen und Geschlecht betrachtet. Dabei wird nachfolgenden Altersgruppen differenziert: unter 15-Jährige, 15- bis 45-Jährige, 45- bis 65-Jährige und über 65-Jährige.

Sowohl bei den Mädchen als auch bei den Jungen im Alter unter 15 Jahren wurde im Jahr 2023 als häufigste Diagnose die Geburt gezählt (243.781 Fälle bei Mädchen und 242.807 bei Jungen). Mit weitem Abstand stehen die Intrakraniellen Verletzungen (26.903 Fälle bei Mädchen und 33.970 bei Jungen) auf dem ersten Platz. Dahinter rangieren bei den Mädchen die Störungen im Zusammenhang mit kurzer Schwangerschaftsdauer und niedrigem Geburtsgewicht, anderenorts nicht klassifiziert und Chronische Krankheiten der Gaumenmandeln und der Rachenmandel (22.096 Fälle und 19.207 Fälle) und bei den Jungen ebenfalls die Chronischen Krankheiten der Gaumenmandeln und der Rachenmandel sowie die Akute Bronchitis (26.228 Fälle und 25.957 Fälle).

Kapitel 27 · Statistische Diagnosedaten der Krankenhauspatienten 2023

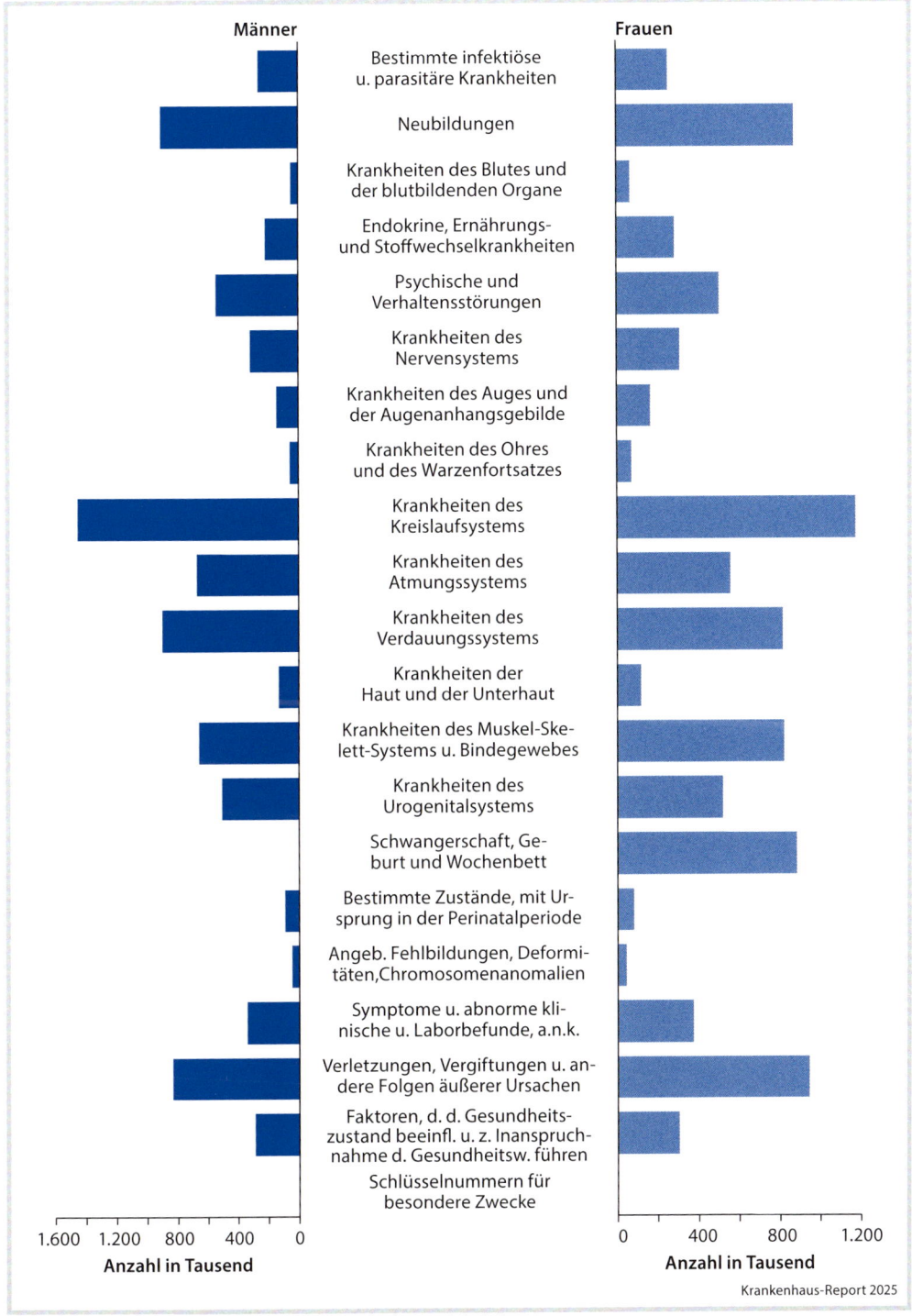

Abb. 27.4 Patienten nach Diagnosekapiteln 2023 – Anzahl in 1.000. (Quelle: Statistisches Bundesamt)

In der Altersgruppe der 15- bis 45-Jährigen unterscheidet sich das Bild: Bei den Frauen dominieren deutlich die Diagnosen mit Bezug auf das gebärfähige Alter: Mit 123.925 Fällen steht hier die Spontangeburt eines Einlings an erster Stelle, dahinter liegt der Vorzeitige Blasensprung (87.411 Fälle) und der Dammriss unter der Geburt (71.065 Fälle). Bei den Männern hingegen sind die Krankenhausaufenthalte hauptsächlich durch Psychische und Verhaltensstörungen durch Alkohol (74.105 Fälle), Schizophrenie (32.454 Fälle) sowie Intrakranielle Verletzungen (26.670) bedingt.

Die Psychischen und Verhaltensstörungen durch Alkohol (80.223 Fälle) sind es auch, die Männer im Alter zwischen 45 und 65 Jahren hauptsächlich ins Krankenhaus bringen. Das Vorhofflimmern und Vorhofflattern liegt an zweiter Stelle (60.041 Fälle), gefolgt vom Akuten Myokardinfarkt mit 49.194 Fällen. Bei den Frauen sind in 53.092 Fällen die Bösartigen Neubildungen der Brustdrüse verantwortlich für eine stationäre Behandlung. Die Cholelithiasis (46.594 Fälle) und die Gonarthrose (Arthrose des Kniegelenkes; 41.537 Fälle) liegen dahinter.

In der letzten hier erwähnten Altersgruppe (65 und älter) ist es die Herzinsuffizienz, die sowohl bei den Männern (199.549 Fälle) als auch bei den Frauen (222.574 Fälle) die häufigste Hauptdiagnose darstellt. An zweiter Stelle liegt die Diagnose Vorhofflattern und Vorhofflimmern mit 137.519 Fällen bei den Frauen, gefolgt von der Fraktur des Femurs (Oberschenkelknochen) mit 134.003 Fällen Bei den Männern liegt das Vorhofflattern und Vorhofflimmern (118.234 Fälle) auf dem zweiten Platz und der Hirninfarkt mit 93.780 Fällen an dritter Stelle.

Bei den genannten Altersgruppen gibt es bis auf wenige Ausnahmen keine großen Ausreißer bei den Diagnosen. Bei den Frauen sorgen einzig die durch Schwangerschaft, Geburt und Wochenbett ausgelösten Fälle für hohe Zahlen in der Altersgruppe der 15- bis 45-Jährigen (◘ Tab. 27.8).

Kapitel 27 · Statistische Diagnosedaten der Krankenhauspatienten 2023

Tab. 27.8 Die fünf häufigsten Hauptdiagnosen der männlichen und weiblichen Patienten 2023 nach ausgewählten Altersgruppen. (Quelle: Statistisches Bundesamt)

Rang	ICD-Pos.	Hauptdiagnose	Anzahl	ICD-Pos.	Hauptdiagnose	Anzahl
	Männlich			**Weiblich**		
Unter 15 Jahre						
Insgesamt			859.071			748.477
1	Z38	Lebendgeborene nach dem Geburtsort	242.807	Z38	Lebendgeborene nach dem Geburtsort	243.781
2	S06	Intrakranielle Verletzung	33.970	S06	Intrakranielle Verletzung	26.903
3	J35	Chronische Krankheiten der Gaumenmandeln und der Rachenmandel	26.228	P07	Störungen im Zusammenhang mit kurzer Schwangerschaftsdauer und niedrigem Geburtsgewicht, anderenorts nicht klassifiziert	22.096
4	J20	Akute Bronchitis	25.957	J35	Chronische Krankheiten der Gaumenmandeln und der Rachenmandel	19.207
5	P07	Störungen im Zusammenhang mit kurzer Schwangerschaftsdauer und niedrigem Geburtsgewicht, anderenorts nicht klassifiziert	23.083	A09	Sonstige Gastroenteritis und Kolitis infektiösen und nicht näher bezeichneten Ursprungs	16.061
15 bis unter 45 Jahre						
Insgesamt			1.317.925			2.169.139
1	F10	Psychische und Verhaltensstörungen durch Alkohol	74.105	O80	Spontangeburt eines Einlings	123.925
2	F20	Schizophrenie	32.454	O42	Vorzeitiger Blasensprung	87.411
3	S06	Intrakranielle Verletzung	26.670	O70	Dammriss unter der Geburt	71.065
4	F33	Rezidivierende depressive Störung	25.532	O34	Betreuung der Mutter bei festgestellter oder vermuteter Anomalie der Beckenorgane	67.335
5	K35	Akute Appendizitis	23.868	O68	Komplikationen bei Wehen und Entbindung durch fetalen Distress [fetal distress; fetaler Gefahrenzustand]	66.366

◨ Tab. 27.8 (Fortsetzung)

Rang	ICD-Pos.	Hauptdiagnose Männlich	Anzahl	ICD-Pos.	Hauptdiagnose Weiblich	Anzahl
45 bis unter 65 Jahre						
Insgesamt			2.296.837		Insgesamt	1.951.697
1	F10	Psychische und Verhaltensstörungen durch Alkohol	80.223	C50	Bösartige Neubildung der Brustdrüse [Mamma]	53.092
2	I48	Vorhofflattern und Vorhofflimmern	60.041	K80	Cholelithiasis	46.594
3	I21	Akuter Myokardinfarkt	49.194	M17	Gonarthrose [Arthrose des Kniegelenkes]	41.537
4	K40	Hernia inguinalis	48.252	F33	Rezidivierende depressive Störung	39.493
5	I25	Chronische ischämische Herzkrankheit	44.035	M16	Koxarthrose [Arthrose des Hüftgelenkes]	33.203
65 und älter						
Insgesamt			4.006.108		Insgesamt	4.247.795
1	I50	Herzinsuffizienz	199.549	I50	Herzinsuffizienz	222.574
2	I48	Vorhofflattern und Vorhofflimmern	118.234	I48	Vorhofflattern und Vorhofflimmern	137.519
3	I63	Hirninfarkt	93.780	S72	Fraktur des Femurs	134.003
4	I25	Chronische ischämische Herzkrankheit	87.248	I63	Hirninfarkt	97.841
5	I70	Atherosklerose	82.786	M16	Koxarthrose [Arthrose des Hüftgelenkes]	85.251

Krankenhaus-Report 2025

27.4.3 Verweildauer bei ausgewählten Diagnosen

Der Trend der letzten Jahre hält weiter an – die Verweildauer der stationär in den Krankenhäusern Behandelten ist weiterhin auf einem sehr niedrigen Niveau (vgl. ◘ Tab. 27.9). Insgesamt betrug sie im Jahr 2023 wie auch schon 2022 im Schnitt 7,2 Tage. Verglichen mit dem Jahr 2018 beträgt der Rückgang 0,1 Tage, noch deutlicher ist der Vergleich mit dem Berichtsjahr 2000: Hier lag die durchschnittliche Verweildauer noch bei 9,7 Tagen (◘ Tab. 27.9).

Die Verteilung der durchschnittlichen Verweildauer über die Kapitel hinweg ist unterschiedlich. Die längste Verweildauer weisen nach wie vor die Psychischen und Verhaltensstörungen auf (F00–F99) – hier betrug sie 24,5 Tage. An zweiter Stelle folgen mit großem Abstand die Diagnosen aus dem Bereich Bestimmte Zustände, die ihren Ursprung in der Perinatalperiode haben (P00–P96) mit 7,9 Tagen durchschnittlicher Verweildauer. Am kürzesten mussten Patienten im Krankenhaus liegen, die wegen Faktoren, die den Gesundheitszustand beeinflussen und zur Inanspruchnahme des Gesundheitswesens führen (Z00–Z99) und Krankheiten des Auges und der Augenanhangsgebilde (H00–H59), behandelt wurden: Sie konnten im Schnitt schon nach drei Tagen (2,7 bzw. 2,8 Tagen) nach Hause gehen. Mit 3,4 Tagen liegen die Behandlungsfälle aufgrund von Schwangerschaft, Geburt und Wochenbett (O00–O99) an dritter Stelle, gefolgt von der Diagnose Krankheiten des Ohres und des Warzenfortsatzes (H60–H95) mit ebenfalls 3,4 Tagen.

Bei der Untersuchung der Veränderungsraten bieten sich zwei Vergleiche an: zum einen der Vergleich zum Vorjahr (2023 zu 2022), zum anderen der längerfristige Vergleich zum Jahr 2018. Bezogen auf den Vergleich mit dem Vorjahr ergibt sich folgendes Bild: Die größte Veränderung betrifft das Kapitel Krankheiten des Atmungssystems (J00–J99). Die Verweildauer ist hier um −3,6 % auf 6,7 Tage gegenüber dem Vorjahr gesunken.

Bei einem Vergleich über die letzten Jahre (2023 zu 2018) ergibt sich folgendes Bild: Bei nahezu allen Diagnosekapiteln der ICD zeigt sich, dass die durchschnittliche Verweildauer im Vergleich zu 2018 gesunken ist. Den größten Rückgang verzeichnet hier das Kapitel Angeborene Fehlbildungen, Deformitäten und Chromosomenanomalien (Q00–Q99); hier konnte die Verweildauer um −11,0 % gesenkt werden. Der Rückgang beim Kapitel Krankheiten des Ohres und des Warzenfortsatzes (H60–H95) betrug −9,6 %

Die Verweildauern bei den Psychischen und Verhaltensstörungen (F00–F99) sind dagegen um 9,1 % angestiegen. Auch bei den Krankheiten des Nervensystems (G00–G99) mit 6,4 %, den Symptomen und abnormen klinischen und Laborbefunden, die andernorts nicht klassifiziert sind mit 5,0 % und bei den Verletzungen, Vergiftungen und bestimmten anderen Folgen äußerer Ursachen mit 0,3 % ist die Verweildauer gegenüber dem Jahr 2018 angestiegen. Insgesamt wurden 74,4 % der Patientinnen und Patienten (13,1 Mio. Fälle) innerhalb von sieben Tagen wieder aus dem Krankenhaus entlassen. Gegenüber dem Vorjahr ist keine Veränderung zu verzeichnen. Auf diese Patientengruppe entfielen 31,2 % aller Berechnungs- und Belegungstage. Innerhalb von 14 Tagen wurden insgesamt 88,2 % der Patienten aus der vollstationären Behandlung entlassen. Mit 50,7 % fiel somit über die Hälfte aller Berechnungs- und Belegungstage in dieser Verweildauer an. Die Anzahl der Langlieger (mit einer Verweildauer von über einem Jahr) lag 2023 bei 394 Fällen (2022: 534 Fälle) und ist damit erheblich gesunken (vgl. ◘ Tab. 27.2).

◨ **Tab. 27.9** Verweildauer der Patienten (einschl. Sterbe- und Stundenfälle) nach Diagnosekapiteln 2018, 2022 und 2023. (Quelle: Statistisches Bundesamt)

ICD-Pos.	Diagnosekapitel	Durchschnittliche Verweildauer			Veränderungsrate	
		2023	2022	2018	2023 zu 2022	2023 zu 2018
		in Tagen			in Prozent	
A00–B99	Infektiöse und parasitäre Krankheiten	7,4	7,2	7,4	2,5	−0,4
C00–D48	Neubildungen	7,0	7,1	7,5	−1,6	−7,6
D50–D90	Krankheiten des Blutes und der blutbildenden Organe sowie bestimmte Störungen mit Beteiligung des Immunsystems	5,8	6,0	6,2	−3,0	−6,7
E00–E90	Endokrine, Ernährungs- und Stoffwechselkrankheiten	7,0	7,2	7,4	−3,2	−6,4
F00–F99	Psychische und Verhaltensstörungen	24,5	24,0	22,5	2,2	9,1
G00–G99	Krankheiten des Nervensystems	7,4	7,3	6,9	1,2	6,4
H00–H59	Krankheiten des Auges und der Augenanhangsgebilde	2,8	2,8	3,1	−1,0	−8,8
H60–H95	Krankheiten des Ohres und des Warzenfortsatzes	3,4	3,4	3,8	−0,6	−9,6
I00–I99	Krankheiten des Kreislaufsystems	7,2	7,3	7,6	−1,7	−4,4
J00–J99	Krankheiten des Atmungssystems	6,7	6,9	6,9	−3,6	−2,5
K00–K93	Krankheiten des Verdauungssystems	5,2	5,3	5,5	−1,8	−5,7
L00–L99	Krankheiten der Haut und der Unterhaut	6,5	6,6	6,6	−0,7	−0,5
M00–M99	Krankheiten des Muskel-Skelett-Systems und des Bindegewebes	6,8	6,8	7,2	0,5	−5,8
N00–N99	Krankheiten des Urogenitalsystems	5,0	5,1	5,2	−1,9	−4,4
O00–O99	Schwangerschaft, Geburt und Wochenbett	3,4	3,4	3,7	1,3	−7,1
P00–P96	Bestimmte Zustände, die ihren Ursprung in der Perinatalperiode haben	7,9	7,9	8,5	−0,9	−7,8
Q00–Q99	Angeborene Fehlbildungen, Deformitäten und Chromosomenanomalien	4,9	5,0	5,5	−2,3	−11,0
R00–R99	Symptome und abnorme klinische und Laborbefunde, die anderenorts nicht klassifiziert sind	4,2	4,1	4,0	2,0	5,0
S00–T98	Verletzungen, Vergiftungen und bestimmte andere Folgen äußerer Ursachen	7,0	7,0	7,0	0,6	0,3
Z00–Z99	Faktoren, die den Gesundheitszustand beeinflussen und zur Inanspruchnahme des Gesundheitswesens führen	2,7	2,7	2,9	0,3	−8,9
Insgesamt		**7,2**	**7,2**	**7,3**	**0,1**	**−1,0**

Krankenhaus-Report 2025

27.4.4 Regionale Verteilung der Diagnosen

Im Folgenden werden die in den Krankenhäusern vollstationär behandelten Patientinnen und Patienten nach Hauptdiagnose auf Länderebene analysiert. Die Auswertung der Daten nach dem Wohnort und nicht nach dem Behandlungsort der Patienten gibt Aufschluss über die Anzahl der Einwohner eines Bundeslandes, die wegen bestimmter Erkrankungen vollstationär behandelt wurden. Sie ist damit wichtig für epidemiologische Aussagen. Der Wohnort der Patienten lässt jedoch keine Rückschlüsse auf den Behandlungsort zu, denn es ist gängige Praxis, dass sich Patienten auch in anderen Bundesländern einer vollstationären Krankenhausbehandlung unterziehen.

Um den demographischen Effekt auszuschließen, werden auch hier die standardisierten Daten herangezogen. Demnach ließen sich die meisten Patienten je 100.000 Einwohner in Thüringen behandeln (22.296 Fälle je 100.000 Einwohner), auf den Plätzen zwei und drei folgen Nordrhein-Westfalen mit 22.181 Fällen und Mecklenburg-Vorpommern mit 21.513 Fällen (vgl. ◘ Tab. 27.10). Bezogen auf diese Quote weist Baden-Württemberg mit 16.517 Fällen je 100.000 Einwohner den niedrigsten Wert auf und lag somit um 16,3 % unter dem Bundesdurchschnitt (19.728 Fälle je 100.000 Einwohner).

Eine entsprechende Tabelle mit der nicht standardisierten, rohen Rate ist als elektronisches Zusatzmaterial unter ▶ https://doi.org/10.1007/978-3-662-70947-4_27 (Zusatztabelle 27a) bereitgestellt.

Auch bei den standardisierten Raten bezogen auf die einzelnen Diagnosekapitel ergeben sich Unterschiede auf regionaler Ebene. Demnach wies Nordrhein-Westfalen mit 3.251 Fällen je 100.000 Einwohner die meisten stationär versorgten Krankheiten des Kreislaufsystems (I00–I99) auf und lag damit um 15,2 % über dem Bundesdurchschnitt (2.822 Fälle). An zweiter Stelle liegt Mecklenburg-Vorpommern mit 3.205 Patienten je 100.000 Einwohner.

Der standardisierte Bundesdurchschnitt bei den Neubildungen (C00–D48) betrug 2.001 Fälle je 100.000 Einwohner. Baden-Württemberg (1.742 Fälle) und Hamburg (1.770 Fälle) lagen um 13,0 % und 11,5 % unter dem Bundesdurchschnitt und wiesen damit im Bundesvergleich die geringste Quote an vollstationären Behandlungsfällen auf. Über dem Bundesdurchschnitt liegen insbesondere Thüringen mit 2.418 Fällen und das Saarland mit 2.240 Fällen je 100.000 Einwohner.

Wegen Krankheiten des Verdauungssystems (K00–K99) mussten sich im Jahr 2023 in Thüringen 2.296 Patienten je 100.000 Einwohner behandeln lassen. Nordrhein-Westfalen liegt mit 2.280 Patienten auf dem dahinterliegenden Platz. Der Bundesdurchschnitt von 1.948 Fällen wird von acht Bundesländern unterboten, insbesondere von den Ländern Bremen (1.541 Fälle) und Baden-Württemberg (1.551 Fälle).

Die letzte hier erwähnte Diagnosegruppe sind Psychische und Verhaltensstörungen (F00–F99). Insgesamt zehn Länder liegen hier über dem Bundesdurchschnitt von 1.262 Patienten. Mit 1.484 Fällen je 100.000 Einwohner steht Mecklenburg-Vorpommern an der Spitze und damit 17,6 % über dem Bundesdurchschnitt. Auch Thüringen (1.433 Fälle) und das Saarland (1.429 Fälle) liegen weit über dem Bundesdurchschnitt. Demgegenüber liegen Baden-Württemberg und Hessen mit 12,6 % bzw. 6,5 % unter dem standardisierten Durchschnitt für Deutschland (◘ Abb. 27.5).

■ Tab. 27.10 Patienten nach Diagnosekapiteln und Wohnort je 100.000 Einwohner 2023 – standardisierte Rate. (Quelle: Statistisches Bundesamt)

ICD-Pos.	Diagnosekapitel	Deutschland	Baden-Württemberg	Bayern	Berlin	Brandenburg	Bremen	Hamburg	Hessen	Mecklenburg-Vorpommern	Niedersachsen	Nordrhein-Westfalen	Rheinland-Pfalz	Saarland	Sachsen	Sachsen-Anhalt	Schleswig-Holstein	Thüringen
		Je 100.000 Einwohner[a, b]																
Insgesamt (stand. Rate)		19.728	16.517	19.157	18.542	20.776	17.281	17.968	19.523	21.513	19.417	22.181	20.631	21.510	18.722	21.457	18.821	22.296
A00–B99	Infektiöse und parasitäre Krankheiten	569	466	569	477	573	482	497	561	686	566	636	628	644	552	654	519	678
C00–D48	Neubildungen	2.001	1.742	1.960	2.238	2.227	1.794	1.770	1.913	2.107	1.813	2.194	2.017	2.240	2.023	2.054	1.829	2.418
D50–D90	Krankheiten des Blutes und der blutbildenden Organe sowie bestimmte Störungen mit Beteiligung des Immunsystems	127	104	107	126	141	112	117	120	129	132	152	127	132	117	148	110	156
E00–E90	Endokrine, Ernährungs- und Stoffwechselkrankheiten	554	449	526	503	605	502	513	571	695	538	620	533	563	545	622	551	636
F00–F99	Psychische und Verhaltensstörungen	1.262	1.102	1.185	1.209	1.359	1.204	1.275	1.180	1.484	1.257	1.356	1.300	1.429	1.305	1.386	1.393	1.433
G00–G99	Krankheiten des Nervensystems	716	571	691	652	754	520	609	714	831	673	819	794	929	682	773	697	876
H00–H59	Krankheiten des Auges und der Augenanhangsgebilde	345	302	276	419	394	247	415	351	487	324	357	346	427	377	321	400	447
H60–H95	Krankheiten des Ohres und des Warzenfortsatzes	148	127	133	124	172	120	138	152	186	146	157	153	199	151	183	149	179
I00–I99	Krankheiten des Kreislaufsystems	2.823	2.300	2.649	2.847	3.020	2.250	2.527	2.777	3.205	2.802	3.251	2.943	3.142	2.419	3.202	2.737	3.157
J00–J99	Krankheiten des Atmungssystems	1.348	1.075	1.241	1.256	1.383	1.240	1.411	1.354	1.465	1.351	1.599	1.337	1.339	1.243	1.597	1.319	1.451
K00–K93	Krankheiten des Verdauungssystems	1.948	1.551	1.842	1.827	1.985	1.541	1.626	1.952	2.239	1.942	2.280	2.137	2.178	1.772	2.134	1.701	2.296
L00–L99	Krankheiten der Haut und der Unterhaut	288	224	264	272	324	291	276	294	360	282	319	303	268	309	392	246	374

Kapitel 27 · Statistische Diagnosedaten der Krankenhauspatienten 2023

Tab. 27.10 (Fortsetzung)

ICD-Pos.	Diagnosekapitel	Deutschland	Baden-Württemberg	Bayern	Berlin	Brandenburg	Bremen	Hamburg	Hessen	Mecklenburg-Vorpommern	Niedersachsen	Nordrhein-Westfalen	Rheinland-Pfalz	Saarland	Sachsen	Sachsen-Anhalt	Schleswig-Holstein	Thüringen
		Je 100.000 Einwohner[a,b]																
M00–M99	Krankheiten des Muskel-Skelett-Systems und des Bindegewebes	1.686	1.390	1.833	1.378	1.800	1.348	1.358	1.599	1.590	1.611	1.934	1.790	1.719	1.487	1.761	1.666	1.752
N00–N99	Krankheiten des Urogenitalsystems	1.166	976	1.120	1.079	1.169	979	1.023	1.158	1.146	1.148	1.358	1.200	1.252	1.144	1.213	1.054	1.316
O00–O99	Schwangerschaft, Geburt und Wochenbett	2.023	1.993	1.979	1.596	2.048	2.322	1.838	2.089	2.009	2.159	2.147	2.149	2.137	1.833	2.125	1.923	2.133
P00–P96	Bestimmte Zustände, die ihren Ursprung in der Perinatalperiode haben	202	216	197	186	215	319	199	199	184	204	192	195	219	231	194	204	180
Q00–Q99	Angeborene Fehlbildungen, Deformitäten und Chromosomenanomalien	105	101	103	108	122	91	87	102	122	101	110	104	104	109	108	99	114
R00–R99	Symptome und abnorme klinische und Laborbefunde, die anderenorts nicht klassifiziert sind	803	523	760	535	766	560	571	939	870	821	998	982	957	715	934	716	931
S00–T98	Verletzungen, Vergiftungen und bestimmte andere Folgen äußerer Ursachen	1.942	1.660	2.042	1.788	2.046	1.903	1.815	1.849	2.004	1.925	2.054	2.033	2.059	1.998	2.030	1.899	2.193
Z00–Z99	Faktoren, die den Gesundheitszustand beeinflussen und zur Inanspruchnahme des Gesundheitswesens führen	684	650	675	699	700	624	794	689	716	702	713	642	653	639	717	557	673

[a] Berechnet mit der Durchschnittsbevölkerung auf Grundlage des Zensus 2011.
[b] Das Kapitel O00–O99 wurde anhand der weiblichen mittleren Bevölkerung standardisiert.

Krankenhaus-Report 2025

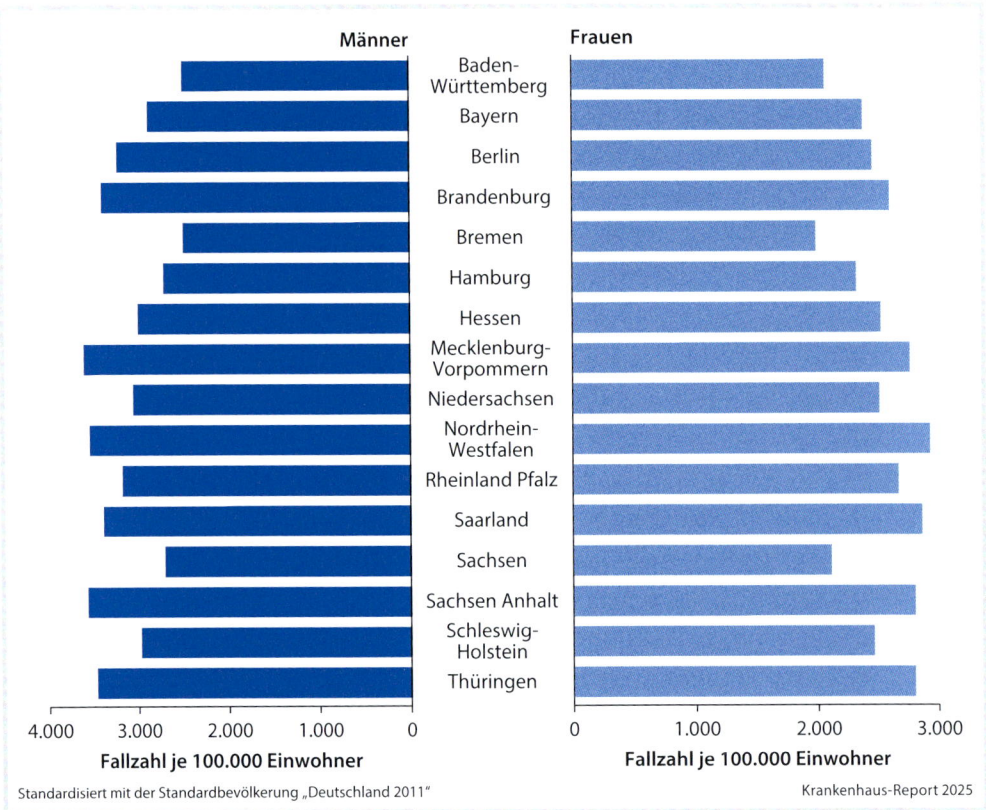

◘ **Abb. 27.5** Patienten (einschl. Sterbe- und Stundenfälle) mit Krankheiten des Kreislaufsystems nach Bundesländern (Wohnort). (Quelle: Statistisches Bundesamt)

27.5 Entwicklung ausgewählter Diagnosen 2018 bis 2023

Die Anteile der Diagnosen der Patientinnen und Patienten haben sich im Zeitverlauf unterschiedlich entwickelt. Die Zahl bestimmter Diagnosen ist angestiegen, andere Diagnosen verzeichneten dagegen einen Fallrückgang. Für einen Vergleich der Diagnosen der Patienten werden die Veränderungen der Diagnosen auf dreistelliger Ebene in den Jahren 2018 bis 2023 dargestellt. Dabei werden alle Diagnosen in die Analyse einbezogen, die im Jahr 2023 mindestens 10.000 Fälle aufwiesen. Dargestellt werden die zehn Diagnosen mit den größten prozentualen Veränderungsraten vom Jahr 2023 gegenüber 2018. Bei Interesse an allen Positionen auf drei- oder vierstelliger Ebene

finden Sie im Internetangebot des Statistischen Bundesamtes auf der Themenseite Gesundheit (▶ https://www.destatis.de) entsprechende Informationen. Diese können auch als Sonderauswertung beim Statistischen Bundesamt angefordert werden (gesundheit@destatis.de).

In ◘ Tab. 27.11 werden die zehn Diagnosen mit den größten Veränderungsraten dargestellt. Auffällig dabei ist, dass sich darunter im Gegensatz zu den Vorjahren weitaus weniger Diagnosen befinden, die den Zusatz „sonstige" haben.

Die Hauptdiagnose J12 (Viruspneumonie, anderenorts nicht klassifiziert) verzeichnete im Vergleich der Jahre 2018 und 2023 – bedingt durch die Pandemie – die größten Zuwächse: Ihre Zahl ist um 527,6 % angestiegen. Den zweiten Platz belegt die Diagnose A49

Kapitel 27 · Statistische Diagnosedaten der Krankenhauspatienten 2023

Tab. 27.11 Die 10 Hauptdiagnosen mit den größten Zuwächsen und Rückgängen 2018/2023 (nur Diagnosen mit mindestens 10.000 Fällen im Jahr 2023). (Quelle: Statistisches Bundesamt)

Die 10 größten relativen Zuwächse 2023/2018

Rang	ICD-Pos.		2023 Anzahl	2022	2021	2020	2019	2018	Veränderung in Prozent					
									23/22	22/21	21/20	20/19	23/18
1	J12	Viruspneumonie, anderenorts nicht klassifiziert	68.516	108.486	213.928	100.750	13.131	10.917	−36,8	−49,3	112,3	667,3	527,6
2	A49	Bakterielle Infektion n. n. bez. Lokalisation	44.966	38.021	36.402	34.323	20.449	18.743	18,3	4,4	6,1	67,8	139,9
3	R50	Fieber sonstiger und unbekannter Ursache	14.574	16.553	8.990	8.445	7.612	7.664	−12,0	84,1	6,5	10,9	90,2
4	M00	Eitrige Arthritis	21.033	18.692	17.337	16.502	15.587	12.315	12,5	7,8	5,1	5,9	70,8
5	J98	Sonstige Krankheiten der Atemwege	14.899	14.927	10.865	11.286	10.847	9.928	−0,2	37,4	−3,7	4,0	50,1
6	J36	Peritonsillarabszess	24.193	15.352	10.486	12.207	17.545	16.242	57,6	46,4	−14,1	−30,4	49,0
7	E66	Adipositas	35.027	32.004	29.620	24.826	26.728	24.038	9,4	8,0	19,3	−7,1	45,7
8	L98	Sonstige Krankheiten der Haut und der Unterhaut, a.n.k.	12.847	11.312	10.568	9.196	10.002	8.856	13,6	7,0	14,9	−8,1	45,1
9	J86	Pyothorax	11.973	10.179	8.815	8.817	9.206	9.097	17,6	15,5	0,0	−4,2	31,6
10	K44	Hernia diaphragmatica	19.003	16.348	15.341	14.573	16.662	14.747	16,2	6,6	5,3	−12,5	28,9

◻ **Tab. 27.11** (Fortsetzung)

Die 10 größten relativen Rückgänge 2023/2018

Rang	ICD-Pos.		2023	2022	2021	2020	2019	2018	Veränderung in Prozent				
			Anzahl						23/22	22/21	21/20	20/19	23/18
1	J10	Grippe durch saisonale nachgewiesene Influenzaviren	22.007	35.451	624	28.981	33.043	46.682	−37,9	5581,3	−97,8	−12,3	−52,9
2	A41	Sonstige Sepsis	62.842	59.362	59.915	67.853	130.422	126.924	5,9	−0,9	−11,7	−48,0	−50,5
3	M23	Binnenschädigung des Kniegelenkes (internal derangement)	41.338	48.505	50.431	57.055	71.777	74.561	−14,8	−3,8	−11,6	−20,5	−44,6
4	I83	Varizen der unteren Extremitäten	43.999	45.099	46.991	55.445	75.697	77.887	−2,4	−4,0	−15,2	−26,8	−43,5
5	I11	Hypertensive Herzkrankheit	25.689	27.010	33.680	37.230	45.192	44.437	−4,9	−19,8	−9,5	−17,6	−42,2
6	I80	Thrombose, Phlebitis und Thrombophlebitis	17.919	18.702	20.971	21.490	27.296	30.820	−4,2	−10,8	−2,4	−21,3	−41,9
7	R07	Hals- und Brustschmerzen	79.635	86.728	96.602	105.946	133.670	135.786	−8,2	−10,2	−8,8	−20,7	−41,4
8	L05	Pilonidalzyste	17.636	19.359	21.942	23.932	28.318	29.425	−8,9	−11,8	−8,3	−15,5	−40,1
9	M53	Sonstige Krankheiten der Wirbelsäule und des Rückens, a.n.k.	15.539	14.423	15.862	18.234	26.975	25.525	7,7	−9,1	−13,0	−32,4	−39,1
10	S62	Fraktur im Bereich des Handgelenkes und der Hand	14.882	16.940	18.042	20.271	24.138	24.279	−12,1	−6,1	−11,0	−16,0	−38,7

Krankenhaus-Report 2025

(Bakterielle Infektion nicht näher bezeichneter Lokalisation). Sie ist in diesem Zeitraum um 139,9 % angestiegen, gefolgt von der Position R50 (Fieber sonstiger und unbekannter Ursache) mit einem Zuwachs von 90,2 %.

27.6 Ergebnisse der DRG-Statistik zu Covid-19-Pandemie

Spezifische Daten zu Krankenhausbehandlungen mit oder wegen einer Corona-Infektion liegen auf Basis der Fallpauschalenbezogenen Krankenhausstatistik (DRG-Statistik) vor. Die Corona-Pandemie, die Ende 2019 ihren Anfang nahm, führte in den Krankenhäusern insbesondere in der ersten Corona-Welle nicht nur zu einem drastischen Rückgang der Behandlungsfälle, wie eingangs gezeigt werden konnte, sondern weiterhin auch zu deutlich weniger Operationen.

Obwohl der internationale Gesundheitsnotstand wegen des Coronavirus und der dadurch ausgelösten Krankheit Covid-19 seitens der Weltgesundheitsorganisation (WHO) zwischenzeitlich wieder aufgehoben wurde und Covid-19 nun als etabliertes und andauerndes Gesundheitsproblem gilt, ist das Virus nach wie vor Thema in deutschen Krankenhäusern.

Im Jahr 2023 gab es 451.774 Krankenhausaufenthalte von Patientinnen und Patienten mit oder wegen einer Covid-19-Infektion.[4] Im Jahr davor lag die Zahl noch bei 815.068 Behandlungen und ging damit annähernd um die Hälfte zurück.

Von den im Jahr 2023 im Zusammenhang mit einer Corona-Infektion behandelten Patientinnen und Patienten wurden 337.086 (75 %) als Notfälle in das Krankenhaus eingewiesen. Mehr als jede zwölfte (8 %) mit oder wegen Covid-19 behandelte Person ist im Krankenhaus verstorben. Das waren 38.332 Personen.

Einer hohen Gefährdung durch Covid-19 unterlagen dabei wie in den Pandemiejahren zuvor vor allem ältere und hochbetagte Menschen. 45 % der Menschen, die aufgrund einer Covid-19-Diagnose im Krankenhaus behandelt wurden, waren über 80 Jahre alt. 60- bis 80-Jährige machten 37 % dieser Patienten aus, 18 % waren jünger.

In jüngeren Altersgruppen, vor allem bei Kindern, Jugendlichen und jungen Erwachsenen, sind schwere Verläufe seltener und asymptomatische Covid-19-Infektionen häufiger. Beispielsweise waren 18.940 Kinder unter 15 Jahren mit oder wegen einer nachgewiesenen Infektion im Krankenhaus. Das waren 4,2 % aller mit oder wegen einer Covid-19-Infektion im Krankenhaus behandelten Patienten.

Einschlägige Erkrankungen im Zusammenhang mit einer Covid-19-Infektion sind vor allem akute Atemwegserkrankungen. Weitere Organbeteiligungen oder Komplikationen können auftreten. Typischerweise traten bei den mit oder wegen einer Covid-19-Infektion behandelten Patienten im Jahr 2023 vor allem Infektionen der unteren Atemwege auf, am häufigsten eine durch das Virus ausgelöste Lungenentzündung (50.767 Fälle). Weitere Diagnosen waren eine nicht näher bezeichnete Infektion der unteren Atemwege (16.071 Fälle) und eine akute Bronchitis bedingt durch sonstige näher bezeichnete Erreger (9.496 Fälle). Infektionen der oberen Atmungsorgane bezogen sich vor allem auf eine nicht näher bezeichnete akute Infektion der unteren Atemwege (11.460 Fälle), auf sonstige akute Infektionen an mehreren Lokalisationen der oberen Atemwege (4.632 Fälle) und eine akute respiratorische Insuffizienz (3.719 Fälle) (◘ Tab. 27.12).

73.703 dieser Personen, also gut ein Sechstel (16,3 %), mussten intensivmedizinisch versorgt werden. 34,2 % oder 25.201 der inten-

---

[4] Für Kodierungen im Zusammenhang mit der Covid-19-Pandemie wurden in der ICD-10-GM eigene Schlüsselnummern festgelegt. Bei einer nachgewiesenen Covid-19-Krankheit ist die Nebendiagnose U07.1 gemäß ICD-10 zu verwenden, „wenn Covid-19 durch einen Labortest nachgewiesen ist, ungeachtet des Schweregrades des klinischen Befundes oder der Symptome". Diese muss mit mindestens einem weiteren ICD-Kode kombiniert werden, der für eine Primärverschlüsselung zugelassen ist (z. B. Pneumonie, akute Bronchitis). Eine Covid-19-Infektion kann nicht als Hauptdiagnose verschlüsselt werden.

◻ **Tab. 27.12** Erkrankungen im Zusammenhang mit einer Covid-19-Infektion. (Quelle: Statistisches Bundesamt)

Insgesamt, Virus nachgewiesen	451.774
Darunter:	
Infektionen der unteren Atemwege (Lunge, Bronchien, Kehlkopf und Luftröhre)	
J12.8 Pneumonie durch sonstige Viren	50.767
J22 Akute Infektion der unteren Atemwege, nicht näher bezeichnet	16.071
J20.8 Akute Bronchitis durch sonstige näher bezeichnete Erreger	9.496
J12.9 Viruspneumonie, nicht näher bezeichnet	642
J80.0 Atemnotsyndrom des Erwachsenen [ARDS]	289
Infektionen der oberen Atemwege (Nase, Nasennebenhöhlen und Rachenraum) und weitere Krankheiten des Atmungssystems	
J06.9 Akute Infektion der oberen Atemwege, nicht näher bezeichnet	11.460
J06.8 Sonstige akute Infektionen an mehreren Lokalisationen der oberen Atemwege	4.632
J96.0 Akute respiratorische Insuffizienz, anderenorts nicht klassifiziert	3.719
J98.7 Infektion der Atemwege, anderenorts nicht klassifiziert	3.209
J00 Akute Rhinopharyngitis [Erkältungsschnupfen]	518
Viruskrankheiten mit nicht näher bezeicheter Lokalisation, Sonstige	
B34.2 Infektion durch Coronaviren nicht näher bezeichneter Lokalisation	3.730
B99 Sonstige und nicht näher bezeichnete Infektionskrankheiten	2.965
R06.0 Dyspnoe	2.504
Z22.8 Keimträger sonstiger Infektionskrankheiten	2.100

Krankenhaus-Report 2025

sivmedizinisch versorgten Covid-19-Patienten mussten künstlich beatmet werden. Ihre durchschnittliche Beatmungsdauer lag bei 185 h, also bei fast 8 Tagen. Mit 38.332 Personen ist mehr als jede zwölfte (8 %) mit oder wegen Covid-19 behandelte Person im Krankenhaus verstorben. Ihr Durchschnittsalter lag bei 80,1 Jahren.

Bislang wurden damit in den Jahren 2020 bis 2023 insgesamt rund 1.829.000 Krankenhausaufenthalte von Patienten mit oder wegen einer Covid-19-Infektion verzeichnet. Intensivmedizinisch behandelt wurden davon 326.506 Patienten. 198.005 mit oder wegen Covid-19 behandelte Personen sind im Krankenhaus verstorben.

27.7 Ausblick

Die Ergebnisse der Krankenhausstatistik bilden die statistische Basis für viele gesundheitspolitische Entscheidungen des Bundes und der Länder und dienen den an der Krankenhausfinanzierung beteiligten Institutionen als Planungsgrundlage. Die Erhebung liefert wichtige Informationen über das Volumen und die Struktur der Leistungsnachfrage und der Morbiditätsentwicklung in der stationären Versorgung. Darüber hinaus wird auf dieser Datengrundlage eine Einzugsgebietsstatistik erstellt, die u. a. Aufschluss über die Patientenwanderung gibt. Durch die Alters- und Geschlechtsstandardisierung der Ergebnisse dient die Diagnosestatistik auch der epidemiologischen Forschung. So konnte in diesem Beitrag dargestellt werden, dass sich die Inanspruchnahme stationärer Leistungen im Hinblick auf die zugrunde liegenden Erkrankungen im Laufe der Jahre leicht ändert und dass es geschlechtsspezifische wie regionale Unterschiede gibt.

Die durch Covid-19 ausgelöste Pandemie hat im stationären Sektor zu deutlichen Verschiebungen geführt: So sind die Fallzahlen und viele andere Indikatoren zum Teil entgegen vorheriger Trends erheblich gesunken. Obwohl die stationären Behandlungen von 2022 zu 2023 absolut betrachtet gestiegen sind, liegt der Wert weiterhin unter dem Wert von vor 2020. Es ist davon auszugehen, dass planbare Eingriffe und der damit verbundene stationäre Aufenthalt für die Zeit zwischen 2020 und 2022 vermieden wurden und seit 2023 wieder stärker durchgeführt werden.

Auch ist davon auszugehen, dass sich in den kommenden Jahren die Auswirkungen der Krankenhausreform in diesen Indikatoren der Krankenhausstatistik widerspiegeln. Vor allem sind Veränderungen bei der Anzahl der stationären Behandlungen und bei der durchschnittlichen Verweildauer erwartbar. Eine Betrachtung und ein Vergleich aller Datengrundlagen sowohl aus dem stationären wie auch aus dem ambulanten Sektor kann zu einigen dieser Fragen mit Sicherheit wichtige Hinweise geben.

Open Access Dieses Kapitel wird unter der Creative Commons Namensnennung 4.0 International Lizenz (http://creativecommons.org/licenses/by/4.0/deed.de) veröffentlicht, welche die Nutzung, Vervielfältigung, Bearbeitung, Verbreitung und Wiedergabe in jeglichem Medium und Format erlaubt, sofern Sie den/die ursprünglichen Autor(en) und die Quelle ordnungsgemäß nennen, einen Link zur Creative Commons Lizenz beifügen und angeben, ob Änderungen vorgenommen wurden.

Die in diesem Kapitel enthaltenen Bilder und sonstiges Drittmaterial unterliegen ebenfalls der genannten Creative Commons Lizenz, sofern sich aus der Abbildungslegende nichts anderes ergibt. Sofern das betreffende Material nicht unter der genannten Creative Commons Lizenz steht und die betreffende Handlung nicht nach gesetzlichen Vorschriften erlaubt ist, ist für die oben aufgeführten Weiterverwendungen des Materials die Einwilligung des jeweiligen Rechteinhabers einzuholen.

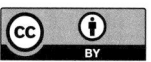

Serviceteil

Die Autorinnen und Autoren – 502

Stichwortverzeichnis – 537

© Der/die Autor(en) 2025
J. Klauber et al. (Hrsg.), *Krankenhaus-Report 2025*, https://doi.org/10.1007/978-3-662-70947-4

Die Autorinnen und Autoren

Prof. Dr. Silke Arnegger

Wiesbaden Business School
Hochschule RheinMain
Wiesbaden

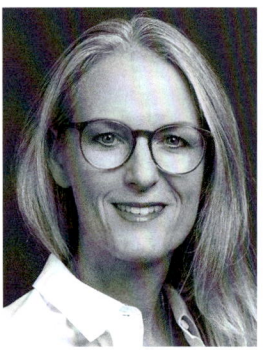

Silke Arnegger absolvierte in Stuttgart-Hohenheim ein Studium der Wirtschaftswissenschaften. Danach war sie für einen großen deutschen Ärzteverbund für niedergelassene Ärztinnen und Ärzte tätig. Tätigkeitsschwerpunkt waren insbesondere Selektivverträge im ambulanten Versorgungsbereich. Sie ist Professorin für Gesundheitsökonomie an der Wiesbaden Business School (WBS) der Hochschule RheinMain.

Prof. Dr. Boris Augurzky

hcb Institute for Health Care Business GmbH
Essen

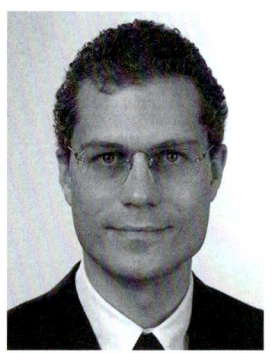

Prof. Dr. Boris Augurzky ist Leiter des Kompetenzbereichs „Gesundheit" am RWI in Essen, seit 2007 Geschäftsführer der Institute for Health Care Business GmbH und seit 2014 wissenschaftlicher Geschäftsführer der Stiftung Münch. Er ist Mitglied des Fachausschusses „Versorgungsmaßnahmen und -forschung" der Deutschen Krebshilfe. 2016 wurde er zum außerplanmäßigen Professor an der Universität Duisburg-Essen berufen.

Die Autorinnen und Autoren

Prof. Dr. med. Clemens Becker

Geriatrisches Zentrum am Universitätsklinikum Heidelberg, Netzwerk Alternsforschung (NAR) der Universität Heidelberg
Heidelberg

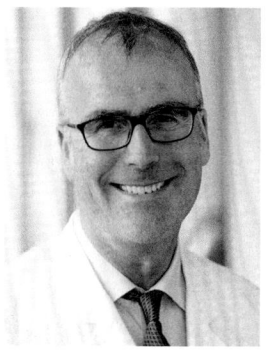

Prof. Dr. med. Clemens Becker leitet die Unit Digitale Geriatrie am Universitätsklinikum Heidelberg.
Von 2003 bis 2021 hat er die Abteilung Geriatrie und die Klinik für Geriatrische Rehabilitation am Robert-Bosch-Krankenhaus als Chefarzt geleitet. Er hat an mehr als zehn von der EU geförderten Projekten maßgeblich mitgearbeitet. Zuletzt hat er das IMI-Projekt Mobilise-D klinisch geleitet. Seit 1998 ist er Mitglied der EAMA (European Academy for Medicine of Ageing). Er ist Mitglied der europäischen Fachgesellschaft für Geriatrie (EU-GMS).

Susann Behrendt

Wissenschaftliches Institut der AOK (WIdO)
Berlin

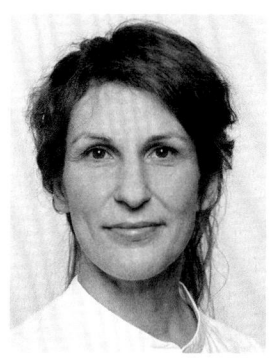

Studium der Kommunikationswissenschaft, Soziologie und Interkulturellen Wirtschaftskommunikation an der Friedrich-Schiller-Universität Jena, der Universidad de Salamanca und der University of Limerick. Wissenschaftliche Tätigkeiten am Europäischen Migrationszentrum, am Statistischen Bundesamt sowie am IGES Institut mit Schwerpunkt Versorgungsforschung, Qualitätsmessung und Sekundärdatenanalysen. Seit Dezember 2017 als wissenschaftliche Mitarbeiterin im WIdO befasst mit Themen rund um die Versorgungsqualität in der Langzeitpflege und insbesondere zuständig für die „Qualitätsmessung in der Pflege mit Routinedaten" (QMPR). Seit September 2024 Leiterin des Forschungsbereichs Pflege im WIdO.

Sophia Behrens

Statistisches Bundesamt
Bonn

Sophia Behrens hat Volkswirtschaftslehre mit Schwerpunkt auf Ökonometrie an der Universität Konstanz studiert. Seit 2021 ist sie im Statistischen Bundesamt tätig und seit 2022 arbeitet sie im Referat Gesundheitsstatistiken, mit Fokus auf die Krankenhaus- und Todesursachenstatistik.

Prof. Dr. Andreas Beivers

Hochschule Fresenius München
München

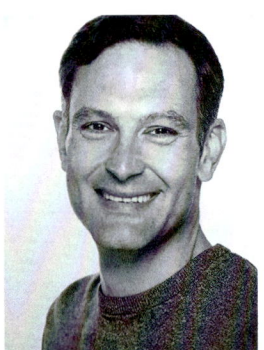

Studium der VWL an der Ludwig-Maximilians-Universität München. 2004 bis 2009 zunächst wissenschaftlicher Mitarbeiter, dann Bereichsleiter für stationäre Versorgung am Institut für Gesundheitsökonomik in München. Promotion an der Universität der Bundeswehr München. Seit 2010 Professor für Volkswirtschaftslehre und Gesundheitsökonomie an der Hochschule Fresenius; seit 2017 Assoziierter Wissenschaftler des Kompetenzbereichs „Gesundheit", RWI Leibniz-Institut für Wirtschaftsforschung, Essen; seit Juni 2021 Leiter wissenschaftliche Projekte der Stiftung Münch.

Kerstin Bockhorst

GKV-Spitzenverband
Berlin

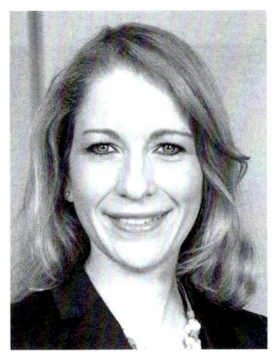

Kerstin Bockhorst ist Gesundheitswissenschaftlerin und verfügt über eine langjährige Berufserfahrung im Gesundheitswesen. So war sie Referatsleiterin für Krankenhausfinanzierung beim vdek, bevor sie als Referentin für Krankenhausvergütung zum GKV-Spitzenverband wechselte. Seit 2021 leitet sie dort das Referat Versorgungsstrukturen. Zu ihren Themenfeldern gehören u. a. die Notfallreform und die Ambulantisierung von Krankenhausleistungen.

Ute Bölt

Statistisches Bundesamt
Bonn

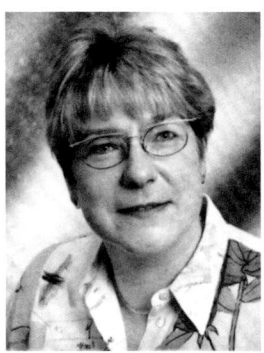

Diplom-Verwaltungswirtin (FH). Seit 1999 Mitarbeiterin des Statistischen Bundesamtes in der Gruppe H1 Gesundheit. Schwerpunkt: Methodische Weiterentwicklung der Krankenhausstatistik.

Melissa Böttinger

Geriatrisches Zentrum am Universitätsklinikum Heidelberg, Netzwerk Alternsforschung (NAR) der Universität Heidelberg
Heidelberg

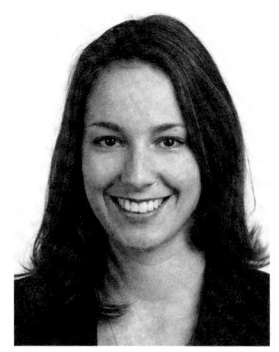

Melissa Böttinger studierte Physiotherapie (BSc) und Therapiewissenschaften (MSc) in Heidelberg. Seit 2021 ist sie Doktorandin in der Abteilung Digitale Geriatrie am Geriatrischen Zentrum des Universitätsklinikums Heidelberg. Ihre Doktorarbeit zum Thema „Entwicklung und Validierung eines digitalen Selbst-Assessments für ältere Menschen zur frühzeitigen Identifikation von Risiken für ein selbständiges Leben" wird von Prof. Dr. Jürgen Bauer und Prof. Dr. Clemens Becker betreut. In Teilzeit arbeitet sie außerdem in einer physiotherapeutischen Praxis.

Franziska Braune

CharitéCentrum für Anästhesiologie und Intensivmedizin, Klinik für Anästhesiologie und Intensivmedizin, Campus Charité Mitte & Campus Virchow-Klinikum
Charité – Universitätsmedizin Berlin
Berlin

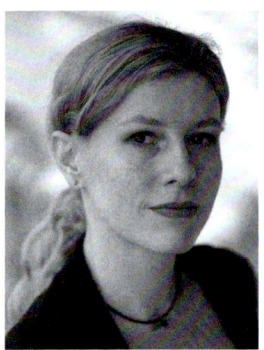

Franziska Braune, approbierte Ärztin seit 2021, ist seit 2023 als Ärztin in Weiterbildung und wissenschaftliche Mitarbeiterin an der Klinik für Anästhesiologie und Intensivmedizin der Charité – Universitätsmedizin Berlin tätig. Ihr besonderes Interesse gilt der strukturierten Versorgung von Patientinnen und Patienten mit Delir, wobei sie sich vor allem auf präventive Maßnahmen konzentriert. Zusätzlich ist sie als Beauftragte für Inklusion und Diversität in der Klinik aktiv und setzt sich für eine integrative und diverse Arbeitsumgebung ein. Neben ihrer ärztlichen Tätigkeit engagiert sie sich als ehrenamtliche Ausbilderin für Erste Hilfe und den Sanitätsdienst des Deutschen Roten Kreuzes.

Dr. med. Maurice Breithaupt

CharitéCentrum für Anästhesiologie und Intensivmedizin, Klinik für Anästhesiologie und Intensivmedizin, Campus Charité Mitte & Campus Virchow-Klinikum
Charité – Universitätsmedizin Berlin
Berlin

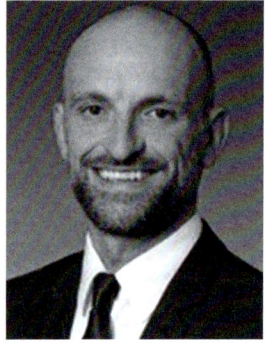

Seit 2022 ist Dr. med. Maurice Breithaupt Facharzt für Anästhesiologie. Nach mehrjähriger Tätigkeit als Krankenpfleger absolvierte er 2014 sein Medizinstudium an der Eberhard Karls Universität Tübingen. Seine ärztliche Ausbildung begann 2014 im Diakonie-Klinikum Stuttgart. 2017 wechselte er an die Berliner Charité und begleitet nun als Oberarzt die anästhesiologische Ambulanz. Sein klinischer Schwerpunkt ist die Verhinderung bzw. Risikostratifizierung des postoperativen Delirs. Neben dieser Tätigkeit ist seine weitere Leidenschaft die Notfallmedizin.

Prof. Dr. Friedrich Breyer

Fachbereich Wirtschaftswissenschaften
Universität Konstanz
Konstanz

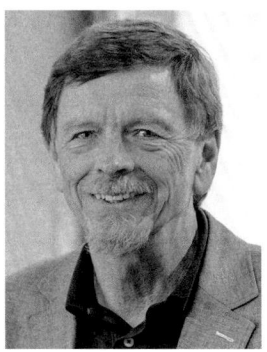

Friedrich Breyer ist Volkswirt, der in Heidelberg promoviert (1978) und habilitiert wurde (1983), bevor er 1986 Professor an der FernUniversität Hagen wurde. Von 1992 bis zum Sommersemester 2020 hatte er den Lehrstuhl für Wirtschafts- und Sozialpolitik an der Universität Konstanz inne. Seit 2000 ist er Mitglied des Wissenschaftlichen Beirats beim Bundesministerium für Wirtschaft und Energie. Im Jahr 2008 war er Mitbegründer der Deutschen Gesellschaft für Gesundheitsökonomie (DGGÖ) und von 2012 bis 2013 deren Vorsitzender. Sein Forschungsschwerpunkt liegt auf den Themen Gesundheitsökonomik und Finanzierung des Sozialstaats. Er ist Autor von über 70 Publikationen in internationalen Fachzeitschriften und zahlreichen Lehrbüchern, u. a. „Gesundheitsökonomik" und „Ökonomie des Sozialstaats".

Dirk Bürger

AOK-Bundesverband
Berlin

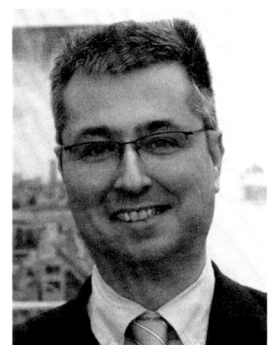

Seit 03/2010 Referent für Gesundheitspolitik beim AOK-Bundesverband, Stabsbereich Politik und Unternehmensentwicklung. 11/2009 bis 02/2010 wissenschaftlicher Mitarbeiter und Büroleiter des Bundestagsabgeordneten Rudolf Henke, CDU/CSU-Bundestagsfraktion, Mitglied des Gesundheitsausschusses. 01/2001 bis 10/2009 wissenschaftlicher Mitarbeiter und Büroleiter des Bundestagsabgeordneten und stellvertretenden Vorsitzenden des Gesundheitsausschusses des Deutschen Bundestages Dr. med. Hans Georg Faust. 10/1986 bis 12/2000 Fachkrankenpfleger in der Abteilung für Anästhesie und Intensivmedizin des Marienhospitals in Bottrop/NRW.

Prof. Dr. Reinhard Busse, MPH, FFPH

Fachgebiet Management im Gesundheitswesen
Technische Universität Berlin
Berlin

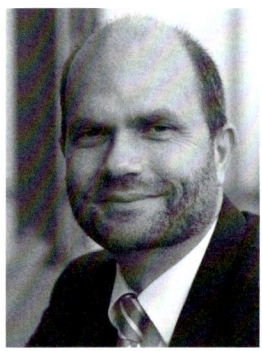

Lehrstuhlinhaber für Management im Gesundheitswesen an der Technischen Universität Berlin und Co-Direktor des Europäischen Observatoriums für Gesundheitssysteme und Gesundheitspolitik. Seit 2011 Editor-in-Chief des internationalen Journals „Health Policy", seit 2012 Leiter des Gesundheitsökonomischen Zentrums Berlin (BerlinHECOR), 2015 bis 2018 Sprecher des Direktoriums der Berlin School of Public Health (BSPH), 2016/17 Vorsitzender der Deutschen Gesellschaft für Gesundheitsökonomie (dggö). Zahlreiche Mitgliedschaften in Beiräten und Kommissionen, u. a. beim WIdO, dem ZI und dem Wissenschaftsrat. Forschungsschwerpunkte: Gesundheitssystemforschung (insbesondere internationale Vergleiche, Spannungsfeld zwischen Markt und Regulation sowie Health Systems Performance Assessment), Versorgungsforschung (Vergütungsmechanismen, Integrierte Versorgung, Rolle von Pflegepersonal), Gesundheitsökonomie sowie Health Technology Assessment (HTA).

Jule Craayvanger

Wiesbaden Business School
Hochschule RheinMain
Wiesbaden

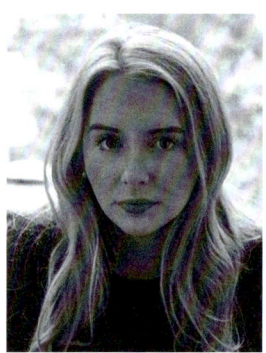

Jule Craayvanger absolvierte 2023 ihren Bachelor im Studiengang Gesundheitsökonomie an der Wiesbaden Business School der Hochschule RheinMain in Wiesbaden. Derzeit befindet sie sich im Masterstudiengang Management im Gesundheitswesen, ebenfalls an der Wiesbaden Business School. Seit 2024 ist sie wissenschaftliche Mitarbeiterin an der Hochschule RheinMain.

Die Autorinnen und Autoren

Dr. Julian Dilling

GKV-Spitzenverband
Berlin

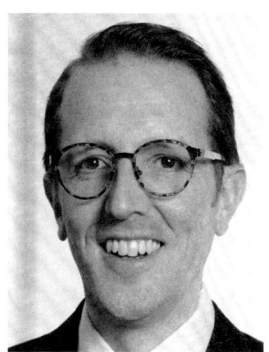

Dr. Julian Dilling ist Sprecher der Krankenkassen in den Unterausschüssen Bedarfsplanung sowie Psychotherapie und Psychiatrische Versorgung des Gemeinsamen Bundesausschusses (G-BA) und Leiter des Referats Bedarfsplanung, Psychotherapie und Neue Versorgungsformen im GKV-Spitzenverband.

Prof. Dr. med. Harald Dormann

Zentrale Notaufnahme am Klinikum Fürth
Fürth

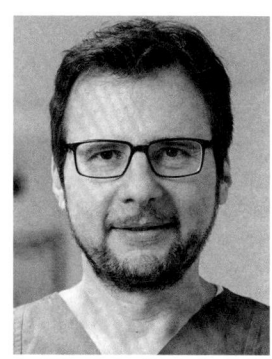

Prof. Dr. med. Harald Dormann ist Chefarzt der Zentralen Notaufnahme am Klinikum Fürth, die als umfassender Notfallversorger jährlich ca. 50.000 Patienten versorgt. Sein medizinisches Curriculum umfasst die Weiterbildung zum Facharzt für Innere Medizin, Gastroenterologie, Diabetologie (DDG), Intensivmedizin und Klinische Akut- und Notfallmedizin. Seine Forschungsschwerpunkte sind die Akut- und Notfallmedizin sowie die Arzneimitteltherapiesicherheit, die z. B. mit dem Golden Helix Award, dem Bayerischen Klinikförderpreis oder auf dem Hauptstadtkongress Medizin und Gesundheit ausgezeichnet wurden. Als ordentliches Mitglied der Arzneimittelkommission der dt. Ärzteschaft (AKDÄ), Vorstandsmitglied der Deutschen Gesellschaft interdisziplinäre Notfall- und Akutmedizin (DGINA) sowie Direktor des Instituts für Notfallmedizinische Bildung (INOB) ist er in verschiedenen Gremien und Instituten aktiv.

Dr. med. Friedemann Ernst

Kompetenz-Centrum Geriatrie (KCG) beim Medizinischen Dienst Nord
Hamburg

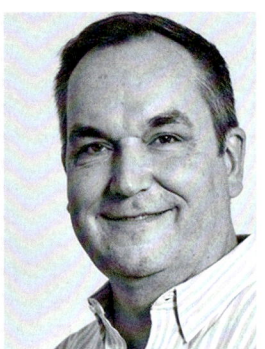

Facharzt für Innere Medizin und Facharzt für Allgemeinmedizin. Zusatzbezeichnung Geriatrie, Palliativmedizin und Sozialmedizin. Nach mehrjähriger Tätigkeit in verschiedenen geriatrischen Krankenhausabteilungen und einer anschließenden hausärztlichen Tätigkeit seit 2004 beim MD Nord zuletzt als Fachgutachter für Geriatrie und Palliativmedizin tätig. Zudem seit 2008 wissenschaftlicher Mitarbeiter beim Kompetenz-Centrum Geriatrie der Medizinischen Dienste.

Pablo Escrihuela Branz

Funktionsbereich Interventionelle Kardiologie
Universitätsklinikum Augsburg
Augsburg

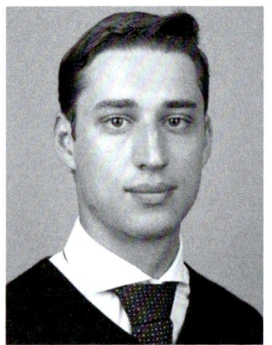

Seit 2023 als Assistenzarzt an der I. Medizinischen Klinik in der Universitätsklinik Augsburg tätig. Das Studium der Humanmedizin absolvierte er von 2016 bis 2023 an der Ludwig-Maximilians-Universität München. Zusätzlich ist er seit 2020 Teilnehmer des Promotionsstudiengangs Molekulare Medizin an der LMU. Von 2020 bis 2022 Teilnehmer des Förderprogramms für Forschung und Lehre der LMU in der Arbeitsgruppe von Professor Dr. Lauber.

Prof. Dr. med. Heinrich V. Groesdonk

Klinik für Interdisziplinäre Intensivmedizin und Intermediate Care
Helios Klinikum Erfurt
Erfurt

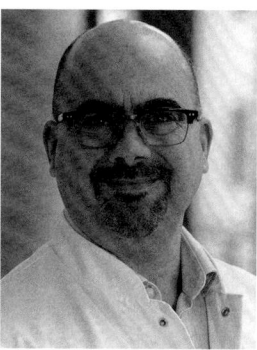

Prof. Dr. med. Heinrich V. Groesdonk ist seit 2019 Chefarzt der Klinik für Interdisziplinäre Intensivmedizin und Intermediate Care am Helios Klinikum Erfurt. Seine berufliche Laufbahn umfasst renommierte Stationen wie das Universitätsklinikum Homburg/Saar, die Universitätskliniken Lübeck und Ulm sowie das Universitäre Herzzentrum Leipzig. Von 2022 bis Ende 2024 fungierte er zudem als Ärztlicher Direktor des Helios Klinikums Erfurt. Zum 1. Januar 2025 übernahm er die Position des Medical Consultant für die Helios Region West.

Dr. med. Stefan Grund

Geriatrisches Zentrum am Universitätsklinikum Heidelberg
Agaplesion Bethanien Krankenhaus
Heidelberg

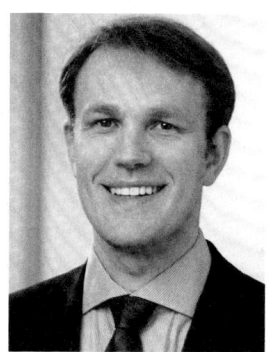

Dr. Stefan Grund, MaHM, ist als Oberarzt im Bereich der Akut- und Reha-Geriatrie sowie Alterstraumatologie (Koordinator) am Geriatrischen Zentrum der Universität Heidelberg, Agaplesion Bethanien Krankenhaus Heidelberg tätig. Zudem ist er Habilitand im Fach Geriatrie an der Universität Heidelberg, mit den Forschungsschwerpunkten Geriatrische Rehabilitation und Alterstraumatologie. Er ist Sprecher der DGG-AG Geriatrische Rehabilitation und Co-Chair der EuGMS Special Interest Group on Geriatric Rehabilitation.

Christian Günster

Wissenschaftliches Institut der AOK (WIdO)
Berlin

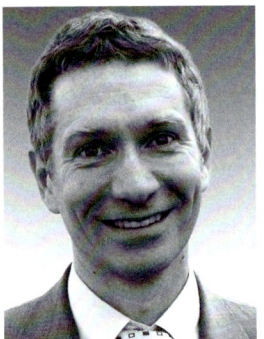

Studium der Mathematik und Philosophie in Bonn. Seit 1990 beim Wissenschaftliches Institut der AOK (WIdO). Von 2002 bis 2008 Mitglied des Sachverständigenrates nach § 17b KHG des Bundesministeriums für Gesundheit. Leitung des Bereichs Qualitäts- und Versorgungsforschung. Mitherausgeber des Versorgungs-Reports. Arbeitsschwerpunkte sind Methoden der Qualitätsmessung und Versorgungsanalysen mittels Routinedaten.

Jana Hagenlocher

Wiesbaden Business School
Hochschule RheinMain
Wiesbaden

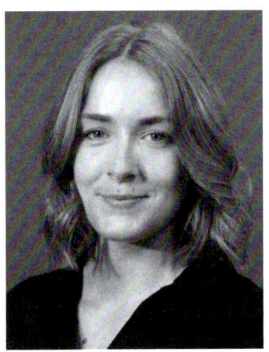

Jana Hagenlocher studierte Gesundheitsökonomie an der Wiesbaden Business School (WBS) der Hochschule RheinMain in Wiesbaden und absolvierte anschließend den Masterstudiengang Gesundheitsmanagement an der Hochschule Aalen. Seit 2023 ist sie wissenschaftliche Mitarbeiterin an der Hochschule RheinMain.

Dr. med. Fatima Halzl-Yürek

CharitéCentrum für Anästhesiologie und Intensivmedizin, Klinik für Anästhesiologie und Intensivmedizin, Campus Charité Mitte & Campus Virchow-Klinikum
Charité – Universitätsmedizin Berlin
Berlin

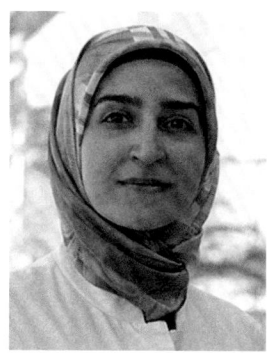

Dr. med. Fatima Halzl-Yürek ist Oberärztin der Klinik für Anästhesiologie und Intensivmedizin an der Charité – Universitätsmedizin Berlin Campus Mitte und Campus Virchow Klinikum. Seit 2020 ist sie Projektkoordinatorin für den Qualitätsvertrag der Charité zur Prävention des postoperativen Delirs bei der Versorgung älterer Patientinnen und Patienten (QV-POD). Seit 2023 leitet sie als Projektkoordinatorin die klinische Studie zur Entwicklung von klinischen digitalen Entscheidungsunterstützungssystemen (CDSS) zur Prävention von postoperativem Delir (Digi-POD, gefördert durch den Innovationsausschuss beim gemeinsamen Bundesausschuss (G-BA) unter dem Förderkennzeichen 01VSF22040, Projektleiterin: Univ.-Prof. Dr. med. Claudia Spies, ML). Ihr Forschungsschwerpunkt liegt in der Prävention und Therapie des postoperativen Delirs.

Ingrid Hendlmeier

Fakultät für Sozialwesen
Hochschule Mannheim
Mannheim

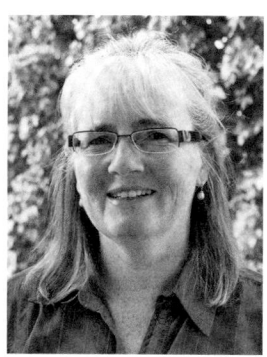

Ingrid Hendlmeier ist Diplom-Gerontologin und Diplom-Sozialarbeiterin und als wissenschaftliche Mitarbeiterin an der Fakultät Sozialwesen der Hochschule Mannheim tätig. Ihre Arbeit konzentriert sich auf Forschungsprojekte zur Prävention, Versorgung und Beratung älterer Menschen mit Pflegebedarf und gerontopsychiatrischen Störungen. Seit 2020 ist sie zudem Koordinatorin und Dozentin im Kontaktstudium Angewandte Gerontologie – Multidisziplinäre Interventionsgerontologie und Gerontopsychiatrie, seit 2006 Lehrkraft für Gerontopsychiatrie an der Fachschule für Weiterbildung in der Pflege und Dozentin für Gerontologie an Hochschulen und Weiterbildungseinrichtungen.

Philipp Hengel

Fachgebiet Management im Gesundheitswesen
Technische Universität Berlin
Berlin

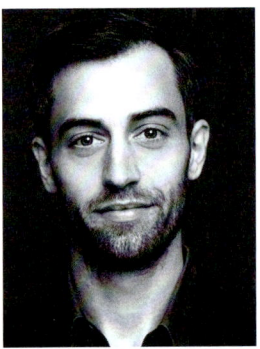

Philipp Hengel ist examinierter Gesundheits- und Krankenpfleger mit Studium des Gesundheits- und Pflegemanagements (B. Sc.) und Public Health (M. Sc.). Als wissenschaftlicher Mitarbeiter am Fachgebiet Management im Gesundheitswesen der TU Berlin befasst er sich schwerpunktmäßig mit den Themen Leistungsmessung von Gesundheitssystemen sowie der Abbildung des Zugangs und der Qualität von Versorgung, insbesondere anhand von Routinedaten.

Prof. Dr. Elke Hertig

Lehrstuhl für Regionalen Klimawandel und Gesundheit der Medizinischen Fakultät der Universität Augsburg
Neusäß

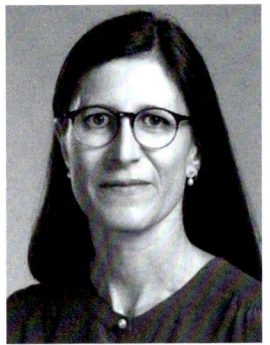

Seit 2024 Ordinaria des Lehrstuhls für Regionalen Klimawandel und Gesundheit. Zuvor von 2019 bis 2024 Heisenberg-Professorin. Nachdem Elke Hertig 2013 ihre Habilitation erworben hatte, war sie von 2015 bis 2019 als Akademische Rätin und zuvor von 2004 bis 2015 als wissenschaftliche Mitarbeiterin tätig. Die Promotion erfolgte 2004.

Laerson Hoff

CharitéCentrum für Anästhesiologie und Intensivmedizin, Klinik für Anästhesiologie und Intensivmedizin, Campus Charité Mitte & Campus Virchow-Klinikum
Charité – Universitätsmedizin Berlin
Berlin

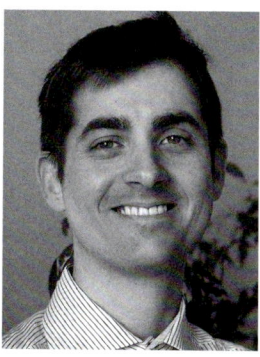

Laerson Hoff schloss 2015 sein Medizinstudium in Brasilien ab und arbeitete als Assistenzarzt auf der Intensivstation des Dom-Joao-Becker-Krankenhauses. Seit 2019 ist er als Assistenzarzt in der Klinik für Anästhesiologie und Intensivmedizin am Campus Virchow-Klinikum der Charité tätig. Seit 2020 ist er Mitarbeiter in der Arbeitsgruppe von Frau Univ.-Prof. Dr. med. Claudia Spies „Delir & Kognition nach Operation und Intensivbehandlung". Im Innofonds-Projekt Digi-POD ist sein Verantwortungsbereich die Strukturierung der digitalen klinischen Daten für die Weiterverarbeitung über HL7-FHIR-Schnittstellen.

Andreas Hölscher

BARMER
Wuppertal

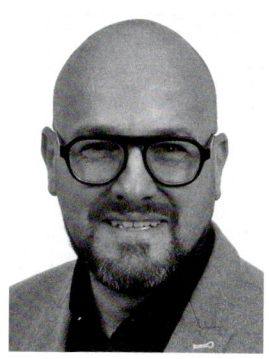

Andreas Hölscher ist Referent für Krankenhausfinanzierung bei der BARMER und Experte für die stationäre Versorgung. Seine thematischen Schwerpunkte liegen in der Umsetzung von Qualitätsverträgen im Krankenhaus und in der Weiterentwickelung von gesundheitlichen Versorgungsprozessen. Dies umfasst insbesondere innovative Ansätze für eine sektorenübergreifende Versorgung und den Fokus auf die Ergebnisqualität im Krankenhaus. Die BARMER ist Partner in zahlreichen Innovationsfondsprojekten mit dem Ziel, die Versorgungsqualität im deutschen Gesundheitssystem nachhaltig zu verbessern.

Prof. Dr. med. Christian Karagiannidis

Abteilung Pneumologie, Intensiv- und Beatmungsmedizin
Kliniken der Stadt Köln gGmbH
Köln

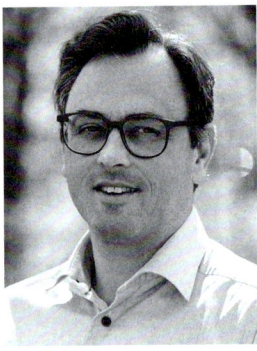

Christian Karagiannidis studierte Medizin in Düsseldorf und habilitierte sich an der Universität Regensburg zu regulatorischen Zellen und Atemwegsremodelling. Seit 2011 ist er Leiter des ARDS- und ECMO-Zentrums in Köln-Merheim und hat eine Professur für extrakorporale Lungenersatzverfahren an der Universität Witten/Herdecke inne. Seit 2021 ist er wissenschaftlicher Pandemieberater der Bundesregierung im Expertenrat. Er ist wissenschaftlicher Leiter der DIVI/RKI-Intensivregisters, Präsident der DGIIN. und einer der federführenden Autoren der Covid-19-S3-Leitlinie. Wissenschaftliche Schwerpunkte: ARDS, ECMO, Covid-19, Beatmungstherapie.

Dr. Sabine Kirchen-Peters

Institut für Sozialforschung und Sozialwirtschaft (iso) e. V.
Saarbrücken

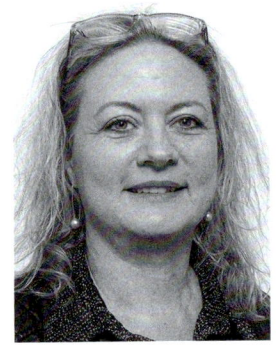

Dr. rer. medic., Diplom-Soziologin, seit 1993 wissenschaftliche Mitarbeiterin am Institut für Sozialforschung und Sozialwirtschaft (iso) e. V. in Saarbrücken. Arbeitsschwerpunkte: Innovative Versorgungsstrukturen sowie Arbeitsbedingungen im Gesundheits- und Sozialwesen.

Antje Kirchstein

CharitéCentrum für Anästhesiologie und Intensivmedizin, Klinik für Anästhesiologie und Intensivmedizin, Campus Charité Mitte & Campus Virchow-Klinikum
Charité – Universitätsmedizin Berlin
Berlin

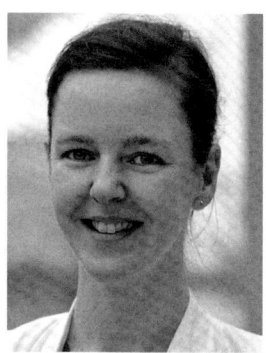

Antje Kirchstein studierte von 2006 bis 2014 Humanmedizin an der Charité – Universitätsmedizin Berlin. Seit 2015 arbeitet sie an der Klinik für Anästhesiologie und Intensivmedizin CCM/CVK am Campus Virchow-Klinikum der Charité. Ihr besonderes Interesse gilt dem Management des postoperativen Delirs und der fokussierten perioperativen Echokardiographie.

Jürgen Klauber

Wissenschaftliches Institut der AOK (WIdO)
Berlin

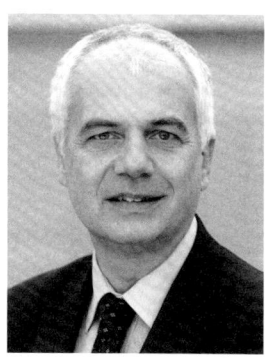

Studium der Mathematik, Sozialwissenschaften und Psychologie in Aachen und Bonn. Seit 1990 im Wissenschaftlichen Institut der AOK (WIdO) tätig. 1992 bis 1996 Leitung des Projekts GKV-Arzneimittelindex im WIdO, 1997 bis 1998 Leitung des Referats Marktanalysen im AOK-Bundesverband. Ab 1998 stellvertretender Institutsleiter und ab 2000 Leiter des WIdO. Inhaltliche Tätigkeitsschwerpunkte: Themen des Arzneimittelmarktes und stationäre Versorgung.

Dr. Jonas Krämer

Hamburg

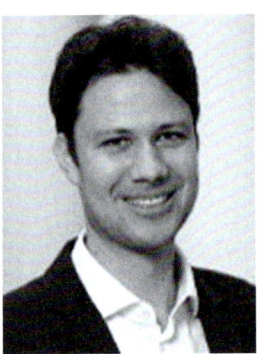

Jonas Krämer promovierte 2018 am Hamburg Center for Health Economics im Bereich maschinelles Lernen und Ökonometrie, mit Fokus auf Anwendungen im Gesundheitswesen. Derzeit verantwortet er das Team für Datenanalysen und KI-Anwendungen sowie die zugehörige IT-Infrastruktur eines großen Industrieunternehmens. Zuvor war er als Senior Data Scientist tätig und sammelte Erfahrungen im Analytics-Bereich eines deutschen Medizintechnikunternehmens in der Asien-Pazifik-Region. Als Mentor einer Stiftung unterstützt er Doktoranden im Bereich maschinelles Lernen und KI.

Franz Krause

GKV-Spitzenverband
Berlin

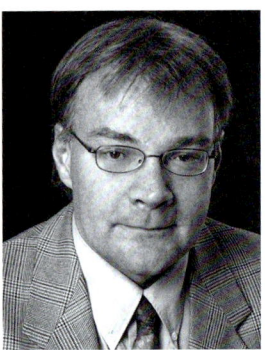

Studium der Soziologie an der Universität Bielefeld. Danach Tätigkeiten als Entwicklungshelfer in Tansania und als Sozialplaner bei der Stadt Bielefeld. Studium der Gesundheitswissenschaften in Bielefeld. Anschließend Koordination der gesundheitlichen Versorgung in der Stadt Duisburg. 1999 bis 2008 Referent im Bereich Vertragsanalyse beim BKK-Bundesverband. Seitdem in gleicher Position beim GKV-Spitzenverband tätig.

Prof. Dr. med. Ralf Kuhlen

Fresenius SE & Co. KGaA
Bad Homburg

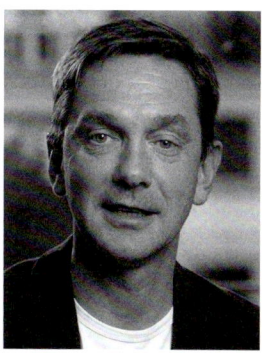

Prof. Dr. med. Ralf Kuhlen ist seit August 2024 als Chief Medical Officer der Fresenius Gruppe tätig. Zuvor war er 14 Jahre lang medizinischer Geschäftsführer bei Fresenius Helios mit den Helios Kliniken Deutschland und der Quironsalud Gruppe in Spanien. Kuhlen wurde 2003 an der RWTH Aachen zum Professor für Anästhesie und Intensivmedizin berufen und durchlief als Facharzt für Anästhesie und Intensivmedizin mehrere klinische Leitungspositionen, bevor er 2010 in die Geschäftsführung der Helios Kliniken bestellt wurde. Prof. Kuhlen ist Autor zahlreicher wissenschaftlicher Publikationen und Bücher, die sich zunächst mit der Intensivmedizin, später vor allem mit Themen der Versorgungsforschung befassten. Er ist Gründungsmitglied der Initiative Qualitätsmedizin (IQM), in der er seit 2008 den wissenschaftlichen Beirat leitet.

Kathleen Lehmann

GKV-Spitzenverband
Berlin

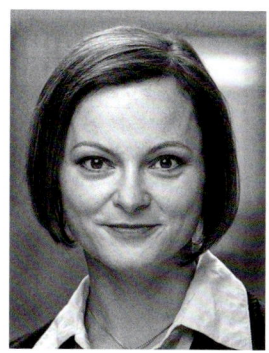

Kathleen Lehmann hat Volkswirtschaftslehre mit Schwerpunkt Gesundheitsökonomie an der TU Berlin studiert und ein Traineeprogramm im Krankenhausmanagement abgeschlossen, bevor sie als Referentin im Bereich Vertragsarztrecht des Bundesministeriums für Gesundheit tätig war. Sie ist Fachreferentin im Bereich Ambulante Versorgung und vertritt den GKV-Spitzenverband seit 2009 im Unterausschuss Bedarfsplanung des G-BA. Sie betreut die Themen Bedarfsplanung und neue Versorgungsformen mit einem Schwerpunkt auf Versorgungsstrukturen an der ambulant-stationären Schnittstelle inklusive der fachlichen und technischen Umsetzung von Simulationsmodellen.

Jozef Leporis

Wissenschaftliches Institut der AOK (WIdO)
Berlin

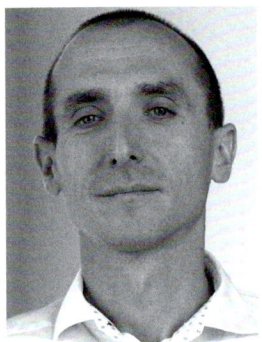

Jozef Leporis hat Angewandte Mathematik an der Comenius-Universität in Bratislava studiert und im Jahr 2010 seinen Masterabschluss gemacht. Danach war er mehrere Jahre als Datenanalyst im Bereich Markt- und Meinungsforschung in Bratislava und Berlin tätig. Seit 2023 arbeitet er als wissenschaftlicher Mitarbeiter beim WIdO, aktuell im Bereich Qualitäts- und Versorgungsforschung.

Dr. med. Norbert Lübke

Kompetenz-Centrum Geriatrie (KCG) beim Medizinischen Dienst Nord
Hamburg

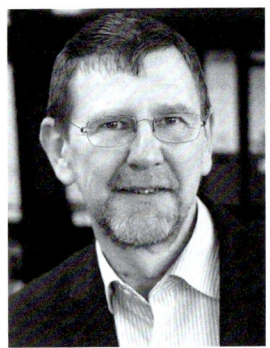

Facharzt für Innere Medizin. Geriatrie, Sozialmedizin, Ärztliches QM, Manager im Sozial- und Gesundheitswesen (MSG) (Universität Hamburg). 1997 bis 2023 Oberarzt am Albertinen-Haus Hamburg, Zentrum für Geriatrie und Gerontologie. Seit 2003 Leiter des Kompetenz-Centrums Geriatrie der Medizinischen Dienste.

Die Autorinnen und Autoren

Dr. med. Bernd-Oliver Maier

Klinik für Palliativmedizin und interdisziplinäre Onkologie
St.-Josefs-Hospital Wiesbaden
Wiesbaden

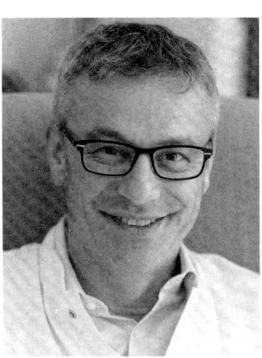

Internist mit Schwerpunktbezeichnung Hämatologie und Onkologie (Mitglied der DGHO), Master of Science in Palliative Medicine (Universität Bristol), seit 2013 Chefarzt Palliativmedizin und interdisziplinäre Onkologie am St. Josefs-Hospital Wiesbaden mit spezialisierter stationärer und ambulanter Palliativversorgung, davor Leitung der Abteilung Palliativmedizin an der HSK, Dr. Horst Schmidt Klinik in Wiesbaden. Mitglied des Beratungsausschusses Palliativmedizin des Präsidiums und des Gutachterausschusses der Hessischen Landesärztekammer, Sprecher der DGP-AG Stationäre Versorgung, Sprecher der AG interdisziplinäre Onkologie, Mitglied der Leitlinienkommission der DGP. Kongresspräsident der DGP-Kongresse 2008 und 2020 in Wiesbaden. Inhaltliche Schwerpunkte: Versorgungsstrukturen und -konzepte, Interdisziplinäre Vernetzung mit onkologischen Fachdisziplinen.

Dr. med. Jürgen Malzahn

AOK-Bundesverband
Berlin

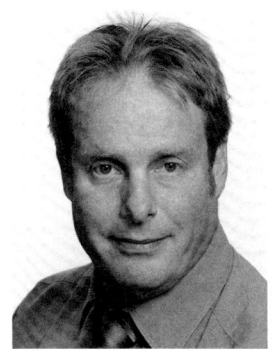

Studium der Humanmedizin in Berlin und Frankfurt am Main. Seit 1997 im AOK-Bundesverband tätig, dort bis zum Jahr 2000 im Referat Krankenhaus-Fallmanagement beschäftigt, dann Wechsel in das Referat Krankenhäuser und spätere Übernahme der Referatsleitung. Seit 2007 Abteilungsleiter Stationäre Einrichtungen/Rehabilitation.

Daniela Männicke

GKV-Spitzenverband
Berlin

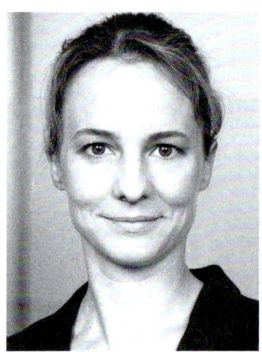

Daniela Männicke ist seit 2017 für den GKV-Spitzenverbandes tätig und arbeitet seit 2021 als Fachreferentin in der Abteilung Krankenhäuser. Dort ist sie beispielsweise zuständig für die bedarfsnotwendigen Krankenhäuser sowie die Reform der Notfallversorgung und des Rettungsdienstes. Sie verantwortet die fachliche und technische Umsetzung von Simulationsmodellen im ambulant-stationären Schnittstellenbereich. Frau Männicke hat einen Master in Health Economics und ist diplomierte Wirtschaftsinformatikerin.

Dr. PH Matthias Meinck

Kompetenz-Centrum Geriatrie (KCG) beim Medizinischen Dienst Nord
Hamburg

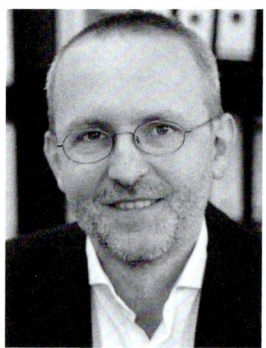

Gesundheits-/Krankenpfleger und Diplom-Soziologie, wissenschaftlicher Mitarbeiter am Institut für Sozialmedizin und Gesundheitsökonomie (ISMHE) der Universität Magdeburg, Promotion an der Fakultät Wirtschaft und Management der TU Berlin. Seit 2003 stellvertretender Leiter des Kompetenz-Centrums Geriatrie der Medizinischen Dienste in Hamburg.

Carina Mostert

Wissenschaftliches Institut der AOK (WIdO)
Berlin

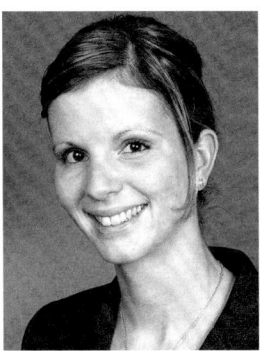

Studium an den Universitäten Bielefeld und Duisburg-Essen. Masterabschluss im Jahr 2012 im Studiengang Medizinmanagement. 2009 bis 2011 wissenschaftliche Hilfskraft beim Rheinisch-Westfälischen-Institut für Wirtschaftsforschung (RWI). Seit 2012 wissenschaftliche Mitarbeiterin im Forschungsbereich Krankenhaus des Wissenschaftlichen Instituts der AOK (WIdO), seit 2019 Leiterin des Forschungsbereichs.

Prof. Dr. med. Carl Neuerburg

Campus Großhadern
MUM – Muskuloskelettales Universitätszentrum München
München

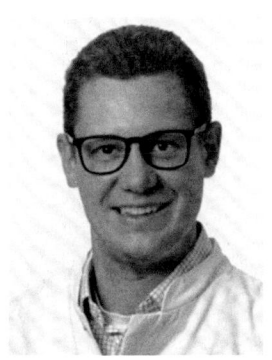

Prof. Dr. med. Carl Neuerburg ist Stellv. Klinikdirektor und Leitender Oberarzt im Bereich Unfallchirurgie am Muskuloskelettalen Universitätszentrum München (MUM) des LMU Klinikums. Seinen Facharzt für Orthopädie und Unfallchirurgie machte er im Oktober 2014 und absolvierte im März 2017 die Zusatzweiterbildung „Spezielle Unfallchirurgie" bzw. im März 2024 die Zusatzweiterbildung „Spezielle orthopädische Chirurgie". Seit April 2015 ist er zertifizierter Osteologe DVO und hat im Februar 2017 die Venia legendi (Lehrbefugnis) im Fachgebiet Orthopädie und Unfallchirurgie und im Januar 2022 die Anerkennung zum Außerplanmäßigen Professor an der Ludwig-Maximilians-Universität München verliehen bekommen. Er ist Leiter der Sektion Alterstraumatologie der Deutschen Gesellschaft für Unfallchirurgie (DGU).

Prof. Dr. Ingo Neupert

Fachbereich Sozialwesen
Hochschule RheinMain
Wiesbaden

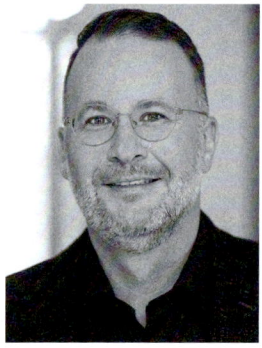

Ingo Neupert absolvierte ein Studium der Sozialpädagogik und Sozialmanagement. Von 2003 bis 2020 arbeitete er im Sozialdienst der Universitätsklinik Essen, davon neun Jahre in leitender Position. Seit 2020 ist er Professor für Theorien und Methoden Gesundheitsbezogener Sozialer Arbeit an der Hochschule RheinMain und Institutsleiter des Wiesbadener Instituts für Methoden der Sozialer Arbeit (WIMS).

Dr. Ulrike Nimptsch

Fachgebiet Management im Gesundheitswesen
Technische Universität Berlin
Berlin

Examinierte Krankenschwester. Studium Pflegemanagement sowie Gesundheitswissenschaften (Public Health) mit Schwerpunkt Epidemiologie. Von 2004 bis 2010 Referentin für Qualitätsmanagement und Medizincontrolling bei den HELIOS Kliniken. Von 2010 bis 2018 Wissenschaftliche Mitarbeiterin an der Technischen Universität Berlin im Fachgebiet Strukturentwicklung und Qualitätsmanagement im Gesundheitswesen, seit 2018 Wissenschaftliche Mitarbeiterin im Fachgebiet Management im Gesundheitswesen. Forschungsschwerpunkte: Krankenhausversorgung, Qualitätsmessung, Analyse administrativer Daten.

Dr. Adam Pilny

hcb Institute for Health Care Business GmbH
Essen

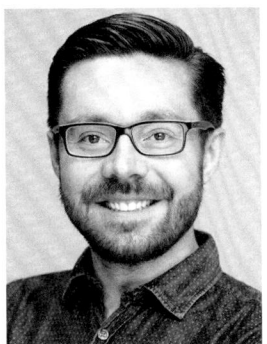

Dr. Adam Pilny ist seit 2022 als Projektleiter bei der Institute for Health Care Business GmbH (hcb) tätig. Er hat von 2013 bis 2021 als Wissenschaftler im Kompetenzbereich „Gesundheit" – zuletzt als stellvertretender Leiter des Kompetenzbereichs – am RWI gearbeitet. Er studierte Wirtschaftswissenschaft an der Ruhr-Universität Bochum und war von 2010 bis 2013 Promotionsstudent an der Ruhr Graduate School in Economics (RGS). Er wurde im Februar 2015 an der Ruhr-Universität Bochum promoviert. Sein Forschungsinteresse gilt der Finanzwissenschaft, der Gesundheitsökonomie und der politischen Ökonomie.

Carolina Pioch

Fachgebiet Management im Gesundheitswesen
Technische Universität Berlin
Berlin

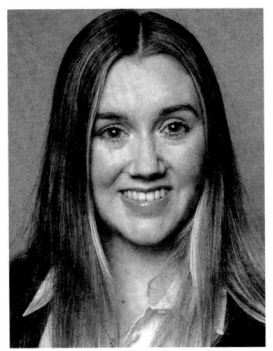

Carolina Pioch ist seit Oktober 2020 wissenschaftliche Mitarbeiterin am Fachgebiet Management im Gesundheitswesen an der Technischen Universität Berlin. Zuvor arbeitete sie für diverse Akteure im Gesundheitswesen, unter anderem für die Techniker Krankenkasse und die Uniklinik Köln. Ihren Bachelor und Master of Science in Gesundheitsökonomie erwarb sie an der Universität zu Köln. Während ihres Studiums absolvierte sie ein Auslandssemester an der Università degli Studi di Verona in Italien. Ihre Forschungsbereiche umfassen die Analyse deutscher Routinedaten, Messung von Indikationsqualität sowie Global Health.

Martina Purwins

AOK-Bundesverband
Berlin

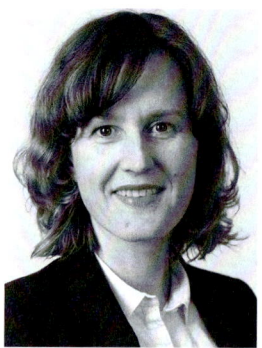

Examinierte Krankenschwester, Studium Pflege/Pflegemanagement (Diplom) an der Evangelischen Fachhochschule Berlin mit den Schwerpunkten Gesundheitsökonomie und Management, Pflegewissenschaften, Rechtliche Grundlagen und Methoden. Seit 2008 Referentin in der Abteilung Stationäre Versorgung, Rehabilitation im AOK-Bundesverband, seit 2021 in der Geschäftsführungseinheit „Versorgung" beschäftigt.

Prof. Dr. Martina Schäufele

Fakultät für Sozialwesen
Hochschule Mannheim
Mannheim

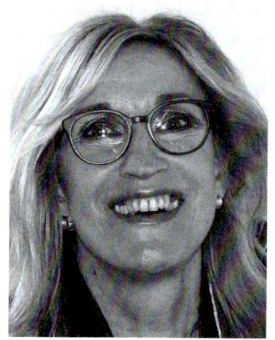

Prof. Dr. Martina Schäufle ist mittlerweile 35 Jahre auf dem Gebiet der Epidemiologie und Versorgungsforschung zu physischen und psychischen Erkrankungen im höheren Lebensalter tätig, mit den Schwerpunkten Demenzen und Substanzmissbrauch und -abhängigkeit. Seit 2011 Professorin für Gerontologie und Soziale Arbeit mit älteren Menschen an der Hochschule Mannheim; Leitung von zahlreichen Forschungsprojekten in den genannten Bereichen. Darüber hinaus seit 2019 wissenschaftliche Leitung des Kontaktstudiums Angewandte Gerontologie – Multidisziplinäre Interventionsgerontologie und Gerontopsychiatrie an der Hochschule Mannheim und des Verbundmaster Zukunft Alter am Standort Mannheim.

Dr. David Scheller-Kreinsen

Wissenschaftliches Institut der AOK (WIdO)
Berlin

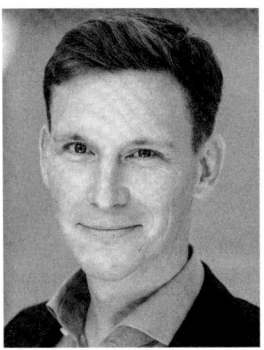

Dr. David Scheller-Kreinsen ist seit 2023 stellvertretender Geschäftsführer des Wissenschaftlichen Instituts der AOK (WIdO). Davor war er Leiter des Referats Stationäre Versorgung und Rehabilitation des AOK-Bundesverbandes. Er ist promovierter Volkswirt und Autor von diversen Beiträgen zu Fragestellungen der Steuerung und Finanzierung der Krankenhausversorgung. Sein Studium absolvierte er in London, Berlin und Washington.

PD Dr. Mathias Schlögl, MPH, EMBA HSG

Klinik und Pflegezentrum Barmelweid
Barmelweid
Schweiz

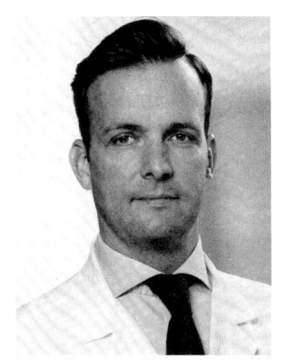

Seit Juli 2022 als Chefarzt Geriatrie und stellvertretender Leiter des Departments Innere Medizin an der Barmelweid AG tätig. Wissenschaftliche Schwerpunkte umfassen die Kommunikation in der Medizin, Delir-Management sowie die geriatrische Palliativmedizin. Seine Ausbildung ist u. a. geprägt durch einen Master of Public Health (MPH) an der Harvard T. H. Chan School of Public Health sowie einen Executive MBA in General Management der Universität St. Gallen. Internationale Erfahrung als Visiting Research Fellow an den National Institutes of Health in den USA. Herausragendes Engagement in der medizinischen Weiterbildung, ausgezeichnet durch viermalige Verleihung des Awards des Schweizerischen Instituts für ärztliche Weiter- und Fortbildung (SIWF).

Caroline Schmuker

Wissenschaftliches Institut der AOK (WIdO)
Berlin

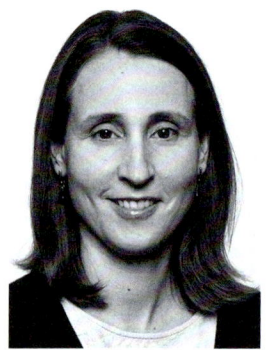

Studium der Volkswirtschaftslehre an der Universität Heidelberg. Weiterqualifikation im Fachbereich Epidemiologie an der London School of Hygiene and Tropical Medicine (LSHTM). Berufliche Stationen: 2009 bis 2011 Trainee am Wissenschaftlichen Institut der AOK (WIdO) im Bereich Gesundheitspolitik und Systemanalysen, zwischen 2012 und 2017 wissenschaftliche Mitarbeiterin am IGES Institut Berlin. Seit November 2017 wissenschaftliche Mitarbeiterin im Bereich Qualitäts- und Versorgungsforschung am WIdO.

Prof. Dr. med. Carsten Schöneberg

Klinik für Orthopädie und Unfallchirurgie
Alfried Krupp Krankenhaus
Essen

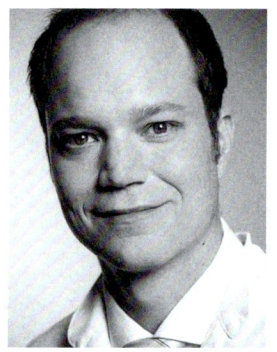

Prof. Dr. med. Carsten Schöneberg, M. A. ist leitender Oberarzt der Klinik für Orthopädie und Unfallchirurgie am Alfried Krupp Krankenhaus Essen. Er absolvierte das Medizinstudium an der Philipps-Universität Marburg und den Master-Fernstudiengang „Management von Gesundheits- und Sozialeinrichtungen" (M. A.) an der TU Kaiserslautern und der Universität Witten/Herdecke. Er ist stellvertretender Leiter der Sektion Alterstraumatologie der Deutschen Gesellschaft für Unfallchirurgie. 2018 Habilitation für das Fach Orthopädie und Unfallchirurgie an der Philipps-Universität Marburg und 2022 Berufung zum außerplanmäßigen Professor. Sein wissenschaftlicher Schwerpunkt liegt in der Alterstraumatologie und Schwerverletztenversorgung.

Prof. Dr. Jonas Schreyögg

Lehrstuhl für Management im Gesundheitswesen
Universität Hamburg
Hamburg

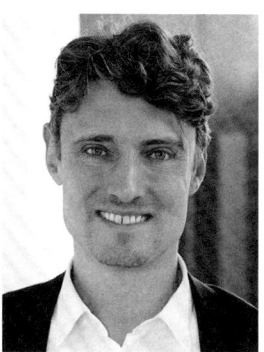

Prof. Dr. Jonas Schreyögg ist Inhaber des Lehrstuhls für Management im Gesundheitswesen und wissenschaftlicher Direktor des Hamburg Center for Health Economics (HCHE) der Universität Hamburg. Er ist außerdem Mitglied des Sachverständigenrates zur Begutachtung der Entwicklung im Gesundheitswesen, Mitglied der DFG-Kommission für Pandemieforschung und zahlreicher wissenschaftlicher Beiräte von Institutionen des Gesundheitswesens. Zuvor war Herr Schreyögg Professor an der LMU München und Abteilungsleiter am Helmholtz Zentrum München sowie Harkness Fellow an der Stanford University. Er erhielt zahlreiche Preise und Forschungsstipendien und verbrachte Lehr- und Forschungsaufenthalte in Norwegen, Singapur, Taiwan und den USA.

Prof. Dr. Christian Schütte-Bäumner

Fachbereich Sozialwesen
Hochschule RheinMain
Wiesbaden

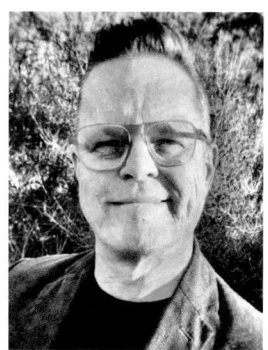

Christian Schütte-Bäumner absolvierte eine Ausbildung zum Krankenpfleger sowie ein Studium der Erziehungswissenschaften (Dipl. Pädagoge) und der Sozialpädagogik. Seine Arbeitsschwerpunkte liegen in den Bereichen Hospiz und Palliative Care sowie Beratung, Coaching und Supervision im Kontext Sozialer Arbeit. Seit 2020 ist er Professor für Theorien und Methoden Gesundheitsbezogener Sozialer Arbeit an der Hochschule RheinMain und ist stellvertretender Institutsleiter des Wiesbadener Instituts für Methoden der Sozialen Arbeit (WIMS).

Dr. Antje Schwinger

GKV-Spitzenverband
Berlin

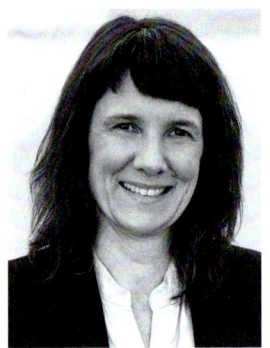

Pflegestudium an der Napier University Edinburgh und Studium der Gesundheitsökonomie an der Universität zu Köln. Nach Tätigkeiten im Wissenschaftlichen Institut der AOK (WIdO) und im AOK-Bundesverband mehrere Jahre am IGES Institut tätig mit den Themenschwerpunkten vertragsärztliche Vergütung und Pflegeforschung. 2017 Abschluss der Promotion an der Universität Bremen zum Thema Pflegekammern. Von 2014 bis 2024 Leitung des Forschungsbereichs Pflege im WIdO. Seit September 2024 Abteilungsleiterin Pflege beim GKV-Spitzenverband.

Dr. Benedikt Simon

Asklepios Kliniken GmbH & Co. KGaA
Hamburg

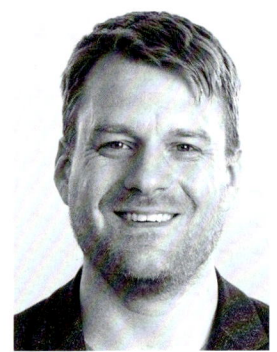

Dr. Benedikt Simon verantwortet seit Januar 2022 als Chief Officer Integrated and Digital Care bei Asklepios digitale Versorgungsinitiativen sowie neue Ansätze zu sektorenübergreifenden Versorgungsmodellen. 2020/2021 war er bei Kaiser Permanente in den USA, um sich mit Erfolgsfaktoren von Integrated Care Organizations auseinanderzusetzen. Zuvor war er einer der vier Konzern-Geschäftsführer bei MEDIAN und arbeitete für McKinsey sowie AMEOS.

Prof. Dr. med. Katrin Singler

Klinik für Geriatrie
Klinikum Fürth
Fürth

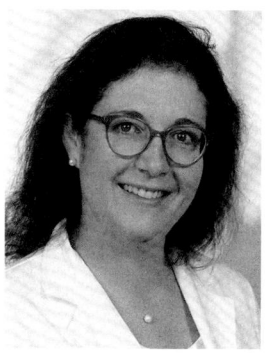

Prof. Dr. med. Katrin Singler ist Chefärztin der Abteilung für Geriatrie am Klinikum Fürth. Sie ist Fachärztin für Innere Medizin, Schwerpunkt Endokrinologie und Diabetologie, mit Zusatzweiterbildungen in Geriatrie, Notfallmedizin und Palliativmedizin. Zusätzlich hat sie einen Master in Medical Education der Universität Heidelberg. Ihre Forschungsschwerpunkte sind die Akut- und Notfallmedizin geriatrischer Patienten (Geriatric Emergency Medicine, GEM), Delir und die Anwendung nicht-medikamentöser multimodaler Behandlungsstrategien bei geriatrischen Patienten. Neben ihrer Funktion als Weiterbildungsbeauftragte der Deutschen Gesellschaft für Geriatrie (DGG) ist sie Sprecherin der Arbeitsgruppe „Notfall- und Intensivmedizin" der DGG und Mitglied der gemeinsamen Europäischen Task Force GEM der Europäischen Fachgesellschaften für Geriatrie und Notfallmedizin (EUGMS und EUSEM).

Susanne Sollmann

Wissenschaftliches Institut der AOK (WIdO)
Berlin

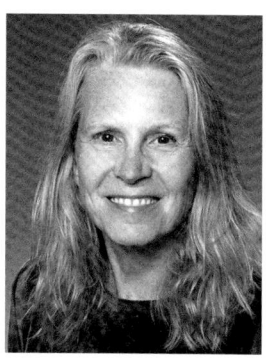

Susanne Sollmann studierte Anglistik und Kunsterziehung an der Rheinischen Friedrich-Wilhelms-Universität Bonn und am Goldsmiths College, University of London. Von 1986 bis 1988 war sie wissenschaftliche Hilfskraft am Institut für Informatik der Universität Bonn. Seit 1989 ist sie im Wissenschaftlichen Institut der AOK (WIdO) tätig, u. a. im Projekt Krankenhausbetriebsvergleich und im Forschungsbereich Krankenhaus. Verantwortlich für Koordination und Lektorat des Krankenhaus-Reports.

Prof. Dr. med. Claudia Spies

CharitéCentrum für Anästhesiologie und Intensivmedizin, Klinik für Anästhesiologie und Intensivmedizin, Campus Charité Mitte & Campus Virchow-Klinikum
Charité – Universitätsmedizin Berlin
Berlin

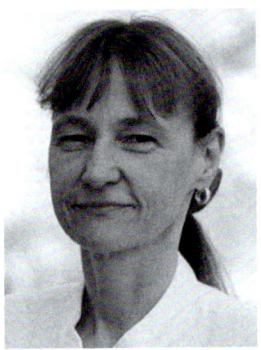

Univ.-Prof. Dr. med. Claudia Spies ist seit 2005 Direktorin der Klinik für Anästhesiologie und Intensivmedizin am Charité Campus Mitte und Campus Virchow Klinikum. Von 2011 bis 2014 war sie zeitgleich Prodekanin für Studium und Lehre an der Charité – Universitätsmedizin Berlin. Sie ist gewähltes Mitglied der Nationalen Akademie der Wissenschaften Leopoldina und des DFG-Fachkollegiums. Ihr Forschungsschwerpunkt liegt in der patientenorientierten Risikoreduktion, insbesondere der Prävention des postoperativen Delirs und kognitiver Defizite.

Dr. Philipp Storz-Pfennig

GKV-Spitzenverband
Berlin

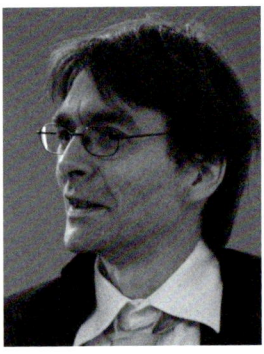

Studium u. a. der Soziologie, Gesundheitswissenschaften/Public Health, Humanbiologie in Hamburg, Hannover, Berlin und Lübeck. Mitarbeiter beim GKV-Spitzenverband, Abteilung Medizin. Vorwiegend beschäftigt mit der Bewertung bio-medizinischer Interventionen, von Versorgungsforschung und der Analyse von Wissenschaftsprozessen.

Prof. Dr. Petra A. Thürmann

Lehrstuhl für Klinische Pharmakologie, Department Humanmedizin – Fakultät für Gesundheit
Universität Witten/Herdecke
Witten

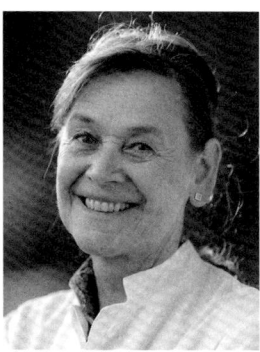

Petra Thürmann habilitierte sich 1997 an der Johann Wolfgang Goethe-Universität Frankfurt im Fach Klinische Pharmakologie und wurde im selben Jahr Direktorin des Instituts für Klinische Pharmakologie am HELIOS Universitätsklinikum Wuppertal und erhielt 1998 den Lehrstuhl für dieses Fach an der Universität Witten/Herdecke; seit 2021 ist sie dort Vizepräsidentin für Forschung. Petra Thürmann war von 2011 bis 2023 Mitglied im Sachverständigenrat Gesundheit und ist seit 2024 Mitglied der ExpertInnenkommission Gesundheit und Resilienz der Bundesregierung. Forschungsschwerpunkte sind Pharmakotherapie im Alter, Arzneimitteltherapiesicherheit, Geschlechteraspekte und Pharmakotherapie, Klimawandel und Gesundheit.

Chrysanthi Tsiasioti

Wissenschaftliches Institut der AOK (WIdO)
Berlin

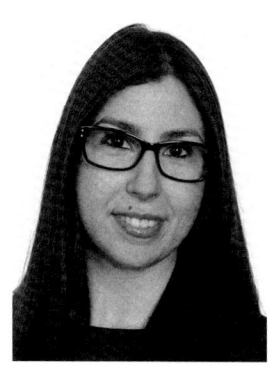

Diplomstudium der Volkswirtschaftslehre an der Freien Universität Berlin und Masterstudium Statistik an der Humboldt-Universität Berlin. Seit 2015 wissenschaftliche Mitarbeiterin im WIdO. Aktuelle Arbeitsschwerpunkte: Datenanalysen, Versorgungsforschung mit Routinedaten im Bereich Pflege, unter anderem mit Schwerpunkt auf Arzneimittelversorgung, ambulant-ärztlicher und rehabilitativer Versorgung.

Dr. Charlotte Vogt

GKV-Spitzenverband
Berlin

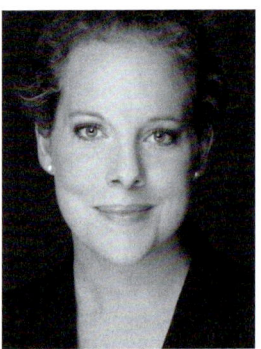

Dr. Charlotte Vogt ist promovierte Betriebswirtin und war langjährig wissenschaftliche Mitarbeiterin der Freien Universität Berlin mit dem Forschungsschwerpunkt digitale und organisationale Transformation im Gesundheitswesen. Sie promovierte zum Thema spezifische Investitionen in Innovationsvorhaben im Gesundheitswesen. Seit 2018 ist sie Fachreferentin in der Abteilung Krankenhäuser des GKV-Spitzenverbandes mit Themenschwerpunkten im Bereich ambulant-stationäre Versorgung.

Marco Walker

Asklepios Kliniken GmbH & Co. KGaA
Hamburg

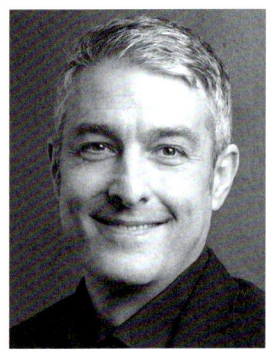

Marco Walker ist CEO der Asklepios-Kliniken-Gruppe. Nach dem Studium der Volkswirtschaftslehre in Mannheim begann er seine berufliche Karriere im Jahr 2002 als Trainee bei Asklepios. Danach war er in verschiedenen Positionen erfolgreich im Konzern tätig. Unter anderem trug er als Chief Operating Officer Verantwortung für die Kliniken der Gruppe in der Region Mitte und Süd, zu der Einrichtungen in Bayern, Baden-Württemberg, Hessen, Rheinland-Pfalz und Saarland gehören. Zudem verantwortete er die Bereiche Reha und Digitalisierung.

Prof. Dr. Jürgen Wasem

Alfried Krupp von Bohlen und Halbach-Stiftungslehrstuhl für Medizinmanagement
Universität Duisburg-Essen
Essen

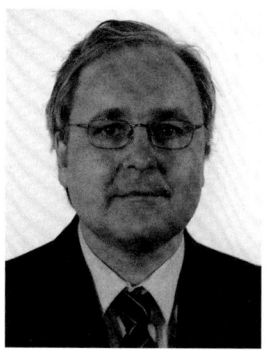

Diplom-Volkswirt. 1985 bis 1989 Referententätigkeit im Bundesministerium für Arbeit und Sozialordnung. 1991 bis 1994 Max-Planck-Institut für Gesellschaftsforschung. 1989 bis 1991 und 1994 bis 1997 Fachhochschule Köln. 1997 bis 1999 Universität München. 1999 bis 2003 Universität Greifswald. Seit 2003 Inhaber des Alfried Krupp von Bohlen und Halbach-Stiftungslehrstuhls für Medizinmanagement der Universität Duisburg-Essen. Vorsitzender der Deutschen Gesellschaft für Disease Management und Mitglied im Vorstand der Deutschen Gesellschaft für Sozialmedizin und Prävention sowie des Geschäftsführenden Vorstands der Gesellschaft für Sozialen Fortschritt.

Dr. med. Nick Weidner

Klinik für Interdisziplinäre Intensivmedizin und Intermediate Care
Helios Klinikum Erfurt, Weaning Zentrum Erfurt
Erfurt

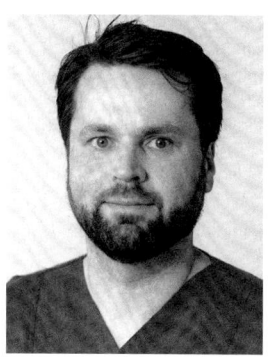

Dr. med. Nick Weidner ist seit 2019 Oberarzt der Klinik für Interdisziplinäre Intensivmedizin und Intermediate Care am Helios Klinikum Erfurt. Er absolvierte sein Medizinstudium an der Universität des Saarlandes. Im Anschluss daran erlangte er in der Klinik für Anästhesiologie am Universitätsklinikum des Saarlandes die Facharztbezeichnung für Anästhesiologie. Im Juli 2023 übernahm er die Leitung des Weaning Zentrums am Helios Klinikum in Erfurt.

Dr. med. Bastian Wein

Funktionsbereich Interventionelle Kardiologie
Universitätsklinikum Augsburg
Augsburg

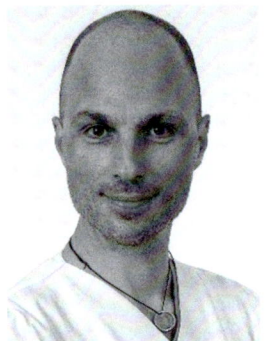

Seit 2024 ist als Projektleiter des Innovationsfondsprojekts ALERT-IST tätig. Bereits seit 2020 arbeitet er als Oberarzt am Universitätsklinikum Augsburg. Von 2018 bis 2022 zudem als Projektmanager für das Innovationsfondsprojekt ENLIGHT-KHK verantwortlich. Zwischen 2017 und 2020 war er Oberarzt für Kardiologie und interventionelle Angiologie am Herz- und Gefäßzentrum Oberallgäu/Kempten. Seine Facharztausbildung absolvierte er in den Jahren 2007 bis 2013.

Jan Wulf

Campus Großhadern
MUM – Muskuloskelettales Universitätszentrum München
München

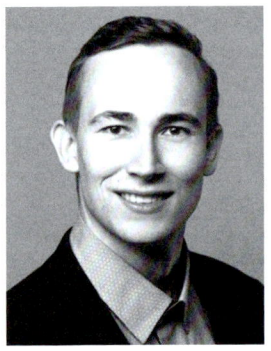

Jan Wulf studierte an der Ludwig-Maximilians-Universität (LMU) in München Humanmedizin von 10/2016 bis 05/2023. Seit 11/2023 ist er als Assistenzarzt im Klinikum Großhadern der LMU-Klinik in der Abteilung des Muskuloskelettalen Universitätszentrums München (MUM) tätig. Dort absolviert er die Weiterbildung zum Facharzt für Unfallchirurgie und Orthopädie, parallel forscht er im Bereich der Biomechanik und interessiert sich für Notfallmedizin.

Stichwortverzeichnis

140a-Verträge 181

A

Altersdiskriminierung 292
Altersfaktor bei chronischen Krankheiten 32
Altersstandardisierung 53
Alterungseffekt 65
ambulante Operationen 186, 195
– Ausweitung 187
– Bereitschaft Älterer 191, 192, 194
– Nachsorge 196
– Patientenzufriedenheit 190
– Versorgungslage 187
Ambulantisierung 190
ambulant-sensitive Krankenhausfälle (ASK) 252, 270
– Aufnahmeanlass Notfall 258, 260
– Diagnosen 256, 258, 260
– Fälle 258
– Raten 254, 255, 258, 260, 261
Ambulatory Surgery Centers (ASCs) 197
Angehörige 211
Anschlussversorgung 205
Arbeitnehmerüberlassung 412
Arzneimittelkosten 249
Arzneimitteltherapie
– Risiken 145
– Sicherheit 143
Arzt-Patienten-Kommunikation 190
Assessment, geriatrisches 127

B

Barthel-Index 224
Beckenringfrakturen 302
Behandlungen
– nachstationär 464
– teilstationär 464
– vollstationär 463
– vorstationär 464
Behandlungsprävalenz 32, 33
Behandlungsraten
– Arzneimittel 40
– Ärzte 40
– Heilmittel 40
– Krankenhaus 38
Bettenauslastung 450
Bettendichte 445, 457
Bevölkerung
– Altersstruktur 53
– am Lebensende 58
– Gesundheitszustand 54

– Morbidität 54
– überlebende 58
Bevölkerungsalterung 73
Bevölkerungsvorausberechnung 7
Bezugspflege 129
Bundes-Klinik-Atlas 407, 410, 421, 422, 424

C

Casemanagement 211, 212
Chronic Care Management 174
Closed Loop Medication Management (CLMM) 144, 145
Compliance 209
Corona-Pandemie 420, 497
Covid-19-Erkrankte
– Atemwegskomplikationen 324
– Sterblichkeitsraten 325
Covid-19-Pandemie 315, 470

D

Dehydrierung, hitzebedingte 332
Delir 129
– Leitlinienadhärenz 165
– Management 155
– Risikofaktoren 156
– Screening 158, 162
Demenz 108, 206, 207, 209
– Ernährungsmanagement 113
– Gesamtprävalenz 109
– herausforderndes Verhalten 110–112
– Schmerzmanagement 114
– Umgangskonzepte 111
– Versorgung 109, 117
Demenzsensibilität 110, 115, 116
demenzspezifische Versorgung 213
Diagnosen
– nach Alter und Geschlecht 483
– Veränderungsraten 494
Diagnosestatistik 469
Digi-POD 164, 165
Digitalisierung 244

E

Einsparpotenziale 470
End-of-Life-Effekt 63
Entlassmanagement 132, 203–205, 211, 213, 214, 307
Entscheidungsunterstützungssysteme 164
Erreichbarkeit 395
Experteninterviews 233

F

Fachkräftemangel 241
Fälle
– nach Erkrankungen 14
– nach Erkrankungsgruppen 14
– vorausberechnet nach Bundesländern 19
– vorausberechnet nach Erkrankungsgruppen 20
Fallzahlen
– Altersprofil 9
Fehlanreize 172, 351
Fehlbelegung
– sekundäre 92
Fehlversorgung 281, 292
Femurfrakturen 128, 301, 324
Fragilität 299
Fragilitätsfrakturen 299, 304, 305
– Handlungsempfehlungen 307
– häufigste 300
– Osteoporose-assoziierte 300
– Prävalenz 299
– Primärprävention 306
– sturzbedingt 306
Frailty 101, 127, 177
Frailty Scale 292
Frakturversorgung
– Therapieadhärenz 306
Frührehabilitation 83

G

Gebrechlichkeit 127
Gemeindenotfallsanitätern 132
Geriatrie 82, 83, 95
– Fachabteilungen 85
– Krankenhaus 83
– Krankenhausreform 95
– Planung 83
– Rehabilitationsbereich 83
– Vergütungsfehlanreiz 90
– Versorgungskapazitäten 89
Geriatriekonzept
– einstufig 83, 92
– zweistufig 83
Geriatrisch frührehabilitative Komplexbehandlungen (GFK) 85, 89
geriatrische Frührehabilitation 92
geriatrische Rehabilitation 92, 96, 222, 226
– Betten 223
– Effizient und Dauer 225
– Verfügbarkeit 223
– Zugangsvoraussetzungen 224
Gesetz gegen Wettbewerbsbeschränkungen (GWB) 400
Gesetz zur Reform der Notfallversorgung (NotfallG) 359

Gesundheitsausgaben 72
– Determinanten 52
– Wachstum 52
Gesundheitsausgaben im Alter 44
Gesundheitsfachberufe 245
Gesundheitsleistungen
– Inanspruchnahme im Alter 37, 46
Gesundheitsversorgungsstärkungsgesetz (GVSG) 423
GHoSt-Studie 207, 209
GKV-Ausgaben 72
Großgeräte 454

H

Handlungsbedarf für Reformen 249
Hausarzt 174
Herzinsuffizienz 326
Hirninfarkt 324
Hitze
– Aktionsplan 333
– Exposition 330
– Leitlinienempfehlungen 333
– Schutz 423
– Vulnerabilität 331
Hitzeexposition 332
Hospital-at-Home-Konzept 131
Hospitalisierung
– hitzebedingte 330
– vermeidbare 253, 272
Hospiz- und Palliativgesetz (HPG) 290
Hüftfrakturen 301, 325
Humerusfrakturen, proximale 303
Hybrid-DRG 408, 431

I

Inanspruchnahme des Gesundheitswesens 51
Insolvenz 343, 347
– Eigenverwaltung 345
– Regelinsolvenzverfahren 345
– Risiko 347, 348
– Schutzschirmverfahren 345
Integrierte Notfallzentren (INZ) 358, 360, 361
– Erreichbarkeit 377
– räumliche Planung 363, 386
– Standorte 368
Intensivmedizin 100–102
Intensivpflege- und Rehabilitationsstärkungsgesetz (IPReG) 92, 224, 418
Investitionskosten 407

K

Klimawandel 330, 332, 335
Klinikinsolvenzen 343, 348, 351
Kliniksozialdienst 211, 212
Knochendichtemessung 304

Stichwortverzeichnis

kognitive Beeinträchtigungen 206, 207
Koborteneffekte 60
Komplexbehandlung, frührehabilitative 83
Kompression der Morbidität 68, 70
Kompressionsthese 24, 77
Krankenhausaufenthalte, vermeidbare 271, 280
Krankenhausdiagnosestatistik
– Datenqualität 480
Krankenhäuser
– allgemeine 441
– sonstige 441
Krankenhausfälle
– Alters- und Geschlechtsstruktur 474
– regionale Verteilung 476
Krankenhausfallzahlen
– Anstieg 58
– Determinanten 58
– Einfluss Morbidität 60, 63
– Schätzung Alterungseffekt 55
Krankenhausinanspruchnahme
– nach Altersgruppen 9
– nach Bundesländern 12
Krankenhausreform 393, 411, 414, 416, 417, 424
Krankenhausstatistik 440
Krankenhaussterblichkeit 320, 324
– während der Pandemie 324
Krankenhausstrukturreform 406
Krankenhaustransparenzgesetz (KHTG) 344, 395, 407, 429
Krankenhausversorgungsverbesserungsgesetz (KHVVG) 24, 342, 344, 392, 407, 416, 431
Krankenhauszimmer für Hochbetagte 163
Krankheitsprävalenzen 29
Kurzlieger 470, 475
KV-Notdienstpraxen 358–361
– Kapazitätsschätzung 362
– personelle Ausstattung 365
– potenzielle Standorte 364

L

Ländervergleich
– Ausgabenunterschiede 237
– Dänemark 235
– Deutschland 243
– Niederlande 237
– Schweiz 239
Landesgeriatriekonzepte 83, 92
Lebenserwartung 68, 69
Leiharbeit in der Pflege 433
Leistungsgruppen (LG) 395, 396, 401

M

Medication Reviews 143
Medikalisierungsthese 24
Medikationsfehler 130, 140, 143

Medikationsplan 139
– elektronisch 138, 146
Mindestlevel 395
Mitversorgungsfunktion 448
Morbidität 52, 56–58, 63
– Veränderungen 61
Morbiditätsindex 57
Multimedikation 138
Multimorbidität 101

N

Nachfrage Hochbetagter
– nach Krankenhausbehandlung 73
– nach Pflegeleistungen 76
nachstationäre Versorgung 203, 204
Nationale Demenzstrategie 109
Nebenwirkungen 138–140, 142, 144, 146
– Vermeidbarkeit 140
Notaufnahme 176, 356, 409
– Einweisungsgründe 176
– Overcrowding 131
– Rooming-in 132
Notfälle
– ambulante 357
NotfallGesetz 415, 418
Notfallversorgung 123, 357
– Qualitätsindikatoren 127
– Reform 422

O

Operationen
– ambulant 464
Organspende-Register 430
orthogeriatrische Kooperation 94
Osteoporose 299, 304

P

Palliativmedizin 101
Palliativstationen 288, 290
Palliativversorgung 288–290, 292
– Fachkräftemangel 291
Patient Reported Outcome Measures (PROMs) 234
Patientensteuerung 130, 357
Personal
– ärztlicher Dienst 461
– Frauenanteil 461
– nichtärztlicher Dienst 461
– Teilzeitarbeitsverhältnis 461
– Vollkräfte 457, 461
Personalbedarfsbemessung 427
Pflegebedürftigkeit 272, 281
Pflegeheimbewohnende 171, 269, 281

Pflegeheim-sensitive Krankenhausfälle (PSK)   254, 270, 274, 277, 278, 281
– Diagnose   274, 277, 280
Pflegekompetenzgesetz (PKG)   409
Pflegepersonalbemessungsverordnung   421
Pflegepersonaluntergrenzen (PpUG)   429
Pflegeüberleitung   204
Pneumonien   325
Polymedikation   130
Polypharmakotherapie   138, 146
– Notaufnahme   139
– vor elektiven Eingriffen   141
– während stationärem Aufenthalt   141
Polypharmazie   101, 129, 138
Postakutversorgung   243
postoperative Betreuung   188
postoperatives Delir (POD)   154, 155
– Management   156
– Prävention   162
– Risikopatienten   159
– Versorgungslücken   158
PRISCUS-Medikamente   130

Q

Qualitätsverträge   161
– QV-POD   162

R

Radiusfrakturen, distale   304
Reallokationsentscheidungen   243
Red-Herring-Hypothese   52, 57
Red-Herring-Theorie   69, 70, 77
regionale Gesundheitszentren   197
Rehabilitation
– geriatrische   243
Rehabilitationsbedarfe   222
Rettungswageneinsätze   176
Risikofaktor   56, 211
Ruhestandseffekt   63

S

Schenkelhalsfraktur   305
Schmerzmanagement   214
Screening-Instrumente, geriatrische   128
Sektorübergreifende Versorgungseinrichtungen   400
SINGER-Patientenprofil   224
Sozialdienst   203
– Aufgaben   203
soziale Unterstützung   189
SPV-Ausgaben   72

Standortschließungen   345
Stationsapotheker   143
Sterbefälle   12, 475
Strukturfonds   419
Sturzprophylaxe   25
Subventionierung   350, 352
Surviving-Population-Effekt   64

T

telekardiologische Monitoringzentren (TMZ)   174
Telemonitoring
– chronische Erkrankungen   177
– Kardiologie   177
Tele-Triagierung   179
Top-10-Hauptdiagnosen   323
Trägerstruktur   453
Transformationsfonds   432
Triage-Instrumente   125

U

Über-, Unter- und Fehlversorgung   172, 182
Überlebenswahrscheinlichkeit   100
Übertherapie   24
unerwünschte Arzneimittelwirkungen (UAW)   130,
Unit-Dose-Systeme   145
Unterstützung
– emotionale   189
– freundschaftliche   190
– informationelle   189
– informelle   193
– instrumentelle   189, 193
– soziale   193

V

Versorgungskosten   172
Versorgungsstufen (Level)   393
Verweildauer   9, 249, 441, 470, 475, 489
Video-Konsultationen   178
Virtual Wards   180
Vollkräfte   442
vorausberechnete Fallzahl   17
Vorausberechnung   19, 20, 23
Vorhaltefinanzierung   393, 400, 425
Vulnerabilität   205

W

Wettbewerbsverzerrung   351
Wirbelkörperfrakturen   300

SPRINGER NATURE

GPSR Compliance

The European Union's (EU) General Product Safety Regulation (GPSR) is a set of rules that requires consumer products to be safe and our obligations to ensure this.

If you have any concerns about our products, you can contact us on ProductSafety@springernature.com

In case Publisher is established outside the EU, the EU authorized representative is:

Springer Nature Customer Service Center GmbH
Europaplatz 3
69115 Heidelberg, Germany

Printed by Wilco bv, the Netherlands